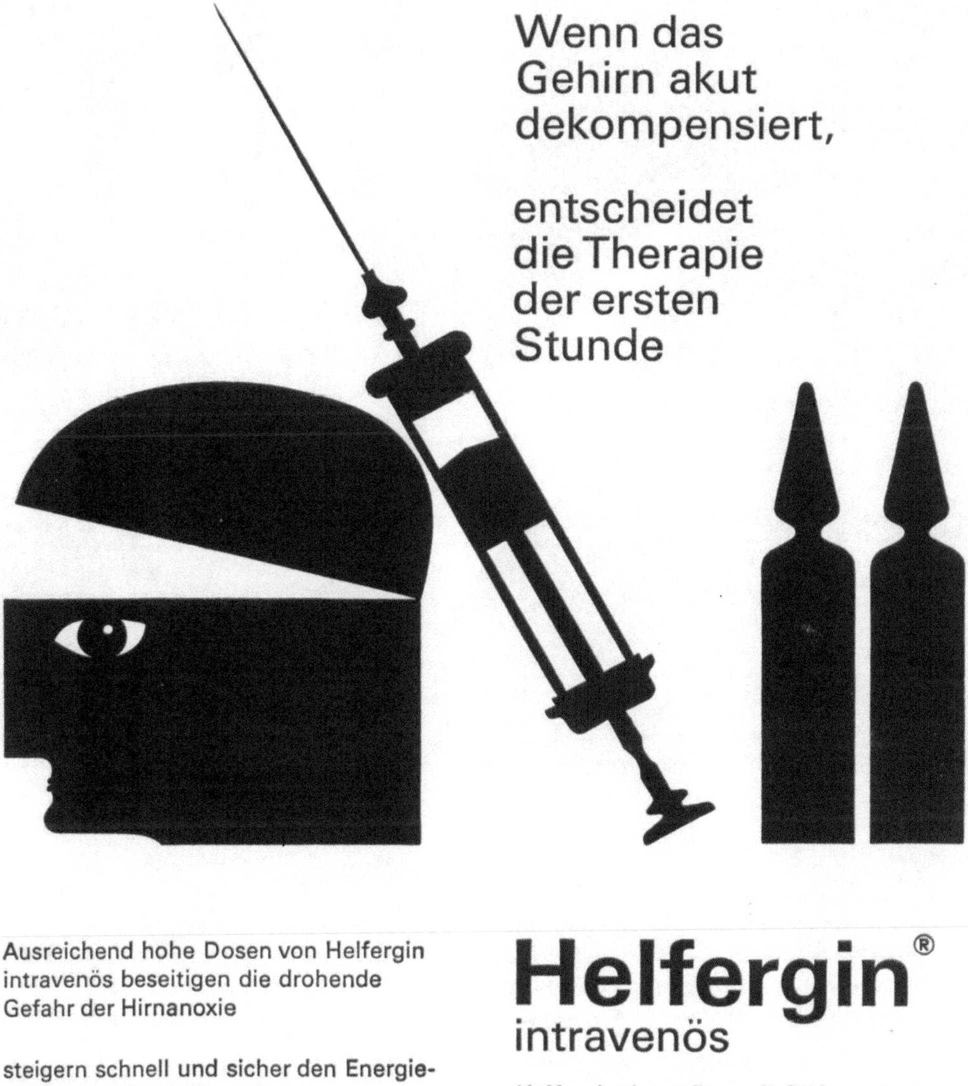

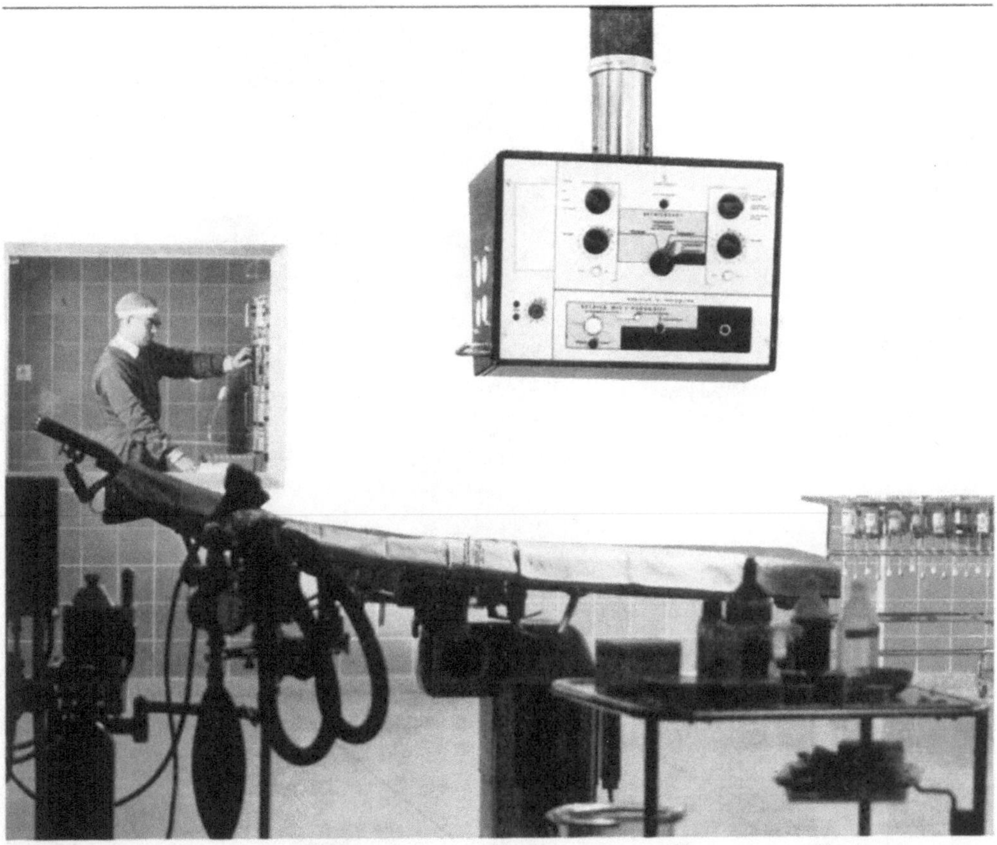

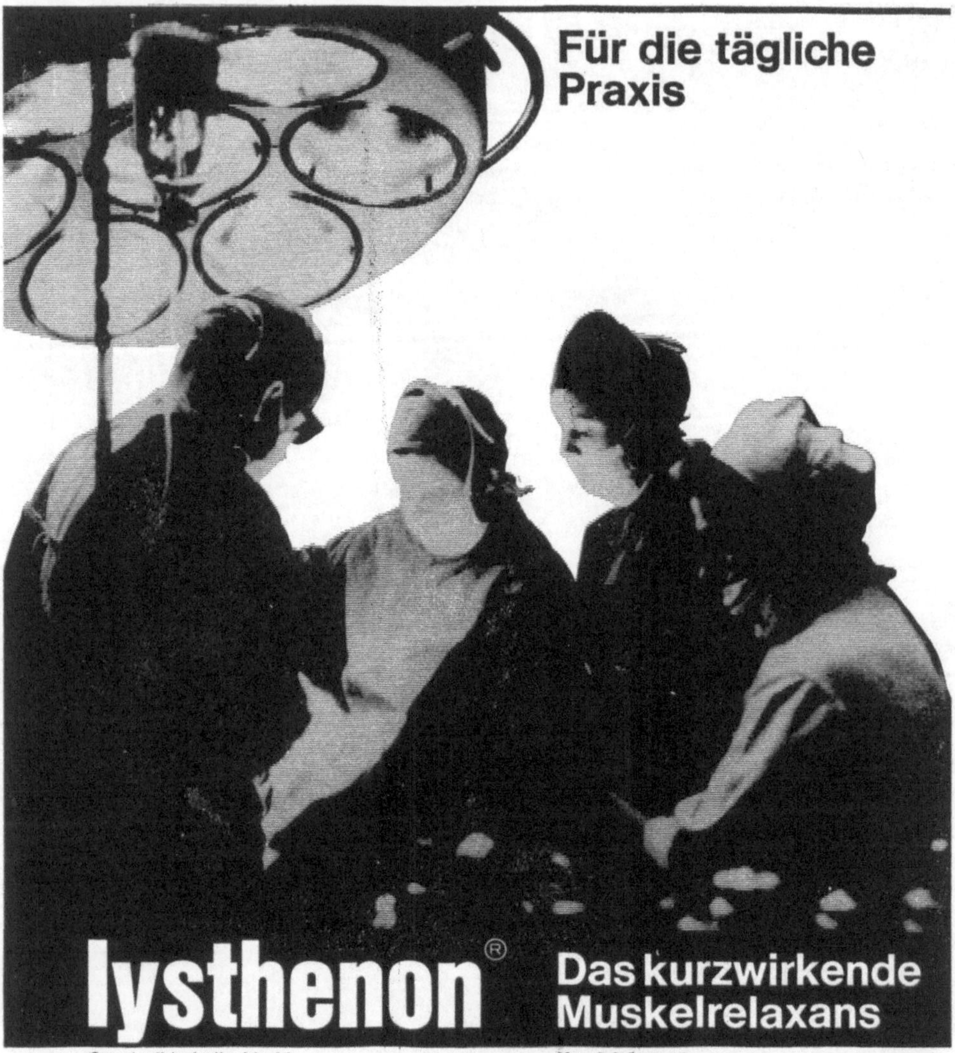

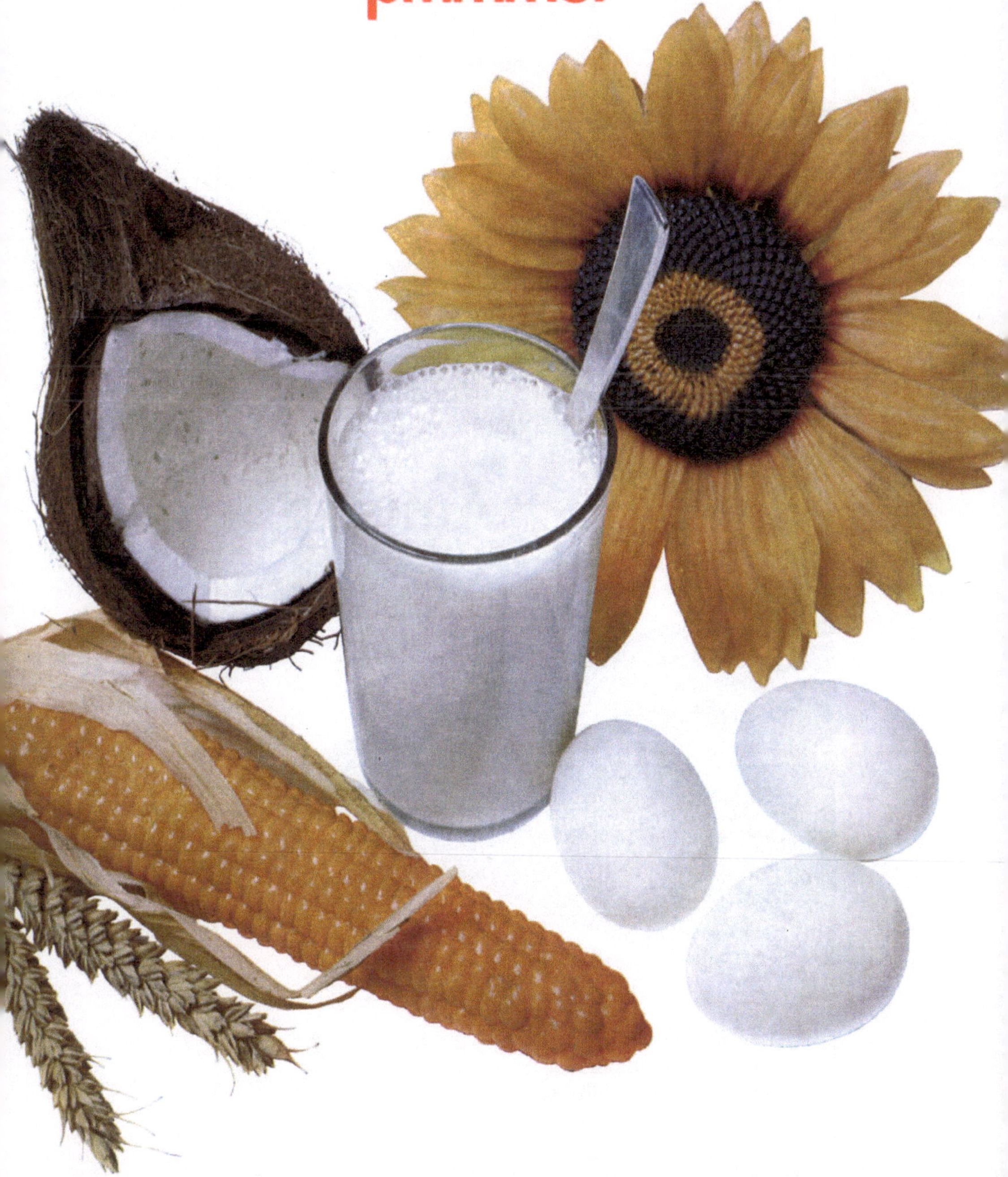

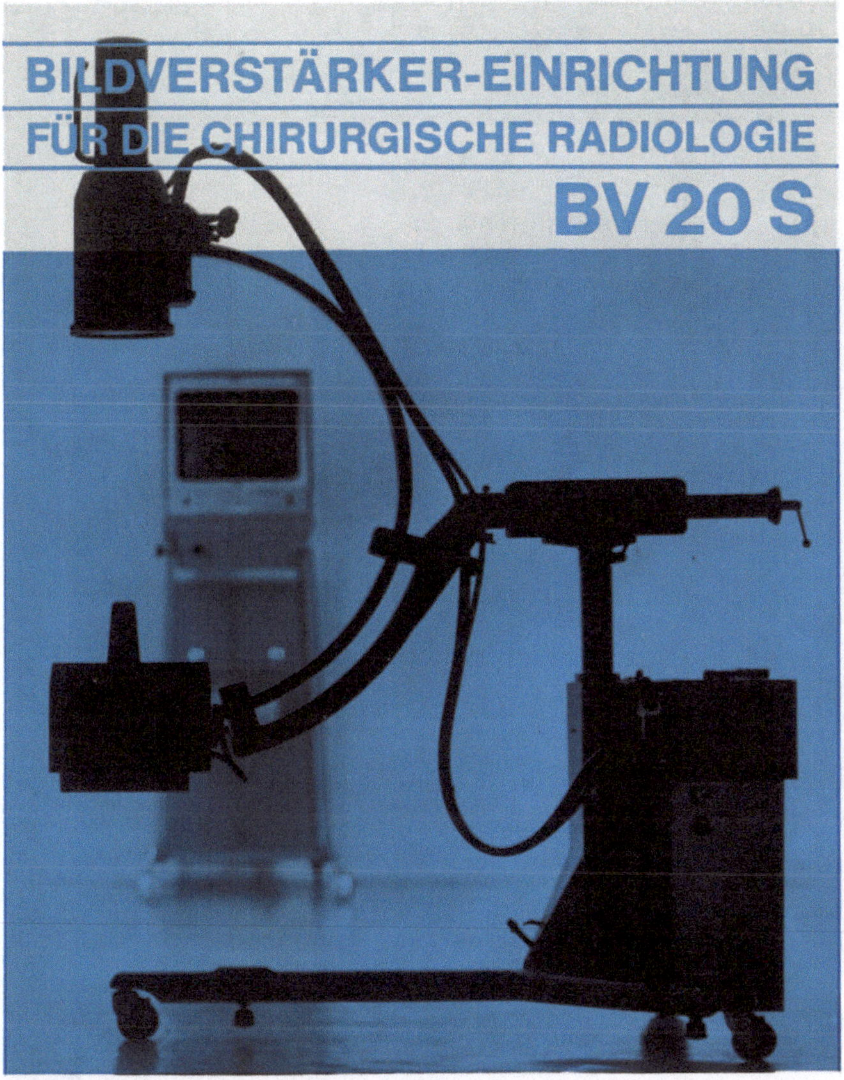

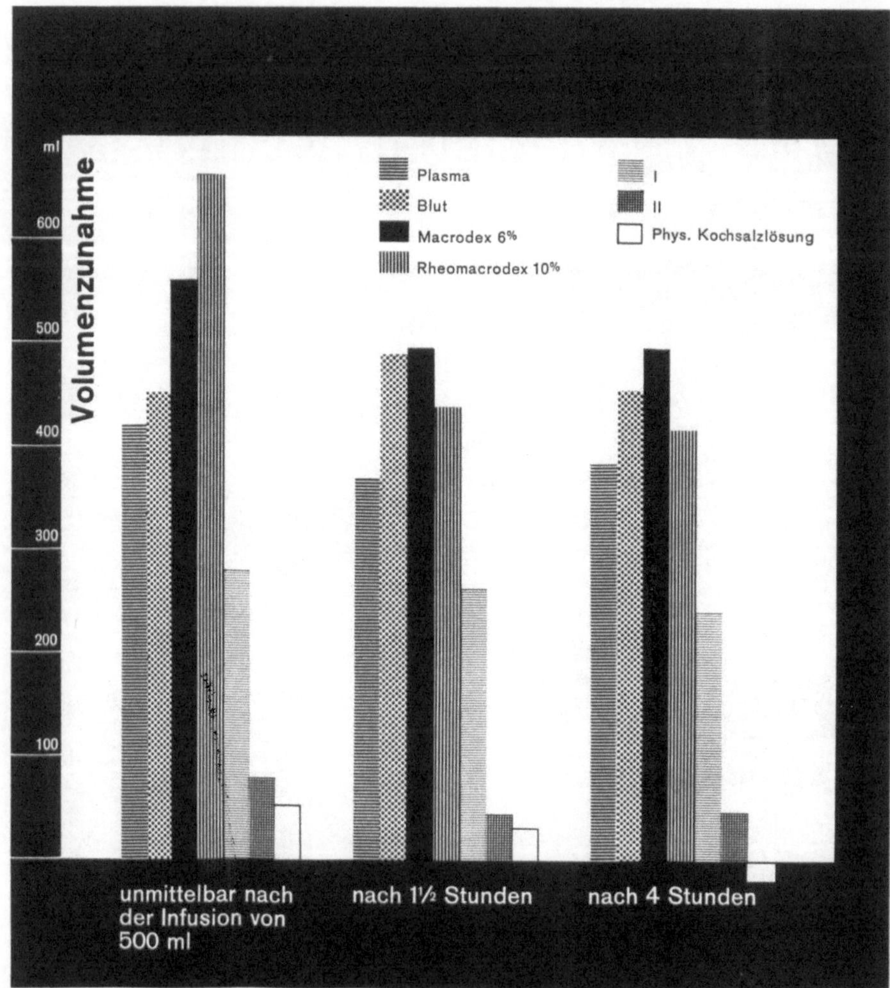
ml
600
500
400
300
200
100
Volumenzunahme
Plasma
Blut
Macrodex 6%
Rheomacrodex 10%
I
II
Phys. Kochsalzlösung
unmittelbar nach der Infusion von 500 ml
nach 1½ Stunden
nach 4 Stunden

Kongreßbericht 1969

Verhandlungen der Deutschen Gesellschaft für Chirurgie

86. Tagung
vom 9. bis 12. April 1969

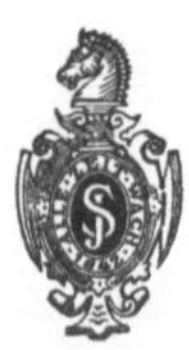

Springer-Verlag Berlin Heidelberg GmbH

Langenbecks Archiv für Chirurgie

Kongreßorgan der
Deutschen Gesellschaft für Chirurgie

Band 325 · Kongreßbericht · 1969

Redigiert von **H. Bürkle de la Camp**

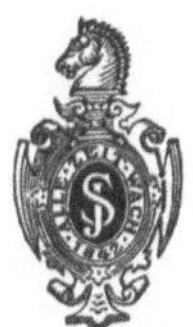

Springer-Verlag Berlin Heidelberg GmbH

ISBN 978-3-662-40650-2 ISBN 978-3-662-41130-8 (eBook)
DOI 10.1007/978-3-662-41130-8

Ursprünglich erschienen bei Springer-Verlag Berlin Heidelberg 1969

Inhaltsverzeichnis

A

Sitzungsbericht der 86. Tagung der Deutschen Gesellschaft für Chirurgie vom 9. bis 12. April 1969

Erster Sitzungstag, Mittwoch, den 9. April 1969
Vormittagssitzung von 9.00 bis 13.00 Uhr

I. Postoperative Wundheilungsstörungen

Seite

Erster Sitzungstag, Mittwoch, den 9. April 1969
Nachmittagssitzung von 14.00 bis 16.30 Uhr

II. Lymphödem

III. Kinderchirurgie

Verhandlungsleiter: *F. Rehbein*-Bremen

Erster Sitzungstag, Mittwoch, den 9. April 1969
Sondersitzung von 14.00 bis 16.30 Uhr

Herzchirurgie

Verhandlungsleiter: *W. Klinner*-München

Coronarinsuffizienz

Erster Sitzungstag, Mittwoch, den 9. April 1969
Sondersitzung von 14.00 bis 16.30 Uhr

Chirurgie am Unfallort

Verhandlungsleiter: *E. Gögler*-Heidelberg

Zweiter Sitzungstag, Donnerstag, den 10. April 1969

Vormittagssitzung von 9.00 bis 13.00 Uhr

IV. Abdominalchirurgie

a) Gallenwegschirurgie: Probleme bei Wiederholungseingriffen an den Gallengängen

Zweiter Sitzungstag, Donnerstag, den 10. April 1969
Sondersitzung von 14.00 bis 16.30 Uhr

Urologie

Verhandlungsleiter: *W. Lutzeyer*-Aachen

Erworbene Harnabflußstörungen (obere Harnwege): Pathologie, Ursache und Therapie

Dritter Sitzungstag, Freitag, den 11. April 1969
Sondersitzung von 14.00 bis 15.30 Uhr

Anaesthesie und Unfallchirurgie

Anaesthesiologische Probleme im Rahmen der Tetanus-Behandlung

Verhandlungsleiter: *H. L'Allemand*-Gießen

Dritter Sitzungstag, Freitag, den 11. April 1969
Sondersitzung von 15.30 bis 16.30 Uhr

Unfallchirurgie

Verhandlungsleiter: *L. Rathcke*-Ludwigsburg

Freie Vorträge

Dritter Sitzungstag, Freitag, den 11. April 1969

Sondersitzung von 14.00 bis 16.30 Uhr

Experimentelle und chirurgisch-klinische Forschung

Verhandlungsleiter: *K. E. Scheer*-Heidelberg und
D. Schmähl-Heidelberg

Nebenwirkungen radiologischer und cytostatischer Therapie

Vierter Sitzungstag, Samstag, den 12. April 1969

Vormittagssitzung von 9.00 bis 12.45 Uhr

VIII. Ergebnisse der Prophylaxe und Therapie der Lungenembolie

Operative Therapie und Verfahrenswahl bei der Lungenembolie

Rundgespräch

b) Abdomen, Verschiedenes

c) Thoraxchirurgie, Verschiedenes

Filmstunden

Donnerstag, den 10. April 1969, von 16.30 bis 17.30 Uhr

Leitung: *G. Maurer*-München

Seite

Freitag, den 11. April 1969, von 16.30 bis 17.30 Uhr

Leitung: *G. Maurer*-München

Wissenschaftliche Ausstellung

Die Drucklegung dieses Kongreßberichtes wurde in freundlicher Weise unterstützt durch die Firmen B. Braun, Melsungen; Ethicon GmbH, Glashütte; Äsculap-Werk AG, Tuttlingen; Siemens AG, Erlangen; Farbwerke Hoechst AG, Frankfurt. Wir sprechen auch an dieser Stelle unseren Dank für die Spenden aus.

B

I. Alphabetische Rednerliste

Die in Klammern stehende Nummer bezieht sich auf die Reihenfolge der Vorträge
A. = Aussprache

II. Sachverzeichnis

C

Ehrenmitglieder, Präsidium, Korrespondierende Mitglieder, Korporative Mitglieder, Neuaufnahmen 1969, Totenliste

1. Ehrenmitglieder

1. Dr. *Denk*, Wolfgang, Professor, Wickenburggasse 26, A-1080 Wien (Österreich). 1952.
2. „ *Rehn*, Eduard, Professor, 7800 Freiburg (Breisgau), Jacobistr. 29. 1955.
3. „ *Frey*, Emil K., Professor Dr. med. h. c., 8000 München 27, Arberstr. 19. 1957.
4. „ *Brunner*, Alfred, Professor, Keltenstr. 23, CH-8044 Zürich (Schweiz). 1959.
5. „ *Bauer*, K. H., Professor, Dr. med. h. c. Dr. jur. h. c. Dr. med. h.c., 6900 Heidelberg, Gustav Kirchhoff-Str. 16. 1960.
6. „ *Bürkle de la Camp*, Heinrich, Professor, Dr. med. h. c., 7801 Dottingen über Freiburg (Breisgau). 1961.
7. „ *Tönnis*, Wilhelm, Professor, 5000 Köln-Lindenthal, Brahmsstr. 11. 1961.
8. „ *Böhler*, Lorenz, Professor, Severingasse 1, A-1090 Wien (Österreich). 1962.
9. „ *Kunz*, Hubert, Professor, Lange Gasse 72, A-1080 Wien (Österreich). 1963.
10. „ *Block*, Werner, Professor, 3000 Hannover-Kleefeld, Bevenser Weg 10. 1964.
11. „ *Kuntzen*, Heinrich, Professor, X 6900 Jena (Thür.), Otto Devrient-Str. 16a. 1964.
12. „ *Nissen*, Rudolf, Professor, Dr. med. h. c., Nonnenweg 31, CH-4000 Basel (Schweiz). 1967.
13. „ *Fischer*, A. W., Professor, Dr. med. h. c., 2300 Kiel, Niemannsweg 137. 1969. (Am 10. August 1969 verstorben.)
14. „ *Küntscher*, Gerhard, Professor, Dr. med. h. c., 2390 Flensburg, Dorothenstraße 35. 1969.

„ *Langenbeck*, Bernhard v., Wirkl. Geh.-Rat, Professor, Exzellenz, Berlin. Ehrenpräsident 1886. † 29. September 1887.

„ *Billroth*, Theodor, Hofrat, Professor, Wien. 1887. † 6. Februar 1894.

„ *Thiersch*, Karl, Geh.-Rat, Professor, Leipzig. 1895. † 28. April 1895.

„ Sir *Spencer Wells*, Bart., London. 1887. † 2. Februar 1897.

„ *Gurlt*, Ernst, Geh. Med.-Rat, Professor, Berlin. 1896. † 8. Januar 1899.

„ Sir *Paget*, James Bart., London. 1895. † 30. Dezember 1899.

„ *Ollier*, Louis X. E. L., Professor, Lyon. 1890. † 25. November 1900.

„ *Bergmann*, Ernst v., Wirkl. Geh.-Rat, Professor, Generalarzt à la suite, Exzellenz, Berlin. 1902. † 25. März 1907.

„ *Esmarch*, Friedrich v., Wirkl. Geh.-Rat, Professor, Exzellenz, Kiel. 1896. † 23. Februar 1908.

„ *Koch*, Robert, Kais. Wirkl. Geh.-Rat, Professor, Generalarzt à la suite, Exzellenz, Berlin. 1906. † 27. Mai 1910.

L

Dr. *König*, Franz, Geh.-Med.-Rat, Professor, Berlin. 1902. † 12. Dezember 1910.

„ Lord *Lister*, Joseph, London. 1885. † Februar 1912.

„ *Czerny*, Vincenz v., Geh.-Rat, Professor, Exzellenz, Heidelberg. 1903. † 3. Oktober 1916.

„ *Kocher*, Theodor, Professor, Bern. 1903. † 27. Juli 1917.

„ *Guyon*, Felix, Professor, Paris. 1902. † 1919.

„ *Quincke*, Heinrich J., Geh. Med.-Rat. Professor, Frankfurt a. M. 1920. † 10. Mai 1922.

„ *Halsted*, William S., Professor, Baltimore (USA). 1914. † 7. September 1922.

„ *Röntgen*, W. C., Geh.-Rat, Professor, Exzellenz, München. 1913. † 10. Februar 1923.

„ *Trendelenburg*, Friedrich, Geh. Med.-Rat, Professor, Berlin. 1924. † 16. Dezember 1924.

„ *Israel*, James, Professor, Berlin. 1924. † 20. Februar 1926.

„ *Brunner*, Conrad, Professor, Zürich (Schweiz). 1924. † 8. Juni 1927.

„ *Marchand*, Felix, Geh.-Rat, Professor, Leipzig. 1922. † 4. Februar 1928.

„ *Küster*, Ernst, Geh.-Rat, Professor, Berlin. 1922. † 19. April 1930.

„ *Rehn*, Ludwig, Geh. Med.-Rat, Professor, Frankfurt (Main). 1922. † 29. Mai 1930.

„ *Berg*, John, Professor, Stockholm (Schweden). 1922. † 21. August 1931.

„ *Neuber*, Gustav Ad., Geh. San.-Rat, Kiel, 1924. † 14. April 1932.

„ *Hacker*, Victor v., Hofrat, Professor, Graz. 1929. † 20. Mai 1933.

„ *Braun*, Heinrich, Geh. Med.-Rat, Professor, Überlingen (Bodensee). 1929. † 26. April 1934.

„ *Durante*, Francesco, Professor, Letoianni (Messina). 1902. † 15. Oktober 1934.

„ *Pommer*, Gustav A., Hofrat, Professor, Innsbruck. 1923. † 29. Dezember 1935.

„ *Kümmell*, Hermann, Geh. San.-Rat, Professor, Hamburg. 1924. † 19. Februar 1937.

„ *Müller*, Wilhelm, Geh. Med.-Rat, Professor, Rostock. 1926. † 28. Juni 1937.

„ *Körte*, Werner, Geh. San.-Rat, Professor, Berlin. 1920 Ehrenmitglied, 1930 Ehrenvorsitzender. † 3. Dezember 1937.

„ *Lexer*, Erich, Geh. Med.-Rat, Professor, München. 1931. † 4. Dezember 1937.

„ *Eiselsberg*, Anton v., Hofrat, Professor, Wien. 1925. 25. Oktober 1939 tödlich verunglückt.

„ *Enderlen*, Eugen, Geh. Hofrat, Professor, Stuttgart. 1933. † 7. Juni 1940.

„ *Heidenhain*, Lothar, Geh. Med.-Rat, Professor, Worms. 1929. † 24. Juni 1940.

„ *Gluck*, Themistokles, Geh. San.-Rat, Professor, Berlin. 1930. † 25. April 1942.

„ *Sudeck*, Paul, Professor, Hamburg. 1943. † 28. September 1945.

„ *Payr*, Erwin, Geh. Med.-Rat, Professor, Leipzig. 1940. † 6. April 1946.

„ *Bier*, August, Geh. Med.-Rat, Professor, Berlin. 1925. † 12. März 1949.

„ *Sauerbruch*, Ferdinand, Geh. Hofrat, Professor, Berlin. 1938. † 2. Juli 1951.

„ *König*, Fritz, Geh. Med.-Rat, Professor, Würzburg. 1935. † 16. August 1952.

„ *Anschütz*, Willy, Geh. Med.-Rat, Professor, Kiel. 1940. † 15. August 1954.

„ *Voelcker*, Friedrich, Professor, Bühl bei Immenstadt (Allgäu). 1943. † 19. März 1955.

„ *Bircher*, Eugen, Schweizer Nationalrat, Aarau (Schweiz). 1953. † 20. Oktober 1956.

Dr. *Coenen*, Hermann, Professor, Münster (Westf.). 1952. † 7. August 1956.
„ *Henschen*, Carl, Professor, Basel (Schweiz). 1951. † 6. August 1957.
„ *Oehlecker*, Franz, Professor, Hamburg. 1950. † 16. November 1957.
„ *Läwen*, Arthur, Professor, Hermannsburg (Krs. Celle). 1950. † 31. Januar 1958.
„ *Guleke*, Nicolai, Professor, Wiesbaden. 1950. † 3. April 1958.
„ *Haberer-Kremshohenstein*, Hans v., Hofrat, Professor, Kohlgrube (Bez. Köln). 1950. † 29. April 1958.
„ *Stich*, Rudolf, Professor, Göttingen. 1950. † 18. Dezember 1960.
„ *Hübner*, Arthur, Professor, Berlin. 1958. † 28. März 1961.
„ *Petrén*, Gustav, Professor, Lund (Schweden). 1951. † 12. Mai 1962.
„ *Redwitz*, Erich Frhr. v., Professor, Seeseiten/Starnberger See (Obb.). 1957. † 7. September 1964.
„ *Heller*, Ernst, Professor, Leipzig. 1957. † 2. November 1964.
„ *Fromme*, Albert, Professor, Holzminden. 1955. † 5. Mai 1966.

2. Präsidium

15. Präsident: Dr. *Vossschulte*, Karl, Professor, Direktor der Chir. Univ.-Klinik, 6300 Gießen, Klinikstraße 37.
16. Stellv. Präsident: Dr. *Zenker*, Rudolf, Professor, Dr. med. h. c., Direktor der Chir. Univ.-Klinik, 8000 München 15, Nußbaumstr. 20.
Generalsekretär: Dr. *Bürkle de la Camp*, Heinrich (s. Nr. 6).
17. Kongreßsekretär: Dr. *Maurer*, Georg, Professor, Direktor der Chir. Klinik und des Klinikums rechts der Isar der Techn. Hochschule München, 8000 München 80, Ismaninger Str. 22.
18. Kassenführer: Dr. *Bramann*, Constantin v., 1000 Berlin 44, Hermannstr. 56.

a) Ständige Beiratsmitglieder

Dr. *Rehn*, Eduard (s. Nr. 2).
„ *Frey*, Emil K. (s. Nr. 3).
„ *Bauer*, K. H. (s. Nr. 5).
19. „ *Borchers*, Eduard, Professor, 8170 Bad Tölz, Roßwies Nr. 427
„ *Bürkle de la Camp*, Heinrich (s. Nr. 6). — Seit 1965 Generalsekretär.
„ *Brunner*, Alfred (s. Nr. 4).
20. „ *Reichle*, Rudolf, Professor, 8180 Tegernsee, Leebergstr. 32.
„ *Block*, Werner (siehe Nr. 10).
21. „ *Junghanns*, Herbert, Professor, Chefarzt der Chir. Klinik am Berufsgen. Unfallkrankenhaus, 6000 Frankfurt (Main), Friedberger Landstr. 430.
22. „ *Derra*, Ernst, Professor, Dr. med. h c., 4000 Düsseldorf, Himmelgeisterstr. 226.
„ *Nissen*, Rudolf (siehe Nr. 12).
23. „ *Krauß*, Hermann, Professor, 7800 Freiburg (Breisgau), Sonnhalde 96.
24. „ *Zukschwerdt*, Ludwig, Professor, 2000 Hamburg 64, Barkenkoppel 3.
25. „ *Wachsmuth*, Werner, Professor, 8700 Würzburg, Nikolausstr. 20.
„ *Zenker*, Rudolf (siehe Nr. 16).

b) Nichtständige Beiratsmitglieder

26. „ *Bischoff*, Peter, Professor, Chefarzt der urolog. Abt. des Elisabeth-Krankenhauses, 2000 Hamburg 20, Heilwigstr. 28.
27. „ *Lindenschmidt*, Otto, Professor, Chefarzt der II. chir. Abt. des allg. Krankenhauses Barmbek, 2000 Hamburg 33, Rübenkamp 148. (Präsident für 1969/70).

28. Dr. *Rehbein*, Fritz, Professor, Chefarzt der Städt. Kinderchir. Klinik, 2800 Bremen, Friedrich Karl-Straße.
29. „ *Schwaiger*, Max, Professor, Direktor der Chir. Univ.-Klinik, 7800 Freiburg (Breisgau), Hugstetter Str. 55.
30. „ *Grießmann*, Heinrich, Professor, Chefarzt der chir. Abt. des Städt. Krankenhauses, 2350 Neumünster.
31. „ *Heberer*, Georg, Professor, Direktor der I. Chir. Univ.-Klinik, 5000 Köln-Lindenthal, Josef Stelzmann-Str. 9.
32. „ *Lenggenhager*, Karl, Professor, Direktor der Chir. Univ.-Klinik, CH-3000 Bern (Schweiz).
33. „ *Major*, Herbert, Professor, Chefarzt der Chir. Klinik der Städt. Krankenanstalten, 5650 Solingen, Frankenstr. 33.
34. „ *Carstensen*, Gert, Professor, Chefarzt der chir. Abt. des Evangel. Krankenhauses, 4330 Mülheim (Ruhr), Bleichstr. 5.
35. „ *Kümmerle*, Fritz, Professor, Direktor der Chir. Univ.-Klinik, 6500 Mainz, Langenbeckstr. 1.
36. „ *Kyrle*, Paul, Professor, Vorstand der 2. chir. Abt. der Krankenanstalt. Rudolfstiftung, Boerhaavegasse 8, A-1030 Wien (Österreich).
37. „ *Müller-Osten*, Wolfgang, 2000 Hamburg 70, Wandsbeker Marktstr. 8.

3. Korrespondierende Mitglieder

38. Dr. *Martin-Lagos*, Francisco, Professor, Velazquez 98, Madrid (Spanien). 1953.
39. „ *Wulff*, Helge, B., Professor, Fridhemsvägen 5 A, Malmö (Schweden). 1954.
40. „ *Nakayama*, Komei, Professor, Chir. Klinik des Tokyo Women's Medical College, 10, Kawadacho Shinjukuku, Tokyo (Japan). 1956.
41. „ *Nuboer*, Jan F., Professor, Vorstand der Chir. Univ.-Klinik, Kromme Nieuwe Gracht 43, Utrecht, (Niederlande). 1956.
42. „ *Sandblom*, Philip, Professor, Vorstand der Chir. Univ.-Klinik, Lund (Schweden). 1956.
43. „ *Albert*, F., Professor, Rue Bois l'Evêque 31, Lüttich (Belgien). 1957.
44. „ *Crafoord*, Clarence, Professor, Direktor des Karolinska Sjukhuset, Stockholm (Schweden). 1957.
45. „ *Mallet-Guy*, Pierre, Professor, 2, Rue Duquesne, Lyon (Frankreich). 1957.
46. „ *Valdoni*, Pietro, Professor, Via Carlo Fea, 5, Rom (Italien). 1957.
47. „ *Dubost*, Charles, Professor, 100, Boulevard Péreire, Paris XVII (Frankreich). 1958.
48. „ *Kirklin*, John, W., Professor, Mayo-Klinik, Rochester S. W. 55902 (Minn., USA). 1958.
49. „ *Longmire* jr., William Polk, Professor, Medical Center U.C.L.A., Los Angeles 24, Cal. (USA).
50. „ *Oltramare*, John-Henri, Professor, 16, Rue de Candolle, CH-1200 Genf. 1958.
51. „ *Rob*, Charles Geoffrey, Professor, University of Rochester School of Medicine, Strong Memorial Hospital, 260, Crittenden Boulevard, Rochester 20, N. Y. 14620 (USA). 1958.
52. „ *Brom*, A. Gerard, Afdeling Thorax-Chirurgie, Academisch Ziekenhuis, Leiden (Niederlande). 1958.
53. „ *Fontaine*, René, Professor, 9, Rue Goethe, Straßburg (Frankreich). 1959.
54. „ *Ljunggren*, Einar, Professor, Carlanderska Sjukhemmet, Avenyen 20, Göteborg (Schweden). 1959.
55. „ *Walters*, Waltman, Professor, Mayo-Klinik, Rochester S. W., Minn. 55902 (USA). 1960.

56. Dr. *Wangensteen*, Owen, H., Professor, University-Clinic, Minneapolis, Minn. (USA). 1960.
57. „ *Kourias*, Basile, Professor, Chefarzt der chir. Abt. des Rote-Kreuz-Krankenhauses, Herodou Attikou 11, Athen (138) (Griechenland). 1960.
58. „ *Juzbašič*, Dimitrije, Professor, Direktor der Chir. Univ.-Klinik „Rebro", Zagreb (Jugoslawien). 1960.
59. „ *Lehner*, August, Chefarzt des Kantonspitals, Sonnenhof 4, CH-6000 Luzern. 1960.
60. „ *May*, Hans, Professor, P. O. Box 1477, Christiansted, St. Croix 00820, U. S. Virginia Islands. 1960.
61. „ *Bakey*, Michael de, Professor, Baylor University, Texas Medical Center, Houston, Texas (USA). 1961.
62. „ *Gerbode*, Frank, Professor, Presbyterian Medical Center, Department of Surgery, San Francisco, Cal. (USA). 1961.
63. „ *Iselin*, Marc, Professor, Hôpital Nanterre, Rue August Vacquerie 1, Paris (Frankreich). 1961.
64. „ *O'Connell*, Thomas, C. F., Professor, Fitzwilliam Place 35, Dublin (Irland). 1961.
65. „ *Allende*, Juan Martin, Professor, Sucre 151, Córdoba (Argentinien). 1962.
66. „ *Mason*, George A., Kensington Terrace 9, Newcastle-upon-Tyne 2 (England). 1962.
67. „ *Vara-Lopez*, Rafael, Professor, Vorstand des Lehrstuhls für patholog. Chirurgie der Universität, Velazquez 44, Madrid (Spanien). 1962.
68. „ *Groth*, Carl Eric, Kammakaregatan 8, Stockholm (Schweden). 1963.
69. „ *Husfeld*, Erik, Professor, Leiter der chir. Abt. D. des Rigshospitals, Blegdamsvej 9, Kopenhagen (Dänemark). 1964.
70. „ *Priestley*, James, T. Professor, Mayo-Clinic, Surgical Section, Rochester S.W. Minn. 55902 (USA), 1964.
71. „ *Rienhoff* jr., William F., Professor, John Hopkins-University, Baltimore, Md. (USA). 1964.
72. „ *Bross*, Wiktor, Professor, Direktor der II. Chir. Klinik der Med. Akadamie, Ul. Curie-Sklodowskiej 66, Breslau. 1964.
73. „ *Toole*, Harry, Professor, Direktor der II. Chir. Univ.-Klinik im Aretaiion-Hospital, Athen (Griechenland). 1964.
74. „ *Paraskevas*, Michael, Chefarzt der I. Chir. Klinik des Krankenhauses „Evangelismos", Mithymnisstr. 34, Athen 803 (Griechenland). 1965.
75. „ *Dragstedt*, Lester R., Professor, Department of Surgery, University of Florida, Gainesville, Florida (USA). 1966.
76. „ *Moberg*, Erik, Professor, Leiter der Extremitätenchir. Abt. der Chir. Univ.-Klinik, Sahlgrenska sjukhuset, Göteborg (Schweden). 1966.
77. „ *Sapkas*, Alexander, Direktor der II. Chir. Klinik des Krankenhauses vom griechischen Roten Kreuz, Sina Str. 18, Athen 135 (Griechenland). 1966.
78. „ *Cooley*, Denton A., Baylor University College of Medicine, Texas Medical Center, Houston, Texas 77025 (USA). 1967.
79. „ *Marangos*, George N., Primarius, Chefarzt der Chir. Klinik am General-Hospital in Nicosia (Cypern). 1967.
80. „ *Woodruff*, Michael, Professor, Univ. of Edinburgh Medical School, Department of Surg. Science, Teviot Place, Edinburgh 8 (Great Britain). 1967.
81. „ *Nesbit*, Reed M., Professor, Univ. of California Medical School, Dean's Office, Davis, California 95616 (USA). 1968.

82. Dr. *Ochsner*, Alton, Professor, 1514 Jefferson Highway, New Orleans, Louisiana 70121 (USA). 1968.
83. „ *Björk*, Viking Olov, Professor, Abt. für Thorax- und Herzgefäßchirurgie, Karolinska Sjukhuset, Stockholm 60 (Schweden). 1968.
84. „ *Logan*, Andrew, Department of Thoracic Surgery, The Royal Infirmary, Edinburgh 3 (Schottland). 1968.
85. „ *Neff*, Giacomo, Chefarzt am Kantonsspital, Tannerberg 11, CH-8200 Schaffhausen (Schweiz). 1969.
86. „ *Takats*, Geza de, 9701 Kenton, Skokie, Illinois 60076 (USA). 1969.

4. Korporative Mitglieder

Deutsche Gesellschaft für Anaesthesie und Wiederbelebung. 1968.
Geschäftsstelle: 8000 München 80, Ismaninger Str. 22 (Anaesthesie-Abt. am Klinikum r. d. Isar der Techn. Hochschule München).

Deutsche Gesellschaft für Kinderchirurgie. 1968.
Geschäftsstelle: 8400 Regensburg, Dr. Martin Luther-Str. 19.

Sektion Experimentelle Chirurgie. 1968.
Geschäftsstelle: 8000 München 15, Nußbaumstraße 20 (Institut für experimentelle Chirurgie der Chir. Univ.-Klinik).

Vereinigung der Deutschen Plastischen Chirurgen. 1969.
Geschäftsstelle: 6700 Ludwigshafen-Oggersheim (Abt. für Verbrennungen und Plastische Chirurgie an der BG-Unfallklinik).

5. Die Ersten Schriftführer der Gesellschaft (seit 1969 Generalsekretär)

Richard v. *Volkmann* 1872—1880.
Ernst Julius *Gurlt* 1880—1899.
Werner *Körte* 1899—1929
August *Borchard* 1929—1940
Otto *Nordmann* 1940—1946.
Arthur *Hübner* 1946—1960
Werner *Block* 1960—1965
Heinrich *Bürkle de la Camp* seit 1965.

6. Frühere Vorsitzende der Gesellschaft

Langenbeck, Bernhard v., Berlin, 1872—1885. † 29. September 1887.
Volkmann, Richard v., Halle (Saale), 1886, 1887. † 28. November 1889.
Bergmann, Ernst v., Berlin, 1888—1890, 1896, 1900. † 25. März 1907.
Thiersch, Karl, Leipzig, 1891. † 28. April 1895.
Bardeleben, Adolf v., Berlin, 1892. † 24. September 1895.
König, Franz, Göttingen, 1893. † 12. Dezember 1910.
Esmarch, Friedrich v., Kiel, 1894, † 23. Februar 1908.
Gussenbauer, Carl, Wien (Österreich), 1895. † 19. Juni 1903.
Bruns, Paul v., Tübingen, 1897. † 2. Juni 1916.
Trendelenburg, Friedrich, Leipzig, 1898. † 16. Dezember 1924.
Hahn, Eugen, Berlin, 1899. † 1. November 1902.

Czerny, Vincenz, v., Heidelberg, 1901. † 3. Oktober 1916.
Kocher, Theodor, Bern (Schweiz), 1902. † 27. Juli 1917.
Küster, Ernst, Marburg (Lahn), 1903. † 19. April 1930.
Braun, Heinrich, Göttingen, 1904. † 10. Mai 1911.
Krönlein, Rudolf Ulrich, Zürich (Schweiz), 1905. † 27. Oktober 1910.
Körte, Werner, Berlin 1906, 1926. † 3. Dezember 1937.
Riedel, Bernhard, Jena, 1907. † 13. September 1916.
Eiselsberg, Anton v., Wien (Österreich), 1908. † 25. Oktober 1939.
Kümmell, Hermann, Hamburg, 1909. † 19. Februar 1937.
Bier, August, Berlin, 1910, 1920. † 12. März 1949.
Rehn, Ludwig, Frankfurt (Main), 1911. † 29. Mai 1930.
Garrè, Carl, Bonn, 1912. † 9. März 1928.
Angerer, Ottmar v., München, 1913. † 12. Januar 1928.
Müller, Wilhelm, Rostock, 1914. † 28. Juni 1937.
Sprengel, Otto, Braunschweig, für 1915 gewählt, † 9. Januar 1915.
Sauerbruch, Ferdinand, München, 1921. † 2. Juli 1951.
Hildebrand, Otto, Berlin, 1922. † 18. Oktober 1927.
Lexer, Erich, Freiburg (Breisgau)/München, 1923, 1936. † 4. Dezember 1937.
Braun, Heinrich, Zwickau, 1924. † 26. April 1934.
Enderlen, Eugen, Heidelberg, 1925. † 17. Juni 1940.
Küttner, Hermann, Breslau, 1927. † 10. Oktober 1932.
König, Fritz, Würzburg, 1928. † 16. August 1952.
Payr, Erwin, Leipzig, 1929. † 6. April 1946.
Anschütz, Willy, Kiel, 1930. † 15. August 1954.
Schmieden, Victor, Frankfurt (Main), 1931. † 11. Oktober 1945.
Voelcker, Friedrich, Halle (Saale), 1932. † 19. März 1955.
Röpke, Wilhelm, Wuppertal-Barmen, 1933. † 6. Oktober 1945.
Kirschner, Martin, Heidelberg, 1934. † 30. August 1942.
Magnus, Georg, Berlin, 1935. † 22. Dezember 1942.
Stich, Rudolf, Göttingen, 1937. † 18. Dezember 1960.
Guleke, Nicolai, Jena, 1938. † 3. April 1958.
Nordmann, Otto, Berlin, 1939. † 26. Mai 1946.
Haberer, Hans, v. Köln, 1940. † 29. April 1958.
Läwen, Arthur, Königsberg (Pr.), 1943. † 31. Januar 1958.
Fromme, Albert, Dresden (für 1944 gewählt). † 5. Mai 1966.
Rehn, Eduard, Freiburg (Breisgau), 1949.
Redwitz, Erich Freiherr v., Bonn, 1950. † 7. September 1964.
Frey, Emil K., München, 1951.
Bauer, K. H., Heidelberg, 1952, 1958.
Borchers, Eduard, Aachen, 1953.
Goetze, Otto, Erlangen, 1954. † 19. Juli 1955.
Bürkle de la Camp, Heinrich, Bochum, 1955.
Brunner, Alfred, Zürich (Schweiz), 1956.
Reichle, Rudolf, Stuttgart, 1957.
Block, Werner, Berlin, 1959.
Felix, Willi, Berlin, 1960, † 2. August 1962.
Junghanns, Herbert, Oldenburg, 1961.
Fischer, Albert Wilhelm, Kiel, 1962. † 10. August 1969.
Derra, Ernst, Düsseldorf, 1963.
Nissen, Rudolf, Basel (Schweiz), 1964.
Krauß, Hermann, Freiburg (Breisgau), 1965.
Zukschwerdt, Ludwig, Hamburg, 1966.

Wachsmuth, Werner, Würzburg, 1967.
Zenker, Rudolf, München, 1968.

(1915—1919, 1941, 1942, 1944—1948 fanden keine Tagungen der Deutschen Gesellschaft für Chirurgie statt.)

7. Verleihung des v. Langenbeck-Preises

Dr. Gerhard *Grundmann*, Tübingen, gemeinsam mit Dozent Dr. Heinrich *Lüdeke*, München, 1954.
Privatdozent Dr. Hans-Wolfgang *Schega*, Mainz, 1956.
Privatdozent Dr. Hans Werner *Pia*, Gießen (Lahn), 1958.
Professor Dr. Friedrich *Stelzner*, Hamburg, 1960.
(1962 wurde der v. Langenbeck-Preis nicht verliehen).
Privatdozent Dr. Hans Georg *Borst*, München, 1964.
Privatdozent Dr. Hans-Wilhelm *Schreiber*, Bonn, 1964.
Professor Dr. Franz *Baumgartl*, Düsseldorf, 1966.
Privatdozent Dr. Hans Joachim *Eberlein*, Köln, 1966.
Privatdozent Dr. Rudolf *Pichlmayr*, München, 1968.
Dr. Ernst *Teubner*, Lübeck, 1969.

8. Verleihung der Ernst v. Bergmann-Gedenkmünze in Gold

Professor Dr. E. K. *Frey*, München, 1959.
Professor Dr. K. H. *Bauer*, Heidelberg, 1962.
Professor Dr. E. *Rehn*, Freiburg (Breisgau), 1966.

9. Neuaufnahmen Januar 1969

1. Dr. *Achenbach*, Gerhard, Oberarzt der Chir. Klinik im Clemens-Hospital, 4400 Münster, Duesbergweg 124.
2. „ *Allmacher*, Ernst Adolf, Assistent der chir. Abt. des Städt. Krankenhauses, 6780 Pirmasens.
3. „ *Baumann*, Günter, Assistent der Chir. Univ.-Klinik, Zweigabt. am Städt. Krankenhaus, 8000 München 15, Thalkirchner Straße 48.
4. „ *Bäuml*, Franz, Medizinaldirektor, Chefarzt des Kreiskrankenhauses, 8483 Vohenstrauß (Oberpfalz).
5. „ *Becker*, Hans Martin, Assistent der Chir. Univ.-Klinik, Zweigabt. am Städt. Krankenhaus, 8000 München 15, Thalkirchner Straße 48.
6. „ *Beger*, Hans Günther, Assistent der II. Chir. Univ.-Klinik im Städt. Krankenhaus Westend, 1000 Berlin 19, Spandauer Damm 130.
7. „ *Bernhard*, Alexander, Privatdozent, Oberarzt der Chir. Univ.-Klinik, 2300 Kiel, Hospitalstraße 40
8. „ *Bitter*, Wilhelm, Chefarzt der chir. Abt. des Wilhelmsburger Krankenhauses „Groß-Sand“, 2102 Hamburg-Wilhelmsburg, Bonifatiusstr. 3.
9. „ *Bohmert*, Heinrich, Assistent der Chir. Univ.-Klinik, 8000 München 15, Nußbaumstr. 20.
10. „ *Böke*, M. Erkmen, Assistent der Chir. Univ.-Klinik, 6900 Heidelberg, Kirschnerstraße 1.
11. „ *Bräun*, Hans, Assistent der Chir. Univ.-Klinik, 5300 Bonn, Venusberg.

12. Dr. *Bräutigam*, Hans, Chefarzt der chir. Abt. des Städt. Krankenhauses, 7590 Achern (Baden).
13. „ *Brechmann*, Werner, Assistent der Chir. Univ.-Klinik, 6900 Heidelberg 1, Kirschnerstraße 1.
14. „ *Brunner*, Lorenz, Privatdozent, Assistent der Abt. für Thorax- und Herz-Gefäßchirurgie der Chir. Univ.-Klinik, 3400 Göttingen, Goßlerstraße 10.
15. „ *Bußmann*, Johann Friedrich, Assistent der Chir. Klinik am Klinikum Mannheim, Theodor Kutzer-Ufer.
16. „ *Caglar*, Ahmet Nejat, Oberarzt am Städt. Krankenhaus, 5930 Hüttental-Weidenau.
17. „ *Clevert*, Hans-Dietmar, Assistent der II. Chir. Univ.-Klinik im Städt. Krankenhaus Westend, 1000 Berlin 19, Spandauer Damm 130.
18. „ *Dahl*, Rudolf, Obermed.-Rat, 7150 Backnang, Maubacher Straße 79.
19. „ *Diezel*, Werner, Medizinaldirektor, Chefarzt der chir. Abt. und Direktor des Landeskrankenhauses, 8630 Coburg, Ketschendorfer Straße 33.
20. „ *Draegert*, Hans, Oberarzt der chir. Abt. am Kreiskrankenhaus, X 2050 Teterow, v. Pentz-Allee 15.
21. „ *Dragojevic*, Dusan, Oberarzt der Chir. Klinik der Medizin. Hochschule im Oststadtkrankenhaus, 3000 Hannover, Podbielskistraße 380.
22. „ *Ehl*, Paul, Chefarzt der chir. Abt. des St. Antonius-Krankenhauses, 5248 Wissen (Sieg).
23. „ *Eidenmüller*, Helmut, Chefarzt des Städt. Krankenhauses, 6554 Meisenheim/Glan (über Bad Kreuznach).
24. „ *Eisele*, Roland, Assistent der II. Chir. Univ.-Klinik im Städt. Krankenhaus Westend, 1000 Berlin 19, Spandauer Damm 130.
25. „ *Engelhardt*, Gustav Heinz, Assistent der II. Chir. Univ.-Klinik in der Städt. Krankenanstalt, 5000 Köln-Merheim, Ostmerheimer Straße 200.
26. „ *Eßer*, Gregor, Privatdozent, Oberarzt der Chir. Univ.-Klinik, 5300 Bonn-Venusberg, Klinikgelände 16b.
27. „ *Esser*, Karl Theodor, Chefarzt der chir. Abt. des Marien-Hospitals, 5609 Hückeswagen (Wupper), Rader Straße 17.
28. „ *Fasol*, Paul, Assistent der II. Chir. Univ.-Klinik, Spitalgasse 23, A-1090 Wien (Österreich).
29. „ *Fohler*, Wilhelm, Chefarzt der chir. Abt. des St. Clemens-Hospitals, 4170 Geldern (Niederrhein), Südwall 35.
30. „ *Freick*, Hansjürgen, Oberarzt der Chir. Klinik der Städt. Krankenanstalten, 4600 Dortmund, Beurhausstraße 40.
31. „ *Friedrich*, Burkhard, Assistent der Chir. Univ.-Klinik, 8700 Würzburg, Josef Schneider-Straße 2.
32. „ *Frohmüller*, Hubert, Privatdozent, Assistent der Chir. Univ.-Klinik im Staatl. Luitpoldkrankenhaus, 8700 Würzburg, Josef Schneider-Straße 2.
33. „ *Galle*, Peter, Oberarzt der II. Chir. Univ.-Klinik, Spitalgasse 23, A-1090 Wien (Österreich).
34. „ *Groll*, Hans, Oberarzt der chir. Abt. des Krankenhauses St. Elisabeth, 8880 Dillingen (Donau).
35. „ *Günther*, Walter, Oberarzt am Johanniter-Krankenhaus, 4140 Rheinhausen, Kreuzacker.
36. „ *Haas*, Hans Georg, Assistent der Chir. Klinik am Berufsgen. Unfallkrankenhaus, 6000 Frankfurt (Main), Friedberger Landstr. 430.
37. „ *Hammacher*, Fritz-Karl, Chefarzt der chir. Abt. des Krankenhauses Maria Hilf, 4424 Stadtlohn (Westf.).

38. Dr. *Helmig*, Hermann, Chefarzt für Chirurgie am Spital, CH-8494 Bauma/ZH (Schweiz).
39. „ *Hennrich*, Gerhard, Chefarzt der chir. Abt. des Marien-Hospitals, 4250 Bottrop, Randebrockstraße 70.
40. „ *Henrich*, Franz-Adolf, Oberarzt der Chir. Klinik der Berufsgen. Krankenanstalten Bergmannsheil Buer, 4660 Gelsenkirchen-Buer.
41. „ *Hoffmann*, Fritz-Christian, Oberarzt der chir. Abt. des St. Johannes-Hospitals, 5300 Bonn, Kölnstraße 54.
42. „ *Hoppe*, Georg, Oberarzt der chir. Abt. des St. Elisabeth-Krankenhauses, 5000 Köln-Hohenlind, Werthmannstraße 1.
43. „ *Hunstiger*, Heinz, Chefarzt der chir. Abt. und Leit. Arzt des Marien-Hospitals, 4422 Ahaus (Westf.).
44. „ *Janda*, Karl, Chefarzt des Kreiskrankenhauses, 8782 Karlstadt, Hauptstraße 7.
45. „ *Jekić*, Miodrag, Primarius, Oberarzt am Allgem. Krankenhaus, Sonje Marinković 14, Zemun (Jugoslawien).
46. „ *Jülch*, Albrecht Friedrich, Assistent der chir. Abt. des Kreiskrankenhauses, 6760 Rockenhausen.
47. „ *Kaspar*, Franz, Assistent der II. Chir. Univ.-Klinik im Städt. Krankenhaus Westend, 1000 Berlin 19, Spandauer Damm 130.
48. „ *Käufer*, Christoph, Assistent der Chir. Univ.-Klinik, 5300 Bonn-Venusberg.
49. „ *Keilbach*, Heinz, Assistent der II. Chir. Univ.-Klinik im Städt. Krankenhaus Westend, 1000 Berlin 19, Spandauer Damm 130.
50. — *Kintzonidis*, Dimitrios, Assistent der II. Chir. Univ.-Klinik im Städt. Krankenhaus Westend, 1000 Berlin 19, Spandauer Damm 130.
51. Dr. *Klein*, Hans-Dieter, Assistent der II. Chir. Univ.-Klinik im Städt. Krankenhaus Westend, 1000 Berlin 19, Spandauer Damm 130.
52. „ *Knauer*, Wolfgang, Chefarzt des Kreiskrankenhauses, 8623 Staffelstein (Ofr.) Hirtengasse 8.
53. „ *Kolokythas*, Argyris, Direktor der II. Chir. Klinik am Tsanion Hospital, Piräus (Griechenland).
54. „ *Koneczny*, Oskar, 6271 Engenhahn über Idstein (Taunus), Scheidfeld 12.
55. „ *Köppel*, Klaus, Oberarzt der chir. Abt. des Sophienkrankenhauses, X 5300 Weimar, Am Schönblick 2.
56. „ *Kormann*, Gerhard, Oberarzt der chir.-urolog. Abt. des St. Elisabeth-Krankenhauses, X 4020 Halle (Saale), Heideallee 4.
57. „ *Korte*, Hubert, Chefarzt der chir. Abt. des Städt. Krankenhauses, 7770 Überlingen (Bodensee).
58. „ *Kötter*, Detlef, Assistent der II. Chir. Univ.-Klinik im Städt. Krankenhaus Westend, 1000 Berlin 19, Spandauer Damm 130.
59. „ *Kroemer*, Christian, Assistent der chir. Abt. des Städt. Krankenhauses Neukölln, 1000 Berlin 47, Rudower Straße 56.
60. „ *Kunz*, Theo, Medizinaldirektor, Leiter der Polizeiärztl. Abt. der Stadt Frankfurt, 6000 Frankfurt (Main), Friedrich Ebert-Anlage 11.
61. — *Kutsomitopulos*, Nikitas, Polycharus 1, Kalamata (Griechenland).
62. Dr. *Larmi*, Teuvo, Professor, Oberarzt der Chir. Univ.-Klinik, Kirkkokatu 11 A 25, Oulu (Finnland).
63. „ *Lässig*, Hans-Georg, Oberarzt der chir. Abt. des Stadtkrankenhauses, 8940 Memmingen.
64. „ *Lewinski*, Horst Richard, Oberarzt der Chir. Klinik des DRK-Anschar-Krankenhauses, 2300 Kiel, Weimarer Straße 8.

65. Dr. *Lie*, Tschong-Su, Assistent der Chir. Univ.-Klinik, 5300 Bonn-Venusberg.
66. „ *Liebermann-Meffert*, Dorothea, Assistentin des Anatom. Univ.-Instituts, 7800 Freiburg (Breisgau), Hugstetter Straße 55.
67. „ *Lösch*, Günter M., Assistent der Chir. Klinik der Med. Akademie, 2400 Lübeck, Ratzeburger Allee 160.
68. „ *Loeser*, Hubert, Oberarzt der chir. Abt. des Kreiskrankenhauses, 8542 Roth b. Nürnberg, Weinbergweg 34.
69. „ *Mameghani*, Farid, Assistent der Chir. Univ.-Klinik, 4000 Düsseldorf, Moorenstraße 5.
70. „ *Maniatis*, Nikolaus, Direktor der Chir. Klinik Jenikon Nosokomion, Larissa (Griechenland).
71. „ *Marchand*, Roland, Chefarzt der chir. Abt. des Kreiskrankenhauses, 2499 Wittmund.
72. „ *Meißner*, Helmut, Chefarzt der chir. Abt. des Kreiskrankenhauses, 2260 Niebüll (Schleswig).
73. „ *Mentzel*, Hans Eberhard, Assistent der chir. Abt. des Städt. Krankenhauses Neukölln, 1000 Berlin 47, Rudower Straße 56.
74. „ *Meves*, Michael, Assistent der II. Chir. Univ.-Klinik im Städt. Krankenhaus Westend, 1000 Berlin 19, Spandauer Damm 130.
75. „ *Mohr*, Karl-Uwe, Assistent der Chir. Univ.-Klinik, 8000 München 15, Nußbaumstraße 20.
76. „ *Mörl*, Franz-Karl, Privatdozent, Oberarzt der Chir. Univ.-Klinik im Universitätskrankenhaus Eppendorf, 2000 Hamburg 20, Martinistraße 52.
77. „ *Müller*, Johannes, Oberarzt der chir. Abt. des Kantonsspitals, CH-4410 Liestal (Schweiz).
78. „ *Müller*, Richard, Chefarzt der chir. Abt. des Dr. Otto Geßler-Krankenhauses, 8998 Lindenberg (Allgäu).
79. „ *Müller-Wiefel*, Henner, Assistent der Chir. Univ.-Klinik, 2300 Kiel, Hospitalstraße 40.
80. „ *Müssig*, Richard, Obermed.-Rat, Chefarzt des Kreiskrankenhauses, 8852 Rain am Lech.
81. „ *Oeconomos*, Nicholas S., Oberarzt der Chir. Univ.-Klinik am Hippocration General Hospital, 13 Lykiou Str., Athen 138 (Griechenland).
82. „ *Paquet*, Karl Josef, Assistent der Chir. Univ.-Klinik, 5300 Bonn-Venusberg.
83. „ *Pennekamp*, Horst, Assistent der chir. Abt. des St. Elisabeth-Krankenhauses, 5000 Köln-Hohenlind, Werthmannstr. 1.
84. „ *Pfeiffer*, Robert, Obermed.-Rat, Chefarzt der Orthopäd. Klinik des Tuberkulose-Krankenhauses, 8621 Kutzenberg über Lichtenfels.
85. „ *Pickl*, Hermann, Chefarzt am Kreis- und Schwestern-Krankenhaus, 8304 Mallersdorf (Niederbayern).
86. „ *Podlaha*, Georg, Oberarzt der chir. Abt. des Kreiskrankenhauses, 7250 Leonberg, Rutesheimer Str. 50.
87. „ *Purder*, Klaus, Oberarzt der chir. Abt. des Marien-Hospitals, 4650 Gelsenkirchen-Altstadt, Kirchstraße 36.
88. „ *Rahmel*, Roland, Oberarzt der Chir. Klinik der Berufsgen. Krankenanstalten Bergmannsheil Buer, 4660 Gelsenkirchen-Buer.
89. „ *Reissigl*, Hans, Professor, Primararzt der Blutspendezentrale der Univ.-Kliniken, Anichstraße 35, A-6020 Innsbruck (Österreich).
90. „ *Riccabona*, Georg, Dozent, Oberarzt und Leiter der Isotopenstation der Chir. Univ.-Klinik, Anichstraße 35, A-6020 Innsbruck (Österreich).
91. „ *Roth*, Eberhard, Assistent der Chir. Univ.-Klinik, 6900 Heidelberg, Kirschnerstraße 1.

92.Dr. *Sahli*, Hans Rudolf, Bälliz 44, CH-3600 Thun (Schweiz).

93. „ *Sarter*, Josef, Chefarzt der chir. Abt. am Elisabeth-Krankenhaus, 4451 Thuine (Krs. Lingen/Ems).

94. „ *Schaudig*, Alfred, Privatdozent, Oberassistent der Chir. Univ.-Klinik, 8000 München 15, Nußbaumstr. 20.

95. „ *Scheunemann*, Horst, Professor, Oberarzt der Univ.-Klinik für Kiefer- und Gesichtschirurgie — Westdeutsche Kieferklinik, 4000 Düsseldorf, Moorenstraße 5.

96. „ *Schultheiss*, Hans-Rudolf, Oberarzt der Chir. Univ.-Klinik im Bürgerspital, CH-4000 Basel (Schweiz).

97. „ *Schürholz*, Albert, Chefarzt der chir. Abt. des Allgem. Krankenhauses, 4060 Viersen, Hoserkirchweg 63.

98. „ *Schuster*, Günter, Assistent der Chir. Klinik des Nordwest-Krankenhauses, 6000 Frankfurt (Main) 90, Steinbacher Hohl 2—26.

99. „ *Seeholzer*, Alfons, Chirurg. Chefarzt am Kantonsspital Nidwalden, CH-6370 Stans (Schweiz).

100. „ *Spickermann*, Alfons, Oberarzt der chir. Abt. des St. Elisabeth-Krankenhauses, 5000 Köln-Hohenlind, Werthmannstraße 1.

101. „ *Spieß*, Friedrich, Chefarzt der chir. Abt. des Kreiskrankenhauses, 3138 Dannenberg (Elbe).

102. „ *Städtler*, Karl, Abt. für experimentelle Chirurgie der Chir. Univ.-Klinik im Bürgerspital, CH-4000 Basel (Schweiz).

103. „ *Staimmer*, Dieter, Oberarzt an der Chirurg. Privatklinik Dr. Baetzner, 7547 Wildbad (Schwarzwald).

104. „ *Staudacher*, Michael, Assistent der II. Chir. Univ.-Klinik, Spitalgasse 23, A-1090 Wien (Österreich).

105. „ *Sterr*, Hanns, Chefarzt der chir. Abt. und Ärztl. Leiter des Städt. Krankenhauses, 6507 Ingelheim (Rhein).

106. „ *Stockmann*, Ulf, Assistent der II. Chir. Univ.-Klinik im Städt. Krankenhaus Westend, 1000 Berlin 19, Spandauer Damm 130.

107. „ *Strasser*, Adalbert, Primarius, Vorstand der chir. Abt. und Leiter des Deutschordens-Krankenhauses, A-9360 Friesach (Österreich).

108. „ *Stutzer*, Harald, Assistent der II. Chir. Univ.-Klinik im Städt. Krankenhaus Westend, 1000 Berlin 19, Spandauer Damm 130.

109. „ *Suhr*, Friedrich, Oberarzt der Unfallabt. des Friederikenstifts, 3000 Hannover, Humboldtstraße 5.

110. „ *Tadjadod*, Homayoun, Bank Bazargani Iran, Teheran (Iran).

111. „ *Thiele*, Carl Friedrich, Chefarzt der chir. Abt. des Franziskus-Hospitals, 4501 Harderberg über Osnabrück.

112. — *Voß*, Hermann, Assistent der II. Chir. Univ.-Klinik im Städt. Krankenhaus Westend, 1000 Berlin 19, Spandauer Damm 130.

113. Dr. *Wahl*, Heinz Gert, Oberarzt der Chir. Klinik an den Städt. Krankenanstalten, 4150 Krefeld, Marianne Rhodius-Straße 20.

114. „ *Walczak*, Wladislaw-Anton, Oberarzt der chir. Abt. des Evangel. Krankenhauses, 4750 Unna (Westf.) (am 26. Februar 1969 verstorben).

115. „ *Weinreich*, Manfred, Obermedizinalrat, Chefarzt der Chir. Klinik des Städt. Krankenhauses I, 3300 Braunschweig, Holwedestraße 16.

116. „ *Wenzl*, Helge, Assistent der Chir. Klinik am Klinikum r. d. Isar der Techn. Hochschule München, 8000 München 80, Ismaninger Straße 22.

117. „ *Willebrand*, Hermann, Assistent der Chir. Univ.-Klinik, 6500 Mainz, Langenbeckstraße 1.

118. Dr. *Winguth*, Helmut, Oberarzt der chir. Abt. des Städt. Krankenhauses Wilmersdorf, 1000 Berlin 31, Albrecht Achilles-Straße 59—64.
119. „ *Witte*, Christian, Assistent der II. Chir. Univ.-Klinik im Städt. Krankenhaus Westend, 1000 Berlin 19, Spandauer Damm 130.
120. „ *Witte*, Gerhard, Chefarzt des Kreis- und Stadtkrankenhauses, 3547 Wolfhagen (Bez. Kassel).
121. „ *Wittenstein*, George J., 222 W. Pueblo Street, Santa Barbara, Calif. 93105 (USA).
122. „ *Wolf*, Erhard, Oberarzt der chir. Abt. des Kreiskrankenhauses, X 7930 Herzberg (Elster), Anhalter Straße 6.
123. „ *Wullstein*, Horst Ludwig, Professor, Direktor der HNO-Klinik der Univ., 8700 Würzburg, Josef Schneider-Straße 2.
124. „ *Zander*, Josef, Chefarzt der chir. Abt. des Krankenhauses Maria-Hilf, 5070 Bergisch Gladbach.
125. „ *Zimmermann*, Horst, Oberarzt der chir. Abt. am Kreiskrankenhaus, 6080 Groß-Gerau, Wilhelm Seipp-Straße.
126. „ *Zsigmond*, Paul, Assistent der Chir. Univ.-Klinik im Bürgerspital, CH-4000 Basel (Schweiz).

10. Totenliste

1. Dr. *Biebl*, Max, Professor, Magdeburg, † 8. August 1968.
2. „ *Bleicher*, Hans, Homburg (Saar). † 14. August 1969.
3. „ *Bosch*, Erich, Zürich (Schweiz). † 26. Juni 1968.
4. „ *Bracht*, Erich, Professor, Berlin. † 5. Mai 1969.
5. „ *Czembirek*, Leo, Wien (Österreich). † 27. März 1968.
6. „ *Dönitz*, Alfred, Professor, Berlin. † 25. Januar 1969.
7. „ *Endres*, Gerhard, Dozent, Jena. † 17. August 1969.
8. „ *Engel*, Gerhard, Obermed. Rat, Altenburg. † 25. Juli 1968.
9. „ *Fischer*, A. W., Professor, Dr. h. c., Kiel. † 10. August 1969. (Ehrenmitglied seit 1969).
10. „ *Gardemin*, Herbert, Professor, Hamburg. † 27. Oktober 1968.
11. „ *Graf*, Ruprecht, Privatdozent, Elmshorn. † 2. November 1968.
12. „ *Heise*, Wilhelm, Rendsburg, † 6. September 1968.
13. „ *Hendriock*, Alfred, Barienrode. † 23. August 1968.
14. „ *Hermann*, Walther, Sanitätsrat, Konstanz. † 5. Mai 1969.
15. „ *Herrmannsdorfer*, Adolf, Professor, Berlin. † 17. Januar 1969.
16. „ *Hirschberg*, Hans, K., Professor, Leipzig. † 27. November 1968.
17. „ *Hoffmann*, Victor, Professor, Köln. † 19. Juni 1969.
18. „ *Holzer*, Fridolin, Kempten. † 18. Juni 1969.
19. „ *Hübenthal*, August, Sanitätsrat, Worbis. † 21. Oktober 1968.
20. „ *Israel*, Arthur, Professor, München. † 27. April 1969.
21. „ *Jaeger*, Felix, Professor, Limburgerhof. † 22. April 1968.
22. „ *Klauer*, Hans Richard, Lampertheim. † 25. Juni 1969.
23. „ *Klose*, Heinrich, Professor, Bad Eilsen. † 19. November 1968.
24. „ *Knopp*, Johannes, Mayen (Eifel). † 3. September 1968.
25. „ *Kreuz*, Lothar, Professor, Dr. h.c., Stuttgart. † 23. Januar 1969.
26. „ *Kümmell*, Hermann, Professor, Kiel. † 25. August 1969.
27. „ *Lichtenauer*, Friedrich, Professor, Hamburg. † 11. Oktober 1969.
28. „ *Mannel*, Ernst, Professor, Landes-Obermedizinalrat, Arolsen. † 12. Oktober 1968.

29. Dr. *Manzke*, Johann Georg, Köln-Sülz. † 9. April 1968.
30. „ *Müller-Werth*, Konrad, St. Ingbert (Saar). † 19. Januar 1969.
31. „ *Nasemann*, Herwarth, Bergisch Gladbach. † 17. September 1968.
32. „ *Pettinari*, Vittorio, Professor, Padua (Italien). † August 1968. (Korrespond. Mitglied seit 1963).
33. „ *Ramisch*, Werner, Krefeld-Uerdingen. † 1. November 1968.
34. „ *Reimers*, Carl, Professor, Wuppertal. † 12. Mai 1969.
35. „ *Renckhoff*, Ernst, Braunschweig. † 12. Februar 1969.
36. „ *Richter*, Willi H., Obermed.-Rat, Pinneberg. † 21. Dezember 1968.
37. „ *Scheffler*, Hans, Bad Soden. † 22. Juli 1969.
38. „ *Schneider*, Hermann, Professor, Karlsruhe. † 20. Februar 1969.
39. „ *Schubert*, Alfred, Koblenz. † 21. Februar 1969.
40. „ *Seifert*, Ernst, Professor, Würzburg. † 29. August 1969.
41. „ *Strater*, Peter, Hagen (Westf.). † 2. Oktober 1968.
42. „ *Streckfuss*, Hans, Seehausen. † 16. August 1969.
43. „ *Walczak*, Wladislaw Anton, Unna (Westf.). † 26. Februar 1969.
44. „ *Wilfert*, Fritz, Sanitätsrat, Dresden. † 3. April 1969.
45. „ *Willing*, Waldemar, Bremerhaven. † 2. April 1968.

Literatur

Brown, J.: Med. Clin. N. Amer. **48**, 1241 (1964).
Beaudry, R.: Canad. med. Ass. J. **97**, 1483 (1967).
Danovski, T. S.: Clinical Endocrinology. Baltimore: Williams and Wilkins Co. 1962.
Getlik, A., M. Sašinka, and E. Slugenova: Čs. Pediat. **21**, 822 (1966).
Jores, A., u. H. Novakowski: Praktische Endocrinologie. Stuttgart: Thieme 1968.
Smith, D. H.: Brit. med. Bull. **23** (1967) (Symposium).
Šusteršič, Z.: Zbl. Chir. **80**, 541 (1964).
West, M.: Schweiz. med. Wschr. **96**, 405 (1966).

Leiter: Möchte dazu jemand eine Diskussionsbemerkung machen? — Wenn nicht, darf ich die Nachmittagssitzung schließen und allen Referenten und Diskussionsrednern recht herzlich danken. Auch Ihnen möchte ich herzlich danken, die Sie trotz des schönen Frühlingswetters so lange ausgeharrt haben.

Donnerstag, den 10. April 1969
Sondersitzung von 14.00 bis 16.30 Uhr

Urologie

Verhandlungsleiter: Prof. Dr. W. Lutzeyer-Aachen

Leiter: Ich eröffne die heutige Nachmittagssitzung, die zu leiten ich die Ehre habe. Das Verhandlungsthema lautet:

Erworbene Harnabflußstörungen (obere Harnwege): Pathologie, Ursache und Therapie

Wenn wir überlegen, daß zur gleichen Zeit und parallel im Nebensaal die Problematik der Organtransplantation abgehandelt wird, so kann es den Anschein erwecken, als ob wir in diesem Saal antiquiert, rückständig, ja geradezu anachronistisch wären. Transplantation heißt jedoch Organersatz. Hier auf einem Chirurgenkongreß, auf dem sich in der Regel die operativen Fächer ein Stelldichein geben, tendiert doch der praktische Wert der Thematik auf die Erhaltung des Organs, hier also auf die Erhaltung der Niere. Darum sollen hier Fragen der Frühdiagnose der möglichen Komplikationen behandelt werden, die in den verschiedenen Fächern, wie der chirurgischen Disziplin, der gynäkologischen Disziplin und der radiologischen Disziplin, auftreten können. Weiterhin interessieren die Frage der Organantwort auf die Abflußstörung sowie nicht zuletzt die entsprechende Therapie. Dies sind die Akzente der heutigen Thematik.

94. Pathologie der sekundären Harnabflußstörung im Bereich der Niere und der oberen Harnwege

G. Dhom (a. E.)-Homburg/Saar

Summary. The pathology of secondary disturbances in urine flow in the region of the kidneys and the upper urinary tract.

The question of the patho-physiological relationship between distortion and loss of function and of the restoration-capacity of the organ after elimination of the disturbance in flow is very important for the clinical treatment of urine-retention kidney. The slowly-progressing parenchyma damage with dedifferentiation and atrophy of the tubular epithelium is the result of energetic insufficiency.

In this, reduced blood-flow has considerable pathogenetic significance. Isolated nephrons may, however, remain intact even after some weeks. Reduced tubular fluid flow is demonstrable here. The mitotic activity in urine-retention kidney is the same as in compensatory hyperplasia after nephrectomy. Here, we have all the necessary preconditions for functional restoration of the organ (probably only partial) after elimination of the disturbance in flow.

Zusammenfassung. Für die Klinik der Harnstauungsniere ist die Frage nach dem patho-physiologischen Zusammenhang zwischen Form- und Funktionsverlust und nach der Wiedererholungsfähigkeit des Organs nach Beseitigung der Abflußstörung von Bedeutung. Der langsam fortschreitende Parenchymschaden mit Entdifferenzierung und Atrophie des Tubulusepithels ist Folge einer energetischen Insuffizienz. Der reduzierte Blutdurchfluß ist dabei von wesentlicher pathogenetischer Bedeutung. Einzelne Nephrone können jedoch auch noch nach Wochen intakt bleiben. Ein reduzierter tubulärer Flüssigkeitsstrom ist hier nachweisbar. Die mitotische Aktivität in der Harnstauungsniere entspricht der der kompensatorischen Hyperplasie nach Nephrektomie. Damit sind auch die Voraussetzungen für eine — z.T. jedoch nur mehr partielle — Wiedererholung des Organs nach Beseitigung einer Abflußstörung gegeben.

Im Jahre 1910 hat der Breslauer Pathologe Ponfick zum ersten Mal experimentell die Folge der Harnabflußstörung am Kaninchen untersucht. Fast 60 Jahre später wird man sich fragen müssen, ob ein Referat über das gleiche Thema nicht einfach alten Wein in einen neuen Schlauch gießen heißt. Die grundlegenden Beobachtungen Ponfick's haben ihre Gültigkeit behalten. Die Fortschritte der operativen Urologie indes, das Bestreben, ein noch funktionierendes Organ wenn irgend möglich zu erhalten, stellen uns neue Fragen. Sie betreffen in erster Linie den pathophysiologischen Zusammenhang zwischen dem Form- und dem Funktionsverlust der Harnstauungsniere, und sie betreffen die Erholungsfähigkeit des Organs nach Beseitigung der Abflußstörung.

Die Morphologie kann zu diesen Fragen nur einen Teilbeitrag liefern, der zu den Ergebnissen nephrographischer, angiographischer und von Clearance-Untersuchungen in Beziehung zu setzen ist.

Der fortschreitende Formverlust und die Erholungsfähigkeit des Nierenparenchyms sollen in diesem Referat vorwiegend an Hand experimenteller Untersuchungen an der Ratte dargelegt werden, wobei ich mich für mancherlei Hilfe und Beratung bei den Herren unserer Urologischen Klinik mit ihrem Leiter Prof. Dr. C. E. Alken herzlich bedanken möchte.

Meine Damen und Herren, es ist allgemein bekannt, daß der akute Harnstau rasch zu einem Anstieg des Leergewichts der Niere führt (Abb. 1), wobei ein Gipfel in 1—2 Wochen erreicht wird. Der Wasser-

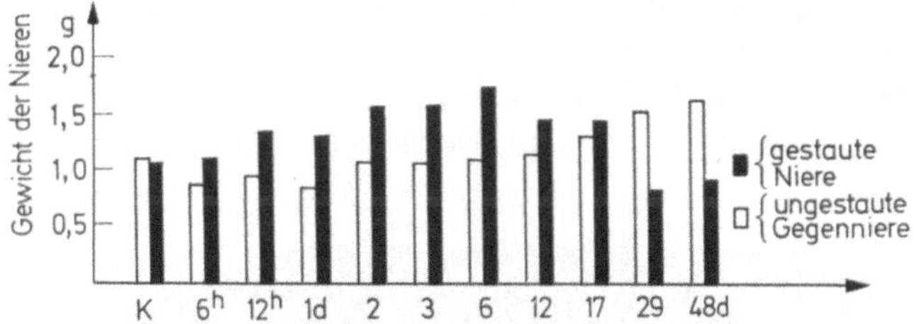

Abb. 1. Nierengewichte bei der Ratte nach einseitiger Harnleiterunterbindung

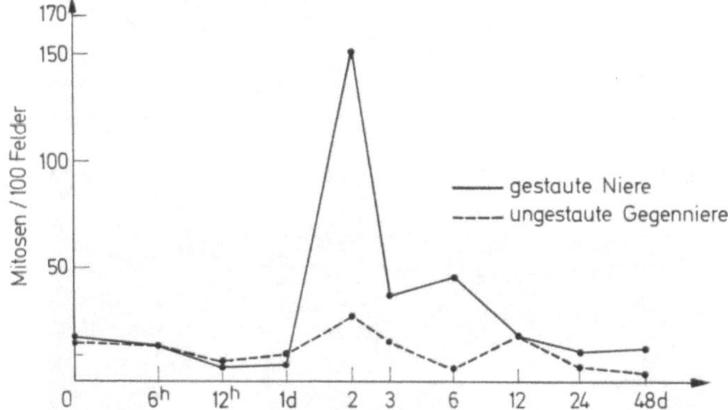

Abb. 2. Mitosehäufigkeit im Nierengewebe nach einseitiger Harnleiterunterbindung bei der Ratte

gehalt der Niere steigt in der 1. Woche nahezu um 70% an (Mason u. Ewald, 1965). Die Gewichtszunahme wird daher vorwiegend auf das interstitielle Harnödem, aber auch auf die intratubuläre und intracelluläre Flüssigkeitsvermehrung zu beziehen sein. Mit fortschreitender Atrophie sinkt das Leergewicht des mehr und mehr in einen Wassersack umgewandelten Organs ab, während die Gegenniere in eine kompensatorische Hyperplasie eintritt. Beide Gewichtskurven kreuzen sich also nach einer gewissen Zeit, in unserem Beispiel an der Ratte nach Harnleiterunterbindung schon in der 3. Woche.

Untersuchen wir in Parallele zu diesen Gewichtsverschiebungen die Proliferationsrate der Zellerneuerung an Hand der Mitosehäufigkeit (Herlant, 1948), so sieht man, daß der akute Harnstau zu einer erheblichen mitotischen Aktivität in der gestauten, viel geringer auch in der nicht gestauten Niere führt (Abb. 2). Eine hohe Mitosewelle tritt nach 48 Std Harnleiterunterbindung auf, gefolgt von einem kleineren Gipfel am 6. Tag. Vom 12. Tag an wird in unserer Versuchsserie die Proliferationsrate der Kontrollen wieder erreicht. In der Gegenniere ist am

2. Tag nur ein geringer Mitoseanstieg zu sehen, der dann wieder auf das Niveau der Kontrolle absinkt.

Die Mitosewelle in der Harnstauungsniere zeigt den gleichen Verlauf, wie man ihn nach einseitiger Nephrektomie beobachten kann, und liegt

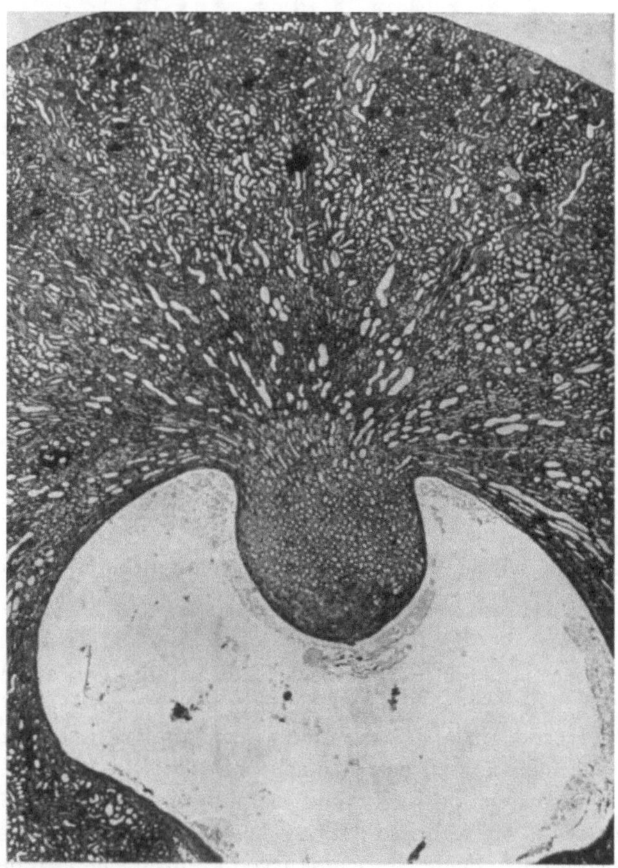

Abb. 3. Rattenniere, 6 Tage nach Harnleiterunterbindung. Aufdehnung der Fornices. Papillenspitzennekrose, Tubulusdilatation in der äußeren Markzone und in der Rinde. Pearse, 15fach (bei Reproduktion verkleinert auf $^{9}/_{10}$)

auch in der vergleichbaren Größenordnung (Klinge, 1964). Aus autoradiographischen Untersuchungen wissen wir, daß die Niere beim Erwachsenen nur einen geringen Zellumsatz hat, also zu den sog. stabilen Organen gehört. Die einzelnen Phasen der Zellteilung, S, G 2 und M, dauern etwa doppelt so lange wie in rasch proliferierenden Geweben, z. B. im Dünndarmepithel. Nach Parenchymschäden setzt eine massive Regeneration ein, die Zellteilungsphasen laufen jetzt genauso schnell ab wie im Dünndarmepithel. Bei der kompensatorischen Hyperplasie werden die Zellteilungsvorgänge ebenfalls, wenn auch nicht in gleichem Umfang, beschleunigt (Stöcker u. Heine, 1965a, b; Stöcker, Neumann-Redlin u. Heine, 1968; Heine, 1968). Ähnliche Verhältnisse wie bei der kompensatorischen Hyperplasie liegen offenbar auch beim akuten Harnstau vor.

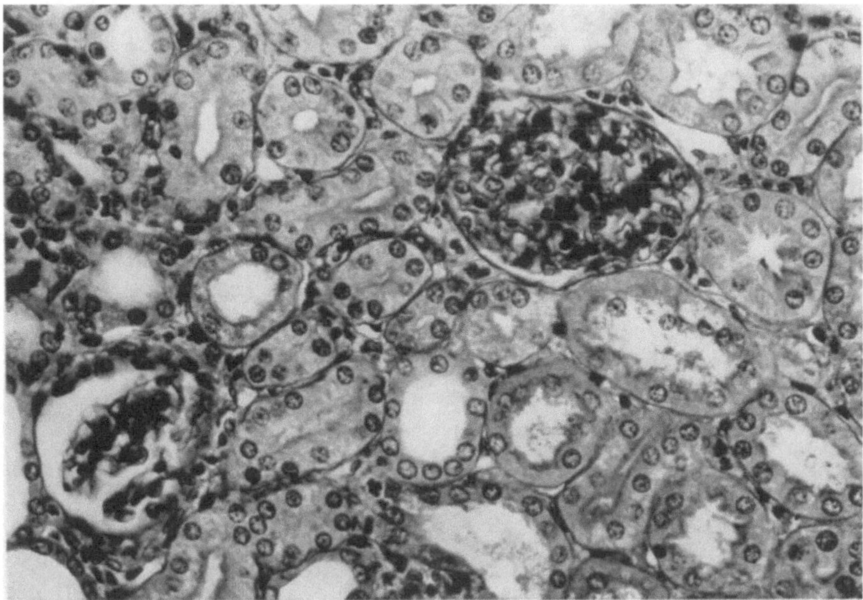

Abb.4. Rattenniere, 12 Tage nach Harnleiterunterbindung. Teilweise Atrophie und Bürstensaumverlust der Hauptstücke. Pearse, 375fach (bei Reproduktion verkleinert auf $^{9}/_{10}$)

Welche Bedeutung hat diese Zellproliferation in der Harnstauungsniere? Ist sie schon Ersatz für untergegangenes Parenchym, oder handelt es sich um eine Anpassung an eine rein funktionelle Insuffizienz?

Die morphologisch faßbaren Veränderungen am Nierenparenchym sind bekannt (Strong, 1940; Kettler et al., 1958; Sheehan u. Davis, 1959; Novikoff, 1959; David, 1963; Shimamura et al. 1966). Die Erweiterung des Nierenbeckens führt zu einer Ausdehnung der Fornices und zu einer Abflachung der Papillen. Die Papillenspitzen können nekrotisch werden, was an der menschlichen Harnstauungsniere bisher allerdings nicht beobachtet wurde (Zollinger, 1966). Die Nekrose ist reaktionslos, sie kann später aber leukocytär demarkiert werden. Das bedeckende Epithel stellt sich wieder her, es kann auch hyperplastisch werden.

Die Dilatation des Tubulus in seinen verschiedenen Abschnitten gehört zu den bekanntesten Veränderungen in der Harnstauungsniere. Hyaline Cylinder spielen bei diesem Vorgang keine Rolle, auch sind keineswegs alle Nephrone gleichmäßig betroffen. Die Erweiterung insbesondere der proximalen Tubuli ist in erster Linie eine Folge der Epithelabflachung und beruht nicht auf einer Zunahme des Gesamtdurchmessers

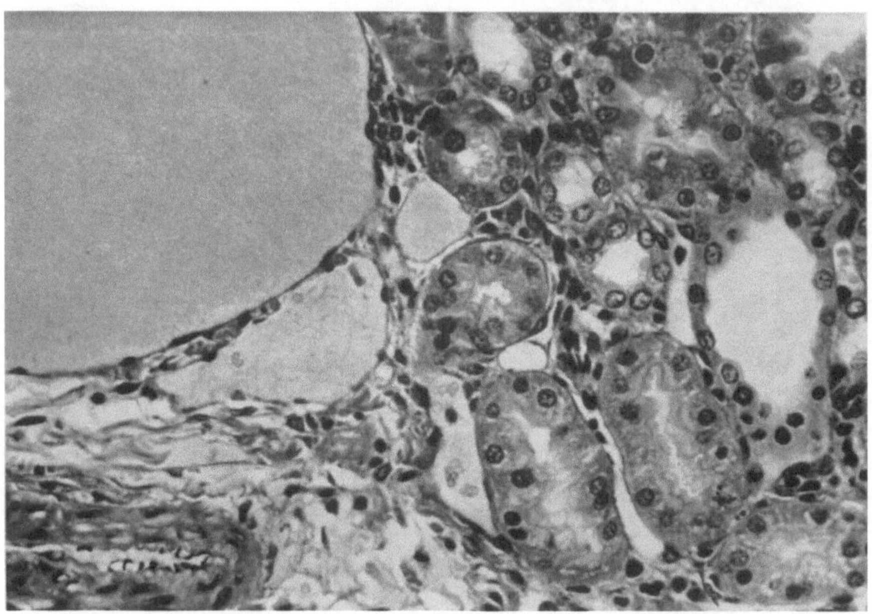

Abb. 5. Rattenniere, 2 Tage nach Harnleiterunterbindung. Erweiterte Lymphgefäße neben einer plasmagefüllten Venole. Pearse, 375fach (bei Reproduktion verkleinert auf $^{9}/_{10}$)

(Strong, 1940). Die Epithelveränderungen weisen auf eine energetische Insuffizienz hin: Die Bürstensäume gehen verloren, und die Fermentausstattung schwindet (Eränkö u. Niemi, 1954; Kettler et al., 1958). Der Flüssigkeitsgehalt der Zellen ist erhöht, es treten licht- und elektronenmikroskopisch sichtbare große Vacuolen auf (Novikoff, 1959; David, 1963; Shimamura et al. 1966).

Tubulusnekrosen spielen dagegen, solange kein Infekt eingetreten ist, im Ablauf dieses Geschehens keine Rolle. Zeichen eines massiv erhöhten Zellunterganges sind nicht zu sehen. Wenn die Harnstauung also zu einer Zellneubildung führt, die der kompensatorischen Hyperplasie vergleichbar ist, so muß es sich um einen Ausgleichsversuch für die gestörte Funktion handeln. Dafür spricht auch, daß in der Gegenniere zunächst keine entsprechende Mitosewelle anläuft.

Mit fortschreitender Atrophie verkleinert sich der Durchmesser der proximalen Tubuli, das Epithel wird indifferent, so daß eine Zuordnung zu bestimmten Nephronabschnitten nicht mehr gelingt. Die Basalmembranen sind verdickt. Jetzt ist auch der Parenchymmantel insgesamt

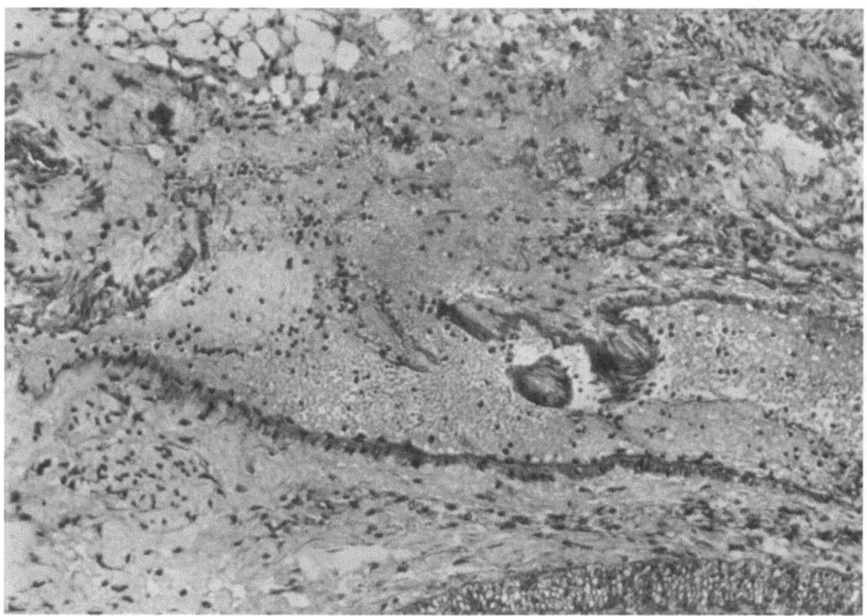

Abb. 6. Nierenhilus der Ratte, 24 Std nach Harnleiterunterbindung. Interstitiell-venöser Reflux mit Ruptur der Venenwand. Pearse, 150fach (bei Reproduktion verkleinert auf $^{9}/_{10}$)

verdünnt, insbesondere in den parahilären Regionen, die am ehesten und am stärksten der Atrophie verfallen.

Atrophische und noch intakte Tubuli können aber unmittelbar nebeneinander gefunden werden. Welche Funktion ist in einem solchen System noch aufrechterhalten? Die Glomerula bleiben am längsten intakt. Die glomeruläre Filtration und die tubuläre Rückresorption kann man nach i. v. Gabe von Evansblue sichtbar machen (Gömöri et al., 1960). Nach 4tägigem Harnstau ist die Ausscheidung und Rückresorption auch bei komplettem Harnstau noch recht gut erhalten, nach 12tägiger Harnleiterunterbindung sind davon aber nur noch Reste zu sehen. Die tubuläre Sekretion von Phenolrot hat Dieterich (1962) an gefriergetrockneten

Schnitten bei Harnleiterunterbindung studiert. Der Farbstoff passiert in den ersten 3 Std trotz des Abflußstops noch das ganze Nephron und wird distal konzentriert. Zwischen dem 4. und 9. Tag wird die Phenolrot-Sekretion zunehmend proximalwärts verschoben, während distal die Flüssigkeit rückresorbiert wird. Es bleibt also auch jetzt noch ein tubulärer Flüssigkeitstransport über eine gewisse Zeit erhalten, der die glomeruläre Filtration erst ermöglicht.

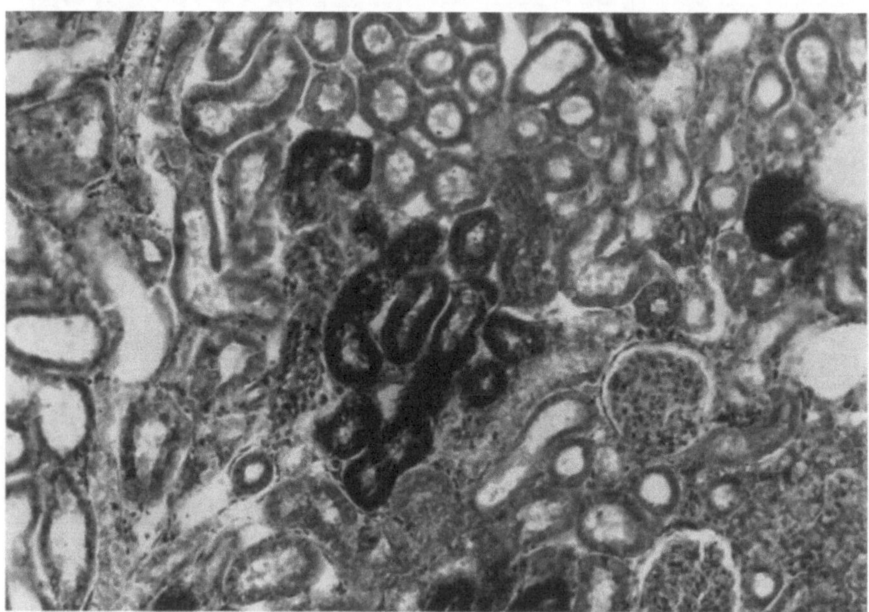

Abb. 7. Rattenniere, 4 Tage nach Harnleiterunterbindung. Evansblue intravenös. Tubuläre Rückresorption des Farbstoffes in einem Nephron. Gefrierschnitt, 150fach (bei Reproduktion verkleinert auf $^{9}/_{10}$)

Die gestörte Funktion und die fortschreitende Atrophie können nach dem bisher Dargelegten nicht allein auf die mechanische Ausdehnung des Tubulussystems mit Druckatrophie bezogen werden. Von wesentlicher Bedeutung ist vielmehr die verminderte Durchblutung bei fortschreitender Dehnung und Rarefizierung des Gefäßbaumes (Laubenberger, 1969). In der akuten Phase kann die Durchblutung jedoch sogar gesteigert sein (May, unveröffentlichte Befunde). Der Abstrom der rückresorbierten und der interstitiellen Flüssigkeit wird über die Venen und Lymphgefäße bewerkstelligt, die erheblich dilatiert sind (Girgenson, 1954; Huth, 1968). In der Hilus- und Fornix-Region spielen beim akuten Harnstau auch die bekannten Refluxphänomene eine Rolle, wobei es zu Venenrupturen kommen kann (Helmke, 1938; Jungmann, 1968). Mucoide Harnflüssigkeit und Blutplasma fließen dann zu unregelmäßig großen Seen zusammen. Das erweiterte Lymphgefäßsystem kann als eine Art Überlaufventil der Niere betrachtet werden.

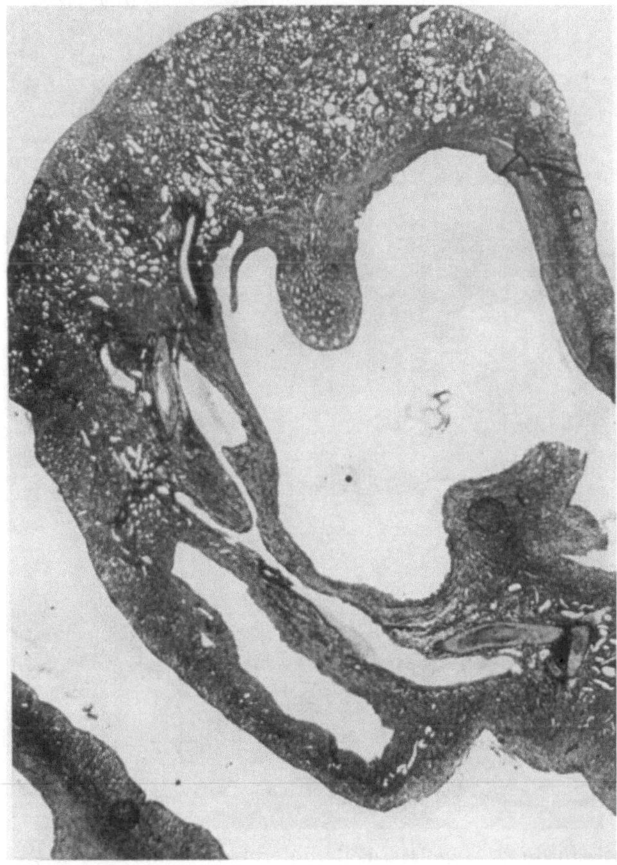

Abb. 8. Rattenniere, 24 Tage nach Harnleiterunterbindung. Atrophie des Nierenparenchyms, besonders in den hilusnahen Regionen. Schwere Tubulusdilatation über der atrophischen Papille. van Gieson, 15fach (bei Reproduktion verkleinert auf $^{9}/_{10}$)

Bedenken wir, daß mindestens herdförmig die tubulären Strukturen und in ihnen ein Flüssigkeitstransport noch über Wochen erhalten bleiben und daß auch ein neugebildetes tubuläres Zellkollektiv zur Verfügung steht, so muß es auch eine Chance zur Wiederherstellung der Form und der Funktion geben, wenn die Harnstauung beseitigt wird. Zu dieser Frage sind viele Versuche — wenn auch mit wechselndem Erfolg — angestellt worden (Holder, 1956; Gömöri et al., 1960; Govon, 1961; Zimskind et al., 1962; Shimamura et al., 1966). Auch liegen klinische

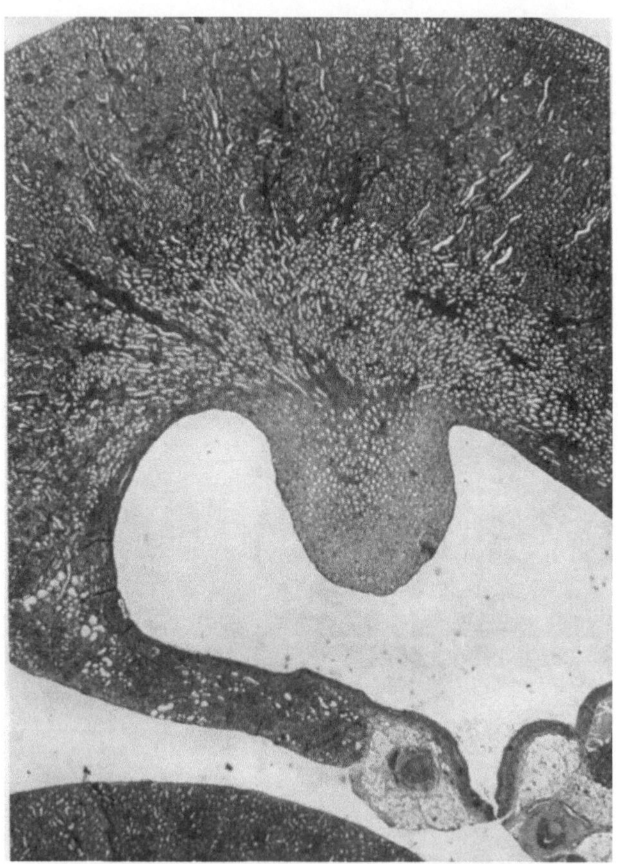

Abb. 9. Rattenniere, 21 Tage Harnleiterunterbindung und 10 Tage Wiederherstellung des Harnabflusses durch Harnleiterkatheter. Normalisierung des Parenchymbefundes über der Papille. Bleibende Atrophie der hilusnahen Rinde. H.-E., 15fach (bei Reproduktion verkleinert auf $^{9}/_{10}$)

Erfahrungen vor, wenn diese sich auch wegen der unterschiedlichen Ausgangssituationen oft schwer miteinander vergleichen lassen. Um zu einer Vorstellung zu kommen, sind wir so vorgegangen, daß wir bei der Ratte nach 2—3wöchigem kompletten Harnstau einen Katheter von 10 cm Länge in das proximale Harnleiterende eingeführt haben. Das distale Ende liegt in Höhe der Gegenniere frei in der Bauchhöhle. Es kommt dann zu keinen entzündlichen Verklebungen. Die austretende Flüssigkeit wird vom Peritoneum resorbiert. Die Nierengröße bildet sich rasch zurück. Im medialen Nierenteil über der Papille kommt es bei 21tägigem

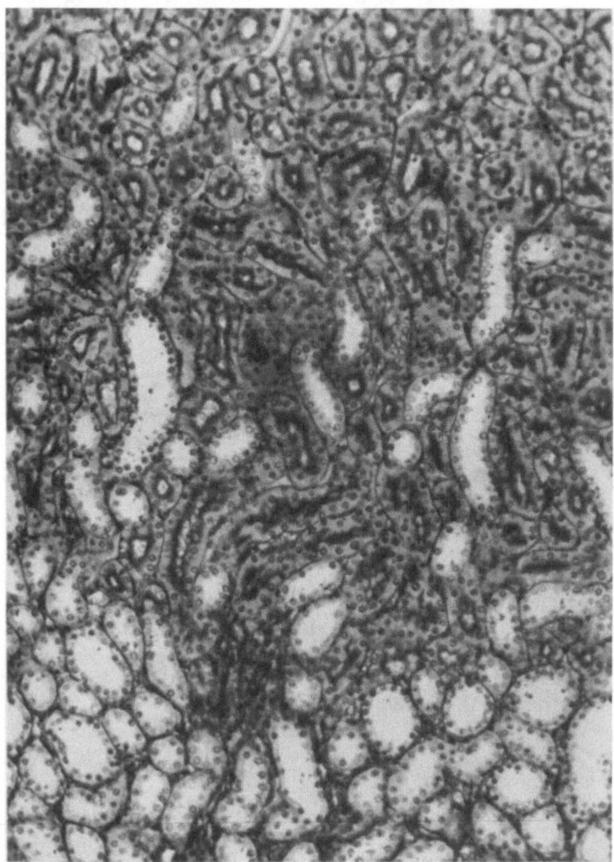

Abb. 10. Rattenniere, 21 Tage Harnleiterunterbindung und 10 Tage Wiederherstellung des Harnabflusses durch Harnleiterkatheter. Regelhafte Parenchymstruktur in der Rinde (Bürstensäume!) und der äußeren Markzone. Pearse, 150fach (bei Reproduktion verkleinert auf $^9/_{10}$)

Harnstau in 10 Tagen wieder zu einer nahezu vollkommenen Normalisierung der histologischen Strukturen. Die einzelnen Markzonen und die Papille sind intakt. Irreversibel atrophisch bleiben dagegen die hilusnahen, lateralen Rindengebiete. Die Chance der Wiederherstellung der Funktion einer Harnstauungsniere ist sicher in erster Linie von der Dauer der Harnstauung abhängig, daneben spielen aber auch das Lebensalter und die Höhe des Verschlusses eine wichtige Rolle. Der hohe Verschluß schädigt das Nierengewebe früher und schwerer als der tiefer gelegene Stop (Földi u. Romhanyi, 1953).

Die vorgetragenen experimentellen Befunde können nur eine Diskussionsbasis für die vielfältigen klinischen Fragestellungen sein. Es ist eine Binsenwahrheit, daß der Störfaktor Nr. 1 bei der Harnstauung und bei der Wiederherstellung der Funktion der Infekt ist. Eine entzündlich bedingte Zerstörung tubulärer Basalmembranen verhindert jede Reparation, der Parenchymverband wird aufgelöst und narbig ersetzt. Den Zustand des erhalten gebliebenen Nierenparenchyms möglichst genau vor einer plastischen, organerhaltenden Operation mit allen zur Verfügung stehenden klinischen Mitteln kennen zu lernen, sollte daher das Ziel einer präoperativen Diagnostik sein.

Literatur

David, H.: Acta biol. med. germ. **10**, 164 (1963).
Dieterich, H. J.: Z. Zellforsch. **57**, 583—596 (1962).
Eränkö, O., and M. Niemi: Acta path. scand. mikrobiol. **35**, 357—364 (1954).
Földi, M., u. G. Romhanyi: Orv. Hetil. **1953**, 315—318 (ungarisch).
Girgensohn, H.: Zbl. allg. Path. path. Anat. **91**, 313—317 (1954).
Gömöri, P., and L. Takacsy-Nagy: Urol. int. (Basel) **10**, 385—394 (1960).
Govon, E.: J. Urol. (Baltimore) **85**, 432—452 (1961).
Heine, W.-D.: Inaug.-Diss., Würzburg 1968.
Helmke, K.: Virchows Arch. path. Anat. **302**, 323 (1938).
Herlant, M.: Nature (Lond.) **162**, 251 (1948).
Holder, E.: Ergebn. Chir. Orthop. **40**, 266—332 (1956).
Huth, F.: Beitr. path. Anat. **136**, 341—412 (1968).
Jungmann, K.: Urol. int. (Basel) **23**, 289—306 (1968).
Kettler, L. H., H. Simon u. H. David: Virchows. Arch. path. Anat. **331**, 466 (1958).
Klinge, O.: Beitr. path. Anat. **130**, 352—369 (1964).
Laubenberger: (im Druck).
Mason, R. C., and B. H. Ewald: Proc. Soc. exp. Biol. (N. Y.) **120**, 210—214 (1965).
May, P.: (persönliche Mitteilung).
Novikoff, A. B.: J. biophys. biochem. Cytol. **6**, 136—138 (1959).
Ponfick, E.: Beitr. path. Anat. **49**, 127 (1910).
Sheehan, H. L., and J. C. Davis: Arch. Path. **68**, 185 (1959).
Shimamura, T., J. M. Kissane, and F. Györkey: Lab. Invest. **15**, 629—640 (1966).
Stöcker, E., u. W. D. Heine: Beitr. path. Anat. **131**, 410—434 (1965a).
— — Naturwissenschaften **52**, 212—213 (1965).
— E. Neumann-Redlin u. W. D. Heine: Experientia (Basel) **24**, 463—464 (1968).
Strong, K. C.: Arch. Path. **29**, 77 (1940).
Zimskind, P. D., T. R. Fetter, and P. L. Lewis: J. Urol. (Baltimore) **88**, 731 (1962).
Zollinger, H. U.: Niere und ableitende Harnwege. In: Spezielle pathologische Anatomie, Band 3, hrsg. von W. Doerr u. E. Uehlinger. Berlin-Heidelberg-New York: Springer 1966.

Leiter: Ich danke Herrn Dhom für das ausgezeichnete pathologische Basisreferat, das uns, den Klinikern, wieder einmal zeigt, daß eine gewisse Diskrepanz besteht zwischen dem experimentellen und dem klinischen Befund. Wie oft können wir Nieren finden, die Tage, ja Wochen aus der Funktion ausgeschaltet waren und von denen wir dennoch erwarten möchten, daß sie ihre Arbeit wieder übernehmen. Von ganz besonderer Bedeutung ist für den Kliniker die Frage der Form und der Funktion, wie sie so klar von Herrn Dhom demonstriert worden ist.

95. Harnabflußstörungen als Begleitsymptome chirurgischer Krankheitsbilder

F. Stelzner-Hamburg

Summary. Disturbances in urine-flow as accompanying symptoms of surgical pictures. The basis of disturbances in urinary flow as an accompanying symptom of surgical disease pictures is the fascious skeleton of the retroperitoneal urinary tracts. Their arrangement causes constriction and displacement of the ureters. Furthermore, a disturbance in bladder-ennervation, which is usually of a temporary nature, may occur as a result of operations in the pelvic region. There are many examples confirming these assertions.

Zusammenfassung. Die Grundlage des Verständnisses von Harnabflußstörungen als Begleitsymptome chirurgischer Krankheitsbilder ist das fasciöse Skelet der retroperitonealen Harnwege. Seine Anlage bedingt das Symptom der Verdrängung oder der Verlegung der Ureteren. Außerdem kann es im Gefolge von Operationen im Beckenbereich zu einer meist vorübergehenden Störung der Blaseninnervation kommen. Viele Beispiele erhärten diese Behauptungen.

Intraperitoneale Organe werden durch Bauchfellduplikaturen und durch Kondensation derben Bindegewebes in situ gehalten. Dieses einhüllende fascienähnliche Skelet beschränkt die Beweglichkeit der an den Mesenterien hängenden Parenchyme mehr oder weniger.

Retroperitoneale Organe wie das harnableitende System sind ähnlich festgehalten. Ihr Fascienskelet ist unauffällig, aber gleichwohl dem Operateur geläufig. Wir wollen von einem urorecto-genitalen Hüllfascien- oder Grenzlamellensystem sprechen. Dieses hält die Niere, den Harnleiter, die Blase, das Rectum und das retroperitoneale Genitale fest.

Die Grenzlamellen, die Niere und Harnleiter unter Zwischenschaltung von Fett festhalten, sind medial und unten offen, lateral aber geschlossen. Von medial her kommen Gefäße und Nerven zu diesen paarigen Organen. Die Grenzlamellen der Blase, des Genitale und des Rectums sind nach lateral geöffnet. Die Durchblutung und Nervenversorgung kommt hier von der Seite, von der lateralen Beckenwand. Hier handelt es sich um unpaare Organe, die zweifach versorgt und fixiert werden (Abb. 1).

Die vordere, dem dorsalen Bauchfell anliegende Hüllfascie von Niere und Ureter ist ein dünnes Gewebe, die hintere Tunica ist dagegen sehr viel derber. Ein Krankheitsprozeß, gleich welcher Art, der an die dünne vordere Hüllfascie der oberen Harnwege Anschluß gewinnt oder entlang der Nerven und Gefäße durch die medial offene Lücke auf sie zuwächst, wird den Harnleiter anstauen.

Die Entwicklung einer Störung hinter oder lateral der dort viel dickeren dorsalen Grenzlamelle der Niere wird das ableitende System verdrängen, ohne es zu behindern.

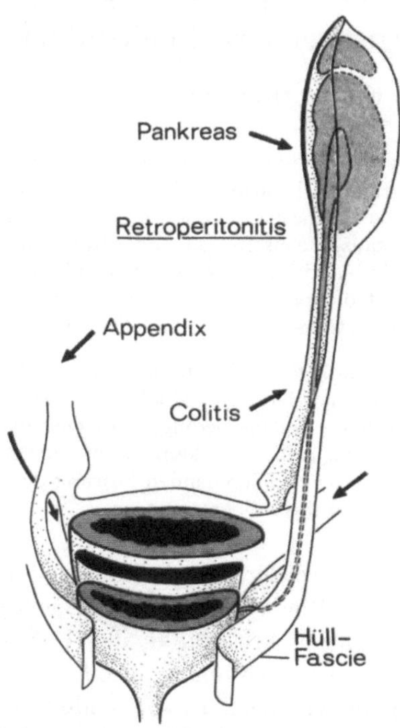

Abb. 1. Hüllfascien der Niere, der Nebenniere, des Harnleiters, der Blase und des Rectums. Die hintere Hüllfascie ist viel dicker als die vordere. Diese Fascien sind dort, wo Nerven und Gefäße zu den Parenchymen kommen, offen. Das Pankreas, die Retroperitonitis, die Appendix, eine Proctocolitis können über diese natürlichen Lücken zu dem harnableitenden System in Beziehung treten

Für die Praxis sind aber nicht nur die massiven Behinderungen bedeutsam, vielmehr ist es oft nur eine angedeutete Ureterstauung, die den Arzt auf den richtigen diagnostischen Weg führt.

Dafür einige Beispiele:

Eine *Appendicitis* kann das rechte retroperitoneale Hüllsystem durchschmoren und — wie in diesem Fall — jahrelang am *linken,* ich betone, am linken Gefäß fisteln. Der angedeutet angestaute rechte Harnleiter weist den richtigen diagnostischen und therapeutischen Weg.

Ganz gleiche Erscheinungen kann eine *Enteritis regionalis Crohn*, die ja oft am terminalen Ileum auftritt, zur Folge haben.

Das linke harnableitende System kann durch eine Diverticulitis bei einer Crohnschen Krankheit des Colons und bei einer Colitis ulcerosa spiegelbildlich verlegt werden.

Solange wir bei einer Colitis ulcerosa keine totale Proctocolektomie vornahmen, sondern den Rectumstumpf blind in situ beließen, beobachteten wir bisweilen eine Verlegung des linken Harnleiters, die einmal

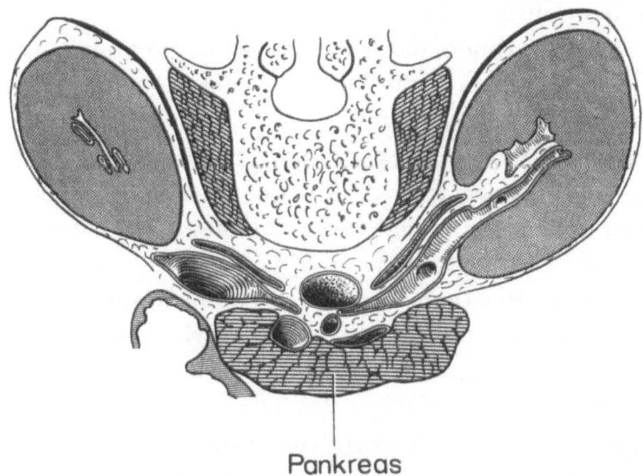

Abb. 2. Die nach medial offenen Hüllfascien der rechten und der linken Niere gestatten dem Pankreas, vor allem zum linken harnableitenden System Kontakt zu gewinnen

zur Vernichtung der linken Niere geführt hat. Die Entzündung in diesem Stumpf heilt — wie wir heute wissen — nie aus. Die Verschlußnaht wird noch nach Wochen undicht, der Prozeß ascendiert retroperitoneal zwischen den Grenzlamellen und verlegt den Harnleiter. Die Excision des Rectumstumpfes entlastet ideal, und der Harnabfluß ist wieder hergestellt.

Eine Eröffnung des harnableitenden Systems haben wir durch retroperitoneale Prozesse im Beckenbereich nicht gesehen, wohl aber einmal bei einer *Pankreatitis*. Die Bauchspeicheldrüse liegt ja den offenen Grenzlamellen der Niere und des Nierenbeckens gegenüber (Abb. 2).

Bekannt ist die Eröffnung der Harnblase nach einer *Diverticulitis*, wenn die Sigmaschlinge mit dem Blasenfundus intraperitoneal verwächst. Pneumaturie und Kot im Harn sind auffällige Zeichen.

Eine merkwürdige, ursächlich unbekannte Erkrankung ist die *Retroperitonitis*. Diese vor der vorderen Hüllfascie und in den Mesenterien hinter dem Peritoneum entstehende granulomatöse Entzündung, die zu starker Narbenbildung neigt, verschließt einen oder beide Harnleiter bis zur Urämie. Wir haben solche Fälle spontan und nach gynäkologischen Eingriffen beobachtet. Im Gegensatz zu den erstgenannten Entzündungen sind diese Prozesse progredient.

Maligne Tumoren des Mesenchyms können sich retroperitoneal lange unauffällig ausbreiten. Sie sind von einem eigenartigen gürtelförmigen Schmerzsyndrom, das zu den Beinen hin ausstrahlt, begleitet. Es wird oft mit Ischias und Lumbago verwechselt. Der oft nur angedeutet angestaute Harnleiter und diskrete Muskelparesen der ganzen Beinmuskulatur weisen den richtigen diagnostischen Weg.

Das Schema zeigt Ihnen, daß ein paravertebral entstehendes Sarkom sowohl die Nervenwurzeln im Ischiasgebiet als auch die Femoralis- und Obturatoriusgruppe behelligen muß.

Retroperitoneale Tumoren stauen den Harnleiter an (es sind meist Abkömmlinge des Bindegewebes). Ein Colonkrebs behelligt nur selten den Ureter und dürfte dann nicht mehr radikal entfernbar sein. Retrorenale Geschwülste verdrängen ihn.

Selbst aggressive Blastome durchwachsen das harnableitende System nur sehr selten. Ein Krebs braucht zu seiner Existenz Blutgefäße. Die Hüllfascien, spinnwebdünn, sind gefäßlos. Sie stellen ein mächtiges Hindernis für ein Carcinom dar.

Das gilt auch für das *Rectumcarcinom*. Gelingt es, diesen Tumor mit seinen Hauptmetastasenstraßen gut verpackt in seinen Grenzlamellen zu entfernen, so sind dauernde Harnabflußstörungen nicht zu erwarten. Dick errechnet die urologischen Komplikationen durch den Primärtumor mit 3%.

Zwischen Rectumvorderwand und Urogenitalsystem liegt beim Mann ein Teil des Hüllfasciensystems, als Denovilliersche Fascie bekannt. Ist sie durchwachsen oder wird sie bei einer Radikaloperation mit weggenommen und kommt es zum Rezidiv, so infiltriert der Tumor das Blasentrigonum, und der Kranke erliegt einer Urämie. Der Operateur hat dann diese Fascie entfernt, wenn die Samenblasen wie Nüsse aus der Schale springen.

Störungen der Blasenentleerung nach Rectumamputationen sind häufig und nur passagerer Natur (Thiermann errechnet 75—95%), wenn der Eingriff die Fascia pelvis interna, das ist die Waldeyersche Fascie, schont. Auf ihr sind alle vegetativen Nerven aufgebügelt. Wir sprechen auch vom Ganglion pelvinum, das wie ein Ahornblatt gestaltet ist.

Die vegetative Nervenversorgung des Urogenitalsystems ist vielbahnig gesichert. Nach unseren Erfahrungen scheinen aber diese Wege mit zunehmendem Alter mehr und mehr zu veröden. So sind postoperative Störungen dann häufiger.

Eine radikale Excision auch nur eines Ganglion pelvinum, d. h. die Wegnahme der Fascia pelvis parietalis interna auch nur auf einer Seite, hat eine langdauernde Blasenlähmung, doppelseitige Excision eine irreparable Parese mit Inkontinenz zur Folge. Da dieser Eingriff vergebliches Radikalitätsbemühen bedeutet, sollte er unterlassen werden. In einem solchen Falle sieht der Operateur die rote Levatormuskulatur beim abdominellen Akt, sie bleibt ihm sonst verborgen.

Hämatome nach Verletzungen (Beckenbrüchen) oder nach Operationen an den großen Gefäßen können die Harnleiter abdrücken. Sie müssen operativ evtl. beseitigt werden. *Aortenaneurysmen* verdrängen in der Regel den Ureter, entwickeln sie sich doch hinter den Hüllfascien.

Die Harnabflußstörungen als Begleitsymptome chirurgischer Krankheitsbilder sind gut verständlich, wenn wir uns die Nervenversorgung der Blase und das Fascienskelet der harnableitenden Systeme vor Augen führen.

Literatur

Campell, M. F.: Amer. J. Proctol. **12**, 43 (1961).
Dick, W.: Krebsarzt **16**, 268 (1961).
Haferkamp, O.: Virch. Arch. path. Anat. **332**, 264 (1959).
Puff, K. H.: Internist **7**, 127 (1966).
— Welt **4**, 194 (1963).
Stelzner, F.: Bruns' Beitr. klin. Chir. **200**, 229 (1960).
Thiermann, E.: Ergebn. Chir. Orthop. **34**, 94 (1943).
Williams, I.: Proc. roy. Soc. Med. **44**, 819 (1951).
Zukschwerdt, L.: Langenbecks Arch. klin. Chir. **298**, 36 (1961).

Leiter: Herr Stelzner hat uns ein ausgezeichnetes topographisches und anatomisches Kompendium vorgetragen, vor allen Dingen über das Fasciensystem des Retroperitoneums. Für uns die Fakten: Ein Chirurg soll auch retroperitoneal denken, das bedeutet: bilaterale Einstellung, Achten auf den Ureter und zur Frühdiagnose ein Urogramm. Auch der Neurologe soll bei seinen Explorationen diese retroperitoneale Barriere durchbrechen und katamnestisch nachdenken, ob sich irgendwelche Prozesse intraabdominell abgespielt haben.

96. Abflußstörungen der Niere und der oberen Harnwege aus gynäkologischer Sicht

L. Beck-Mainz

Summary. Urological complications in the upper urinary tracts may develop:

1. because of compression or displacement of the uterus in benign genital tumors, as in fixed uterus myomatus or intraligamentary adnex tumor.
2. In descensus or prolapse of the uterus and the vagina.

3. During pregnancy because of an increase in the capacity of the pyelone and the ureters to over 50 ml with 1st degree-disturbances in urine-flow without any affectation of the kidneys. Lesions and fistulae of the ureter are rare in abdominal and vaginal uterus-extirpations, descensus- and adnex-operations: In the radical vaginal operation after Schauta-Amreich-Stoeckel the incidence is between 1—3% and in radical abdominal operations according to Wetheim, up until a few years ago it was 4—7%.

By dealing conservatively with the ureter connective tissue and vascular supply in the region close to the bladder amongst others, a considerable decrease was achieved in recent years in the incidence of fistulae of the ureter in the women hospitals in Vienna, Erlangen, Wuppertal, Frankfurt and Mainz.

Zusammenfassung. Urologische Komplikationen an den oberen harnableitenden Wegen können entstehen:

1. Durch Kompression oder Lageveränderungen des Uterus bei gutartigen Genitaltumoren, wie bei fixiertem Uterus myomatosus oder intraligamentär entwickeltem Adnextumor.

2. Beim Descensus bzw. Prolaps des Uterus und der Scheide.

3. Während der Schwangerschaft durch Zunahme der Kapazität von Pyelon und Ureter auf über 50 ml mit Harnabflußstörungen ersten Grades ohne Beeinträchtigung der Nierenfunktion. Ureterverletzungen und Ureterfisteln sind bei abdominalen und vaginalen Uterusexstirpationen, Descensus- und Adnexoperationen selten, bei der vaginalen Radikaloperation nach Schauta-Amreich-Stoeckel beträgt sie 1—3% und bei abdominalen Radikaloperationen nach Wertheim bis vor einigen Jahren 4—7%.

Durch Schonung des Ureterbindegewebes und der Gefäßversorgung des Ureters im blasennahen Gebiet u.a. konnte die Ureter-Fistelfrequenz an den Frauenkliniken Wien, Erlangen, Wuppertal, Frankfurt und Mainz in den letzten Jahren bedeutend gesenkt werden.

Urologische Komplikationen der oberen harnableitenden Wege entstehen in der Gynäkologie am häufigsten im Gefolge einer Wertheim- oder Schauta-Radikaloperation und nach Bestrahlung des Uteruscarcinoms. Die radiologisch bedingten Komplikationen werden im nächsten Referat behandelt. Zu den nicht operativ bedingten Abflußstörungen in der Gynäkologie und Geburtshilfe zählen:

1. Fälle mit Kompression des Ureters bei gutartigen Genitaltumoren

Stauungen des Harnleiters durch Verdrängung oder Kompression wegen eines Tumors, der vom Uterus oder den Adnexen ausgeht, sehen wir vor allem dann, wenn die Geschwulst von derber Konsistenz im kleinen Becken fixiert ist oder durch intraligamentäres Wachstum zu Lageveränderungen des Ureters geführt hat (Abb. 2 und 3). Fochem u. Wagenbichler (1969) fanden bei 67 Fällen mit großen Myomen oder Ovarialtumoren in mehr als der Hälfte der Fälle (63%) eine Erweiterung der Ureteren, wobei die rechte Seite häufiger betroffen ist als die linke.

2. Descensus und Prolaps des Uterus und der Scheide

Über die Häufigkeit von Funktionsstörungen der Niere und harnableitenden Wege beim Descensus und Prolaps gibt es keine zuverlässigen Zahlenangaben. Die Ursachen sind nicht befriedigend geklärt. Eine rein mechanische Deutung durch Kompression oder Abknickung des Ureters an der Kreuzung von Harnleiter und Arteria uterina oder im Bereich der descendierten Blase ist nicht ausreichend, da die Abflußstörungen nicht mit der Schwere des Descensus einhergehen. Kremling (1964) stellte bei 357 Frauen mit Descensus bzw. Prolaps in 21,2 % Störungen der Ureterfunktion und in 6,7 % Zeichen einer tubulären Niereninsuffizienz fest. Molnar (1968) berichtet über 31 Frauen mit pathologischen Veränderungen der oberen harnableitenden Wege bei Uterusvorfall, die, 1—2 Jahre nach der Operation urologisch kontrolliert, in der Mehrzahl der Fälle eine deutliche Besserung zeigten. Es wird also mit Recht immer wieder darauf hingewiesen, daß bei Fällen mit Prolaps durch Urogramm und bakteriologische Harnuntersuchung auf Funktionsstörungen der Niere und harnableitenden Wege gefahndet werden und bei Fällen mit Pyelonephritis noch vor der Operation eine entsprechende medikamentöse Behandlung erfolgen soll.

3. Veränderungen der Harnleiterfunktion während der Schwangerschaft

Die Kapazität von Pyelon und Ureter nimmt von normal 5—10 ml in der Zeit während der Schwangerschaft bei den meisten Frauen auf über 50 ml zu. Von 75 von Fochem u. Mitarb. untersuchten gesunden Schwangeren ohne Harnwegserkrankung hatten 45 Fälle eine Dilatation des Ureters und des Nierenhohlsystems, während 30 der untersuchten Frauen ein vollkommen normales Pyelogramm während der Schwangerschaft aufwiesen. Die Dilatation erstreckt sich meistens bis zur Höhe L3 bis L4. Der pelvine Anteil ist im allgemeinen nicht betroffen. Als Ursache der Dilatation der oberen Harnwege kommen mechanische Faktoren in Frage, vor allem eine Erweiterung der oberen Hälfte des Harnleiters auf der rechten Seite. Für eine hormonelle Genese spricht die Beobachtung, daß die Erweiterung bereits in den ersten Schwangerschaftsmonaten eintritt und auch bei Fällen von Blasenmole beobachtet wurde. Ob die „physiologische" Erweiterung der oberen harnableitenden Wege eine der Ursachen der verhältnismäßig häufigen Fälle mit Schwangerschaftspyelonephritis darstellt, wird unterschiedlich beantwortet. Sicher ist, daß auch klinisch Gesunde, völlig symptomfreie Schwangere mit bakteriologisch negativem Harnbefund eine mitunter beträchtliche Erweiterung der Ureteren und Nierenhohlsysteme zeigen. Es kann daher aus einer Erweiterung des Nierenhohlsystems und der Ureteren im

Röntgenbild während der Schwangerschaft nicht auf einen pathologischen Prozeß an den Nieren geschlossen werden.

Verletzungen und Fisteln des Harnleiters bei gynäkologischen Operationen

Die *Frequenz* der durch gynäkologische Operationen bedingten urologischen Schäden überhaupt festzustellen, ist schwer. Zuverlässige Zahlen hierüber liegen im Schrifttum nicht vor. Um eine Übersicht über die urologisch bedingten Komplikationen zu erhalten, wurden in der Tab. 1 alle gynäkologisch-urologischen Komplikationen, die an der

Tabelle 1. *Häufigkeit der Operation wegen Komplikationen an den harnableitenden Wegen nach gynäkologischen Operationen*

	Ureter-implantation	Blasen-Scheiden-fistel	Harnröhren-Scheiden-fistel
Rhein. Landes-Frauenklinik Wuppertal 1959–1968	33	32	11
Universitäts-Frauenklinik Mainz 1.4.1966–31.3.1969	5	8	1
9 Urologische Kliniken[a] 5 Jahre	Harnleiter-ligatur nach gynäkologischen Operationen	Ureter-Scheiden- und Blasen-Scheidenfisteln, Urethra-Verletzungen	
	19		160

[a] Urologe, 7, 244 (1968).

Rheinischen Landesfrauenklinik Wuppertal (Direktor: Prof. Anselmino, seit 1965 Prof. Meinrenken[1]) in den letzten 10 Jahren und an der Mainzer Universitätsfrauenklinik (Direktor: Prof. Friedberg) in den letzten 3 Jahren behandelt wurden, zusammengestellt. Dabei sind sowohl die in der eigenen Klinik entstandenen als auch die von auswärts eingewiesenen gynäkologisch bedingten urologischen Komplikationen aufgeführt. Eine verhältnismäßig hohe Zahl urologischer Komplikationen aus dem Gebiet der Gynäkologie werden aber offensichtlich nicht in gynäkologischen, sondern in urologischen Kliniken behandelt. Nur so ist das Ergebnis einer Umfrage der Herausgeber der Zeitschrift „Der Urologe" bei 9 urologischen Kliniken[2] mit einer erstaunlich hohen Frequenz von Klinikeinweisungen mit gynäkologisch bedingten urologischen Komplikationen zu interpretieren.

[1] Für die Zusammenstellung und Übermittlung der Zahlenangaben bin ich Herrn Prof. Meinrenken und Herrn Dr. Parvas zu Dank verpflichtet.

[2] Urologe 7, 244 (1968).

Wo können bei den gynäkologischen Operationen Ureterverletzungen auftreten? Beim Absetzen der Adnexe vom Lig. infundibulo-pelvicum ist es möglich, den Ureter mitzufassen. Weiterhin muß beim Anklemmen und Absetzen der Arteria uterina und des paracervicalen Gewebes bei der Uterusexstirpation auf den in der Nähe im Parametrium verlaufenden Ureter geachtet werden. Bei der vaginalen Uterusexstirpation (Abb. 1)

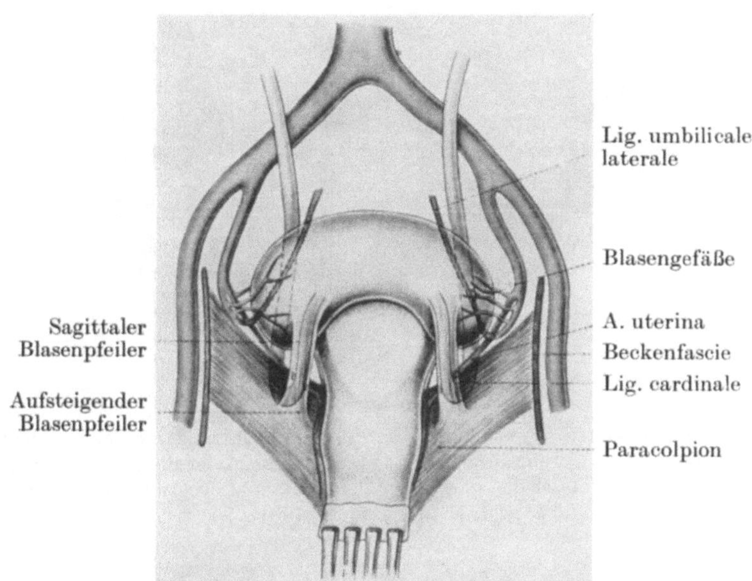

Abb. 1. Schematische Darstellung der Lagebeziehungen von Uterus, Blasenpfeiler, Blase und Harnleiter sowie der Beckengefäße bei der vaginalen Operation [aus Ober, K. G., u. H. Meinrenken, 1964].

verläuft der Harnleiter nach Herunterziehen des Uterus im vorderen Anteil des Parametriums, dem sog. aufsteigenden Blasenpfeiler. Beim Absetzen des paracervicalen Gewebes zur einfachen Uterusexstirpation oder bei der Raffung dieses Gewebes im Falle einer Descensusoperation ist es möglich, den Ureter zu unterbinden. Vor allem aber bei Lageanomalien des Ureters (Abb. 2, Abb. 3) bei intraligamentär entwickelten Ovarialtumoren ist der Verlauf des Harnleiters atypisch; er kann zur Seite gedrängt oder ganz oberhalb des Tumors verlaufen und bei der Exstirpation des Tumors durchschnitten werden. Zur Therapie: Bei Verletzungen des Ureters unter der Operation erfolgt die Einpflanzung des Ureters in die Blase in der gleichen Sitzung nach Beendigung der gynäkologischen Operation. Hierauf wird in einem gesonderten Referat noch eingegangen.

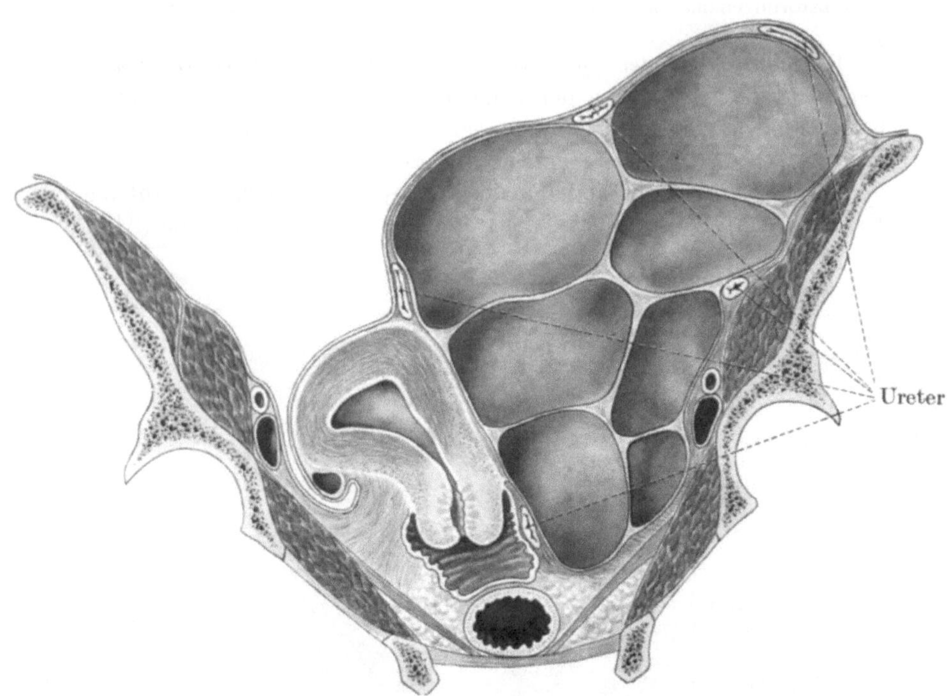

Abb. 2. Möglichkeiten abweichender Ureterlagen bei intraligamentär entwickeltem Myom. Bei Geschwülsten, die von der Cervix ausgehen, ist damit zu rechnen, daß der Harnleiter auch über den oberen Pol des Tumors hinwegzieht [aus Ober, K. G., u. H. Meinrenken, 1964].

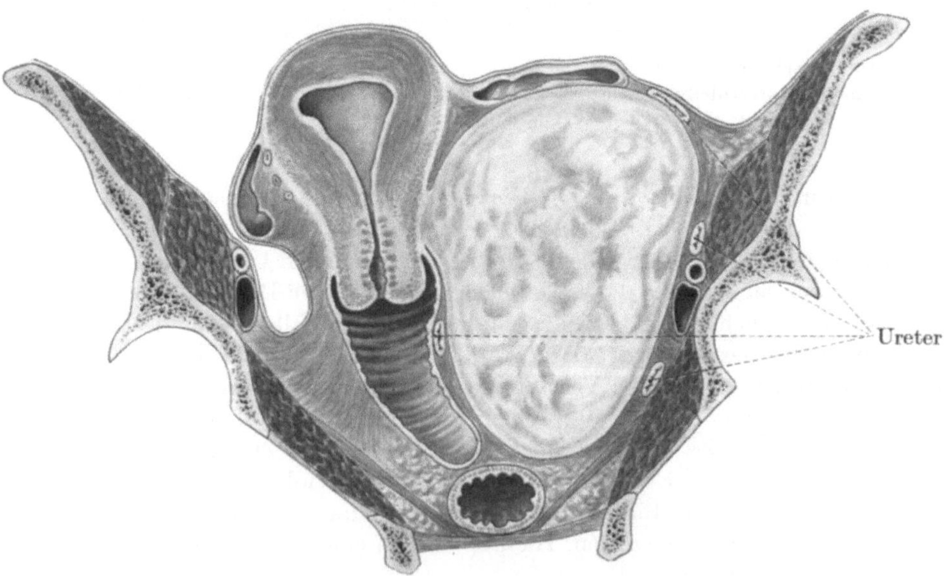

Abb. 3 Abweichende Ureterverläufe bei intraligamentär entwickeltem Ovarialtumor [aus Ober, K. G., u. H. Meinrenken, 1964]

Zur Untersuchung der Frage nach der *Häufigkeit* von *Ureterverletzungen* bei *gynäkologischen Operationen* wurden an zwei Kliniken die vaginalen und abdominalen Operationsverfahren mit Ausnahme der Operation wegen eines Cervixkrebses auf Ureterverletzungen hin anhand der Operationsbücher und Krankenjournale zusammengestellt (Tab. 2). Aus diesen Zahlen kann der Schluß gezogen werden, daß Ureterverletzungen bei den genannten Operationsmethoden selten sind, obwohl an der

Tabelle 2. *Häufigkeit von Ureterkomplikationen bei gynäkologischen Operationen mit Ausnahme der vaginalen und abdominalen Radikaloperation*

	Rhein. Landes-Frauenklinik Wuppertal 1963–1968		Universitäts-Frauenklinik Mainz 1.4.66–31.3.69	
	Zahl der Fälle	Ureter-Komplikation	Zahl der Fälle	Ureter-Komplikation
abd. Uterus-exstirpation	910	—	355	—
vag. Uterus-exstirpation	913	—	293	—
Descensus	396	—	129	—
Adnexoperation	530	—	262	—
Sectio	1003	1 (Ureter-Cervix-Scheidenfistel)	239	—

Wuppertaler Klinik 16 und in Mainz 12 Operateure während der genannten Zeit an den Operationen beteiligt waren. Die niedrige Frequenz der Ureterverletzungen der genannten gynäkologischen Operationen wird auch von früheren Gynäkologen angegeben. So berichtet Stoeckel für seine Kieler Zeit der Jahre 1910–1922 über 1545 gynäkologische Operationen mit 4 Ureterverletzungen (0,26‰). Doch muß man bei der Beurteilung dieser Zahlen hinzufügen, daß das Ergebnis großer operativer Kliniken aus verschiedenen Gründen nicht als repräsentativ für die Komplikationshäufigkeit bei gynäkologischen Abteilungen im allgemeinen angesehen werden kann.

Eine wesentlich größere Bedeutung kommt den Ureterverletzungen und Ureterfisteln bei der *abdominalen* und *vaginalen Radikaloperation* zur Behandlung des Cervixkrebses zu. Hier liegt ein großes statistisches Material vor, auf das ich im einzelnen eingehen möchte.

Bei der *vaginalen Radikaloperation* nach Schauta, Amreich u. Stoeckel liegt die Frequenz der Ureterverletzungen unter der Operation und

Tabelle 3. *Häufigkeit der Ureterverletzungen und Nekrosen bei der vaginalen Radikaloperation [nach E. Navratil, Arch. Gynäk. 186, 398 (1955)]*

Autor	Zahl der Schauta-operationen	Ureter-Verletzungen %	Ureter-nekrosen %
I. Univ.-Frauenklinik Wien, 1901—1920 (Riedl)	900	1,2	0,5
Amreich (Grünbeger) 1939—1943	192	2	4,6
Amreich (Tapfer) 1936—1939	100	0	3
Anselmino 1948—1954	314	0,6	3,2
Fauvet	560	0,9	1,2
Navratil 1947—1954	470	0,6	1,9
Philipp (Huber) 1922—1952	741	0,3	0,9
Stoeckel (Lauterwein) 1910—1937	308	0,3	2,5

Tabelle 4. *Häufigkeit der Ureterverletzungen und Nekrosen bei der abdominalen Radikaloperation*

	Zahl der Wertheim-operationen	Ureter-Verletzung bei der Operation	Ureterfistel
Weibel (Wien)	1500	20 = 1,3%	92 = 6,2%
Latzko 1910—1917, 1917—1926 1917—1926	275 324	— —	18 = 6,5% 27 = 8,3%
Steinkamm (Wagner) 1928—1943	777	11 = 1,41%	43 = 5,53%
Spurny (Antoine) 1943—1955	690	—	45 = 6,52%
Held (Zürich) 1951—1963	216	—	18 = 8,33%
Pierrot (Halle) 1945—1954	240	7 = 2,9%	8 = 3,3%

der Ureterfisteln post operationem bei allen angeführten Kliniken verhältnismäßig niedrig (Tab. 3), wenn man sie mit den urologischen Komplikationen bei der abdominalen Radikaloperation nach Wertheim der entsprechenden Zeit vergleicht. Der Grund für die relativ geringere Fistelfrequenz liegt wahrscheinlich darin, daß bei der vaginalen Operation der distale Teil des Ureters weniger skelettiert und damit die Gefäßversorgung weitgehender geschont wird. Dafür spricht auch die verhältnismäßig hohe Fistelfrequenz von Amreich, der das Operationsverfahren von den in der Tabelle genannten Autoren am radikalsten durchgeführt hat.

Von besonderem Interesse ist die Entwicklung der *Wertheimschen Radikaloperation* mit Entfernung der regionären Lymphknoten und Lymphbahnen (Tab. 4). Aus der Arbeit von Weibel, einem Schüler Wertheims, ist zu entnehmen, daß die Aufstellung der 1500 abdominalen Radikaloperationen zahlreiche ungünstige Fälle mit carcinomatösem Befall des Parametriums bis zur Beckenwand (Stadium 3) enthält und die primäre Mortalität insgesamt 13,8% beträgt. Diese ist heute auf unter 1% abgesunken (Klinik Held ½%). Die Fistelfrequenz durch Harnleiternekrosen ist bei den in der Tabelle angegebenen Autoren jedoch gleichgeblieben.

Harnleiterfisteln führen in den ersten 8—20 Tagen nach der Operation zu Urinabgang aus der Scheide infolge Nekrose wenige Zentimeter oberhalb der Einmündung des Ureters in die Harnblase. Für ihr Zustandekommen sind Störungen der Gefäßversorgung des Ureters von der Blase her von entscheidender Bedeutung. Werden bei ausgedehnter Präparation Blasenboden und Ureter bis auf die Muscularis skelettiert, müssen zahlreiche Gefäße, die zur Adventitia des Ureters führen, unterbunden werden. Antoine u. Palmrich legen großen Wert darauf, daß eine Bindegewebsplatte, die kleine Gefäße bei der Präparation dem Ureter zuführt (sog. Mesureter), erhalten bleibt und Ureter mit Ureter-Scheide beim Durchtritt durch das Parametrium von medial her mobilisiert wird. Die Technik der Methode ist in der Operationslehre Ober-Meinrenken im einzelnen dargestellt. Wir sind bei der Mobilisierung des Ureters in seinem distalen Bereich großzügiger als Antoine-Palmrich; die Präparation von Ureter und Blase erfolgt mit der Schere und nicht durch stumpfes Abschieben mit dem Stieltupfer, so daß eine Skelettierung der Muscularis leichter vermieden wird. Die Ergebnisse der letzten Jahre an 5 deutschsprachigen Kliniken (Tab. 5) sind eindrucksvoll. Sie zeigen, daß die urologischen Komplikationen bei der Wertheimschen Radikaloperation erstmals auf ein erträgliches Maß reduziert werden konnten.

Die Erfassung von *Spätkomplikationen* an den harnableitenden Wegen nach Wertheim- und Schauta-Radikaloperationen stellt einen wichtigen Punkt der nachgehenden Betreuung der operierten Frauen dar. Wir führen Urogramme vor und nach der Operation und im 1. postoperativen Jahr durch. Mit einer Nachbestrahlung wird, wenn erforderlich, erst begonnen, wenn das Urogramm keine Veränderungen aufweist. Die von Muth in Münster beobachteten Hydronephrosen nach Operation bzw. Bestrahlung haben wir bei den Kontrolluntersuchungen der letzten Jahre nicht festgestellt. Andere Kliniken berichten über gehäufte Ureter-

Tabelle 5. *Häufigkeit der Ureterverletzungen und Nekrosen bei der abdominalen Radikaloperation der letzten Jahre*

	Zahl der Wertheim-operationen	Ureter-Verletzung bei der Operation	Ureterfistel
Janisch (Wien) Semmelweis-Kl. 1959–1966	498	—	4 = 0,8%
Ober[a] (Erlangen) 1963–1968	255	—	1 = 0,39%
Meinrenken[a] (Wuppertal) 1966–1968	103	—	—
Käser (Frankfurt) 1963–1965)	110	1	1 = 0,9%
Friedberg (Mainz) 1.4.66–31.3.69	178	—	3 = 1,7%

[a] Für die Zusendung der Ergebnisse und die Genehmigung, diese zu veröffentlichen, bin ich Herrn Prof. Ober und Herrn Prof. Meinrenken zu Dank verpflichtet.

Tabelle 6. *Vergleich der Häufigkeit urologischer Komplikationen bei der abdominalen Radikaloperation ohne und mit prä- bzw. postoperativer Bestrahlung*

Welch (Rochester)	Wertheimoperation 250	Ureterfistel 3 = 1,2%
(Mayo-Klinik) 1930–1959	Ra-RöVorbestr. und Wertheimoperation 236	14 = 6,01%
Janisch (Wien) 1959–1966 Stadium I nicht nachbest. 255 Fälle	Ureterstenosen *Temporär* 14 = 5,4%	Urolog. Mortalität 0
Stadium II nachbestrahlt 204 Fälle	Ureterstenosen *definitiv* 21 = 10,2%	7 = 3,4%

komplikationen bei der Kombination von *Operation und Bestrahlung* (Tab. 6). So hatte sich die Zahl der Ureterfisteln deutlich erhöht, wenn die Operation 2–3 Monate nach einer Radium- (Dosis bis zu 7000 mgeh) und Röntgentiefenbestrahlung durchgeführt wurde. Auch bei der postoperativen Nachbestrahlung an der Semmelweisklinik in Wien sind die Fälle mit definitiven Ureterstenosen, die eine operativ-urologische Therapie erforderlich machten, wesentlich häufiger als bei Fällen ohne postoperative Nachbestrahlung.

Es war das Ziel meiner Ausführungen, Ihnen einen Überblick über Abflußstörungen der Niere und oberen harnableitenden Wege, soweit sie in der Gynäkologie eine Rolle spielen, zu geben. Von besonderem Interesse ist dabei die Entwicklung der operativen Gynäkologie hinsichtlich der Vermeidung urologischer Schäden vor allem bei der abdominalen Radikaloperation zur Behandlung des Cervixcarcinoms.

Literatur

Amreich, I.: Arch. Gynäk. **122**, 497 (1924).
— Geburtsh. u. Frauenheilk. **3**, 301 (1941).
Anselmino, K.: Geburtsh. u. Frauenheilk. **21**, 120 (1961).
Döderlein, G.: Arch. Gynäk. **186**, 408 (1955).
Fochem, K., u. P. Wagenbichler: Geburtsh. u. Frauenheilk. **29**, 278 (1969).
Friedberg, V., u. H. Kremling: In: Käser, Friedberg, Ober, Thomsen u. Zander: Gynäkologie und Geburtshilfe, Bd. II. Stuttgart: G. Thieme 1967.
Held, E. R.: Fortschr. Geburtsh. Gynäk. **26**.
— Bibl. gynaec. **37** (Basel) 1966.
Hohenfellner, R.: Die urologischen Komplikationen beim Collumcarcinom. Berlin-Heidelberg-New York: Springer 1965.
Janisch, H.: Urologe **7**, 145 (1968).
Käser, O.: Results of 600 Wertheim operations for cancer of the cervix. The prevention of urinary fistulas Sandorama-Congress Edition, 5. Weltkongreß für Gynäkologie und Geburtshilfe, Sydney, Australien 1967.
—, u. F. Iklé: Atlas der gynäkologischen Operationen, 2. Aufl. Stuttgart: G. Thieme 1965.
Kremling, H.: Zbl. Gynäk. **86**, 1721 (1964).
Latzko, W.: zit. nach Stoeckel: Gynäkologische Urologie. In: Handbuch der Gynäkologie von W. Stoeckel, Bd. X, Teil 3. München: J. F. Bergmann 1938.
Meigs, J. V.: Surgical treatment of cancer of the cervix. New York-London: Grune and Stratton 1954.
Meinrenken, H.: persönliche Mitteilungen.
Molnar, G., E. Szabó u. G. Jona: Zbl. Gynäk. **90**, 75 (1968).
Muth, H.: Z. Geburtsh. Gynäk. **151**, 167 (1958).
Navratil, E.: Radical vaginal Hysterectomy. In: Surgical treatment of cancer of the cervix, von Meigs, J. V. New York: Grune and Stratton 1954.
— Arch. Gynäk. **186**, 394 (1955).
Ober, K. G.: persönliche Mitteilungen.
—, u. H. Meinrenken: Gynäkologische Operationen. In: Allgemeine und spezielle chirurgische Operationslehre von N. Guleke u. R. Zenker, Bd. IX. Berlin-Göttingen-Heidelberg: Springer 1964.
Palmrich, A. H.: Geburtsh. u. Frauenheilk. **21**, 829 (1961).
Schauta, F.: Mschr. Geburtsh. Gynäk. **33**, 680 (1911).
Spurny, G.: Zbl. Gynäk. **79**, 427 (1957).
Steinkamm, E., u. G. Döderlein: Zbl. Gynäk. **71**, 45 (1949).
Stoeckel, W.: Zbl. Gynäk. 39 (1928).
— Gynäkologische Urologie. In: Handbuch der Gynäkologie von W. Stoeckel, Bd. X, Teil 3. München: J. F. Bergmann 1938.
Weibel, W.: Arch. Gynäk. **135**, 1 (1929).
Welche, J. S., J. H. Pratt, and R. E. Symonds: Amer. J. Obstet. Gynec. **81**, 978 to 987 (1961).

97. Die Harnabflußstörung als Komplikation nach Radiotherapie

A. BREIT (a. E.)-Passau

Summary. The local effect of radiation on the ureter depends on the dose employed, or the manner in which applied and the radiation-technique, i. e. choice of field etc., employed. Exogenous factors, such as inflammatory changes or tumorous growths in the area of the ureter also play a part.

The combination of a functional examination (isotope nephrogram) and morphological presentation with the pyelogram frequently discloses early changes in the form of a disturbance in urine-flow, when high doses (somewhat over 4000 R) are employed. However, in most cases, these changes revert to normal.

Additional vascular damage, as shown by pelvic arteriography quite some time after cobalt-radium therapy, may play some part in later changes. The tolerance threshold of the ureter would appear to be under normal conditions between 6000 and 7000 R.

Zusammenfassung. Der lokale Strahleneffekt am Ureter hängt von der jeweiligen Dosishöhe bzw. der Art ihrer Verabreichung und der jeweiligen Strahlentechnik, d.h. der Felderwahl usw. ab. Dazu kommen noch exogene Faktoren, wie entzündliche Veränderungen oder Tumorwachstum in der Umgebung des Ureters.

Die Kombination von funktioneller Untersuchung (Isotopennephrogramm) und morphologischer Darstellung mit dem Pyelogramm zeigt bei hohen Dosen — etwa über 4000 R — recht häufige Frühveränderungen in Form einer Störung des Harntransportes. Diese Veränderungen bilden sich aber meistens wieder zurück.

Bei den Spätveränderungen könnte eine zusätzliche Gefäßschädigung — gezeigt an Beckenarteriographien nach lang zurückliegender Cobalt-Radiumtherapie — eine Rolle spielen. Eine Toleranzschwelle am Ureter scheint unter normalen Bedingungen zwischen 6000 und 7000 R zu bestehen.

Jede Harnabflußstörung nach Radiotherapie ist primär in der Regel durch die Strahlenempfindlichkeit des Ureters bedingt. Bevor auf die Bedingung und das Ausmaß einer Harnabflußstörung eingegangen wird, sollen, soweit in diesem Rahmen möglich, einige Fragen der Strahlenbiologie, wie Toleranz, Zeitfaktor und Latenzzeit einer solchen radiogenen Störung erörtert werden.

Bei *akuten Strahleneffekten* nimmt man heute an, daß für das Eintreten einer bestimmten, klinisch manifesten Komplikation ein gewisser Dosisbetrag, die sog. Toleranzschwelle, überschritten werden muß.

Bei *chronischen Effekten*, also in unserem Fall bei Spätkomplikationen, kann man annehmen, daß die Gewebsveränderungen lange latent bleiben, bis sie sich irgendwann einmal in einer Schädigung manifestieren. Kritisch betrachtet kehrt ein bestrahlter Organismus nie mehr in seinen Ausgangszustand zurück.

Bezüglich der Strahlenempfindlichkeit des normalen Ureters werden experimentell Dosen bis zu 8000 R genannt. Im allgemeinen gilt die Regel, in der klinischen Therapie nicht wesentlich über 6000 R zu belasten.

Die Harnabflußstörung hängt aber nicht nur von der Strahlenreaktion des Ureters ab, sie kann auch durch Einwirkungen aus der Umgebung des Ureters, wie durch Tumor, Entzündung und Narbe bedingt sein.

Für die radiologische Diagnostik einer Harnabflußstörung stehen uns im wesentlichen zwei ausgezeichnete Methoden zur Verfügung. Das Pyelogramm in verschiedener Technik, welches uns die Morphologie

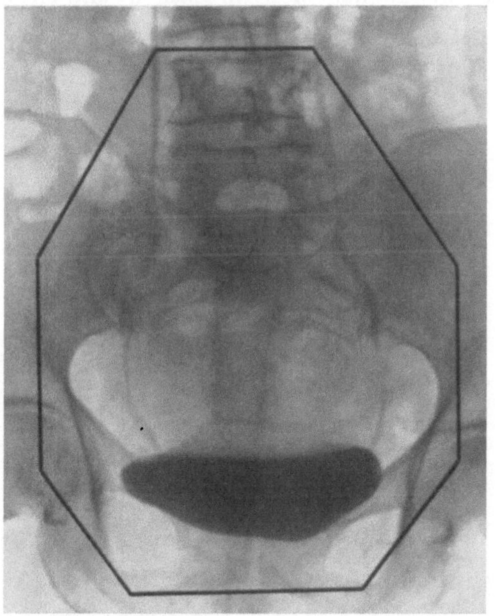

Abb. 1. Bestrahlungsfeld und Einbeziehung der Ureteren

aufzeigt, und in neuerer Zeit die Untersuchungen mit dem Isotopennephrogramm (ING), das uns die Funktion des gesamten Entleerungsgeschehens über eine Zeit von 20 min und länger verfolgen läßt. Da es sich um ein sehr komplexes Geschehen beim Harn- bzw. Kontrastmitteltransport handelt, kommt der letzteren Methode, vor allem bei Erkennung von Frühveränderungen, eine besondere Bedeutung zu. Die Beobachtung des Ureters mit Bandspeicher und Kinematographie kann im Einzelfall darüber hinaus sehr wertvoll sein.

Das Auftreten einer Komplikation wird entscheidend durch die jeweilige Lage der Bestrahlungsfelder beeinflußt. Es soll dabei unterschieden werden zwischen der *Strahlentherapie ohne Radium* und der *Strahlentherapie mit Radium*.

Auf Abb. 1 sind die typischen Felder bei Rectum- und Blasentumoren markiert. Der Ureter ist vorwiegend im unteren und mittleren Drittel in das Bestrahlungsfeld mit einbezogen. Bei den jetzigen strahlentherapeutischen Methoden reicht das Feld bis zur Bifurkation der Aorta. Die Bewegungsbestrahlung ergibt meist eine ähnliche Erfassung des Ureterengebietes. Die Dosis beträgt bei diesen Bestrahlungen meist zwischen 4000—6000 R.

Abb. 2 zeigt die Einbeziehung des Ureters in das Bestrahlungsfeld bei Erfassung der Lymphabflußgebiete im Becken- und Aortenbereich.

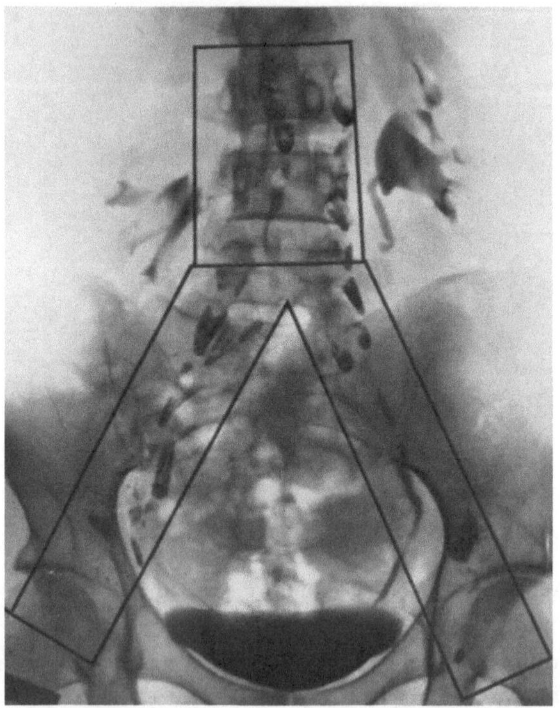

Abb. 2. Einbeziehung des Ureters bei der Bestrahlung der Lymphabflußgebiete des Beckens und der Extremitäten (vorherige Lymphographie)

Der Ureter wird bei dieser Technik in großer Ausdehnung erfaßt. Diese ist im Hinblick auf die Toleranz sehr wichtig, da nämlich anzunehmen ist, daß die Zunahme des bestrahlten Uretervolumens auch eine Änderung der Toleranzschwelle hervorrufen dürfte. Die Dosis liegt hier bei 4000 R (insbesondere bei Lymphomen) und bei 5000 bzw. 6000 R bei den übrigen Beckentumoren.

Von großer Wichtigkeit ist, welche akut erkennbaren Strahlenreaktionen bei dieser Technik auftreten. Es sind dazu Untersuchungen mit dem Pyelogramm und vor allem dem ING vor und nach Strahlentherapie wichtig. Bei Lymphomen sind, nach Umfrage bei vielen großen Instituten, insbesondere nach Strahlentherapie des iliacalen Bereichs, kaum Harnabflußstörungen bekannt. Wir selbst konnten an einem genau untersuchten Krankengut von 100 Patienten mit systematischer Kontrolle vor, während und mehrmals nach Therapie, nur in ca. 5% passagere Abflußstörungen festhalten. Die Dosen lagen dabei zwischen 3000 und 4000 R. Die Harnabflußstörungen scheinen aber zuzunehmen, falls wie vorher gezeigt, eine en bloc-Bestrahlung des gesamten Lymphbereichs erfolgt. Der Ureter liegt dann vollständig im Strahlenfeld.

Bei anderen Becken- und Extremitätentumoren, vorwiegend bei Mitbestrahlung des unteren Ureterendrittels, konnten bei primär normalem Befund nur in einigen Fällen passagere Abflußstörungen gefunden werden. Die Dosen liegen hier bei etwa durchschnittlich 5000 R.

Etwas anderes ist es bei den Blasentumoren, bei denen meist Dosen von 6000 R in diesem Bereich verabreicht werden. Zum Winkel berichtete hier, daß bei normalem Anfangsbefund und gesichert rezidivfreien Patienten in 20% Harnabflußstörungen auftreten. Wir konnten an einem kleineren Patientengut von ca. 30, zunächst rezidivfreien Patienten in 15% teils passagere Harnabflußstörungen festhalten. Aus diesen könnten sich theoretisch echte Spätschäden entwickeln.

Die Siebtherapie scheint die schonendste Therapie zu sein.
Die Strahlenreaktion am Ureter scheint also dosisabhängig zu sein.

Die Schwelle dürfte, je nach Feldausdehnung, bei etwa 3000—4000 R liegen, wenn man die Ergebnisse bei den Lymphomen berücksichtigt.

Die Abb. 3 u. 4 zeigen Beckenarteriographien mit gleichzeitig dargestellten Lymphknoten bei eingelegtem Radiumträger. Das Strahlenfeld ist markiert. Abb. 3 zeigt die Arterien mit gleichzeitig gefüllten Lymphknoten. Das Feld endet in Höhe der Bifurkation. Auf Abb. 4 ist die Lage des Ureters zum Radiumträger erkennbar. Die jeweilige Strahlenbelastung kann am unteren Bildrand abgelesen werden.

Bei der Kombination der percutanen Therapie mit Radium kommen bedeutend höhere Dosen am Ureter zum Tragen (7000—8000 R bei steilem Anstieg nach medial). Aus der Literatur sind viele Publikationen über die Auswirkung der kombinierten Radiotherapie auf die Harnwege bekannt. Für unsere Fragestellung der akuten Reaktion sind aber nur relativ wenig Arbeiten brauchbar. Man nimmt allgemein an, daß Harnstauungen durchschnittlich nach 3 Monaten beginnen und bis zu 1 Jahr oder länger sogar steigend auftreten. Dietz u. Beinert berichten über systematische Untersuchungen an über 200 Patienten der Freiburger Frauenklinik. Die Zahl der pathologischen Urogramme, vor und nach Bestrahlung, stieg um 30% an. Zum Winkel konnte an rezidiv-

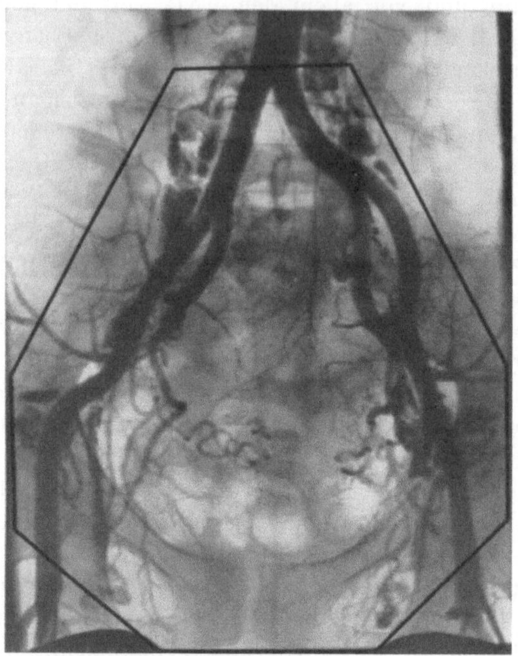

Abb. 3. Percutanes Bestrahlungsfeld bei gynäkologischen Tumoren. Lokalisation mit Arteriographie, Lymphographie und Urographie

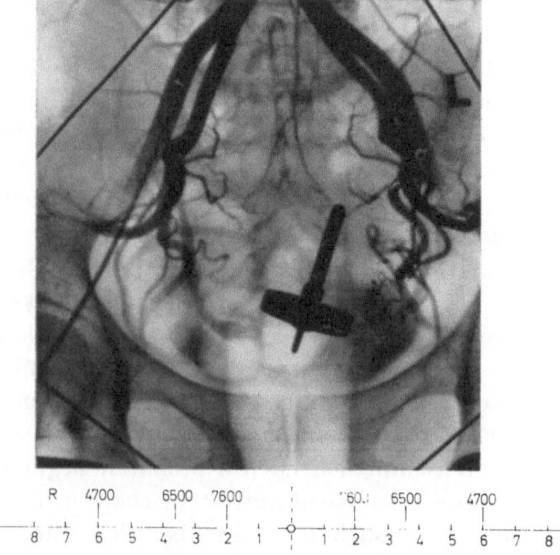

Abb. 4. Strahlenbelastung der Ureteren bei gleichzeitiger Radiumeinlage (Arteriographie und Radiumfilter)

freien Collumcarcinomen eine deutliche Zunahme der Harnabflußstörungen mit dem ING zeigen.

Wir haben ein eigenes, ausgewähltes Krankengut von 140 Collumcarcinomen, die 5 Jahre rezidivfrei blieben und sehr subtil vor, während und nach Therapie kontrolliert wurden. Tab. 1 zeigt, daß der Prozentsatz pathologischer ING sehr hoch ist.

Tabelle 1. *Prüfung der Harnabflußfunktion mit ING vor und nach Kobalt-Radium-Therapie 4500 R Co^{60} und 6000 mgeh Ra*

	normal bei Beginn	pathologisch bei Abschluß	wieder normal nach ca. 4 Wochen
Zahl der untersuchten Patienten	140	32%	87%

Allerdings wurden 87% bei den nächsten Kontrollen, die durchschnittlich im Verlaufe von 2—4 Monaten durchgeführt wurden, wieder normal; 13% blieben allerdings pathologisch. Die weitere Untersuchung ergab, daß von diesen 13% fast 10% auch pathologisch blieben, obwohl kein Rezidiv auftrat. Hier kann angenommen werden, daß die Grundlage für die Spätveränderungen gelegt wird.

Die Veränderungen scheinen also am ausgeprägtesten bei der zusätzlichen Radiumtherapie aufzutreten und damit deutlich dosisabhängig zu sein.

Die direkte Strahlenwirkung als alleinige Ursache zu betrachten, wäre sicher nicht richtig. Wie eingangs erwähnt, ist gerade vorwiegend bei gynäkologischen Tumoren der jeweilige Zustand der Ureteren und das Geschehen in ihrer Umgebung ein entscheidender Faktor.

Es ist derzeit noch unbekannt, warum ein Collumcarcinom mit gesicherter parametraner Infiltration zu keiner Harnabflußstörung führt (Abb. 5) und ein arteriographisch bzw. gefäßmorphologisch völlig gleicher Typ sofort eine Harnabflußstörung hervorruft (Abb. 6).

Wahrscheinlich sind es das jeweilige Tumorwachstum und der Zustand des Ureters, die gemeinsam zu dieser Obstruktion führen. Dazu kommt der Einfluß der Bestrahlungstechnik und der Ablauf der Strahlenreaktion.

Bei der Gruppe der sog. Spätschäden sind, bei Lymphomen und auch bei Beckentumoren, bei Dosen zwischen 4000—6000 R am Ureter nur vereinzelt Veränderungen bekannt geworden. Prozentuale Aussagen sind kaum möglich, wohl auch wegen der kurzen Überlebenszeit der meisten Patienten.

Bei den gynäkologischen Tumoren mit ihren vergleichsweise längeren Überlebenszeiten der Patienten kennen wir aber zahlreiche Publikationen.

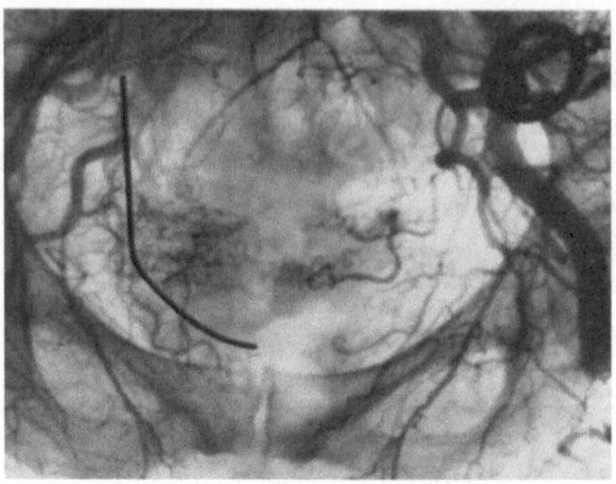

Abb. 5. Gefäßreicher Collumtumor re. mit Uretermarkierung

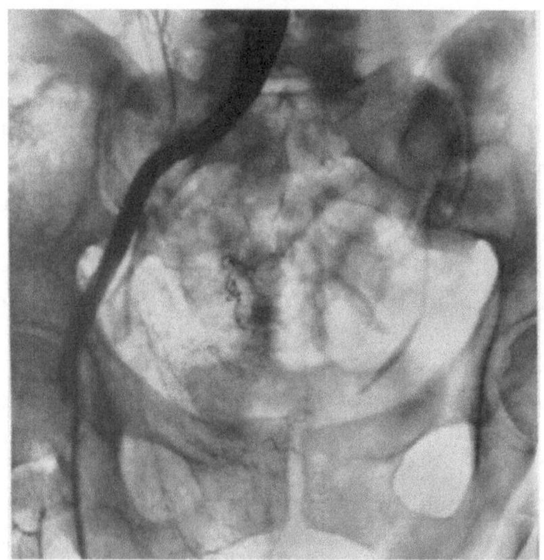

Abb. 6. Gefäßreicher Collumtumor re. (parametrane Infiltration mit Ureterobstruktion und stummer Niere)

Tabelle 2. *Die Häufigkeit der Harnwegskomplikation beim Uterus-Ca vor Behandlung*

Untersuchungstechnik	Stadien in %					Zahl der Fälle
	I	II	III	Corpus-Ca	Ovarial-Ca	
Pyelogramm (1956–1968)	7,5	13	29	12	20	1185
Isotopennephrogramm (1964–1968)	20	23	38	30	40	886

Wie groß aber der Prozentsatz wirklich rein narbig bedingter Läsionen ist, läßt sich dagegen schwer sagen, weil meist entsprechende Befunde vorher fehlen.

Tab. 2 zeigt an einer exakt durchuntersuchten Patientenreihe, also vor und nach Therapie, die bekannt hohen Zahlen der Harnabflußstörung bereits vor Therapie. Wenn man sehr genaue Sektionsberichte

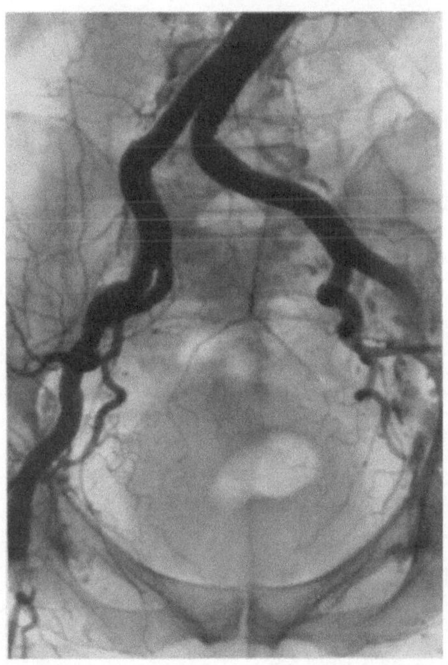

Abb. 7. Arteriographie nach vor 4 Jahren erfolgter Röntgen-Radium-Therapie

wie die Arbeiten von Altvater studiert, so kann man allerdings annehmen, daß mindestens 10—15% aller Ureterstenosen als reine Spätveränderungen aufzufassen sind.

Wir versuchten nun aus unserem Gesamtkrankengut von ca. 1500 gynäkologischen Tumorpatienten zu entnehmen, ob aus dem Zeitpunkt des Auftretens der reinen Strahlenspätveränderungen ein Unterschied zum Rezidiv erkennbar ist.

Beim wohl größten Krankengut im deutschsprachigen Bereich, der Münchner I. Univ.-Frauenklinik, scheint ein Gipfel in den ersten 2 Jahren zu bestehen. Wir hatten den Eindruck, daß die Latenzzeit von nicht rezidivbedingten Harnabflußstörungen gegenüber den Rezidiven verlängert ist.

Gleichzeitig durchgeführte Beckenarteriographien (Abb. 7) zeigen uns bisher unbekannte und sehr typische Gefäßveränderungen, vor allem der großen und mittleren bzw. auch kleinen Beckengefäße. Nachdem der untere Teil des Ureters meist aus den Ästen der A. vesicalis superior und der mittlere Anteil aus der A. iliaca versorgt wird (cranial erfolgt ja die

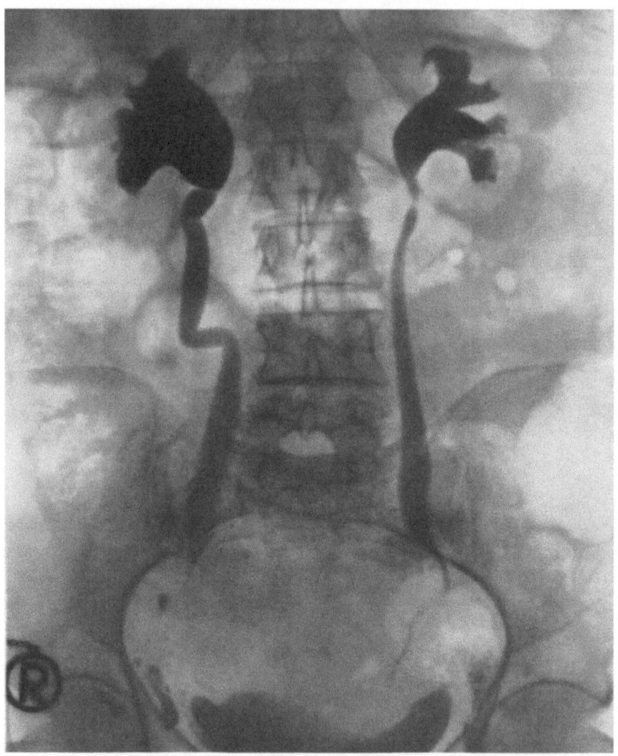

Abb. 8. Urogramm bei gesicherter narbiger Ureterstenose nach Röntgen-Radium-Therapie

Versorgung aus der A. renalis), kann man annehmen, daß auch diese Gefäße deutlichen Spätveränderungen unterworfen sind. Es entstehen dann die Bilder der bekannten, rein narbigen Harnabflußstörungen, wie hier bei diesem operativ gesicherten Fall (Abb. 8). Wir haben über 100 Patienten mit Beckenarteriographien nach Bestrahlung untersucht.

Diese Gefäßveränderungen scheinen ein neuer Gesichtspunkt zu sein, der die längere Latenzzeit dieser rein narbig bzw. radiogen bedingten Harnabflußstörungen mit erklären könnte.

Literatur

Altvater, G., u. G. Imholz: Geburtsh. u. Frauenheilk. **20**, 430 (1968).
Breit, A.: Radiol. Austriaca XVII, 15—24 (1968).
Dietz, W., u. W. Beinert: Röntgen-Bl. **19**, 340 (1966).
Hohenfellner, R. J.: Die urol. Komplikationen des Collum-Carcinoms. Berlin-Heidelberg-New York: Springer 1965.
Zum Winkel, K.: Nierendiagnostik mit Radioisotopen. Stuttgart: G. Thieme 1964.

Leiter: Herzlichen Glückwunsch, Herr Breit, zu ihrem großen Krankengut und zu Ihrem Zahlenmaterial, das Sie uns demonstriert haben. Vielen Dank für den Hinweis auf Isotopennephrographie und Angiographie zur Frühschadenerkennung. Sehr eindrucksvoll sind Ihre ausgezeichneten Ergebnisse des Angiogramms bei Spätkomplikationen. Trotzdem wird immer wieder die für unsere Indikationsstellung entscheidende Frage offenbleiben: Ist es eine Narbe, die die Ureterstenose verursacht, oder ist es ein Carcinomrezidiv? Wir haben doch immer wieder Fälle operiert unter der Diagnose einer Narbe, haben eine Probeexcision entnommen, und die Histologie ergab ein Carcinom.

98. Die Möglichkeiten der urologischen Therapie der Harnabflußstörungen sekundärer Natur

C. F. Rothauge (a. G.)-Gießen

Summary. The possibilities of conservative therapy are mentioned. Before organ-preserving intervention is undertaken, nephrostomy should be applied, whether the draught method or in the form of Boariplasty, when there is damage to the section of the ureter proximal to the bladder, the most suitable mode of action is ureteroneocystostomy. In more substantial bilateral ureter-damage accompanied by contracted bladder, ureter-jejuno implantation is required. When complete loss of motor function is present, as in hydro-ureter, the whole ureter is replaced by jejunum.

Zusammenfassung. Auf die Möglichkeiten der konservativen Therapie wird hingewiesen. Vor Durchführung eines organerhaltenden Eingriffes sollte gegebenenfalls eine Nephrostomie angelegt werden. Bei Schädigung des blasennahen Harnleiterabschnittes ist die Ureteroneocystostomie, sei es in Form der Durchzugsmethode, sei es in Form der Boariplastik die Methode der Wahl. Bei größeren doppelseitigen Harnleiterdefekten und gleichzeitiger Schrumpfblase ist der Harnleiter-Dünndarmersatz erforderlich. Beim motorisch funktionslosen Hydroureter wird der gesamte Harnleiter durch Dünndarm ersetzt.

Die Sicherung des Harnabflusses durch konservative oder operative Maßnahmen bei Harnabflußstörungen sekundärer Natur beschäftigt den Urologen in zunehmendem Maße. Bei Behinderung des Harnabflusses im Bereich der oberen Harnwege, die nicht mit einer Fistelbildung einhergeht, sollte, insbesondere in den Frühstadien der Erkrankung, zunächst ein konservativer Behandlungsversuch unternommen werden. Wir führen unter gezielt antibiotischem Schutz eine Corticosteroidtherapie in der Form durch, daß wir mit der Medikation von 50 mg Prednisolon pro Tag beginnen und diese Dosis dann täglich um 5 mg reduzieren bis zu einer Erhaltungsdosis von 15 mg täglich. Diese Therapie wird durch eine Bougierungsbehandlung des Harnleiters ergänzt. Wir gehen dabei so vor, daß wir zunächst einen Dilatationskatheter von 7 Charr. einlegen, und nach 2—3 Tagen versuchen wir, neben dem bereits liegenden Katheter, einen weiteren von gleicher Stärke in das Nierenbecken hochzuschieben. Auf diese Weise gelingt es meist, innerhalb von 1 Woche den Harnleiter auf insgesamt 21 Charr. aufzubougieren. Diese Therapie führt nicht selten zu einer völligen oder weitgehenden Rückbildung der Harnstauungsnieren. Trotzen jedoch vorhandene Harnstauungsnieren der konservativen Therapie oder besteht eine Harnleiterfistel oder liegt bereits eine Erhöhung der harnpflichtigen Substanzen im peripheren Blut vor, so muß die operative Intervention in ihre Rechte treten. Hinsichtlich der Indikationsstellung bei einseitigen Harnstauungsnieren und voll tragfähiger Funktion der anderen Seite erinnere man sich der Tatsache, daß nur eine solche Niere als erhaltungswürdig angesehen werden kann, die notfalls die zur Entgiftung des Organismus erforderliche Gesamtnierenfunktion allein übernehmen könnte, d. h. die Leistung der zu erhaltenden Niere sollte nicht unter einem Sechstel der normalen Gesamtnierenfunktion liegen. Diesen Wert ermitteln wir am einfachsten mit der seitengetrennten Phenolrot-Probe, unter Berücksichtigung der Erholungsfähigkeit der hydronephrotisch geschädigten Nierenfunktion nach geglückter Harnleiterplastik. Auch die Isotopennephrographie kann hier wertvolle Hinweise geben, insbesondere ist noch ein ausreichender Durchblutungsanstieg der betroffenen Niere zu fordern. Bevor man sich jedoch zur Durchführung eines solchen organerhaltenden Eingriffs entschließt, kann es in einem nicht geringen Prozentsatz der Fälle nötig oder von Nutzen sein, einem solchen Eingriff zunächst einmal eine Nephrostomie vorausgehen zu lassen. In den letzten Jahren haben wir in steigendem Maße von dieser Möglichkeit Gebrauch gemacht, besonders dann, wenn eine Erhöhung der harnpflichtigen Substanzen im peripheren Blut vorlag, oder bei schlechtem Allgemeinzustand oder dann, wenn eine endgültige Heilung des Grundleidens fraglich erschien.

Durch die Anlegung einer einseitigen oder doppelseitigen Nierenfistel gewinnt man wertvolle Zeit, in der sich die Patienten erholen können und in der man in Ruhe den Therapieerfolg der Behandlung des Grundleidens abwarten kann.

Nun zur Wahl des operativen Behandlungsverfahrens. Bei umschriebenen, kurzstreckigen, sekundären Schädigungen und bei operativen Verletzungen des oberen Harnleiters kann der Versuch einer End-zu-End-Vereinigung des Harnleiters gemacht werden, wenn die End-zu-End-Anastomosierung spannungsfrei möglich ist.

Bei Schädigungen des blasennahen Harnleiterabschnittes, und zwar sowohl bei operativen Verletzungen als auch bei Stenosen und Fisteln, ist, falls durchführbar, die Ureteroneocystostomie als Methode der Wahl anzusehen. Das operative Vorgehen ist auf der folgenden Operationsskizze zu sehen (Abb. 1). Links im Bild ist das von Furness u. Young angegebene und von Boeminghaus propagierte Durchzugsverfahren dargestellt. Wir ziehen den Harnleiter mit Hilfe eines gebogenen Troikarts, der vom eröffneten Blasenlumen durch die Blasenwand nach außen durchgestoßen wird, in die Blase hinein. Der Harnleiter muß rüsselförmig in das Blasenlumen hineinragen. Neuerdings versehen wir

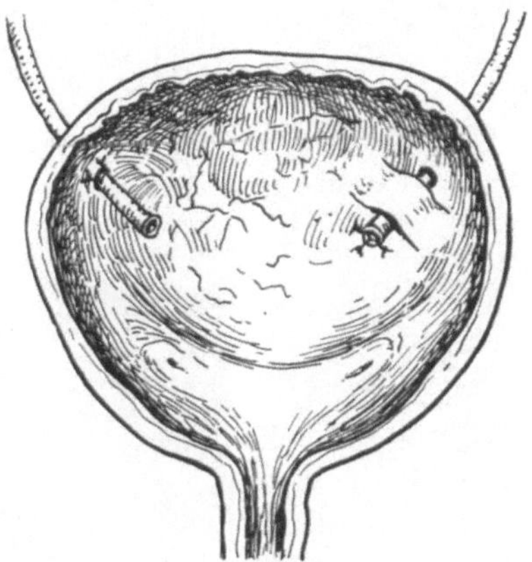

Abb. 1. Operationsskizze der Ureteroneocystostomie mittels der Durchzugsmethode. Links mit Antirefluxplastik

den implantierten Harnleiter mit einer Antirefluxplastik im Sinne von Leadbetter-Politano — rechts im Bild dargestellt. Der Harnleiter wird durch einen submukösen Tunnel hindurchgezogen. In beiden Fällen erfolgt die Befestigung des Harnleiters durch einige atraumatische Chromcatgutknopfnähte des Harnleiterlumens mit der Blasenschleimhaut und der Harnleiter- und Blasenadventitia. Wir bevorzugen bei jeder Ureteroneocystostomie grundsätzlich den extraperitonealen Zugangsweg, da hierbei die Komplikationshäufigkeit geringer ist und insbesondere die Gefahr des Auftretens einer urinösen Peritonitis praktisch ausgeschlossen ist. Das folgende Bild (Abb. 2) zeigt das i.v. Urogramm — links vor und rechts nach Ureteroneocystostomie wegen Harnleiterscheidenfistel.

Man kann daraus entnehmen, daß wir uns der gelegentlich in der Literatur vertretenen Auffassung, daß eine Harnleiterscheidenfistel eine Kontraindikation zur Vornahme des Durchzugsverfahrens darstelle, nicht vollständig anschließen können. Auch beim Vorliegen von Harnleiterfisteln zögern wir nicht, die Durchzugsmethode anzuwenden, wenn auf diese Weise eine völlig spannungsfreie Implantation des Harnleiters in die Blase möglich ist. Gleichwohl bevorzugen wir sowohl bei Harnleiterfisteln als auch bei Stenosen mehr und mehr die Boariplastik, da

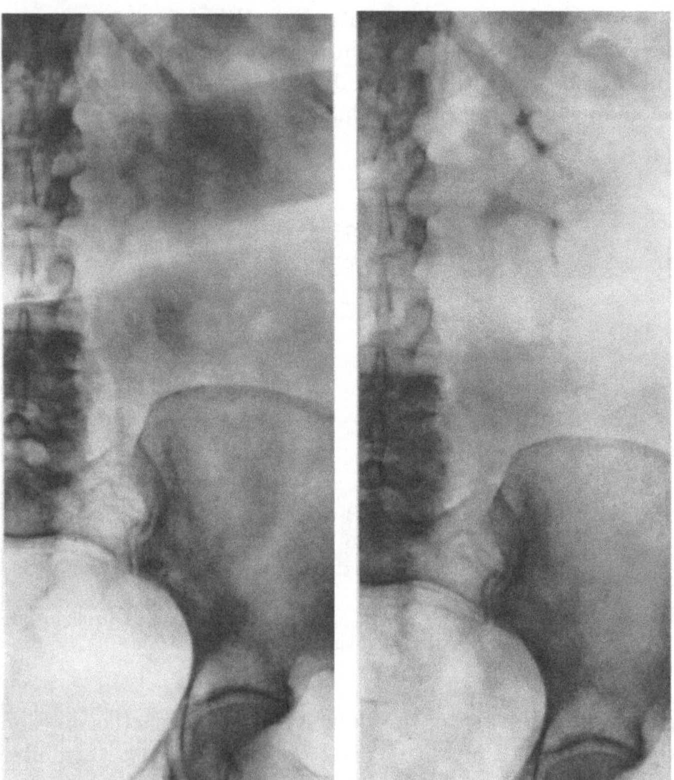

Abb. 2. Intravenöses Urogramm nach Ureteroneocystostomie links wegen Harnleiterscheidenfistel. Links im Bild der Zustand vor dem Eingriff

wir die Erfahrung gemacht haben, daß mit dieser Methode fast in allen Fällen der Harnleiter spannungsfrei in die Blase reimplantiert werden kann. Darüber hinaus bietet dieses Operationsverfahren bei der plastischen Wiederherstellung des strahlengeschädigten Harnleiters die Möglichkeit, die Anastomose aus dem schrumpfenden Gewebsbezirk hinaus weiter nach cranial zu verlegen und dadurch einer Restenosierung vorzubeugen. Die operative Technik ist auf dem folgenden Diapositiv dargestellt (Abb. 3). Man kann erkennen, daß auch hier der Harnleiter mit einer Antirefluxplastik versehen wird. Nachfolgend noch zur Technik einige Hinweise. Jede Boariplastik setzt eine annähernd normal große Blasenkapazität voraus, die vor dem Eingriff gemessen werden muß. Bei der Bildung des Lappens ist zu beachten, daß man dabei die Mittellinie der Blase nicht überschreiten soll und daß die A. vesicalis inferior der betreffenden Seite möglichst erhalten werden sollte. Aus diesem Grunde verzichten wir auch darauf, den geschädigten Harnleiter bis zu seiner Einmündung in die Blase freizupräparieren. Bei der Präparation in der Tiefe des kleinen Beckens wird häufig dieses Gefäß verletzt. Nach

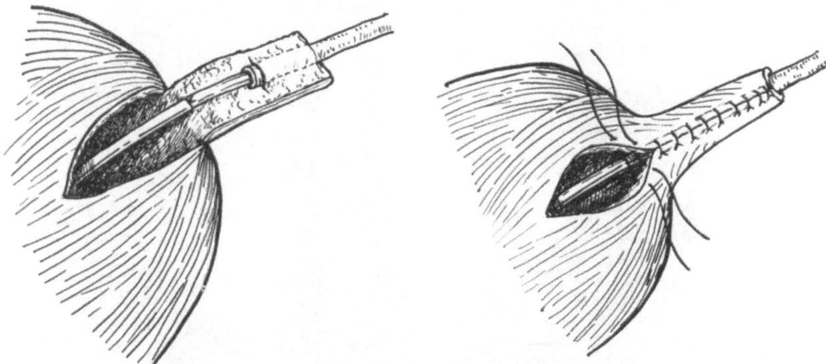

Abb. 3. Operationsschema der Boariplastik

Aufsuchen des Harnleiters wird dieser unmittelbar oberhalb der Schädigung durchtrennt und der blasennahe Stumpf ligiert. Bei der Überbrükkung größerer Defekte bevorzugen wir, um die Wiedereinpflanzung spannungsfreier zu gestalten, die End-zu-End-Anastomose des Harnleiters mit dem Boarischlauch.

Das folgende i.v. Urogramm (Abb. 4) zeigt das Ergebnis einer solchen End-zu-End-Anastomose wegen Harnleiterscheidenfistel nach Wertheimscher Operation bei Solitärniere — links vor, rechts nach dem Eingriff. Beim strahlengeschädigten Harnleiter führt die schlechte Heilungstendenz des bestrahlten Gewebes nicht selten zu einer Nahtinsuffizienz. Um dies zu verhindern, haben wir ein Verfahren entwickelt, unter Ausnutzung der der Lembert-Naht zugrundeliegenden hochgradigen Verklebungsneigung des Peritoneums. Das Prinzip ist auf der folgenden Abbildung zu erkennen (Abb. 5). Es wird eine Peritonealmanschette in der Weise um die Anastomose gelegt, daß die seröse Fläche dem Harnleiter zugewandt ist und daß der Harnleiter gewissermaßen pseudoextraperitoneal verlagert wird. Ich darf an dieser Stelle noch einmal erwähnen, daß wir bei jeder Reimplantation des Harnleiters in die Blase eine Harnleiterschienung für unbedingt erforderlich halten. Auch bei doppelseitigen Schädigungen der blasennahen Harnleiterabschnitte kann die Boariplastik zur Anwendung gebracht werden durch Reimplantation beider Harnleiter in einen medialen Boarilappen. Abweichend von der von Mauermeyer angegebenen Technik haben wir die unteren

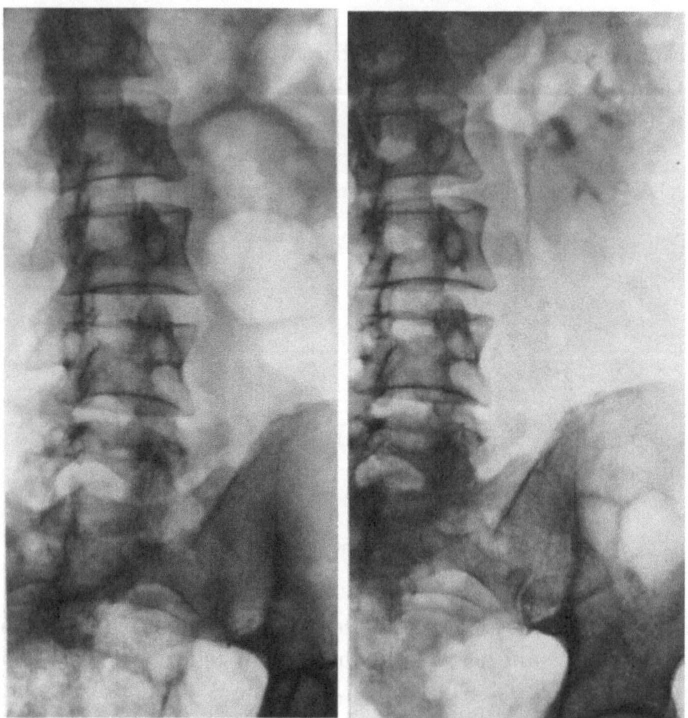

Abb. 4. Intravenöses Urogramm nach End-zu-End-Anastomose des Harnleiters mit dem Boarischlauch wegen Harnleiterscheidenfistel nach Wertheimscher Operation bei Solitärniere, links vor, rechts nach dem Eingriff

Harnleiter nicht nach Längsaufspaltung des Lumens durch Naht vereinigt, sondern einfach in der üblichen Weise parallel nebeneinander eingepflanzt. Das folgende i.v. Urogramm (Abb. 6) zeigt nun das Ergebnis einer solchen doppelseitigen Harnleitereinpflanzung in einen medialen Boarilappen wegen doppelseitiger Harnleiterdurchtrennung bei Wertheimscher Operation. Auch ist die Durchführung einer doppelseitigen Boariplastik unter Bildung von 2 lateralen Boarilappen in 2 Sitzungen möglich. Es hat sich nämlich herausgestellt, daß sich die durch Bildung des Boarilappens verminderte Blasenkapazität sehr rasch nach einigen

Wochen wieder herstellt. Bei 5 doppelseitigen Boariplastiken, die nach gynäkologischer Carcinomtherapie durchgeführt werden mußten, hatten wir 2mal beim strahlengeschädigten Harnleiter keine günstigen Ergebnisse. Wir haben uns deshalb beim Ersatz beider unteren Harnleiter der Harnleiterdünndarmersatzplastik zugewandt, die besonders dann angezeigt ist, wenn gleichzeitig eine Schrumpfblasenbildung vorliegt. Die

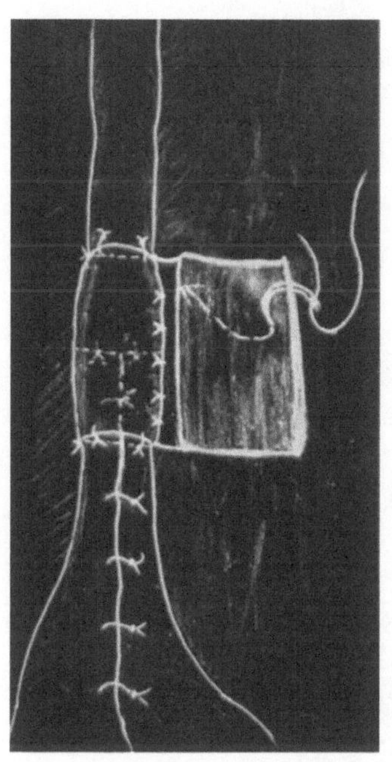

Abb. 5

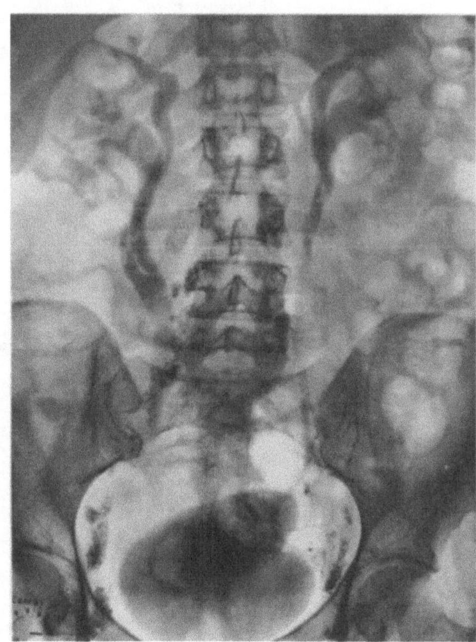

Abb. 6

Abb. 5. Sicherung der Boari-Anastomose durch eine Peritoneal-Manschette

Abb. 6. Intravenöses Urogramm nach Einpflanzung beider Harnleiter in einen medialen Boarilappen

folgende Abbildung (Abb. 7) gibt das Operationsschema wieder. Die Dünndarmkontinuität wird durch End-zu-End-Anastomosierung wiederhergestellt. Zur Operationstechnik möchte ich nur so viel sagen, daß wir die zweischichtige End-zu-End-Anastomosierung der Harnleiter mit dem Darm ohne Schienung bevorzugen. In einem Falle hatten wir entsprechend dem Durchzugsverfahren bei der Ureteroneocystostomie den Harnleiter rüsselförmig in die orale Öffnung der ausgeschalteten Dünndarmschlinge hineingezogen und unter Fixierung des so implantierten Harnleiters die Dünndarmschlinge verschlossen. Wir mußten jedoch

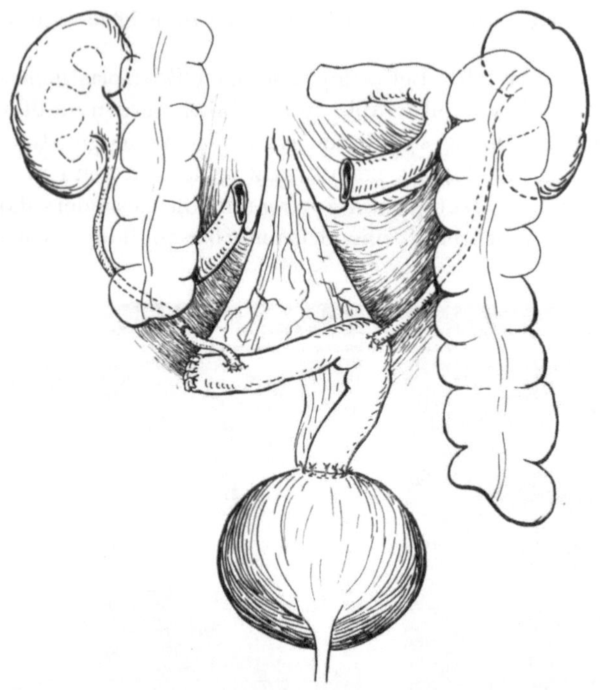

Abb. 7. Harnleiterdünndarmersatzplastik (Operationsskizze)

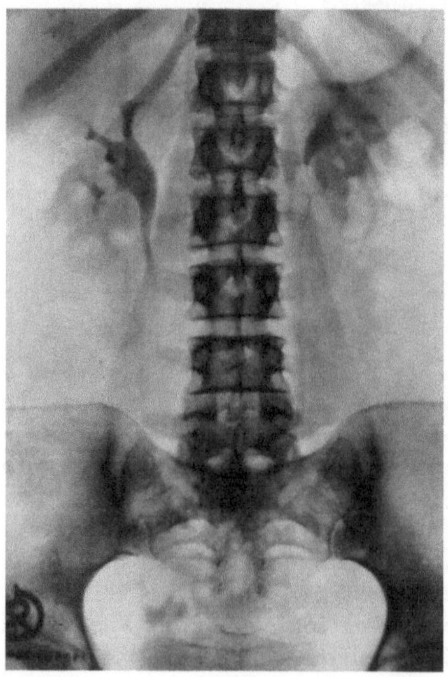

Abb. 8. Intravenöse Urographie nach plastischem Ersatz beider unteren Harnleiter durch Dünndarm

die Erfahrung machen, daß die End-zu-End-Anastomosierung bessere funktionelle Resultate ergibt. Die folgende Abbildung (Abb. 8) zeigt ein i.v. Urogramm nach doppelseitigem Ersatz beider unteren Harnleiter durch Dünndarm. Man sieht die zwischengeschaltete Dünndarmschlinge cranial und rechts von der Blase nur ganz diskret mit kontrastmittelhaltigem Urin gefüllt. Auf dem nächsten Bild (Abb. 9)

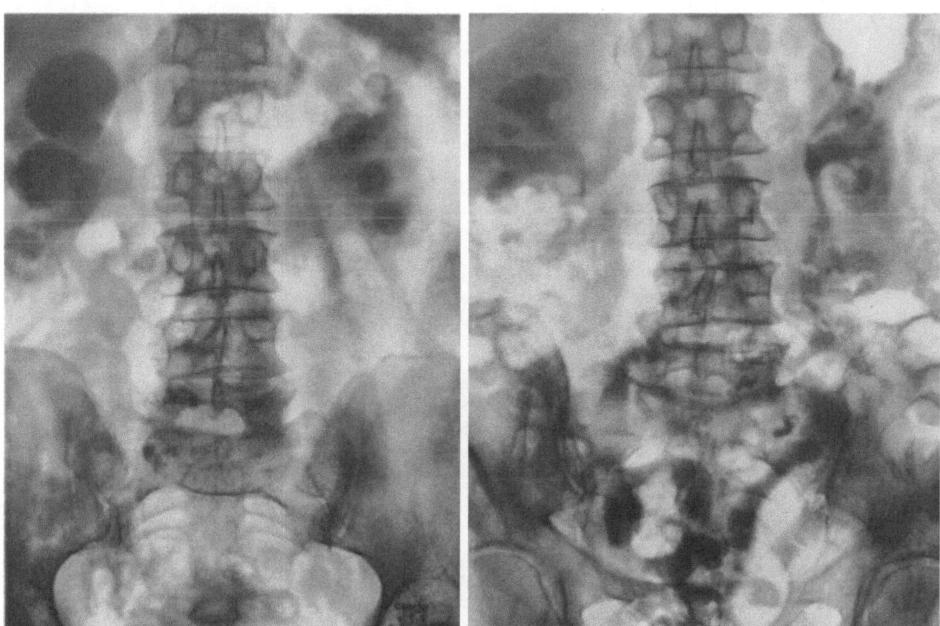

Abb. 9. Monströse Hydronephrosen beiderseits nach Röntgen-Radium-Bestrahlung eines Collum-Carcinoms links im Bild; rechts weitgehende Rückbildung nach Ersatz beider unteren Harnleiter durch Dünndarm (intravenöse Urographie)

sieht man links monströse Hydronephrosen beiderseits. Rechts im Bild ist eine weitgehende Rückbildung nach dem Ersatz beider unteren Harnleiter durch Dünndarm zu erkennen. In bestimmten Fällen kann auch der Ersatz des gesamten Harnleiters durch Dünndarm erforderlich werden, nämlich dann, wenn der obere Harnleiter infolge chronischer Infektionen, besonders nach vorausgegangenen mißglückten Plastiken, über keinerlei Motilitätsreserven mehr verfügt. Die Diagnose eines solchen motorisch funktionslosen Hydroureters und damit die Indikation zur totalen Harnleiterdünndarmersatzplastik wird durch Urokymographie und Urokinematographie gestellt. Das letzte Bild (Abb. 10) zeigt links eine Harnleiterhautfistel nach Boariplastik; rechts im Bild das i.v. Urogramm nach totalem Harnleiterdünndarmersatz. Bei Erwachsenen tut man gut daran, nach Hineinziehen der ausgeschalteten Dünndarmschlinge in das jeweilige Nierenlager, die Patienten umzulagern und die Anastomose nach Freilegen der Niere vom Flankenschnitt aus durchzuführen. Auch möchten wir dazu raten, die Nierenbeckendarmanastomose, im Gegensatz zu den intraperitoneal durchgeführten Anastomosen, nach

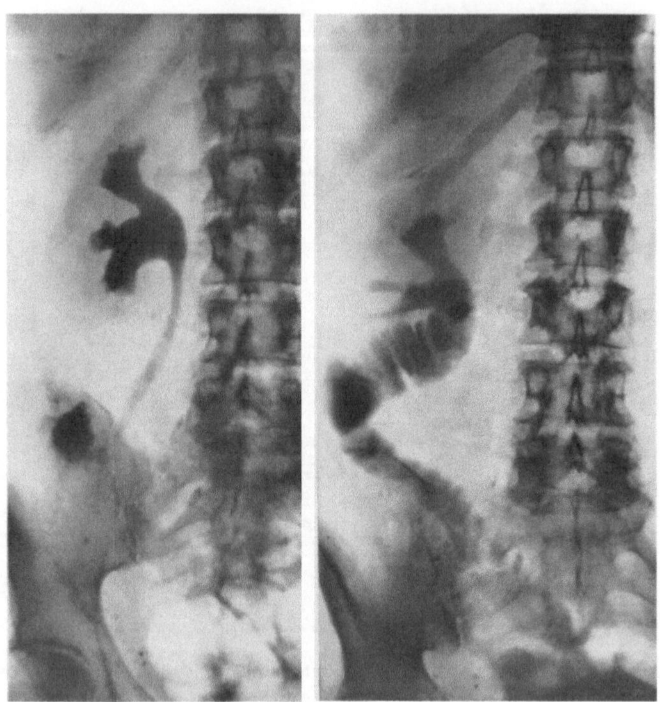

Abb. 10. Totaler Harnleiterdünndarmersatz rechts wegen Harnleiterhautfistel nach Boariplastik. Links im Bild der Zustand vor dem Eingriff (intravenöse Urographie)

außen zu drainieren. Nach Harnleiterdünndarmersatzplastiken kommt es im postoperativen Verlauf zu einer Verschiebung der aktuellen Wasserstoffionenkonzentration des Blutes zur acidotischen Seite hin. Dieser Zustand ist jedoch sehr leicht substituierbar. Bei insgesamt 12 durchgeführten Harnleiterdünndarmersatzplastiken wurde dieser Eingriff 7mal wegen Harnleiterschädigung sekundärer Natur durchgeführt. Von diesen 7 Patientinnen starb eine im Operationsschock. Die übrigen 6 leben und gehen ihrer Arbeit nach. Die Vielzahl der Operationsverfahren, die in den letzten Jahren ständig weiter ausgebaut und verfeinert wurden, erlaubt auch in zunächst aussichtslos erscheinenden Fällen die plastische Rekonstruktion der oberen Harnwege nach sekundärer Schädigung.

Leiter: Bei Frühschäden mit Corticosteroiden zu behandeln — man sollte es versuchen. Allerdings wird man früher oder später doch operieren müssen. Entschuldigen Sie, wenn ich das sage. Hinsichtlich des Zuganges sollte man vielleicht nicht ganz orthodox auf den extraperitonealen Weg drängen, sondern je nach Situation intraperitoneal herangehen, weil man so eben doch eine bessere Explorationsmöglichkeit hat und unter Umständen nach Metastasen forschen kann.

99. Differentialdiagnostische Abgrenzungen zur retroperitonealen Fibrose

J. Honkomp* und H. J. Michalke (a. G.)-Münster

Summary. In Ormonds disease, the most varied basic disorders may lead to retroperitoneal fibrosis and create difficult problems in differential diagnosis in surgical practice. The assumption of an idiopathic retroperitoneal fibrosis is only justified, when all symptomatic forms have been eliminated. Differentiation between reactive-inflammatory and neoplastic processes is of the utmost importance. In this aspect of diagnosis, general aortography with the translumbar puncture technique has proved extremely valuable.

Zusammenfassung. Bei der Ormondschen Erkrankung können ganz verschiedenartige Grundkrankheiten zu retroperitonealen Fibrosierungen führen und in der chirurgischen Praxis schwierige differentialdiagnostische Probleme aufgeben. Die Annahme einer idiopathischen Retroperitonealfibrose ist erst dann berechtigt, wenn symptomatische Formen ausgeschlossen sind. Sehr wichtig ist die Abgrenzung reaktiv-entzündlicher von neoplastischen Prozessen. In der Diagnostik hat sich hier die Übersichtsaortographie mit translumbaler Punktionstechnik bewährt.

Der ätiologischen und pathogenetischen Vielgestaltigkeit der retroperitonealen Fibrose ist ein chronischer Entzündungsvorgang gemeinsam, welcher das Bindegewebe des retroperitonealen Raums fibrös und schwielig-derb umwandelt [7] und naturgemäß auch zur Durchflußbehinderung von Hohlorganen des Retroperitonealraums, so des Ureters, der Arterien, Venen und Lymphgefäße führen kann. Es sind ganz verschiedenartige Grundkrankheiten, die ähnliche klinische Erscheinungen hervorrufen können. In Anlehnung an Taenzer u. Münzel haben wir folgende Einteilung der retroperitonealen Fibrose gewählt:

I. Idiopathische Form.

II. Symptomatische Form.

a) Entzündliche Prozesse mit lymphogener Ausbreitung (Harnwegsinfekte, Para-Perinephritis, Prostatitis, Adnexitis, Epididymitis, Spondylitis tuberculosa, Colitis, Ileitis, Divertikulitis, Appendicitis, Pankreatitis).

b) Reaktive Fibrosierungen (Harnabflußstörungen nach Radiotherapie, retroperitoneale Hämatome, postoperative Fibrose des Retroperitonealraums).

c) Tumoröse Prozesse mit Infiltration und Kompression (Gutartige und bösartige Nierentumoren, M. Hodgkin, Carcinome, Sarkome, Teratome, Metastasen, Neuroblastome, retroperitoneale Cysten, Retikulose, Fibro-Lipome, Myxome, Fasciitis nodularis).

d) Aneurysmen der Aorta abdominalis und der Iliacagefäße.

e) Allergisch-hyperergische Prozesse im retroperitonealen Bindegewebe (Chemotherapeutica, Ergotaminderivate, unbekannte Antigene).

f) Kollagenosen (Panarteriitis, Periarteriitis nodosa, Mediastinalfibrose).

g) Bisher ungeklärte Zusammenhänge (Sklerosierende Cholangitis, Induratio penis plastica, Dupuytrensche Kontraktur, Wegenersche Granulomatose, Riedel-Struma, Myxödem).

Ein Hauptanliegen der diagnostischen Bemühungen gilt der Abgrenzung neoplastischer von entzündlichen Prozessen mit der entsprechenden therapeutischen Konsequenz. Während die lokalisierte und häufig singulär auftretende, röhrenförmige Gewebsreaktion meist auf Grund entzündlicher Prozesse entsteht, sind es vor allem flächenhafte, ausgedehnte Fibrosierungen, die den Verdacht auf eine tumoröse Genese lenken. In Abb. 1 handelt es sich um Aortogramme eines 57jährigen Patienten, der nach längerer urologischer und internistischer Vorbehandlung wegen wechselnd starker Flankenschmerzen rechts, Miktionsbeschwerden und starker Gewichtsabnahme in stationäre Behandlung kam. Die Blutsenkung betrug 59/90 bei 70% Hb und 8900 Leukocyten.

Spezifische Symptome der retroperitonealen Fibrose gibt es nicht. Neben der allgemeinen Symptomatik des Kräfte- und Gewichtsverlustes, einer Erhöhung der Blutkörperchensenkungsgeschwindigkeit mit Anaemie und Leukocytose, am häufigsten bei Männern im mittleren Lebensalter, sind es vor allem therapieresistente Lumbalgien, dumpfe Rückenschmerzen und kolikartige Schmerzattacken, weiterhin die Zeichen der Entleerungsstörung der oberen Harnwege und hartnäckige Harninfekte, welche die Einbeziehung der Ormondschen Erkrankung in den Kreis differentialdiagnostischer Erwägungen nahelegen. Venöse Abflußbehinderungen der unteren Extremitäten und des Scrotums sowie eine mediale Verlagerung des wenig beweglichen, starren Harnleiters machen die Diagnose wahrscheinlicher. Haematurie, Leukurie, Miktionsbeschwerden, Hodenschmerzen und Blasentenesmen vervollständigen das klinische Bild [2—5, 7, 12]. Nicht selten finden sich als Begleiterkrankung eine Enteritis regionalis Crohn, eine Colitis ulcerosa oder eine Divertikulitis des Dickdarms [3]. Seltenere Symptome sind Stuhlkontinenz im Wechsel mit Diarrhoe und Obstipation, Behinderung des Galleabflusses und der

Duodenalpassage [11] sowie arterielle Durchblutungsstörungen des Beckens und der unteren Extremitäten [6, 8]. Bei Einbeziehung des Nierenhilus kann auch ein Goldblatt-Hochdruck entstehen [1].

Oftmals müssen bekannte diagnostische Maßnahmen wie i.v. und retrograde Urographie, Nierenfunktionsprüfungen, gynäkologische und rectal-digitale Untersuchungen sowie röntgenologische Beurteilungen des Darmtrakts durch eine angiographische Darstellung der venösen und

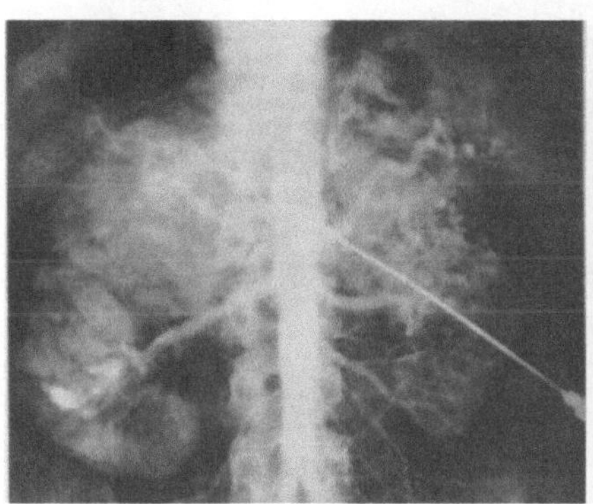
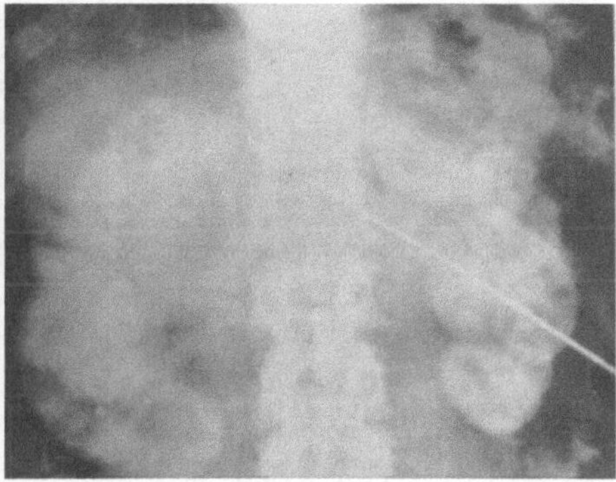

Abb. 1. Aortographie bei Hypernephrom rechts mit ausgedehnter beiderseitiger retroperitonealer Metastasierung. Sichere Zeichen eines malignen Prozesses. Links: arterielle Phase; rechts: parenchymatöse Phase

arteriellen Strombahn sowie durch lymphographische Untersuchungen ergänzt werden [10], um die Genese der komplexen, unspezifischen Symptomatik abzuklären. Uns hat sich hier besonders die Übersichts-Aortographie mit der translumbalen Punktionstechnik bewährt. Neoplastische Prozesse des Retroperitonealraums können angiographisch und durch Anwendung des Retropneumoperitoneums mit hoher Sicherheit bestätigt oder ausgeschlossen werden. Es ist zu berücksichtigen, daß Tumoren nicht nur durch infiltratives, sondern auch durch expansives Wachstum mit reaktiver Fibrosierung im Randgebiet die geschilderten Symptome hervorrufen können.

So kam eine 35jährige Patientin mit Bauch- und Rückenschmerzen zur Aufnahme, bei der im rechten Gesäßbereich und im rechten Unterbauch Verhärtungen tastbar waren. Die BSG betrug 42/62 bei 11800 Leukocyten und 80% Hb. Im Urinsediment fanden sich reichlich Leukocyten, Bakterien und vereinzelt Erythrocyten. Das i.v. Pyelogramm zeigt eine hochgradige Harnstauungsniere beiderseits. Es war eine längere Behandlung wegen Pyelonephritis vorausgegangen. Das retrograde Pyelogramm ergab eine Hydronephrose mit gestauten und verlagerten Harnleitern beiderseits. Im Beckenbereich zeigte sich eine diffuse

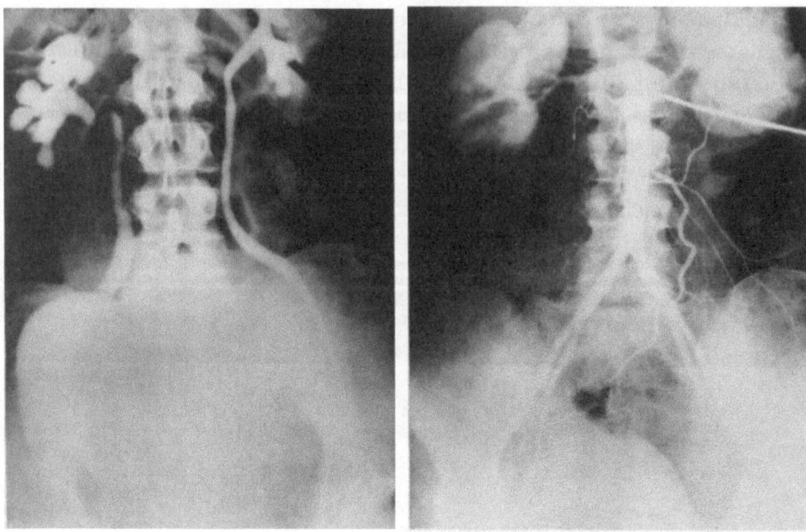

Abb. 2. Ausgedehntes Fibrosarkom des Retroperitonealraums. Links: retrograde Pyelographie, Harnstauungsniere und Ureterverlagerung beiderseits; rechts: translumbale Aortographie, diffuse Anfärbung des Tumoranteils im kleinen Becken. Keine pathologische Vascularisation

Tumorverschattung. Bei der translumbalen Aortographie fand sich ein großer, glattbegrenzter Tumor im kleinen Becken ohne pathologische Gefäßzeichnung (Abb. 2). Der in Wirklichkeit noch wesentlich ausgedehntere, vor allem nach cranial-retroperitoneal reichende Tumor von 1360 g Gewicht wurde zweizeitig perineal und transabdominal exstirpiert. Histologisch handelte es sich um ein Fibrosarkom.

Auch gefäßbedingte Verdrängungserscheinungen können mit Gewichtsabnahme, heftigen Bauch- und Flankenschmerzen, Rest-N-Steigerung, hoher Blutsenkung, Leukocytose und pathologischem Urinbefund einhergehen, wie das Beispiel eines 68jährigen Patienten zeigt, bei welchem die Aortographie ein Aneurysma der Aorta abdominalis ergab (Abb. 3).

Heute ist unbestritten, daß die Therapie von Harnabflußstörungen infolge retroperitonealer Fibrose am besten in chirurgischen Maßnahmen wie Ureterolyse, intraperitonealer oder intramuskulärer Harnleiterverlagerung sowie Uretereinscheidung besteht. Manchmal genügt die Resektion des fibrösen Gewebes oder die Exstirpation des Tumors. Bei inkurablen Grunderkrankungen hat sich uns vor der Nierenfistel die Ureter-Endoprothese nach Schmitz u. Hegemann bewährt. Die Anwendung und Erfolgsaussicht von Corticoiden und Radiotherapie sind nach

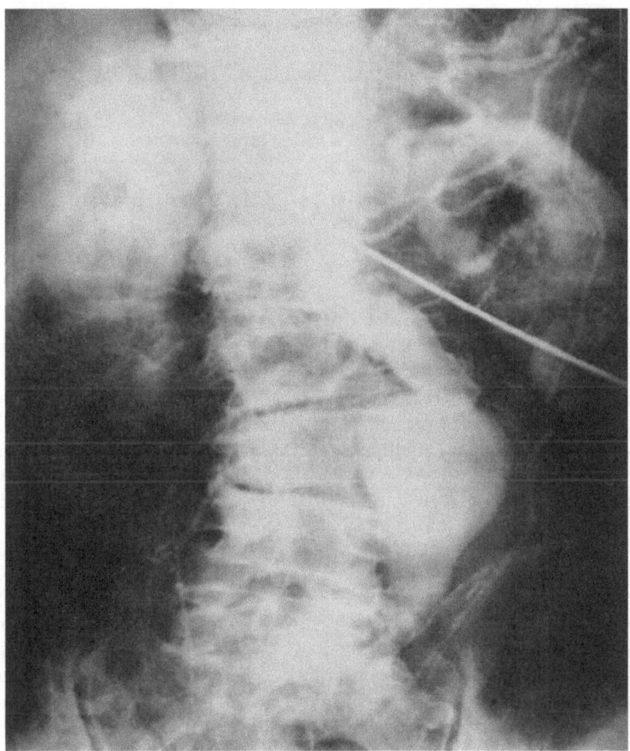

Abb. 3. Spindelförmiges Aneurysma der Aorta abdominalis mit Verdrängungserscheinungen im Retroperitonealraum links

wie vor umstritten. Die Nephrektomie ist nur ausnahmsweise erforderlich. Prinzip der chirurgischen Therapie ist die Erhaltung von funktionstüchtigen Nieren, vor allem, da häufig doppelseitige Prozesse bestehen.

Literatur

1. Brosig, W.: Bruns' Beitr. klin. Chir. **200**, 313 (1960).
2. Cibert, J., J. Cibert, J. P. Gentil, H. Kamal et Cl. Nazon: Lyon chir. **64**, 485 (1968).
3. Corriere, J. N., J. A. Mackie, and J. J. Murphy: J. Urol. (Baltimore) **96**, 161 (1966).
4. Götzen, F. J.: Z. Urol. **53**, 657 (1960).
5. Kracht, H., u. A. A. Kollwitz: Fortschr. Med. **87**, 282 (1969).
6. Olsson, S., J. E. Sjöberg, L. Wahlquist, and B. Zederfeldt: Acta chir. scand. **123**, 427 (1962).
7. Ormond, J. K.: J. Urol. (Baltimore) **94**, 385 (1965).
8. Raper, F. P.: Proc. roy. Soc. B **53**, 690 (1960).
9. Schmitz, W., u. G. Hegemann: Urologe **5**, 251 (1966).

10. Suby, H. J., W. S. Kerr, Jr., J. R. Graham, and E. Praley: J. Urol. (Baltimore) **93**, 144 (1965).
11. Taenzer, V., u. Münzel: Dtsch. med. Wschr. **92**, 1715 (1967).
12. Wand, H.: Z. Urol. **61**, 161 (1968).

100. Harnabflußstörungen durch Harnleitertumoren

J. Pörtener* und K. H. Gasteyer-Frankfurt a. M.

Summary. One of the rare causes of urine-flow disturbances is the ureteral tumor. The authors report on 7 personal experiences with such cases in the period 1963—1969. Early recognition of the tumors is difficult, because of the slow development of the disturbance in flow. On average 10 months have passed between the appearance of the first symptom and establishment of the diagnosis. Within the framework of roentgenological diagnosis, suitable retrograde contrast radiography with T/V amplification should not be forgotten. Further development of the cytodiagnostic methods is to be recommended as a means to facilitate early diagnosis. Therapy of ureteral tumors in the form of nephro-ureterectomy together with the removal of a bladder section should be carried out regardless of the histological nature of the tumor.

Zusammenfassung. Zu den seltenen Ursachen einer Harnabflußstörung gehören die Uretertumoren. Verff. berichten über 7 eigene Fälle aus dem Zeitraum 1963 bis 1969. Die frühzeitige Erkennung der Tumoren bereitet wegen nur langsam zunehmender Abflußbehinderung Schwierigkeiten. Zeitlich lagen zwischen erstem Symptom und der Diagnosestellung durchschnittlich 10 Monate. Im Rahmen der Röntgendiagnostik sollte auf eine gezielte retrograde Kontrastmitteldarstellung unter Anwendung eines Fernsehbildverstärkers nicht verzichtet werden. Zur Verbesserung der Frühdiagnostik ist der weitere Ausbau cytodiagnostischer Methoden zu fordern. Die Therapie der Harnleitertumoren sollte, unabhängig vom histologischen Aufbau des Tumors, in Form einer Nephroureterektomie unter Mitnahme einer Blasenmanschette durchgeführt werden.

Harnabflußstörungen werden in seltenen Fällen durch Uretertumoren verursacht. Zu 75% bösartig, treten diese Tumoren vorwiegend zwischen dem 50. und 70. Lebensjahr auf. Rund 90% aller Tumoren sind epithelialen Ursprungs. Bei der papillären Form wird multiples gleichseitiges Auftreten häufiger beobachtet, ganz selten dagegen das doppelseitige. Für klinische Belange ist unter den verschiedenen Tumorklassifizierungen die von Holtz angegebene vorzuziehen. Hierbei werden die papillären von den nicht papillären Tumoren unterschieden. Die papillären Tumoren wachsen in der Mehrzahl ohne Infiltration, neigen zur Multiplizität und haben geringeren Malignitätsgrad. Die nicht papillären hingegen infiltrieren immer, metastasieren rasch und haben hohen Malignitätsgrad. Die Papillome werden infolge späterer Infiltration und der Rezidivneigung auch bei histologisch fehlenden Zeichen von Malignität primär als potentiell maligne angesehen.

In unserem urologischen Krankengut aus den vergangenen $5^1/_2$ Jahren fanden sich 7 Harnleitertumoren, davon 6 maligne, 1 benigne. Das Durchschnittsalter betrug 60 Jahre.

Der Zeitraum vom ersten Auftreten der Symptome bis zur Diagnosestellung lag bei unseren Fällen bei 10 Monaten. Diese relativ lange Zeitspanne ist wesentlich bedingt durch die Schwierigkeit der Diagnostik.

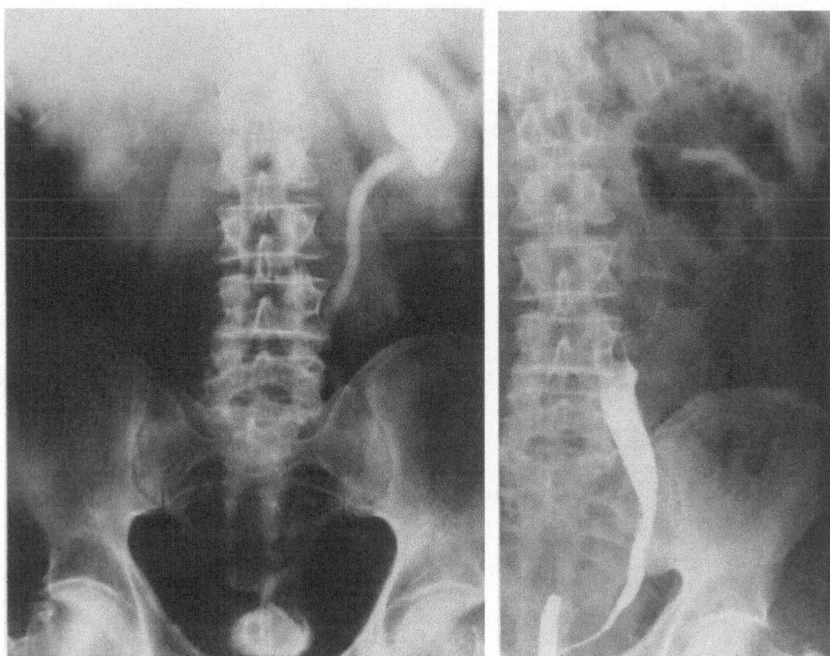

Abb. 1. Das i. v. Urogramm bringt die durch einen linksseitigen Uretertumor bedingte Harnabflußstörung mit Erweiterung von Nierenbecken und Harnleiter bei Kontrastmittelstop im mittleren Ureterdrittel zur Darstellung. Bei retrograder Füllung Kontrastmittelabbruch in gleicher Höhe

Die Ausscheidungsurographie ist in vielen Fällen bei kleinen Tumoren unauffällig, Aussparungen im Harnleiterbereich sind oft nicht erkennbar. In 4 der von uns beobachteten 7 Fälle fanden sich allerdings erhebliche Harnabflußstörungen, die zu einer Pyelektasie führten (Abb. 1 u. 2).

Auch die Isotopennephrographie läßt nur dann einen pathologischen Befund erkennen, wenn der Uretertumor zu Abflußstörungen führt (Abb. 3).

Aus diesen Gründen ist auf eine retrograde Darstellung des Ureters — am besten in Verbindung mit einem Fernsehbildverstärker — nicht zu verzichten (Abb. 4).

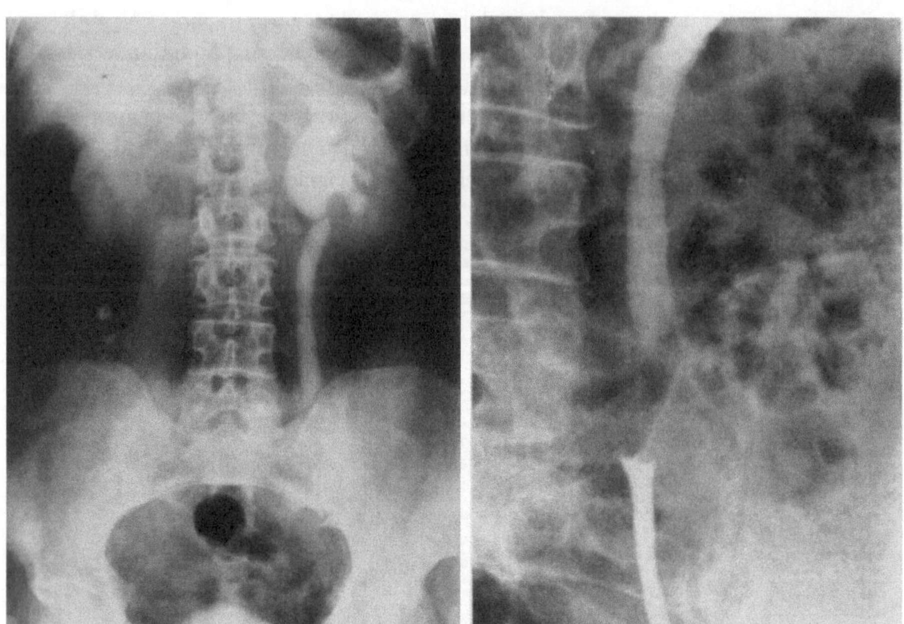

Abb. 2. Auch hier im i. v. Urogramm die infolge eines linksseitigen Uretertumors vorhandene deutliche Harnabflußstörung mit Kontrastmittelstop im mittleren Drittel. Die retrograde Darstellung zeigt eine 4 cm lange Stenose

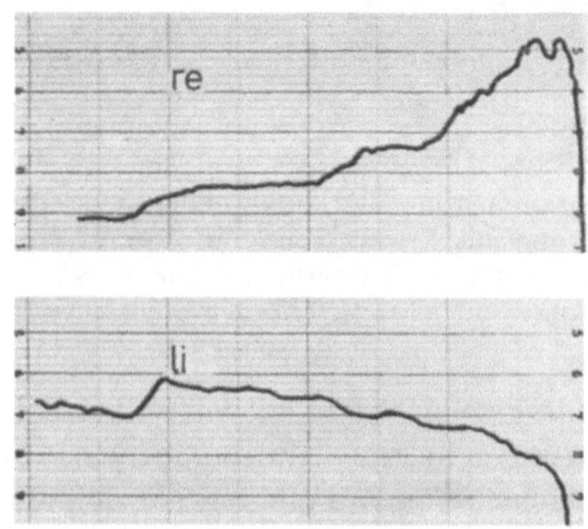

Abb. 3. Isotopennephrogramm zu Fall 2. Fehlender Kurvenabfall in der 3. Phase als Ausdruck der Abflußbehinderung links

Das neueste Glied in der Kette urologischer Untersuchungen speziell zur Verbesserung der Frühdiagnostik von Tumoren stellt die Cytodiagnostik dar. Zur Erzielung brauchbarer Treffsicherheit setzt die

Methode Erfahrungen in der Zellmorphologie voraus. Wie den Arbeiten aus der Klinik von Lutzeyer zu entnehmen ist, kann ein Tumor bei noch völligem Fehlen von pathologischen Befunden im Ausscheidungsurogramm bzw. instrumentellen Ureterogramm unter Umständen zu pathologischen Zellabschilferungen im Sediment und damit zur Verdachtsdiagnose mit der Konsequenz einer frühzeitigen operativen Therapie führen. Damit ergibt sich die Forderung nach weiterem Ausbau der Cytodiagnostik, wobei in cytologischen Zentren die Treffsicherheit der Methode sicherlich erhöht werden könnte.

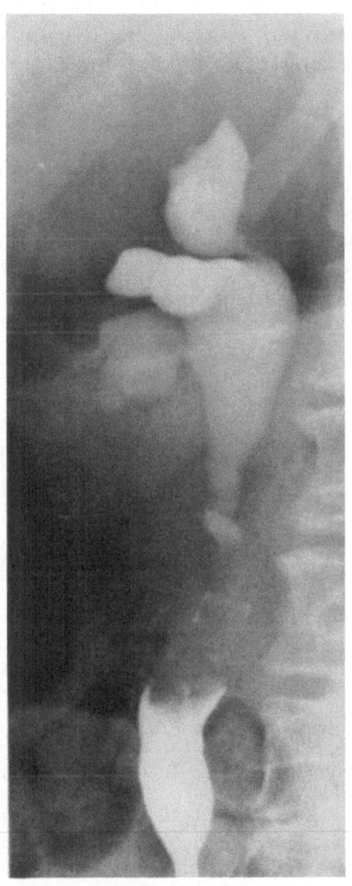

Abb. 4. Zielaufnahme (retrograde Füllung) bei rechtsseitigem Uretertumor

Unter dem Gesichtspunkt der Radikalität und unter der Voraussetzung einer zweiten intakten Niere sollte die Therapie der Harnleitertumoren in Form einer Nephroureterektomie möglichst unter Mitnahme einer das Ostium einschließenden Blasenmanschette durchgeführt werden. Das Vorgehen ist unabhängig vom histologischen Aufbau des Tumors. Diese Forderung ist begründet auf 1. der Tendenz zum multiplen Auftreten, 2. der Gefahr des lokalen Rezidivs bei nicht radikalem Vorgehen.

Der konservative Weg, die Tumorresektion, bleibt einigen wenigen Fällen, meist bei ebenfalls erkrankter Gegenseite, vorbehalten. Dies gilt, solange uns Berichte über Spätergebnisse nach Harnleitererhaltenden Eingriffen noch nicht in ausreichender Zahl vorliegen. Unsere Ansicht wird bestärkt durch einen unserer Fälle. Wegen eines histologisch gutartigen Harnleiterpapilloms wurde bei einer 54jährigen Frau in einer auswärtigen Klinik lediglich eine Nephrektomie mit Teilentfernung des Ureters durchgeführt. 2 Jahre später trat am verbliebenen Ureterstumpf ein malignes, inoperables Rezidiv auf.

Bei malignem Tumorwachstum befürworten wir eine postoperative Telekobaltnachbestrahlung.

Unter den von uns behandelten 7 Fällen blieben bis jetzt 4 rezidivfrei. Der längste Zeitraum beträgt 3 Jahre. 3 Fälle verstarben an einem Rezidiv.

Die Prognose der Harnleitertumoren ist schlecht. Bei papillären Tumoren kann mit einer 5-Jahresheilung von höchstens 50% gerechnet werden, während bei den nicht papillären Tumoren die Überlebenszeit kaum länger als 2 Jahre beträgt.

Literatur

Holtz, F.: J. Urol. (Baltimore) **88**, 380 (1962).
Müssiggang, H.: Z. Urol. **57**, 561 (1964).
Nagel, R., u. A. Hauge: Urologe **2**, 62 (1963).
Schiffner, A., S. Lymberopoulos et A. Charvat: Z. Urol. Néphrol. **61**, 367 (1968).
Senger, F. L., and C. A. Furey: J. Urol. (Baltimore) **69**, 243 (1953).
Sigel, A.: Langenbecks Arch. klin. Chir. **319**, 835 (1967).
Whitlock, G. F., J. R. McDonald, and E. N. Cook: J. Urol. (Baltimore) **73**, 245 (1955).

101. Ursachen und Behandlung der Anurie bei urologisch Kranken

H. Sommerkamp* und E. Schirg (a. G)-Marburg

Summary. In the period 1958—1968, 71 patients with anuria have undergone urological examination and received treatment. 41% of the patients had only one kidney either anatomically or functionally. The most frequent cause of the anuria in males was either a unilateral or bilateral stone-occlusion of the ureter and in females ureteral occlusion because of gynaecological tumors. Therapy consisted of instrumental (ureteral catheter or loop) and operative (lithotomy or nephrostomy) measures. In 13 cases, pre-operative dialysis was necessary. Mortality 32%.

Zusammenfassung. Im Zeitraum von 1958—1968 wurden 71 Patienten mit Anurie urologisch untersucht und behandelt; 41% der Kranken hatten anatomisch oder funktionell nur eine Niere. Häufigste Ursache der Anurie war bei Männern der ein- oder beidseitige Steinverschluß des Ureters, bei Frauen Harnleiterobstruktion bei gynäkologischen Tumoren. Die Therapie bestand aus instrumentellen (Ureterkatheter, Schlinge) und operativen (Lithotomie, Nephrostomie) Maßnahmen; in 13 Fällen mußte präoperativ dialysiert werden. Frühletalität 32%.

Die Diagnose einer Anurie bei einem Patienten ist immer ein unmittelbarer Anlaß zu sofortiger und gezielter Diagnostik und Therapie. In den letzten 10 Jahren hatten wir Gelegenheit, 71 Patienten mit Anurie zu untersuchen und zu behandeln (s. Tab. 1); die Mehrzahl dieser Patienten stammte primär aus einem chirurgisch-urologischen Krankengut, vereinzelt kamen internistische Kranke zur Diagnostik, bei denen die Differentialdiagnose: akutes Nierenversagen — postrenale Anurie gestellt

Tabelle 1. *Anurie bei urologischen Patienten (1958—1968)*

	Männer	Frauen	Gesamt	%
Patientenzahl	43	28	71	100
davon Einnierige	20	9	29	41
Solitärniere	2	2	4	
anatom. Restniere	11	4	15	
funktion. Restniere	7	3	10	
Dauer der Anurie (Tage)	3 (1—7)	4 (1—12)		
Lebensalter (Jahre)	56	47		
verstorben	16	7	23	32

Tabelle 2. *Ätiologie der Anurie bei urologischen Patienten*

	Männer	Frauen	Gesamt
Postrenale Anurie			
Urolithiasis	20	6	26
Urol. Tumor (Blase)	4	—	4
Gyn. Tumor	—	13	13
andere Tumoren, Metast.	4	3	7
Tbc	3	1	4
unspez. Ureterstenose	1	1	2
	32	24	56
Renale Anurie			
Akutes Nierenversagen	5	2	7
Endstad. chron. Insuffizienz	1	—	1
Pyelonephritis	3	1	4
	9	3	12
Prärenale Anurie			
akute Herzinsuffizienz	—	1	1
Apoplexie	1	—	1
	1	1	2

werden mußte. Das Durchschnittsalter der Patienten lag bei 51 Jahren, die Dauer der Anurie bis zur Behandlung 3—4 Tage. 41% unserer Patienten hatten vor Eintritt der Anurie nur eine funktionsfähige Niere; die kontralaterale Niere war entweder früher operativ entfernt worden, funktionslos oder aplastisch.

Bei der diagnostischen Aufschlüsselung der Anuriefälle teilten wir in prärenale, renale und postrenale Ursachen ein (s. Tab. 2); zahlenmäßig überwogen bei weitem die postrenalen Anurien durch mechanische Abflußstörungen im Ureterbereich. Bei den männlichen Patienten stand der Steinverschluß des Harnleiters bei Restniere an erster Stelle; doppelseitige Steinverschlüsse, z.T. durch Harnsäuresteine, beobachteten wir 9mal. Bei Frauen mit Anurie lag in über der Hälfte der Fälle ein gynäkologischer Tumor vor, der durch Ureterinfiltration, Lymphknotenkompression oder nach Bestrahlung eine beidseitige Abflußbehinderung geschaffen hatte. Nicht selten war eine Metastasierung von Magen- oder Bronchialcarcinomen in retroperitoneale Lymphknoten mit nachfolgender Ureterkompression nachweisbar. — Bei den 12 Fällen von echter renaler Anurie lag 7mal ein akutes Nierenversagen vor, bei dem die Diagnose zunächst nicht mit Sicherheit festgestellt werden konnte und ein mechanisches Hindernis in den ableitenden Harnwegen ausgeschlossen werden mußte. Eine septische Pyelonephritis bei Einzelniere führte in 4 Fällen zur Anurie, jeweils mit letalem Ausgang.

Bei prärenaler Anurie durch Kreislaufinsuffizienz nach Apoplexie oder Herzinfarkt mußte in 2 Fällen eine urologische Diagnostik eine andersgeartete Ursache der Anurie ausschließen.

Diagnostisch wurde bei allen anurischen Patienten zunächst eine Nierenübersichtsaufnahme zum Ausschluß kontrastgebender Steine angefertigt, dann eine Cystoskopie und gegebenenfalls beiderseitige retrograde Sondierung vorgenommen (s. Tab. 3). Konnte bei postrenaler

Tabelle 3. *Therapeutische Maßnahmen bei Anurie (71 Patienten)*

	Männer	Frauen	Gesamt
Ureterenkatheterismus	29	23	52
Nephrostomie	17	14	31
Lithotomie	9	2	11
Ureterhautfistel	2	5	7
Steinextraktion	5	—	5
konservativ	4	—	4
Dialyse	5	8	13

Anurie die Harnleiterobstruktion durch Ureterenkatheter überwunden werden, so wurden diese ein- oder beidseitig vielfach zur Entlastung zunächst belassen; in Einzelfällen konnte der Steinverschluß des Harnleiters durch primäre Extraktion mit der Schlinge behoben werden. Blieb die Harnleitersondierung erfolglos, so war jeweils zu entscheiden, ob der Zustand des Patienten eine sofortige Operation erlaubte oder ob der Kranke erst durch eine Dialyse in einen operationsfähigen Zustand gebracht werden mußte. Dies war in 13 Fällen notwendig, bei denen der Harnstoffspiegel im Serum über 300 mg-$^0/_0$ oder der Kaliumwert mehr als

7 mval/l betrug. — Der häufigste operative Eingriff war die Nephrostomie, die bei malignen, inoperablen Prozessen im Becken und Ureterbereich oft die einzige therapeutische Maßnahme blieb oder die nach Pyelolithotomie bei Einzelniere aus Sicherheitsgründen angewandt wurde. Ureterhautfisteln legten wir vorwiegend bei Frauen mit beiderseitiger Ureterobstruktion auf der vor Eintritt der Anurie noch funktionierenden Seite an. Ein- oder beidseitige Ureterverschlußsteine konnten in der Regel nach dem Scheitern instrumenteller Versuche durch die Lithotomie entfernt werden; beim Vorliegen von Harnsäuresteinen konnten nach operativer oder instrumenteller Bereinigung einer Seite bisweilen die kontralateralen Harnwege durch Steinauflösung mittels Harnkalkalisierung freigemacht werden.

Die hohe Letalität von 32% in unserem Krankengut, die sich auf die Frühsterblichkeit im Behandlungszeitraum der Anurie bezieht, beweist zusammenfassend, daß gerade bei benignen Grundkrankheiten wie der Urolithiasis alles daran gesetzt werden muß, die akute Lebensbedrohung des Patienten durch die Anurie durch schnelle und gezielte Maßnahmen abzuwenden.

102. Harnabflußstörungen bei Aorta iliaca-Erkrankungen

R. Giessler*, H. Marquardt (a.G.) und G. Heberer-Köln

Summary. Among the primary vascular diseases, abdominal aortic and iliac aneurysms tend to adhesions with the ureter. Complete obstruction is rare. However, our experiences obtained with 107 aneurysms since 1958 show that light degrees of stenosis are seen more often, especially in large aneurysms. Following reconstructive operations with synthetic vessel substitutes, false aneurysms at the iliac anastomosis, a by-pass graft placed in front of the ureter, and periprosthetic infections cause ureteral compression. Consequently, urological symptoms should be given greater attention in the differential diagnosis of aorto-iliac disease. Early recognition and careful treatment are necessary to prevent graft infection. Synthetic substitutes should be confined to necessary indications.

Zusammenfassung. Unter den primären Gefäßerkrankungen neigen Aneurysmen der Bauchaorta und der A. iliaca zu Ureter-Adhäsionen. Eine vollständige Verlegung ist selten. Unsere Erfahrungen mit 107 Aneurysmen seit dem Jahr 1958 zeigen aber, daß leichtere Stenosen besonders bei großen Aneurysmen häufiger auftreten. Nach rekonstruktiven Operationen mit synthetischem Gefäßersatz verursachen falsche Aneurysmen an der Anastomose der A. iliaca, ein By-pass über dem Ureter und periprothetische Infektion eine Kompression des Harnleiters. Daraus folgt, daß man urologischen Symptomen größere Aufmerksamkeit bei der Differentialdiagnose von Erkrankungen von Aorta und A. iliaca schenken muß. Frühzeitige Erkennung und sorgfältige Behandlung sind zur Verhütung von Transplantatinfektionen notwendig. Synthetischer Ersatz sollte auf wirklich nötige Indikationen beschränkt bleiben.

Urologische Beschwerden als Manifestation degenerativer Aorta iliaca-Veränderungen sind noch zu wenig bekannt. Ihre Hauptursache ist entweder eine Beeinträchtigung der Nierendurchblutung infolge Stenose, Atheroembolie, Aneurysmadissektion und -ruptur oder eine Harnabflußstörung aufgrund der Verschwielung des benachbarten Harnleiters.

Von den *primären Gefäßerkrankungen* neigt das Aneurysma der Bauchaorta und der Beckenarterien dazu, im Laufe seiner Expansion den mittleren und oberen Ureterabschnitt durch Verwachsung heranzuziehen und zu verdrängen. Eine hochgradige oder vollständige, ein- oder doppelseitige Uretersperre durch Aorta iliaca-Aneurysmen ist zwar nur in weniger als 10 Fällen mitgeteilt worden. Gefahr droht also weniger in Gestalt der Nierenschädigung als durch Aneurysmaruptur. Leichtere Grade der Harnabflußstörung finden sich aber nach den Beobachtungen an 107 Kranken der Chirurgischen Universitätsklinik Köln seit 1958 öfters bei großen aorto-iliacalen Aneurysmen. Die selten ausbleibende Infektion der gestauten Harnwege wird zur Gefahrenquelle für den künstlichen Gefäßersatz, falls der Ureter einmal verletzt wird oder das Nierenbecken vorher operativ entlastet werden mußte. Technisch läßt sich die intraoperative Verletzung weitgehend vermeiden, wenn man nach der Dissektionsmethode die äußere Aneurysmaschicht mit dem adhärenten Ureter in situ beläßt. Die besondere Bedeutung der Harnabflußstörung beim Aneurysma ist vielmehr darin zu erblicken, daß über ihre Symptome der Hauptbefund leicht verkannt wird und die urologische Diagnostik seine Behandlung verzögert. Die Operationsletalität im Rupturstadium ist aber auch heute noch mindestens 5fach höher als bei Elektiveingriffen.

Vor ernstere Probleme stellen nach unseren Erfahrungen Harnabflußstörungen infolge *sekundärer Veränderungen* nach Wiederherstellungseingriffen mit synthetischem Gefäßersatz. Fibrose und Stauung sind meist erheblich. Eine trennende Wandschicht wie bei den echten Aneurysmen fehlt. Der enge Kontakt prädisponiert zur Harnleiterverletzung und damit zur Infektion. Am stärksten betroffen ist die Ureterkreuzung. Hauptursache sind Nahtaneurysmen im Iliacaabschnitt, die sich an der Anastomose einer Prothesenumleitung oder nach einer Streifenplastik entwickelten. Ureterstriktur und -kompression wurden aber auch beobachtet, wenn der aorto-femorale Prothesenschenkel ausnahmsweise über anstatt unter den Harnleiter verlegt wurde, ferner im Gefolge der Infektion des Prothesenbettes.

Bei der arteriellen Korrekturoperation ist die Ureterolyse kaum zu umgehen. Beide Maßnahmen genügen im allgemeinen zur Beseitigung der Abflußstörung. Zur Nephrektomie wird man sich nur dann entschließen, wenn Striktur und Nierenschaden irreversibel sind oder eine Sepsis den Kranken bedroht. Ist das Operationsgebiet infolge einer Harnleiterfistel infiziert, so darf man von Nephrektomie und Drainage allein keine Heilung erwarten. Erst die Entfernung der Prothese beseitigt die Gefahr der Blutung.

Konsequenzen: 1. Harnabflußstörungen und andere urologische Symptome fordern *differentialdiagnostisch* stärkere Beachtung angesichts der zunehmenden Häufigkeit von arteriosklerotischen Aneurysmen und von Spätkomplikationen nach Aorta iliaca-Eingriffen. 2. *Diagnostisch* sollte man sich in jedem Fall ein genaues Bild vom Ureterverlauf verschaffen, wobei aber die Perforationsgefahr bei der retrograden Darstellung zu bedenken ist. Besonders die Harnabflußstörungen nach Gefäßeingriffen bedürfen eingehender angiologischer Abklärung und sorgfältiger Funktionsdiagnostik der Nieren. 3. *Therapeutisches Ziel* ist die Beseitigung der auslösenden Ursache, nicht unbedingt die Befreiung des Ureters. Infektionsverhütung ist oberstes Gebot. 4. *Prophylaktisch* ist der synthetische Gefäßersatz *primär* auf die unvermeidlichen Indikationen zu beschränken. Konsequent sollte man auch bei der Iliaca-Desobliteration auf die Streifenerweiterung verzichten.

Literatur

Chapuis, Y.: J. Chir. (Paris) **95**, 203—210 (1968).

Friedenberg, R.: Rocky Mtn. med. J. **64**, 76 (1967).

Giessler, R., H. Gehl u. G. Heberer: Langenbecks Arch. klin. Chir. **322**, 992 (1968).

Heberer, G., G. Rau u. H. H. Löhr: Aorta und große Arterien. Berlin-Heidelberg-New York: Springer 1966.

Labardini, M. M., and R. K. Ratliff: J. Urol. (Baltimore) **98**, 590 (1967).

Lytton, B.: Surgery **59**, 918 (1966).

Leiter: Ich glaube, daß man, wenn man später einmal im Rahmen von Nachuntersuchungen die Folgen am Harnleiter nach Einpflanzung einer Bifurkationsprothese aus Kunststoff prüfen wird, sicher noch eine Reihe von Fällen aufgedeckt wird, die die Quote der Spätkomplikationen bedeutend erhöhen.

103. Abflußstörungen des Nierenbeckens nach Nierenoperationen

W. Weber* und G. Dathe (a. G.)-Frankfurt a. M.

Auf 197 von uns behandelte Ureterabgangsstenosen kommen 50 (25,4 %), bei denen bereits Operationen an den Nieren vorausgegangen waren. Diese überraschend hohe Zahl erklärt sich aus dem stark selektierten Krankengut unserer Klinik (Tabelle).

Bei den 10 von uns korrigierten Ureterabgangsstenosen nach Hydronephrosenplastiken waren diese Abflußstörungen Folge von unzureichender Verkleinerung des Nierenbeckens und/oder unterlassener Korrektur des dysplastischen subpelvinen Uretersegments. Ganz allgemein sind das ja die beiden Hauptfehler bei Nierenbeckenplastiken.

Sehr heterogen bezüglich Grundkrankheit und dementsprechend Art der Voroperation ist die Gruppe der Nierenmißbildungen (Tabelle). Gewöhnlich war keine ausreichende Lagekorrektur der Niere gelungen, und eine Abflußstörung des Nierenbeckens war übersehen worden oder hatte sich infolge postoperativer, perinephritischer Schwielen verstärkt. Bei zwei Hufeisennieren erwies sich die alleinige Durchtrennung der Brücke ohne Sanierung des Harnleiterabganges als unzureichend.

Tabelle. *50 Abflußstörungen des Nierenbeckens nach Nierenoperationen*

Fehlkorrigierte kongenitale Hydronephrosen	10	
Fehlkorrigierte Nierenmißbildungen	5	
Steinoperationen	29	35
Operationen aus anderen Ursachen	6	

Die folgenden 35 Fälle von Abflußstörungen des Nierenbeckens nach Steinoperationen und Operationen aus verschiedenen anderen Ursachen muß man im Rahmen dieses Themas eigentlich zusammenhängend analysieren (Tabelle). Allen diesen Fällen ist eine erhebliche Pyelonephritis mit Tendenz zu schwerer perinephritischer Schwielenbildung gemeinsam. Abgesehen vom juxtavesicalen Ureter mit den von der Blase und dem weiblichen Genitale übergreifenden Erkrankungen sind es deshalb die subpelvinen 3 cm des Ureters, an denen sich die meisten erworbenen Stenosen manifestieren, weil die Pyelonephritis die Entzündung des periureteralen Fettgewebes unterhält. Das ist nur z.T. ein schicksalsmäßiger Ablauf, vor allem bei konzentrischen Ureterstenosen, in den man allerdings durch massive Antibioticatherapie eingreifen kann, z.T. aber, wie bei vielen unserer Fälle auch eine Mitschuld des Voroperateurs. Das gilt vor allem für die 27 stark winkligen Ureterabgangsstenosen dieses Krankengutes, bei denen der Ureter teilweise sogar siphonartig verschlungen mit dem Nierenbecken oder dem unteren Nierenpol verwachsen war. Durch latero-kraniale Fixation des unteren Nierenpols nach der Erstoperation hätte sich vermutlich in vielen Fällen ein nach medial gestreckter Ureterverlauf erzielen lassen.

Den tragischen Verlauf solcher Fälle mit Steinleiden, Pyelonephritis sowie konzentrischen und spitzwinkligen Ureterabgangsstenosen zeigt deutlich die Abbildung (Abb. 1). Bei wiederholten Steinoperationen wurden die Stenosen nie mitkorrigiert.

Eine erfolgreiche Steinprophylaxe erfordert in solchen Fällen natürlich die gezielte Infektbekämpfung mit Antibiotica, aber eine optimale Infektbekämpfung setzt die Beseitigung der Abflußstörung voraus. Die

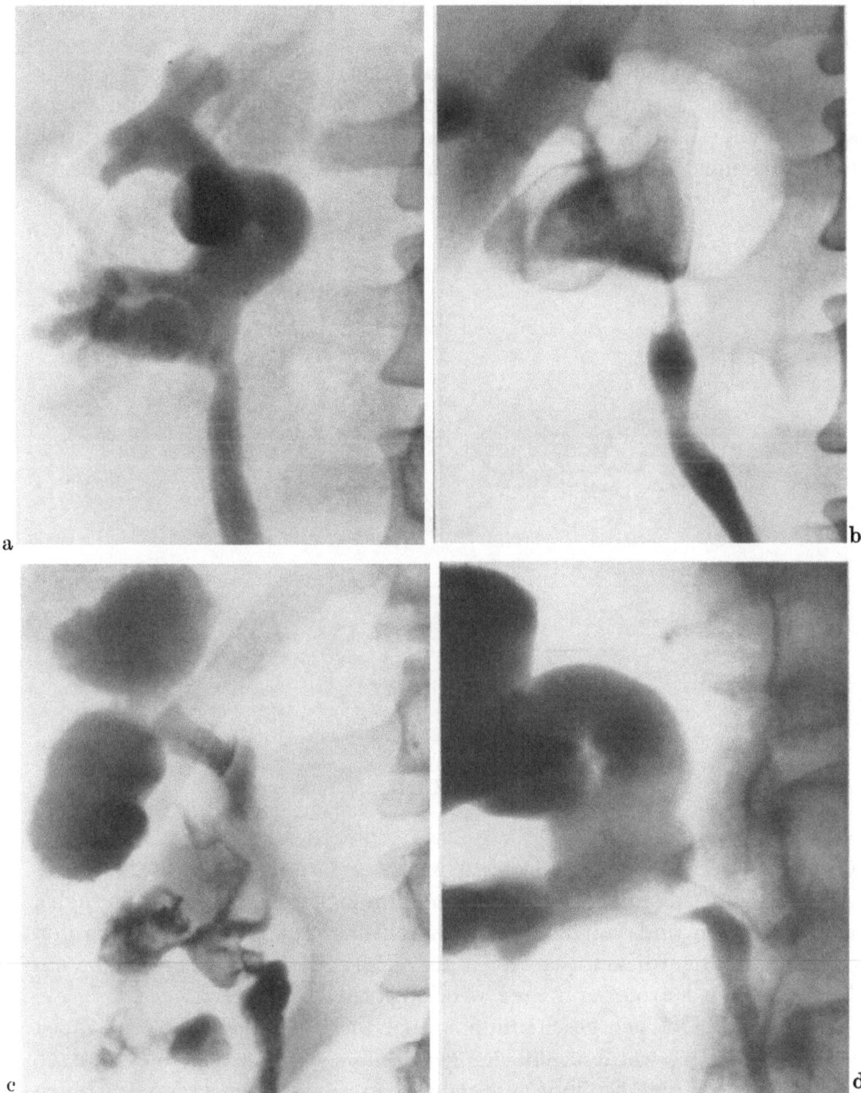

Abb. 1a—d. Konzentrische und winklige Ureterstenosen nach multiplen Nierensteinoperationen ohne Sanierung des Harnleiterabganges. a Vor 1. Steinoperation; b vor 2. Steinoperation; c vor 3. Steinoperation; d vor Nephrektomie

Lithotomie ohne Sanierung des Harnabflusses ist häufig nur eine Palliation.

Die Ureterolyse ist als alleinige Korrekturoperation meist unzureichend. Allerdings erzielten wir damit in 34,7% der Fälle eine Verbesserung des Harnabflusses. Dagegen waren Ureterabgangsplastiken in 68,4% der Fälle erfolgreich.

Wir bevorzugen nach diesen Erfahrungen jetzt die Abgangsplastik (Abb. 2). Die gesamte Präparation erfolgt scharf mit Messer und feiner spitzer Schere, auch bei fester Verschwielung mit der Umgebung streng extrakapsulär. Am unteren Nierenpol läßt man die festverwachsene schwielige Fettkapsel stehen. Sie wird mit einer Kocherklemme gefaßt

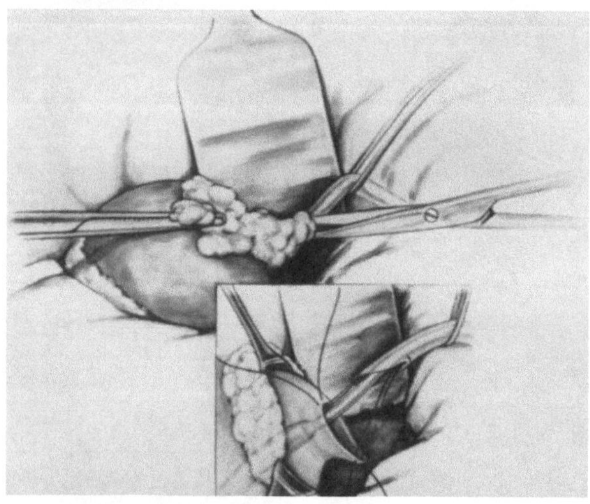

Abb. 2. Operation der Ureterabgangsstenose

und die Niere vorgezogen. Danach wird der Ureter 5 cm unterhalb des Abgangs vom Nierenbecken meist schon im lockeren Gewebe aufgesucht, angeschlungen und von hier aus in Richtung auf das Becken aus den derben, oft fingerdicken Schwielen ausgelöst. Alles Schwielengewebe am Nierenbecken-Harnleiterabgang wird entfernt.

Das durch Narben geschädigte subpelvine Uretersegment muß meist so weit reseziert werden, daß der gewöhnlich elongierte Ureter danach gestreckt verläuft. Er wird mit dem ebenfalls schräg angeschnittenen Nierenbecken über einer transrenalen Ureterschiene durch 2 evertierende U-Nähte mit 3/0 Chromcatgut am oberen und unteren Wundwinkel wieder vereinigt. 2 zusätzliche seitliche Nähte, die aber zur Schonung der Blutversorgung nur wenig vom Ureterrand fassen sollen, sind nicht immer erforderlich. Im allgemeinen genügt zur Durchführung der Operation die Freilegung der unteren Nierenhälfte. Nur zur besseren Streckung des Harnleiters durch Fixation des unteren Nierenpols nach kranial-lateral kann die weitere Mobilisation der Niere erforderlich werden.

Mit dieser Methode kommt man in allen Fällen aus. Nur bei größerem extrarenalen narbenfreien Nierenbecken kann man auch eine Plastik nach Culp-de Weerd machen.

Wenn ich abschließend betone, daß von den 50 Patienten dieses ausgesucht schweren Krankengutes nur 11 nephrektomiert werden mußten, so deshalb, weil es das Hauptanliegen meines Vortrages war zu zeigen, daß heute der Ausspruch v. Lichtenbergs noch mehr als vor über 40 Jahren gilt: „Man soll eine Niere nicht nur deshalb entfernen, weil man gerade in ihrer Nähe weilt und weil sie von der Natur als gestieltes Organ geschaffen worden ist."

Aussprache

F. Körner-Hamburg: Die subpelvine Ureterstenose ist eine der häufigsten Ursachen für Harnabflußstörungen im Bereich der oberen ableitenden Harnwege. Bei 97 Patienten mit derartigen Veränderungen, die wir hier in den letzten 6 Jahren an der Urologischen Abteilung des Bundeswehrlazarettes Hamburg operiert haben, fanden wir nur etwa in einem Viertel der Fälle aberrierende Gefäße, die man für eine solche Stenosenbildung verantwortlich machen könnte.

Die spiralig verlaufende Arbeitsmuskulatur des Ureters muß beim Übergang zum Harnleiter in das Nierenbecken ihren Steigungswinkel ändern. Der Winkel wird flacher, so daß bei mikroskopischen Untersuchungen dieser Region leicht der Eindruck entsteht, als ob hier eine Ringmuskulatur vorläge.

Die Umstrukturierung der Uretermuskulatur am Übergang zum Nierenbecken bringt es mit sich, daß leicht aus der sog. ersten physiologischen Enge des Harnleiters eine pathologische Enge wird. Ist aber erst eine leichte Abflußbehinderung aus dem Nierenbecken eingetreten, entwickeln sich, wie mein Vorredner bereits zeigte, leicht Infektionen, die dann zu einer weiteren Stenosierung des Harnleiterabganges führen.

Bei allen von uns operierten Patienten fanden wir im Bereich der resezierten Ureterstenose entzündliche Wandveränderungen.

Die Therapie der subpelvinen Ureterstenosen kann nur in einer ausgiebigen Resektion mit anschließender Nierenbeckenplastik bestehen, so wie sie Herr Weber in dem vorangegangenen Vortrag sehr schön darstellte.

A. Gaca-Freiburg/Breisgau: Die Deutung einer schweren Hämaturie bei klinisch latent verlaufender Harnabflußstörung kann differentialdiagnostische Schwierigkeiten bereiten.

In der Gravidität liegen gar nicht so selten Nierenbecken- oder eingeklemmte Uretersteine mit Harnstauungen vor. Sie sollten baldmöglichst beseitigt werden, um der Gefahr einer exacerbierenden Stauungspyelonephritis vorzubeugen. Bemerkenswert ist, daß 90—95% aller Harnstauungen und Pyelonephritiden während der Gravidität rechts auftreten. Clark hat dafür 1964 den Begriff des „right ovarian vein syndrome in pregnancy" geprägt, woraus die Ursache der Abflußstörung hervorgeht.

Ein Bagatell-Trauma auf eine abflußgestörte Niere kann eine massive Blutung — ähnlich einer Nierenruptur — auslösen. Die Klärung der Zusammenhangsfrage zwischen Traumawirkung auf eine vorgeschädigte Niere und Unfallbewertung ist nicht immer eindeutig möglich und hat besondere Bedeutung bei der Begutachtung von Arbeitsunfällen und deren Folgen.

Unmittelbar nach großen gynäkologischen Eingriffen, besonders nach Wertheimscher Radikaloperation schlagartig auftretende Anurien sind weniger auf ein akutes postoperatives Nierenversagen, als vielmehr auf eine Harnleiterobstruktion verdächtig. Die Rekonstruktion der Ureteren durch Boari — Lappen- oder End-zu-End-Anastomosen — ein oder zweiseitig — ist meist ohne Schwierigkeiten durchführbar. Wegen der Möglichkeit forensischer Folgen sollte vor jeder Radikaloperation ein Urogramm angefertigt werden, um prä- und postoperative Harnabflußstörungen richtig beurteilen zu können.

K. *Bandhauer*-Innsbruck: Ich habe eine Frage an Herrn Rothauge. Ich habe, glaube ich, nicht falsch gehört: Sie bougieren den Harnleiter mitunter bis 21 Charr., also weiter, als man normalerweise geht. Ich möchte Sie nur fragen: Wie oft haben Sie unter dieser Therapie bei gleichzeitiger Cortisonbehandlung eine akute Pyelonephritis beobachtet? Ich möchte Sie deshalb fragen und Zahlen wissen, weil wir heute in der Urologie mehr und mehr die Tendenz haben, Harnstauungsnieren nicht instrumentell anzugehen und sogar das retrograde Pyelogramm möglichst zu umgehen, um derartige Komplikationen zu vermeiden. Weiterhin interessieren mich Ihre Spätergebnisse, d.h. wie oft tritt eine Restrikturierung nach der Bougierung auf?

C. F. *Rothauge*-Gießen: Mit exakten Zahlen kann ich Ihnen leider nicht dienen. Hinsichtlich der Entstehung einer Pyelonephritis möchte ich sagen, daß praktisch alle Patienten, die mit Harnabflußstörungen sekundärer Natur zu uns zur Behandlung kommen, bereits eine Pyelonephritis haben und aus diesem Grund natürlich auch einer entsprechenden Behandlung bedürfen. Unter gezielter Therapie habe ich bei konservativem Vorgehen in keinem Falle das Aufflackern einer früheren Pyelonephritis nach der Bougierung beobachten können.

Eine Restrikturierung tritt nach unseren Beobachtungen in etwa 60—70% der Fälle auf.

A. *Sigel*-Erlangen: In dem ausgezeichneten Vortrag von Herrn Dhom wurde uns mitgeteilt, daß es schwierig sei, etwas prinzipiell Neues zum Kapitel Harnstauungsniere zu bringen.

Die Versuchsanordnung, die Harnleiter komplett zu unterbinden, geht an der Klinik weitgehend vorbei. Diese Situation ist nicht die Norm. Die Norm ist eine konzentrische Stenose. Außerdem liegt ein ganz fundamentaler Unterschied zwischen dem wachsenden und dem erwachsenen Organismus. Ich meine folgendes: Beim Wachsenden vergrößert sich eine Niere unter dem Einfluß der Stauung auf das 2,- 3- und 4fache. Wohl wird auch das Innenrelief etwas ausgehöhlt. Man verliert einen Teil der Substanz. Aber der morphologische Abbau wird vielleicht um 20, 30 Jahre verzögert.

G. *Dhom*-Homburg/Saar: Ich stimme Ihnen voll zu. Ich glaube, daß die Chance zur Wiederherstellung — wie ich in einem meiner letzten Sätze glaube dargelegt zu haben — damit sehr weitgehend vom Lebensalter abhängt. Ich glaube, daß das wachsende Organ eben eine sehr viel bessere Chance hat. Ebenso ist es ein großer Unterschied, wie Sie auch sagen, ob wir die Stenose oder einen kompletten Verschluß haben. Die Stenose ist sicher — wenn ich die klinischen Arbeiten richtig gelesen und verstanden habe — sehr viel günstiger. Wir als Pathologen sehen natürlich immer nur die ungünstigen Ausgänge. Wir müssen uns an die klinischen Erfahrungen halten. Wir selber können dazu eigentlich wenig beitragen.

A. *Sigel*-Erlangen: Ich möchte Herrn Stelzner etwas fragen: Gibt es die postoperative Parese des Plexus hypogastricus nach Rectumamputation auch, wenn die Denovilliersche Fascie verletzt wird und nicht die Waldeyersche?

F. Stelzner-Hamburg: Gibt es nicht.

A. Sigel-Erlangen: Eine Frage an Herrn Breit: In seinem Referat über die Strahlenschäden habe ich kein einziges Wort über die Strahlenschäden der Harnblase gehört. Die Strahlenschäden der Harnblase sind vorzugsweise im Trigonum lokalisiert und können dann sehr wohl auch den Harnabfluß stören. Man kann zwar nicht differenzieren, ob nicht zusätzlich auch noch Harnleiterschäden vorhanden sind. Die extremen Ulcera- und Steinbildungen gar nicht zu erwähnen, halte ich nicht für richtig.

A. Breit-Passau: Das Thema war begrenzt. An der Harnblase selbst sind aber natürlich die Veränderungen genauso vorhanden. Sie sind nur bei einer subtilen Strahlentherapie zu vermeiden. Vor allem, wenn man die Radiumdosis verringert, wie es jetzt geschieht, kann man die Veränderungen an der Harnblase deutlich geringer gestalten. Wir haben da große Möglichkeiten, vor allem durch Verbesserung der Technik.

A. Sigel-Erlangen: Eine Frage an Herrn Rothauge: Ist die Anwendung von Prednisolon bei Strikturen nicht eine reine Mystik? Das ist doch bis zum heutigen Tage, so wie ich es sehe, noch nicht entschieden. Bei den Fällen von radiogener Harnleiterstriktur, die nach einer Ureterenkatheterung sich normalisiert, müßte man zumindest fragen, ob sie sich nicht auch spontan normalisiert hätte, ob also das Bougierungsergebnis nicht ein Scheineffekt ist.

Zu Ihren operativen Techniken, die man nur bewundern kann, müßte man trotzdem noch etwas sagen. So würde ich es z.B. rundweg ablehnen, Dünndarm mit einer radiogenen Schrumpfblase zu anastomosieren. Das ist im Moment technisch sicher gut zu machen und verdient allen Respekt. Daß aber die funktionellen Spätergebnisse gut sind, ist zumindest zu bezweifeln.

Außerdem müßte man noch eines sagen: Wenn man etwa eine postoperative Harnleiterfistel gar noch bei einem strahlengeschädigten Harnleiter hat und der Prozeß ist einseitig, die Patientin vielleicht alt und nicht mehr sehr differenziert, gar noch adipös, dann handelt derjenige nicht rückständig, der sich noch einmal zur Nephrektomie entschließt. Erwähnen sollte man diese Art der Behandlung jedenfalls am Rande auch noch.

C. F. Rothauge-Gießen: Ich möchte Herrn Weber beipflichten. Herr Breit sagte, man solle eine Niere nicht deshalb entfernen, weil man zufällig in ihrer Nähe weilt und weil sie als Organ paarig angelegt ist. Hinsichtlich der Indikationsstellung, die ich vornehme, habe ich ganz klar gesagt, daß ich einen organerhaltenden Eingriff nur dann für sinnvoll erachte, wenn die zu erhaltende Niere notfalls in der Lage ist, die zur Entgiftung des Organismus notwendige Gesamtnierenfunktion allein zu übernehmen. In den anderen Fällen wäre eine organerhaltende Operation sinnlos. Daraus geht ja hervor, daß die Niere dann selbstverständlich entfernt werden muß.

S. Rummelhardt-Wien: Herr Rothauge, ich wollte Sie fragen, ob Sie bei den Patienten, die Sie bis 21 Charr. bougiert haben und die nicht restrikturiert sind, nicht mäßige vesico-ureterale Refluxe beobachtet haben.

C. F. Rothauge-Gießen: Das haben wir in der Regel geprüft. Ich kann mich an zwei Fälle erinnern, in denen wir vesico-ureterale Refluxe gesehen haben. In den übrigen Fällen war ein solcher Reflux nicht nachweisbar.

E. Kellermann: Herr Breit wendet bei seiner differentialdiagnostischen Abgrenzung der retroperitonealen Fibrose die lumbale Aortographie an. Dabei sticht man aber doch in eine Gegend, die man nicht genau kennt. In letzter Zeit wird doch mehr und mehr von der Femoralis aus die Aortographie angewendet. Haben Sie dabei vielleicht Zwischenfälle erlebt?

J. Honkomp-Münster: Ich darf als Radiologe antworten. Es ist auf dem Deutschen Röntgenkongreß viel diskutiert worden. Wer die lumbale Methode einwandfrei beherrscht, wird nicht mehr Zwischenfälle haben als bei der retrograden Methode, die wir ausschließlich anwenden. Das ist fast eine Frage der Weltanschauung. Es ist natürlich klar, wenn Sie die Nieren selektiv haben wollen oder wenn Sie ein Gefäß aufsuchen wollen, dann sind Sie mit der retrograden Methode überlegen. Zur lumbalen Methode gibt es eine Arbeit aus Chicago über diese Fälle. Auch diese Autoren haben bei der Fibrose nichts gesehen, obwohl sie lumbal aortographiert haben.

C. Dolff-Essen: Zur Diskussion will ich sagen, daß ich anderer Ansicht bin als Sie, Herr Rothauge. Sie sagen, man soll prinzipiell extraperitoneal implantieren. Ich sage, prinzipiell transperitoneal! Ich verfüge über ein Material von etwa 90 Ureterocystoneostomien auf transperitonealem Wege. Ich habe es noch nie nötig gehabt, eine Boariplastik zu machen. Bei uns war kein einziger Ureter zu kurz, obschon er manchmal bei frischoperierten Verletzungen außerhalb des kleinen Beckens lag. Die Methode, um dies zu machen, ist möglich, indem man das Becken darstellt und die Blase dem Ureterstumpf entgegenbringt. Ich habe vor 20 Jahren über diese Methode berichtet. Ich habe auch funktionell beste Ergebnisse erhalten.

Dann vermisse ich bei Ihnen etwas anders: Sie geben keine Zeit an, wann Sie operieren und wann Sie die Implantation durchführen. Bei einer alten Fistel z. B. hat es gar keinen Sinn, nach Röntgenbestrahlung schon nach 14 Tagen oder 2 bis 3 Monaten zu implantieren. Wir machen das frühestens nach 6 Monaten, wenn es auch für den Therapeuten manchmal etwas schwierig ist, die Patienten so lange hinzuhalten. Außerdem drängen beim Vorliegen einer Fistel die Patienten den Arzt, um möglichst bald wieder trocken zu werden. Wir machen ohne Bestrahlung frühestens eine Implantation des Ureters nach 3 Monaten, nach Bestrahlung nach 6 Monaten.

Sie sprachen dann von einer Leistungsfähigkeit der Niere. Sie müssen mindestens ein Sechstel haben. Das ist auch mit allen Methoden der Röntgendiagnostik schwer festzustellen. Die älteste anurische Niere, die ich operiert habe, war 9 Monate alt. Die Frau hat jetzt wieder eine funktionstüchtige Niere. Ich habe zur Zeit eine andere Frau liegen; bei ihr war 4 Monate lang auf der rechten Seite die Niere mit allen uns zur Verfügung stehenden technischen Möglichkeiten nicht darstellbar. Nach Ureterocystoneostomie hatte sie bereits nach 14 Tagen wieder ein vollkommen normales Pyelogramm.

Leiter: Herr Dolff, ich darf für Herrn Rothauge ganz kurz antworten. Der Fragenkomplex, den Sie angeschnitten haben, ist zur Frage der Erholungsfähigkeit des Parenchyms zu weitläufig. Das sind Dinge, die Herr Sigel schon angeschnitten hatte. In der Frage der Implantation gehe ich persönlich mit Ihnen konform. Ich operiere nach Ihrer Methode transperitoneal und fixiere die Blase oben. So bringt man die Blase eben doch sehr hoch und kann den Ureter praktisch bis zur Linea terminalis implantieren.

C. F. Rothauge-Gießen: Zu den langen Wartezeiten, die Herr Dolff bevorzugt, habe ich noch einiges zu sagen: Ich hätte dabei große Bedenken. Ich habe schon erwähnt, daß falls alle Patienten, die mit solchen Harnleiterstenosen ohne Harnleiterfisteln in unsere Behandlung kommen, doch bereits eine Pyelonephritis haben. Wenn ich bei einer solchen Pyelonephritis noch $^{1}/_{2}$ Jahr zuwarte, dann wird diese Niere möglicherweise nach diesem $^{1}/_{2}$ Jahr irreversibel pyelonephritisch geschädigt sein. Aus diesem Grund operiere ich schon nach 6—8 Wochen nach Beendigung der Bestrahlung.

C. Dolff-Essen: Ich glaube, diese Pyelonephritis hat jede Frau mit einer Fistel, auch wenn sie latent verläuft. Ich habe einmal bei einer ganz gewöhnlichen Blasenscheidenfistel bei einer 60jährigen Patientin ein ganz kleines Fistelchen verschlossen. Sie hatte im Urinbefund nichts Krankhaftes. Gar nichts! Die Senkung war in Ordnung. 2 Tage nach Verschluß bekam die Frau eine lebensgefährliche Pyelonephritis, an der wir mit viel Hangen und Bangen vorüberkamen, um nach diesem kleinen Eingriff überhaupt die Frau am Leben erhalten zu können. Ich setze voraus, daß bei jeder solchen Komplikation ein Infekt mit Sicherheit vorhanden ist. Er wird vorher behandelt.

Leiter: Noch einmal Dank an die Herren Hauptreferenten, die sich der großen Mühe unterzogen haben, diese Referate zu übernehmen und zu halten und in die Diskussion einzutreten. Dann Dank allen Herren Referenten und allen Herren Diskussionsrednern und Ihnen, die Sie an diesem herrlichen Nachmittag sich hier eingefunden haben in einem Saal, der klimatisch nicht gerade ideal ist und dazu noch so wenig Fluchtmöglichkeiten bietet.

Freie Vorträge

104. Experimentelle Untersuchungen zur Entstehung des Hydroureters bei congenitalen subvesicalen Harnwegsobstruktionen

H. Mildenberger (a.G.)* und S. Spieler (a.G.)-Tübingen

Summary. Through animal experiments the author examines the problem why in cases with subvesicular urinary tract obstruction of the congenital variety dilatation and elongation of the upper urinary tract also occurs. The test results which were obtained in 16 newborn domestic pigs are presented and the pathogenetic theories which have hitherto been postulated are discussed. Finally the author presents a personal explanation which emphasizes functional aspects.

Zusammenfassung. Im Tierexperiment wird der Frage nachgegangen, weshalb es bei subvesicalen Harnwegsobstruktionen congenitaler Art zur Dilatation und Elongation auch der oberen Harnwege kommt. Die an 16 neugeborenen Hausschweinen gewonnenen Versuchsergebnisse werden referiert, die bislang vorgebrachten pathogenetischen Theorien diskutiert und schließlich eine eigene Erklärung, die funktionelle Gesichtspunkte in den Vordergrund stellt, vorgetragen.

Unser Vortrag befaßt sich nicht mit erworbenen, sondern mit angeborenen Harnabflußstörungen, die unterhalb des Blasenniveaus lokalisiert sind, und deren Auswirkungen auf die oberen Harnwege.

Als Beispiel sei ein Neugeborenes genannt mit obstruierenden Klappen in der hinteren Harnröhre. Die Abb. 1 zeigt das Cystogramm dieses Kindes: Pseudodivertikel der Blase, massiver Reflux in einen schwer

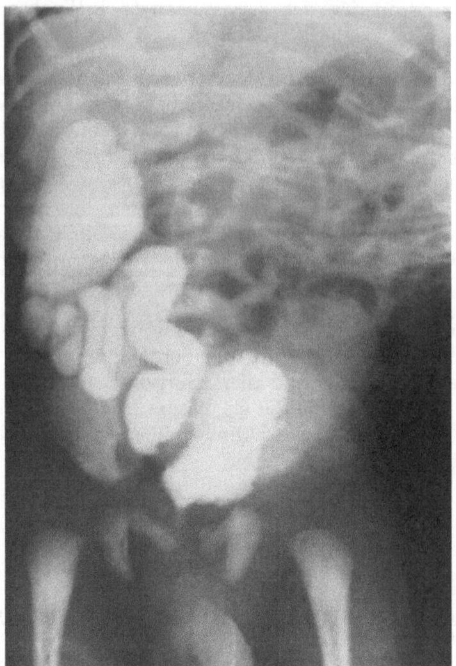

Abb. 1. Miktions-Cysto-Urethrogramm eines 14 Tage alten Säuglings. Balkenblase. Reflux rechts. Auf der linken Seite kein Reflux nachweisbar

elongierten und dilatierten Hydroureter rechts. Links findet kein Reflux statt, obgleich hier die gleichen schweren Veränderungen vorliegen wie rechts.

Wie kommt es zu diesen Veränderungen? Von einem einfachen „Rückstau" darf man sicherlich nicht sprechen: ist doch zwischen den Ort der Obstruktion und die oberen Harnwege die Blase und vor allem das ventilartig wirkende Ureterostium dazwischengeschaltet. Ein vesico-ureteraler Reflux, der den erhöhten Blasendruck direkt auf die oberen Harnwege übertragen könnte, wird durchaus nicht regelmäßig angetroffen.

Wir haben versucht, dieser Frage durch Experimente an neugeborenen Schweinen nachzugehen. An 16 Tieren wurde eine dosierte Stenosierung der hinteren Harnröhre vorgenommen.

Hutch hat die Theorie entwickelt, daß durch die Hypertrophie und Dilatation der Blasenwand im Hiatus uretericus Divertikel entstehen, in welche das Ureterostium inkorporiert würde, so daß der intravesicale Ureteranteil verloren geht. Er nannte diesen Vorgang Extravesikalisation.

Wir konnten bei unseren Experimenten zwar mit großer Regelmäßigkeit Divertikel beobachten. Diese nahmen jedoch in keinem Fall die

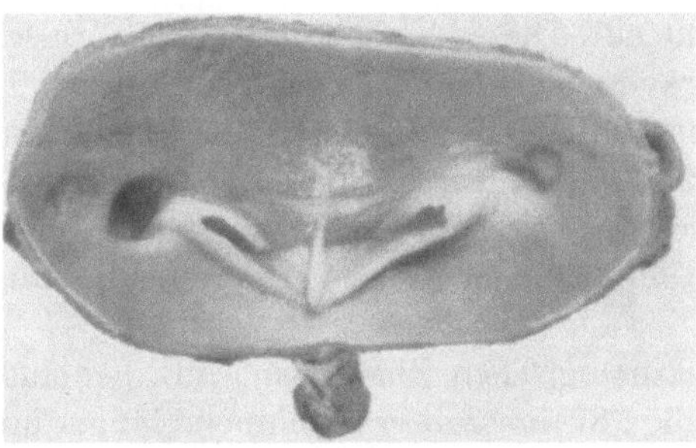

Abb. 2. Sektionspräparat. Ansicht des Blasenbodens von innen. Die Mündungen der Harnleiter liegen getrennt vom jeweiligen Divertikelmund

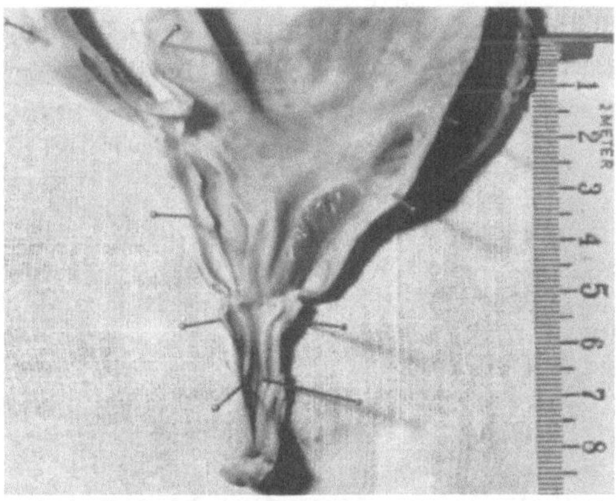

Abb. 3. Sektionspräparat. Ansicht des Blasenbodens von innen. Das Dach des rechten Ureters ist entfernt worden. Eine intramurale Harnleiterstenose ist nicht nachzuweisen

Uretermündung in sich auf (Abb. 2). Ostium und Divertikelmund lagen getrennt voneinander, und ein Reflux wurde nicht beobachtet.

Auch die vor allem von Williams herangezogene Deutung, daß durch die entstehende Blasenwandhypertrophie der intramurale Ureter quasi ummauert würde und daß die daraus resultierende intramurale Ureterstenose Anlaß zum Aufstau in den oberen Harnwegen gäbe, konnte an unseren Sektionspräparaten nicht bestätigt werden. Die Abb. 3 zeigt den dilatierten Ureter frei durchgängig.

Zur Erklärung der auch im Experiment regelmäßig auftretenden Dilatation der oberen Harnwege möchten wir folgende Theorie zur Diskussion stellen:

Es wird davon ausgegangen, daß während der Miktion die Ureterostien aktiv verschlossen werden: eine Beobachtung, die schon Boeminghaus 1924 gemacht hat. Dieser Verschluß ist adrenergisch gesteuert und wird von der intravesicalen Ureterlängsmuskulatur und der Trigonummuskulatur bewerkstelligt. Wir beziehen uns hierbei auf Experimente, die vor allem Tanagho durchgeführt hat. Der Ostiumverschluß hat physiologischerweise den Sinn, einen Reflux von Blaseninhalt in die Ureter während der Miktion, also einer Phase erhöhten Blaseninnendruckes, zu verhüten.

Werden bei pathologischen Zuständen, z.B. bei einem subvesicalen Abflußhindernis, die Miktionszeiten zunehmend länger und die Miktionsdrucke zunehmend höher — beides konnte bei unseren Experimenten gut beobachtet werden —, so bleibt auch der aktive Ostiumverschluß immer länger bestehen. Während dieser Zeit produzierter Harn kann vom Ureter nicht in die Blase weitergegeben werden: Er staut sich in den oberen Harnwegen auf. Dies führt dann, vor allem beim sehr plastischen fötalen Harnleiter, zu zunehmender Dilatation und Elongation von oft so beträchtlichem Ausmaß, wie es am Beispiel der Abb. 1 gezeigt wurde.

Literatur

Boeminghaus, H.: Z. urol. Chir. **14**, 71—88 (1924).
Hutch, J. A.: J. Urol. (Baltimore) **71**, 412—420 (1954).
Tanagho, E. A., J. A. Hutch, F. H. Meyers, and O. N. Rambo: J. Urol. (Baltimore) **93**, 165—176 (1965).
Williams, D. I.: Brit. J. Urol. **29**, 389—392 (1957).

105. Harnabflußstörungen bei Sphinctersklerose

Ein Beitrag zur Problematik an Hand kasuistischer Untersuchungen von 1945 bis 1968

H.-H. Kühne* und H. Wand (a.G)-Kiel

Summary. So-called sphincter-sclerosis or fibous vesical cervix rigidity in the region of the lower detrusor-loops is a secondary urological disease and occurs as a result of chronic-inflammatory processes in the region of the vesical outlet. Out of a total of 110 cases (101 men 7 women and 2 children) between 1945 and 1968, the frequency in the last 6 years in 1183 subvesical urine-flow disturbances was 7.3% (= 78 cases). The diagnosis is made by the practician and confirmed by the pathologist. Differentiation causally between primary-inflammatory, post-operative-post-instrumental or congenital sphincter-sclerosis should be made and formally between the medial, dorsal barrier, circumscribed circular anulus-sclerosis and extensive, deep vesical cervix rigidity.

Zusammenfassung. Die sog. Sphinctersklerose oder fibröse Blasenhalsstarre im Bereich der unteren Detrusorschleifen ist eine urologische Zweiterkrankung und die Folge chronisch-entzündlicher Prozesse in der Umgebung des Blasenauslasses. Unter insgesamt 110 Fällen (101 Männer, 7 Frauen, 2 Kinder) von 1945—1968 betrug die Häufigkeit in den letzten 6 Jahren bei 1183 subvesicalen Harnabflußstörungen 7,3% (= 78 Fälle). Die Diagnose wird vom Kliniker gestellt und vom Pathologen bestätigt. Kausal ist die primär-entzündliche, die postoperativ-postinstrumentelle und die kongenitale Sphinctersklerose, formal die mediane dorsale Barre, die umschriebene zirkuläre Anulussklerose und die ausgedehnte tiefe Blasenhalsstarre zu unterscheiden.

Ursache und Häufigkeit der fibrösen Blasenhalsstarre im Bereich der unteren Detrusorschleifen, auch Sphincter vesicae internus genannt, werden widersprüchlich beurteilt.

Wir überblicken 110 Fälle sog. Sphinctersklerosen aus den Jahren 1945—1968. Es handelte sich um 101 Männer, 7 Frauen und 2 Kinder bei einem Durchschnittsalter von 61 Jahren. Unter den näher aufgeschlüsselten 1183 Harnabflußstörungen der letzten 6 Jahre fanden wir 87 Sphinctersklerosen, d.h. 7,3% Häufigkeit.

Die Diagnose erfolgt durch zurückziehende Cystoskopie sowie durch Urethroskopie der hinteren Harnröhre mit der Geradeausoptik. Entscheidend ist, daß das Verhalten des Blasenauslasses im Wechsel zwischen vollem und abgestelltem Spülwasserfluß beurteilt wird.

Therapeutisch ist meist die transurethrale Elektroresektion das Vorgehen der Wahl. Beim gelegentlichen transvesicalen Zugang kann die Rigidität des Orificium internum zusätzlich digital geprüft werden.

Wir führten 100 Elektroresektionen, 6 transvesicale Keilexcisionen und 4 konservative Behandlungen wegen Sphinctersklerose durch. Wiederholte operative Sitzungen waren in 10 Fällen notwendig.

Die Bestätigung der Diagnose durch die Histologie halten wir für problematisch. Die für eine Sklerose als typisch angesehenen Bilder weisen im Anfangsstadium auf eine celluläre submuköse Entzündung (s. Abb. 1) und im Endstadium auf einen bindegewebigen Ersatz von Muskelbündeln in der Blasenauslaßregion hin (s. Abb. 2).

Für den Pathologen ist aber die Lokalisation der Resektionsspäne nicht mehr reproduzierbar. Andererseits wird eine Bindegewebsvermehrung auf Kosten drüsiger Prostataanteile mikroskopisch auch dann gefunden, wenn keine Blasenhalsstarre vorliegt. Die Entscheidung zwischen entzündlicher Blasenhalssklerose und regressiver Fibrose der Prostata aufgrund histologischer Kriterien allein ist demnach schwierig.

Zur didaktischen Übersicht schlagen wir folgende Einteilung vor (Tabelle):

Kausal sollte zwischen der primär-entzündlichen, der postoperativ-postinstrumentellen und der seltenen kongenitalen Sphinctersklerose unterschieden werden.

Formal ergibt sich nach dem urethroskopischen Aspekt die Unterscheidung zwischen einer medianen dorsalen Barre, einer umschriebenen

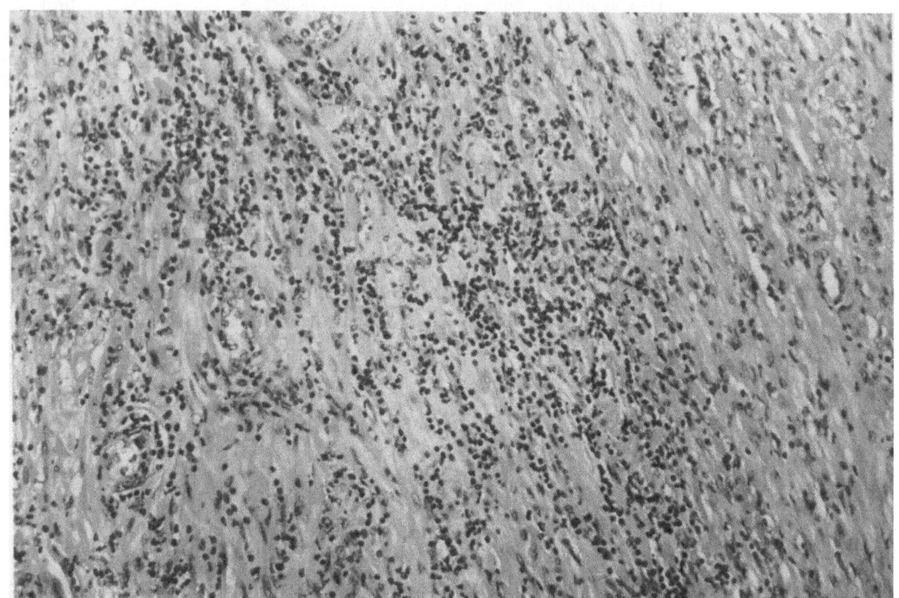

Abb. 1. Vorstadium der sog. Sphinctersklerose: submuköse Rundzellinfiltrate in der Schließmuskulatur am Harnblasenauslaß. Vergr. 40mal, Hämatoxilin-Eosin

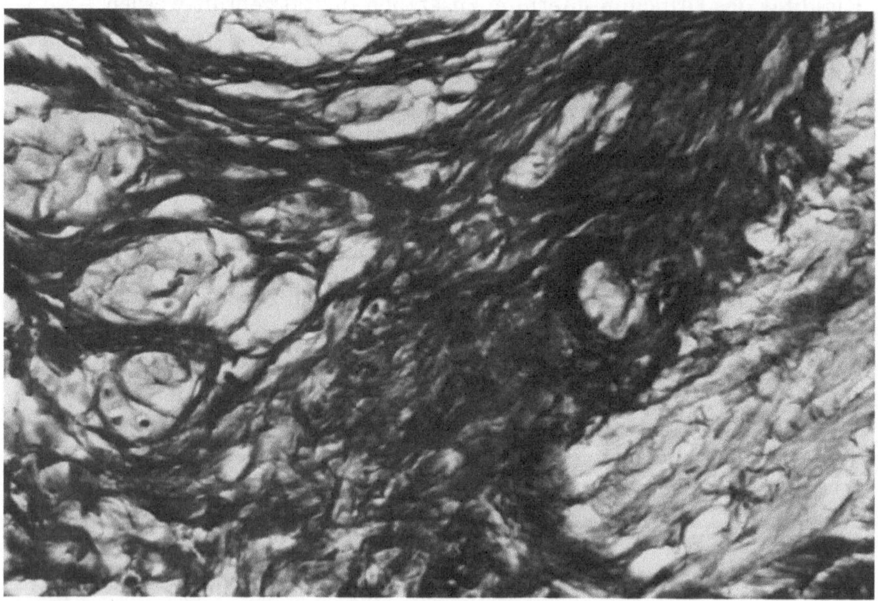

Abb. 2. Endstadium der sog. Sphinctersklerose: weitgehender narbiger Ersatz des inneren Blasenschließmuskels durch kollagenes Bindegewebe (dunkel); dazwischen inselförmige Reste von atrophischen Muskelfasern. Vergr. 100mal, van Gieson

Tabelle. *Gangarten der Sphinctersklerose (SSkl.)*

I. Kausale Pathogenese

1. *Primär-entzündliche SSkl. (Ödemsklerose)*
   a) unspezifisch (Urethritis, Prostatitis, Vesiculitis, Cystitis)
   b) spezifisch (Gonorrhoe, Tuberkulose)
   c) sklerosierendes Prostata-Ca.

2. *Postoperativ-postinstrumentelle SSkl.*
   a) E-Resektion der Prostata
   b) transurethr. E-Koagulation rezidiv. Harnblasenpapillome
   c) langfristige Bougierung von Harnröhrenstrikturen
   d) transvesicale Prostatektomie

3. *Kongenitale SSkl. (bladder neck contracture)*
   frühkindl. fibro-muskuläre Hypertrophie oder Fibro-Elastose des Blasenausganges

II. Formale Pathogenese

1. *Mediane Barre (median bar)*
   dorsale semizirkuläre Einengung des Blasenhalses mit u. ohne Beteiligung eines Prostata-Mittellappens

2. *Umschriebene Anulussklerose*
   schmaler zirkulärer Narbenring im Bereich des M. sphincter vesicae int.

3. *Ausgedehnte Blasenhalsstarre*
   tiefe Fibrose des Blasenausganges mit Einbeziehung der prostatischen Harnröhre

zirkulären Anulussklerose und einer ausgedehnten tiefen Blasenhalsstarre.

Unser Krankengut erlaubt den Schluß, daß die sog. Sphinctersklerose eine nicht seltene Zweiterkrankung und die Folge chronisch-entzündlicher Prozesse mit teilweiser oder allseitiger fibrös-narbiger Degeneration des Blasenauslasses ist.

Der Krankheitswert ist allein vom Kliniker zu beurteilen. Der Pathologe bestätigt lediglich die Diagnose.

Donnerstag, den 10. April 1969

Sondersitzung von 14.00 bis 16.30 Uhr

Experimentelle und chirurgisch-klinische Forschung

Organtransplantation — Die Abstoßungskrise

Verhandlungsleiter: Prof. Dr. W. Brendel-München

Leiter: Wir sind im Moment in der Lage, daß einige Kliniken schon über recht erhebliche Erfahrungen auf dem Gebiete der Organtransplantation, speziell der Nierentransplantation verfügen, während andere Kliniken erst dabei sind, die Organtransplantation bei sich einzuführen. Darum ist es, glaube ich, gerade der richtige Zeitpunkt, daß wir einen Erfahrungsaustausch über die Abstoßungskrise vornehmen zu dem Zwecke, daß die, die frisch anfangen, von den Erfahrungen ihrer Vorgänger lernen können.

Leider gibt es einige Programmänderungen. Der erste Redner, Herr Alexandre, hat mir heute morgen geschrieben, daß er an einer Hepatitis erkrankt ist. Um so mehr freuen wir uns, daß sein Chef, Prof. Morelle, hier erschienen ist, um den Vortrag über die Erfahrungen der Gruppe aus Louvain zu halten. Ich bitte Herrn Prof. Morelle zunächst, Herrn Alexandre unsere besten Wünsche zur Genesung zu überbringen.

106. Die Abstoßungskrise

Ihre Bedeutung zum Verständnis der Histokompatibilität sowie in der Abwägung der Zweckmäßigkeit einer immunosuppressiven Behandlung

G. P. J. Alexandre, J. Morelle*, Ch. van Ypersele, G. Sokal und E. Coche-Louvain/Belgien (a. G.)

Das Problem der Organtransplantate und der Abstoßung des Transplantates wird heute von 2 wichtigen Gegebenheiten bestimmt. Einmal durch die Bestimmung der Histokompatibilität und zum anderen durch die Anwendung von lymphocytärem Globulin.

In dieser Arbeit wird die Wirksamkeit dieser 2 Verfahren diskutiert und an Hand der Ergebnisse, die wir durch unsere Nierenverpflanzungsserie während der letzten 6 Jahre gesammelt haben, analysiert.

Um das Abstoßungsproblem zu analysieren, stützen wir uns auf die Erfahrungen, welche wir mit unseren Mißerfolgen erworben haben (d. h. mit den gestorbenen Patienten).

Um dieses schwierige Problem besser zu umschreiben, schien es uns wichtig, zwei weitere Begriffe zu berücksichtigen, nämlich:

1. die Abschätzung des Abstoßungsgrades und
2. den Vergleich zwischen bzw. die Gegenüberstellung von Abstoßungsgrad und Histokompatibilität.

Material und Methoden

Seit Juni 1963 wurden 98 Nierenverpflanzungen bei 89 Patienten vorgenommen.

Davon wurden 19 Verpflanzungen nicht berücksichtigt: 15 davon hatten nie funktioniert, entweder weil der Empfänger an den Folgen des Eingriffes gestorben war oder weil technische Schwierigkeiten eine Entfernung dieser Nieren innerhalb der ersten 10 Tage nach der Transplantation erforderlich machten; 4 Nierenverpflanzungen wurden erst vor 3 Monaten vorgenommen.

Unsere Ergebnisse beruhen also auf einer Gesamtzahl von 79 Verpflanzungen. Davon stammten 19 von einem lebenden gruppengleichen Spender; 3 von gruppenverschiedenen Spendern und 57 von Leichen.

Um die Analyse der Ergebnisse zu vereinfachen und weil es sich um eine nur geringe Anzahl handelt, wurden die 3 Verpflanzungen von nicht gruppengleichen Spendern in die Serie der Leichentransplantate eingegliedert.

Bei allen Verpflanzungen waren Spender und Empfänger gruppengleich im AB0-System.

Tabelle 1

Kategorien	Anzahl der Fälle		
	Total	Leichennieren	Nieren von verwandten Spendern
Ohne Auswahl			
I Ohne ALG	50	40	10
II Mit ALG	5	5	--
Mit Auswahl			
III Ohne ALG	5	1	4
IV Mit ALG	19	14	5

Die Transplantate wurden in 4 Kategorien eingeteilt (Tab. 1). In der Kategorie I (50 Fälle) und II (5 Fälle) wurde nicht mit der leukocytären Gruppe gerechnet. In den 2 anderen Kategorien — Kategorien III (5 Fälle) und IV (19 Fälle) — wurden die Patienten nach ihrer Gruppe ausgewählt. Die Patienten der Kategorie I und III erhielten ALG, wogegen die Patienten der anderen Kategorien diese Behandlung nicht erhielten.

Antilymphocytäres Globulin wurde ab Operationstag für eine Gesamtdauer von 6 Monaten sowohl bei Leichentransplantaten als auch bei Verpflanzungen von lebenden Spendern verabreicht. Die mittlere Dosis von injiziertem Globulin betrug 4 mg/kg Körpergewicht; das Verabreichungsschema war wie folgt: 1 Injektion pro Tag während 4 Wochen; 1 Injektion jeden 2. Tag während der 5. und 6. Woche; 2 Injektionen pro Woche von der 6. Woche bis zum Ende des 4. Monats; 1 Injektion pro Woche während des 5. und 6. Monats.

Die Abstoßungskrisen wurden in 7 Kategorien eingeteilt. Diese Gruppierung beruht auf den Kriterien von Williams u.a. (Williams et al., 1967). Wir haben den 6 von diesem Autor beschriebenen Kategorien eine 7. hinzugefügt; diese 7. Kategorie umfaßt die Abstoßungen, die noch während der Phase der akuten tubulären Nekrose auftreten.

Wir haben jeder Abstoßungskategorie einen „Wert" gegeben (Abstoßungseinheit) (A.E.), um somit jeder verpflanzten Niere einen Index zu geben, der sowohl die Anzahl sowie auch die Intensität der Abstoßungsanfälle berücksichtigt.

Der Kategorie 0 von Williams wurde somit ein „Wert" von einer A. E. gegeben, der Kategorie 1 ein „Wert" von 2 A.E., der Kategorie 2 3 A.E. und unserer zusätzlichen 7. Kategorie der Abstoßungen in tubulärer Nekrose haben wir 4 A.E. gegeben; die Kategorie 3 erhielt 4 A.E., die Kategorie 4 5 A.E. und die Kategorie 5 6 A.E.

In 45 Fällen wurden die leukocytären Gruppen von Spender und Empfänger bestimmt; davon 24 Fälle vor der Operation und 21 Fälle nach der Verpflanzung.

Desgleichen haben wir versucht, den Grad der Histokompatibilität zu definieren, und zwar durch eine Histokompatibilitätseinheit (H.E.). Einer Unverträglichkeit in den Gruppen 4a, 4b, 7c, 7d und 8a (nach van Rood) geben wir einen Wert von 2 Histokompatibilitätseinheiten; bei Unverträglichkeit in den Gruppen 6a, 6b, 7a, 7a′ und 7b (van Rood) wird mit 1 H.E. bewertet und bei einem Unterschied für alle restlichen Gruppen eine $^1/_2$ Histokompatibilitätseinheit ($^1/_2$ H.E.). Die Paare (Spender und Empfänger) mit weniger als 3 H.E. werden als „gut verträglich" eingestuft, diejenigen mit 3 oder mehr H.E. bezeichnen wir als „schlecht verträglich".

Mit Ausnahme des antilymphocytären Serums wurde bei allen Patienten dieselbe immunosuppressive Therapie angewandt, und zwar 2 bis 2,5 mg/kg Azathioprin pro Tag; 200 Gamma Actinomycin C, zuerst 2mal wöchentlich, dann 1mal wöchentlich; 50 mg Prednisolon ab 3. Tag nach der Operation, welches dann während der folgenden Monate langsam abgebaut wird.

Die Abstoßungskrisen behandeln wir mit Prednisolon in massiver Dosis, welche dann früh verringert wird, mit einer zusätzlichen Dosis Actinomycin C und evtl. durch Röntgenbestrahlung der verpflanzten Niere.

Ergebnisse

A. Gesamtergebnisse

Von 89 Patienten sind 34 Patienten gestorben, und zwar nach einer Zeitspanne zwischen einigen Stunden bis 24 Monaten nach der Operation ($38^0/_0$); 3 Patienten wurden wieder zur Hemodialyse zugelassen; sie warten nun seit 0 bis 20 Monaten nach dem ersten Eingriff auf eine zweite

Verpflanzung. 45 Patienten (51 %) leben zur Zeit mit einem noch funktionierenden Transplantat. Die Überlebensdauer beträgt 1—65 Monate. In der Gruppe von Patienten, die nicht nach Leukocytengruppenbestimmung ausgewählt wurden und denen kein antilymphocytäres Globulin verabreicht wurde, finden sich 32 % Mißerfolge innerhalb der ersten 3 Monate. Die Auswahl der Patienten auf Grund der Leukocytengruppenbestimmung sowie die Behandlung mit antilymphocytärem Globulin (s. Tab. 2), d. h. die Kombination dieser beiden Verfahren, verhindert die frühzeitigen Mißerfolge.

Tabelle 2. *Prozente der Fehlerfolge*

Kategorien	0—3 Monate	0—6 Monate
Ohne Auswahl		
I Ohne ALG	32 % (16/50)	8 % (4/50)
II Mit ALG	0 % (0/5)	20 % (1/5)
Mit Auswahl		
III Ohne ALG	0 % (0/5)	20 % (1/5)
IV Mit ALG	0 % (0/19)	0 % (0/19)

B. Abstoßung des Transplantates

Betrachtet man die Anzahl und die Intensität der Abstoßungskrisen (s. Tab. 3), so kommt man zu derselben Schlußfolgerung: In der 1. und 2. Kategorie erreicht jeder Patient für die Zeitspanne der ersten 3 Monate im Durchschnitt 2,64 A.E. In der 2. und 3. Kategorie fällt die Zahl der A.E. auf 1,8 bzw. 1,6 A.E.; bei einer Kombination von systematischer Bestimmung der Leukocytengruppen und von Behandlung mit ALG fällt die Zahl der A.E. sogar auf 0,95 A.E. Der Ausschluß von lebenden, blutsverwandten Spendern ändert auch hier nicht die Endergebnisse (s. Tab. 4).

Tabelle 3. *Anzahl Abstoßungseinheiten pro Patient (A.E.)*

Kategorien	0—3 Monate
a) Ohne Auswahl	
I Ohne ALG	2,64 (50)[a]
II Mit ALG	1,8 (5)
b) Mit Auswahl	
III Ohne ALG	1,6 (5)
IV Mit ALG	0,95 (19)

[a] Anzahl der gewählten Fälle.

Tabelle 4. *Anzahl der Abstoßungseinheiten pro Patient: Leichennieren*

Kategorien	0—3 Monate
a) Ohne Auswahl	
I Ohne ALG	2,78 (40)[a]
II Mit ALG	1,80 (5)
b) Mit Auswahl	
III Ohne ALG	2,00 (1)
IV Mit ALG	0,85 (14)

[a] Anzahl der gewählten Nieren.

C. Die Bedeutung der Histokompatibilität und des antilymphocytären Globulins für die frühe Prognose des Transplantates

Es sei bemerkt, daß auch für die zwei ersten Kategorien, in denen keine Auswahl nach Leukocytengruppen vorgenommen wird, aus Zufall eine „Gute Histokompatibilität" zwischen Spender und Empfänger vorliegen kann. Um eine bessere Kenntnis über die Bedeutung der Histokompatibilität für die Zukunft des Transplantates zu gewinnen, haben wir 45 Fälle analysiert, in denen wir die leukocytären Gruppen kennen. Aus Tab. 5 ist deutlich erkennbar, daß die Transplantate mit

Tabelle 5. *Effekt der Histokompatibilität und des ALG auf das Transplantat (Die 3 ersten Monate)*

	Gute Histokompatibilität H.E. < 3		Schlechte Histokompatibilität H.E. $\geqslant 3$	
	Ohne ALG	Mit ALG	Ohne ALG	Mit ALG
Anzahl	9	18	14	4
Fehlerfolge	1	0	5	0
H.E./Fall	1,08	1,11	2,86	0,5

Tabelle 6. *Effekt der Histokompatibilität und der ALG auf das Leichentransplantat*

	Gute Histokompatibilität H.E. < 3		Schlechte Histokompatibilität H.E. $\geqslant 3$	
	Ohne ALG	Mit ALG	Ohne ALG	Mit ALG
Anzahl	2	14	9	3
Fehlerfolge	1	0	2	0
H.E./Fall	1	0,85	2,8	0,7

guter Histokompatibilität (1,08 A.E. $^1/_5$ Mißerfolge) und ohne Behandlung mit ALG weniger Abstoßungseinheiten erhalten und in dieser Gruppe weniger Fehlerfolge während der ersten 3 Monate zu verzeichnen sind als bei Transplantaten mit schlechter Histokompatibilität (2,86 A.E. $^5/_{14}$ Mißerfolge). Die Verabreichung von antilymphocytärem Globulin verbessert nicht wesentlich die Ergebnisse in der Gruppe mit guter Histokompatibilität; sie vermindert jedoch ganz wesentlich die Anzahl der Abstoßungseinheiten und der Mißerfolge in den Fällen mit schlechter Histokompatibilität. Die Ergebnisse bleiben gültig, auch wenn man die Nieren von lebenden verwandten Spendern ausschließt (Tab. 6).

Diskussion

Die durch uns gesammelten Ergebnisse unterstreichen die Bedeutung für die Zukunft des Transplantates einer Auswahl des Spenders aufgrund seiner Histokompatibilität mit dem Empfänger durch Leukocytengruppenbestimmung. Sowohl die Mißerfolgsquote als auch die Häufigkeit und Schwere der Abstoßungskrisen während der ersten Monate sind bei „ausgewählten" Patienten deutlich geringer als bei „nicht ausgewählten" Patienten.

Die Bedeutung der Histokompatibilität für das Schicksal des Transplantates ist deutlich ersichtbar aus dem Vergleich zwischen den Resultaten bei Patienten mit guter Histokompatibilität von Empfänger und Spender und denjenigen, wo die Histokompatibilität schlecht war.

Unsere Einteilung in gute und schlechte Histokompatibilität ist natürlich arbiträr. Der Vorteil unserer Klassierung liegt jedoch darin, daß sie eine bessere Bewertung der Histokompatibilitätsgrade ermöglicht als durch eine Einteilung in nur „kompatible" und „nicht kompatible" Gruppen.

Unsere Ergebnisse weisen auch darauf hin, daß antilymphocytäres Serum ein wichtiger Teil der immunosuppressiven Behandlung ist. Die genaue Abschätzung der Behandlungsergebnisse mit ALG wird oft durch die zu großen Unterschiede in der Histokompatibilität zwischen Spender und Empfänger erschwert. Im übrigen ist es in vielen Berichten über die erhaltenen Ergebnisse schwierig, bei einer eventuellen Verbesserung der Resultate festzustellen, ob sie auf die Behandlung mit ALG oder auf die exaktere Leukocytengruppenbestimmung zurückzuführen ist.

Unsere Erfahrungen weisen darauf hin, daß bei schlechter Histokompatibilität die frühen Mißerfolge durch Verabreichung von ALG um ein Bedeutendes verringert werden; desgleichen auch die Häufigkeit und Intensität der Abstoßungskrisen.

Unsere Daten stimmen mit den bei Tierversuchen gesammelten Ergebnissen sowie auch mit den von anderen Autoren berichteten Daten überein.

In den Fällen mit guter Histokompatibilität trägt eine Behandlung mit ALG jedoch nicht wesentlich zur Verbesserung der Resultate bei. Diese Feststellung dürfte wohl auch die Tatsache erklären, daß Transplantationsteams, welche vornehmlich blutsverwandte Spender berücksichtigen, durch Anwendung AL-Globulins im allgemeinen keine Verbesserung ihrer Ergebnisse erzielen, da unter blutsverwandten Spendern ja bekanntlich ein größerer Prozentsatz guter Histokompatibilität besteht. Obwohl die Anzahl der berücksichtigten Fälle in den einzelnen Kategorien zu gering ist, um definitive Schlußfolgerungen zu erlauben, weisen unsere Ergebnisse doch darauf hin, daß die Bestimmung der

Leukocytengruppen als Auswahlbasis für die Behandlung mit ALG die Prognose des Transplantates zumindest auf kurze Sicht um ein Bedeutendes verbessert.

Literatur

Williams, G. M., H. J. O. White, and D. M. Hume: Transplantation **5**, 837—843 (1967).

Leiter: Wir müssen in die Diskussion schon jetzt eintreten, weil uns Herr Morelle früher verlassen muß. Ich möchte bitten, daß man jetzt nur ganz spezielle Fragen an ihn stellt, solche, die nicht durch die anderen Vorträge vielleicht noch beantwortet werden.

Dann möchte ich zuerst fragen: In welcher Dosierung wurde das Antilymphocytenglobulin gegeben, wie wurde es gegeben und was war es, welchen Titer hatte es?

J. Morelle-Louvain: Wir gaben Antilymphocytenglobulin während 4 Monate, in einer Dosis von 2—4 mg Gamma-Globulin per die während der 4 ersten Wochen und 3 μg pro Woche während der 5. und 6. Woche, und danach 2 μg pro Woche während der 6 folgenden Wochen, und 1 mg pro Woche während der letzten 8 Wochen.

Leiter: Immer zusätzlich zu Imuran und Cortison?

J. Morelle-Louvain: Ja, alles zusammen. Und auch Bestrahlung. Das geschieht von Zeit zu Zeit.

107. Die akute Transplantatkrise

Symptomatologie, Behandlung

H. Pichlmaier* und H. H. Edel (a. G.)-München

Summary. On the basis of 15 bioptically confirmed acute transplantation crises amongst our own group of 43 kidney-transplant patients, the symptoms leadnig to this diagnosis are reported: functional phenomena, such as decreases in renal blood circulation, glomerular filtrate and diuresis, a fall in the urinary sodium concentration, an increase in creatinine and urea are accompanied by a series of secondary symptoms, such as local manifestations, general symptoms, accompanying reactions by other organs and various laboratory and roentgenological findings. A unique symptom of transplantation crisis was never observed. Positive proof can only be furnished by means of a biopsy. Therapy of an acute crisis consists of increasing the dose of prednisolone, administering actinomycin C and antilymphocytene-globulin. All 15 crises were reversible. Therefore the acute crisis is very different from chronic rejection, which practically always leads to failure of the transplant over a long period due to extensive arterial, vascular occlusion.

Zusammenfassung. Anhand von 15 bioptisch gesicherten akuten Transplantatkrisen im eigenen Krankengut von 43 Nierentransplantationen werden die zur Diagnose führenden Symptome ermittelt: Funktionelle Erscheinungen, wie Abnahme der Nierendurchblutung, des Glomerulusfiltrats und der Diurese, Abfall der Natriumkonzentration im Urin, Anstieg von Kreatinin und Harnstoff stehen einer Reihe sekundärer Symptome gegenüber, lokalen Erscheinungen, allgemeinen Symptomen, Begleitreaktionen anderer Organe und verschiedenen Labor- und

Röntgenbefunden. Ein alleiniges Symptom der Transplantatkrise konnte nicht gefunden werden. Der positive Nachweis kann nur durch Biopsie geführt werden. Die Therapie der akuten Krise besteht in Erhöhung der Prednisolondosis, in der Verabreichung von Aktinomycin C und der Gabe von Antilymphocyten-Globulin. Alle 15 Transplantatkrisen waren reversibel. Damit steht die akute Krise im Gegensatz zur chronischen Abstoßung, die praktisch immer über einen längeren Zeitraum hinweg zur Transplantatverwerfung durch weitgehenden arteriellen Gefäßverschluß führt.

Akute Transplantatkrisen treten auf, wenn sich das unter Immunsuppression eingetretene immunologische Gleichgewicht bei einem Homotransplantat-Träger zugunsten der immunologischen Abwehrreaktion verschiebt. Transplantierte Nieren, die bei entsprechender Therapie auch nach Wochen und Monaten histologisch normal aussehen können, ändern innerhalb von Stunden ihre feingewebliche Struktur: Ödem und Rundzellinfiltration am Interstitium sind das charakteristische Zeichen. Nach den Untersuchungen von Hollenberg, Kountz, Retik, Truniger u.a. sowie eigenen Beobachtungen an extrakorporal perfundierten Nieren beginnt die akute Krise mit funktionellen Störungen: Abnahme der corticalen Durchblutung infolge Vasoconstriction mit Absinken des renalen Plasmaflusses und der glomerulären Filtration. Diese Änderung der Funktion ist erkennbar und führt aufgrund folgender Kriterien zur Diagnose:

1. Abnahme des Glomerulusfiltrates, der Nierendurchblutung und der Diurese.

2. Abfall der Natriumkonzentration im Urin (infolge der Filtratminderung und einer Zunahme der fraktionellen Natriumresorption).

3. Anstieg von Kreatinin und Harnstoff im Serum.

Bei 15 histologisch gesicherten, von insgesamt 20, klinisch diagnostizierten akuten Krisen fanden wir folgende Mittelwerte:

vor	während	nach der Krise
Kreatininclearance		
64 ± 26 ml/min	34 ± 20 ml/min	58 ± 24 ml/min
Analogwerte für die Urinausscheidung betrugen		
2223 ± 531 ml/die	1249 ± 554 ml/die	2407 ± 791 ml/die
für Natrium im Urin		
91 ± 37 mval/l	40 ± 31 mval/l	100 ± 24 mval/l
für Kreatinin im Serum		
1,6 ± 0,7 mg-%	3,0 ± 1,2 mg-%	1,7 ± 0,4 mg-%
und für Harnstoff-Stickstoff im Serum		
27 ± 11 mg-%	52 ± 16 mg-%	31 ± 13 mg-%.

In zeitlichem Zusammenhang mit renalen Funktionsstörungen werden in wechselnder Häufigkeit und Ausprägung Sekundärsymptome beobachtet:

1. Lokale Erscheinungen, wie Ödem der Umgebung, Schwellung und Druckschmerzhaftigkeit des Transplantats sowie Spannungsgefühl und selten spontane Schmerzen.

2. Allgemeine Erscheinungen wie Temperaturanstieg, Blutdruckerhöhung, Krankheitsgefühl und Gewichtszunahme.

3. Begleitreaktionen anderer Organe, z. B. der Lunge, der Gelenke und der Nasenschleimhaut.

4. Verschiedene Labor- oder Röntgenbefunde wie Enzymanstiege im Serum oder Urin, Veränderungen im Isotopennephrogramm, im Szintigramm, evtl. im Angiogramm.

Tabelle. *Diagnostik der akuten Transplantatkrise*

Sichere Zeichen	Häufige Symptome	Unsichere Zeichen
	Klinisch	*Klinisch*
Biopsiebefund	Schwellung Druckschmerz Lokales Ödem Harnmenge ↓ Blutdruckanstieg	Temperaturanstieg Allg. Krankheitsgefühl Arthitische Beschwerden
	Labordiagnostisch	*Labordiagnostisch*
	Harnstoff ↑ Kreatinin ↑ (> 0,5) C/Kreatinin ↓ Urin-Natrium ↓ (< 50%)	Proteinurie Lymphocyturie Harnenzyme (LDH-Isoenzyme, Lysozym, alkal. Phosphatasen) Komplementabfall
	Radiologisch	
	Isotopen-Nephrographie Isotopen-Szintigraphie (Angiographie)	

Wir haben versucht, die einzelnen Befunde zu gruppieren und in ihrer Aussagekraft zu bewerten (Tabelle). Der positive Beweis der Abstoßungskrise erfordert die bioptisch-histologische Untersuchung. Wir scheuen uns nicht, in Zweifelsfällen zu punktieren, und haben bisher bei 64 derartigen Transplantatbiopsien keine Komplikationen gesehen.

Die Frage nach dem typischen Frühsymptom der Transplantatkrise muß unseres Erachtens offenbleiben. Von den verschiedenen, häufig beobachteten Zeichen hat sich uns keines als sicher und anderen Symptomen überlegen erwiesen. Zwar gehen die genannten funktionellen Veränderungen der klinischen Diagnose häufig voraus (Abb. 1), ein isoliert nachweisbares, eindeutiges Frühzeichen konnte jedoch nicht gefunden werden, wenn man von typischen Befundänderungen bei wiederholter Anwendung eingreifenderer Untersuchungsmethoden wie beispielsweise

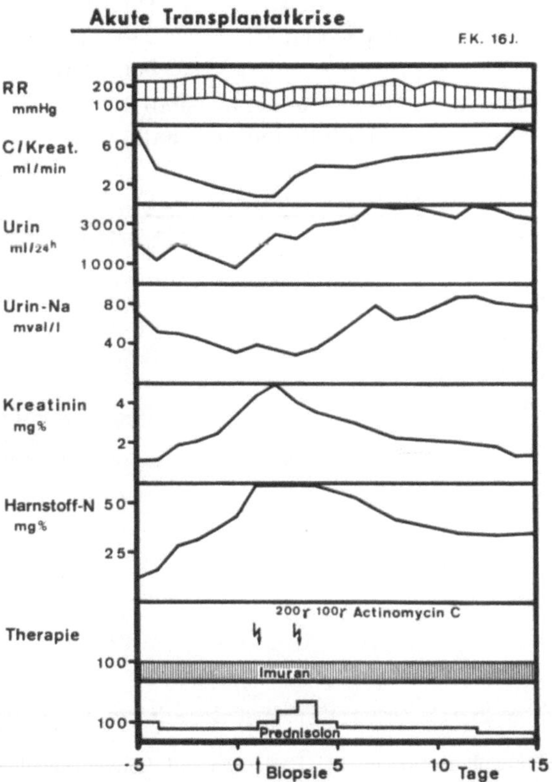

Abb. 1. Verschiedene klinische Parameter bei Abstoßungskrise

der selektiven Messung des Nierenplasmaflusses und der glomerulären Filtration mit radioaktiven Stoffen (J^{131}-Hippuran und Tc^{99m} (V)-Citrate Komplex) (Kountz) oder der Serienangiogramme absieht.

Trotzdem konnte bei unseren 15 Fällen die Diagnose immer rechtzeitig genug gestellt werden, um eine wirksame Behandlung einzuleiten: Sämtliche Krisen waren unter konventioneller Immunsuppression reversibel. Folgende Therapie wurde durchgeführt, wobei zum Vergleich die Dosenmittelwerte in der dem akuten Ereignis vorhergehenden Woche der Krisentherapie gegenübergestellt sind:

	vor	während
Azathioprin	157 ± 58 mg/die	164 ± 57 mg/die
Prednisolon	30 ± 20 mg/die	193 ± 51 mg/die
Actinomycin C	—	100—600 γ in 6 Tagen bei 9 Fällen
Lokale Röntgenbestrahlung	480 r in 4 Dosen	240—480 r in 2—4 Dosen bei 8 Fällen zusätzlich
Antilymphocytenglobulin	10 ml/die i.v. in 1 Fall 5 ml/die i.m. in 1 Fall	

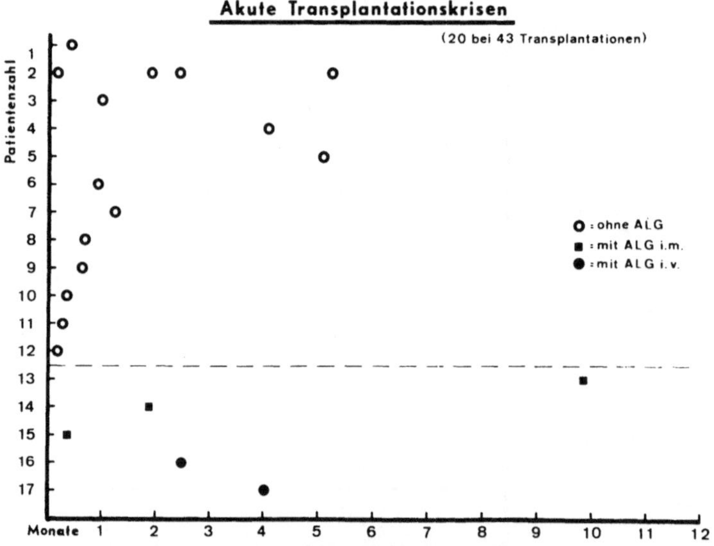

Abb. 2. Akute Transplantatkrisen bei Patienten mit konventioneller immunsuppressiver Therapie und solchen, die zusätzlich Antilymphocyten-Globulin erhielten

Danach kann man sagen, daß in unseren Fällen die entscheidende Maßnahme die Gabe hoher Dosen von Prednisolon war, daß wir Actinomycin C ausschließlich zur Krisentherapie verwendeten und daß unser Material zur Beurteilung der Wirksamkeit von Antilymphocyten-Globulin[1] noch zu klein ist. Allerdings haben wir den Eindruck, daß bei konsequenter Behandlung mit Antilymphocyten-Globulin akute Krisen seltener sind und durchschnittlich später auftreten (Abb. 2).

[1] Das von uns angewandte Antilymphocyten-Globulin wurde im Institut für Experimentelle Chirurgie der Chirurgischen Universitätsklinik München (Leiter: Prof. Dr. W. Brendel) hergestellt.

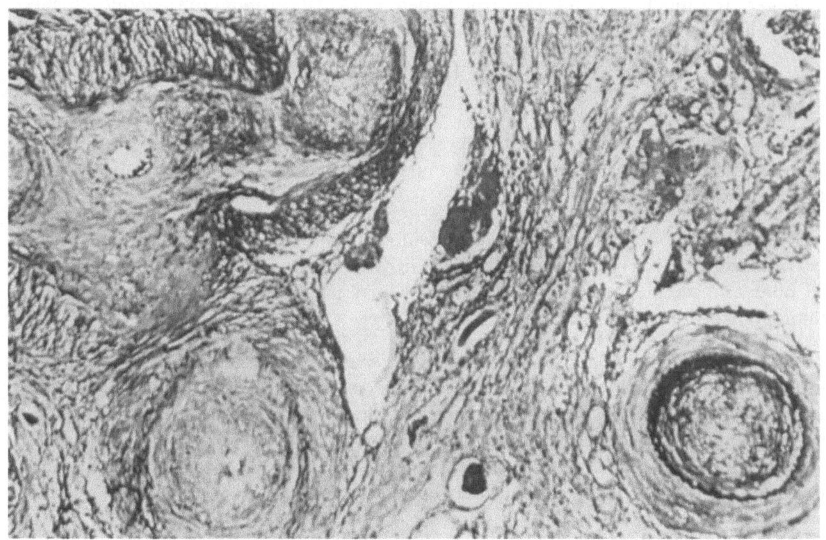

Abb. 3. Mikroskopischer Befund bei chronischer Abstoßung

Die Erfahrung, daß die akute Transplantatkrise in der Regel reversibel ist, darf nicht darüber hinwegtäuschen, daß wiederholte akute Krisen das Transplantat nachhaltig schädigen und daß eine zunächst akute Krise den Beginn einer chronischen Abstoßung einleiten kann. Letztere ist bis heute — wenn sie erst klinische Erscheinungen verursacht — auch durch massivste Immunsuppression kaum zu beeinflussen und führt über eine schleichende Funktionsverschlechterung zum Ausgangszustand der chronischen Urämie zurück. Ihr morphologisches Substrat ist die zuletzt völlige Obliteration der arteriellen Strombahn mit allen Folgen der Mangeldurchblutung (Abb. 3). Die Suche nach einer wirksamen Therapie dieser für das Spätresultat so besonders ungünstigen Verlaufsform ist unser besonderes Anliegen. Verfeinerung der Gewebstestung und Anwendung von Antilymphocyten-Globulin berechtigen vielleicht zu vorsichtiger Hoffnung.

Literatur

Hollenberg, N. K., A. B. Retik, S. M. Rosen, J. E. Murray, and J. P. Merrill: Transplantation **6**, 1 (1968).

Kountz, S. L., and R. Cohn: Proc. Europ. dialysis and transplant assoc. **4**, 335 (1967).
— — Surg. Forum **18**, 251 (1967).

Retik, A. B., B. K. Hollenberg, S. M. Rosen, J. P. Merrill, and J. E. Murray: Surg. Gynec. Obstet. **124**, 989 (1967).

Truniger, B., S. M. Rosen, H. Kriek, J. P. Merrill, and J. E. Murray: Surg. Forum **16**, 254 (1967).

Leiter: Ich möchte noch fragen: Sie haben mit Antilymphocyten-Globulin bisher, soweit ich mich erinnere, 4 Wochen behandelt.

H. Pichlmaier-München: Die Fälle, die aufgetragen sind, sind 4 Wochen behandelt worden.

Leiter: Bei denen mit Ausnahme von einem einzigen Fall, der in der 1. Woche abgestoßen hat, die Abstoßungskrisen erst nach Absetzen des Antilymphocyten-Globulins aufgetreten sind?

H. Pichlmaier-München: Nein, einer während der Behandlung. Dieser Frühfall, das war einer unserer ersten, der war aber intramuskulär, die anderen zum größeren Teil oder alle nach Absetzen des Serums. Es ist praktisch keiner über 4 Wochen behandelt worden.

Leiter: Das ist wichtig. Dann müssen wir aber unterscheiden, auch nachher in der Diskussion, ob unter der ALG-Gabe eine Abstoßungskrise aufgetreten ist oder erst nach Absetzen. Das ist auch für die Fälle des Herrn Morelle wichtig, wenn wir später darauf kommen.

Eine weitere Frage noch an Herrn Pichlmaier: Eine hyperakute Abstoßung haben Sie bis jetzt in Ihren Fällen nicht gesehen?

H. Pichlmaier-München: Doch. Wir haben 3 perakute Abstoßungen. Aber das war an und für sich nicht das Thema.

108. Analyse verschiedener Untersuchungsmethoden auf ihre Brauchbarkeit zur Frühdiagnose akuter Abstoßungskrisen von Leichennierentransplantaten

G. Thiel*, F. Enderlin, U. Dubach (a.G.)
und R. Fridrich (a.G.)-Basel/Schweiz

Summary. Thirteen parameters used in the diagnosis of renal allograft rejection were analyzed for their value in the early detection of acute rejection. "False positive" results were considered as well. The serum creatinine, creatinine clearance and the J^{131}-hippuran nephrograms were found to be the most valuable, but none of the analyzed parameters could be used alone as early pathognomic indicator of acute rejection.

Zusammenfassung. Dreizehn Abstoßungskriterien wurden auf ihre Brauchbarkeit zur Frühdiagnose der akuten Abstoßung von Leichennierentransplantaten analysiert. Die Häufigkeit „falsch positiver" Resultate wurde mitberücksichtigt. Am besten bewährten sich: Das Serum-Kreatinin, die Kreatinin-Clearance und die J^{131}-Hippuran-Nephrographie. Aber keines der untersuchten Kriterien eignet sich allein als „pathognomonisches Frühindiz".

Die akute Abstoßung einer transplantierten Niere sollte möglichst früh diagnostiziert werden, da die Remissionschance um so größer ist, je rascher mit der Abstoßungstherapie begonnen wird. Das klinische Bedürfnis nach diagnostischen Verfahren, welche eine Abstoßungskrise frühzeitig anzeigen, ist deshalb außerordentlich groß. In der Folge sind zahlreiche solcher Untersuchungsmethoden und Kriterien vorgeschlagen worden [1—12] und ihre Zahl vergrößert sich laufend. In der Regel wird dabei ein Einzelkriterium herausgehoben und festgestellt, daß damit die Diagnose einer akuten Abstoßung in einigen Fällen früher als mit allen anderen üblichen Kriterien gestellt worden sei. Leider fehlen aber meistens Angaben darüber, wie häufig damit die Frühdiagnose verpaßt worden wäre und wie häufig das empfohlene Kriterium bei isolierter Betrachtungsweise zu einer falsch positiven Diagnose geführt hätte. Die praktische klinische Bedeutung liegt aber gerade in der unvoreingenommenen Beantwortung dieser Fragen.

Wir haben uns daher die Aufgabe gestellt, 13 bekannte Abstoßungskriterien auf diese Fragestellungen hin zu analysieren. Wir stützen uns dabei auf unsere Erfahrung bei 14 Patienten mit Leichennierentransplantationen über eine totale Beobachtungsdauer von 159 Patientenmonaten. Während dieser Zeitspanne traten 14 eindeutige Abstoßungskrisen auf. Wir sprechen dann von einer akuten Abstoßung oder Abstoßungskrise, wenn sich die Nierenfunktion, gemessen anhand der endogenen Kreatinin-Clearance, innerhalb 1 Woche um mindestens 25% des Ausgangswertes verschlechtert, ohne daß eine andere Ursache für diesen Funktionsabfall nachgewiesen werden kann. Insbesondere wurden nur Episoden berücksichtigt, bei welchen eine mechanische Abflußbehinderung oder eine Pyelonephritis sicher ausgeschlossen werden konnte. Ätiologisch unklare Funktionsverschlechterungen, vor allem in den ersten 14 Tagen nach einer Transplantation, wurden weggelassen.

Damit verschiedene diagnostische Kriterien in ihrem Wert für eine Frühdiagnose gegenseitig verglichen werden können, haben wir einen Zeitpunkt t_0 definieren müssen (Abb. 1). Im pathophysiologischen Ablauf einer Abstoßungsreaktion ist dieser Zeitpunkt nicht faßbar. Praktisch klinisch hingegen kann man ihn recht scharf festlegen. Wir definieren t_0 als jenen Zeitpunkt einer akuten Abstoßung, bei welchem klinisch die Diagnose so weit sichergestellt ist, daß der Entschluß zum Beginn der Abstoßungstherapie gefällt werden kann. Untersuchungen, die erst in einem späteren Zeitpunkt pathologische Befunde ergeben, sind zumindesten für den Kliniker wenig wertvoll, da die therapeutischen Konsequenzen bereits vorher gezogen worden sind. Als Kontrollausgangswert wurden die Befunde 8—10 Tage vor dem Zeitpunkt t_0 verwendet. Die Brauchbarkeit zur Frühdiagnose wurde anhand des Verhaltens während der Periode von 2—3 Tagen vor t_0 beurteilt.

Die Resultate sind in den Tab. 1 und 2 festgehalten. In der Spalte zuäußerst rechts auf beiden Tabellen ist aufgeführt, wie oft relevante Befundsveränderungen eines bestimmten Parameters während der Beobachtungszeit erhoben wurden, ohne daß klinisch die Diagnose einer akuten Abstoßung hätte bestätigt werden können.

Eine relevante Reduktion der Kreatinin-Clearance, d.h. mindestens einen Abfall um 25%, haben wir am Zeitpunkt t_0 in allen Fällen gefunden (Tab. 1). Bestimmungen 2—3 Tage vorher ergaben nur in 60% eine entsprechende Senkung. 23mal hingegen wurden ähnlich starke Senkungen beobachtet, ohne daß der weitere Verlauf irgendeinen Hinweis auf eine

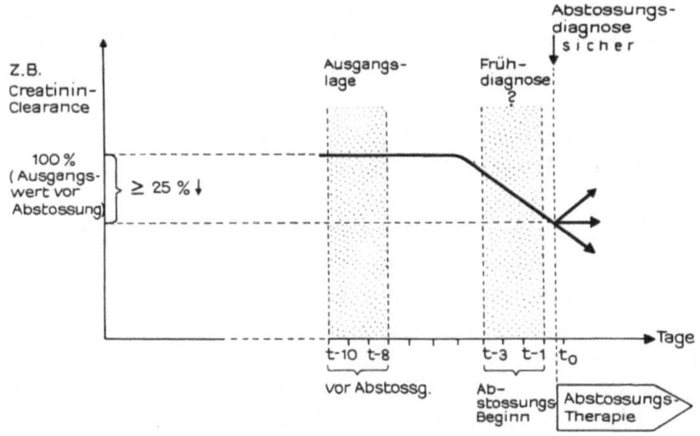

Abb. 1. Auswertungsprinzip diagnostischer Kriterien für akute Abstoßungsreaktionen. t_0 ist der Zeitpunkt, an welchem die Diagnose einer akuten Abstoßungskrise klinisch so weit erhärtet ist, daß die Indikation zum Therapiebeginn gestellt werden kann. Der Wert einer Untersuchungsmethode für die Frühdiagnose zeigt sich im Verhalten während 3 Tagen vor t_0. Als individueller Kontroll-Ausgangswert dienen die Ergebnisse 8—10 Tage vor t_0

Abstoßung ergeben hätte. Diese hohe Rate falsch positiver Befunde ist vor allem auf die häufigen Urinkollektionsfehler zurückzuführen. Eine Erhöhung der Kreatinin-Konzentration im Serum um mindestens 25% wurde bei t_0 in 70% und 2—3 Tage vorher in 50% festgestellt. Da Urinkollektionsfehler hier keine Rolle spielen, ist die Häufigkeit falsch positiver Resultate wesentlich kleiner. Für die Erhöhung der Harnstoffkonzentration im Serum finden sich leicht ungünstigere Werte. Auf jeden Fall kann der von Hume postulierte besondere Wert des Harnstoffanstieges als erstes Frühsymptom einer Abstoßungsreaktion — noch vor einem Anstieg des Serum-Kreatinins — [2] in unserem Patientengut keine Bestätigung finden. Eine diastolische Blutdruckerhöhung über 100 mm Hg beobachteten wir in rund der Hälfte aller Abstoßungsreaktionen sowohl am Zeitpunkt t_0 als auch bereits 2—3 Tage vorher. Im Gegensatz dazu ist die Temperaturerhöhung zu keinem Zeitpunkt

Tabelle 1. *Analyse von 6 Parametern auf ihr Verhalten am Zeitpunkt t_0 einer akuten Abstoßungskrise und 2—3 Tage vor t_0. Als „falsch positiv" ist die Häufigkeit von Episoden angegeben, während welchen die verschiedenen Parameter ebenfalls relevante Veränderungen aufwiesen, ohne daß die Diagnose einer Abstoßungskrise bestätigt werden konnte*

Befunde bei akuter Abstoßungsreaktion (I)

Parameter	Häufigkeit relevanter Befunde			
	Definition	am Zeitpunkt t_0	2—3 Tage vor t_0	ohne Abstoßung „falsch positiv"
Kreatinin-Clearance	⩾25% ↓ [a]	14/14 (100%)	6/10 (60%)	23 mal
[Kreatinin] Serum	⩾25% ↑ [a]	10/14 (70%)	6/12 (50%)	8 mal
[Harnstoff] Serum	⩾25% ↑ [a]	9/14 (65%)	4/11 (35%)	11 mal
Diastol. Blutdruck	⩾100 mm Hg	7/12 (60%)	5/10 (50%)	9 mal
Temperatur (oral)	⩾37,5° C	1/12 (<10%)	1/11 (<10%)	20 mal
Leukocyten (Blut)	>33% ↑↓ [a]	4/14 (30%)	4/12 (33%)	24 mal

[a] Im Vergleich zum Ausgangswert 8—10 Tage vor t_0.

Tabelle 2. *Analyse von 7 weiteren Parametern. Lediglich in 6 von 267 durchgeführten Isotopennephrographien wurde fälschlicherweise („falsch positiv") der Verdacht auf eine Abstoßungskrise geäußert, während in 6 von 9 akuten Abstoßungen (75%) die Diagnose bereits vor t_0 gestellt werden konnte*

Befunde bei akuter Abstoßungsreaktion (II)

Parameter	Häufigkeit relevanter Befunde			
	Definition	am Zeitpunkt t_0	2—3 Tage vor t_0	ohne Abstoßung „falsch positiv"
Urin-Volumen	⩾500 ml ↓ [a]	7/14 (50%)	7/12 (60%)	33 mal
[Na]Urin	⩾50% ↓ [a]	3/10 (33%)	2/9 (25%)	13 mal
Proteinurie	⩾500 mg/24 Std	5/8 (60%)	1/6 (15%)	19 mal
Leukocyturie	>5 Lc/GF	1/10 (10%)	1/10 (10%)	10 mal
LDH im Urin	⩾20000 E/ 24 Std	1/7 (15%/)	3/7 (45%)	26 mal
(normal bis 7062 E/24 Std)	> Verdoppelung des Ausgangswertes [a]	1/7 (15%)	3/7 (45%)	43 mal
LDH-Isoenzym-5 im Urin (normal: keines)	positiver Nachweis bei vorherigem Fehlen [a]	1/7 (15%)	0/7 (0%)	11 mal
Isotopen-nephrogramm	Pathologische Kurve	7/11 (65%)	6/9 (75%)	6 mal (bei 267 Untersuchung.)

[a] Im Vergleich zum Ausgangswert 8—10 Tage vor t_0.

ein zuverlässiges Kriterium für eine Abstoßungsreaktion. Die hohe Rate falsch positiver Temperaturanstiege reduziert den Wert noch stärker. Dabei sind in der Zahl von 20 falsch positiven Temperaturanstiegen alle jene Episoden ausgeschlossen, welche sich auf eine offensichtliche Ursache, wie z.B. eine Grippe, zurückführen ließen. Ganz unterschiedlich verhalten sich die peripheren Leukocyten anläßlich einer Abstoßungsreaktion. In rund $30^0/_0$ beobachteten wir einen Anstieg oder Abfall der Leukocytenzahl um mehr als $^1/_3$ des Ausgangswertes. Da ähnliche Schwankungen aber auch ohne Abstoßungsreaktion sehr häufig auftreten, haben sie praktisch keine frühdiagnostische Bedeutung.

Ebensowenig brauchbar sind die Schwankungen des Urinvolumens (Tab. 2). Eine Reduktion des Urinvolumens um mehr als 500 ml in 24 Std beobachteten wir bei der Hälfte unserer Fälle am Zeitpunkt t_0 wie auch 2—3 Tage vorher. Die große Häufigkeit von Episoden mit vergleichbar reduziertem Urinvolumen ohne Abstoßung entwertet aber diese Parameter als Frühindiz weitgehend. Wenig zuverlässig erwies sich auch die Senkung der Natriumkonzentration im Urin. Nur knapp $^1/_4$ unserer Patienten zeigten bereits 2—3 Tage vor t_0 eine Senkung der Urin-Natriumkonzentration bei einer nicht geringen Zahl falsch positiver Abfälle. Eine Proteinurie von mindestens 500 mg pro 24 Std, gemessen nach Kjeldahl, zeigte zwar über die Hälfte der Fälle am Zeitpunkt t_0. Doch eignet sich die Proteinurie kaum als Frühindiz, da nur in $^1/_6$ der Fälle ein ähnlicher Anstieg bereits vor t_0 zu beobachten war und falsch positive Eiweißanstiege nicht selten sind. Als besonders unzuverlässig erwies sich das Verhalten des Urinsedimentes. Nur in $^1/_{10}$ aller Abstoßungen konnte eine Leukocyturie vor oder bei t_0 festgestellt werden.

Besondere Aufmerksamkeit haben wir dem Auftreten von Enzymen im Urin gewidmet, wobei hier nur die Lactat-Dehydrogenase im Urin berücksichtigt werden soll. Pathologische Gipfelwerte wurden meist erst nach t_0 erreicht. Obwohl ein deutlich pathologischer Befund von mindestens 20000 Einheiten/24 Std während der Frühphase in $45^0/_0$ der Fälle beobachtet wurde, wird die praktische Bedeutung als Frühdiagnosticum dadurch reduziert, daß ähnlich hohe Anstiege sehr häufig auch ohne Abstoßung gemessen wurden. Wertet man alle jene Episoden mit mindestens einer Verdoppelung des Ausgangswertes in den pathologischen Bereich hinein als positiv, dann steigert sich die Zahl falsch positiver Resultate noch mehr. Interessant ist der Nachweis von LDH-Isoenzym-5, welches normalerweise nicht im Urin zu finden ist. Obwohl auch in unseren Fällen das Isoenzym-5 sehr häufig bei Abstoßungsreaktionen im Urin gefunden wurde, erweist sich dessen Nachweis aber von geringer praktischer Bedeutung. Berücksichtigt man nämlich nur jene Episoden, bei welchen ein vorheriges Fehlen von Isoenzym-5 im Urin in einen positiven Nachweis umschlägt, wiesen nur $^1/_3$ unserer Fälle von akuter

Abstoßung einen solchen Umschlag bei t_0 auf. Ein entsprechender Umschlag wurde nie 2—3 Tage vor t_0, hingegen relativ häufig ohne Abstoßungsreaktion festgestellt.

Überraschend brauchbar und zuverlässig erwies sich die Isotopennephrographie mit J^{131}-Hippuran. In 75% der Fälle konnte damit eine frühe Verdachtsdiagnose gestellt werden. Besonders bemerkenswert ist die kleine Zahl falsch positiver Resultate. Lediglich in 6 von 267 durchgeführten Isotopennephrogrammen wurde fälschlicherweise ein Verdacht auf Abstoßung geäußert. Im Vergleich zur endogenen Kreatinin-Clearance scheint die Isotopennephrographie zur Frühdiagnose mindestens so empfindlich zu sein, hat aber im Vergleich dazu den Vorteil, nur 1 Std zu benötigen und von Urinkollektionsfehlern unabhängig zu sein.

Zusammenfassend ziehen wir folgende Schlüsse:

1. Kein Einzelkriterium erlaubt die Frühdiagnose einer akuten Abstoßungsreaktion. Jedes ist mit einer bestimmten Versagerquote behaftet.

2. Zur Früherfassung einer akuten Abstoßung haben sich am besten bewährt: Die Bestimmung des Serum-Kreatinins und der Kreatinin-Clearance sowie die Durchführung der Isotopennephrographie. Die anderen untersuchten Kriterien waren bei uns von geringer praktischer Bedeutung.

3. Jede neu empfohlene Untersuchungsmethode zur Frühdiagnose einer Abstoßungsreaktion sollte so lange mit Skepsis aufgenommen werden, als kein systematischer Vergleich mit den anderen üblichen Kriterien angestellt und die Häufigkeit falsch positiver Resultate berücksichtigt wird.

Literatur

1. Bergström, K., R. Blomstrand, G. Magnusson, and B. Werner: Acta chir. scand. **134**, 467 (1968).
2. Hume, D. M.: Advanc. Surg. **2**, 419 (1966).
3. Kauffman, H. M., R. F. Clark, J. H. Magee, M. S. Rittenbury, C. M. Goldsmith, G. R. Prout, and D. M. Hume: Surg. Gynec. Obstet. **119**, 25 (1964).
4. McDonald, J. C., and L. M. Jacobbi: Transplantation **5**, 51 (1967).
5. Moore, T. C., J. K. Chang, and D. M. Hume: Surg. Gynec. Obstet. **127**, 1023 (1968).
6. Noble, R. E., J. S. Najarian, and H. D. Brainerd: Proc. Soc. exp. Biol. (N. Y.) **120**, 737 (1965).
7. Ogden, D. A., and J. H. Homes: Ann. intern. Med. **64**, 806 (1966).
8. Prout, G. R., E. V. Magatalag, and D. M. Hume: Surgery **56**, 283 (1964).
9. Rapaport, F. T., K. Kano, and F. Milgrom: J. clin. Invest. **47**, 633 (1968).
10. Shapiro, A., P. Wellington, and H. Gonick: J. Urol. (Baltimore) **100**, 146 (1968).
11. Spencer, E. S., and V. P. Petersen: Acta med. scand. **182**, 73 (1967).
12. Werle, E., R. Busse u. A. Schmal: Klin. Wschr. **46**, 1315 (1968).

Leiter: Sie haben keine Biopsien gemacht, mit denen Sie einen Teil dieser Befunde bioptisch hätten kontrollieren können?

G. Thiel-Basel: Wir haben nur in 2 Fällen Biopsien gemacht. Ich glaube, daß bei hyperakuter Abstoßung sich bioptisch nicht viel sehen läßt.

Leiter: Nein, bei der hyperakuten nicht. Aber in der 2. Woche würde man doch die Lymphzellinfiltration finden können.

G. Thiel-Basel: Die 14 Fälle von akuter Abstoßung, die hier verwertet wurden, sind mit 2 Ausnahmen alles Fälle, die nicht bioptisch verifiziert wurden. Wir glauben aber, daß eine Funktionsverschlechterung bei sicherem Ausschluß einer Infektion bei Ureterzielaufnahme und eine anschließende prompte Besserung der Funktionsverschlechterung auf eine Steroidgabe genügen.

109. Korrelation zwischen Abstoßungskrisen bei Nierenallotransplantationen und Histokompatibilität

F. Largiadèr-Zürich/Schweiz

Summary. During one year leukocyte antigens (13 HL-A antigens, 3 non-LH-A antigens) were determined in 16 human renal allotransplantations. Retrospectively these transplantations were divided into 4 compatibility grades. In the recipients 4 groups were differentiated according to the frequency and severity of rejection crises. 13 out of these 16 recipients are still alive with a functioning transplant. In these few patients some correlation between the number of non-identical antigens and the rejection crises can be observed. However, one case suggests that not only identity but also compatibility of antigens permits a more successful postoperative course than mere incompatibility.

Zusammenfassung. Im Verlauf eines Jahres wurden bei 16 Nierenallotransplantationen die Leukocyten-Antigene (13 HL-A-Antigene, 3 nicht-HL-A-Antigene) bestimmt. Retrospektiv wurden diese Transplantationen gemäß Leukocytentypisierung in 4 Kompatibilitätsgrade eingeteilt. Bei den Empfängern wurden entsprechend Häufigkeit und Schweregrad von Abstoßungskrisen 4 Gruppen unterschieden. 13 der 16 Patienten leben noch mit funktionierendem Transplantat. In diesem noch kleinen Krankengut ist eine gewisse Korrelation zwischen der Zahl der nicht identischen Antigene und den Abstoßungskrisen festzustellen. Eine Einzelbeobachtung weist darauf hin, daß nicht nur die Identität, sondern auch die einfache Kompatibilität der Antigene einen besseren Verlauf ermöglicht als die Inkompatibilität.

Die Transplantationschirurgen können sich zweifellos nichts Besseres wünschen, als daß die ganze heutige Diskussion einst überflüssig werde. Sie wird dann überflüssig, wenn bei unseren Patienten überhaupt keine Abstoßungskrisen mehr auftreten. Eines der Mittel, um dieses Ziel zu erreichen, besteht in der Zusammenstellung völlig gewebekompatibler Spender-Empfänger-Kombinationen. Es braucht hier nicht mehr begründet zu werden, warum von den verschiedenen Möglichkeiten zur Histokompatibilitätstestungen die Leukocytentypisierung die objektivste, reproduzierbarste und schnellste Methode ist. Diese Methode ist heute so weit entwickelt, daß sie auch bei der Transplantation von Nieren Frischverstorbener eingesetzt werden kann. Im folgenden soll nun untersucht werden, wie sich die durch die Leukocytentypisierung erfaßbaren Kompatibilitätsverhältnisse in den ersten postoperativen Monaten klinisch bemerkbar machen.

Leukocytentypisierung

Seit über 1 Jahr wird bei unseren Nierentransplantationen die Leukocytentypisierung durchgeführt, in Zusammenarbeit mit van Rood im Rahmen von Eurotransplant. Es werden 16 Faktoren bestimmt, nämlich 13 HL-A-Faktoren sowie 3 nicht zum HL-A-System gehörende Antigene (Tab. 1), zum Teil mit einem Agglutinationstest, zum Teil mit einem Cytotoxicitätstest. Die technischen Grundprinzipien und ein Teil der verwendeten Seren sind andernorts beschrieben worden [8]. Von den Empfängern wurden die Blutlymphocyten untersucht, von den Spendern die Milz und in den letzten Fällen ebenfalls die Lymphocyten des peripheren Bluts. Bei den hier zur Diskussion stehenden Patienten erfolgte keine Empfängerauswahl aufgrund der Leukocytentypisierung, sondern es wurde eine rein retrospektive Bestimmung der

Tabelle 1

Bei den Patienten des Kantonspitals Zürich bestimmte Leukocyten-Antigene

HL-A-Faktoren	Nomenklatur nach van Rood	Nomenklatur nach Ceppellini, Dausset, Kissmeyer-Nielsen, Terasaki
HL-A 1	(LA 1)	To-8, LA 1
HL-A 2	8a	To-9, Mac, LA 2
HL-A 3	(LA 3)	To-10, Da-12, LA 3
HL-A 4	4a	—
HL-A 5	(Da 5)	Da-5, To-5
HL-A 6	4b	—
HL-A 7	7c	To-20, Da-10
HL-A 8	7d	To-7, Da-8
6a		
6b		
7a		
7a′		
7b		
nicht zum HL-A-System gehörende Faktoren		
5a		
5b		
9a		

Tabelle 2. *Abstufung der Leukocyten-Kompatibilität*

1	Identisch in allen bekannten Antigenen (HL-A und nicht-HL-A)
2	Identisch oder fast identisch in allen HL-A-Antigenen
3	Verschieden in 2—3 HL-A-Antigenen
4	Verschieden in 4 oder mehr HL-A-Antigenen

Kompatibilität von Spender und Empfänger vorgenommen. Dabei wurden 4 verschiedene Kompatibilitätsgrade unterschieden (Tab. 2).

Krankengut

Im Kantonspital Zürich wurden bis zum 15. Februar 1969 bei 46 Patienten total 49 Nierenallotransplantationen unter ausschließlicher Verwendung von Nieren Frischverstorbener vorgenommen. Die für die Spenderauswahl [5, 7], die Transplantathandhabung [4], die chirurgische Technik [1] und die Nachbehandlung [2] maßgeblichen Gesichtspunkte sind andernorts bereits ausführlich diskutiert worden. Auch die Ergebnisse sind zum Teil schon beschrieben worden [1, 6]; es genügt hier, zu erwähnen, daß 27 der 46 Patienten im Moment noch leben, 25 von ihnen mit gut funktionierendem Transplantat. Von 22 Patienten, deren Operation 22 Monate oder länger zurückliegt, leben 11, d. h. genau 50%, noch mit funktionierender Niere, und zwar ausnahmslos mit dem Primärtransplantat.

Die nachfolgende Diskussion beschränkt sich auf die während 1 Jahres, vom 15. Februar 1968 bis zum 15. Februar 1969, vorgenommenen Transplantationen bei total 16 Patienten. Die späteren Transplantationen können nicht mehr verwertet werden, da die Nachkontrollzeit zu kurz ist und da Vorbedingungen (prospektive Kompatibilitätstestung) und die Nachbehandlung (langdauernde prophylaktische Behandlung mit Antilymphocyten-Globulin) sich geändert haben. Allerdings war auch bei den zur Diskussion stehenden Patienten die Ausgangslage nicht ganz einheitlich: 7 wurden prophylaktisch röntgenbestrahlt und 5 kurzfristig prophylaktisch mit Antilymphocyten-Globulin behandelt [3]. Von den 16 Empfängern starben 2 an unspezifischen Komplikationen, nämlich einer am 51. Tag an Lungenembolien (ausgehend von Bein- und Beckenthrombosen auf der Gegenseite des Transplantats) und einer am 52. Tag an ulceröser Soorösophagitis mit zur Verblutung führender Aortenarrosion. Ein weiteres Transplantat ging durch arterielle Thrombose verloren; die betreffende Patientin wartet noch auf ein Zweittransplantat. 13 Patienten leben also mit sehr gut funktionierendem (Serumharnstoff unter 45 mg-%, Serumkreatinin unter 2,0 mg-%, Kreatinin-Clearance über 50 ml/min) oder gut funktionierendem (Serumharnstoff unter 75 mg-%, Kreatinin und Clearance wie erwähnt) Trans-

Tabelle 3. *Bewertung der Abstoßungskrisen*

I	Keine Krise, keine Proteinurie
II	1 Abstoßungskrise
III	2 und mehr Abstoßungskrisen
IV	Krise — von mehr als 30 Tagen Dauer
	— während der ersten Woche
	— nach dem 4. Monat
	— Dialyse benötigend
	— unbeherrschbar

plantat. Aufgrund der Häufigkeit und des Schweregrades der im postoperativen Verlauf beobachteten Abstoßungskrisen wurden die Patienten in Anlehnung an Williams u. Hume [10] in 4 Gruppen eingeteilt (Tab. 3); 3 Patienten gehörten zur Gruppe I, 5 Patienten zur Gruppe II, 2 Patienten zur Gruppe III und 1 zur Gruppe IV.

Korrelation zwischen klinischem Verlauf und Kompatibilität

Angesichts des noch kleinen Krankengutes und der erwähnten Unterschiede in der Behandlung ist eine statistische Auswertung des Gesamtmaterials weder möglich noch sinnvoll, und dies um so mehr, als nicht von allen Transplantationen vollständige Typisierungs-Daten zur Verfügung standen. Man muß sich deshalb vorläufig darauf beschränken, Einzelfälle zu analysieren.

Generell kann man sagen, daß in der klinischen Gruppe I (Tab. 3) keine Patienten mit Kompatibilitätsgrad (Tab. 2) zu finden sind. Dies bedeutet, daß mindestens eine Abstoßungskrise zu beobachten ist, wenn Spender und Empfänger sich in mehr als 3 HL-A-Antigenen unterscheiden. Andererseits garantiert ein Kompatibilitätsgrad von 1 oder 2 keineswegs einen klinischen Verlauf gemäß Gruppe I. Dies läßt sich damit erklären, daß bei einem Teil dieser scheinbar günstigen Fälle offenbar nicht alle Antigene erfaßt wurden. Patienten mit einem schlechten Kompatibilitätsgrad weisen aber fast durchwegs einen Verlauf gemäß Gruppe III oder IV auf.

Einer unserer Fälle verlief allerdings ganz anders. Bei diesem Patienten war in 6 HL-A-Faktoren keine Identität vorhanden, sondern nur Kompatibilität. Der Patient wies also den schlechtesten Kompatibilitätsgrad auf, und trotzdem machte er nur eine einzige, leicht beherrschbare Abstoßungskrise in der 5. Woche durch. Der weitere, nun schon mehr als ein Jahr dauernde postoperative Verlauf war ereignislos. Dieser Fall wirft eine grundlegende Frage auf, denn frühere Beobachtungen von van Rood u. Mitarb. [9] ließen den Schluß zu, daß im Gegensatz zu den Erythrocytengruppen bei den Leukocytengruppen nur Identität (Empfänger und Transplantat + oder Empfänger und Transplantat —)

genüge und Kompatibilität nicht. Kompatibilität, also Fehlen eines beim Empfänger vorhandenen Faktors im Transplantat (Empfänger +, Transplantat —), schien die Resultate gegenüber Imkompatibilität (Empfänger —, Transplantat +) nicht zu verbessern. Auf diesem Prinzip beruht ja auch die hier verwendete Klassifikation (Tab. 2). Unser beschriebener Fall widerspricht nun dieser Erfahrung. Es ist vorläufig ein Einzelfall, und deshalb dürfen keine allzu weitreichenden Schlüsse gezogen werden, aber er wird uns mindestens veranlassen, den Auswirkungen der einfachen Kompatibilität vermehrt Beachtung zu schenken.

Trotz solcher und weiterer noch ungeklärter Fragen bleibt es dabei, daß im großen und ganzen die durch die Leukocytentypisierung erfaßbaren Histokompatibilitätsverhältnisse sich schon in den ersten postoperativen Monaten auswirken. Von einer konsequenten prospektiven Typisierung kann deshalb eine Verbesserung der Resultate erwartet werden.

Literatur

1. Largiadèr, F.: Verpflanzung von ganzen Organen. In: Chirurgische Operationslehre (Breitner/Zukschwerdt/Kraus), IV/1. München-Berlin-Wien: Urban & Schwarzenberg **1969**.
2. — Naturwissenschaften **55**, 429 (1968).
3. — E. Linder, W. Scheitlin u. Å. Senning: Helv. chir. Acta (im Druck).
4. — D. R. Miller, Å. Senning u. W. Wegmann: Helv. chir. Acta **34**, 20 (1967).
5. — Å. Senning u. W. Wegmann: Z. ges. exp. Med. **143**, 333 (1967).
6. Scheitlin, W., F. Brunner, T. Moccetti u. Å. Senning: Schweiz. med. Wschr. **98**, 777 (1968).
7. Senning, Å., u. F. Largiadèr: Ergebn. Chir. Orthop. **51**, 1 (1968).
8. van Rood, J. J., and A. van Leeuwen: Defined leukocyte antigenic groups in man. In: Histocompatibility Testing, p. 21. Nat. Acad. Sci. Nat. Res. Council, Washington 1965.
9. — — J. W. Bruning, and K. A. Porter: The importance of leukocyte antigens in renal transplantation. In: Advance in Transplantation, p. 213. Copenhagen: Munksgaard 1968.
10. Williams, G. M., H. J. O. White, and D. M. Hume: Transplantation **5**, 837 (1967).

110. Beobachtungen bei Rejektion von Nierentransplantaten

M. Siedek (a. G.)-Bonn

Summary. From a group of 21 kidney transplants, 3 cases are demonstrated with acute rejection-crises as reflected in the clinical course and anatomical-pathological findings, during which sensitisation is discussed. In the first case, there was a spontaneous rupture of a retransplant. In the second case, acute reversible haematuria and anuria is attributed to a second-set-phenomenon after streptococcal and staphylococcal antigen-sensitisation. In the third case, a picture of hyperacute rejection is described. The significance of humoral antibodies in early rejection is emphasized and the influence on these of heparinisation is discussed.

Zusammenfassung. Aus dem Kollektiv von 21 Nierentransplantationen werden 3 Fälle mit akuten Abstoßungskrisen anhand des klinischen Verlaufes und pathologisch-anatomischer Befunde demonstriert, bei denen eine Sensibilisierung diskutiert wird. Im ersten Fall kam es zur Spontanruptur eines Zweittransplantates. Im zweiten Fall wird ein second-set-Phänomen nach Streptokokken- und Staphylokokken-Antigensensibilisierung als verantwortlich für eine akute reversible Hämaturie und Anurie angesehen. Im dritten Fall wird das Bild einer hyperakuten Abstoßung beschrieben. Die Bedeutung humoraler Antikörper bei der Frühabstoßung wird hervorgehoben und ihre therapeutische Beeinflussung durch Heparinisierung diskutiert.

Aus unserem Krankengut von 21 Nierentransplantationen möchte ich Ihnen 3 Verläufe demonstrieren, die chirurgische und immunologische Besonderheiten bieten.

Im 1. Fall handelt es sich um eine 22jährige Patientin, bei der in einem auswärtigen Krankenhaus eine einseitig hydronephrotische Hufeisenniere als Tumor entfernt und 8 Monate später von uns eine Leichenniere transplantiert wurde. Die Niere wurde 14 Tage später wegen einer arteriellen Thrombose entfernt und 6 Monate danach eine Zweittransplantation durchgeführt. Wir erhielten die zweite Niere aus Gent über die Organisation Eurotransplant aufgrund weitgehender Übereinstimmung der Leukocytenantigene von Spender und Empfänger. Wegen der durch den Transport bedingten langen Ischämiezeit bestand wieder eine postoperative Anurie. Am 9. Tag kam es zum Bild des akuten Abdomens, einem Hämoglobin- und Blutdruckabfall und mechanischen Ileus. Im Technitium-Scintigramm zeigte sich eine Durchblutung nur des oberen Nierenpols. Wir vermuteten eine Thrombose der distalen, kleineren Arterie und eine Anastomosenblutung. Bei der Revision fand sich ein Infarkt im unteren Nierenpol, daneben eine ausgeprägte ödematöse Schwellung der ganzen Niere sowie Rupturen an den Grenzen des Infarktes (Abb. 1). Die Histologie zeigt eine nicht mit dem Infarkt in Beziehung stehende, massive Infiltration des Interstitiums mit lymphoiden Zellen und ein interstitielles Ödem. Als Ursache der akuten Abstoßung diskutierten wir eine Sensibilisierung durch das Ersttransplantat, dessen Spender ebenso wie der zweite Spender in dem starken Leukocytenantigen 7a positiv, die Empfängerin dagegen negativ war. Die Spontanruptur, die Murray in 3 Fällen beschrieben hat, ist durch die Abstoßung, nicht durch den Infarkt bedingt.

Im 2. Fall handelt es sich um eine 24jährige Patientin mit chronischer Glomerulonephritis, die wir wegen einer perforierten Salpingitis mit einem großen Absceß, in dem Staphylokokken nachgewiesen wurden, kurz nach der bilateralen Nephrektomie laparotomierten. 10 Monate

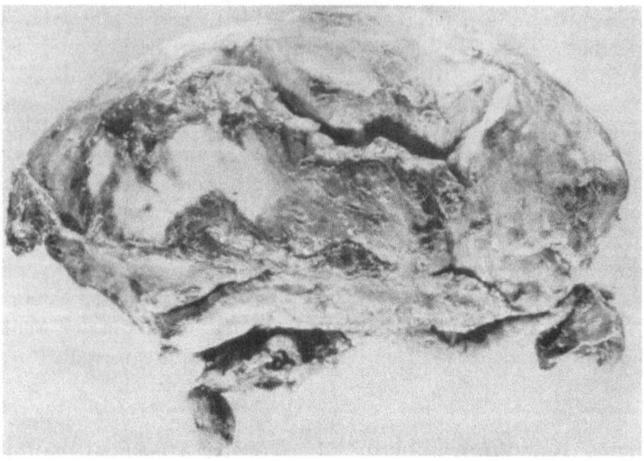

Abb. 1. Spontanruptur eines Nieren-Allo-Zweittransplantates bei akuter Abstoßung

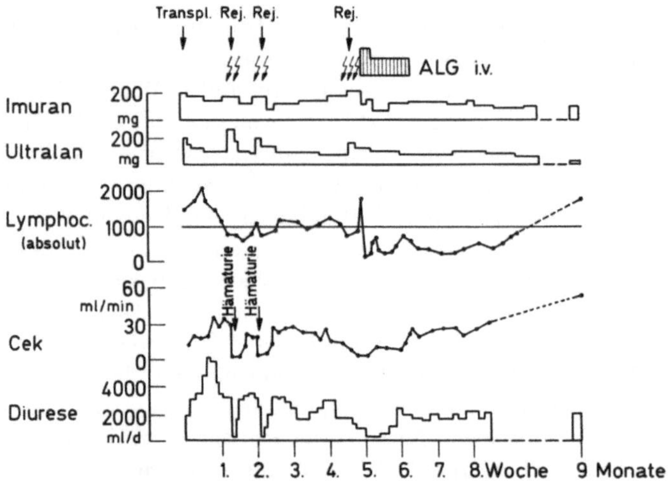

Abb. 2. Klinischer Verlauf nach Nierentransplantation

später erfolgte die Transplantation. Nach primär guter Funktion der Niere kam es am 9. Tag zu Hypertonie, Hämaturie und plötzlicher Anurie (Abb. 2). Ein Abflußhindernis wurde durch retrograde Pyelographie ausgeschlossen. Im Hippuran-Szintigramm stellte sich eine mäßige Speicherung, jedoch keine Ausscheidung dar. Eine arterielle oder venöse Thrombose lag nicht vor. Wir bestrahlten mit 150 r lokal und erhöhten die Steroiddosis. Es kam am selben Tag zur Diurese klaren Urins. Dasselbe Phänomen wiederholte sich 8 Tage später. In der 4. Woche trat eine verzögerte Abstoßung auf, deren Behandlung neben Azathioprin und Ultralan mit Antilymphocyten-Globulin durchgeführt wurde. Die Patientin zeigte auf das i.v. verabreichte Antilymphocyten-Globulin (ALG) geringe anaphylaktische Reaktionen: Fieber von 38,5°C und leichten Schüttelfrost. Die Kreatinin-Clearance besserte sich in den folgenden Tage und Wochen, sie beträgt jetzt, 9 Monate danach, 59 ml/min. Vor der Transplantation traten sehr heftige anaphylaktische Reaktionen bei Transfusionen wie auch während nahezu jeder Dialyse, möglicherweise aufgrund bakterieller Antigene, auf, was hohe Steroiddosen erforderte. Am 2. Tag nach Transplantation kam es nach Transfusion von 10 ccm Blut zu schwerem Schüttelfrost, Rückenschmerzen und Blasenbildung auf den Fußrücken. Aufgrund der Mitteilungen von Rapaport u. Vogel, die Kreuzreaktionen zwischen Streptokokken- und Staphylokokkenantigenen und Transplantationsantigenen beschrieben, halten wir es für wahrscheinlich, daß die beiden Frühabstoßungskrisen mit vorausgegangener Hämaturie nicht das Mißverhältnis in den Leukocytenantigenen 4a und 8a bedingt waren, sondern durch eine Vorsensibilisierung mit Streptokokken- und Staphylokokkenantigenen, also eine second-set-reaction.

Als dritten Fall möchte ich Ihnen eine 28jährigen Patienten mit chronischer Glomerulonephritis vorstellen, dem wir 1 Monat nach bilateraler Nephrektomie eine Niere übertrugen. Die Diurese kam nach 14 Tagen in Gang. Der Blutdruck blieb jedoch erhöht, Harnstoff- und Kreatinin-Clearance sowie Natriumausscheidung waren in den folgenden Wochen minimal. In der 7. Woche trat eine Oligurie hinzu. Eine Besserung der Transplantatfunktion war auch mit hohen Steroiddosen, Actinomycin C und lokaler Bestrahlung nicht zu erreichen. Die hierauf nephrektomierte Niere zeigte makroskopisch das Bild eines Shwartzman-Sanarelli-Syndroms (Abb. 3), mikroskopisch finden sich Thrombosen der kleinen Arterien und Venen, anämische Infarkte, hämorrhagische Nekrosen und subendotheliale Fibrinablagerungen. Der Befund entspricht der von Hume u. Kissmeyer-Nielsen beschriebenen hyperakuten Abstoßung, für die präformierte Antikörper, evtl. nach Sensibilisierung mit Streptokokkenantigenen, gefordert werden. Der Patient verstarb an einer nekrotisierenden Colitis mit atonischem Ileus, Folgen der immunosuppressiven und antibiotischen Therapie. Der Fall demonstriert, wie wesentlich die frühzeitige und richtige Deutung einer Abstoßungskrise und ihre Prognose ist.

In allen 3 Fällen ist eine der Transplantation vorausgegangene Sensibilisierung als Ursache der akuten Abstoßungskrisen wahrscheinlich. Einmal durch ein vorausgegangenes Transplantat, in den anderen Fällen wahrscheinlich durch Streptokokken- oder Staphylokokkenantigene. Auch Isoantikörper können, wie Starzl u. Guiney beschrieben haben, zu frühzeitiger Anurie führen. Die Leukocytenantigene allein geben demnach nur unzureichend Auskunft über die Prognose eines Transplantates. Zur Aufdeckung einer Sensibilisierung durch Transfusionen oder bakterielle Infekte muß unmittelbar vor der Transplantation ein crossmatch durchgeführt werden.

Analog zu Beobachtungen von Johansson am Arthusphänomen sowie unter Berücksichtigung des Befundes von Mowbray, daß der Transplantatkrise ein Thrombocytenabfall vorausgeht, scheint eine günstige

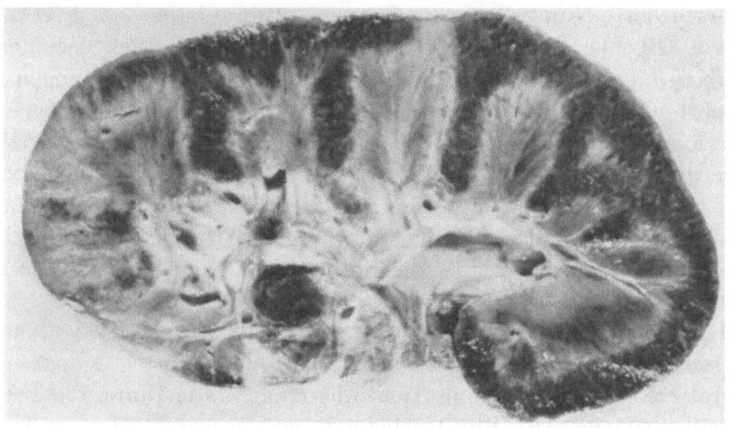

Abb. 3. Hyperakute Abstoßung eines Nierentransplantates

Beeinflussung der Abstoßung, besonders wenn humorale Antikörper überwiegen, durch Heparinisierung denkbar. Unter dieser Vorstellung führten wir zusammen mit Popov aus dem Gerinnungsphysiologischen Institut der Univ. Bonn bei Anfang dieses Jahres transplantierten Patienten eine Dauerheparinisierung durch. Abstoßungskrisen wurden bisher nicht beobachtet.

Die histologischen Bilder stellte uns freundlicherweise Herr Prof. Dr. Gropp und Herr Dr. Citoler, Pathologisches Institut der Universität Bonn, Direktor: Prof. Dr. Gedigk und Prof. Dr. Haferkamp, Direktor des Path. Instituts Ulm, zur Verfügung.

Literatur

Guiney, E. J., K. F. Austen, and P. S. Russel: Proc. Soc. exp. Biol. (N. Y.) **115**, 1113 (1964).

Hume, D. M.: In: Human transplantation, ed. by Rapaport, F. T., and J. Dausset. New York-London: Grune and Stratton 1969.

Kissmeyer-Nielsen, F., S. Olsen, V. P. Peterson, and O. Fjeldborg: Lancet **1966 II**, 662

Rapaport, F. T., and R. M. Chase, Jr: Science **145**, 407 (2964).

— — J. exp. Med. **122**, 733 (1965).

Starzl, T. E., T. L. Marchioro, K. A. Porter, C. A. Moore, D. Rifkind, and W. R. Waddell: Ann. intern. Med. 61, 470 (1964).
Vogel, W., B. Heymer, Th. B. Smith, and O. Haferkamp: im Druck.

Leiter: Ich glaube, es war ganz besonders wichtig, daß Herr Siedek die Übersensibilisierung durch Infektionen ansprach, die für die hyperakute Abstoßungskrise sicher von Bedeutung ist.

G. Thiel-Basel: Habe ich Sie richtig verstanden? Haben Sie anfänglich gesagt, daß Sie die Abstoßungsreaktion mit Technetiumtechnik von einer mechanischen Durchblutungsstörung abgegrenzt haben?

W. Siedek-Bonn: Nicht eine Abstoßungsreaktion, sondern eine Thrombose. Zum Teil läßt sich die Differentialdiagnose Thrombose der Arterie oder Durchblutungs- oder Abflußhindernis klären.

G. Thiel-Basel: Aber Sie sind einverstanden, daß man eine Unterscheidung trifft, wie sie bei leichten Transplantationen so häufig ist, zwischen tubulärer Nekrose, Ischämie und Abstoßung.

W. Siedek-Bonn: Das kann man sicherlich differenzieren.

111. Die Bestimmung des Lysozyms im Serum und Urin nach Nierentransplantation

G. Lemperle *, E. Müller, W. Michaelis
und U. Wieczorek-Freiburg i. Br. (a. G.)

Summary. Lysozyme, an enzyme which is found extensively in the lysosomes of the renal tubular cells, can be shown to be increased in serum and urine even in only mild tubular damage. Spectrophotometric determination in everyday clinical routine is simple, rapid and reliable. After 46 kidney transplants in dogs and 4 in humans, the lysozyme-levels were compared with the urea-N-levels and the creatinine-levels. On the basis of the lysozyme increase in the urine, suspicion of a rejection-crisis could be asserted on average 2 days earlier than by previous methods. The determining of urine- and serum-lysozyme may be regarded as specific to the kidney and can be recommended as a routine test after a kidney transplant.

Zusammenfassung. Lysozym, ein Ferment, das vermehrt in den Lysosomen der Tubuluszellen der Niere lokalisiert ist, kann schon bei leichter Tubulusschädigung erhöht im Serum und Urin nachgewiesen werden. Die spektrophotometrische Bestimmung im klinischen Routinebetrieb ist einfach, schnell und zuverlässig. Nach 46 Nierentransplantationen beim Hund und 4 beim Menschen wurden die Lysozymwerte mit den Kreatinin- und Harnstoff-N-Werten verglichen. Aufgrund des Lysozymanstieges im Urin konnte durchschnittlich 2 Tage früher der Verdacht auf eine Abstoßungskrise geäußert werden als mit den bisherigen Methoden. Die Bestimmung des Urin- und Serumlysozyms darf als nierenspezifisch angesehen werden und kann als Routinemethode nach einer Nierentransplantation empfohlen werden.

Die Behandlung einer Abstoßungskrise nach Nierentransplantation ist um so wirkungsvoller, je eher sie begonnen werden kann. Die klassischen Symptome wie Fieber, Leukocytose, verminderte Urinausscheidung, Kreatinin- und Harnstoff-N-Erhöhung werden erst augenfällig, wenn es bereits zu einer deutlichen Schädigung der Niere gekommen ist. Es hat deshalb nicht an Versuchen gefehlt, Methoden zu entwickeln, mit deren Hilfe sich die Abstoßungskrisen früher als bisher erfassen lassen. Während diese meist kompliziert und aufwendig sind, wurde der Bestimmung einzelner Enzymaktivitäten im Urin und Serum bisher wenig Aufmerksamkeit geschenkt.

Lysozym, z. B., ist ein hydrolytisches Ferment, das außer in Leukocyten und Zellen des RES vorwiegend in den Lysosomen der Tubulusepithel-Zellen lokalisiert ist. Es wird bei Tubulusschäden vermehrt in das Serum und vor allem in den Urin abgegeben und kann dort unabhängig von Hämaturie, Bakteriurie oder Proteinurie erhöht nachgewiesen werden. Außer bei Tubulusschäden jeder Genese wird eine erhöhte Lysozymaktivität auch bei Leukämien, Meningitiden und Encephalitiden gefunden [1]. Der Urin gesunder Personen enthält eine Aktivität von 0 bis 4 γ/ml, das Serum 0 bis 6 γ/ml; normalerweise jedoch weniger als 2 γ/ml.

Da die empfindlicheren Tubuluszellen zu Beginn einer Abstoßungskrise früher als die Gefäßendothelien und Glomerula geschädigt werden, prüften wir die Freisetzung von Lysozym im Vergleich mit den Methoden, die eine reine Funktionsbeeinträchtigung der Niere anzeigen.

Material und Methode. Urin- und Serum-Lysozymspiegel wurden bei 46 Hunden und 4 Patienten nach der Transplantation einer allogenen Niere gemessen. Die Methode nach Shugar [4] ist relativ einfach und dauert nur ca. 20 min. Es wird die bakteriolytische Eigenschaft des Lysozyms an einem speziell empfindlichen Bakterienstamm gemessen. 0,9 mg Mikrococcus lysodeicticus werden in 3 ml Phosphatpuffer mit 0,1 ml der zu untersuchenden Flüssigkeit in einer Quarzcuvette $2^1/_2$ min lang bei 25°C inkubiert und dabei die durch die Bakteriolyse bedingte Abnahme der Trübung bei 450 nm im Spectrophotometer bestimmt. Die Empfindlichkeit des Testes liegt bei 0,5 γ/ml und ist damit ausreichend genau. Lysozym für die Aufstellung einer Eichkurve und M. lysodeicticus sind bei der Fa. Boehringer-Mannheim erhältlich.

Die Routine-Untersuchungen wie Serum-Kreatinin und Harnstoff-N wurden nach der „Farbtest-Methode Boehringer" bestimmt.

Ergebnisse. Nach der Nierentransplantation konnte bei allen Hunden bereits im ersten Urin, d. h. oft schon im Ultrafiltrat vermehrt Lysozym nachgewiesen werden. Die Höhe der Aktivität und die Dauer der Lysozym-Ausscheidung waren der Ischämiedauer der Niere direkt proportional. Nachdem die Initialphase der prä- und intraoperativen Schädigung kompensiert war, fielen die Serum- und Urinwerte wieder in den Normalbereich, d. h. unter 2 γ/ml. Nach dem 4. postoperativen Tag stiegen sie dann bei Kontrolltieren schrittweise bis zur Abstoßung und dem Tod des Tieres an (Abb. 1).

Bei Hunden, deren allogene Nieren vor der Transplantation mit RNS und DNS aus der eigenen Milz oder Niere perfundiert worden waren [2], kam es ohne jede postoperative Therapie inmitten einer beginnenden

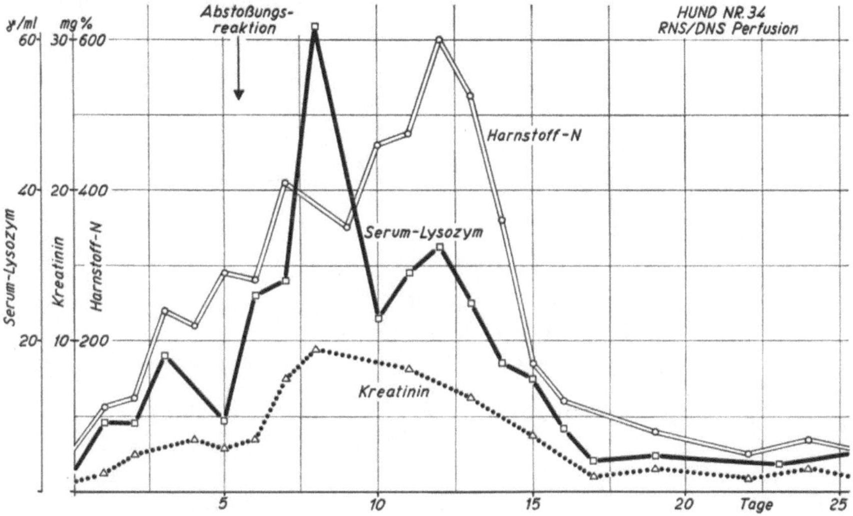

Abb. 1. Postoperativer Verlauf eines Hundes, dessen allogene Niere von der Transplantation mit eigener RNS und DNS perfundiert wurde. Serum-Lysozym steigt einen Tag vor Kreatinin und Harnstoff-N an

Abstoßungskrise zwischen dem 10. und 14. Tag plötzlich zu einer Rückbildung der Reaktion mit Normalisierung der Serum- und Urinwerte. Der hierbei zugrundeliegende Mechanismus ist uns vollkommen unklar, zumal aus Furcht vor Komplikationen während dieser Zeit keine Nierenbiopsien gemacht wurden. Es bleibt deshalb offen, ob es sich um ein rein humorales Geschehen oder um eine celluläre Infiltration handelt. Pyroninophile Zellen wurden im Blut ab dem 10. Tag in der Regel vermehrt nachgewiesen.

Die Gegenüberstellung der gemessenen Lysozymaktivitäten im Serum und im Urin (Abb. 2) zeigt eine auffällige Parallelität, indem ein Anstieg im Urin grundsätzlich 1 bis 2 Tage früher als im Serum festzustellen ist. Das Serum-Kreatinin stieg oft gleichzeitig, meist jedoch 1 Tag nach dem Serum-Lysozym und nur geringgradig an, während der Harnstoff-N entweder allzu stetig oder ebenfalls erst 1 Tag später deutlich erhöht war. Ihren höchsten Wert, d. h. den Gipfel der Kurve erreichten die Harnstoff-N-Werte meist 3 bis 5 Tage nach den Gipfeln der Lysozymwerte.

Nach der Transplantation einer Kadaverniere und immunosuppressiver Therapie mit Prednison und Imuran wies ein Patient (Abb. 3) einen komplikationslosen Verlauf auf. Die hier angedeuteten Abstoßungsreaktionen waren klinisch und anhand der Laborbefunde nicht zu eruieren, sondern wurden erst retrospektiv beim Zeichnen der Kurven

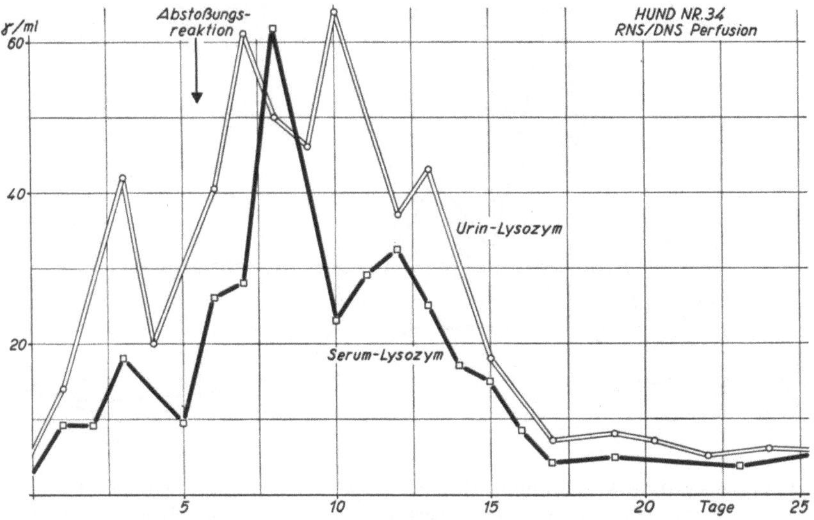

Abb. 2. Auffallende Parallelität der Urin- und Serum-Lysozymkurven des gleichen Hundes. Tod am 52. Tag mit funktionstüchtiger Niere

bemerkt. Bei einem anderen Patienten mit wahrscheinlich ischämischer Schädigung der transplantierten Niere bewegten sich die Serum- und Urin-Lysozymwerte bei nur geringer Urinproduktion über längere Zeit zwischen 10 und 40 γ/ml und ergaben keine eindeutigen Beweise für eine Verschlechterung oder Besserung der Tubuluszellen. In diesen Fällen ist von der Lysozymbestimmung kein Aufschluß über den Zustand der Niere zu erwarten.

Diskussion. Diese experimentellen und klinischen Studien lassen vermuten, daß eine vermehrte Lysozymaktivität im Urin das früheste Zeichen einer beginnenden Abstoßungskrise ist. Urin-Lysozym stieg in allen Fällen, die nicht durch Komplikationen verändert waren, durchschnittlich 1 Tag früher an als Serum-Lysozym und Kreatinin; und

2 Tage früher als Serum-Harnstoff-N. Im Vergleich mit anderen Methoden ist die Lysozymbestimmung das einfachste und früheste diagnostische Hilfsmittel, da es innerhalb von 20 min eindeutige Ergebnisse liefert.

Da die Lysozymurie in der Regel vor der Proteinurie auftritt, ist anzunehmen, daß es zu Beginn der Abstoßungsreaktion zuerst zu einer Tubulus-Schädigung kommt. Die ersten immunologischen Reaktionen spielen sich am Orte der Antigen-Einschwemmung, d. h. in den inter-

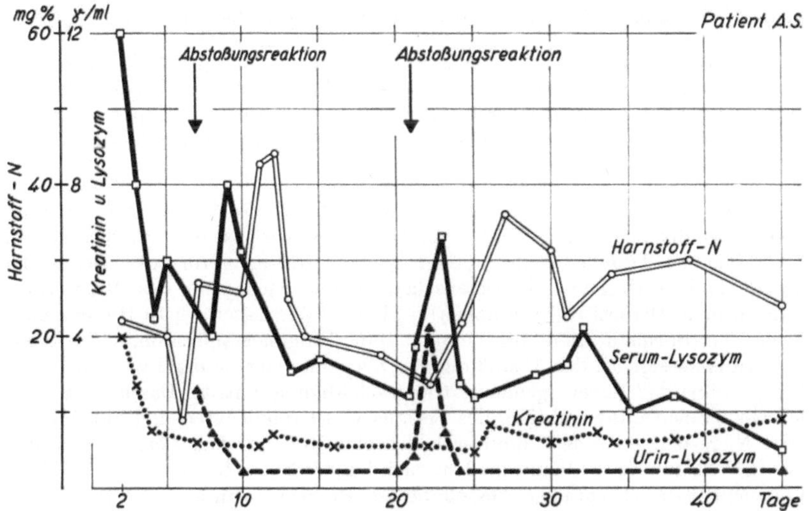

Abb. 3. Komplikationsloser Verlauf nach Nierentransplantation bei einem Patienten, dessen angedeutete Abstoßungsreaktionen erst retrospektiv bemerkt wurden

tubulären Gefäßen ab und führen zu einer ausgeprägten Vacuolisierung der Tubuluszellen. Erst wenn Antigen-Antikörperkomplexe und Zellinfiltrationen zur Thrombose größerer Gefäße geführt haben, kann die Schädigung der Glomerula labortechnisch bemerkt werden.

Noble, Najarian u. Brainerd [3] sehen aufgrund ihrer Ergebnisse die Lysozymbestimmung nach einer Nierentransplantation als nierenspezifisch an und empfehlen sie als Methode der Wahl. Inwieweit die Messungen anderer Enzyme für die Erkennung der Abstoßungskrise Bedeutung erlangen werden, ist noch dahingestellt. Wir haben bei den letzten 5 Transplantationen am Hund vergleichsweise die Lactatdehydrogenase (LDH) gemessen und dabei keine derart eindeutigen Anstiege im Serum und Urin festgestellt.

Literatur

1. Grossgebauer, K., u. H. Langmaack: Klin. Wschr. **46**, 1121 (1968).
2. Lemperle, G., A. Hauptmann, W. Michaelis, U. Wieczorek u. A. Gaca: Langenbecks Arch. klin. Chir. **322**, 1263 (1968).
3. Noble, R. E., J. S. Najarian, and H. D. Brainerd: Proc. Soc. exp. Biol. (N.Y.) **120**, 737 (1965).
4. Shugar, O.: Biochim. biophys. Acta (Amst.) 8, 302 (1952).

Leiter: Hat hierzu jemand eine Frage?

G. Hermann (a. G.)-Köln: Ich wollte fragen: Leukocyten enthalten ja Lysozyme oder lysozymähnliche Enzyme. Wie ist die Parallele zu der gleichzeitigen Leukocytenausschwemmung. Könnte das nicht eine Störungsquelle darstellen?

G. Lemperle (a. G.)-Freiburg: Das ist sicher keine Störungsquelle, da wir zentrifugiert haben und sofort diesen Lysozymanstieg bemerken, ohne Leukocyten im Urin zu haben. Die kommen ja erst, wenn die Krise auf dem Höhepunkt ist. Im Serum wird es dasselbe sein. Ich glaube nicht, daß sie zerfallen, schon bevor die Anstiege so deutlich sind.

F. Largiadèr-Zürich: Ich möchte in die gleiche Kerbe hauen und bei aller Anerkennung der schönen Methode von Herrn Lemperle sehr stark bezweifeln, daß wirklich der Tubulusschaden diesen Lysozymanstieg verursacht. Denn Abstoßungen anderer Organe ohne Nierenschädigung machen genau das gleiche Bild. Dürfte ich mein Diapositiv Nr. 5 haben! — Dia — Wir haben bei 10 Hunden eine allogene Herztransplantation vorgenommen ohne Immunosuppression, und wie Sie sehen werden, steigt bei der Abstoßung von allogenen Herzen das Lysozym genau gleich an, ohne daß dabei irgendeine Nierenschädigung eintritt. Das ist der Ausdruck der Transplantatsreaktion, des Zerfalls von Granulocyten und Monocyten. Bei der Niere mag dazu der Tubulusschaden eine Rolle spielen. Aber es ist sicher etwas mehr als nur der Tubulusschaden, auch bei der Niere. Sie sehen hier: 4 Tage, das bezeichnet die vollständige Abstoßung des Herztransplantats. Das Herz steht also still. 4 Tage vorher steigen sowohl alle Einzelwerte wie der Mittelwert an.

Leiter: Herr Largiadèr, wenn ich Sie recht verstehe, bezweifeln Sie nur die Erklärung von Herrn Lemperle, aber nicht den Befund und nicht das Faktum, daß man damit eine Abstoßungskrise evtl. frühzeitig erkennen kann?

F. Largiadèr-Zürich: Nein, nur die Erklärung, warum es dazu kommt.

Leiter: Ich habe noch eine Frage. Im einen Fall ist der Urinlysozymspiegel angestiegen und gleichzeitig der vom Serum, oder kurz danach. Das kann ich nicht ganz verstehen.

G. Lemperle (a. G.)-Freiburg: Das Lysozym wird auch in die Gefäße, die ja noch durchgängig sind, abgegeben.

Leiter: Ist das so viel, was da entsteht?

G. Lemperle (a. G.)-Freiburg: So viel, daß es sowohl in die Blutbahn wie in den Urin abgegeben wird.

Noch eine kurze Antwort zu Herrn Largiadèr. Selbstverständlich ist Lysozym in sämtlichen Zellen enthalten, vorwiegend auch in der Leber und in der Milz. Und wenn ein solches Organ, wahrscheinlich auch das Herz, zugrundegeht, werden große Mengen Lysozym frei.

F. Largiadèr-Zürich: Das wird durch die Zerstörung des Herzens nicht erklärt. Das haben wir nachgeprüft. Das ist nicht ein Ausdruck des Zerfalls des Myokards im Falle des Herzens.

G. Lemperle (a.G.)-Freiburg: Wenn Leukocyten zerfallen, steigt natürlich das Lysozym auch an.

Leiter: Das ist nicht schwierig. Wenn Sie eine starke Immunsuppression mit Cytostatica machen, finden Sie dann auch einen Anstieg der Lysozymwerte?

G. Lemperle (a. G.)-Freiburg: Ich kann nichts darüber sagen, weil wir bei diesen Patienten die Dosis nicht erhöht haben.

Leiter: Aber es kann im Ernstfall schwierig werden. Wir machen eine hohe immunsuppressive Therapie, wobei in einem starken Maße Lymphocyten und Leukocyten zerstört werden. Haben Sie das nachgeprüft, Herr Largiadèr?

F. Largiadèr-Zürich: Das Lysozym kommt nicht aus den Lymphocyten, sondern Granulocyten und den Monocyten.

Leiter: Die werden mit dem Antilymphocytenserum in großem Stile zerstört.

H. Noltenius-Freiburg: Ich wollte fragen: Wenn Sie das Herz transplantiert haben, beobachten Sie dann zum Zeitpunkt des Anstiegs des Enzyms nicht unter Umständen eine Herzinsuffizienz, dadurch eine Hirninsuffizienz oder eine Hirnschädigung, so daß der Enzymanstieg sekundär eben dadurch erklärt werden kann?

F. Largiadèr-Zürich: Darum haben wir heterotop-transplantiert, so daß durch die Abstoßung keine Herzinsuffizienz und keine Stauungssymptome auftreten. Das sind heterotope Transplantationen.

112. Immunologische Untersuchungen über die Ausscheidung von Fibrinogenspaltprodukten im Harn nierentransplantierter Patienten als mögliches Zeichen einer Abstoßungsreaktion*

V. Zühlke*-Göttingen, G. Hermann-Köln und P. Faul-München (a.G.)

Summary. In 96 urine concentrates of 13 patients with kidney transplantations who were examined at different intervals up to $1^1/_2$ years after grafting, fibrinogen fragments were found in 69%. Within the first 14 days after the transplantation all patients excreted fibrinogen fragments (heat instable fragment D and heat stable fragment E) in the urine. After this period fibrinogenuria may serve as immunological indication of a graft rejection, because in 69% of the cases examined there was a positive correlation between clinically or histologically confirmed graft rejection or uneventful clinical course and positive or negative fibrinogenuria.

Zusammenfassung. In 96 Urinkonzentraten von 13 nierentransplantierten Patienten, die in verschiedenen Zeitintervallen bis zu $1^1/_2$ Jahren nach der Trans-

* Mit Unterstützung der Deutschen Forschungsgemeinschaft.

plantation untersucht wurden, fand sich in 69% eine Fibrinogenurie. Alle Patienten schieden innerhalb der ersten 14 Tage nach der Transplantation Fibrinogenfragmente (hitzelabiles Fragment D und hitzestabiles Fragment E) im Urin aus. Nach dieser Zeitspanne kann die Fibrinogenurie als immunologisches Kriterium einer Abstoßungsreaktion dienen, denn in 69% der untersuchten Fälle ergab sich eine positive Korrelation zwischen klinisch oder histologisch gesicherter Abstoßungsreaktion bzw. klinisch unauffälligem Verlauf und positiver, bzw. negativer Fibrinogenurie.

Die frühe Diagnose einer Abstoßungsreaktion nach allogenen Nierentransplantationen ist von entscheidender Bedeutung für das weitere Schicksal des Patienten. Neben der klinischen Symptomatologie (Oligurie, abfallende Kreatininclearance, abfallende Na-Konzentration im Urin, Anstieg des Serumharnstoffs und Serumkreatinis usw.), die jedoch nicht immer zu einer sicheren Diagnose führt, wurden der serologische Nachweis heterophiler agglutinierender Antikörper [17, 18], ein Abfall der zweiten Komponente des Serumkomplements (C′2) [4], Bestimmungen des β_{1c}-Globulins (C′3) [8] und der Serumimmunglobuline [20] als weitere immunologische Kriterien zur Erkennung einer Abstoßungsreaktion angegeben. Der eindeutige immunologische Nachweis einer beginnenden Abstoßungsreaktion ist jedoch bisher nicht gelungen, und jedes zusätzliche Kriterium sollte deshalb erhöhte Beachtung finden. Die Proteinurie nach allogenen Nierentransplantationen wurde deshalb ausführlich untersucht.

Die physiologische Proteinurie beim Gesunden setzt sich aus Eiweißen verschiedener Größe und verschiedenen Ursprungs zusammen. Neben immunologisch „serumidentischen“ Proteinen [5, 11, 16] wurden Nierenproteine [12, 21] und Eiweiße des ableitenden Harnwegsystems im Normalurin nachgewiesen [21]. Die glomeruläre Filtration einerseits und die tubuläre Rückresorption andererseits scheinen die Zusammensetzung der Harneiweiße zu bestimmen [6], wenngleich allein diese Mechanismen keine Erklärung für den Nachweis von makromolekularen Eiweißen im Normalharn (z. B. 7 S Immunglobulin G) erbringen könnten [1, 9].

Bei der physiologischen Proteinurie des Menschen wurden weder Fibrin noch Fibrinogen oder seine Spaltprodukte nachgewiesen. Im Urin nierentransplantierter Patienten finden sich jedoch Fibrinogenspaltprodukte (Fibrinogenurie), die wir mit Hilfe der immunoelektrophoretischen Analyse nach Grabar [10] in der Mikromodifikation nach Scheidegger [19] und der doppelten Diffusion im Agargel nach Ouchterlony [15] mit einem streng monospezifischen Antifibrinogen-Antiserum (Behringwerke, Marburg/Lahn) untersucht haben.

Von 13 nierentransplantierten Patienten der Chirurgischen Universitätskliniken Köln-Lindenthal, München und Bonn wurden 96 Urinproben zu verschiedenen Zeitintervallen nach der Transplantation gesammelt und die Harneiweiße nach etwa 1000facher Ankonzentrierung [21] untersucht.

Abb. 1 zeigt, daß das verwendete monospezifische Antifibrinogen-Antiserum mit plasminogenfreiem Humanfibrinogen (Behringwerke,

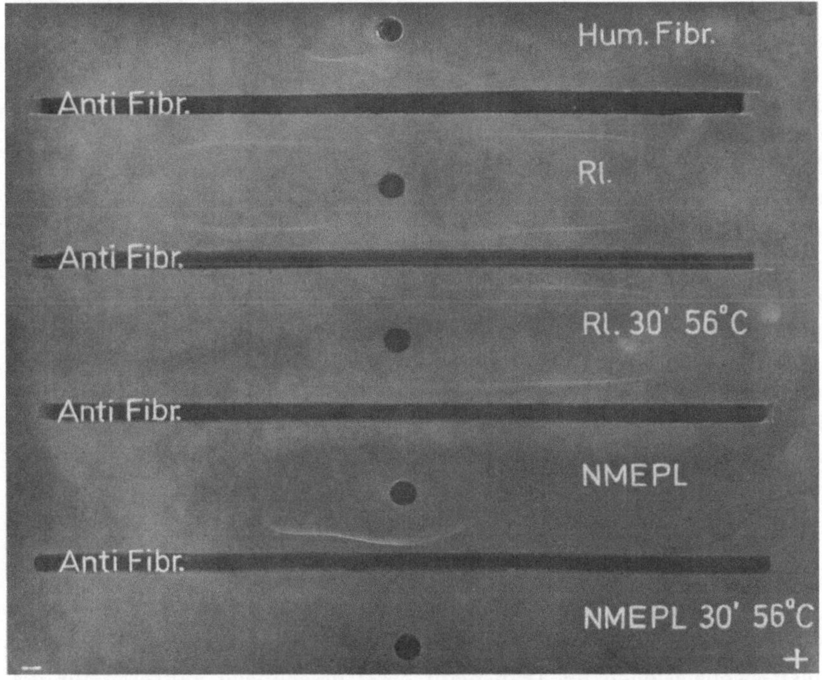

Abb. 1. Immunoelektrophoretische Analyse von plasminogenfreiem Humanfibrinogen (oben) und normalem menschlichen Plasma (NMEPL) (unten; vorletztes Antigenreservoir nicht erhitztes NMEPL, letztes Antigenreservoir für 30 min bei 56°C erhitztes NMEPL) sowie vom Urinkonzentrat des nierentransplantierten Patienten Ri. (2. und 3. Antigenreservoir) mit monospezifischem Kaninchen — Antihumanfibrinogen — Antiserum. Das hitzelabile Fibrinogenfragment D (2. Antigenreservoir) mit γ-β-Mobilität und das hitzestabile Fibrinogenfragment E (2. und 3. Antigenreservoir) mit α_1-Albumin-Mobilität im Patientenurin (Ri.) sind dargestellt

Marburg/Lahn) (oben) sowie mit frischem oder lyophilisiertem Humanplasma (unten) lediglich eine kurze flachbogige, gelegentlich doppelbogige Präcipitationslinie mit β_2-Mobilität ergibt. Nussenzweig u. Seligmann [14] haben gezeigt, daß durch Verdauung von Fibrinogen durch Plasmin mehrere Fibrinogenspaltprodukte entstehen, von denen nur zwei antigen wirksam sind und die als hitzelabiles Fragment D und hitzestabiles Fragment E unterschieden werden können. Von den 96 untersuchten

Urinproben nierentransplantierter Patienten konnten wir in 66 Urinchargen (69%) durch die doppelte Diffusion im Agargel oder die immunoelektrophoretische Analyse diese Fibrinogenspaltprodukte nachweisen (s. Abb. 1, Pat. Ri., Bildmitte), wobei das hitzelabile Fragment D, das nach Erhitzen der Urinchargen auf 56° C für 30 min zerstört werden kann, mit γ-β-Mobilität und das hitzestabile Fragment E mit Albuminmobilität wandern (Abb. 1). Im Doppeldiffusionsversuch nach Ouchterlony, der sich bei unseren Untersuchungen empfindlicher als die immunoelektrophoretische Analyse erwies, zeigen diese beiden Fibrinogenfragmente eine Teilidentität zum Fibrinogen. Mit Hilfe der Ouchterlony-Technik und der Endpunkt-Titration kann eine semiquantitative Bestimmung der Ausscheidung dieser Fibrinogenspaltprodukte durchgeführt werden.

Es wurde versucht, die Ergebnisse der immunologischen Harnuntersuchungen nierentransplantierter Patienten mit dem klinischen Verlauf zu korrelieren. Das Patientengut wurde dafür in zwei Hauptgruppen unterteilt. Die Gruppe I umfaßte 7 Patienten, von denen insgesamt 38 Urinproben innerhalb der ersten 14—16 Tage nach der Transplantation untersucht wurden. Bei allen Patienten waren innerhalb dieses Zeitraumes nach der Transplantation Fibrinogenspaltprodukte im Urin nachweisbar [s. a. 2, 7]. Lediglich 2 Patienten dieser Gruppe zeigten klinische (1 Pat.) oder histologische (1 Pat.) Zeichen einer Abstoßungskrise. Der Nachweis von Fibrinogenspaltprodukten im Harn während der ersten 14 Tage nach der Transplantation kann daher nicht ohne weiteres als Kriterium für eine Abstoßungsreaktion dienen. Neben eventuellen Antigen-Antikörperreaktionen können auch Ischämie [13] und Gewebeläsionen im Transplantat [3] ursächliche Faktoren für die Ausscheidung von Fibrinogenspaltprodukten während dieser Zeitspanne sein.

Die Gruppe II umfaßte 10 Patienten, von denen 58 Urinchargen in einem Zeitraum von 18 Tagen bis zu $1^1/_2$ Jahren nach der Nierentransplantation untersucht wurden. 5 Patienten dieser Gruppe zeigten klinisch (2 Pat.) oder histologisch (3 Pat.) das Bild einer Abstoßungsreaktion. In allen 5 Fällen ließen sich Fibrinogenspaltprodukte während der Abstoßungsreaktion im Urin nachweisen. Abb. 2 zeigt die Ergebnisse der immunologischen Harnuntersuchung bei der Patientin Th., die 4 Wochen nach der Nierentransplantation eine Abstoßungsreaktion aufwies. Während der Abstoßungskrise (rechte Hälfte), die histologisch verifiziert wurde, waren Fibrinogenspaltprodukte im Harn nachweisbar. Nach erfolgreicher Behandlung — die Patientin erhielt auch Antilymphocytenglobulin — ließen sich im Harn keine Fibrinogenfragmente mehr nachweisen (linke Hälfte Abb. 2). Abb. 3 veranschaulicht die Korrelation der klinischen Daten mit den Ergebnissen der immunologischen Harnuntersuchung. Ein anderer Patient, bei dem die Abstoßung lediglich durch den bioptischen Befund erhoben wurde, während nach rein klinischen Kriterien bei guter Nierenfunktion kein Anhalt für eine solche Reaktion bestand, schied im Urin ebenfalls Fibrinogenfragmente aus. Die immunologischen Untersuchungen sprachen bei diesem klinisch unauffälligen Patienten also für eine Abstoßung. Bei 2 Patienten dieser Gruppe, die klinisch unauffällig waren, ließen sich im Urin keine Fibrinogenspaltprodukte nachweisen. In den restlichen 3 Fällen dieser Gruppe ließ sich

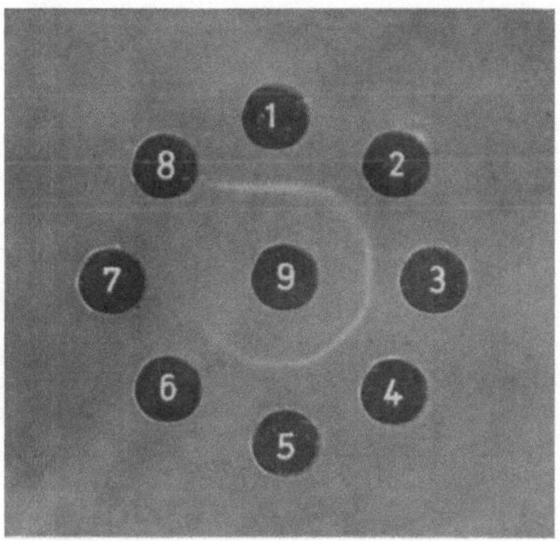

Abb. 2. Doppelte Diffusion im Agargel. Antiserum: Antihumanfibrinogenantiserum (Zentrum); Antigene: von oben im Uhrzeigersinn: Plasminogenfreies Humanfibrinogen. Urinkonzentrate der nierentransplantierten Patientin Th. während und nach einer Abstoßungskrise. Die Ausscheidung von Fibrinogenspaltprodukten während der Abstoßungskrise ist dargestellt (s. Text). *1* Hum. Fibr. 2,5 mg, *2* Th., 16.12.1968, *3* Th., 17.12.1968, *4* Th., 18.12.1968, *5* Th., 19.12.1968, *6* Th., 20.12.1968, *7* Th., 22.12.1968, *8* Th., 23.12.1968, *9* Antifibr.

bei positivem Nachweis von Fibrinogenspaltprodukten im Harn lediglich immunologisch eine Abstoßung vermuten bei klinisch jedoch unauffälligem Verlauf. Da in diesen Fällen keine histologischen Befunde vorlagen, konnte der immunologische Verdacht nicht gesichert werden.

In keinem Fall war der Nachweis von Fibrinogenspaltprodukten im Harn negativ bei klinisch oder histologisch eindeutigem Befund einer Abstoßungskrise.

Zusammenfassend ergab sich bei unseren Untersuchungen von 13 Patienten mit allogenen Nierentransplantationen in 7 Fällen (54%) eine positive Korrelation zwischen dem klinischen (3 Pat.) oder histologischen (4 Pat.) Befund einer Abstoßungsreaktion und dem Auftreten von Fibrinogenspaltprodukten im Harn (2 Pat. der Gruppe I, 5 Pat. der

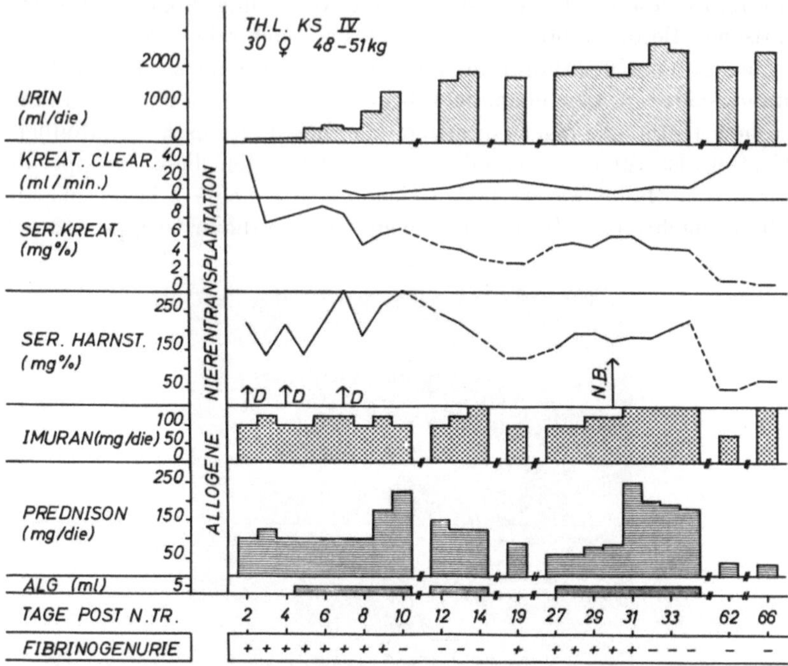

Abb. 3. Korrelation der klinischen Daten (Urintagesmenge, Kreatininclearance, Serumkreatinin und Serumharnstoff) der Pat. Th., die 4 Wochen nach allogener Leichennierentransplantation eine histologisch (N.B.) verifizierte Abstoßung durchmachte, mit dem Nachweis von Fibrinogenfragmenten in Urinkonzentraten. Es wird deutlich, daß bereits 8 Tage vor Beginn der klinischen Zeichen einer Abstoßungskrise die Fibrinogenurie wieder positiv wird. *D* Hämodialyse; *N.B.* Nierenbiopsie

Gruppe II). 2 weitere positive Korrelationen zeigten sich bei klinisch und immunologisch negativem Befund (2 Pat. der Gruppe II). Insgesamt fanden wir in 69% der Fälle positive Korrelationen zwischen klinischen bzw. histologischen Befunden einer Abstoßungskrise und der Fibrinogenurie.

Aufgrund dieser Ergebnisse glauben wir, durch den immunologischen Nachweis von Fibrinogenspaltprodukten im Harn nierentransplantierter Patienten ein weiteres Kriterium für die Abstoßungsreaktion gefunden zu haben. Der Nachweis von Fibrinogenfragmenten im Urin erscheint uns auch deshalb wichtig, weil wir bei 2 Patienten den Eindruck gewonnen haben, daß bei der chronisch-schleichenden Form der Abstoßungskrise trotz klinisch noch ausreichender Nierenfunktion die Fibrinogenurie positiv bleibt und somit evtl. auch als prognostisches Kriterium in der späteren Phase nach Transplantationen gewertet werden kann.

Die kürzlich veröffentlichten Ergebnisse von Braun u. Merrill [7] sowie Antoine, Neveu u. Ward [2] stimmen im wesentlichen mit unseren hier vorgelegten Untersuchungen überein.

Literatur

1. Antoine, B., and Th. Neveu: J. Lab. clin. Med. **71**, 110—112 (1968).
2. — — and P. D. Ward: Transplantation (im Druck).
3. Astrup, T.: Fed. Proc. **25**, 42—51 (1966).
4. Austen, K. F., and P. S. Russell: Ann N. Y. Acad. Sci. **129**, 657 (1966).
5. Berggård, I.: Clin. chim. Acat **6**, 413—429 (1961).
6. Blainey, I. D.: The renal excretion of higher molecular weight substances. In: Aktuelle Probleme der klinischen Biochemie. 2. Enzymes in urine and kidney, 85 ff. Bern-Stuttgart: H. Huber 1968.
7. Braun, W. E., and J. P. Merrill: New Engl. J. Med. **278**, 1366—1371 (1968).
8. Carpenter, C. B., T. J. Gill, J. P. Merrill, and G. J. Dammin: Proc. III. Int. Congr. Nephrology p. 170 (1966) (Abstrakt).
9. Franklin, E. C.: J. clin. Invest. **38**, 2159—2167 (1959).
10. Grabar, P., et C. A. Williams: Biochim. biophys. Acta (Amst). **20**, 193—194 (1953).
11. Grant, G. H.,: J. clin. Path. **10**, 360—368 (1957).
12. Hermann, G., et Ch. de Vaux St. Cyr: Les proteines urinaires provenant du tissue renal. In: Protides of the biological fluids, Amsterdam: Elsevier Publ. Co. 494—498 (1964).
13. Kwaan, H. C., and A. J. S. McFadrean: Clin. Sci. **15**, 245—257 (1956).
14. Nussenzweig, V., et M. Seligmann: Rev. Hemat. **15**, 451—466 (1960).
15. Ouchterlony, Ö.: Diffusion-in-gel-methods for immunological analysis. In: Progress in allergy, Vol. 5, 1—78. Basel: Karger (1958.)
16. Patte, J. C., G. Baldassaire et J. Loret: Rev. franç. Etudes clin. biol. **3**, 960 bis 970 (1958).
17. Rapaport, F. T., J. Dausset, J. Hamburger, D. M. Hume, K. Kano, G. M. Williams, and F. Milgrom: Ann. Surg. **166**, 596—607 (1967).
18. — K. Kano, and F. Milgrom: J. clin. Invest. **47**, 633—642 (1968).
19. Scheidegger, J. J.: Int. Arch. Allergy, Appl. Immunol. **7**, 103—110 (1955).
20. Zühlke, V., S. D. Deodhar, S. Nakamoto, and W. J. Kolff: Transplantation **5**, 135—141 (1967).
21. —, u. G. Hermann: Z. ges. exp. Med. **149**, 333—351 (1969).

113. Zur Transplantation des Herzens*

F. Sebening *, E. Gams (a. G.), W. Klinner, H. Meisner (a. G.), P. Schmidt-Habelmann (a. G.), E. Struck (a. G.)-München

Summary. Heart-transplantation is classified as an experimental therapeutic method. The technique which was developed by Lower and Shumway in the animal experiment, is described by the example of two of our own human heart-transplantations. Particular attention is paid to the rejection-crises and reference is made to

* Mit Unterstützung der Deutschen Forschungsgemeinschaft.

the results of immunosuppressive therapy in the experiment and in the 120 transplants, which have been performed to date in humans. In conclusion, problems, which still remain unsolved are discussed.

Zusammenfassung. Die Herztransplantation wird als experimentell-therapeutische Methode eingereiht. Die Technik, welche tierexperimentell von Lower und Shumway entwickelt wurde, wird anhand von zwei eigenen menschlichen Herztransplantationen geschildert. Auf die Abstoßungskrise wird besonders eingegangen und die Erfolge der immunsuppressiven Therapie im Experiment und bei den 120 erfolgten Transplantationen am Menschen erörtert. Abschließend werden die noch zu bewältigenden Probleme aufgezeigt.

Eine neue medizinische Methode durchläuft bis zu ihrer allgemeinen Anerkennung 4 Stadien [11]. Nach der tierexperimentellen Erprobung im Stadium I wird sie bei ausgewählten Fällen in der Klinik angewandt (Stadium II) und wird, wenn sie sich als geeignet erweist, zunehmend zum therapeutischen Mittel (Stadium III und IV):

I. experimentell,
II. experimentell-therapeutisch,
III. therapeutisch-experimentell,
IV. therapeutisch.

Die Transplantation der Niere wäre danach jetzt in das Stadium III einzureihen. Stadium II ist das problematischste, sein Beginn setzt besondere Tatkraft und auch Wagemut voraus. Hier fällt die neue Methode am leichtesten auch der Kritik anheim — der berechtigten aus berufenem Mund und der unberechtigten von jedermann. Am Übergang vom Stadium I zu Stadium II finden wir die Pioniere der Medizin — der Chirurgie: Billroth führte die Magenresektion ein, Bigelow die Oberflächenhypothermie zur offenen Korrektur von Herzfehlern. Gibbon benutzte erstmals die Herz-Lungenmaschine am Menschen, Lillehei wagte die korrigierende Operation von Herzfehlern mit Hilfe der gekreuzten Zirkulation. Nicht notwendigerweise sind die Experimentatoren auch die Pioniere geworden. Im Falle der isotopen Herztransplantation gehen der Pioniertat Barnards fast 10jährige Entwicklungsarbeiten, insbesondere von Lower u. Shumway [20], aber auch von Hardy, Kondo, Reemtsma, Hanlon, Webb [10,13,21,25,26] voraus.

3 Bereiche der Herztransplantation lassen sich ihrer Entwicklung nach abgrenzen:

1. die Technik,
2. Erhaltung und Aufbewahrung des Spenderherzens,
3. die Erkennung und Verhütung der Abstoßung.

Lower u. Shumway haben 1960 erstmals die Möglichkeit der erfolgreichen isotopen Transplantation von Hundeherzen bewiesen. Sie benutzten die einfachere Technik der Anastomosierung auf Vorhofebene anstatt der Vereinigung der einzelnen Venen [19]. 8 ihrer transplantierten Tiere lebten 6—21 Tage, sie erholten sich von dem Eingriff und waren begrenzt leistungsfähig. In wenigen Laboratorien hat diese Methode jetzt eine etwa 80%ige Erfolgsquote an gesunden Hunden erreicht — sie ist zum Grundprinzip der Herztransplantationen geworden.

Wir haben sie ebenfalls in 2 Fällen am Menschen in der Modifikation nach Barnard u. Cooley angewendet [1,7]. Nach Ektomie beider erkrankter Herzventrikel entlang der Vorhofkammergrenze unter Mitentfernung beider Herzohren wird mit der linken Vorhofanastomose begonnen, anschließend das Vorhofseptum, dann der rechte Vorhof vereinigt. Die End-zu-End-Anastomose von Pulmonalarterie und Aorta beendet die Implantation.

Zur Frage des Überlebens und der Aufbewahrung von Spenderherzen geht aus experimentellen Studien hervor, daß es gelingt, Hundeherzen noch 30 min nach dem Tod des Spendertieres zu entnehmen und erfolgreich zu implantieren. In anderen Versuchen konnte gezeigt werden, daß Transplantationen bis 4 Std nach der Entnahme gelingen, wenn die Spenderherzen bei 4°C in Ringer-Lösung aufbewahrt wurden [6]. Andere Experimentatoren versuchten durch in vitro-Perfusion, zum Teil unter hyperbaren Bedingungen das Überleben des Spenderherzens zu gewährleisten [3].

Für die klinische Übertragung wurde bisher aber immer eine möglichst rasche Reimplantation angestrebt — zwischenzeitlich das Herz coronarperfundiert oder in hypothermer oder normothermer Ischämie aufbewahrt. Wir selbst haben nach dem Vorschlag von Lower u. Shumway die Spenderherzen in 4—6°C kalter Kochsalzlösung konserviert.

Das Problem der Abstoßung ist der Lösung am weitesten entfernt: Ebenso wie für andere Organe ist die *heterologe* Transplantation bisher nicht möglich. Sie führt innerhalb kürzester Zeit zum Funktionsverlust des Transplantates. Ein in unserer Perfusionskammer an den Kreislauf eines Hundes angeschlossenes Schweineherz wird innerhalb von 15 bis 30 min abgestoßen. Die mechanische und elektrische Funktion erlischt, wie sich anhand des EKGs nachweisen läßt, trotz gleichbleibendem Perfusionsdruck des unbeeinflußten Hundeherzens (Abb. 1). Die Implantation eines Tierherzens in einen Menschen muß zur Zeit als sinnlos betrachtet werden.

Das *homologe* Herztransplantat wird im Versuch am Hund durchschnittlich nach 6—7 Tagen abgestoßen. Längere Zeiten werden von Kondo [14] sowie Cachera [15] angegeben, die jedoch an sehr jungen Tieren, die teilweise aus dem gleichen Wurf stammten, operierten.

Histologisch findet man im Transplantat eine dichte Infiltration von Monocyten und Lymphocyten, ein erhebliches Ödem, Schwellung und Nekrose der Capillaren mit Exsudaten von Fibrin und Erythrocyten (Abb. 2).

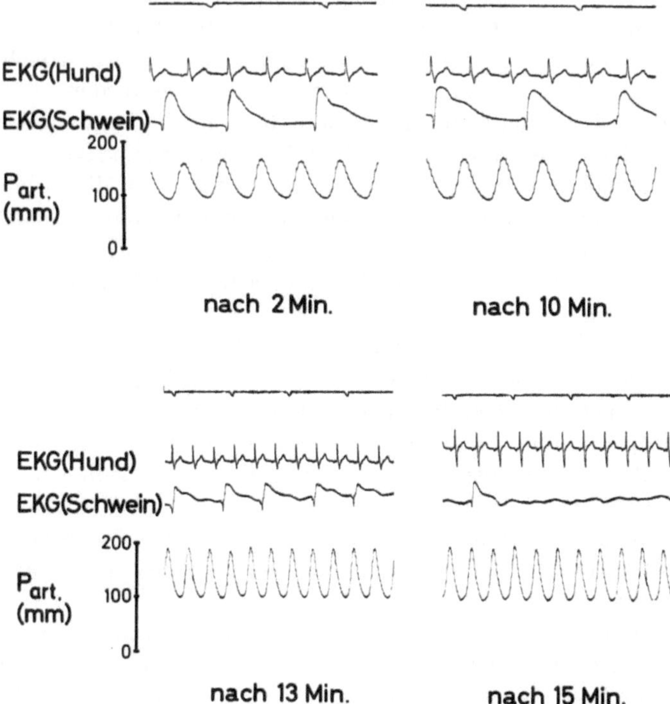

Abb. 1. Akute Abstoßung eines in einer Perfusionskammer aufbewahrten Schweineherzens, das von einem Hund über einen arterio-venösen Femoralis-shunt perfundiert wird

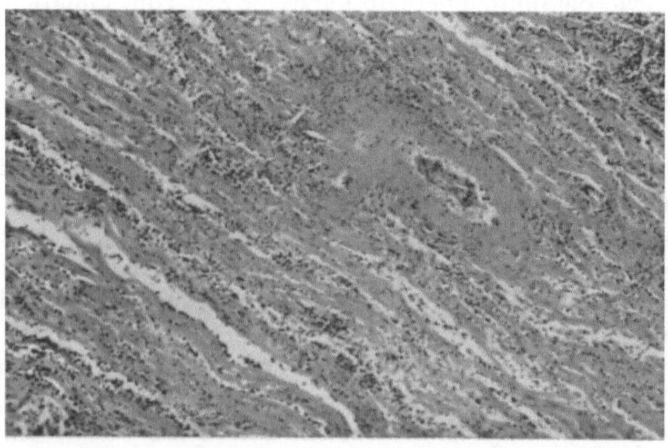

Abb. 2. Abstoßung eines homologen, heterotop implantierten Hundeherzens nach 7 Tagen (H.-E.-Färbung)

Durch immunsuppressive Therapie mit Bestrahlung, Cortison, Imuran, Antilymphocytenserum oder -Globulin u.a. läßt sich die Abstoßung Wochen oder wenige Monate hinauszögern [17]. Nur bei einzelnen Fällen, wahrscheinlich aufgrund einer zufällig günstigen Gewebeverträglichkeit werden Überlebenszeiten von einem Jahr erreicht.

In eigenen Versuchen am heterotop implantierten Hundeherzen hat Imuran allein die Überlebenszeit um 50%, Antilymphocytenserum allein um 100% verlängern können. Ähnliche Befunde am isotopen Hundeherzen erbrachten Versuche von Cachera et al. [5]. Ein nicht unbeträchtlicher Teil der Tiere erliegt toxischen Schäden oder einer Infektion.

Neben dieser als akut bezeichneten Abstoßung hat Lower vor einer chronischen Form gewarnt, die alle seine Hunde aufwiesen, welche unter Immunsuppressiva länger als 3 Monate gelebt hatten. Diese zeigte sich histologisch in einer zum Teil stark ausgeprägten Proliferation der Coronararterien [16].

Die Erkennung, insbesondere die rechtzeitige oder sogar vorzeitige Erkennung einer Abstoßungskrise scheint bisher außerordentlich schwer. Im Tierexperiment ist häufig, aber nicht regelmäßig, eine Abnahme der R-Zacke im EKG zu verzeichnen [22], gelegentlich konnten wir auch Änderungen im Enzym-Muster, besonders der Isoenzyme der Lactatdehydrogenase und der Kreatinphosphokinase feststellen. Alle untersuchten Parameter traten jedoch meist erst unmittelbar vor der Abstoßungskrise mit bereits eintretendem Funktionsverlust des Transplantates oder nicht konstant auf. Eine ähnlich schwierige Situation hat sich auch bei der klinischen Transplantation herausgestellt. Ergebnisberichte sind bisher spärlich, eine summarische Darstellung der Befunde von Cooley haben wir gestern von Herrn Messmer gehört [9]. Am ausführlichsten hat Barnard seinen Patienten Blaiberg beschrieben [2]. Von den zahlreichen angemessenen klinischen und biochemischen Größen konnte er kurz vor den beiden Abstoßungskrisen nur ein Ansteigen des Herzthoraxgradienten finden und ein langsames Absinken der EKG-Spannung sowie als früheste Änderung ein Ansteigen der M-Fraktion der Immun-γ-Globuline. Lower [18] und auch Cooley [8] beschreiben bei ihren Fällen eine Erhöhung der Isoenzym-1-Lactatdehydrogenase. Ebenfalls, erst bei schon bestehender Abstoßung, tritt ein Rückgang der Leistungsfähigkeit und des Wohlbefindens der Patienten auf, Zeichen, die sich zunächst von einem Postkardiotomiesyndrom oder einer beginnenden Infektion differentialdiagnostisch schwer abgrenzen lassen, ebensowenig wie ein Anstieg der Erythrocytensenkungsgeschwindigkeit, von Fieber oder einer Leukocytose.

Die ungelösten Fragen der Abstoßung haben erneut zu besonders strenger Indikationsstellung bei der Herztransplantation gemahnt.

Innerhalb der letzten 16 Monate wurde etwa 120 Herzkranken, die einer anderen therapeutischen Möglichkeit nicht mehr zugänglich waren, das Herz eines Frischverstorbenen isotop übertragen. Einer zuerst nur sporadischen Anwendung der neuen Methode folgte zwischen Mai und November 1968, besonders in den USA eine Häufung von Herztransplantationen, die auf eine vielleicht zu optimistische Beurteilung der Technik allein beruhte. Seit Dezember 1968 bemerken wir einen Rückgang der

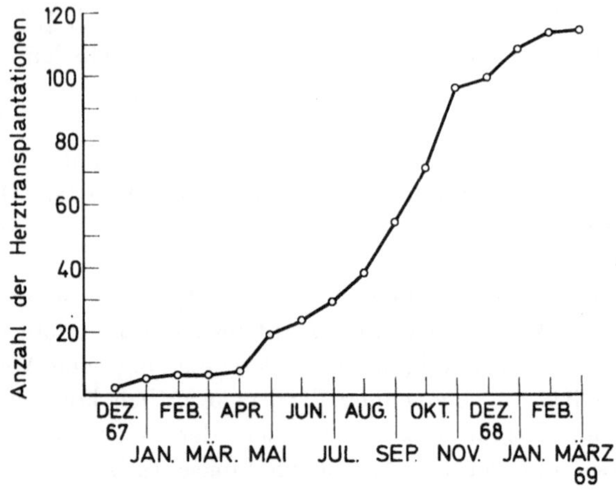

Abb. 3. Kumulative Darstellung der von Dezember 1967 bis März 1969 vorgenommenen Herztransplantationen am Menschen

Operationsfrequenz als Reaktion auf eine Zunahme der tödlich verlaufenden Abstoßungskrisen (Abb. 3). Gelingt es doch vorläufig nicht, im Gegensatz zur Abstoßungskrise der Niere, das funktionsgeschädigte oder funktionsunfähig gewordene Organ durch assistierte Zirkulation über längere Zeit zu ersetzen. 2 Versuche, das abgestoßene Herz durch ein neues Transplantat zu ersetzen, verliefen erfolglos.

Genaue Berichte über die bisher durchgeführten Herztransplantationen sind noch selten. Erste Ergebnisse, die nicht der Laienpresse entstammen, haben wir der Veröffentlichung eines Symposiums vom 23. Oktober 1968 entnommen [12]. Rund 30% der Kranken verstarben innerhalb der ersten 4 Tage. Zu dieser Gruppe gehören auch unsere eigenen beiden Patienten. Der erste litt an einer Kardiomyopathie und befand sich im finalen therapieresistenten Herzversagen [27]. Die ektomierten Ventrikel zeigten starke Verschwielung der Muskulatur. Die technisch glatt verlaufene Transplantation scheiterte an einer klinisch nicht erfaßbaren unfallbedingten Thrombose der rechten Coronarie. Der zweite Transplantierte litt an einem schwersten Herzversagen, vor allem des rechten Herzens auf dem Boden einer congenitalen Myopathie bei korrigierter Transposition der großen Gefäße. Die Gefäßverlagerung konnte durch Langlassen beider Aortenstümpfe ausgeglichen und das Herz mit einem Elektroschock entflimmert werden. Es begann zunächst mit gutem arteriellen Druck auszuwerfen. Ein während des Thoraxverschlusses aufgetretener Herz-Kreislaufstillstand mit nachfolgenden cerebralen Ausfallserscheinungen leitete ein unbeeinflußbares Low cardiac output-Syndrom ein. Die histologische Untersuchung des Spenderherzens, das einem durch eine Hirnblutung Frischverstorbenen, der eine unbehandelte Aortenisthmusstenose gehabt hatte, entnommen wurde, erbrachte keine Klärung des plötzlichen Herzversagens. Außer einzelnen grobfleckigen Schwielen in der Hinterwand des linken Ventrikels fand sich in der hypertrophierten Muskulatur keine stärkere generelle Verschwielung.

Neben einer hohen Frühletalität ist die neue Methode der isotopen Herztransplantation durch eine erhebliche Spätletalität belastet. Die Hauptursachen dafür verteilen sich etwa gleichmäßig auf Infektion und die Abstoßungsreaktion. Wie wir gestern hörten, leben von den von Cooley operierten Kranken noch zwei. Die postoperative Lebensdauer betrug im Durchschnitt etwa 3 Monate. Nach einer Zusammenstellung von Taussig sollen am Ende von 4 Monaten fast 90% der Transplantierten verstorben sein [24]. Nur drei Kranke leben bisher länger als 8 Monate. Einige zunächst sehr aktive Transplantationsgruppen haben wegen dieses schlechten Erfolges in der Behandlung der Abstoßungskrise die Transplantation stark eingeschränkt oder zunächst aufgegeben.

Eine Korrelation der im Leukocytentest bestimmten Gewebeverträglichkeit zwischen Spender und Empfänger und dem Zeitpunkt der Abstoßung hat sich bisher nicht ergeben. Sicher ist aber zu einer Schlußfolgerung die Zahl der Transplantate noch zu klein und die der verschiedenen verwendeten Testseren zu groß. Die früheste Abstoßungsreaktion beobachtete Lower bei einem seiner Kranken nach 6 Tagen, der mit B + getestet war.

Die Überlebenszeit eines verpflanzten Herzens ist vorläufig von einem glücklichen Zusammentreffen von Spender und Empfängerverträglichkeit abhängig. Um so größere Bedeutung kommt einer gezielten und vor allem ausreichenden Behandlung mit Immunsuppressiva zu. Nach dem Vorgehen der Kapstadter Gruppe hat sich eine hohe Dosierung, wenn möglich schon vor der Transplantation, vor allem aber während der ersten postoperativen Tage durchgesetzt. Es wird mit etwa 300 mg Imuran täglich und 500—1000 mg Cortisonderivaten begonnen. Dazu wird noch von Brendel eine hohe Anfangsdosierung von 2 mal 10 ml Antilymphocytenglobulin pro Tag i. v. mit einem cytotoxischen Titer von über 1:2000 empfohlen. Auffallend ist, wie Brendel berichten konnte [4], daß von den wenigen Patienten, die die Tranplantation über viele Monate überlebt haben, ein großer Prozentsatz mit dem in München hergestellten Antilymphocytenglobulin behandelt wurden. Gute Erfolge kann auch Dubost in Frankreich mit zwei Patienten aufweisen [23].

Kehren wir zu der einleitend gegebenen Stadieneinteilung zurück, befindet sich die isotope Herztransplantation im Stadium II — der experimentell-therapeutischen. In diesem sollen die im Tierexperiment gewonnenen Erfahrungen einer neuen Methode bei ausgewählten Kranken unter genauester Kontrolle angewendet werden, um festzustellen, ob diese neue Methode klinisch praktikabel ist. Die Frühergebnisse mit einem durchschnittlichen Erfolg von 70% für die Operation allein müssen als gut bezeichnet werden — sollte man doch nicht vergessen, daß bei dieser Operation das Herz eines Frischverstorbenen auf einen Sterbenden übertragen wird. Eine Steigerung der Erfolgschance verspricht die Weiterentwicklung der assistierten Zirkulation und des temporären künstlichen Herzens sowie der Konservierung des entnommenen Herzens.

Bei den Spätergebnissen stehen hervorragende Einzelerfolge einer großen Zahl von Mißerfolgen gegenüber. Die Einzelerfolge zeigen grundsätzlich, daß die neue Methode für diese Schwerstkranken therapeutisch adäquat war. Die große Zahl der Mißerfolge treibt uns zu weiteren Verbesserungen, zu einer strengsten Indikationsstellung und zu einer alle Möglichkeiten ausschöpfenden Überwachung und auswertenden Beobachtung der Transplantierten. Die Verbesserung der Gewebeverträglichkeitstestung sollte Vorrang haben. Damit im Zusammenhang steht der Aufbau einer nationalen und internationalen Spenderorganisation. Es folgt die Notwendigkeit, Immunsuppressiva weiter zu entwickeln, — neu zu entwickeln —, die weniger Nebenreaktionen und noch erhöhte spezifische Wirksamkeit besitzen.

Literatur

1. Barnard, C. N.: S. Afr. med. J. **41**, 1271 (1967).
2. Barnard, Ch.: Amer. J. Cardiol. **22**, 811 (1968).
3. Bloch, J. H., W. G. Manax, Z. Eyal, and R. C. Lillehei: J. thorac. cardiovasc. Surg. **48**, 969 (2965).
4. Brendel, W., and W. Land: Internat. Symp. on pharmac. treatment in organ and tissue transplantation. Mailand, 28.2.—1.3.1969 (im Druck).
5. Chachera, J. P., M. Lacombe, Bui-Mong-Hung, J. P. Lacassagne, Y. Crepin, and A. Hattaway: Europ. Surg. Res. **1**, 26 (1969).
6. Cleveland, R. J., and R. R. Lower: Transplantation **5**, 904 (1967).
7. Cooley, D. A., R. D. Bloodwell, G. L. Hallman, and J. J. Nova: J. Amer. med. Ass. **205**, 479 (1968).
8. — G. L. Hallman, R. D. Bloodwell, J. J. Nora, and R. D. Leachman: Amer. J. Cardiol. **22**, 804 (1968).
9. — B. J. Messmer, G. L. Hallman, R. D. Bloodwell, J. J. Nova u. R. D. Leachman: Langenbecks Arch. klin. Chir. **325**, 200 (1969).

10. Hardy, J. D., C. M. Chavez, S. Evaslan, J. R. Adkins, and R. D. Williams: Surgery **60**, 361 (1966).
11. Harken, D. D. E.: Dis. Chest. **54**, 349 (1968).
12. Kantrowitz, A., u. J. D. Haller: Amer. J. Cardiol. **22**, 861 (1968).
13. Kondo, Y., F. O. Graedel, P. A. Chaptal, W. Meier, H. R. Cottle, and A. Kantrowitz: J. thorac. Cardiovasc. Surg. **50**, 781 (1965).
14. — — and A. Kantrowitz: Ann. Surg. **162**, 837 (1965).
15. Lacombe, M., J. P. Cachera, Bui-Mong-Hung, M. Vigano, D. Laurent, and C. Dubost: J. Cardiovasc. Surg. **8**, 298 (1967).
16. Lower, R. R.: Surg. Gynec. Obstet. **126**, 838, (1968).
17. — E. Dong, and N. E. Shumway: Ann. thorax. Surg. **1**, 645 (1965).
18. — H. A. Kontos, J. C. Kosek, D. H. Sewell, and W. H. Graham: Amer. J. Cardiol. **22**, 766 (1968).
19. —, and N. E. Shumway: Surg. Forum **11**, 18 (1960).
20. — R. C. Stofer, and N. E. Shumway: J thorac. cardiovasc. Surg. **41**, 296 (1961).
21. McGough, E. C., O. L. Brewer, and K. Reemtsma: Surgery **60**, 153 (1966).
22. Meisner, H., E. Gams, S. Hagl, J. Ring, P. Schmidt-Habelmann, F. Sebening u. E. Struck: Langenbecks Arch. klin. Chir. **322**, 668 (1968).
23. Piwnica, A. H.: Persönliche Mitteilung (1969).
24. Taussig, H. B.: J. Amer. med. Ass. **207**, 951 (1969).
25. Webb, W. R., W. L. Sugg, and R. R. Ecker: Amer. J. Cardiol. **22**, 820 (1968).
26. Willman, V. L., G. C. Kaiser, Y. Harada, and T. Cooper: Advance in transplantation. Ed. J. Daussel, J. Hamburger, and G. Mathé, p. 661 Copenhagen. Munksgaard 1968.
27. Zenker, R., W. Klinner, F. Sebening, H. Meisner, P. Schmidt-Habelmann, P. Struck, R. Beer, K. Messmer, W. Rudolph u. A. Schauer: Münch. med. Wschr. **111**, 749 (1969).

Leiter: Ich bitte um Diskussionsbemerkungen. Ich möchte aber von vornherein verhindern, daß wir jetzt zu einer erschöpfenden Aussprache über die ganze Problematik der Herztransplantation kommen. Jetzt wirklich nur spezifische Dinge, die mit der Abstoßungskrise des Herzens zu tun haben.

Walter-Hannover: Sie erwähnten während Ihres Vortrags, daß Sie das Herz für die Konservierung in eine 4—6° kalte Kochsalzlösung gelegt haben. Ich frage, ob eine Coronarperfusion von Wichtigkeit ist, um es von Blutkörperchen freizumachen, weil es sonst Agglutinationen geben würde, die die Capillaren verlegen.

F. Sebening-München: Wir haben das Verfahren von Lower übernommen, der es in Tierexperimenten getestet und damit gute Erfolge erzielt hat. Wir haben keine eigenen Extraversuche dazu unternommen.

Leiter: Weitere Fragen zu diesem Punkt? — Dann möchte ich nur noch eine Bemerkung machen, die gestattet sei. Ich glaube nicht, daß die Langzeitüberleber bei der Herztransplantation auf eine zufällig gute Kombination von Spender und Empfänger zurückzuführen sind. Denn in den Fällen, die ich überblicke, handelt es sich nach der Terasakitestung um eine Unverträglichkeit vom Grad C oder sogar D. Die dürften nach den Cooleyschen Kriterien schon längst nicht mehr am Leben sein. Wenn man überhaupt versucht, die Herztransplantation mit einer besseren Testmöglichkeit, einer besseren Kompatibilität durchzuführen, dann kann man sie meiner Ansicht nach überhaupt aufstecken. Denn entweder ist die Herztransplantation der letzte Schritt, der letzte Versuch, um einem Menschen zu helfen. Und dann hat man ja gar keine Möglichkeit und Zeit zur Auswahl, sondern man muß das Herz nehmen, das gerade zur Verfügung steht. Das ist nie anders möglich. Und darum sehe ich den einzigen Weg, eine Herztransplantation klinisch überhaupt noch weiterzubringen, in der Verbesserung der immunsuppressiven Therapie. Mit der ganzen Histokompatibilitätstestung, so wertvoll sie auch für die Nierentransplantation ist, kann man sicher bei der Herztransplantation nicht mehr erreichen, als daß man, wenn eine schlechte Verträglichkeit vorliegt, mit der Immunsuppression und mit der ganzen Überwachung des Patienten in der Folgezeit eben noch mehr und ganz besonders sorgfältig sein muß. Aber damit, auf eine gute Kompatibilität zu warten, kommen wir sicherlich nicht weiter.

114. Serumkomplementtiter von Ratten nach autologen und homologen Hauttransplantationen mit und ohne den Einfluß des intraperitoneal injizierten Inhibitors Na-Cu-Chlorophyllin

H. G. WEBER-Göttingen

Summary. In Sprague-Dawley-Ratten, after orthotopic, autologenous and homologenous complete skin transplantation, the serum complement-level was determined by the titration method. Whilst an increase in titre was observed as a reflection of the acute phase after auto-transplantation, the titre fell with a higher statistical significance after the homo-transplantation. The anti-complementary effect of Na-Cu-chlorophylline injection, even when administered intraperitoneally, was confirmed. This complement inhibition has been emphasized after autologenous and homologenous transplants, where it was not possible to explain this effect from the results.

Zusammenfassung. An Sprague-Dawley-Ratten wurden nach orthotopen autologen und homologen Vollhauttransplantationen die Serumkomplementspiegel mit der Titrationsmethode bestimmt. Während nach den Autotransplantationen als Ausdruck der „akuten Phase“ ein Titeranstieg beobachtet wurde, fiel der Titer nach den Homotransplantationen mit hoher, statistisch gesicherter Signifikanz ab. Die antikomplementäre Wirkung des Na-Cu-Chlorophyllins auch nach intraperitonealer Injektion wurde bestätigt. Diese Komplementhemmung war nach autologen und homologen Hauttransplantationen aufgehoben, wobei sich aus den Resultaten keine Möglichkeit ergab, diesen Effekt zu erklären.

Der „Komplementschwund im Blute“ [31] wird mit der hämolytischen Aktivität gemessen und gilt als Indicator und Maßstab für komplementbindende Immunreaktionen. Die homöostatischen Regulationsmechanismen, deren Kenntnis zur quantitativen Beurteilung komplementverbrauchender Vorgänge notwendig wäre, sind jedoch noch weitgehend unbekannt. Die Abstoßung heterologer Transplantate geht erwiesenermaßen mit einem solchen Komplementschwund bzw. einem Absinken des Komplementtiters einher [13]. Ob nun das Komplementsystem insgesamt oder einzelne seiner 9 Komponenten bei der Zerstörung *homologer*

Transplantate eine Rolle spielen, ist unklar. Im Vordergrund der Betrachtungen stehen die zellgebundene Immunität und die Spätreaktion. Viele Autoren haben aber auch auf die Beobachtung humoraler-cytotoxischer Antikörper auch bei der Homotransplantatreaktion hingewiesen [2,10,14,15,28,29]. An der Zellzerstörung ist die ganze Sequenz der Komplementkomponenten beteiligt [23]. In der Klinik werden nach homologen Nierentransplantationen verschiedene Empfängerreaktionen beobachtet. Die perakute, die verzögerte, aber plötzlich einsetzende und die schleichende Transplantatzerstörung sind beschrieben worden [4, 12,16]. Während akuter Abstoßungskrisen oder unmittelbar darauf können Veränderungen des Komplementtiters registriert werden [7,13,16]. Experimentelle Untersuchungen haben diese Befunde nicht bestätigt [8, 12,15,25]. Entsprechend sind auch bei verschiedenen Tierstämmen mit angeborenem Komplementmangel oder einem Defizit bestimmter Komponenten unterschiedliche Befunde zu erheben [3,8,21].

Über die Histologie des Homotransplantats wird berichtet, daß die immunreaktiven Prozesse einerseits unter dem Bilde der histiogenen, durch zellige Proliferation und Infiltration geprägten Entzündung wie bei der *Spätreaktion* auftreten. Andererseits ist die Entzündungsform hämatogen-vasculär, einhergehend mit Endothelschäden und Exsudation, gekennzeichnet, vergleichbar der *Sofortreaktion* [4,18].

Gewurz u. Mitarb. [13] haben als Kriterien der Komplementbeteiligung an der Homotransplantatreaktion herausgestellt:

1. den Nachweis endothelialer Schäden im Transplantat,
2. einen erniedrigten Komplementtiter,
3. die Möglichkeit der Modifikation durch spezifische Komplementinhibitoren.

Bei unseren Untersuchungen an Ratten haben wir den Titer des Gesamtkomplements im Serum bestimmt und den Effekt des Inhibitors Na-Cu-Chlorophyllin (NaCuChl) beobachtet.

Als Effekt des NaCuChl konnten Fujii u. Mitarb. [12] an Mäusen aufzeigen, daß nach intraperitonealer Applikation des Inhibitors homologe Hauttransplantate eine geringe, statistisch aber signifikante Verlängerung der Überlebenszeit aufweisen. Die Zweittransplantatreaktion kann mit lokalen NaCuChl-Injektionen aufgehoben werden. In gleicher Weise wird die Empfängerreaktion gegen intraperitoneal injizierte Tumorzellen so weit unterdrückt, daß die Tiere früher als die der Vergleichskollektive zugrunde gehen. Unter den verschiedenen Chlorophyllinen hat NaCuChl, auch im Vergleich zu anderen Inhibitoren wie z.B. EDTA, den größten antikomplementären Effekt [6,19,20,26]. Die Wirkung soll sich gegen die Aktivität von C′1 und C′5 richten. Die ersten Mitteilungen stammen von Büsing [6], der in vitro eine Hemmung der hämolytischen Reaktion und in vivo eine Hemmung der aktiven Anaphylaxie an Meerschweinchen nachweisen konnte. Uebel u. Lorenz [17,30] haben gezeigt, daß es sich ausschließlich um einen antikomplementären Effekt handelt. Weder Antigene oder Antikörper noch deren Reaktion und Aggregate werden betroffen.

Material und Methode

Als Versuchstiere dienten weiße Sprague-Dawley-Ratten (Züchtung August Krull, Lemgo) mit einem Körpergewicht von 150—250 g in beliebiger Auswahl. Fütterung: Altromin-Mischfutter® und Wasser nach Belieben. Haltung: Sammel- und Einzelställe. Nach orthotoper Transplantation von autologen oder homologen Vollhautlappen (⌀ = 2,5 cm) in der Schulterblatt-Nackenregion, fixiert mit Einzelknopfnähten, die über Fettgaze und Schaumstoff verknotet wurden, wurden nach 5, 10, 15 und 20 Tagen der Serumkomplementtiter und das Körpergewicht bestimmt. Narkose: Pentobarbital-Na 0,005 g/kg i.p.

Die Serumkomplementbestimmung erfolgte nach den Angaben von Büsing [5] mit einer 2%igen Suspension dreifach gewaschener, frisch gewonnener Hammel-Erythrocyten in 0,85%iger NaCl-Lösung und Kaninchen-Amboceptor in vierfachem Überschuß (Amboceptor für KBR, Titer 1:4000, Behring-Werke, Marburg/Lahn). Das Testserum wurde mit 0,85%iger NaCl-Lösung 1:10 verdünnt und in einer Verdünnungsreihe mit Abstufungen von 0,01 ml geprüft. Das Gesamtvolumen des Systems betrug 1,5 ml. Die optisch vollständige Hämolyse konnte nach einer Inkubation im Wasserbad von + 37°C nach 15 min abgelesen werden. Die Fehlerbreite lag unter 5%. Da nur vergleichende Untersuchungen durchgeführt wurden, wurde auf Veronal-Puffer und Ca^{++}- und Mg^{++}-Zugabe verzichtet.

Als Titer wird die Menge 1:10 verdünnten Serums in ml angegeben. Die Differenzen der Mittelwerte der Einzelkollektive wurden mit dem t-Test auf statistische Signifikanz geprüft. Normalverteilungen wurden dabei vorausgesetzt.

Na-Cu-Chlorophyllin (E. Merck AG., Darmstadt) stand als wasserlösliches Salz zur Verfügung und wurde nach Lösung in 0,85%iger NaCl-Lösung in Einzeldosen von 0,01 g/kg 5 Tage lang intraperitoneal injiziert.

Vor Beginn der Versuche war die Homotransplantatintoleranz des Tierstamms an 40 Tieren geprüft worden. Die Abstoßungszeit begann nach makroskopischen Kriterien am 7. Tage und endete am 14. Tage.

Um Veränderungen des Komplementtiters durch die belastenden Blutentnahmen zu vermeiden, wurden die Bestimmungen an Einzelkollektiven nach folgenden Bedingungen vorgenommen: nach Haltung im Sammelstall, nach Übergang in den Einzelstall, nach NaCuChl-Injektionen, nach Injektionen gleicher Volumina 0,85%iger NaCl-Lösung, nach einfachen Verletzungen, entsprechend einer Hautentnahmestelle, die der sekundären Heilung ohne Verband überlassen wurde, nach autologen und homologen Transplantationen mit und ohne intraperitoneale Injektionen. Das Blut wurde durch Herzpunktion gewonnen und sofort verarbeitet[1].

Ergebnisse

Bei 45 Ratten im Sammelstall betrug der Serumkomplementtiter bei sommerlicher Witterung 0,095 ± 0,0078 ml. Unter verschiedenen Bedingungen änderte sich der Titer. Für die einzelnen Kollektive mußten daher stets erneut die Leerwerte ermittelt werden. Die auf Leerwerte be-

[1] Der Abschnitt „Material und Methodik“ wurde nur auszugsweise vorgetragen.

zogenen Angaben sind deshalb zwischen den einzelnen Kollektiven nicht vergleichbar.

Die Gewichtsbestimmungen ergaben nach den Transplantationen einen relativen Gewichtsverlust bis zu 30 g in 15 Tagen. Die Differenzen

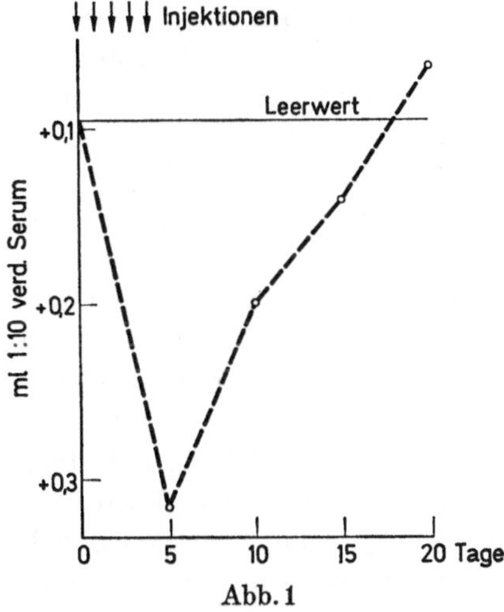

Abb. 1

Injektionen
mit
ohne
Injektionen
0,0
0,1
0,2
Leerwert
ml 1:10 verd. Serum
0
5
10
15 Tage

Abb. 2

Abb. 1. Serumkomplementtiter von Ratten in ml 1:10 verdünnten Serums nach 5 intraperitonealen Injektionen von je 0,01 g/kg Na—Cu-Chlorophyllin

Abb. 2. Serumkomplementtiter von Ratten in ml 1:10 verdünnten Serums nach homologen Hauttransplantationen mit und ohne intraperitoneale Injektionen von je 0,01 g/kg Na—Cu-Chlorophyllin

Abb. 3. Relativer Serumkomplementtiter von Ratten in ml 1:10 verdünnten Serums nach homologen Hauttransplantationen, bezogen auf die Titer nach autologen Hauttransplantationen

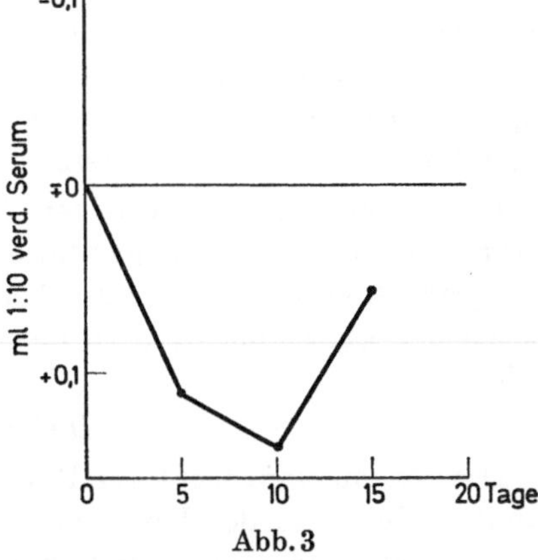

Abb. 3

zu den Leerserien waren hochsignifikant ($p > 99\%$). Nach dem 15. Tage stieg das Gewicht wieder an, bis sich die Tiere am 20. Tage erholt hatten. Diese Beobachtungen sind insofern wichtig, als Gewichtsverlauf und Komplementtiter ein gegensinniges Verhalten zeigen. Schon nach NaCl-Injektionen und nach einfachen Verletzungen steigt der Titer an, während das Gewicht abfällt, in der Erholungsphase ist es umgekehrt. Der

Titeranstieg nach Belastungen, von einigen Autoren auch als „akute Phase“ bezeichnet [5,11,25], kann einen Komplementverbrauch verschleiern.

Nach NaCuChl, 5 Tage lang intraperitoneal injiziert, fällt der Titer massiv ab (0,095 $\pm$ 0,0078 $\rightarrow$ 0,20 $\pm$ 0,0245 ml), um nach Absetzen der Injektionen vom 5. Tage an bis zum 20. Tage über den Normalwert anzusteigen. Die Differenzen am 15. und am 20. Tage sind hochsignifikant. Die in Abb. 1 dargestellten Daten bestätigen die antikomplementäre Wirkung des NaCuChl. Über den Mechanismus ist nichts bekannt. Über die Dosis-Zeitrelation liegen nur einzelne Angaben vor [6,17,30].

Autotransplantationen verursachen einen Titeranstieg, offenbar als Folge eines unspezifischen Reizes. Nach dem 15. Tage, während der Erholungsphase, sinkt der Titer unter Normalwert ab ($p > 99\,^0/_0$). Überraschend ist, daß der komplementhemmende Effekt des NaCuChl nach Autotransplantationen praktisch aufgehoben ist. Man hätte das nach der gemessenen starken Hemmung in dieser Intensität nicht erwartet.

Im Gegensatz zu Guiney, Austen u. Russel [16] und Rother, Rother u. Ballantyne [22] konnten wir an Ratten nach homologen Hauttransplantationen einen hochsignifikanten ($p > 99\,^0/_0$) Komplementverbrauch beobachten (Abb. 2), der am 10. Tage, wenn mit dem Maximum der Transplantatreaktion zu rechnen ist, am stärksten war. Schon am 5. Tage ist ein Komplementdefizit zu registrieren, ein Zeitpunkt, an dem makroskopisch an den Transplantaten noch keine Unterschiede zu Autotransplantaten zu erkennen sind. Auch durch die Homotransplantation wird der Chlorophyllineffekt eigentümlicherweise aufgehoben, es ist sogar ein Anstieg des Titers festzustellen.

Die Aufzeichnung der relativen Titer (Abb. 3) zeigt den Komplementverbrauch nach Homotransplantation bezogen auf die Werte nach Autotransplantationen. Die wiedergegebenen Meßdaten wurden aus den Differenzen der Einzelkollektive zu den jeweiligen Leerwertkollektiven berechnet.

Diskussion

Das Serumkomplement der Ratten ist offenbar, wenn auch in unbekannter Weise, an der Homotransplantatreaktion beteiligt. Nach den Ergebnissen kann man vermuten, daß die Beteiligung auf spezifische Komplementbindungen im Transplantat oder auf im Empfänger auftretende Ag-Ak-Aggregate zurückzuführen ist. Statt des zu erwartenden Titeranstieges nach dem unspezifischen Transplantationsreiz, der durch den Gewichtsverlauf zu belegen ist, sinkt der Komplementtiter im Serum nach Homotransplantationen ab. Wie es auch Gewurz u. Mitarb. [13] diskutieren, muß man bei bestimmten Spender-Empfängerkombinationen nach der Homotransplantation neben der Reaktion vom verzögerten

Typ mit humoral-cytotoxischen und komplementbindenden Vorgängen wie nach der Heterotransplantation rechnen. Die verschiedenen Beobachtungen nach homologen Nierentransplantationen bestätigen diese Annahme.

Die Aufhebung des antikomplementären Effekts des NaCuChl sowohl nach autologen als auch nach homologen Hauttransplantationen können wir nicht erklären. Sektionsbefunde der Ratten hatten ergeben, daß das NaCuChl in den Transplantaten und in den lympho- und reticulocytären Geweben mit Ausnahme der Milz selektiv gespeichert wird. Eine Speicherung war auch in Bereichen unspezifischer Entzündungen, erzeugt durch eingebrachte sterile Glassplitter oder durch Injektionen einer 2%igen gepufferten Caseinlösung, nachweisbar. Ohne eine vertiefte Kenntnis der biologischen und pharmakologischen Wirkungen des NaCuChl bzw. der Chlorophylline können unsere Beobachtungen, wie auch die von Fujii mitgeteilten, einer verlängerten Überlebenszeit von Hauthomotransplantaten auf Mäusen, nur zur Kenntnis genommen, aber nicht näher erklärt werden.

Literatur

1. Austen, K. F., and P. S. Russel: Ann. N. Y. Acad. Sci. **129**, 657 (1966).
2. Batchelor, J. R., E. A. Boyse, and P. A. Gorer: Transplant. Bull. **20**, 449 (1960).
3. Biro, C. E.: Immunology **10**, 563 (1966).
4. Bohle, A.: Langenbecks Arch. klin. Chir. **322**, 87 (1968).
5. Boltax, A. J., and E. E. Fischel: Amer. J. Med. **20**, 418 (1956).
6. Büsing, K. H.: Allergie u. Asthma **3**, 15 (1957).
7. Carpenter, C. B.: J. P. Merrill, and G. J. Dammin: Transplantation **5**, 864 (1967).
8. Caren, L. D., and L. T. Rosenberg: Immunology **9**, 359 (1965).
9. Favour, C. B., J. E. Murray, C. T. Wemyss, A. Colodny, and B. F. Miller: Proc. Soc. exp. Biol. (N. Y.) **83**, 352 (1953).
10. Fife, E. H., W. A. Hook, and L. H. Muschel: Proc. Soc. exp. Biol. (N. Y.) **110**, 526 (1962).
11. Fischel, E. E.: J. clin. Invest. **32**, 568 (1953).
12. Fujii, G., M. Suzuki, Y. Hirose, S. Goto, Y. Ishibashi, K. Haga, and T. Sindo: Jap. J. exp. Med. **36**, 499 (1966).
13. Gewurz, H., D. S. Clark, J. Finstad, W. D. Kelley, R. L. Varco, R. A. Good, and A. E. Gabrielsen: Ann. N. Y. Acad. Sci. **129**, 673 (1966).
14. Gorer, P. A., and P. O'Gorman: Transplant. Bull. **3**, 142 (1956).
15. — Z. B. Mikulska, and P. O'Gorman: Immunology **2**, 211 (1959).
16. Guiney, E. J., K. F. Austen, and P. S. Russell: Prox. Soc. exp. Biol. (N. Y.) **115**, 1113 (1964).
17. Lorenz, D., u. H. Uebel: Arzneimittel-Forsch. **7**, 357 (1957).
18. Masshoff, W.: Dtsch. med. Wschr. **94**, 554 (1969).
19. Nishioka, K.: Jap. J. Allergy **13**, 285 (1964).
20. Nelson, R. A., Jr.: The inflammatory Process, Edited by B. W. Zweifach, L. Grant, and R. T. McCloskey. New York: Acad. Press Inc. 1965.
21. Rother, U., D. L. Ballantyne, Jr., C. Cohen, and K. Rother: J. exp. Med. **126**, 565 (1967).

22. Rother, U., K. Rother, and D. L. Ballantyne, Jr.: Proc. Soc. exp. Biol. (N. Y.) **124**, 439 (1967).
23. Rubin, D., U. Rother, and K. Rother: Fed. Prox. **26**, 602 (1967).
24. Sanderson, A. R.: Immunology **121**, 287 (1965).
25. Simonsen, M.: Acta path. microbiol. scand. **32**, 36 (1953).
26. Sindo, T., K. Haga, G. Fujii, and K. Nishioka: Jap. J. exp. Med. **36**, 489 (1965).
27. Starzl, T. E., T. L. Marchioro, J. H. Holmes, and W. R. Waddell: Surg. Gynec. Obstet. **118**, 819 (1964).
28. Stetson, C. A.: Advanc. Immunol. **3**, 97 (1963).
29. Steinmuller, W.: Ann. N. Y. Acad. Sci. **99**, 629 (1962).
30. Uebel, H., u. D. Lorenz.: Arzneimittel-Forsch. **8**, 696 (1958).
31. Veil, W. H., u. B. Buchholz: Klin. Wschr. **11**, 2019 (1932).

Leiter: Es mehren sich ja immer mehr die Berichte, daß auch bei primären, akuten Abstoßungskrisen, die wir bisher als cellulär gebundene Antikörperreaktion angesehen haben, humorale Antikörper eine größere Rolle spielen. Ich denke nur an die Arbeiten von Milgrom, die jetzt herausgekommen sind.

115. Beeinflussung immunologischer Reaktionen durch Thorotrast

H. Noltenius*, I. Knauf, S. Tan und M. Chahin-Freiburg i. Br. (a. G.)

Summary. Thorotrast, injected i. v. 24 hours before administration of antigen, delays rejection of skin-grafts in the combination CBA as receiver and C 57-bl as donor from 7 days to 11 days and decreases the incidence of 19 S-antibody-forming splenocytes after the injection of ovine erythrocytes in NMRI mice.

Zusammenfassung. Thorotrast, welches 24 Std vor Antigengabe i. v. injiziert wird, verzögert die Abstoßung von Hauttransplantaten in der Kombination von CBA als Empfänger und C 57-bl als Spender von 7 Tagen auf 11 Tage und vermindert das Auftreten 19 S-Antikörper-bildender Milzzellen nach Injektion von Schafserythrocyten in NMRI-Mäusen.

Radioaktive Strahlung verzögert oder unterdrückt immunologische Reaktionen. Allerdings besteht hierbei die Gefahr, daß die Infektionsabwehr herabgesetzt wird. An Obduktionsbefunden von Patienten, die zuvor mit Thorotrast behandelt worden waren, fiel uns nun aber immer wieder auf, daß Thorotrast zwar das lymphatische Gewebe zerstört, die Patienten aber nicht an Infektionskrankheiten verstorben waren. Wir haben daher untersucht, ob im Tierexperiment Thorotrast zur Beeinflussung immunologischer Reaktionen verwendet werden kann, ohne daß es zu einer Komplikation durch interkurrente Infektionen kommt.

An ingezüchteten CBA- und C 57 bl-Mäusen sowie an nicht ingezüchteten NMRI-Mäusen wurde die Wirkung des Thorotrast auf die Abstoßungsreaktion nach Hauttransplantation und auf die 19 S-Antikörperbildung untersucht.

Bei den Hauttransplantationen war der C 57-bl-Stamm Spender und der CBA-Stamm Empfänger. Die ingezüchteten Elterntiere unserer Zucht wurden uns freundlicherweise von Frau Dr. Zeiss, Max-Planck-Institut für Immunbiologie Freiburg überlassen. Transplantiert wurden zwei etwa 0,5—1 cm im Quadrat messende Hautstücke. Die Abstoßungsreaktion wurde makroskopisch mit der Lupe bestimmt.

Die 19 S-Antikörperbildung wurde in NMRI-Mäusen durch i. v. Injektion von 0,1 ml Schafserythrocyten induziert. Die Anzahl der antikörperbildenden Milzzellen wurde nach der Methode von Jerne u. Nordin (1963) bestimmt. Die Tiere wurden zwischen dem 1.—10. Tag nach Antigeninjektion untersucht. Durch Anwendung von Mercapto-Äthanol wurde gesichert, daß es sich um 19 S-Antikörper handelt. Die Technik wurde durch Kontrollen wie Inkubation bei 0°, Anwendung von Actinomycin und Verwendung von Milzzellen von nicht immunisierten Tieren überwacht.

Um die Wirkung des Thorotrast zu prüfen, erhielten die Versuchstiere 24 Std vor Antigengabe, d.h. 24 Std vor Transplantation der zwei Hautstücke bzw. 24 Std vor i. v. Injektion der Schafserythrocyten 0,2 ml Thorotrast i. v. Für jedes Versuchstier wurde eine unbehandelte Maus als Kontrolle verwendet.

Bei dieser Versuchsanordnung wird die Abstoßungszeit der Hauttransplantate um 4 Tage vom 7. auf den 11. Tag verzögert (Tabelle). Das Ergebnis wurde zu 4 verschiedenen Zeiten an 4 verschiedenen Versuchsgruppen 4mal reproduziert. Die 19 S-Antikörperbildung wird ebenfalls durch Thorotrastinjektion beeinflußt. Das Maximum der Suppression

Tabelle. *Verzögerte Abstoßung von jeweils 2 Hauttransplantaten nach Thorotrastinjektion 24 Std vor der Transplantation; kein Geschlechtsunterschied, konstante Abstoßungszeiten in vierfach wiederholten Transplantationsexperimenten an insgesamt 62 Tieren (32 mit Thorotrast behandelte Mäuse und 30 ohne Thorotrast behandelte Kontrolltiere)*

Anzahl CBA-Empfänger	Geschlecht	Alter (Monate)	Menge Thorotrast (ml/Tier)	Abstoßung der Hauttransplantate (Tage) (C57 bl-Spender)
8	♂	2,0	0,25	11
5	♂	2,0	0	7
4	♂	3,0	0,25	11
5	♂	3,0	0	7
4	♀	2,5	0,25	10
4	♀	2,5	0	7
16	♀	2,0	0,25	11
16	♀	2,0	0	7

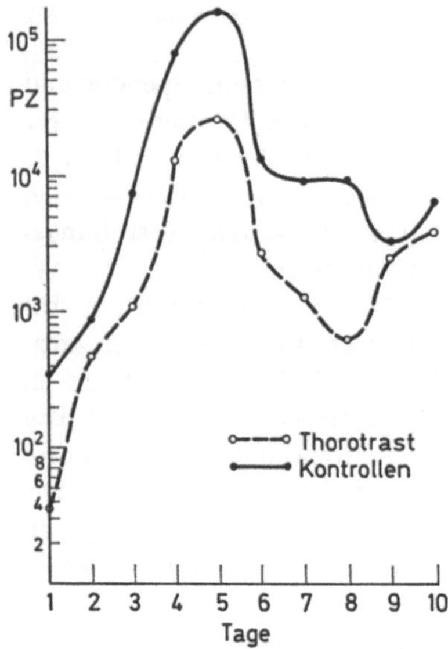

Abb. 1. Hochgradige Abnahme plaquebildender Zellen (*PZ*) in der Mäusemilz während der ersten 10 Tage nach Immunisierung gegen Schafserythrocyten. Thorotrastgabe 24 Std vor Antigeninjektion. Maximum der Supression um den 5. Tag, Minimum der Suppression um den 10. Tag

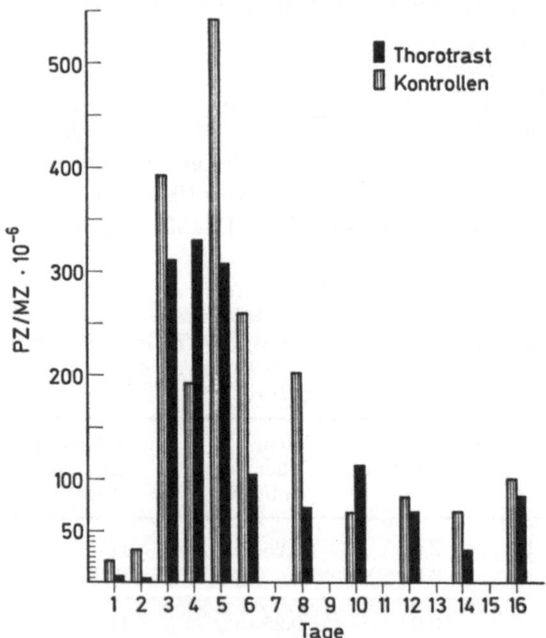

Abb. 2. Darstellung der relativen Verminderung plaquebildender Zellen (*PZ*) pro Milz nach Thorotrast 20 Tage vor Antigeninjektion. Berechnet auf die Anzahl der vorhandenen Zellen pro Milz: Ordinate — „PZ-Dichte“ =

$$\frac{\text{Anzahl plaquebildender Zellen/Milz (PZ)}}{\text{Anzahl aller Zellen/Milz (MZ)}} \cdot 10^{-6};$$

Abszisse — Zeit in Tagen nach Schafserythrocyten-Injektion. Säule *1*, *2*, *3* und *14* und *16* sind 10fach vergrößert aufgetragen

liegt um den 5. Tag, am 10. Tag ist eine Beeinflussung der 19 S-Antikörperbildung im Vergleich zu den Kontrollen nicht mehr nachweisbar (Abb. 1). Dieser Befund wird dadurch verursacht, daß infolge der Thorotrastinjektion eine starke Proliferation der Milzzellen einsetzt. Vergleicht man unter diesem Gesichtspunkt die vorhandenen Zellen pro Milz mit den Antikörper-bildenden Zellen pro Milz, so ergibt sich, daß bei den mit Thorotrast behandelten Tieren ein erhebliches Defizit an Antikörper-bildenden Zellen besteht (Abb. 2).

Die Versuche zeigen, daß Thorotrast die Abstoßungsreaktion von Hauttransplantaten und die Bildung von 19 S-Antikörper im Sinne einer Suppression beeinflußt, ohne daß gleichzeitig Infektionen auftreten.

Literatur

Jerne, N. K., and A. A. Nordin: Science **140**, 405 (1963).

P. Sunder-Plassmann-Münster: In welchen Jahren ist das Thorotrast bei Ihren drei Patienten gespritzt worden?

H. Noltenius (a. G.)-Freiburg i. Br.: Ich kann es Ihnen nicht genau sagen. Es war 20—25 Jahre her.

G. Thiel-Basel: Darf ich Sie fragen: Haben Sie ausgerechnet, wieviel *r* Bestrahlung Sie mit Ihrem Gerät, wieviel Thorotrastdosen Sie auf eine Ratte, auf eine Maus gegeben haben?

H. Noltenius (a. G.)-Freiburg i. Br.: Nein, das müßte man umrechnen pro Zelle, da das Thorotrast in die einzelnen Zellen aufgenommen wird. Und das ist außerordentlich schwierig. Wir arbeiten jetzt mit dem physikalischen Institut zusammen, um herauszukriegen, wieviel die Zellherddosis ist, wenn Sie so wollen. Denn das müßte man dann wissen.

G. Thiel-Basel: Aber Thorotrast ist doch ein Gammastrahler und wirkt damit nicht nur auf die Zelle, in der es sitzt.

H. Noltenius (a. G.)-Freiburg i. Br.: Aber die Gammastrahlung ist verhältnismäßig gering, verglichen mit der Alpha- und der Betastrahlung. Es ist aber selbstverständlich auch ein Gammastrahler.

G. Thiel-Basel: Angenommen, die Bestrahlung wäre groß genug, um Leukopenie zu erreichen. Dann wären ja Ihre Resultate nicht erstaunlich. Würden Sie das auch meinen?

H. Noltenius (a. G.)-Freiburg i. Br.: Nein, das ist nicht erstaunlich.

G. Hermann (a. G.)-Köln: Ich habe eines nicht genau verstanden. Sie haben eine Mikrohämagglutination angewandt?

H. Noltenius (a. G.)-Freiburg i. Br.: Wir haben den Anstieg der antikörperbildenden Zellen in Parallele gesetzt, gleichzeitig zur Mikrohämagglutination.

G. Hermann (a. G.)-Köln: Dann habe ich verstanden.

116. Chirurgische Komplikationen bei Nierentransplantation

P. FAUL (a.G.)*, A. JABOUR (a.G.), H. PICHLMAIER
und R. ENZENBACH (a.G.)-München

Summary. The surgical *preoperative treatment* before kidney transplantation embraces prophylactic surgery, e.g. such as prevents a later gastric ulcer haemorrhage through vagotomy, pyloroplasty or a $^2/_3$ resection or the further development of renal hypertension through bilateral nephrectomy. A not uncomomn occurrence (3 cases in 43 transplantations) is the complication of a secondary hyper-parathyroidism with its consequent vascular manifestations, which should be treated with subtotal parathyroid resection. In the individual case, exact indications can be determined for the measures to be taken.

During the transplantation, special attention should be given to the anastomosing of arteries and veins, subtile haemostasis and the suturing of the efferent ureters. In 43 transplantations, we observed 2 cases of arterial stenosis, 1 complete contusion, 1 veinous thrombosis, 4 postoperative secondary haemorrhages, 6 cases of ureteral insufficiency and 1 case of ureteral stenosis.

The *postoperative task of the surgeon* embraces mainly the treatment of complications, most often those of an infectious nature. In spite of immunosuppressive therapy, operative intervention should be timely in these cases.

Zusammenfassung. Die chirurgische *Vorbehandlung* zur Nierentransplantation umfaßt prophylaktische Eingriffe, beispielsweise solche, die eine spätere Magenulcusblutung durch Vagotomie, Pyloroplastik oder $^2/_3$-Resektion oder das Fortschreiten eines renalen Hochdrucks durch bilaterale Nephrektomie verhindern. Nicht selten (3 Fälle bei 43 Transplantationen) ist die Komplikation des sekundären Hyperparathyreoidismus mit seinen Folgeerscheinungen am Gefäßsystem, die durch subtotale Nebenschilddrüsenresektion zu behandeln ist. Im Einzelfall lassen sich genaue Indikationen für die jeweilige Maßnahme angeben.

Während der Transplantation ist besondere Sorgfalt auf die Anastomosierung von Arterien und Venen, auf eine subtile Blutstillung und auf die Vereinigung der ableitenden Harnwege zu verwenden. Bei 43 Transplantationen beobachteten wir 2 Arterienstenosen, 1 völligen Verschluß, 1 Venenthrombose, 4 postoperative Nachblutungen, 6 Ureterinsuffizienzen und 1 Harnleiterstenose.

Die *postoperative* Aufgabe des Chirurgen erstreckt sich hauptsächlich auf die Behandlung von Komplikationen, am häufigsten von solchen infektiöser Natur. Trotz immunsuppressiver Behandlung sollte in diesen Fällen rechtzeitig operiert werden.

Die immunologischen Vorgänge zwischen Empfänger- und allogenem Spenderorgan stellen zwar das Hauptproblem der Nierentransplantation dar, es gibt jedoch weitere Komplikationsmöglichkeiten:

1. *vor* der Transplantation, denen durch chirurgisches Eingreifen vorgebeugt werden kann,
2. *während* der Transplantation, die durch subtile Technik vermeidbar sind,
3. *nach* der Transplantation, die ein chirurgisches Eingreifen erfordern.

Vor der Transplantation besteht häufig ein exzessiver Hochdruck, welcher durch bilaterale Nephrektomie fast immer gut beeinflußbar ist. Der Appendicitis als häufigster entzündlicher Baucherkrankung beugen wir durch eine prophylaktische Appendektomie vor. Ein sekundärer oder tertiärer Hyperparathyreoidismus, der bei chronischer Niereninsuffizienz bevorzugt auftritt, soll durch $^3/_4$-Resektion der hyperplastischen Nebenschilddrüsen oder Entfernung eines Adenoms beseitigt werden. Es ist hinreichend bekannt, daß bei chronisch acotämischen Patienten durch die Stress-Situation und Steroidbehandlung nach Transplantation eine Ulcusbildung begünstigt wird. Bei unseren ersten 7 Patienten haben wir 3 tödliche Blutungen aus dem Magen und 1 Duodenalulcus ohne Blutung gesehen.

Die Indikation zu einem prophylaktischen Eingriff am Magen vor Transplantation, der als Resektion oder Vagotomie mit Pyloroplastik durchgeführt wird, ist unseres Erachtens gegeben, wenn:

1. ein bekanntes Ulcusleiden vorliegt,
2. der röntgenologische Ulcusnachweis erbracht wird,
3. wenn gastroduodenale Blutungen auftreten,
4. Hypersekretion und Hyperacidität vorliegen. (Basalsekretion 4—6 mval/Std., maximale Säuresekretion 40 mval/Std bei Stimulation mit Histalog und Pentagastrin.)

Seitdem wir in dieser Weise vorgehen, kam es trotz hoher Steroiddosen nur einmal, 2 Jahre nach Transplantation, trotz BI-Resektion zu einem Rezidivulcus ohne größere klinische Beschwerden.

Während der Transplantation ist zur Vermeidung technischer Fehler besondere Sorgfalt auf folgende Punkte zu verwenden:

1. die Anastomosierung der Arterien und Venen,
2. die subtile Blutstillung,
3. die Wiederherstellung der ableitenden Harnwege.

An den Nierenarterien beobachteten wir zwei Stenosen und einen völligen Verschluß. Eine Narbenstriktur nach End-zu-Seit-Anastomose und eine histologisch nachgewiesene Spätabstoßung waren die Gründe für die beiden Stenosen, die Ablösung des Intimapolsters die Ursache des totalen Verschlusses der Arterie.

Die Symptomatik einer Nierenarterienstenose, die der einer Transplantatkrise oder Schockniere sehr ähnelt, ist folgende:

Blutdruckanstieg, häufiges Systolicum über der Anastomose,
Abnahme der Harnmenge, des Glomerulumfiltrats und der Natriumkonzentration im Urin.

Diagnostische Hilfsmittel stellen die intraarterielle Renovasographie und das Isotopennephrogramm dar, welches jedoch keinen spezifischen

Nachweis erbringt. Von den zwei Arterienstenosen konnte nur eine durch Reanastomosierung beseitigt werden. Im anderen Fall mußte die Niere entfernt werden.

Seitdem wir aus strömungstechnischen Gründen zur End-zu-End-Verbindung der Arterien übergegangen sind, konnten wir einen arteriellen Verschluß nicht mehr beobachten.

Die Verbindung der Venen bietet die geringste Schwierigkeit. Hier kam es nur einmal zu einer Gefäßthrombose als Folge eines intrarenalen Kreislaufstillstandes bei perakuter Abstoßung.

4mal beobachteten wir in den ersten postoperativen Tagen stärkere Nachblutungen, die ein chirurgisches Eingreifen notwendig machten, dadurch jedoch voll zu beherrschen waren. Es handelte sich um eine arterielle, eine venöse und zwei diffuse Blutungen. Als häufiges Frühsymptom bestanden dabei ein Subileus und eine Schwellung im Transplantatbereich.

Die erhöhte Blutungsneigung der chronisch niereninsuffizienten Patienten zwingt zu einer *subtilen Blutstillung*, um derartige Komplikationen möglichst zu vermeiden.

Bei bisher 43 Transplantationen traten 6 Harnleiterfisteln und 1 Stenose mit sekundärer Harnleiterinsuffizienz auf. Davon waren 4 Fisteln auf technische Fehler zurückzuführen, 1mal kam es als Folge einer Abstoßungsreaktion 6 Wochen nach Transplantation zu einer Ureterinsuffizienz und 1mal zu einer totalen Nekrose des Empfängerureters.

Diese Ureterkomplikationen gehen in der Regel mit folgenden klinischen Symptomen einher:

Oligo-Anurie, heftige Spannungs- und Schmerzgefühle über dem Transplantat mit Ausstrahlung in die Blase und Harndrang,

Transplantatschwellung und Zeichen einer Unterbauch-Peritonitis.

Auch hier handelt es sich um Symptome, die ebenso bei Gefäßkomplikationen oder bei akuten Abstoßungsreaktionen anzutreffen sind. Der positive Nachweis einer Harnleiterinsuffizienz gelingt durch die retrograde Urographie, ein Eingriff, der für den Patienten belastend ist und die Gefahr einer Infektion in sich birgt. Wir greifen lieber auf weniger belastende Untersuchungen wie Urogramm, Szintigraphie oder Nephrogramm zurück (Abb. 1).

Die Behandlung der Ureterfistel erfolgte in 5 Fällen durch Einlegen einer T-Drainage in den dehiszenten Ureter. Einmal konnte der Harnleiter am 3. postoperativen Tag wieder primär durch Naht verschlossen werden. Bei dem Patienten mit der totalen Nekrose des Ureters wurde der Abfluß des Urins zunächst über eine transrenale Fistel hergestellt. Nach 12 Wochen kam es wieder zu einer Spontanentleerung des Urins,

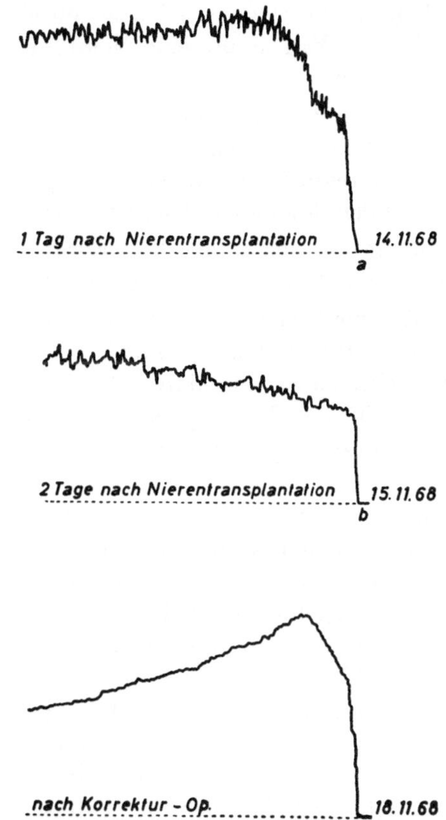

Abb. 1. Verlaufskontrolle einer Harnleiterinsuffizienz im Isotopennephrogramm. Oben im Bild: 1. postoperativer Tag zeigt ein pathologisch verändertes Isotopennephrogramm mit stark verzögerter Ausscheidung. Klinisch besteht kein Anhalt für ein Abflußhindernis. Urinausscheidung/24 Std 1095 ml. In der Mitte im Bild: 2. postoperativer Tag. Das Kontrollnephrogramm zeigt trotz einer Tagesurinausscheidung von 2075 ml und Fehlen von Lokalsymptomen eine ständig zunehmende Verzögerung der Ausscheidung im Sinne eines „Radiohippuranakkumulationstyp" (3. und 4. postoperativer Tag zeigen dasselbe Isotopennephrogramm. Klinisch kommt es jedoch zu einem Auftreten von Spannungs- und Schmerzgefühl in der Leistengegend rechts. Gleichzeitig besteht Harndrang. Dabei Rückgang der 24 Std-Ausscheidung auf 300 ml. Kathetern der Blase ergibt keinen Restharn, darauf Entschluß zur Relaparotomie am 18. November 1968). Unten im Bild: Normaler Verlauf des Isotopennephrogramms nach Reanastomosierung des Ureters

ein Beweis dafür, daß der Ureter auch unter immunsuppressiver Therapie seine gute Regenerationsfähigkeit behält. Die Ableitung des Urinextravasats wurde in allen Fällen durch das Einlegen von Zielsaugdrainagen in das perirenale Gewebe vorgenommen.

Unter dieser Behandlung verloren wir bisher nur einen Patienten an einer Urosepsis. In keinem Fall mußte eine Niere infolge einer Ureterinsuffizienz entfernt werden.

Die Häufigkeit von Ureterkomplikationen zwingt den Chirurgen, die Vereinigung des Ureters mit besonderer Sorgfalt vorzunehmen. Wir bevorzugen eine pelviureterale Harnleiter-Schräganastomose unter Schonung des periureteralen Gewebes und der darin enthaltenden Gefäße.

Nach der Transplantation sind es meistens Eiterungen als Folge der Immunsuppression, die ein chirurgisches Eingreifen erfordern.

Bei 43 Transplantationen sahen wir unter aseptischer Nachbehandlung nur 1 postoperative Wundinfektion. 2mal, 7 und 19 Monate nach Transplantation beobachteten wir 2 ischiorectale Fisteln, ferner 1 Furunkulose und 1 eitrige Bursitis des Ellenbogens. Absceßbildungen im Transplantatbett, welche in unserem Krankengut 6mal auftraten, sind stets problematisch.

In 4 Fällen gelang es, die Niere durch breite Drainage der Absceßhöhle zu erhalten, nur 1mal mußte die Niere deshalb entfernt werden. Alle übrigen Eiterungen heilten unter der nach den Grundsätzen der septischen Chirurgie durchgeführten Behandlung folgenlos ab. Ein Lungenabsceß, der sich in 1 Fall 8 Monate nach Transplantation entwickelte, heilte unter medikamentöser Therapie.

Bei Betrachtung der beschriebenen Komplikationen könnte der Eindruck entstehen, daß die Nierentransplantation durch ihre Komplikationsrate eine zweifelhafte Behandlungsmethode der chronischen Niereninsuffizienz darstellt. Daß dies nicht der Fall ist, sieht man daran, daß von 40 Patienten bei 43 Transplantationen 3 Patienten über 2 Jahre leben, 7 Patienten über 1 Jahr, 8 Patienten über 6 Monate, 3 Patienten über 3 Monate und 3 Patienten über 1 Monat.

14 Patienten sind verstorben und 2 Patienten sind in Dauerdialysebehandlung. Von den 43 Transplantationen sind 35 Leichennieren und 8 gespendete Nieren. Von den 24 Patienten mit funktionierendem Transplantat sind 11 arbeitsfähig, 2 arbeitsunfähig, 8 Patienten befinden sich in Rekonvaleszenz und 3 in stationärer Behandlung.

Chirurgische Komplikationen sind bei Patienten mit Organtransplantaten nicht selten. Trotz Immunsuppression sind sie in der Mehrzahl der Fälle durch sinnvolle chirurgische Maßnahmen beherrschbar.

(Herr L. Röhl-Heidelberg verliest einen zusätzlichen, hier nicht wiedergegebenen Vortrag.)

Rundgespräch

Kurzbericht

Die Abstoßungskrise nach Nierentransplantation

An dem Rundgespräch nahmen unter der Leitung von Prof. W. Brendel-München teil: F. Enderlin-Basel, F. Largiadèr-Zürich, H. Pichlmaier-München, R. Pichlmayr-Hannover, L. Röhl-Heidelberg, M. Siedek (a.G.)-Bonn, G. Thiel-Basel.

Das Gespräch befaßte sich mit der Entstehung, Therapie und Diagnose der drei bekannten Abstoßungsreaktionen nach Nierentransplantation, der hyperakuten, der akuten und der chronisch vasculären Form. Die hyperakute, die wenige Stunden nach der Transplantation einsetzt, ist durch präformierte, freizirkulierende Antikörper bedingt und pathologisch-anatomisch vor allem durch vasculäre Reaktionen mit Thrombocytenaggregation und Blutungen ausgezeichnet. Für die Entstehung der freizirkulierenden Antikörper ist eine Vorsensibilisierung verantwortlich, die durch mehrfache Geburten (H. Pichlmaier) oder aber auch vorangegangene Bluttransfusionen oder Infektionen zustandegekommen sein kann. Da eine Therapie dieser überakuten Abstoßungsform zur Zeit nicht möglich ist, sollte man bei solchen Patienten auf eine Transplantation verzichten. Die Vorsensibilisierung läßt sich durch gekreuzte Prüfung erkennen (Thiel, Largiadèr); außerdem soll man in Zukunft bei Nierenlosen doch weitgehend auf die Hämodialyse verzichten und der Dialyse mit einer künstlichen Flüssigkeit den Vorzug geben, um eine Vorsensibilisierung zu vermeiden. Auch Monate nach klinisch gutverlaufender Transplantation kann bei Auftreten einer Streptokokken-Infektion durch Bildung kreuzreagierender Antikörper eine Abstoßungskrise ausgelöst werden (Siedek). Eine längere Diskussion entstand über die Diagnose und Therapie der primären Abstoßung vom verzögerten Typ, die unter der gebräuchlichen immunsuppressiven Therapie mitunter Monate nach der Transplantation eintreten kann. Obwohl Serumharnstoff und Serumkreatininwerte bzw. die Abnahme der Kreatininclearance von allen Diskussionsteilnehmern immer noch als das wichtigste diagnostische Kriterium angesehen werden, gibt es Abstoßungskrisen, die zunächst mit anderen Symptomen auffallen, z.B. Fieber (Largiadèr). In Zweifelsfällen wird die Nierenbiopsie empfohlen (H. Pichlmaier), außerdem wird die Isotopen-Nephrographie empfohlen (Thiel). Jedoch sollte das Einsetzen der immunsuppressiven Therapie von einem Funktionsabfall der Niere abhängig gemacht werden. Als Therapie kommt die Erhöhung der gebräuchlichen Imuran-, Cortison- oder Aktinomycindosis in Frage und zusätzlich neuerdings das Antilymphocytenglobulin. Zumindest gibt es Fälle, die auf Erhöhung der konventionellen Therapie nicht ansprechen und nur mit Antilymphocytenglobulin zu überbrücken waren (Largiadèr, Brendel, Siedek). Beim ALG sind Begleiterscheinungen zu berücksichtigen, so vor allem die Thrombocytopenie, deren Grad allerdings von der Qualität des verwandten ALG abhängt. Die zur Verwendung kommende ALG-Charge muß deshalb unbedingt vorher geprüft werden, vor allem muß sichergestellt sein, daß das ALG keinen Antikörper gegen Thrombocyten, Erythrocyten und Serumproteine enthält (Brendel). Leider gibt es noch keine absolut sicheren und in ihrer Wirkung übereinstimmenden großen ALG-Mengen, so daß ein objektiver wissenschaftlicher Vergleich der Wirkung bei verschiedenen Patienten bzw. der Behandlungsergebnisse verschiedener Kliniken noch nicht möglich ist. — Nach wie vor ein großes Problem stellt die dritte Form der Abstoßung, die vom chronisch-vasculären Typ, dar, deren Ursachen man noch nicht kennt. Sie ist durch das allmähliche Auftreten von Intimaveränderungen an den Arterien und Arteriolen gekennzeichnet und benötigt Monate bis Jahre zu ihrer völligen Ausbildung. Gegenwärtig weiß man noch nicht, ob sie durch eine Verbesserung der immunsuppressiven Therapie zu vermeiden ist. Im Augenblick bleibt nichts anderes übrig, als diese Patienten eines Tages wieder zu dialysieren bzw. eine Zweittransplantation vorzunehmen.

Dritter Sitzungstag

Freitag, den 11. April 1969

Vormittagssitzung von 9.00 bis 13.00 Uhr

Präsident: Meine Damen und Herren, ich eröffne die heutige Sitzung. Wir treten gleich in die

Zweite Generalversammlung

ein. Zunächst kommen wir zur

Wahl des Präsidenten für 1969/70.

Es liegt der Vorschlag des Präsidiums vor, Herrn Professor Georg Maurer, München, zu wählen. Zwei weitere Vorschläge sind eingegangen. Sie betreffen Herrn Professor O. Lindenschmidt, Hamburg, und Herrn Professor E. Weisschedel, Konstanz.

Da auf den vorgesehenen Wahlzetteln kein Name vorgedruckt ist, muß der Name des vom Einzelnen gewählten Kandidaten eingetragen werden.

Auf der unteren Hälfte der Wahlzettel sind die Wahlvorschläge des Präsidiums für die

vier nichtständigen Beiratsmitglieder

vorgedruckt: Professor Gert Carstensen-Mülheim, Professor Fritz Kümmerle-Mainz, Professor Paul Kyrle-Wien, und Dr. Wolfgang Müller-Osten-Hamburg.

Der in den Satzungen niedergelegte Wahlmodus lautet:

„An der Wahl des Präsidenten, die durch Stimmzettel erfolgt, dürfen nur ordentliche und außerordentliche Mitglieder sowie diejenigen Ehrenmitglieder teilnehmen, die früher ordentliche Mitglieder waren. Gewählt ist das Mitglied mit absoluter Stimmenmehrheit. Wird die absolute Stimmenmehrheit im ersten Wahlgang nicht erreicht, so findet Stichwahl zwischen den beiden Mitgliedern statt, die die meisten Stimmen erhalten haben. Bei Stimmengleichheit entscheidet das vom Präsidenten zu ziehende Los."

Die in jedem Jahr erforderliche Ersatzwahl für die vier ausscheidenden nichtständigen Beisitzer findet schriftlich durch Stimmzettel statt. Gewählt sind die vier Mitglieder mit der höchsten Stimmenzahl. Die ausgeschiedenen nichtständigen Beisitzer sind wieder wählbar.

Die Wahlzettel sind so eingerichtet, daß sowohl die Wahl des neuen Präsidenten als auch die Wahl der vier neuen nichtständigen Beiratsmitglieder in einem Wahlvorgang vorgenommen werden kann. Beide Teile des Wahlzettels müssen ausgefüllt werden.

Zur Durchführung der Wahl ist erforderlich, daß sich alle Stimmberechtigten hier unten im Saal aufhalten, nicht auf der Galerie.

Ich bitte den Wahlleiter, Herrn Dr. Ludwig Groß, Mönchen-Gladbach, die Wahl jetzt durchzuführen.

O. Lindenschmidt-Hamburg: Herr Präsident, meine Damen und Herren! Ich bin über den Wahlvorschlag völlig überrascht. Ich danke selbstverständlich den Kollegen, die mich vorgeschlagen haben, für das Vertrauen, das sie mir gegenüber zum Ausdruck gebracht haben. Ich gehöre aber zur Zeit zum Beirat des Präsidiums unserer Gesellschaft, und als Beiratsmitglied habe ich dem Wahlvorschlag vom 28. September 1968 zugestimmt. Ich kann es daher nicht verantworten, zum gegenwärtigen Zeitpunkt gegen einen Kollegen zu kandidieren, den ich vorher selbst mit vorgeschlagen habe. Ich bitte um Ihr Verständnis.

Präsident: Ich danke schön, Herr Lindenschmidt.

Ich eröffne hiermit die Wahl und bitte den Wahlleiter, nunmehr den Wahlgang zu vollziehen!

Darf ich jetzt unseren Kassenführer um seinen Bericht bitten.

C. v. Bramann-Berlin: *Kassenbericht für das Jahr 1968:* Das Vermögen der Deutschen Gesellschaft für Chirurgie betrug am 31. Dezember 1968 1037793,— DM. Es setzt sich zusammen aus den Konten in Berlin und München. Die Wertpapiere sind bei der Bank für Handel und Industrie in Berlin deponiert. Außerdem haben wir Postscheck- und Bankkonten in Berlin und München.

An Einnahmen waren einschließlich der Erbschaft Dr. Rahser in Höhe von 730000,— DM, insgesamt 1395962,— DM zu verzeichnen. Den Einnahmen stehen Ausgaben in Höhe von 565551,— DM gegenüber. Die Aufgliederung der Einnahmen und Ausgaben ist aus dem Prüfungsbericht unseres Steuerberaters ersichtlich.

Außerdem ist das Langenbeck-Virchow-Haus in Ost-Berlin, das wir gemeinsam mit der Berliner Medizinischen Gesellschaft besitzen, Bestandteil unseres Vermögens.

Feststellung auf Lastenausgleich hat unser Rechtsanwalt Dr. Gerhard Schmidt, Berlin, bei der zuständigen Behörde beantragt.

Im Namen unserer Gesellschaft danke ich Herrn Steuerberater Franz Tillmann für die Erstellung des Prüfungsberichts.

Unseren Dank sagen wir auch unseren Sekretärinnen, Frau Susanne Wiesebaum in Berlin und Frau Helga Blunz in München sowie Herrn Richard Müller in Berlin, die auch diesmal wieder vorbildliche Arbeit für uns geleistet haben.

Präsident: Ich danke Herrn Kollegen v. Bramann vielmals für seinen Kassenbericht und darf jetzt die beiden Kassenprüfer um ihren Bericht bitten. Herr Stelzner!

F. Stelzner-Hamburg, Kassenprüfer: Die Kasse wurde von Herrn Bross und mir geprüft. Wir haben keine Einwände. Wir bitten, unseren Kassenführer zu entlasten.

Präsident: Ich danke Ihnen schön und darf das Gremium bitten, durch Handerheben der *Entlastung* zuzustimmen. — Ich danke Ihnen.

Darf ich jetzt Herrn Bürkle de la Camp um den *Bericht des Ersten Schriftführers* bitten.

Der Erste Schriftführer H. Bürkle de la Camp-Dottingen: Laut Satzung muß die Mitgliedergemeinschaft über irgendwelche Vermögenswandlungen und auch über Käufe unterrichtet werden. Sie wissen, wir haben unsere Geschäftsstelle in Berlin. Sie bleibt auch in Berlin. Ich betone das ausdrücklich, um irgendwelchen Gerüchten, die schon umgegangen sind, vorzubeugen. Wir haben aber für den Kongreß hier in München auch ein Büro, das jedes Jahr erwähnt wird. Dieses Büro ist in der Klinik von Herrn Maurer. Durch die Umwandlung der Klinik des Krankenhauses rechts der Isar in das Klinikum rechts der Isar und durch den Lehrbetrieb sind jetzt dort Kräfte gebunden und Räume nicht mehr frei. Nun haben wir die Ihnen bekannte Erbschaft gemacht. Das Präsidium hat daher beschlossen, einen Teil dieser Erbschaft zur Erweiterung des Büros München anzulegen, und zwar in Gestalt eines Kaufs, weil das die beste Kapitalsanlage zu sein scheint. Wir haben draußen im Arabella-Park in einem neuen Hochhaus 5 Räume gekauft, die entsprechend eingerichtet werden.

Dazu kommt, daß wir in Berlin im Langenbeck-Virchow-Haus unsere sehr wertvolle Bibliothek vollkommen verloren haben. Wir haben in Berlin in unserer Geschäftsstelle ein paar Bücher gesammelt; mehr kann man es wohl kaum nennen. Es ist ein Büchergestell, das im Büro steht. Wir wollen hier in München auch wieder unsere Bibliothek neu aufbauen und sie wieder zu einer wertvollen Gesellschaftsbücherei machen. Dabei richte ich gleich die Bitte an Sie, Ihre Monographien und Sonderdrucke regelmäßig an uns zu schicken, damit wir sie auch sammeln können. Das habe ich Ihnen mitzuteilen.

Präsident: Ich danke Ihnen sehr, Herr Bürkle de la Camp, für Ihren Bericht. Ich bitte um Zustimmung oder Ablehnung durch Handerheben. Wer ist gegen den Vorschlag, den Herr Professor Bürkle de la Camp gemacht hat? — Wer enthält sich der Stimme? — Dann ist der Plan einstimmig angenommen und wird durchgeführt.

Ich habe dann mitzuteilen, daß das Präsidium vorschlägt, die Bezeichnung „Erster Schriftführer" und „Zweiter Schriftführer" abzuändern. Der Erste Schriftführer soll „Generalsekretär" genannt werden und der Zweite Schriftführer soll „Kongreßsekretär" heißen.

Das empfiehlt sich sowohl aus terminologischen Gründen als auch auf Grund der internationalen Gepflogenheit. Ist ein Mitglied im Hause, das diesem Vorschlag nicht zustimmt? — Enthält sich ein Mitglied der Stimme? Ja, ein Mitglied erhebt die Hand. — Dann ist der Vorschlag angenommen. Ich danke Ihnen.

Meine Damen und Herren, darf ich fragen, ob alle Mitglieder einen Stimmzettel erhalten haben. Ich bitte, die Stimmzettel einzusammeln. — Sind alle Stimmzettel eingesammelt worden? — Ich sehe keine Meldung und unterbreche damit die zweite Generalversammlung.

Bis zur Auszählung der Stimmen setzen wir das wissenschaftliche Programm fort, und zwar mit dem Thema:

VI. Unfallchirurgie

Ich darf Herrn Junghanns bitten.

117. Die Unfallchirurgie seit der Jahrhundertwende und ihre zukünftigen Aufgaben

H. Junghanns-Frankfurt a. M.

Summary. Emergency-accident-surgery since the turn of the century and its future requirements. Using a fracture of the neck of the femur as an example, the gradual development from conservative to operatively stabilising treatment is described. A presentation of the work of Lister, König, Lane, Lambotte, Danis and others follows. Special praise is allotted to the significance of Küntschers medullary pin together with his invention of drilling open and the internal saw. Further comments deal with the exact methods of the Swiss working group on osteosynthesis

(AO) based on various examples. A more active therapy including the blocking process is suggested for treating vertebral fractures accompanied by paralysis.

Zusammenfassung. Am Beispiel der Schenkelhalsfrakturen wird die schrittweise Entwicklung von der konservativen zur operativ-stabilisierenden Behandlung geschildert. Es folgt eine Darstellung der Bemühungen von Lister, König, Lane, Lambotte, Danis u. a. Besonders gewürdigt wird die Bedeutung des Knochenmarknagels von Küntscher sowie seine Erfindung der Aufbohrung und der Innensäge.

Weitere Ausführungen betreffen die auf verschiedenen Vorbildern aufgebaute exakte Methode der Schweizer Arbeitsgemeinschaft für Osteosynthesefragen (AO). In der Behandlung der Wirbelbrüche mit Lähmungen wird eine aktivere Therapie mit Verblockungsverfahren vorgeschlagen.

Mit einem gewissen Recht nennt man das vergangene Jahrhundert das Jahrhundert der Chirurgire, weil es ungeahnte Fortschritte brachte: erfolgreiche Organresektionen an Magen und Darm, die operative Beherrschung der Wurmfortsatzentzündung und der Bauchfellvereiterung, Ausbau der Narkoseverfahren, die Anfänge der Bakteriologie, die Asepsis und nicht zuletzt die Entdeckung der Röntgenstrahlen.

So gerüstet überschritt die Chirurgie die Schwelle des 20. Jahrhunderts, in dem sie zu ihrem bisher größten Erfolg gelangte, zur Transplantation des Herzens.

Wird es — so fragt schon heute der Unfallchirurg — in absehbarer Zeit Herzbanken geben, die es ermöglichen, das tödlich verletzte Herz eines jungen Menschen in raschem Zugriff gegen ein aktionsfähiges Herz auszutauschen, oder wird in Kürze dem Unfallchirurgen das künstliche Herz in die Hand gegeben sein?

Wenn man solche in die Zukunft weisenden Fragen stellt, so scheinen andere Probleme und Erfolge der Unfallchirurgie in den Hintergrund zu treten. Ein Rückblick wird aber — wie ich hoffe — deutlich zeigen, daß auf allen Gebieten der Unfallchirurgie erhebliche Fortschritte gemacht wurden. Fortschritte, die vor allem deshalb von hohem Wert sind, weil sie infolge der gewaltigen Zunahme von Unfallverletzungen seit der Jahrhundertwende millionenfach segensreich gewirkt haben. Nicht immer bestimmt die Größe des unfallchirurgischen Eingriffes seine Bedeutung, aber die unerhört gestiegene Vielzahl solcher Eingriffe gibt ihnen Gewicht im chirurgischen Alltag.

Obwohl der Ausgangspunkt der heutigen Herzchirurgie ein unfallchirurgischer Eingriff war — die erste Naht eines verletzten Herzens durch Rehn 1896 — und obwohl auf dem Gebiete der Körperhöhlenverletzungen seit der Jahrhundertwende viele ausschlaggebende Erfolge erzielt werden konnten, möchte ich mein Thema heute auf die Verletzungen des Bewegungsapparates eingrenzen, weil die Knochenbruchbehandlung ihr Gesicht im Laufe der letzten 70 Jahre so wesentlich geändert hat, daß Denken und Handeln des Unfallchirurgen einem durchgreifenden Wandel unterworfen waren.

Ein Rückblick auf die Entwicklung der operativen Knochenbruchbehandlung läßt bei etwas schematischer Betrachtung drei nebeneinander laufende wesentliche Methoden erkennen. Das sind die Drahtnaht und die Drahtumschnürungen, die Fixierungen der Bruchstücke vom Markraum her sowie die von der Knochenoberfläche aus wirkenden Schrauben und verschraubten Platten. Die Anfänge aller dieser Verfahren liegen im vergangenen Jahrhundert.

Zunächst war es die Pseudarthrose, die zwangsläufig eine operative Indikation forderte, und durch das ganze vorige Jahrhundert zieht sich die Diskussion über ihre operative Behandlung, die aber infolge der fehlenden Asepsis im besten Falle die Heilung über den langen Weg einer Infektion brachte oder leider oft in einer Amputation endete.

Wahrscheinlich waren solche entmutigenden Ergebnisse die Ursache dafür, daß es sehr lange dauerte, bis sich unsere chirurgischen Vorväter an die Operation eines geschlossenen frischen Knochenbruches heranwagten. Als aber Lister 1877 unter dem Schutze der Antisepsis erstmals eine frische Patellarfraktur mit einer Drahtnaht versorgte, drohten ihm seine Kollegen ein gerichtliches Verfahren wegen Totschlages an, falls der Operierte sterben würde. Der Operierte überlebte, und seitdem spielte die Drahtnaht über viele Jahrzehnte eine große Rolle, brachte mancherlei Erfolge, hat für bestimmte Indikationen heute noch Bedeutung, sollte aber an den langen Röhrenknochen nicht mehr verwendet werden.

Im vorigen Jahrhundert lagen auch die ersten Versuche zur Stabilisierung der Frakturen durch äußere Schienen. 1886 teilte Hausmann Erfolge seiner aufschraubbaren Aluminium-Bronze-Schienen mit. Gleichzeitig empfahl Bircher bei Frakturen mit „rebellischer Dislokation“ die sofortige Operation mit Einlegen von Elfenbeinbolzen. Beide Redner fanden aber wenig Widerhall und kaum Nachahmung.

Die Kongresse 1902—1905 waren Höhepunkte in der Auseinandersetzung über die operative Knochenbruchbehandlung. 1902 sprach der Engländer Lane auf dem Deutschen Chirurgenkongreß und gleichzeitig auch Fritz König. Er wurde der Rufer im Streit. Seine Vorschläge eilten weit voraus, als er in einer für die damalige Zeit unerhörten Vorausschau die Bedeutung der operativen Frakturenbehandlung skizzierte. 1905 erneuerte er seinen Appell, aber auch das 1931 erschienene Buch, in dem er seine Erfahrungen zusammenstellte, brachte keine entscheidende Wendung in der betont konservativen Einstellung der Chirurgen.

Fritz König

1902: „Es gibt Frakturen, die erfahrungsgemäß schlecht heilen:

Hier sollte man — besonders mit Rücksicht auf die Unfallgesetze — fragen, ob es nicht bestimmte Bruchformen gibt, bei denen erfahrungsgemäß die bekannten Methoden versagen, und wo eine frühzeitige, ausgefeilte blutige Einrichtung auch bei subcutanen Brüchen das richtige Verfahren wäre.“

1905: „Wir haben zum Ausdruck bringen wollen, daß bei gewissen Formen der subcutanen Knochenbrüche ein frühzeitiger operativer Eingriff allein imstande ist, eine gute Heilung zu gewährleisten, und die Behandlung wesentlich vereinfacht.“

1931: „Was die Leistungsfähigkeit der Osteosynthese betrifft, so darf man behaupten, daß bei richtiger Indikationsstellung, bei guter Operationstechnik und verständnisvoller Nachbehandlung an den frischen und auch an den verschleppten Knochenbrüchen Erfolge zu erzielen sind, welche von keiner unblutigen Methode übertroffen und für eine große Reihe gut charakterisierter Frakturformen unter keinen Umständen erreicht werden können.“

Eine der Ursachen dafür kann man darin suchen, daß zwar vielerlei operative Verfahren in der Knochenbruchchirurgie gelegentlich angewendet wurden, daß aber ein systematischer Ausbau fehlte. Nur auf einem Gebiet läßt sich eine zielgerichtete operative Entwicklung erkennen. Das ist der Schenkelhalsbruch, bei dem besonders intensiv nach operativen Wegen gesucht wurde. Von der Schraube Franz Königs über den versilberten und oft sogar vergoldeten Nagel führte ein 70 Jahre langer Weg zur Nagelung bzw. Verschraubung und damit zur intramedullaren Stabilisierung mit vielen Variationen.

Die Erfolge in der Behandlung der Patellar- und der Schenkelhalsfraktur brachten den Durchbruch zu der Erkenntnis, daß diese Frakturformen die operative Behandlung erfordern. Für andere Frakturformen wurde in der gleichen Zeit — also bis etwa 1930 — keineswegs eine solche klare Folgerung gezogen. Vielmehr erinnert sich jeder, der zwischen den beiden Weltkriegen chirurgisch tätig war, sehr gut daran, wie schwer es damals fiel, von der durch Lorenz Böhler in klassischer Systematik aufgebauten konservativen Frakturenbehandlung abzuweichen, denn bei den genau formulierten Regeln wurden beste Erfolge erreicht. Trotzdem haben die Beharrlichkeit, mit der Fritz König seit 1902 die funktionelle Bedeutung der Osteosynthese verfocht, und manche Anregungen aus dem Ausland zum Nachdenken und Nacheifern geführt, und es wurde nach besseren Verfahren gesucht.

Insbesondere waren es die Erfolge der Schenkelhalsnagelung, die schließlich in den dreißiger Jahren einer aktiveren Unfallchirurgie Auftrieb gaben und die auch Böhler bestimmten, bei dieser Frakturform für die operative Behandlung einzutreten.

Parallel laufend mit der intramedullaren Stabilisierung des kurzen Schenkelhalses war von verschiedenen Seiten versucht worden, den Frakturen langer Röhrenknochen durch Einbringen von starren Metallstäben oder elastischen Stiften Halt zu geben, so z.B. durch Rush. Aber das Ziel einer stabilen Osteosynthese erreichte erst Küntscher mit dem Marknagel, über den er 1940 auf unserer 64. Tagung berichtete. Obwohl Fritz König, der Vorkämpfer operativer Frakturenbehandlung, in der Diskussion Bedenken vorbrachte, „das Knochenmark auf eine so lange Strecke zu stören“, und obwohl der Vorsitzende davor warnte, ein solches

Verfahren zur Mode werden zu lassen, folgten den damals mitgeteilten zwölf Marknagelungen unzählbare Tausende. Küntscher hat durch Einführung der Markraumaufbohrung und der Innensäge den Weg der intramedullaren Stabilisierung konsequent weiter verfolgt und Anerkennung auf der ganzen Welt erlangt. Ebenfalls eine Markraumschienung mit Stabilisierung strebt Hackethal mit der Bündelnagelung an.

War für 4 Jahrzehnte seit der Jahrhundertwende die fehlende Systematik in der operativen Knochenbruchbehandlung als Hinderungsgrund für einen breiten Fortschritt anzusehen, so änderte sich das in der konsequenten Anwendung der Markraumschienung durch Küntscher. Aber auch für die Stabilisierung von der Knochenoberfläche her, also durch Schrauben und verschraubte Platten, zeichnete sich seit Lane der schrittweise Fortschritt ab. Lambotte führte den Fixateur externe sowie die Zugschraube ein. Danis lehrte das Vorschneiden mit dem Gewindeschneider und die Anwendung der Druckplatte. Aufbauend auf diesen und anderen Entwicklungen, begann seit 1958 die Schweizer Arbeitsgemeinschaft für Osteosynthesefragen (AO) gezielte Indikationen für die stabile Osteosynthese auszuarbeiten und schaffte ein wohldurchdachtes Instrumentarium. Darüber hinaus hat die AO durch Übungskurse die Ideen und Möglichkeiten der operativen Frakturenbehandlung einer breiten Schicht interessierter Ärzte erschlossen und sowohl auf den Gebieten der Metallurgie als auch der Fremdkörperverträglichkeit und der Callusbildung erfolgreiche Forschung geleistet. Die verdienstvollen Arbeiten der AO, die sich vor allem an die Namen Allgöwer, Müller und Willenegger knüpfen, sind aber so gegenwärtig, daß hier nicht näher darauf eingegangen werden muß.

Die Verwendung der Drahtnaht für einige umschriebene Indikationen, die stabile Schienung im Markraum sowie die Schrauben und die verschraubten Platten (mit verschiedenen Modifikationen und Zusatzverfahren) regieren also die Stunde. Sind diese Verfahren, die in den vergangenen 70 Jahren auf so viel Widerstand stießen, ein echter Fortschritt? So muß heute hier gefragt werden, weil von dieser Stelle aus so oft heftige Kritik geübt wurde. Heute müssen wir — so glaube ich — den Fortschritt, den die stabile Osteosynthese gebracht hat, bejahen — und doch folgt diesem Ja ein „Aber“, nämlich: Aber nur dann ist der Fortschritt gegeben, wenn der Chirurg bereit ist, die mit jeder Knochenoperation verbundene erhöhte Verantwortung zu tragen, wenn er gut ausgebildet die gezielte Indikation stellt, das jeweils erforderliche Verfahren technisch selbst vorzüglich beherrscht, in seinem Operationssaal eine ausgezeichnete Asepsis aufrechterhält und über die personelle Hilfe sowie die technischen Mittel und in seinem Krankenhaus über eine eingespielte Übungsbehandlung verfügt. Nur so werden Eiterung, Pseudarthrose und Sudecksche Gliedmaßendystrophie, diese 3 großen Gefahren operativer Knochenbruchbehandlung, vermieden. Dann ist die Zukunft der Osteosyntheseverfahren gesichert, und es wird nicht mehr nötig sein, von diesem Rednerpult aus so ernste Kritik an den Ergebnissen der Knochenbruchchirurgie zu üben, wie das noch vor 11 Jahren Bürkle de la Camp unter Vorweisung vieler bedauerlicher Fehlleistungen tun mußte.

Vieles müßte noch zu der Frage der Sofort-Operation, insbesondere bei den offenen Frakturen, und zum belastungsfähigen Wiederaufbau zertrümmerter gelenknaher Knochenteile gesagt werden. Leider kann ich heute darauf ebenso wenig eingehen wie auf die Bedeutung der Haut- und Knochenbanken, der industriellen Knochenspäne sowie auf die Verwendung von Knochenkitt, auf die Handchirurgie und auf die Verbrennung.

Gestatten Sie mir noch einige Worte zur Behandlung der Wirbelbrüche. Sie war und ist meist auch heute noch vorwiegend konservativ. Die Frage der Wirbelkörperaufrichtung löste auf dem gleichen Chirurgenkongress, auf dem Küntscher den Marknagel bekanntgab, also 1940, ein allen damaligen Zuhörern noch gut im Gedächtnis gebliebenes Streitgespräch zwischen Böhler und Bürkle de la Camp aus, der im Sinne der Magnusschen Schule für die funktionelle Behandlung eintrat (Originalabbildung im Kongreßbericht 1940). Böhler forderte damals die Reposition, Ruhigstellung und Übung für die Wirbelbrüche ohne Lähmung.

Lorenz Böhler
1940: „Es wird für spätere Chirurgen selbstverständlich sein, daß man Wirbelbrüche ohne Lähmung einrichtet, ruhigstellt und üben läßt, wenn Achsenknickungen vorhanden sind, und wenn die Leute nicht zu alt sind."

Nachdem wir heute über gut ausgearbeitete operative Stabilisierungsverfahren verfügen, ist ernstlich die Frage zu prüfen, ob deren häufigere Anwendung auch für die Wirbelbrüche angeraten werden kann. An der Halswirbelsäule kommt dafür die Verblockung mit Knochenbolzen nach Cloward oder die interkorporale Knochenkitt-Stabilisierung in Frage. An der Lendenwirbelsäule ist nach Reposition und Aufrichtung unter anderem ebenfalls die Knochenkitt-Stabilisierung mit Verankerungen an Querschrauben möglich. Diese Verfahren bringen nach Luxationen und Lähmungsbrüchen Pflegeerleichterung und rascheren Beginn der Rehabilitationsmaßnahmen. Sie können nach Wirbelbruchaufrichtung als innere Schienungen die langdauernde und unbequeme äußere Schienung durch Gipsmieder vermeiden.

Obwohl an der Jahrhundertwende die Bauchchirurgie und später die Thoraxchirurgie dominierende Interessengebiete vieler Chirurgenschulen waren, hat — wie ich mit einigen rückblendenden Schlaglichtern darzustellen versuchte — die Unfallchirurgie ihren festen Platz in der Chirurgie behalten und darüber hinaus den Inhalt ihrer Tätigkeit wesentlich vertieft. Nicht nur die konservativen und die operativen Behandlungen der frischen Verletzungen sind ihr zuzuordnen, sondern ihr Arbeitsgebiet erstreckt sich über alle Maßnahmen vom Unfalltag bis zur Wiedereingliederung in das Berufsleben. Die Wiederherstellungschirurgie der Verletzungsfolgen, wie sie von Lexer sowie von meinem ersten chirurgischen Lehrer Payr u.a. begründet und weiter ausgebaut wurde, ist ein unveräußerlicher Bestandteil unfallchirurgischer Tätigkeit. Die Transplantation von Knochen und Haut, die vielfach versuchte Übertragung menschlicher Gelenke und die Wiederannähung teilweise oder völlig abgetrennter Gliedmaßen gehören zur Wiederherstellungschirurgie ebenso wie die operative Heilung von Pseudarthrosen, bei denen die Verfahren zur stabilen Osteosynthese eine besonders wichtige Rolle spielen. Mit dem auch hierher gehörenden Ersatz posttraumatisch schwer veränderter Gelenke durch Kunststoffe oder Metalle, wie er besonders am Hüftgelenk bereits mit großem Erfolg weitgehend gelöst wurde, wird sich unsere Tagung heute nachmittag beschäftigen.

Die erste Drahtnaht eines frischen geschlossenen Knochenbruches brachte Lister den Widerstand seiner Kollegen ein. Rehn verstieß mit der ersten operativen Versorgung einer Herzverletzung gegen die damals gültigen Regeln der Chirurgie. Lane, König, Lambotte, Danis, Matti u.a. vermochten trotz ihrer Erfolge nicht, die breite Schicht der Chirurgen zu überzeugen. Die Verfahren der stabilen Osteosynthese — Knochenmarknagelungen und Plattenverschraubungen — erlebten Jahre hindurch Kritik und Ablehnung.

Trotzdem hat sich die operative Frakturenbehandlung durchgesetzt — und das nicht nur deshalb, weil sie beachtliche Erfolge aufzuweisen hat, sondern sie ist eine Notwendigkeit der heutigen schnellebigen Zeit, die technisch ausgefeilte Verfahren auch zur raschen Wiederherstellung körperlicher Schäden erwartet. Unfallchirurgie und Wiederherstellungschirurgie heutiger Prägung sind in der Lage, die verständlichen Forderungen unserer Zeit zu erfüllen. Dazu benötigen sie die Zusammenarbeit mit der Forschung auf vielerlei Gebieten und wie von jeher den Anschluß an die anderen medizinischen Fachdisziplinen. Durch die an Bedeutung zunehmende Begutachtung ist die Unfallchirurgie mit der Gesetzgebung, den Sozialgerichten und den Unfallversicherungsträgern, insbesondere den Berufsgenossenschaften, eng verbunden.

Unfallchirurgie darf aber trotzdem kein Eigenleben führen. Sie muß Bestandteil der allgemeinen Chirurgie bleiben. Deshalb begrüßen wir dankbar, daß die Bundesärztekammer in Anerkennung der Häufigkeit der Unfallchirurgie ihrer besonderen Entwicklung Rechnung getragen hat und das „Teilgebiet Unfallchirurgie" als einen Zweig im Rahmen des

Fachgebietes Chirurgie in der neuen Weiterbildungsordnung verankerte. Eine intensivere Schulung der Unfallchirurgen wird das erfreuliche Ergebnis dieser Neuregelung sein.

Ich komme zum Schluß.

Wo liegen die neuen Möglichkeiten in der Unfallchirurgie? Wird das tödlich verletzte Herz oder wird die traumatisch zerstörte Niere eines Einnierigen zu ersetzen sein? Kommt der erhärtende, sofort stabilisierende Kunststoff, der bei kontinuierlicher Resorption unter Erhaltung der Stabilität die knöcherne Heilung zuläßt? Wird es industriell präparierte Haut oder Kunsthaut geben, die den Hautersatz großer Wundflächen sicher und rasch ermöglicht?

Wo werden sich neue Grenzen auftürmen, die darauf warten, überschritten zu werden? Wir wissen es nicht. Wir können nur hoffen und wünschen, daß die Grenzen, die heute unserem Handeln gesetzt sind, Ausgangspunkte für die Möglichkeiten von morgen sein werden — und daß junge Chirurgen diese Möglichkeiten nutzen.

Präsident: Ich danke Ihnen vielmals, Herr Junghanns, für diesen eindrucksvollen historischen Überblick, der zeigt, was Chirurgen zur Förderung der Unfallchirurgie geleistet haben und daß die Unfallchirurgie beim Chirurgen auch künftig gut aufgehoben sein wird.

Wir kommen jetzt zu unserem speziellen Thema:

a) Frakturen der unteren Extremität mit Gelenkbeteiligung

Herr Kollege Ehalt ist erkrankt und hat Herrn Kollegen Pierer gebeten, den Vortrag über Verrenkungsbrüche der Hüfte zu übernehmen.

118. Verrenkungsbrüche der Hüfte

W. EHALT-Graz/Österreich

Summary. The hip joint-dislocation fractures belong now as ever to one of the most difficult and thankless chapters of fracture therapy, particularly those of a central nature. Conservative therapy is hard and time-consuming, but safe, whilst osteosynthesis, which is becoming more and more prominent at the present time, is a complicated and difficult process. Frequently, in spite of healing in an ideal position, the final result can be disappointing, because of head necrosis and arthrosis.

Zusammenfassung. Die Hüftverrenkungsbrüche gehören nach wie vor zu einem der schwierigsten und undankbarsten Kapitel der Frakturenbehandlung, besonders der zentralen. Die konservative Behandlung ist mühsam und langwierig, aber gefahrlos, die Osteosynthese, welche sich derzeit mehr in den Vordergrund schiebt, ist ein schwieriger und gefährlicher Eingriff. Vielfach wird trotz Heilung in idealer Stellung durch Kopfnekrose und Arthrose das Endergebnis enttäuschend sein.

Wie wichtig und interessant die Verrenkungsbrüche der Hüfte sind, beweist die Tatsache, daß sie wieder auf das Programm gesetzt wurden, obwohl dies bei der 83. Tagung 1966 bereits der Fall war.

Verrenkungsbrüche der Hüfte werden relativ häufig übersehen. Die Ursachen sind: keine charakteristische Symptomatologie, schwere Nebenverletzungen, Bewußtlosigkeit, gleichzeitig Ober- bzw. Unterschenkelbruch.

Grundsätzlich muß bei jedem Bewußtlosen nach einem Straßenverkehrsunfall und nach ähnlichen Verletzungen wie Absturz, Verschüttung usw. primär eine Beckenübersicht gemacht werden; ferner eine Schrägaufnahme bei einer Beckenneigung von 45°.

Beispiel: Als Folge eines „Knie-Anpralles" bei einer 56jährigen Hausfrau supracondylärer Oberschenkelbruch, Bruch des lateralen Schenkelhalses und des Pfannenbodens rechts.

Auf eine diagnostische Schwierigkeit sei noch aufmerksam gemacht: die Interposition, die nur operativ beseitigt werden kann.

Beispiel: 20jähriger Hilfsarbeiter, Motorradunfall. Die hintere Hüftverrenkung ist zwar leicht zu reponieren, die Röntgenkontrolle zeigt jedoch ein eingeschlagenes Knochenstück. Es wird operativ aus dem Hüftgelenk geholt und an seine Abbruchstelle angeschraubt. — Tragischer war es in einem anderen Fall, einem 42jährigen Fabriksdirektor, Straßenverkehrsunfall, bei welchem ein interponiertes Knochenstück auswärts übersehen wurde. Es ist nur in einer Drehaufnahme sichtbar. Erst 5 Monate nach dem Unfall konnte das Stück bei uns operativ entfernt werden, es bestanden jedoch schon weitgehende Verwachsungen und Knorpelschäden im Gelenk, so daß eine stark bewegungsbehinderte, schmerzhafte Hüfte verblieb.

Als Komplikation tritt hauptsächlich eine Ischiadicusschädigung auf. Die Prognose derselben wird im allgemeinen als schlecht bezeichnet. Nur Jungblut u. Kratzert sahen eine gute Rückbildungstendenz. Jörg Böhler berichtet unter den Komplikationen von extraperitonealen Darmanspießungen, P. S. Derian u. Th. Purser von der Einklemmung einer Dünndarmschlinge.

Im wesentlichen geklärt ist das Verhalten beim *hinteren* Verrenkungsbruch. Nach der Reposition wird durch Längsstauchung des Beines geprüft, ob die Einrichtung stabil ist oder nicht, und ferner durch eine Röntgenaufnahme eine Interposition ausgeschlossen. Es wird dann ein Dauerzug bei gestreckter Hüfte für 4 Wochen angelegt. — Ist die Hüfte unstabil, so soll man operieren. Der große abgebrochene Keil wird an Ort und Stelle angeschraubt. Bei mehreren kleinen Bruchstücken muß ein entsprechend zurechtgeschnittener Knochenblock aus der Bank bzw. aus dem Schienbeinkopf angeschraubt werden.

Eine Operationsindikation ist ferner gegeben bei Ischiadicuslähmung und Interposition.

Keine einheitliche Auffassung herrscht bei den *zentralen Verrenkungsbrüchen.* Hier gibt es 2 Formen: Die Druckaufnahmefläche der Pfanne ist erhalten oder nicht. Im ersten Fall kommt man mit der konservativen Methode in der Regel zurecht, wenn es gelingt, den nach cranial und zentral verrenkten Kopf unter das tragende Dach zu bringen. Man geht folgendermaßen vor: Es wird ein Längs- und Seitenzug angelegt und das Bett auf der verletzten Seite hochgestellt. Eine Röntgenkontrolle nach 4—6 Std zeigt das Erreichte. Hat sich der Kopf noch nicht unter das Dach gestellt, so wird in Narkose die Einstellung durch gleichmäßigen Zug und Gegenzug versucht. Gelingt das, so behandelt man, und zwar durch 12 Wochen, in der beschriebenen Zuganordnung. Folgen die Bruchstücke des Pfannenbodens dem eingerichteten Kopf nicht nach, kann man versuchen, sie manuell durch die erschlafften Bauchdecken zu reponieren.

Mit der rein konservativen Behandlung konnten wir bei der zentralen Luxationsfraktur rund 45% gute Ergebnisse erzielen, ohne dabei irgendwelche Gefahren zu riskieren. Beispiel: Bei einem 54jährigen nach Straßenverkehrsunfall. Das Bild nach 6 Jahren zeigt sehr gute Stellung. Klinisch ist die Hüfte schmerzfrei und nur endgradig behindert.

Es gibt zahlreiche Berichte über Ergebnisse mit der konservativen Behandlung, wobei die Zahl der guten Ergebnisse zwischen 30 und 90% schwankt.

Gelingt die konservative Einrichtung nicht, wobei das Fragment vom medialen Anteil des Pfannendaches eine Schlüsselstellung einnimmt, und ist der Zustand des Verletzten ein entsprechender, kann die Operation überlegt werden. Dabei stehen viele Amerikaner (Knight, Smith, Okel-Berry, Urist) und ein Teil der Franzosen (die Brüder Judet, Merle d'Aubigne) auf dem grundsätzlichen Standpunkt der Osteosynthese, um möglichst frühzeitig mit einer aktiven Bewegung der Hüfte beginnen zu können. Auch bei uns setzt sich diese Tendenz mehr und mehr durch.

Für die Osteosynthese haben wir folgende Zugänge: hinterer nach Kocher-Langenbeck mit Durchtrennung des M. glutaeus maximus und 2 vordere: iliocrural und ilio-inguinal.

Man beginnt mit dem hinteren Zugang. Erst wenn die exakte Osteosynthese hierbei nicht gelingt, wird der Verletzte auf den Rücken gelegt und der Zugang von ventral angeschlossen. Dieser zweite Eingriff kann sofort durchgeführt werden oder in 8—14 Tagen.

Die Fixation erfolgt mit Schrauben oder mit gebogenen Platten, evtl. kombiniert. Die Osteosynthese soll möglichst frühzeitig durchgeführt werden und muß stabil sein. Die Belastung wird erst nach 3 Monaten erlaubt werden.

Die Osteosynthese ist ein technisch schwieriger Eingriff und darf nur dort durchgeführt werden, wo entsprechende Fälle öfter vorkommen.

Letournel gibt nach Osteosynthesen folgende Ergebnisse an: unter 238 Operationen 7 Todesfälle, darunter 2 an Sepsis, 7 Wundinfektionen. Von 117 nachkontrollierten Fällen, die länger als 18 Monate zurückliegen: 77 sehr gute Ergebnisse, 19 gute, 14 mäßige, 7 schlechte, 25 Kopfnekrosen, darunter 5 zusammen mit dem articulären Fragment, *13 postoperative* Ischiadicuslähmungen!

Die Trochanterschraube ist sehr zweckmäßig, um den Kopf herauszuholen. Ein Nachteil ist, daß meist die in das Becken eingedrückten Knochensplitter nicht nachfolgen. Außerdem infiziert sich erfahrungsgemäß die Trochanterschraube leicht und ist daher für eine Dauerextension nicht geeignet.

Es gibt aber Fälle, welche man wegen zu schlechtem Allgemeinzustand nicht operieren kann und welche auch einen Dauerzug mit einem entsprechenden Gewicht nicht vertragen. 2 Beispiele:

59jähriger Vertreter, Zusammenstoß von 2 PKWs. Hinterer Verrenkungsbruch der linken Hüfte mit Ausbruch eines großen hinteren Keiles. Wegen eines schweren Asthma mußte der Oberkörper aufgerichtet im Bett liegen. Es wurde nur ein Zug von 4 kg vertragen. Der Oberschenkelkopf blieb also nach rückwärts und zentral verrenkt und heilte in dieser Stellung knöchern an. Es bildete sich eine stabile Sekundärpfanne. Der Mann geht mit erhöhtem Schuh, die Hüfte hat eine gute Beweglichkeit und ist schmerzfrei. — 68jähriger Generaldirektor, stürzte auf der Straße auf die linke Hüfte und zog sich einen schweren, irreponiblen zentralen Hüftverrenkungsbruch zu. Er hat ein Leberleiden und ist kardial leicht dekompensiert. Eine Extension wird nur im Ausmaße von 3 kg vertragen. Es kommt auch hier zur Entwicklung einer Sekundärpfanne mit einer schmerzfreien Hüftbeweglichkeit von 170—120° noch nach 10 Jahren.

Diese beiden Fälle von Entwicklung einer Sekundärpfanne sind recht bemerkenswert und eine wunderbare Selbstheilung. Auch von S. N. Eichenholtz u. R. M. Stark wurde über derartige Fälle berichtet.

Aus verschiedenen Gründen insuffizient behandelte Fälle können recht gut, aber auch recht schlecht werden. Beispiele: 32jähriger Monteur, Sturz von einem Motorrad, schweres Schädel-Hirntrauma, 4 Wochen bewußtlos, anschließend schwerer Korsakoff. Eine Behandlung des Hüftverrenkungsbruches war nicht möglich. Es kam zur Verkürzung von 4 cm, einer steifen Hüfte mit starker Flexions- und Adduktionskontraktur und Dauerinvalidität.

56jähriger Landwirt, vor 10 Jahren zentraler Verrenkungsbruch, nicht behandelt, Flexions-Adduktionskontraktur mit schmerzhaften Wackelbewegungen. Nach Arthrodese schmerzfrei und gut arbeitsfähig.

45jähriger Beamter, vor 8 Jahren Sturz beim Skifahren, keine Behandlung außer Bettruhe, Hüfte 170—90°, arbeitsfähig, keine wesentlichen Beschwerden.

18jähriger Hilfsarbeiter, Sturz vom Motorrad, irreponibler zentraler Verrenkungsbruch. Wegen schwerer Begleitverletzungen ist eine aktive Behandlung nicht möglich. Es kam zur spontanen schmerzfreien Versteifung in guter Stellung.

Ein Beispiel zur *Schwangerschaft* nach einer zentralen Hüftgelenksverrenkung: Ein 19jähriges Mädchen fliegt bei einem Skirennen gegen einen Baum und erleidet einen zentralen Verrenkungsbruch. Sie wird konservativ, also in Längs- und Seitenextension behandelt. Sie gebärt 2 normale Kinder per vias naturales. 7 Jahre nach dem Unfall ist sie noch immer als Kellnerin tätig. Die Hüftbehinderung und protrusio acetabuli bedeutete also kein Geburtshindernis und keine Indikation zur Schwangerschaftsunterbrechung.

Die schweren *Unfallfolgen* sowohl nach dem hinteren als auch nach dem zentralen Verrenkungsbruch sind Kopfnekrose und Arthrose. Der Prozentsatz wird verschieden, aber durchschnittlich mit 30% angegeben. Die Ursache der Kopfnekrose ist teils eine Zerreißung oder ein Druck auf die ernährenden Gefäße, teils die Folge einer röntgenologisch nicht sichtbaren subchondralen Spongiosafraktur des Kopfes. Jörg Böhler hat sich mit dieser Frage experimentell beschäftigt. Diese Kopfnekrose findet man sowohl bei den hinteren als auch bei den zentralen Verrenkungsbrüchen. Wir empfehlen daher bei der konservativen Behandlung, aber auch nach einer Osteosynthese durch einen Längszug die Entlastung des Kopfes.

Vor der Erlaubnis der Belastung machen wir eine intraossäre Venographie. Ist kein venöser Abfluß zu sehen, so lassen wir den Verletzten nur mit Krückstöcken, also ohne Belastung, aufstehen. Die Probe wird alle 6 Monate wiederholt.

Die Arthrose ist teils eine Folge der Knorpelschädigung direkt bei dem Unfall, teils eine Folge einer Gelenksinkongruenz.

Zentrale Verrenkungsbrüche der *Kinder* sind noch immer relativ selten. Nigst u. Axhausen haben vor 2 Jahren im Rundtischgespräch darüber berichtet. Wir selbst beobachteten 2 Fälle, die sehr gut wurden. Gewöhnlich ist trotz eines schlechten primären Ergebnisses mit einer weitgehenden Wiederherstellung, auch röntgenologisch, zu rechnen.

Präsident: Wir wissen alle, daß auch bei sehr unbefriedigender anatomischer Heilung von Hüftgelenken gelegentlich überraschende funktionelle Ergebnisse erzielt werden. Aber ich glaube, wir sollten doch noch einmal besonders betonen, daß das die Ausnahme ist.

119. Der frische Schenkelhalsbruch, seine Sonderstellung als Gelenkfraktur und seine Komplikationen

H. ECKE-Gießen

Summary. After a discussion of the problems, the Giessener method of operative treatment of fractures of the neck of the femur, which consists of a double image converter process and an individual instrumentarium, is described. Flexible pins are employed. In this way, operation and anaesthetic times are sharply decreased and the nailing itself can be more precisely formed. Since this method was introduced, mortality during the total hospitalisation period in patients with fractures of the neck of the femur has decreased to one third. The incidence of head necrosis and pseudo-arthrosis has also decreased considerably. We must draw the conclusion from this, that the main problem in fractures of the neck of the femur is now as before a mechanical-technical one.

Zusammenfassung. Nach Erörterung der Problematik wird die Gießener Methode zur operativen Behandlung von Schenkelhalsfrakturen, die aus einem Doppel-Bildwandlerverfahren und aus einem eigenen Instrumentarium besteht, vorgestellt. Verwendet werden Laschennägel. Die Operations- und Narkosezeiten werden hierdurch stark abgekürzt, die Nagelung selbst präziser gestaltet. Seit Einführung der Methodik ging die Letalität während des gesamten Kliniksaufenthaltes der Patienten mit Schenkelhalsbrüchen auf $^1/_3$ zurück. Die Anzahl der Kopfnekrosen und Pseudarthrosen verringerte sich ebenfalls beträchtlich. Hieraus muß der Schluß gezogen werden, daß das Hauptproblem der Schenkelhalsfraktur nach wie vor ein mechanisch-technisches ist.

Paré hat im 16. Jahrhundert als erster die Diagnose „Schenkelhalsbruch“ gestellt, v. Langenbeck verschraubte 1858 als erster eine Schenkelhalsfraktur, der Amerikaner Preston war der erste, der 1914 in Erkenntnis der mechanischen Situation eine Laschenschraube entwickelte. Lexer u. Albee führten osteoplastische Verfahren in die Therapie ein, Whitman machte sich um die konservative Behandlung verdient. Smith-Peterson, Sven Johansson und Jerusalem gaben den Dreilamellen-Nagel und später seine percutane, extraartikuläre Anwendung an. Jewett, Rehbein u. Weis bemühten sich um die Entwicklung von Laschen-Nägeln. Pohl, Reimers u. Pugh erwarben sich Verdienste um die Gleitosteosynthese, während Putti, Charnley und auch Weller das Prinzip der Druckosteosynthese realisierten.

Behandlungsprobleme entstehen durch das hohe Lebensalter, die Hilfsbedürftigkeit und Hilflosigkeit der meist betagten Patienten. Häufig sind es Insassen von Altersheimen, nicht selten auch Menschen, die vorher schon vollkommen oder überwiegend bettlägerig waren. Das ist zu beachten, wenn man über postoperative Erfolge spricht oder über Mißerfolge richtet. Eine Wiedererlangung der Pflegefähigkeit und Schmerzfreiheit spielt bei diesen Kranken eine ebenso große Rolle wie bei anderen die Belastungsfähigkeit, sei es auch um den Preis einer Teilnekrose des Oberschenkelkopfes, die dem davon Betroffenen keineswegs immer Beschwerden macht.

Pauwels machte auf die enormen Beanspruchungen am Hüftgelenk und damit auch an jeder Schenkelhalsfraktur aufmerksam. Von Rydell wurden die Kräfte mit Hilfe von Spezialendoprothesen gemessen. In Ruhelage wirken bereits auf das Hüftgelenk 20—40 kg ein, bei starken Beanspruchungen können Werte von 1 t und mehr erreicht werden. Kräfte dieser Größenordnung machen jede Osteosynthese bei sofortiger Belastung instabil. Abhängig von der Steilheit der Bruchflächen wirken sich diese Gewalten jedoch unterschiedlich aus. Pauwels unterschied bei medialen Frakturen 3 Typen. Der Typ P I bildet mit seiner Bruchflächenebene einen Neigungswinkel bis zu 30° gegenüber der Horizontalen; er ist für die Therapie praktisch problemlos, weil nur Druckkräfte wirksam werden. Der Typ P II hat einen Neigungswinkel von 30—60°. Hier treten bereits nachteilige Scherkräfte auf. Aus den Frakturen des Typs P III rekrutiert sich das Gros der Pseudarthrosen und Kopfnekrosen. Ihre Häufigkeit schwankt nach Literaturangaben zwischen 5 und 50% und mehr. Diese großen Differenzen im Behandlungsergebnis weisen aber nachdrücklich darauf hin, daß der Erfolg oder Mißerfolg einer Schenkelhalsosteosynthese ein *mechanisch-technisches Problem* ist.

Hieraus haben wir seit über 5 Jahren folgende Konsequenzen gezogen:

1. Auch bei medialen Frakturen wird der stabilste Nagel, mit dem wir arbeiten, in jedem Fall also ein Laschen-Nagel verwendet.

2. Zur Vermeidung von mechanischer Unruhe und von Sperreffekten in der Bruchzone und zur Transformation von Scher- und Kippkräften in Druckkräfte werden Gleit- oder Kompressionsosteosynthesen benutzt. Aus eigener Erfahrung wissen wir jedoch, daß der Gleitmechanismus durch ein Verkanten im Teleskop oder durch starke Bindegewebsplatten am trochanterwärtigen Ende oder durch die fehlende Drehstabilität einiger Schraubenmodelle ebenso inhibiert werden kann wie die ursprüngliche Spannung der Kompressionsosteosynthese bei starkem Schenkelhalsschwund. Stattdessen kann man den Nagel unter gleichen oder besseren mechanischen Bedingungen durch den Oberschenkelkopf hindurch einige Millimeter in das Hüftgelenk hineintreiben. Das Caput femoris wird dann bei eintretender Resorption (sog. Schenkelhalsschwund) durch die Muskelkräfte trochanterwärts aufgeschoben, während die Nagelspitze gleichzeitig tiefer in die Gelenkpfanne eintritt. Sie zerstört bei zentraler Lage aber keine tragenden Knorpelschichten

und macht meist keine Beschwerden. Wegen der trochanterwärts gerichteten Kräfte entsteht in der Bruchzone eine Druckosteosynthese und somit eine optimale Situation für die Konsolidierung.

3. Das Stauchen der Fraktur nach Beendigung des Eingriffes kommt diesen Bestrebungen entgegen.

4. Übungsbelastung wird sofort, volle Belastung in der Regel nach 2–3 Monaten (nach röntgenologischer Konsolidierung) gestattet.

Die mediale Schenkelhalsfraktur ist schließlich ein Gelenkbruch mit all seinen Nachteilen. Blutergüsse im Gelenk und in der Kapsel können die Zirkulation beeinträchtigen. Kapselrisse und Gefäßrupturen wie auch Knorpelabscherungen und Kontusionen der Gelenkflächen haben großen Einfluß auf das Behandlungsergebnis. Trueta rückte mit bestechenden Untersuchungen Zirkulationsstörungen nach medialen Schenkelhalsfrakturen in den Vordergrund des Interesses. Gefährdet sind die lateralen Epiphysengefäße beim Bruchtyp P III. Ihnen obliegt die Hauptversorgung des Oberschenkelkopfes. Zur Überprüfung seiner Lebensfähigkeit dienen folgende Verfahren:

1. die Ossovenographie (Herzog, Andrasina, Kazar, Manninger, Tryb, Spängler),
2. die Arteriographie, die keinen großen Vorteil bringt, weil nur in etwa 10% der Fälle extraossäre Gefäße rupturieren (H.-J. Maurer),
3. Isotopenuntersuchungen mit ^{131}J (15–20 μC i.v.) (Forgon, Tucker, Arden, Veall, Boyd, Zilversmit und Calandruccio),
4. intraoperative Biopsien (ferment-histologische Untersuchungen) (Spier, Amann, Brücke),
5. intraoperative Temperaturmessungen im Zentrum des Oberschenkelkopfes (Iselin, Genf),
6. intraoperative Oxymetrien im Oberschenkelkopf (Woodhouse),
7. Messungen des intraossären Blutdruckes im Oberschenkelkopf (Miles).

All diese Methoden arbeiten mit Fehlerquoten von 15–30%. Bedenkt man ferner, daß nach Reimers und nach eigenen Beobachtungen selbst avasculäre Kopffragmente anwachsen und über lange Zeit wie Endoprothesen oder besser als sie funktionieren, so führen diese Untersuchungen praktisch kaum weiter. Sie sollten ebensowenig als Indikation zur Endoprothese dienen wie ein vorgerücktes Lebensalter.

Zu den ungelösten operativen Problemen der Schenkelhalsfraktur gehörte die Beurteilung des Antetorsionswinkels. Sie machte in der Vergangenheit zahlreiche Röntgenvorgänge notwendig, Röntgenaufnahmen aber, die einschließlich ihrer Entwicklung viel Zeit erforderten und die gesamte Operations- und Narkosezeit bei Menschen in *erhöhter Gefährdungslage* erheblich verlängerten. Aus diesem Grunde sind zahlreiche Zielverfahren für die Nagelung angegeben worden. Unter fast 1500 Arbeiten über Schenkelhalsfrakturen fanden wir etwas weniger als 70 Vorschläge für unterschiedliche Zielverfahren! Diese Methodiken erlangten aber nur regionale Bedeutung. Deutliche Fortschritte erbrachte dagegen die Einführung des Bildwandlergerätes, obgleich sie zunächst durch neue Probleme, nämlich das ständige, intraoperative Umschwenken der Röhre und damit manchmal eine Gefährdung der Sterilität, erkauft werden mußten. Diese Nachteile haben die Anwendung des Bildwandlers vielerorts zu Unrecht in Mißkredit gebracht.

Seit nunmehr über 5 Jahren benutzt die Chirurgische Universitätsklinik Gießen für die Operation von Schenkelhalsfrakturen 2 Fernsehbildwandlergeräte der Fa. Müller, die während des Eingriffes schnell alternierend und nahezu simultan arbeiten und nicht mehr verschoben werden. Der Operateur ist hierdurch in der Lage, den Oberschenkelkopf- und -hals räumlich zu sehen und seinen Führungsspieß unter Sichtkontrolle zu plazieren. Eine Arthrotomie, wie sie zur Einrichtung der Fraktur auch heute noch vorgeschlagen wird, läßt sich hierdurch ohne Einbuße an Exaktheit meist vermeiden. Bei Verwendung eines Laschen-Nagels mit kurzer Lasche — und sie reicht für mediale Frakturen aus — beträgt die Länge der Weichteilwunde 3—5 cm, Wundheilungsstörungen sind selten. In Gießen benutzen wir das von unserem ehemaligen Mitarbeiter Weis angegebene, für unsere Zwecke modifizierte und zum Teil neugeschaffene Instrumentarium. Das Kernstück daraus ist der 35 cm lange und 0,5 cm starke Leitspieß, der nach Reposition der Fraktur unter simultaner Bildwandlerkontrolle zentral in den Oberschenkelhals und -kopf eingebohrt wird. Seine Graduierung erlaubt eine direkte Längenbestimmung des Nagels. Die Stärke des Spießes verhindert ein „Ausweichen" des Oberschenkelkopfes beim Eintreiben des Nagels und ein Abweichen des Nagels selbst. Wir verwenden modifizierte Weis-Nägel mit normaler, kurzer oder überlanger Lasche und gleichbleibendem Winkel von 123°.

Nun zur Methodik, die einmal aus der simultanen Bildwandlerkontrolle bei Reposition, Einbohren des Spießes und der Nagelung selbst, zum anderen aber aus einer durch die Veränderung des Instrumentariums bewirkten eigenen Technik besteht.

(Demonstration.)

Ein Blick auf die Resultate: Innerhalb von 5 Jahren nagelten wir mit unserer Methodik 299 Patienten mit medialen bis subtrochanteren Frakturen (Abb. 1). 140 von ihnen wurden 4 Monate bis 5 Jahre postoperativ nachkontrolliert. In dieser Gruppe waren 8 Teilnekrosen des Oberschenkelkopfes (6 mal bei medialen, 2 mal bei intertrochanteren Frakturen), was einem auf das gesamte Kollektiv von 140 Nachuntersuchten bezogenen Hundertsatz von 5,7% und einem auf die intra-

Jahrgang						nicht bestimmt	Gesamt
1964	16	1	3	12	1	2	35
1965	26	7	4	15	—	2	54
1966	22	7	10	20	1	—	60
1967	22	9	3	31	1	1	67
1968	35	6	3	15	19	5	83
1964-1968	121	30	23	93	22	10	299

Abb. 1. Übersicht über Anzahl und Lokalisationen der hüftgelenksnahen Frakturen der Jahre 1964—1968

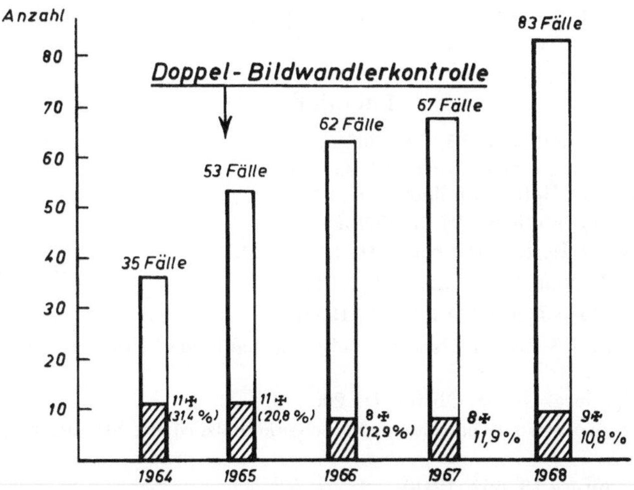

Abb. 2. Rückgang der Letalität während der Kliniksbehandlung nach Einführung des Doppel-Fernsehbildwandlerverfahrens von 31,4% auf 10,8%. Für die Beurteilung dieses Ergebnisses ist die Tatsache, daß keine Patientenauswahl für die Operationen vorgenommen wurde und lediglich Moribunde konservativ behandelt wurden, von ausschlaggebender Bedeutung

capsulären Frakturen bezogenen Prozentsatz von 7,7% entspricht. Eine Pseudarthrose bei einer lateralen Fraktur resultierte aus einem später offenbar gewordenen technischen Fehler und heilte nach Doppelbolzung aus. Zwei Teilnekrosen des Oberschenkelkopfes wurden mit Mooreschen Endoprothesen versorgt, andere Endoprotheseoperationen führten wir an Patienten durch, die uns von auswärts mit schmerzhaften Kopfnekrosen oder Pseudarthrosen überwiesen wurden. Die Operations- und damit auch die Narkosezeiten sind sehr kurz. Je nach Länge der Lasche, die wir verwenden, rechnen wir für den eigentlichen Eingriff zwischen 10 und 25 min. Mit Ausnahme von moribunden wurden grundsätzlich alle Verletzten durch Nagelung versorgt. Nach Einführung der quasi simultanen Fernsehbildwandlerkontrolle und der hierdurch erheblich abgekürzten Operations- und Narkosezeiten sank die Sterblichkeit unserer Patienten *während des Klinikaufenthaltes* von 31,4$^0/_0$ auf 10,8$^0/_0$ ab (Abb. 2). Nach 299 Eingriffen hatten wir 6 Infektionen, 2 davon mit einer Sepsis und unmittelbar tödlichem Ausgang.

Aufgrund unserer Erfahrungen glauben wir, und die relativ geringe Anzahl postoperativer Kopfnekrosen und Schenkelhalspseudarthrosen beweist es, *daß das Hauptproblem der Behandlung einer Schenkelhalsfraktur ein mechanisches ist* — eine Erkenntnis, die Pauwels früher schon nachdrücklich unterstrichen hat —, sonst müßte die Anzahl der Defektheilungen in unserem technisch präzise operierten Krankengut höher sein.

Literatur

Ecke, H.: Hefte Unfallheilk. **91**, 60 (1966).

—, u. G. Spitzer: Wehrmed. MSchr. **10**, 337 (1966).

— — u. J. Kraus: Hefte Unfallheilk. **97**, 94 (1968).

Ender, J.: Hefte Unfallheilk. **97**, 3 (1968).

Ewerwahn, W. J.: Hefte Unfallheilk. **97**, 105 (1968).

Jewett, E. L.: J. Bone Jt Surg. **23**, 803 (1941).

Miles, J. S.: J. Bone Jt Surg. A **37**, 622 (1955).

Pauwels, F.: Der Schenkelhalsbruch: ein mechanisches Problem. Stuttgart: F. Enke 1935.

Preston, M. E.: Surg. Gynec. Obstet. **18**, 260 (1914).

Putti, V.: Die operative Behandlung der Schenkelhalsbrüche. Stuttgart: F. Enke 1942.

Rehbein, F.: Chirurg **19**, 562 (1948).

Reimers, C.: Hefte Unfallheilk. **97**, 77 (1968).

Rydell, N.: Intravital measurements of forces acting on the hip-joint. In: F. G. Evans: Studies on the anatomy and function of bone and joints. Berlin-Heidelberg-New York: Springer 1966.

Weis, J.: Chirurg **21**, 44 (1950).

— Chirurg **22**, 445 (1951).

Weiterhin: Herzog, Andrasina, Kazar, Manninger, Tryb, Spängler, H. J. Maurer, Forgon, Tucker, Arden Veall, Boyd Zilversmit u. Calandruccio, Spier, Amann, Brücke, Iselin, Woodhouse. In: Hefte Unfallheilk. **97** (1968).

Präsident: Ich danke Herrn Ecke vielmals für den Wert der exakten Reposition und stabilen osteosynthetischen Versorgung. Die etwas aufwendige Methodik sollte kein Hindernis sein, die erheblichen Vorteile zu nutzen.

120. Technik und Anwendungsmöglichkeiten der totalen Endoprothese für das Hüftgelenk

H. W. BUCHHOLZ-Hamburg

Summary. At the beginning, we refer to the significance of cementing in and the employment of a polyethylene acetabulum (Charnley) for the development of the synthetic hip joint. We then discuss these static peculiarities under loading of the hip joint and the significance of the drift-volume for the quality of the total endoprothesis is emphasised.

A model of a total endoprothesis is demonstrated, which produces favourable preconditions for a very small amount of drift. We demonstrate the operative process employed. The operative indications are to be determined in all serious cases of hip joint distorsion and also after multiple operations. Young patients should only be operated after careful selection. The infection-quota is 1.4%. This can be kept even lower by observing all aseptic measures. We demonstrate a number of clinical cases from traumatology.

Zusammenfassung. Eingangs wird auf die Bedeutung des Einzementierens und der Verwendung einer Polyäthylenpfanne (Charnley) für die Entwicklung des künstlichen Hüftgelenkes hingewiesen. Dann werden die statischen Besonderheiten bei der Belastung des Hüftgelenkes besprochen, und die Bedeutung des Abriebvolumens für die Qualität der Totalendoprothese hervorgehoben. Es wird ein Modell einer totalen Endoprothese demonstriert, das günstige Voraussetzungen für ein geringes Abriebvolumen bietet. Aufzeigen des zur Anwendung kommenden Operationsverfahrens. Die Operationsindikation ist bei allen schweren Hüftgelenksveränderungen zu stellen und nach Mehrfachoperationen. Jüngere Menschen sollten nur nach sorgfältiger Auswahl operiert werden. Die Infektionsquote beträgt 1,4%. Sie kann bei Beachtung aller Maßnahmen der Asepsis noch niedriger gehalten werden. Demonstration einiger klinischer Fälle aus der Traumatologie.

Zwei Ereignisse sind von besonderer Bedeutung für die Entwicklung des künstlichen Hüftgelenkes gewesen. Einmal die Verwendung des Methylmetacrylats zur Einzementierung der Endoprothese in den Femurschaft und zum anderen die Verwendung einer Kunststoffpfanne aus Polyäthylen. Beide Maßnahmen gehen auf Charnley zurück. Er hatte erkannt, daß nur durch das Herstellen einer festen Verbindung zwischen Knochen und Endoprothese ein zuverlässig belastbares, künstliches Hüftgelenk erzielt werden konnte. Durch seine negativen Erfahrungen mit der Teflon-Pfanne war er auf das Hostalen-GUR gestoßen, ein hochmolekulares Polyäthylen, das RCH 1000 der Ruhr-Chemie. Neben hoher Abriebfestigkeit zeigte es eine gute Elastizität und eine ausgezeichnete Gewebeverträglichkeit.

Bei dieser Entwicklung ist die McKee-Farrar-Endoprothese, die zuvor wohl die besten Ergebnisse gezeigt hatte, in den Hintergrund getreten. Als Ganzmetall-Endoprothese ist sie außerordentlich robust und zeigt einen geringfügigen Abrieb. Ungünstig wirkt sich der hohe Elastizitätsmodul des Vitallium aus, durch den es zu ungewöhnlich hohen Druckspannungen im Hüftgelenk kommt. Diese hohen Flächenpressungen führen gelegentlich zum Festlaufen der Prothese oder zur Lockerung der Pfanne oder zum Herausbrechen der Pfanne aus der Beckenverankerung.

Das Diagramm[1] zeigt den großen Unterschied der Druckwerte im Hüftgelenk, der bei der Polyäthylen-Pfanne nur $^1/_{10}$ von dem bei der Ganzmetall-Endoprothese beträgt. Man erkennt gleichzeitig, daß bei einem großen Kopf die Flächenpressung um die Hälfte geringer ist als bei einem kleinen. Die weiter entwickelte „low friction arthroplasty" von Charnley hat also sehr viel günstigere Belastungsverhältnisse, da die Pressung im künstlichen Hüftgelenk infolge des niedrigen Elastizitätsmoduls des Polyäthylen unter gewöhnlichen Belastungsbedingungen 100 kg pro cm nur unwesentlich übersteigt. Außerdem ist der bisher beobachtete Abrieb minimal. Charnley konnte nach 5jähriger Kontrollzeit nur bei $15^0/_0$ nachweisbare Abrieberscheinungen im Röntgenbild erkennen.

Heute geht die Diskussion in erster Linie um die Anwendung eines kleinen oder großen Kopfes. Es ist die Frage zu lösen, mit welchen Maßnahmen das Abriebvolumen in einer entsprechenden Zeiteinheit möglichst klein gehalten werden kann.

Zur Prüfung dieser Frage greifen wir auf die Untersuchungen von Rydell zurück. Nach seinen Beobachtungen findet sich die Hauptbelastungszone stets im gleichen umschriebenen Bezirk unabhängig von der jeweiligen Belastungsrichtung des Hüftgelenkes. Sie liegt ventral oben und medial. Diese Erkenntnis bietet auch eine Erklärung für die Beobachtung, die Charnley bei allen Teflon-Pfannen machte, die er auswechselte. Der Endoprothesenkopf hatte sich immer ein zylindrisches Bett in Richtung der Hauptbelastungszone von Rydell gebohrt. In keinem Fall kam es zu einer allseitig erweiterten Pfanne durch Abrieb. Da diese Beobachtungen von Rydell und Charnley, die völlig unabhängig von einander gemacht worden sind, übereinstimmen, darf man hier das Vorliegen einer Gesetzmäßigkeit annehmen.

Bei der Konstruktion einer Pfanne sollte diese Erkenntnis beachtet werden. Danach benötigt man ausschließlich in der Belastungszone eine kräftige Wandstärke. Alle anderen Teile der Pfanne sind für die Belastung ohne Bedeutung. Um die Gleitfähigkeit des Kopfes in der Pfanne zu verbessern, vermeidet man in den übrigen Pfannenbereichen eine Wandberührung zwischen beiden. Es soll ein Spielraum von etwa 1 mm vorhanden sein.

---

[1] Hier nicht wiedergegeben.

Bei einer eingepaßten Total-Endoprothese mit einem Kopfdurchmesser von 22 mm ist an der Kraftübertragung eine Fläche von $\frac{2 r^2 \cdot \pi}{4} = 380\ \text{mm}^2$ beteiligt, während für das Abriebvolumen die ganze Halbkugel in Betracht kommt, deren Oberfläche $2 r^2 \cdot \pi = 730\ \text{mm}^2$ beträgt.

Bei der von uns verwendeten Total-Endoprothese beträgt der Belastungsbereich, der für den Preßdruck in Betracht kommt, nach $2^1/_2$ Jahren Belastungszeit 400 mm^2. Der gleiche Wert kommt auch für das Abriebvolumen in Betracht, da der Kopf sonst keine Wandberührung hat. Die für das Abriebsvolumen wirksame Fläche beträgt also bei dieser Endoprothese etwa die Hälfte von der Total-Endoprothese mit kleinem, aber genau eingepaßtem Kopf. Die Inkongruenz zwischen Kopf und Pfanne hat noch einen weiteren Vorteil. Durch die Gewebeflüssigkeit, die sich regelmäßig bildet und die durch den postoperativ stets vorhandenen Bindegewebsmantel nicht entweichen kann, tritt eine Abpufferung bei Fehlbelastung auf. Kommt es z. B. zu einem Stoß von lateral, so bremst die Gewebsflüssigkeit die Wucht des Stoßes ab. Es kann dadurch auch bei ungünstigen Verhältnissen nicht zu einer Verlagerung der Pfanne in das Beckeninnere kommen, wie sie bei genau eingepaßten Endoprothesen mehrfach beobachtet worden ist (Abb. 1).

Die Pfanne dieser Total-Endoprothese zeigt neben einer verstärkten Belastungszone eine Ausbuchtung des ventralen und medialen Randes zur Vermeidung von Irritationen der Psoassehne und des Nervus femoralis. Eine Luxationsgefahr ist mit dieser Formgebung nicht verbunden, da Luxationen durch Überstreckung extrem selten sein dürften. Außerdem ist der craniale und dorsale Rand so gestaltet, daß es in Verbindung mit dem langen Endoprothesenhals praktisch nicht zu einer Luxation nach seitlich vorn oder hinten kommen kann (Abb. 2).

Zum Einsetzen dieser totalen Endoprothese wenden wir folgendes Operationsverfahren an:

Der Patient wird in Rückenlage auf den Operationstisch gebracht und so gelagert, daß die zu operierende Hüfte den Rand des Operationstisches etwas überragt. Der Zugang erfolgt von lateral, da von hier aus auch bei schwierigen Situationen das Gelenk am besten freigelegt werden kann. Die Schnittführung beginnt handbreit oberhalb und dorsal vom Trochanter major, läuft über ihn und wird in der Längsachse des Oberschenkels fortgesetzt. Die Gesamtlänge des Schnittes beträgt etwa 25 cm. Nach Durchtrennung der Fascia lata werden die Fasern des Musculus glutaeus maximus auseinandergeschoben, soweit es erforderlich ist, um den hinteren Anteil des Gelenkes gut übersehen zu können. Die Durchtrennung der Fascia lata nach dorsal muß so weit erfolgen, daß sie nicht mehr unter Spannung steht. Annähen von Tüchern, die mit Stapenor-Lösung 1:1000 getränkt sind, an die Fascie. Durch diese

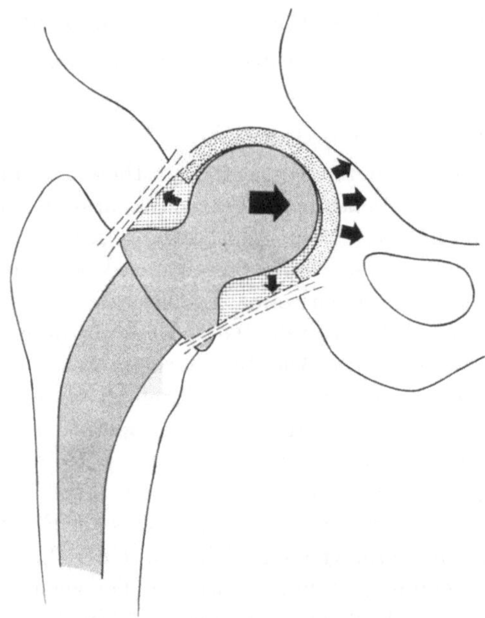

Abb. 1. Abpufferung bei Fehlbelastungen im Hüftgelenk durch Gewebsflüssigkeit. Ein Austritt dieser Flüssigkeit ist durch den Bindegewebsmantel, der sich postoperativ bildet nur bedingt möglich

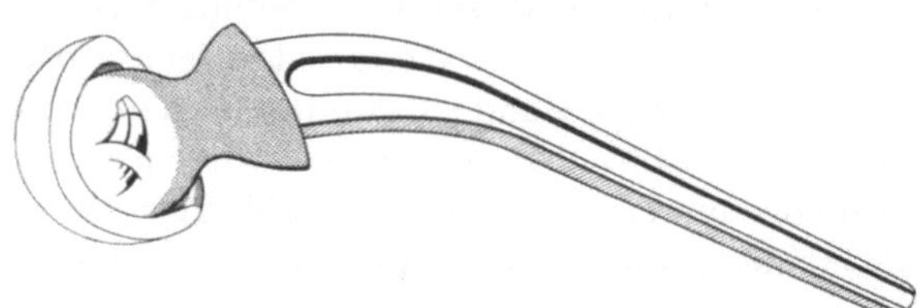

Abb. 2. Totale Endoprothese Modell „St. Georg“. Kopfdurchmesser 38 mm. Inkongruenz der Durchmesser von Kopf und Pfanne

Tücher wird das subcutane Gewebe vor Keimbefall und mechanischen Schädigungen geschützt. Auch der Vastus lateralis wird mit einem feuchten Tuch bedeckt. Zum weiteren Infektionsschutz wird das Operationsgebiet während der ganzen Operationsdauer regelmäßig mit einer Stapenor-Lösung 1:1000 aus einem Irrigator gespült.

Eröffnung der Bursa trochanterica, bogenförmiges Einschneiden der Fascie des Glutaeus medius-Ansatzes in seinem caudalen Bereich und Abmeißeln des Ansatzes gemeinsam mit einer dünnen Knochenlamelle. Hochklappen des abgelösten Ansatzes mit einem Hohmann-Hebel nach cranial, scharfes Ablösen der Sehne des Glutaeus minimus und eines

Teiles des Ansatzbereiches der Außenrotatoren vom Trochanter major. Einstellen der Gelenkkapsel mit einem zweiten Hohmann-Hebel, der ventral eingesetzt und leicht angehoben wird, Excision der Gelenkkapsel in ihrem ventralen Bereich. Darstellen des Schenkelhalses mit einem schmalen Hohmann-Hebel, der caudal vom Schenkelhals eingesetzt wird. Umfahren des Halses mit einer Spezialsonde, mit der die Giglisäge um den Hals geführt wird. Absägen des Schenkelhalses in einer schrägen Linie, die cranial des Trochanter minor beginnt und medial des Trochanter major endet. Maximale Adduktion des Beines, weitere Excision der Kapsel, insbesondere in den dorsalen Abschnitten. Anschrauben des Kopffragmentes, das anschließend aus der Pfanne herausgelöst wird. Einschlagen eines Steinmann-Nagels in das Pfannendach zur Markierung der Pfannenlage und zum Zurückhalten des Glutaeus medius-Ansatzes. Sorgfältige Excision der restlichen Kapsel.

Auffräsen der Pfanne mit dem Fräsensatz auf etwa 57 mm und Vertiefen derselben bis auf die innere Corticalis. Einpassen der Probepfanne, die 5 mm innerhalb des dorsalen und cranialen knöchernen Pfannenrandes sitzen soll. Bohren von mindestens 4 Haftlöchern mit der dafür vorgesehenen Kugelfräse. Ein Bohrloch soll in der Spongiosa des vorderen Schambeinastes sitzen, die übrigen sollen sich auf die Belastungszone verteilen und auf den dorsalen Pfannenbereich. Nach ventral darf außer in den Schambeinast nicht gebohrt werden. Ausspülen und Trocknen der vorbereiteten knöchernen Pfanne, Einbringen des noch gut formbaren Palacos in die Pfanne und Einpressen der Polyäthylen-Pfanne so, daß sie in der Beckeneingangsebene steht mit einer geringfügigen Öffnung nach ventral. Die Beckeneingangsebene bildet einen Winkel von etwa 45° zur Horizontalen. In dieser Position wird die künstliche Pfanne mit 2 Kugelspießen angedrückt, bis das Palacos unter Wärmeentwicklung hart geworden ist. Während dieser Zeit schneidet der Assistent alles Palacos mit dem Skalpell ab, das über den Pfannenrand hinwegquillt. Die Pfanne muß so eingesetzt werden, daß die Markierungskerbe horizontal steht und nach cranial zeigt, dann liegt die Ausmuldung des Pfannenrandes richtig unter der Psoassehne.

Nach dem Einsetzen der Kunststoffpfanne wird der Femurschaft mit dem Schaftfräsensatz aufgefräst und mit der Raspel die Antetorsion vorgezeichnet. Hierzu müssen die Condylen des Oberschenkels waagerecht stehen. Einpassen der Endoprothese unter Verwendung der Schaftgrößen 1—4. Die Probereposition zeigt, ob der Hals die richtige Länge hat und ob die Antetorsion gut gewählt wurde. Die Reposition soll gegen einen gewissen Widerstand erfolgen. Steht der Kopf zu locker in der Pfanne, muß der Hals durch Unterfütterung mit Palacos verlängert werden. Eventuell wird auch eine weitere Kürzung des Halses erforderlich. Anschließend soll stets eine ausgiebige und leichte Beweglichkeit im Hüftgelenk vorhanden sein. Vor dem Einzementieren der Schaftendoprothese führt man den Luxationstest durch, indem man bei starker Adduktion des Beines mehrere kräftige Stöße nach cranial durchführt. Bei dieser Manipulation darf es nicht zu einer Luxation des Kopfes aus der Pfanne kommen. Luxiert der Kopf bei dieser Maßnahme, wurde die Pfanne zu steil eingesetzt. In einem solchen Fall muß die Pfanne unbedingt noch einmal herausgeschlagen und eine neue Pfanne unter einem etwas kleineren Winkel eingesetzt werden. Beläßt man eine Luxationsneigung des künstlichen Hüftgelenkes, treten stets Schmerzen bei Belastung auf. Bei negativem Luxationstest wird die Endoprothese noch einmal entfernt und der Schaft 1—2 cm distal des abgetragenen Halses durchbohrt und ein Certofilfaden Stärke 6 durch das Bohrloch gezogen, dieser dient zur Befestigung des Glutaeus medius-Ansatzes. Nunmehr wird die Endoprothese mit Palacos in den Femurschaft einzementiert. Nach Erhärten des Palacos und nach Kontrolle des guten Sitzes der Endoprothese wird endgültig reponiert, der Steinmann-Nagel aus dem Pfannendach entfernt, der Glutaeus medius-Ansatz mit der Trochanterzange gefaßt, und dieser mit einer Spezialahle an den beiden durch die Zange vorgezeichneten Stellen durchbohrt. Der Certofilfaden wird mit der Spezialahle durch den Ansatz gezogen. Andrücken des Ansatzes an den Trochanter major im Ablösungsbereich mit einem Kugelspieß und Legen einer Zuggurtungsnaht mit einem Certofilfaden Stärke 6 durch den sehnigen Anteil des Glutaeus medius. Die Gegenbefestigung erfolgt im oberen Anteil des Septum intermusculare, dort wo es in die Fascia lata übergeht und sehr kräftig ist. Die Naht verläuft weiterhin schräg durch den Musculus vastus lateralis. Beim Anziehen und Knoten dieser Naht wird der Glutaeus medius-Ansatz fest auf die Unterlage gepreßt. Anschließend wird der durchgezogene Faden verknotet und noch einmal durch den oberen Anteil des Vastus lateralis gezogen und verknüpft. Der Glutaeus medius-Ansatz sitzt mit diesen beiden Nähten fest auf dem Bereich des Trochanter major, von dem er zu Beginn der Operation abgelöst worden war (Abb. 3).

Sorgfältiges Ausspülen der Weichteile zur Beseitigung von verbliebenem Knochenmehl und zum weiteren Infektionsschutz. Einlegen einer Redon-Drainage unter die Fascie. Naht der Fascia lata mit Certofil-Einzelfäden Stärke 3. Einlegen einer subcutanen Redon-Drainage. Verschluß der Haut und des subcutanen Gewebes mit durchgreifenden Hautdraht-Einzelnähten, leichter Kompressionsverband mit sterilen, elastischen Binden. Lagerung in Abduktionsstellung mit Spezialkissen, abschließende Röntgenkontrollaufnahme beider Hüftgelenke.

Hervorzuheben ist bei dieser Operationstechnik, daß eine Endoprothese Verwendung findet, die einen ausreichend langen Hals hat und so den normalen Abstand zwischen Femurschaft und Becken wieder herstellen kann. Gleichzeitig gewährleistet die Wiederbefestigung des Glutaeus medius-Ansatzes an physiologischer Stelle einen guten Spannungszustand des Muskels und damit eine regelrechte Funktion des Gelenkes.

Anwendung finden kann die totale Endoprothese bei allen Erkrankungen und Verletzungsfolgen des Hüftgelenkes, die mit einer Zerstörung

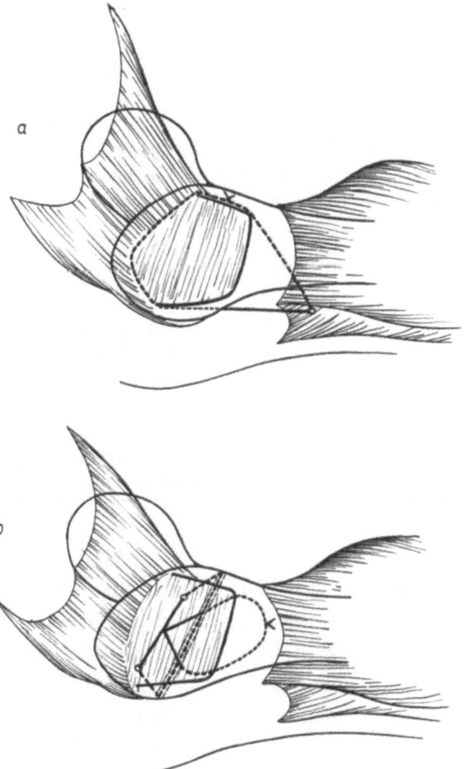

Abb. 3a und b. Befestigungsnaht des abgelösten Glutaeus medius-Ansatzes. Zuggurtungsnaht. Sie wird durch den sehnigen Anteil des Muskelansatzes geführt. Der Gegenzug erfolgt durch die Befestigung im sehr derben cranialen Anteil des Septum intermusculare

von Kopf und Pfanne einhergehen und die mit anderen Behandlungsmethoden nicht erfolgreich behandelt werden konnten. Mißerfolge bei Voroperationen aus den verschiedensten Indikationen sind ein besonderes Anwendungsgebiet für die totale Endoprothese. Man kann hier fast stets eine entscheidende Besserung des oft katastrophalen Zustandes des betroffenen Hüftgelenkes erreichen. Bei den von uns durchgeführten Total-Endoprothesen findet sich ein hoher Anteil von Voroperationen (Tabelle).

Tabelle. *Voroperationen bei totaler Endoprothese. Bei 34% aller Patienten waren zum Teil mehrere Voroperationen durchgeführt worden*

A. Von 1000 Patienten wurden bei 340 Patienten Voroperationen ausgeführt = 34%

B. Auf 1000 Totale Endoprothesen kommen 438 Voroperationen = 43,8%

C. *Mehrfache Voroperationen*

Bei 264 Pat. erfolgte 1 Voroperation
Bei 44 Pat. erfolgten 2 Voroperationen
Bei 22 Pat. erfolgten 3 Voroperationen
Bei 4 Pat. erfolgten 4 Voroperationen
Bei 3 Pat. erfolgten 5 Voroperationen
Bei 2 Pat. erfolgten 6 Voroperationen
Bei 1 Pat. erfolgte 9 Voroperationen

D. *Gliederung der Voroperationen*

Schenkelhalsnagelung	81	Pfannendachplastik	12
Hängehüfte n. Voß	80	Judet-Endoprothese	10
Osteotomie	73	Extension (Erstbehandlung der med. Schenkelhalsfraktur)	9
Arthrodese	53		
Nagelentfernung	37	Totale Endoprothese mit Teflon-pfanne	6
Pohlsche Doppelschraube mit Lasche	36	Adduktorendurchtrennung	4
Einfache Endoprothese	18	McKee-Endoprothese	3
Smith-Peterson-Kappe	13	Girdlestoneplastik	3
			438

Bei diesem Krankengut versteht es sich von selbst, daß auch jüngere Patienten nach sorgfältiger Auswahl eine totale Endoprothese bekommen. Die reaktionslose Verträglichkeit des Endoprothesenmaterials und die Haltbarkeit der Pfanne rechtfertigen bei operativer Erfahrung ein derartiges Vorgehen. Das Gesamt-Durchschnittsalter beträgt 60 Jahre, die jüngsten Jahrgänge finden wir bei der Spondylitis ankylopoetica mit Beteiligung des Hüftgelenkes, es liegt bei 31 Jahren, während bei den posttraumatischen Veränderungen das Durchschnittsalter 65 Jahre ist.

Die am meisten zu fürchtende Komplikation ist die postoperative Infektion, die im allgemeinen einen echten Mißerfolg nach sich zieht. Es gelingt unter Einsatz aller Maßnahmen der Asepsis, die Infektionsquote niedrig zu halten. So konnten wir sie von 8% im Jahre 1965 auf 0,6% im Jahre 1968 senken, wobei zu bedenken ist, daß in diesem Jahr mehr als 500 Operationen durchgeführt worden sind. Die Gesamtinfektionsquote beträgt 1,4%.

Technische Fehler bei der Operation führen zu mangelhaften Ergebnissen. So treten Belastungsschmerzen auf bei Lockerung der Endoprothese oder der Pfanne. Eine falsche Stellung der Pfanne hat eine Belastungsunfähigkeit zur Folge. Als Beispiel möge ein Röntgenbild dienen, auf dem zu erkennen ist, daß die Pfanne mit einem zu kleinen Winkel einzementiert wurde. Hierdurch ist es zu einer Zwangsadduktion und zu einer Belastungsunfähigkeit des künstlichen Hüftgelenkes gekommen (Abb. 4).

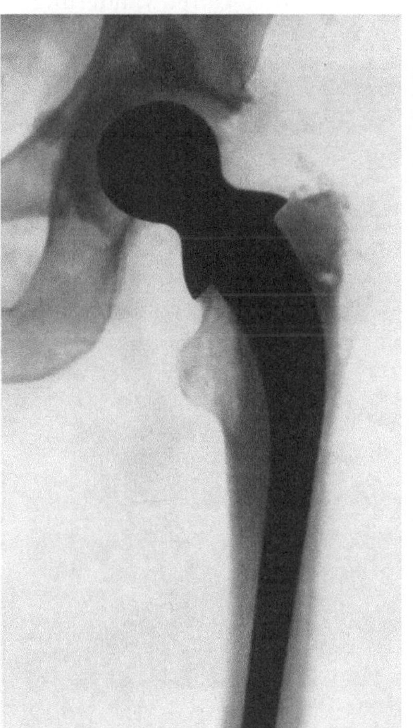

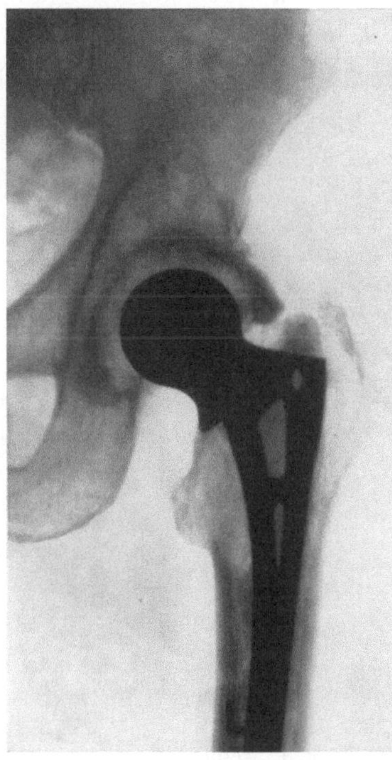

Abb. 4. H. R. 59 J. männl. Zwangsadduktionsstellung bei falsch eingesetzter Hüftpfanne. Der Beckeneingangswinkel wurde zu klein gewählt. Ausgleich durch Reoperation

Steht die Pfanne zu steil, kommt es zur Luxation. Diese mangelhaften Ergebnisse können jederzeit durch eine Reoperation behoben werden. Als Beispiele für die Operations-Indikation mit der totalen Endoprothese werden 8 Röntgenaufnahmen gezeigt:

H. M., 55 Jahre, weiblich, Schenkelhals-Pseudarthrose nach Zertrümmerung des Kopfes und Aussprengung eines Pfannenanteiles vor 7 Monaten, beschwerdefrei belastbares Hüftgelenk nach Total-Endoprothese.

R. E., 68 Jahre, weiblich, 1939 Hüftsteife links nach Coxitis infolge septischer Angina. 1940 Schenkelhalsfraktur nach Sturz. Schenkelhals-Pseudarthrose trotz mehrfacher Nagelung. Einstufung nach Merle d'Aubigné und Postel vor der Operation 1,3 und $1^1/_2$ Jahre nach der Operation 6,0, d. h. die Patientin hat jetzt ein voll belastbares, frei bewegliches Hüftgelenk ohne Schmerzen (Abb. 5).

T. Sch., 75 Jahre, weiblich, Spontanfraktur 3 Jahre nach bestrahltem gynäkologischem Carcinom, hochgradige Osteoporose, Durchwanderung

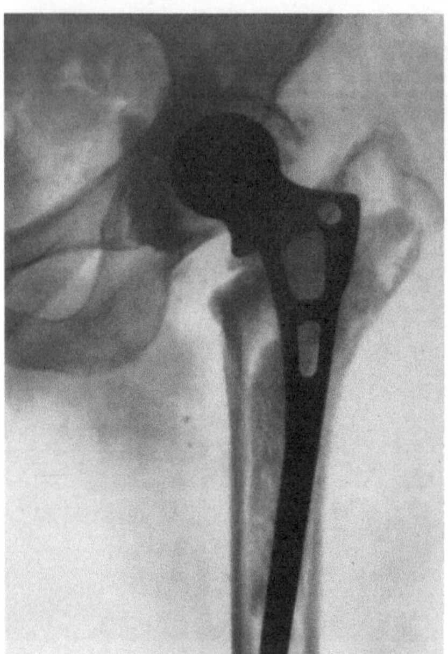

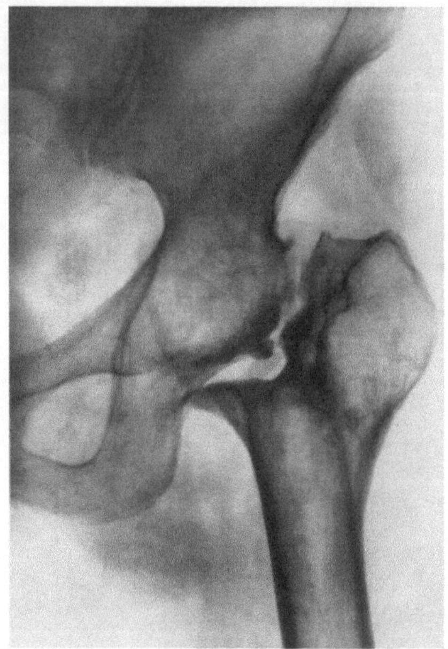

Abb. 5. R. E. 68 J. weibl. Schenkelhalspseudarthrose nach Sturz bei Hüftsteife nach Coxitis vor 28 Jahren. Voll belastbares Hüftgelenk nach totaler Endoprothese

des Hüftnagels durch den Kopf, Pseudarthrosebildung. $2^1/_2$ Jahre nach der Operation freie Belastbarkeit des Hüftgelenkes und Rückgang der Osteoporose.

E. R., 46 Jahre, männlich, zentrale Hüftgelenksluxation 1964, Extensionsbehandlung über 3 Monate. 1 Jahr später Schienenhülsenapparat wegen zunehmender Beschwerden. Nach der Operation frei belastbares Hüftgelenk.

B. L., 28 Jahre, männlich, veraltete Hüftgelenksluxation beiderseits bei Mehrfachverletzung der unteren Extremitäten und Amputation des linken Unterschenkels wegen Osteomyelitis nach Verkehrsunfall 1966. Der Patient war gehunfähig. $1^1/_2$ Jahre nach der Operation Belastbarkeit beider Hüftgelenke, geht mit 2 Handstöcken, Treppensteigen möglich.

J. B., 64 Jahre, männlich, Coxarthrose nach zentraler Hüftgelenksluxation infolge Flugzeugabsturzes im 2. Weltkrieg. Zweimalige Durchführung einer Hängehüfte nach Voß. Zustand nach Arthrodesenversuch. Gangstrecke 200 m mit 2 Unterarmstützen. Trendelenburg positiv. Postoperativ schmerzfrei belastbares Hüftgelenk, Trendelenburg negativ.

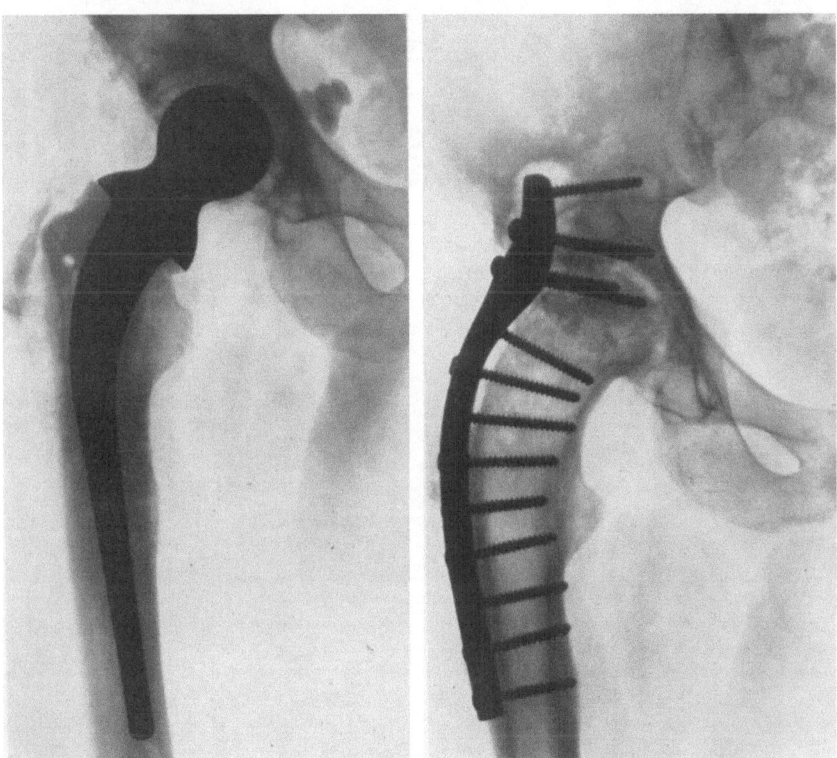

Abb. 6. W. S. 35 J. männl. Zustand nach Verrenkungsbruch re. Hüftgelenk. Lockerung der Kreuzplattenarthrodese nach Sturz. Uneingeschränkt funktionsfähiges Hüftgelenk nach totaler Endoprothese

W. S., 35 Jahre, männlich, Zustand nach Luxationsfraktur rechtes Hüftgelenk, Durchführen einer Kreuzplatten-Arthrodese, Lockerung der Arthrodese nach Sturz, Einstufung nach Merle d'Aubigné und Postel mit 2,0 vor der Operation und 6,0 nach der Operation (Abb. 6).

Abschließend wird eine Patientin vorgestellt, an der die Entwicklung des künstlichen Hüftgelenkes abgelesen werden kann:

M. J., 52 Jahre, weiblich, Zustand nach Flachpfanne beiderseits mit fortschreitender Coxarthrose, links stärker als rechts. Hüftbeschwerden

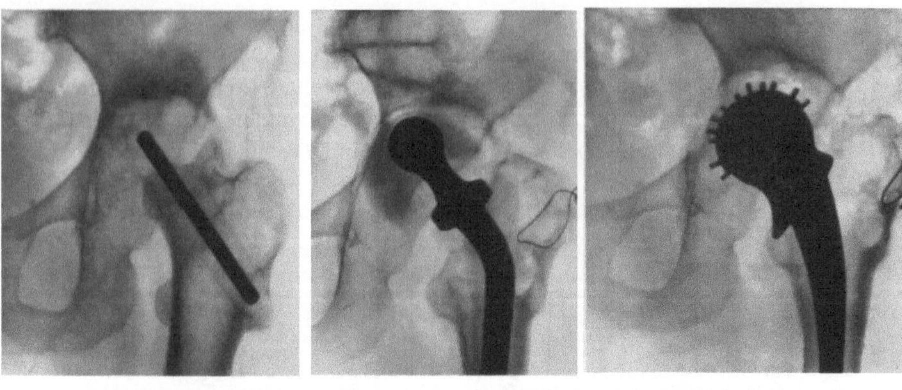

a

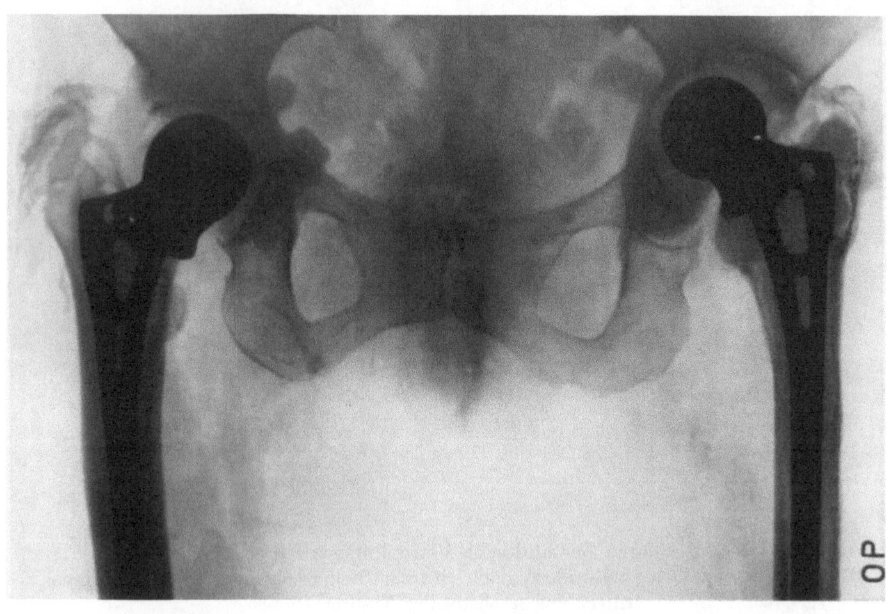

b

Abb. 7. a Coxarthrose nach Flachpfanne bds. Zustand nach Judet-Endoprothese 1954, Charnley-Endoprothese mit Teflonpfanne 1961 und McKee-Endoprothese 1965. b Totale Endoprothese bds. 1967. Gangstrecke 2—3 Std ohne Stock

bestehen seit 1950. Einsetzen einer Endoprothese nach Judet im Jahre 1954. Auswechseln dieser Endoprothese gegen eine Charnley-Endoprothese mit Teflon-Pfanne 1961. Nach Zerstörung der Teflon-Pfanne Auswechseln dieser Endoprothese gegen eine totale Endoprothese nach

McKee im Jahre 1965. Danach Belastung des Hüftgelenkes nur noch mit 2 Unterarmstützen möglich. Die Gangstrecke beträgt etwa 200 m.

2 Jahre nach der Operation beider Hüftgelenke kann die Patientin 2—3 Std ohne Stock belasten (Abb. 7).

Literatur

Charnley, J.: Lancet **1961 II**, 1129.
— J. Bone Jt Surg. B **47**, 354 (1965).
—, and J. Kettlewell: J. Bone Jt Surg. B **47**, 56 (1965).
Contzen, H. F., F. Streumann u. E. Paschke: Grundlagen der Alloplastik mit Metallen und Kunststoffen. Stuttgart: G. Thieme 1967.
Huggler, A. H.: Die Alloplastik des Hüftgelenkes mit Femurschaft- und Totalendoprothesen. Stuttgart: G. Thieme 1968.
McKee, G. K., and J. Watson-Farrar: J. Bone Jt Surg. B **48**, 2 (1966).
Merle d'Aubigné, R., and M. Postel: J. Bone Jt Surg. A **36**, 451 (1954).
Müller, M. E.: Arch. orthop. Unfall-Chir. **54**, 513 (1962).
Rydell, N.: Intravital measurements of forces acting on the hip-joint. Studies on the anatomy and function of bone and joints, p. 52. Berlin-Heidelberg-New York: Springer 1966.

Präsident: Herr Buchholz, Ihre eindrucksvolle Demonstration ist eine bewundernswerte Bereicherung der Unfallchirurgie und der Chirurgie der Verletzungsfolgen an der Hüfte. Wir beglückwünschen Sie herzlich zu Ihren Erfolgen.

121. Intraartikuläre Frakturen des Kniegelenkes

J. Böhler-Linz/Österreich

Summary. An ideal therapeutic result can only be achieved in fractures of the knee joint by exact reproduction of the joint surfaces. Frequently, reposition is only possible by operative intervention. Early exercise-therapy gives the best prospects of good knee joint-mobility. Movement is possible much earlier after operative stabilisation than after plaster treatment. However, operative treatment is burdened by the risk of infection and technical difficulties. As a compromise, percutaneous repositioning and percutenaous screwing come to mind, with which completely satisfactory results may be achieved. Open repositioning should be retained in those cases, where percutaneous methods can not achieve the desired effect.

Zusammenfassung. Nur durch exakte anatomische Wiederherstellung der Gelenkflächen kann ein ideales Behandlungsergebnis bei den Frakturen des Kniegelenkes erzielt werden. Häufig ist die Reposition nur operativ möglich. Frühzeitige Übungsbehandlung gibt die besten Aussichten auf eine gute Kniegelenkbeweglichkeit. Nach der operativen Stabilisierung kann viel früher als nach der Gipsbehandlung bewegt werden. Die operative Behandlung ist aber mit dem Infektionsrisiko und mit den technischen Schwierigkeiten belastet. Als Kompromiß bietet sich für viele Fälle die percutane Reposition und percutane Verschraubung an, mit der durchaus zufriedenstellende Ergebnisse zu erzielen sind. Die offene Reposition und Stabilisierung soll den Fällen vorbehalten bleiben, bei denen percutane Methoden nicht zum Ziele führen.

Überblickt man die Literatur der letzten Jahre, so findet man zunehmend Arbeiten, die die exakte operative Reposition und stabile Fixation der Schienbeinkopfbrüche und Oberschenkelcondylenbrüche als optimale Behandlungsmethode fordern. Daneben sind aber auch Arbeiten erschienen, die das andere Extrem — die frühzeitige Übungsbehandlung mit Belassung der Verschiebung — vor allem bei Schienbeincondylenbrüchen, empfehlen.

Das Ziel der Behandlung eines intraartikulären Bruches des Kniegelenkes ist die knöcherne Heilung des Bruches bei geradem standfesten Bein mit freier Beweglichkeit des Kniegelenkes und unter Vermeidung von Spätarthrosen und von Schmerzen. Die Aussichten für die Erreichung dieses Behandlungszieles sind am besten, wenn eine anatomische Wiederherstellung der Gelenkflächen erfolgt, da nur dadurch die Mechanik des Gelenkes in seiner ursprünglichen Form gewährleistet ist. Der Forderung nach freier Beweglichkeit wird am besten nachgekommen, wenn frühzeitig wieder mit Bewegungen begonnen wird.

Es besteht kein Zweifel, daß auf operativem Weg die Kongruenz der Gelenkflächen am besten wiederhergestellt und daß mit einer stabilen Osteosynthese mit Bewegungen schon lange vor der knöchernen Heilung begonnen werden kann. Man sollte meinen, daß die operative Behandlung unbedingt die beste Art der Versorgung darstellt.

Dem rein mechanischen Problem der Wiederherstellung der Gelenkkongruenz stehen aber bei der offenen Reposition und Osteosynthese folgende Risiken entgegen.

1. Die Infektion: Die Gefahr einer postoperativen Wundinfektion mit ihren gerade im Bereich eines großen Gelenkes verheerenden Folgen ist immer gegeben. Eine operative Knochenbruchbehandlung ist nur dann gerechtfertigt, wenn ein einwandfrei aseptischer Operationssaal vorhanden ist. Wir sind so weit gegangen, daß wir nach dem Vorschlag von Charnley u. Whitcomb in unserem voll überdruckklimatisierten Operationstrakt noch zusätzlich eine ultrareine Operationskabine mit auf 0,2 μ gefilterter vertikaler lamellärer Luftströmung eingerichtet haben und damit in 99% keimfreier Luft arbeiten können.

2. Die Durchblutungsstörung als Folge der breiten operativen Freilegung und der damit bedingten Devitalisierung von Fragmenten und auch als Folge großer metallischer Fremdkörper, die die Gefäßzufuhr zu einzelnen Fragmenten beeinträchtigen.

3. Die technischen Schwierigkeiten des Eingriffes, die gerade bei intraartikulären Frakturen groß sind. Die operative Behandlung von Kniegelenkfrakturen erfordert besondere Erfahrung und ein komplettes Instrumentarium, also Bedingungen, die nicht überall gegeben sind.

4. Als Folge dieser technischen Schwierigkeiten kann der operative Eingriff sehr lange dauern. Dies kann beim Frischverletzten zur Aus-

bildung eines schweren Schocks führen, der unter Umständen auch tödlich enden kann. Auf jeden Fall aber wird das Infektionsrisiko wesentlich erhöht.

Um mit der operativen Behandlung gute Ergebnisse erzielen zu können, ist es unumgänglich notwendig, daß exakt reponiert wird und die reponierte Stellung einwandfrei aufrechterhalten wird.

Insuffizient ausgeführte Osteosynthesen kann man nicht unmittelbar der Methode anlasten, daß sie aber vorkommen, soll dieser offene Bruch der Oberschenkelcondylen zeigen, bei dem weder exakt reponiert noch ausreichend stabilisiert wurde. Zu allem Überfluß kam es auch noch zur Infektion. Nach $4^1/_2$ Jahren besteht noch eine Fistel und das Kniegelenk ist weitgehend versteift.

Im Gegensatz zur operativen Methode stellt die konservative Behandlung keine so großen Anforderungen an das Geschick des Operateurs und birgt auch kein Infektionsrisiko.

Ich hatte vor 4 Jahren das gleiche Thema bei der Tagung unserer Gesellschaft zu behandeln, und ich habe damals folgendes empfohlen:

Oberschenkelcondylen. In der Regel operative Behandlung. Sofern es gelingt, konservativ zu reponieren, percutane Fixation.

Bei Oberschenkelcondylenfrakturen unterhalb der Bandansätze, bei denen die Fragmente weitgehend aus der Ernährung ausgeschaltet sind, ist die offene Reposition und Verschraubung vorzuziehen, da die Gefahr der aseptischen Nekrose und der Pseudarthrosenbildung besteht.

Für die schweren offenen supra- und diacondylären Oberschenkelfrakturen, die meist mit einem schweren Schock verbunden sind, soll die operative Versorgung möglichst klein gehalten werden und sich auf die Reposition und Osteosynthese der Gelenkfläche beschränken. Die weitere Behandlung erfolgt dann konservativ wie bei einem einfachen supracondylären Oberschenkelbruch. Nur bei sehr gutem Allgemeinzustand und der Möglichkeit einer einwandfreien Hautdeckung darf eine Stabilisierung des gesamten Frakturkomplexes ausgeführt werden.

Schienbeinkopfbrüche. Bei den Schienbeinkopfbrüchen muß bei der Indikationsstellung zur Behandlung streng nach der Bruchform unterschieden werden. Am wichtigsten ist die Wiederherstellung regelrechter Achsenverhältnisse, die fast immer konservativ erreicht werden kann.

Monocondyläre Brüche betreffen meist den lateralen Schienbeincondyl. Die Abkippungs- oder Depressionsbrüche lassen sich fast immer konservativ reponieren und können entweder im Gipsverband oder mit percutaner Verschraubung stabilisiert werden.

Bei den Spaltbrüchen des lateralen Condyls ist die Breite des abgespaltenen Schienbeinrandes ausschlaggebend. Bei breitem Rand stützt dieser nach der Reposition den Oberschenkelcondyl ausreichend ab und eine operative Hebung des kleinen intermediären Fragmentes ist nicht notwendig. Bei schmalem lateralen Rand muß zur ausreichenden Unterstützung des Oberschenkelcondyls das Imprimat gehoben werden. Gelingt es, die Gelenkfläche gedeckt mit einem Elevatorium oder einem Steinmann-Nagel zu heben, so genügt die percutane Verschraubung. Bei weitgehender Zerstörung der Gelenkfläche, die das Tomogramm zeigt, kommt es aber trotzdem zur Spätarthrose.

Bei diesen Fällen kann ein homoioplastisches kältekonserviertes Stück Schienbeincondyl mit gutem Erfolg eingesetzt werden, oder es kann die laterale Hälfte der Patella zum Ersatz der Gelenkfläche verwendet werden.

Die meisten bicondylären Brüche lassen sich konservativ gut reponieren und können auch konservativ weiterbehandelt werden. Auch bei ihnen wird mit der percutanen Stabilisierung die Weiterbehandlung erleichtert und abgekürzt.

Brüche der Eminentia intercondyloidea lassen sich meist durch Überstreckung des Kniegelenkes exakt anlegen und können dann weiter konservativ im Gipsverband behandelt werden. Gelingt die exakte Reposition nicht, so muß operativ reponiert und fixiert werden.

So weit meine Empfehlungen vor 4 Jahren.

Im vergangenen Jahr ist aus dem Unfallkrankenhaus Wien XX von Thiele eine Monographie über die Behandlungsergebnisse von 486 Schienbeinkopfbrüchen erschienen, die mindestens 4 Jahre nach dem Unfall nachuntersucht wurden. 83,5% davon wurden rein konservativ behandelt. Alle Operierten wurden bis zur knöchernen Heilung im Durchschnitt 10,6 Wochen ruhiggestellt. Bei 54 operierten geschlossenen Brüchen kam es 3mal, das sind 5,5% zur Infektion. Die Gesamtbehandlungszeit der operierten Fälle war um 70% länger. 76,4% der konservativ Behandelten erreichten eine Beugung des Kniegelenkes bis zum rechten Winkel, während bei den Operierten dies nur in 44,1% der Fall war. Zusammenfassend stellte Thiele fest, daß eine Indikation für die operative Einrichtung nur dann besteht, wenn durch konservative oder percutane Einrichtungsverfahren es nicht gelingt, eine Achsenknickung von mehr als 5—7° zu vermeiden. Unter dieser Indikationsstellung müssen nach Thiele nur 10% operativ reponiert werden. Es bestehe kein Grund zur Annahme, daß man das funktionelle Spätergebnis verbessern könne, wenn man in jedem Fall operativ eine anatomisch genaue Wiederherstellung der Schienbeinkopfgelenkfläche durchführt. Im Gegensatz dazu haben sich percutane Eingriffe in keiner Weise negativ ausgewirkt, wobei die percutane Osteosynthese nur dann durchgeführt werden dürfe, wenn der Bruch vollständig eingerichtet ist.

Ein verletzter Meniscus solle nach Möglichkeit bei der operativen Einrichtung belassen werden. Menisci, die von der Basis abgelöst sind, werden wieder an der Kapsel mit Nähten fixiert. Nur wenn der Meniscus so zerrissen ist, daß nach der Teilresektion keine zusammenhängende Meniscusbasis mehr überbleibt, sollte er ganz entfernt werden. Für die einzelnen Bruchformen — von denen er 15 anführt — werden individuelle Behandlungsrichtlinien angegeben.

Die wesentlich schlechteren Ergebnisse der operativ Behandelten bestehen auch dann, wenn sie mit ähnlich schweren konservativ oder mit percutanen Methoden Behandelten verglichen werden. Diese Zahlen geben selbst dann zu denken, wenn man berücksichtigt, daß immer bis zur knöchernen Heilung im Gipsverband ruhiggestellt wurde. Die funktionellen Ergebnisse sind sicher wesentlich besser, wenn die Ruhigstellung nur bis zur Wundheilung oder bei gleichzeitig zerrissenen und genähten Bändern bis zur Heilung der Bänder, das ist also 6 Wochen, erfolgt und die Übungsbehandlung frühzeitig einsetzt. Wir sind bei der operativen Behandlung der Schienbeinkopfbrüche, sei es nach der percutanen Verschraubung oder sei es nach der operativen Reposition so vorgegangen, daß wir postoperativ im Streckverband ruhiggestellt haben und nach Wundheilung mit Übung des Kniegelenkes begonnen haben. Bettruhe mit Übungen wurde für 4—6 Wochen eingehalten, dann wurde ein Gehgipsverband für weitere 4—6 Wochen getragen. Die Ergebnisse vor allem in bezug auf die Beweglichkeit war mit diesem Verfahren wesentlich besser als bei Thiele und mehr als $^3/_4$ aller Fälle konnten das Knie bis mindestens zum rechten Winkel beugen.

Aufgrund unserer eigenen Erfahrungen und der Erfahrungen des Unfallkrankenhauses Wien möchte ich deshalb bei der schon vor 4 Jahren gegebenen Empfehlung verbleiben, bei Schienbeinkopfbrüchen zunächst die geschlossene Reposition im Schraubenzugapparat, gegebenenfalls unter Zuhilfenahme von percutanen Repositionsmanövern zu versuchen, und falls diese gelingt, eine percutane Verschraubung vorzunehmen. Eine Erleichterung des exakten Einbringens bietet die von Streli entwickelte kanülierte Schraube, die über einen Bohrdraht eingeführt werden kann. Die offene Reposition und Hebung der Schienbeingelenkfläche und bei starker Zertrümmerung der Ersatz durch einen homoioplastischen Schienbeincondyl oder durch die laterale Hälfte der eigenen Patella, soll vor allem den monocondylären Impressionsbrüchen mit abgespaltenem Rand und den monocondylären Spaltbrüchen mit Imprimat vorbehalten bleiben.

Nach der offenen Reposition und Spongiosaunterfütterung soll eine möglichst stabile Osteosynthese ausgeführt werden. Wir ziehen die Verschraubung und zusätzlich eine T-Platte der AO der Winkelplatte vor, da das Einführen der Winkelplatte schwierig sein kann und die Klinge der Platte proximal davon gelegene Fragmente aus der Ernährung ausschalten kann.

Patellabrüche. Auch zur Behandlung der Patellabrüche habe ich meinen vor 4 Jahren gemachten Ausführungen nichts Neues hinzuzufügen. Besteht keine Verschiebung, so wird konservativ behandelt, randständige Abbrüche der Patella werden mit der Teilexstirpation behandelt. Bei der Resektion des unteren Poles muß das Lig. patellae in der Mitte und nicht zu weit vorne reinseriert werden, da die dadurch bedingte Kippung der Patella zu einem schlechten Ergebnis führt. Querbrüche der Patella mit höchstens 3 Hauptbruchstücken werden am besten mit der Kombination von Bohrdrähten und an der Streckseite gekreuzten Drahtnaht, also der Zuggurtung behandelt. Trümmerbrüche der Patella behandeln wir mit der Totalexstirpation, mit deren Ergebnissen wir durchaus zufrieden sind, sofern nach der Exstirpation eine End-zu-End-Naht von Quadricepssehne und Lig. patellae erfolgt.

Präsident: Ich danke Ihnen sehr, Herr Böhler, und pflichte Ihnen bei in der Empfehlung, mit den operativen Behandlungsverfahren nicht übereilig bei der Hand zu sein. Besonders beachtenswert erscheint mir auch Ihre Empfehlung, bei operativ versorgten Schienbeinkopfbrüchen mit der Übungsbehandlung nicht zu lange zu warten. Bei den Trümmerbrüchen der Patella bleibt ja kaum eine andere Wahl als die Totalexstirpation; man möchte hoffen, daß der Weg auf die Dauer hält, was man sich von ihm erhofft.

122. Frakturen und Luxationen der Fußwurzel

L. Koslowski-Tübingen

Summary. From the point of view of significance and incidence, calcaneal fractures occupy first place amongst tarsal disorders. Treatment is initially conservative. If strong complaints persists, hardening processes on the lower talocalcaneal joint should be considered. Astragalar injuries frequently lead to bone necrosis as a result of disturbances in circulation, which requires long term immobilisation. Hardening operations are not only the last but frequently the best resort for achieving healing of tarsal injuries with complete freedom from symptoms.

Zusammenfassung. Die Brüche des Fersenbeins stehen ihrer Bedeutung und Häufigkeit nach unter den Fußwurzelverletzungen an erster Stelle. Die Behandlung ist zunächst eine konservative. Bei bleibenden starken Beschwerden sind versteifende Eingriffe am unteren Sprunggelenk in Erwägung zu ziehen. Die Sprungbeinverletzungen führen infolge Durchblutungsstörungen nicht selten zu Knochennekrosen, die langdauernde Ruhigstellung erfordern. Versteifende Operationen sind nicht nur der letzte, sondern oft auch der beste Weg, Fußwurzelverletzungen beschwerdefrei zur Heilung zu bringen.

Der Fuß scheint in seiner Ausdehnung recht variabel zu sein — in süddeutschen Landen reicht er von den Zehen bis zur Hüfte. Aber auch unter Chirurgen trifft man auf verschiedenartige Vorstellungen über das, was zur Fußwurzel gehört.

Ich darf an die anatomischen Merkverse unserer vorklinischen Semester erinnern: „Das Sprungbein und das Fersenbein, die wollten in das Schiff hinein und kriegten dreimal Keile vom Würfelbein.“ Damit ist klar, wie weit die Fußwurzel reicht.

Ähnlich ist es mit der Bezeichnung der Gelenke: Anstelle der unbestimmten Benennung „Fußgelenk“ sollten wir an der Abgrenzung in oberes Sprunggelenk, vorderes und hinteres unteres Sprunggelenk festhalten.

Unter den Verletzungen des Fußwurzelskeletts stehen die Frakturen des *Fersenbeins* der Bedeutung und Häufigkeit nach an erster Stelle, im Freiburger und Tübinger Krankengut etwa 75%. Zur Verth hat die statische Einheit von Sprungbein und Fersenbein ein untergurtetes Sprengwerk der physikalischen Technik genannt, wobei Calcaneus und Mittelfußknochen die Pfeiler, die Muskeln und Bänder der Fußsohle die Untergurtung bilden. Beim Sturz aus der Höhe — in 85% die Ursache der Fersenbeinbrüche — sprengt der Talus den Calcaneus auseinander. Für den Verlauf der Bruchlinien ist dabei der Stellwinkel im oberen Sprunggelenk entscheidend, der die einwirkende Kraft auf den vorderen, mittleren oder hinteren Teil des Fersenbeins lenkt.

Die Prognose wird bestimmt vom Ausmaß der Zertrümmerung und Verformung gelenkbildender Oberflächen des Fersenbeins.

Von den verschiedenen Vorschlägen zur Einteilung der Calcaneusfrakturen scheint mir die von Vidal gegebene die einfachste und für die praktische Chirurgie brauchbarste. Die 3. Kategorie entspricht den Gruppen V—VIII der Böhlerschen Gliederung (Tabelle).

Um das Ausmaß einer Fersenbeinfraktur richtig beurteilen zu können, ist es zweckmäßig, neben der seitlichen und der axialen Röntgenaufnahme von hinten ein drittes Bild von vorn oben zu machen. Dabei wird der Fuß im oberen Sprunggelenk dorsalflektiert und der Zentralstrahl im Winkel von 45° auf die Mitte der Fußwurzel gerichtet. In dieser Ebene kommt das Fersenbein mit seinen Gelenkflächen am besten zur Darstellung. Bei diesem Fall ist das obere Bild in dieser sog. Skyline-Ebene geschlossen.

Tabelle. *Einteilung der Fersenbeinbrüche nach Vidal*

I.	Keine Gelenkbeteiligung
II.	Mit Gelenkbeteiligung, aber ohne Stufe; leichte Abflachung des Tuber-Gelenk-Winkels
III.	Zertrümmerung mit Verschiebung von Gelenkflächen; starke Abflachung des Tuber-Gelenk-Winkels; Achsenfehlstellung

Zu den Frakturen ohne Gelenkbeteiligung gehört der Ausriß des Achillessehnenansatzes, der sog. Entenschnabelbruch. Läßt sich das Fragment nicht durch Entlastung in Spitzfußstellung im Oberschenkelgipsverband reponieren, so wird es durch eine Spongiosaschraube fixiert. Bekanntlich gilt die Verminderung oder Aufhebung des von Lorenz Böhler eingeführten Tuber-Gelenk-Winkels als Kriterium für die Schwere der Fraktur. Wichtiger aber noch erscheint die Verbreiterung und Varusstellung des zusammengebrochenen Fersenbeins. Oft unbefriedigend dagegen und daher umstritten ist die Behandlung der Fersenbeintrümmerbrüche aus der Gruppe III von Vidal mit Verwerfung der Gelenkflächen oder einer Verrenkung im hinteren unteren Sprunggelenk. Wenn derartige Frakturen doppelseitig auftreten, wie hier nach einem Suicidversuch bei einer jungen Frau, ist das Ergebnis meist enttäuschend.

Das Fersenbein weist drei gelenkbildende Flächen auf, deren Neigungswinkel und Drehachse jeweils verschieden sind. Diese Facetten operativ so zu konstruieren, daß die komplizierten Bewegungsvorgänge wieder reibungslos ablaufen können, erscheint ausgeschlossen — eine Feststellung, die Becker schon 1906 getroffen hat. Die Erfahrungen der letzten 50 Jahre bestätigen das. Die sog. halboffenen Verfahren zur Wiederaufrichtung des zusammengedrückten, verbreiterten Fersenbeins und damit des abgeflachten Fußgewölbes — Doppeldraht-Extension nach Klapp, Schraubenzug und Fersenbeinzwinge nach Böhler, Steinmann-Nagel nach Westhus, Schraube nach Bürkle de la Camp, Kompressorium nach Phleps-Gocht, Achillotenotomie —, sie alle haben nicht befriedigt. Auch nicht die Fixation mit zwei oder mehr Drähten, die vom Tuber calcanei in den Talus und das Cuboid eingebohrt werden. Hinzu tritt die Neigung zu sekundärer Infektion im Bereich des durchbohrten oder angespießten Fersenbeins, wie bei diesem Fall, wo die Osteomyelitis zum Verlust eines großen Teils des Tuber calcanei führte.

Herr Weller, dem ich für die Überlassung von Bildern und Unterlagen zu Dank verpflichtet bin, hat vor $1^1/_2$ Jahren eine Umfrage an zahlreiche deutsche Kliniken gerichtet. Sie ergab, daß man heute fast ausnahmslos auf den Versuch der halboffenen Aufrichtung oder operativen Reposition der Gelenk-Trümmerbrüche verzichtet und sich auf Hochlagerung und frühzeitige Übungsbehandlung beschränkt.

Wir bevorzugen eine steile Hochlagerung, geben Venostasin und Tanderil zur Ödemminderung und einen gut anmodellierten Unterschenkelgipsverband unter leichter Spitzfuß- und betonter Pronationsstellung. Manche Kliniken verzichten auch auf den Gipsverband. Übereinstimmung besteht hinsichtlich des späteren Belastungsbeginns nach etwa 12 Wochen. Zur Entlastung des Fußes hat sich der Allgöwersche Gehapparat bewährt.

Diskutiert werden die *Notwendigkeit und der Zeitpunkt der subtalaren Arthrodese* bei Zerstörung des hinteren unteren Sprunggelenkes. Gegen die Spätarthrodese sprechen psychologische Faktoren: Nicht selten lehnt der versicherte Verletzte diesen Eingriff ab, aus Furcht vor dem Entzug der Rente, die nach schweren Trümmerbrüchen bis zu 40% erreicht.

Aber auch die Erfahrung, daß nach derartigen Frakturen ein befriedigendes Ergebnis die Ausnahme und eine schmerzhafte Arthrose fast die Regel ist, legt eine Früharthrodese nahe, wie sie vor allem Ehalt und Weller befürworten.

Sie wird 3—5 Wochen nach der Verletzung vorgenommen. Ehalt führt sie unter Umständen primär, also sofort nach dem Unfall durch, Lorenz Böhler empfiehlt sie nur für den Fall, daß primär kein befriedigendes Repositionsergebnis erzielt werden konnte.

Zur Technik der subtalaren Arthrodese nur wenige Worte: Die Entknorpelung der Gelenkflächen und Einlage von Spongiosa allein reicht zur Versteifung nicht immer aus. Sichere Ergebnisse ergibt die Kombination mit Spannverriegelung nach Max Lange oder der Drehverriegelung mit zusätzlicher Fixation durch einen Drei-Lamellennagel nach Ehalt-Scherbichler. Nach 3 Monaten ist die Versteifung im allgemeinen erreicht.

Zusammenfassend ist zu den Trümmerbrüchen des Fersenbeins mit Gelenkbeteiligung zu sagen, daß sich die halboffene Aufrichtung und die operative Einrichtung aufs Ganze gesehen nicht bewährt haben. Entweder man entschließt sich zur Früharthrodese nach 3—5 Wochen — wofür eine erhebliche Verminderung oder eine Aufhebung des Tuber-Gelenk-Winkels und insbesondere eine starke Verbreiterung des Fersenbeins sprechen. Oder man wartet ab, welches funktionelle und subjektive Ergebnis mit frühzeitiger Übung und langdauernder Entlastung erzielt wird. Nachdrücklich ist auf die Notwendigkeit einer sorgfältigen Versorgung mit orthopädischen Schuhen hinzuweisen — eine alte Mahnung von Bedeutung.

Subjektive Beschwerden werden nicht nur durch die Gelenkverformung, sondern auch durch die Einklemmung der Peronaeussehne zwischen den Calcaneusfragmenten hervorgerufen. Ihre Befreiung bessert die Schmerzen oft sehr eindrucksvoll.

Ähnlich wie die Fersenbeintrümmerbrüche haben auch die *Talusfrakturen* eine ungünstige Prognose — in erster Linie infolge Störungen der sehr variablen Gefäßversorgung und der dadurch bedingten Neigung zu Knochennekrosen.

Brüche der Talusrolle mit Stufenbildung in der Gelenkfläche erfordern stets eine exakte operative Reposition, meist mit Osteosynthese.

Bei diesem Fall, den ich meinem ehemaligen Mitarbeiter Mayer in Calw verdanke, war es bei einem Treppensturz zu einer erheblichen Stufe in der Tallusrolle gekommen. Der zunächst gewählte Zugang von vorn bot keinen ausreichenden Überblick über die Fraktur. Die Reposition gelang schließlich von hinten. Das abgesprengte Fragment wurde mit einer Naviculareschraube fixiert. Nach 3 Monaten Beginn mit Gehübungen im entlastenden Apparat.

Schwierig gestaltet sich die Reposition der isoliert luxierten Talusrolle. Dabei müssen meist Sehnen temporär durchtrennt oder verlagert werden. Wir hatten Gelegenheit, bei einem Mehrfachverletzten mit offener Schädelfraktur und Hirnkontusion, Oberschenkelschaftbruch und doppelseitiger Sprungbeinfraktur eine solche Luxation der Talusrolle nach hinten zu beobachten. Die Reposition am 3. Tag nach dem Unfall gelang von einem Bogenschnitt um den inneren Knöchel nur mit großer Mühe, unter Calcaneusdrahtextension und temporärer Verlagerung der Sehne des Tibialis posterior nach vorn. Auf dem Operationsbild sieht man die luxierte Talusrolle hinten zwischen Achillessehne und Tibia eingekeilt. Die Talusrolle wurde mit gekreuzten Bohrdrähten am Processus anterior fixiert, der Bandapparat soweit möglich genäht.

Nach 4 Monaten keine Zeichen einer Nekrose der Talusrolle, allerdings noch Schmerzen und Bewegungseinschränkung bei Pro- und Supination des Fußes.

Sprungbeinfrakturen erfordern stets Entlastung für mindestens 12 Wochen, unter Umständen für 1 ganzes Jahr und sorgfältige Versorgung mit orthopädischen Schuhen oder Einlagen. Kommt es zur Knochennekrose oder Pseudarthrose, so bleibt als Ultima ratio auch hier die subtalare Arthrodese. Im übrigen können selbst nach Jahresfrist noch Knochennekrosen im Bereich des Talus auftreten. Eine abschließende Beurteilung der Sprungbeinbrüche ist daher nicht vor Ablauf von 2 Jahren möglich.

Bei der *Luxatio sub talo*, die beim Abheben des ganzen Körpers gegenüber dem fixierten Fuß auftreten kann, gelingt die sofortige Einrichtung mit der Hand fast immer. Bei verzögerter Reposition ist ein Drahtzug am Fersenbein, evtl. auch an den Mittelfußknochen notwendig. Veraltete Sprungbeinluxationen bedürfen meist der blutigen Reposition, unter Umständen mit gleichzeitiger Tripelarthrodese aller drei Sprunggelenke. Das gleiche gilt für die seltene Luxation des Sprungbeins.

Das *Kahnbein* kann in der Mitte frakturieren, oder der Sehnenansatz des Tibialis anterior an der dorsalen Kante des Naviculare kann ausreißen. Seltener ist die Luxation des Kahnbeins nach dorsal. Die Reposition erfordert eine Doppeldrahtextension durch Calcaneus und Mittelfußknochen.

Da das Kahnbein bekanntlich eine Neigung zur Knochennekrose hat, ist auf eine röntgenologische Verdichtung besonders zu achten. Hier eine Subluxation des komprimierten Kahnbeins mit deutlicher Sklerosierung des dorsalen Fragmentes und bleibender Verformung.

Die Frakturen von *Würfelbein und Keilbeinen* weisen in der Regel keine wesentliche Dislokation auf. Sie werden unter Modellieren des Fußgewölbes im Unterschenkelgipsverband ruhiggestellt und dürfen nach 3 Wochen belastet werden. Relativ häufiger sind Luxationen im Lisfrancschen Tarso-Metatarsalgelenk, meist kombiniert mit Randbrüchen der gelenkbildenden Knochen. Die Reposition erfordert einen kräftigen Zug an den Mittelfußknochen. Eine unvollständige Einrichtung dieser Verrenkung führt zu sehr schmerzhaften Fußdeformitäten, die sich nur durch eine Arthrodese im Lisfrancschen Gelenk bessern lassen.

Wenn ich mir abschließend noch eine Grenzüberschreitung in Richtung Mittelfuß erlauben darf — eine Bemerkung zu den Mittelfußfrakturen: Hier sollten Verkürzungen und Verschiebungen des 1. und 5. Strahls stets anatomisch exakt ausgeglichen werden. Das gelingt unter Umständen nur durch eine Osteosynthese, sei es durch einen kleinen Rushpin, sei es wie hier am 5. Strahl durch eine Naviculareschraube der AO.

In kaum einer anderen Körperregion sind der operativen Unfallchirurgie so enge Grenzen gezogen wie bei den Verletzungen des Fußskeletts, insbesondere des Sprungbeins und des Fersenbeins. In diesem Bereich gelingt es eben nicht oder nur selten, die biomechanischen Forderungen hinsichtlich der Wiederherstellung von Gelenkflächen zu erfüllen und eine ausreichende Durchblutung zu gewährleisten.

Die Versteifung von Gelenken ist hier nicht nur der letzte, sondern oft der beste Weg, den verletzten Menschen wieder gehfähig und schmerzfrei zu machen.

Präsident: Ihr Referat beweist, daß hier doch operative Methoden bei Frakturen dieser Art bei weitem mehr erzielen, als früher mit konservativen Methoden möglich war.

Ich unterbreche jetzt die wissenschaftliche Sitzung, wir treten wieder in die

Zweite Generalversammlung

ein. Der Wahlleiter hat festgestellt, daß 469 Stimmen abgegeben worden sind. Die absolute Mehrheit beträgt 235 Stimmen. Herr Maurer erhielt 194 Stimmen und Herr Weisschedel 146 Stimmen. Die absolute Mehrheit ist also von keinem Kandidaten erreicht, so daß ein neuer Wahlgang notwendig ist.

G. Maurer-München: Meine Damen und Herren! Ich möchte die Deutsche Gesellschaft für Chirurgie in ihrer nun fast hundertjährigen Tradition nicht belasten. Sie braucht Ruhe in ihrer wissenschaftlichen Arbeit, in ihren Aufgaben. Ich trete daher von der Kandidatur zurück. Erlauben Sie mir aber bitte hinzuzufügen, daß ich die gegenwärtige Pressekampagne für ungerechtfertigt halte, weil eine juristisch völlig einwandfreie Situation vorliegt.

Präsident: Dadurch ist eine neue Situation entstanden. Der neue Wahlgang erfordert nach der Satzung eine Stichwahl zwischen den beiden Kandidaten mit den meisten Stimmen. Nach Herrn Weisschedel erhielt Herr Lindenschmidt aus

Hamburg die meisten Stimmen mit einer Zahl von 47. Ich möchte Herrn Lindenschmidt fragen, ob er angesichts der neuen Situation kandidieren möchte.

O. Lindenschmidt-Hamburg: Ich bedaure die Entwicklung. Aber ich bin angesichts der neuen Situation berechtigt und auch bereit, zu kandidieren.

Präsident: Ich danke Ihnen vielmals, Herr Lindenschmidt.

Es findet also jetzt eine Stichwahl zwischen Herrn Weisschedel und Herrn Lindenschmidt statt. Wir möchten die Wahl während des kommenden Rundgespräches durchführen lassen, um nicht zuviel Zeit zu verlieren. Ich bitte jetzt den Wahlleiter, den Wahlakt vorzunehmen. Stimmzettel werden wie vorher nur gegen Vorweisung der Mitgliedskarte verabfolgt. Ich bitte Herrn Rehn, jetzt das *Rundgespräch* zu beginnen.

Rundgespräch

Kurzbericht

An dem Rundgespräch nahmen unter Leitung von Prof. J. Rehn-Bochum teil: J. Böhler-Linz, H. W. Buchholz-Hamburg, H. Ecke-Gießen, L. Koslowski-Tübingen, H. Pierer (a. G.)-Graz, H. Willenegger-Liestal.

Die vorhergehenden Referate zum *Thema der gelenknahen Frakturen der unteren Extremitäten* haben gezeigt, daß die *Anzeigestellung zur Osteosynthese* gerade hier übereinstimmend weit gestellt wird. Trotzdem haben sich *Unterschiede in der Indikationsstellung zu den verschiedenen Verfahren und der Methodik der Eingriffe* zwischen den Vortragenden ergeben. Das *nach topographisch anatomischen Gesichtspunkten geführte Rundgespräch* soll für den Kollegen in der Praxis die unterschiedlichen Meinungen herausstellen und versuchen, zu klaren Empfehlungen in Diagnostik und Therapie zu kommen.

Gerade bei *schweren Mehrfachverletzungen* werden im Beginn allzu leicht *Luxationsfrakturen*, wie überhaupt *Verletzungen des Hüftgelenkbereiches* übersehen. Die routinemäßig bei solchen Schwerverletzten durchgeführten *Röntgenaufnahmen des Beckens und des Brustkorbes* lassen neben den Traumafolgen des Hüftgelenkes knöcherne und Organverletzungen des Brustkorbes erkennen oder geben zumindest Hinweise, die zu einer genaueren Untersuchung Veranlassung sind. Eine *Röntgenaufnahme des Beckens und des Kniegelenkes* sollte *beim Oberschenkelschaftbruch* aus den gleichen Gründen angefertigt werden. Gerade bei den Auffahrunfällen der Autofahrer liegen häufiger gleichzeitige Verletzungen von Hüft- und Kniegelenk vor.

Bei Patienten im Schock, mit Schockgefährdung oder anderen Verletzungsfolgen bzw. Grunderkrankungen, bei denen die *Osteosynthese einer Luxationsfraktur* sich wegen der Gefährdung verbietet, sollte durch Reposition mit anschließender Extension die Erreichung einer bestmöglichen Stellung versucht werden. Nach Schockbekämpfung kann, falls noch erforderlich, der Eingriff unter Umständen in Lokalanaesthesie durchgeführt werden. Die Schmerzbeseitigung durch Behebung der Luxation zählt zur Schocktherapie.

Die *Frühosteosynthese der Luxationsfrakturen des Hüftgelenkes* ergibt zweifellos die besten funktionellen Resultate und eine geringe Quote an Oberschenkelkopfnekrosen. Vielfach ist sie aus den oben angeführten Gründen nicht möglich, da es sich letztlich um einen unter Umständen großen und schwierigen Eingriff handelt. Bis zu einem Zeitraum von 4 Wochen nach dem Unfall ist die Operation nach mangelhafter Reposition noch sinnvoll. Die zentrale Hüftluxation sollte aber nach J. Böhler ausschließlich mit Reposition und Extension, die ein bestmögliches Resultat anstreben soll, angegangen werden. Die Osteosynthese kann hier sehr schwierig sein und stellt einen großen Eingriff dar, der dem Erfahrenen vorbehalten ist. Die Resultate bleiben nach konservativem wie operativem Vorgehen problematisch. Für die *Hüftluxation mit dorsalem Pfannenabbruch*, zumal noch mit Beteiligung des Nervus ischiadicus, ergibt die technisch nicht so schwierige Frühoperation Aussichten auf ein gutes Resultat.

Die *Indikation zur Verwendung einer Endo- oder Totalprothese* nach Auftreten einer Arthrose des Hüftgelenkes oder einer Kopfnekrose wird im allgemeinen daran geknüpft, daß der Patient über 65 Jahre alt ist. Es steht bisher ein Beobachtungszeitraum von etwa 10 Jahren nach diesen Operationen zur Verfügung. Herr Buchholz vertritt als einziger Gesprächsteilnehmer andere Ansichten, die sich auf Erfahrungen nach Einbau von etwa 3000 Totalprothesen innerhalb 8 Jahren stützen. Er schätzt die Lebensdauer der Implantate auf 2—3 Jahrzehnte oder sogar länger. Unter Berücksichtigung der Infektionsquote sollte bei den schmerzhaften Folgezuständen der zentralen Hüftgelenksluxation die Indikation zur Verwendung einer Totalprothese nach Meinung von Herrn Buchholz sehr viel großzügiger gestellt werden. Gerade bei den hochgewachsenen Menschen des Nordens wird die Arthrodese des Hüftgelenkes häufig von den Patienten abgelehnt. Auch bei anderen Verletzungsfolgen oder Erkrankungen richtet sich Buchholz nach der Einstellung des Patienten ohne Rücksicht auf das Alter. Bei Vermeidung einer übermäßigen Belastung wird bei den von ihm verwandten Totalprothesen eine Haltbarkeit der Prothesen von mindestens 10 Jahren veranschlagt. Die gesamte Problematik wird mit dem Patienten vor dem Eingriff ausführlich besprochen.

Zur *Beurteilung und Erkennung der Kopfnekrose* oder nach J. Böhler besser des Zusammenbruches der Kopffraktur werden zahlreiche Methoden angegeben. Sie haben alle einen großen Unsicherheitsfaktor. So behält das in vierteljährlichen Abständen durchgeführte Röntgenbild, im Bedarfsfall mit Schichtaufnahmen, seine Bedeutung für die Erkennung und Verlaufskontrolle dieser Komplikation.

Bei Patienten unter 65 Jahren mit schweren Arthrosen des Hüftgelenkes kann unter Umständen durch eine Kappenplastik ein gewisser Zeitraum bis zum Einbau einer Totalprothese überbrückt werden. Die Indikationen zu den verschiedenen Verfahren — auch zur Arthrodese — richten sich nach Alter, Beschwerden, Beruf und anderen Voraussetzungen.

Die Probleme um die *Behandlung der medialen Schenkelhalsfraktur* sind in keiner Weise gelöst. Bei steil verlaufender Frakturlinie oder schlechtem Allgemeinzustand der Patienten über 65 Jahre ist die Endo- oder Totalprothese mit der Möglichkeit der frühen vollen Belastung der Osteosynthese überlegen. — Die *Heilung einer medialen Schenkelhalsfraktur* verläuft in zwei Phasen. Unter günstigen biomechanischen Bedingungen vollzieht sich die eigentliche *Bruchheilung* zumeist komplikationslos. Voraussetzung ist eine gute Adaptation der Bruchstücke mit einer stabilen Fixation durch einen Stabilisator, dessen Art nicht entscheidend für den Erfolg ist. Pseudarthrosen sind bei guter Technik selten. In der zweiten Phase kann oder sollte die *Revitalisierung des Kopfes* erfolgen. Ein partiell oder gänzlich nekrotischer Kopf bricht ein. Jetzt ist ein Endzustand erreicht, der schwierige therapeutische Probleme aufweist. Die *völlige Entlastung* nach medialer Schenkelhalsfraktur sollte — selbstverständlich unter Röntgenkontrolle — zumindest über 8 Monate konsequent durchgeführt werden. Herr Willenegger sah bei diesem Vorgehen formgerechte Heilungen in über 85% der Fälle. Die Nachuntersuchungen müssen mindestens über einen Zeitraum von 5 Jahren durchgeführt werden. Herr Ecke hatte in seinem Referat über eine auffallend geringe Zahl von Kopfnekrosen berichtet. Das Durchschnittsalter der Patienten betrug 69,5 Jahre. Eine exakte Nachkontrolle nach 5 Jahren ist unmöglich, da ein Teil der Patienten innerhalb dieses Zeitraumes verstarb. Alle Verletzten wurden mit einer Osteosynthese versorgt. Große Literaturzusammenstellungen berichten über eine durchschnittliche Zahl von 30% Kopfnekrosen. J. Böhler hält die lange Entlastungszeit von 8 Monaten für unzumutbar bei alten Patienten. Es ist bisher nicht bewiesen, daß mit diesem Vorgehen diese Komplikation in ihrer Häufigkeit vermindert werden kann.

Bei *Patienten unter 65 Jahren* sollte auf jeden Fall eine *Osteosynthese* durchgeführt werden. Nach Entwicklung einer *Pseudarthrose* oder *Kopfnekrose* kann immer noch eine *prothetische Versorgung* vorgenommen werden. Herr Willenegger spricht sich dann eher für eine *Totalprothese* aus, da die Endoprothese in ihren Spätergebnissen nicht ganz befriedigen konnte.

Von J. Böhler, Ecke und Koslowski wird die *Nagelung aller medialen Schenkelhalsfrakturen* befürwortet. Buchholz, J. Rehn und Willenegger sprechen sich für die *prothetische Versorgung* gerade bei alten Menschen aus. Die Entlastung im Gehwagen oder gar mit Gehstützen nach Osteosynthese ist über 12 Wochen nicht durchführbar. Das *Ziel der Osteosynthese*, nämlich die *Übungsstabilität*, ist praktisch nicht verwirklicht. Nur mit einer Endo- oder Totalprothese ist die baldige volle Belastbarkeit im Sinne einer *Belastungsstabilität* gegeben. Patienten, die bereits vor dem Unfall voll bettlägerig waren, sind mit einer Osteosynthese ausreichend versorgt. Die Pflege ist in gleicher Weise wie vor der Verletzung möglich. Vorläufig wird die *Behandlung der medialen Schenkelhalsfraktur* von den einzelnen Gesprächsteilnehmern verschieden gehandhabt. Erst größere Erfahrungsberichte werden die Möglichkeit geben, die Entscheidung zu treffen, welchem Verfahren der Vorzug zu geben ist.

Nach Eintritt von *Komplikationen*, wie Kopfnekrosen oder Arthrosen, entscheiden nicht die Röntgenbilder über die Indikation zu einem erneuten operativen Eingriff, sondern die subjektiven Beschwerden. Bei einem Patienten mit einer altersentsprechenden guten Gehleistung ohne wesentliche Beschwerden erübrigt sich eine prothetische Versorgung. Bei jugendlichen Patienten mit einer beginnenden Arthrose — auch noch ohne Beschwerden — ist dagegen eine Umstellungsosteotomie im Sinne der Prophylaxe bzw. der Vermeidung des Fortschreitens der Arthrose unbedingt zu erwägen.

Die *verschiedenen Formen der Schienbeinkopfbrüche* verlangen ein verschiedenes Vorgehen. *Stabile Spaltbrüche* können bald einer Übungsbehandlung zugeführt werden. *Leicht reponible Frakturen* sind percutan mit Spickdrähten oder Schrauben so zu stabilisieren, daß eine baldige Übungsbehandlung möglich ist. Die *schweren Impressionstrümmerfrakturen des Schienbeinkopfes* erfordern vom Operateur Erfahrung und Schulung für die Durchführung dieser schwierigen Osteosynthese. Bei Zutreffen dieser Voraussetzung lassen sich mit der Winkelplatte der AO bei einwandfreier Wiederherstellung des Schienbeinplateaus mit zusätzlicher Unterfütterung mit autologer Spongiosa und fester Verbindung zum Schaft gute funktionelle Spätresultate erzielen. Sekundäre Arthrosen kommen spät und in geringer Zahl zur Beobachtung.

Die Behandlung der *dislozierten Oberschenkelrollenbrüche* ergibt mit der Condylenplatte gute Ergebnisse. Wegen der Schwierigkeit des Eingriffs empfiehlt Koslowski die Versorgung mit Rush-pins. Übungsstabilität ist hiermit nicht zu erreichen, so daß ein zusätzlicher Gipsverband erforderlich ist. Die Indikation für dieses Verfahren wird damit auf Kinder und Jugendliche begrenzt, bei denen allerdings auch eine Spickung mit Kirschnerdrähten zumeist ausreichend ist.

Die *Patellafrakturen* sollten mit der Zuggurtung oder bei Teilzertrümmerung mit einer Teilpatellektomie behandelt werden. Nur bei der Unmöglichkeit einer Osteosynthese wegen völliger Zertrümmerung ist die *Patellektomie* als Ultima ratio anzuwenden. Keinesfalls darf sie als ein

Eingriff durchgeführt werden, der schneller und leichter als eine Osteosynthese vorzunehmen ist.

Das Gespräch schließt mit dem Dank des Leiters an alle Teilnehmer für ihre rege und lebhafte Beteiligung.

Präsident: Haben Sie vielen Dank, Herr Rehn, für die lebhafte Führung und Leitung des Gesprächs und den Mitgliedern Dank für die lebhafte Beteiligung. Es ist eben gut, daß im Gespräch anschließend an das Referat die gegensätzlichen Meinungen noch einmal zur Diskussion kommen und so zur Bereinigung dieser oder jener Frage beitragen können.

Wir kommen jetzt zu unserem zweiten Thema:

b) Pseudarthrosen

Ich bitte zunächst Herrn Schink.

123. Pathophysiologie der Pseudarthrose

W. Schink-Köln-Merheim

Summary. According to the data of modern genetics, the function of osteogenetic cells is a direct response to a stimulus or a signal, which influences them. The origin of the most varied types of pseudoarthrosis can be worked out from the principles of cellular function. Following this basis pattern, initially the separate stages of normal bone-fracture healing are discussed. If this normal healing process is disturbed, the cells change their synthesis-programme as a reaction to the disturbance and start to create fibrous or cartilage tissue. The final bony bridging of the fracture ends can only occur, when this provisional structure has been broken down. The circumstances, in which fibrous and cartilage tissue develop are extensively discussed, since they may be the precursors of a pseudoarthrosis. This process is supported by factors, which inhibit cell-proliferation. The nature and extent of mechanical disturbance-factors, which affect the cells, govern the definitive formation of the pseudoarthrosis. These are subjected to an extensive analysis, using examples from our group of patients.

Zusammenfassung. Aufgrund der Ergebnisse moderner Genetik ist die Funktion knochenbildender Zellen eine direkte Folge der auf sie einwirkenden Reize oder Signale. Aus den Gesetzmäßigkeiten der cellulären Funktionen läßt sich die Entstehung der verschiedenen Pseudarthroseformen ableiten. Nach diesem Grundplan werden zunächst die einzelnen Stadien der normalen Knochenbruchheilung besprochen. Wird dieser normale Heilungsvorgang gestört, so wechseln die Zellen als Reaktion auf die Störung ihr Syntheseprogramm und bilden Faser- oder Knorpelgewebe. Erst nach Abbau dieses Ersatzgerüstes kann die endgültige knöcherne Verspannung der Bruchenden erfolgen. Die Entstehungsbedingungen für Faser- oder Knorpelgewebe werden ausführlich besprochen, weil sie die Entwicklung einer Pseudarthrose einleiten können. Dieser Vorgang wird unterstützt durch Faktoren, welche die Zellproliferation hemmen. Für die definitive Ausbildung einer Pseudarthrose sind Art und Ausmaß mechanischer Störfaktoren verantwortlich, welche die Zellen treffen. Sie werden an Hand praktischer Beispiele aus dem eigenen Krankengut ausführlich analysiert.

Fortschritte auf dem Gebiet der Genetik haben neue Aspekte für das Verständnis der Bruchheilung und ihrer Störungen eröffnet. Die Knochengewebszelle steht im Mittelpunkt aller Funktionen des Skeletes. So wird auch die Knochenbruchheilung primär von bereits spezialisierten Knochengewebszellen bewirkt, welche durch noch unspezialisierte Mesenchymzellen aus dem umgebenden Weichteilmantel ergänzt werden. Die Funktionsweise dieser Zellsysteme läßt sich an einem kybernetischen Modell erläutern, indem man die Zelle nach R. W. Young, H. P. Vittali u.a. als ein datenverarbeitendes System auffaßt (Abb.1). Die Zelle empfängt Reize oder Signale aus ihrer Umgebung und verarbeitet diese Einganginformationen in ihrem ,,Kern-Speicher". Als eingehende Signale sind z.B. die O_2-Spannung, das Elektrolytmilieu, der pH-Wert, der Hormon- und Vitaminspiegel zu nennen; außerdem wirken mechanische Signale als Folge verschiedener Spannungsqualitäten ein. Im Zellkern werden diese Signale verarbeitet und als Information in das Cytoplasma durch die Messenger-RNS (von Karlson als Matrizen-Ribonucleinsäure bezeichnet) weitergeleitet; auf diese Weise regeln die Ausgangsinformationen die Funktionen der Zellorganellen. Diese Tätigkeit des Zellkerns — oder präziser ausgedrückt seiner Gene — ist abhängig von seiner Programmierung, also von Art und Ausmaß seiner Spezialisierung, ferner vom Alter und von der Energieversorgung der Zelle.

Die Zellorganellen des osteogenetischen Zellsystems bilden im wesentlichen Kollagen und Mucopolysaccharide oder zu deren Abbau osteolytische Enzyme. Auf diese Weise entstehen als direkte Folge bestimmter Signale die Spezialisierungsformen faserbildender Zellen wie z.B. Osteoblasten und Chondroblasten oder Osteoclasten und Chondroclasten. Es wird angenommen, daß der Aufbau der Matrixtextur (Geflechtknochen, lamellärer Knochen) durch die Zelle geregelt wird (K. R. Porter, W. Graumann).

Die normale Knochenbruchheilung verläuft in zwei Phasen: Knochenwundheilung und statischer Durchbau des Bruches. Bei einer fugenlos reponierten und absolut stabil unter Druck fixierten Fraktur beginnt beim Menschen am Anfang der 2. Woche die periostale und endostale Osteoplasie. Sie führt zur Ausbildung einer schmalen periostalen und endostalen Knochenmanschette im Verletzungsbereich, welche den Bruchspalt gegen die Invasion von nichtspezialisiertem mesenchymalen Gewebe abriegelt. Die Bruchkonsolidierung erfolgt durch bereits spezialisierte Zellen über das Haverssche System, wodurch die Bildung eines statisch ausgerichteten, reifen Lamellenknochens gewährleistet ist. Aus dem Periost, der Markhöhle und den Haversschen Kanälen dringen Bohrzylinder (Abb.2) in Richtung auf die Bruchstelle vor, überqueren den Bruchspalt und ziehen in das gegenüberliegende Bruchstück ein (R. Schenk). Mehrkernige Osteoclasten bilden den ,,Bohrkopf" eines

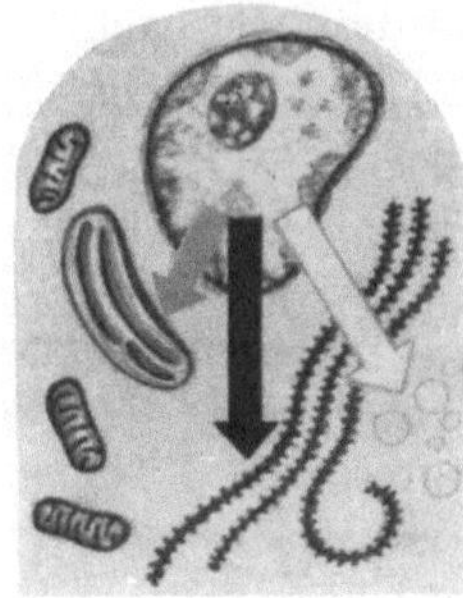

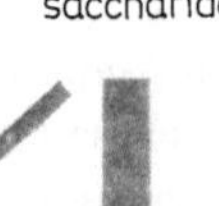

Abb. 1. Zellspezialisierung. Nach einer Fraktur wirken auf die Zellen des Knochengewebes und der umgebenden Weichteile zahlreiche Reize oder Signale ein. Je nach Reizkonstellation gibt der Zellkern an die Zellorganellen ein entsprechendes Synthese-Programm. Die Zelle synthetisiert daraufhin Knochenmatrix, Knorpelmatrix oder Enzyme zum Abbau dieser Substanzen. Je nach der Zellfunktion werden Osteoblasten, Chondroblasten oder Osteoclasten unterschieden

jeden Bohrzylinders; sie erschließen dem nachfolgenden Gefäßbindegewebe den Weg. Die mit dem Gefäß vordringenden Osteoblasten bilden Knochenmatrix und bauen neue Osteone auf. Die Verlaufsrichtung der

Bohrkanäle und der neugebildeten Osteone folgt statischen Gesetzen, wie mein Mitarbeiter H. P. Vittali zeigen konnte. Die in den Bohrkanälen gebildeten Osteone überbrücken den Bruchspalt und verzahnen die Bruchstücke fest miteinander.

Eine solche fugenlose Reposition wird nicht immer erreicht, weil die Bruchränder aufgesplittert und die bruchnahen Zonen von tiefgreifenden

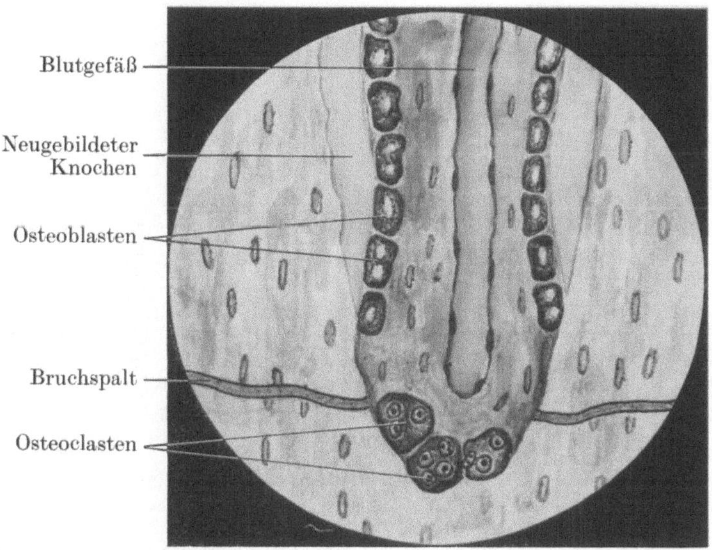

Abb. 2. Bohrzylinder. Der aus Osteoclasten bestehende „Bohrkopf" durchquert den Bruchspalt und dringt in das gegenüberliegende Bruchstück ein (Darstellung in Anlehnung an R. Schenk). Die nachfolgenden Osteoblasten bauen in dem Bohrzylinder ein neues Osteon auf, welches die beiden Bruchstücke miteinander verzahnt

feinsten Rissen durchzogen sind. Das Hämatom drängt die Weichteile von der Bruchstelle ab. Je nach Ausmaß des Gewebeschadens, der Ödembildung und Durchblutungsstörung setzt beim Menschen nach etwa 5—12 Tagen die periostale und endostale Osteoplasie ein. Durch das Periost werden Faserknochenbälkchen gebildet, welche nicht belastungsgerecht ausgerichtet sind. Das knochenbildende Gewebe dringt unter Resorption oder Verdrängung des Hämatoms auf den Bruchspalt zu. Aus dem Weichteilmantel entstehendes Granulationsgewebe wächst ebenfalls in Richtung auf die Frakturzone vor. Bei idealer Reposition und schmalem Bruchspalt erfolgt durch periostale Knochenbildung frühzeitig eine Versiegelung des Frakturspaltes, bevor dort das Granulationsgewebe eindringen kann. Im anderen Fall wird der offene Bruchspalt von jugendlichem, nichtspezialisiertem Gewebe ausgefüllt (Abb. 3a).

Dieses Gewebe bildet zwar auch Knochen, aber die Fasern dieses neugebildeten Knochens verlaufen senkrecht zu den Osteonen der Bruchstücke. Dadurch treffen die Bohrzylinder auf eine Barriere, so daß sie den Bruchspalt entweder gar nicht oder nur stark verzögert überqueren können. Die statische Einheit des verletzten Knochens wird zwar wiederhergestellt, aber die spannungsgerechte Verzahnung der Fraktur bleibt

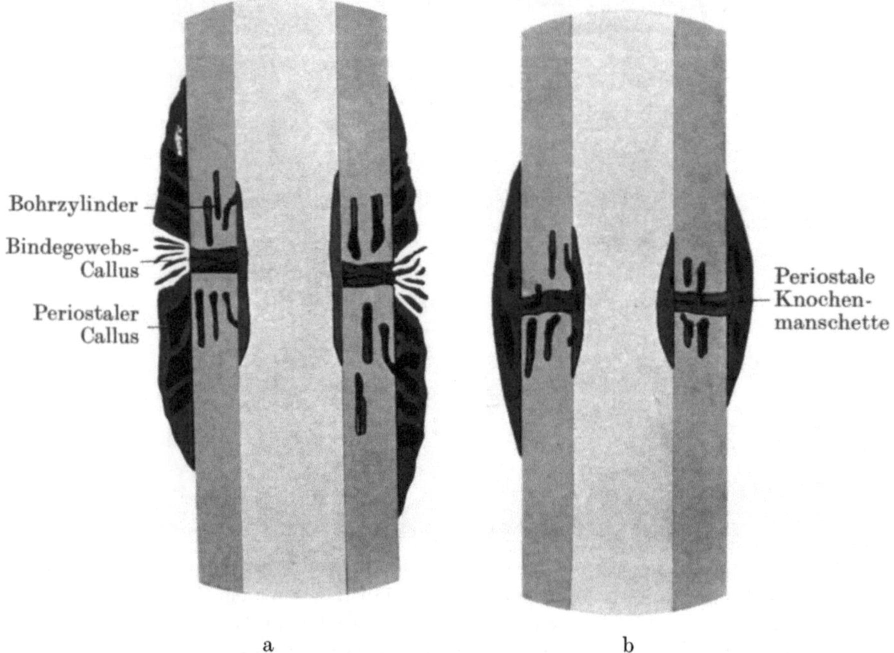

Abb. 3a u. b. Bruchheilung bei klaffendem Bruchspalt. a Das in den Bruchspalt einsprossende Granulationsgewebe bildet senkrecht zur Corticalisachse verlaufende Bälkchen; b Die innere Verzahnung durch Bohrzylinder ist in diesem Fall spärlich und muß durch die äußere periostale Knochenmanschette unterstützt werden

aus (Abb. 3b). Die primär nicht statisch ausgerichtete periostale Knochenneubildung wird umgebaut und überbrückt schließlich als breite Manschette den Bruchspalt. Die endostale Callusbildung ist infolge geringen Zustroms mesenchymaler Zellen schwächer entwickelt und zumeist von Anfang an belastungsgerecht angeordnet. Wir beobachteten diese Form der gehemmten primären Bruchheilung im Tierversuch regelmäßig bei einer Bruchspaltbreite von nur $^1/_2$ mm.

Bisher haben wir eine für die Osteoplasie optimale Signalkonstellation angenommen. Welche Störfaktoren bewirken nun eine Änderung des

Syntheseprogramms (Abb. 4)? Bei Hypoxie oder mechanischer Irritation entstehen Chondroblasten, bei Zugspannung Fibroblasten und bei Acidose oder Überschreitung des Bruchspannungsgrenzwertes Osteoclasten. Die Aufstellung der Störsignale ist keineswegs vollständig;

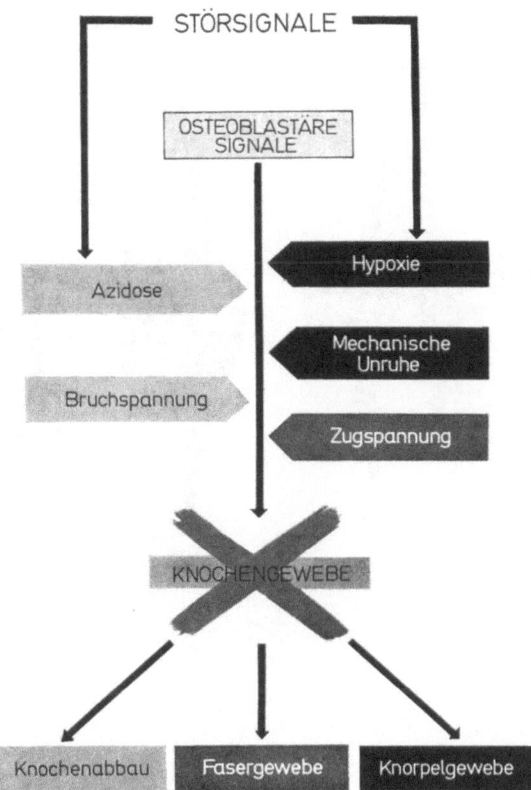

Abb. 4. Störung der Knochenbruchheilung. Die zur Knochenbildung führenden osteoblastären Signale können durch zahlreiche Faktoren (Störsignale) gehemmt werden. Die Zellen bilden dann keine Knochenmatrix, sondern Knorpel- und Fasergewebe oder Enzyme zum Knochenabbau

außerdem muß unberücksichtigt bleiben, daß verschiedene Spezialisierungsstadien der Zellen und unterschiedliche Signalkonstellationen zu einer Vielfalt von Zellformationen im Callus führen können.

Am häufigsten wird eine Störung der Bruchheilung durch mechanische Irritation und Hypoxie hervorgerufen (Abb. 5a). Bei nicht exakter fugenloser Reposition und ungenügender Ruhigstellung bewirken geringste Wackelbewegungen eine mechanische Unruhe im Bruchbereich.

Wenn die periostale Osteoplasie und das aus den Weichteilen in Richtung Bruchspalt vordringende Granulationsgewebe in ein derartiges mechanisches Störfeld geraten, erfolgt eine Änderung des Syntheseprogramms mit Bildung von Knorpel oder knorpelähnlichem Gewebe. Damit wird

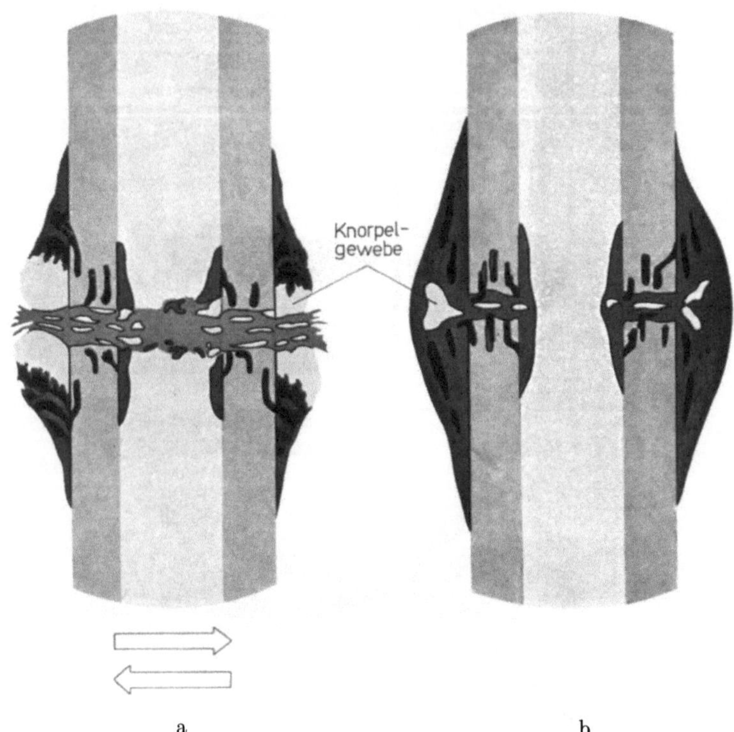

Abb. 5a u. b. Bruchheilung bei mechanischer Irritation. a Mechanische Unruhe führt zur Bildung von „Knorpelpolstern" im Bruchbereich; b Wenn durch dieses Ersatzgewebe eine ausreichende Dämpfung der Irritation eintritt, so erfolgt nach Abbau des Knorpelgewebes der knöcherne Durchbau

der Verlauf der Bruchheilung in eine andere Bahn gelenkt. Das blockierende Knorpelgewebe wird von der periostalen und endostalen Osteoplasie umwandert. Erst nach Beseitigung der Hypoxie und nach Dämpfung der mechanischen Instabilität durch das Knorpelpolster können Knorpelabbau und die eigentliche knöcherne Verspannung der Bruchstücke einsetzen (Abb. 5b). Diese Form der sekundären Bruchheilung ist somit durch den Umweg über das Knorpelgewebe gekennzeichnet.

Tritt hingegen im Bruchbereich eine Zugspannung auf (Abb. 6a), welche bei Distraktion, Scherkräften oder Knickspannung entsteht, so bildet sich derbes Narbengewebe. Da in diesem Bereich eine Druckspannungskomponente nicht besteht, ist die Osteoplasie gewöhnlich nur sehr gering; es ist dies die ungünstigste Form der Bruchheilungsstörung.

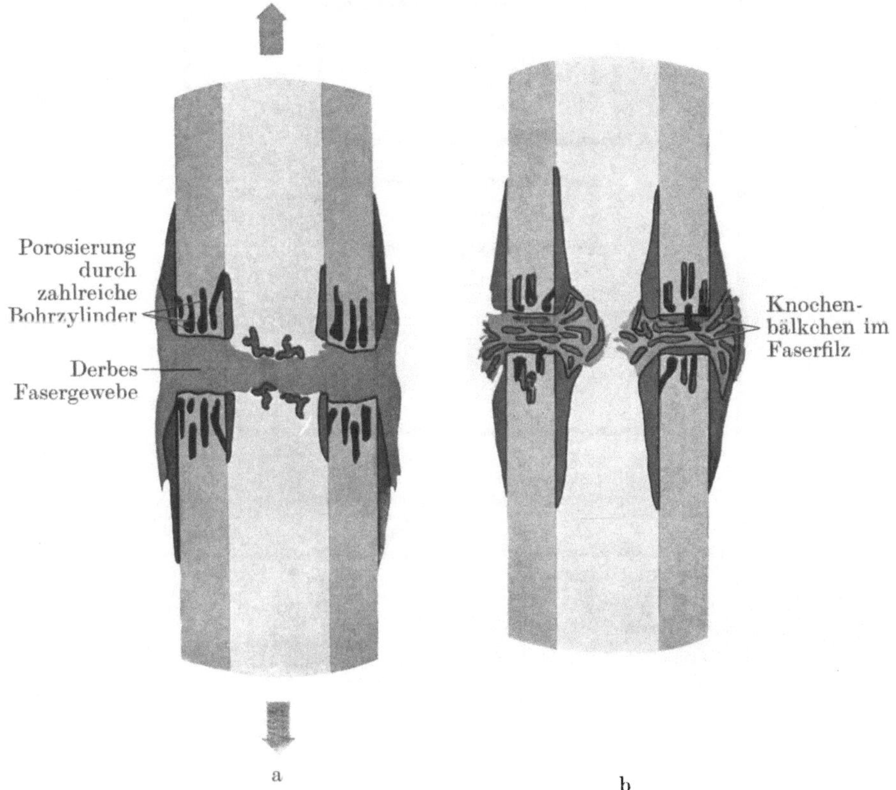

Abb. 6a u. b. Bruchheilung bei Distraktion. a Tritt im Bruchbereich eine Zugspannung auf, so wird der Bruchspalt mit derbem Fasergewebe ausgefüllt. Zugleich setzt eine Porosierung der Bruchenden ein (Atrophie); b Nach Belastung und ausreichender Stabilisierung durchdringen Knochenbälkchen den Faserfilz und bewirken knöcherne Verspannung des Bruches

Derbes Narbengewebe wird wesentlich langsamer abgebaut als Knorpelgewebe. Infolge fehlender Druckspannung verzögert sich die Umklammerung des Narbengewebes durch periostale Osteoplasie (Abb. 6b). Falls überhaupt noch eine sekundäre Bruchheilung eintritt, erfolgt sie durch Umwandlung der Scher- in Druckkräfte und durch Abbau der unter Zugspannung stehenden Knochenbezirke.

Ein weiteres Beispiel der Bruchheilungsstörung ist die Osteoclasie durch Überschreitung des Bruchspannungsgrenzwertes. Bei exakt re-

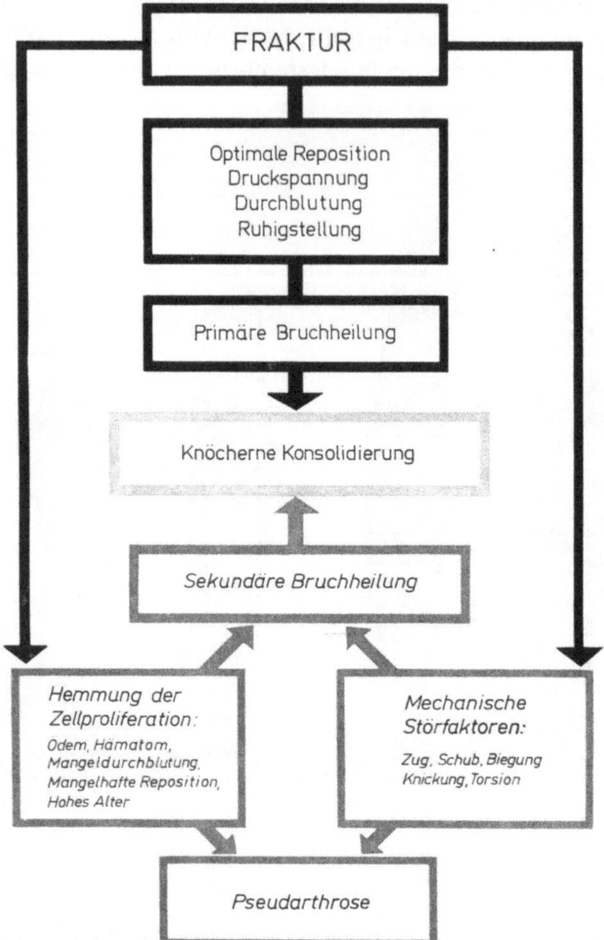

Abb. 7. Pathogenese der Pseudarthrose. Unter optimalen Verhältnissen erfolgt primärer knöcherner Durchbau des Bruches und eine Restitutio ad integrum. Bei gestörtem Bruchheilungsverlauf (Hemmung der Zellproliferation, mechanische Störfaktoren) wird Ersatzgewebe (Knorpel- oder Fasergewebe) gebildet. Gelingt die Dämpfung der Störfaktoren, so erfolgt sekundär nach Abbau des Ersatzgewebes der knöcherne Durchbau; aber eine Restitutio ad integrum tritt nicht ein. Wenn jedoch die Störfaktoren überwiegen, kommt es nicht zur knöchernen Heilung, sondern zur Pseudarthrosenbildung

poniertem und einwandfrei ruhiggestelltem Bruch wird die durch Muskelzug entstehende rhythmische Druckspannung auf den ganzen Querschnitt des Knochens verteilt. Dagegen ist bei nicht exakt reponiertem oder in Winkelstellung fixiertem Bruch die Druckspannung auf wenige

Berührungspunkte begrenzt, so daß es im Bereich der Spannungsmaxima zur Osteoclasie kommt. Osteoclasie wird auch beobachtet, wenn bei schrägen Zugkräften die Druckspannungskomponente nur von wenigen Knochenzacken der Bruchstelle getragen oder eine Knickspannung nur durch Drahtcerclage aufgefangen wird. In diesen Fällen führt die Osteoclasie häufig zur Defektbildung.

Die bisher genannten Faktoren, welche eine sekundäre Bruchheilung bewirken, können aber auch die Ausbildung einer Pseudarthrose einleiten.

In die Gruppe der pathogenetischen Faktoren (Abb. 7), welche durch Hemmung oder Verzögerung der Zellproliferation die Ausbildung einer Pseudarthrose unterstützen, gehören Ödem, ausgedehntes Hämatom und Mangeldurchblutung als Folgen starker traumatischer Gewebsschädigung. Ferner sind hier mangelhafte Reposition und hohes Alter zu nennen. Aus autoradiographischen Untersuchungen von E. A. Tonna und E. P. Conkite ist bekannt, daß im hohen Alter die reparative Zellproliferation verzögert einsetzt bei sonst normaler Leistungsfähigkeit des Knochengewebes. — Trotz Bildung von Faser- und Knorpelgewebe ist auf dem Umweg über die sekundäre Bruchheilung hier noch die knöcherne Konsolidierung möglich. Wenn sich aber das aus Faser- und Knorpelgewebe gebildete Ersatzgerüst gegenüber mechanischen Belastungen als unzulänglich erweist, entstehen Nekrosezonen und eine gelenkspaltähnliche Lücke — die Pseudarthrose.

In die Gruppe der Signale, welche die Ausbildung einer Pseudarthrose herbeiführen können, gehören die aus der Technik bekannten Formen mechanischer Störfaktoren: Zugspannung, Biegung, Knickung, Torsion und Schubspannung.

Analysiert man im Einzelfall die zur Pseudarthrose führenden mechanischen Faktoren, so finden sich in der Regel zusammengesetzte Spannungsformen.

1. Bei der Biegung treten je nach den anatomischen Gegebenheiten und je nach Frakturtyp Zugspannungen und Druckspannungen auf. Im Falle einer Olecranon- oder Patellafraktur mit intaktem Bandapparat ist die Druckspannung gering; es überwiegt bei weitem die Zugspannung.

2. Knickung tritt in einem Stab bei zunehmender Druckbelastung auf. Von einem bestimmten Druck ab — der sog. Knickspannung — wird der Stab seitlich durchgebogen. So ist z. B. das Auftreten einer Knickspannung (Abb. 8) bei frühzeitiger Belastung eines Schienbeinbruches anzunehmen.

3. Torsion findet sich beim Querbruch der Elle oder Speiche (Beispiel: Abb. 9).

4. Schubspannung nach F. Pauwels oder schräge Zugspannung ist die Resultierende aus Zug- und Druckspannung (z. B. Schenkelhalsbruch und vertikaler Schrägbruch des Kahnbeins).

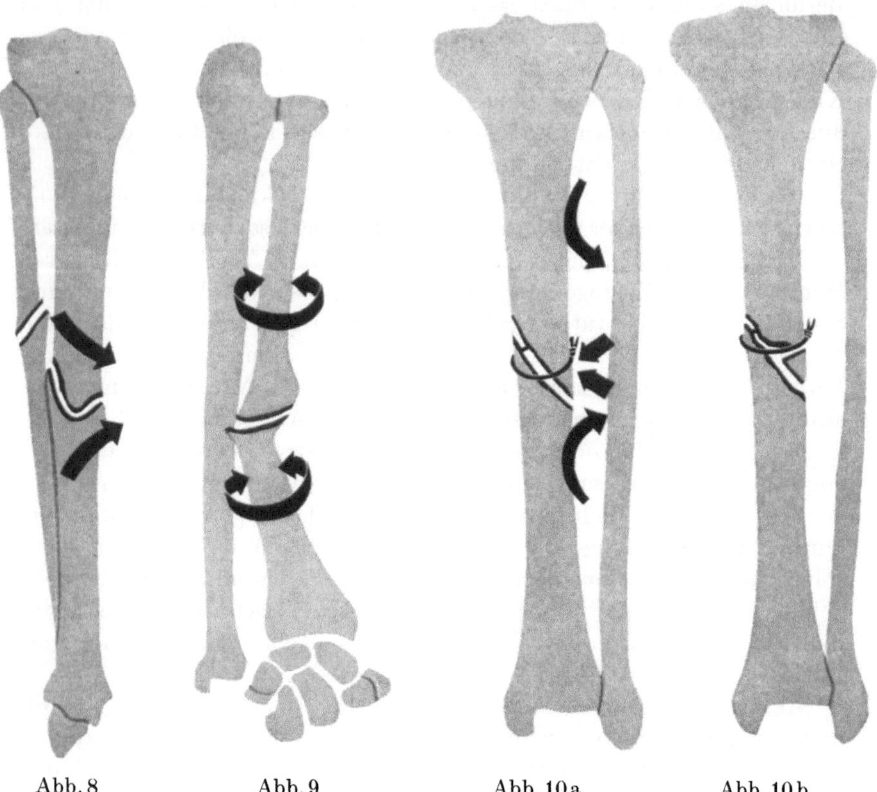

Abb. 8. Knickspannung. Bei frühzeitiger Belastung einer instabilen und mangelhaft stabilisierten Fraktur tritt im Bruchbereich eine Knickbewegung auf, welche zur Pseudarthrose führen kann

Abb. 9. Rotation. Bei Drehbewegungen, insbesondere bei Fehlen einer Druckkomponente, ist knöcherne Verspannung nicht möglich; es resultiert eine Pseudarthrose

Abb. 10a u. b. Bruchspannung bei offener Drahtcerclage. a Das proximale Bruchstück wird ähnlich einer Brechstange gegen die Drahtcerclage gepreßt; b Unter dem schmalen Draht entsteht eine Bruchspannungsspitze. Durch den osteoclastären Abbau wird der Knochen „durchgeschnitten" und eine neue Bruchlinie geschaffen; die Folge kann eine Pseudarthrose sein

Außer diesen aus der Technik bekannten Belastungsformen sind noch Verhaltungsweisen des Skeletsystems auf Grund der spezifischen Reaktion des Knochengewebes zu erwähnen:

5. Aufhebung der für die Osteoplasie erforderlichen Druckspannung bezeichnet man als Null-Spannung. Sie geht häufig mit mechanischer Irritation im Bruchspalt einher, verzögert die knöcherne Verspannung

und führt zu einer ausgeprägten Porosierung der Bruchenden. Diese Veränderungen sah man früher bei Anwendung der Laneschen Platte, bei Distraktion eines Unterschenkelbruches oder nach falsch angelegtem Gipsverband zur Versorgung eines Oberarmschaftbruches.

6. Bei einer fehlerhaft angelegten offenen Cerclage führt Knickung zu einer extremen Druckspannung unter der Cerclage mit lokal umschriebener Osteoclasie und nachfolgender iatrogenen Ausbildung eines neuen Bruchspaltes wie hier im Beispiel einer Unterschenkelpseudarthrose (Abb. 10).

Aus der Vielzahl neuerer Forschungsergebnisse konnte ich aus Zeitgründen nur auf einige mir besonders wichtig erscheinende Gesichtspunkte zum Problem der Pseudarthrose hinweisen. Die auch heute noch gültige praktische Schlußfolgerung hat bereits E. von Redwitz treffend wie folgt formuliert: „Die beste Prophylaxe besteht in einer rationellen Frakturbehandlung, bei welcher die Regenerationskräfte in die richtigen Bahnen gelenkt werden.“

Präsident: Ich danke Ihnen vielmals, Herr Kollege Schink, für den großartig illustrierten Überblick über die Pathologie der Pseudarthrose. Das war ausgezeichnet.

124. Die Bedeutung der stabilen Osteosynthese bei der Behandlung von Pseudarthrosen

S. Weller-Freiburg i. Br.

Summary. Two important factors determine the mode of treatment of pseudoarthrosis. On the one hand, bony healing of the pseudo-arthrosis must be achieved and, on the other hand, the most complete functional capacity possible has to be restored respectively maintained.

Using methods of function-stable osteosynthesis, we can combine in a worthwhile manner the healing of the pseudo-arthrosis and the complete restoration of function. Two methods, which are regarded as stable osteosynthetic processes, are medullary nailing after Küntscher with widening of the medullary canal, and pressure-osteosynthesis with a pressure-plate or other means of creating pressure. In areactive, atrophic pseudo-arthrosis, accompanied by autologous spongiosa-formation, the limb is immobilised for a short period, so that further, functional therapy may be continued after the spongiosa and the site of the pseudo-arthrosis have joined up. For cases of infectious pseudo-arthrosis, specific therapeutic measures have to be determined to suit each separate occasion. In this instance also, stable osteosynthesis proves advantageous for the subsidence of the local infection and an osseous healing of the pseudo-arthrosis. By way of examples from the sphere of experimental and clinical treatment of pseudo-arthrosis, the significance of a stable osteosynthesis is demonstrated.

Zusammenfassung. Zwei wichtige Faktoren bestimmen die Behandlung von Pseudarthrosen. Einerseits gilt es eine knöcherne Ausheilung der Pseudarthrose zu erreichen und andererseits soll eine möglichst volle Funktion der verletzten Extremität wiederhergestellt bzw. erhalten werden.

Durch die Methoden der funktionsstabilen Osteosynthese lassen sich die Ausheilung der Pseudarthrose und die Wiedererlangung einer vollen Funktion in sinnvoller Weise vereinigen. Als stabile Osteosyntheseverfahren gelten die Marknagelung nach Küntscher mit Aufweitung der Markhöhle und die Druckosteosynthese mit einer Kompressionsplatte oder andere druckerzeugende Methoden. Bei areaktiven, atrophischen Pseudarthrosen mit zusätzlicher autologer Spongiosaplastik wird kurzfristig ruhiggestellt, um nach Eintreten einer Verbindung zwischen Spongiosa und Pseudarthrosenstelle mit der funktionellen Weiterbehandlung fortzufahren. Für Infektpseudarthrosen müssen im Einzelfall die therapeutischen Maßnahmen gesondert festgelegt werden. Auch hier bringt die stabile Osteosynthese für das Abklingen des örtlichen Infektes und die knöcherne Ausheilung der Pseudarthrose entscheidende Vorteile. An Hand von Beispielen aus dem Gebiet der experimentellen und klinischen Pseudarthrosenbehandlung wird die Bedeutung einer stabilen Osteosynthese demonstriert.

Bei der Behandlung von Pseudarthrosen stehen zwei wichtige Faktoren im Vordergrund. Einerseits geht es darum, die knöcherne Ausheilung der Pseudarthrose zu erreichen und zum anderen eine möglichst volle Funktion der betreffenden Extremität wiederherzustellen bzw. zu erhalten. Gerade letzterer Gesichtspunkt tritt bei den Bemühungen um eine knöcherne Festigung der Peudarthrose leider sehr oft in den Hintergrund. Die nachdrückliche Betonung der Funktion als Kriterium des Endergebnisses nach einer Knochenbruchheilung gilt ohne Einschränkung auch für die Pseudarthrose.

In früheren Jahren versuchte man durch z.T. ausgedehnte chirurgische Eingriffe mit Resektion der gesamten Pseudarthrose, großen überbrückenden Corticalisspänen aus der Tibia, die mit Hilfe von Drahtschlingen oder isolierten Schrauben adaptiert wurden, und großen Gipsverbänden über Monate, die Knochenheilung zu erzwingen. Dabei war in vielen Fällen schlußendlich wohl eine Konsolidierung der Pseudarthrose eingetreten, doch die Extremität war durch eine erhebliche irreversible Weichteil- und Funktionsschädigung in ihrer Gebrauchsfähigkeit eingeschränkt oder gar unbrauchbar geworden. Eine zur Verhütung dieser Schäden verkürzte Ruhigstellung im Gipsverband war durch erhöhte Pseudarthrosengefahr belastet. So gibt es heute aus dieser Ära zahlreiche Fälle von Pseudarthrosen, bei denen zur Ausheilung mehrere erfolglose Versuche unternommen wurden. Die Therapie endete schließlich unter Resignation von seiten des Arztes und des Patienten mit einem mehr oder weniger aufwendigen und voluminösen orthopädischen Apparat. Leider fällt es erfahrungsgemäß ziemlich schwer, einen solchen Patienten mit einer Pseudarthrose nach mehreren erfolglosen Operationen nochmals zu einem neuen Versuch zu bewegen. Nicht die Operation selbst,

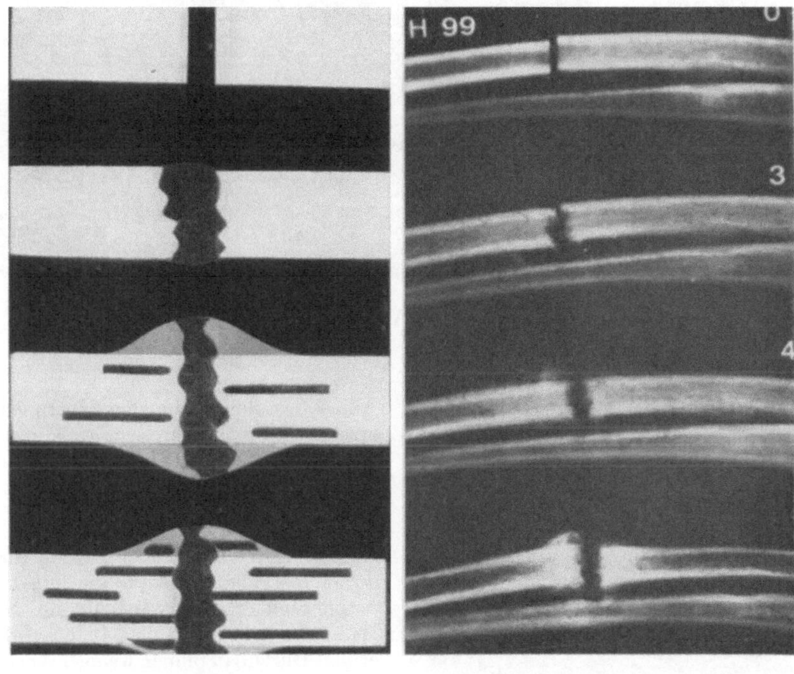

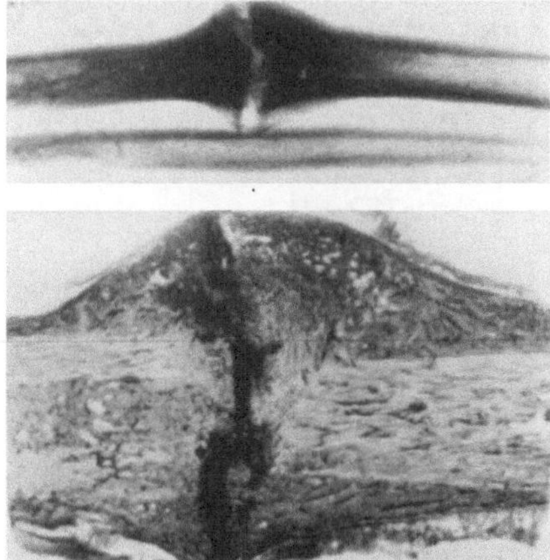

Abb. 1. Erzeugung einer Pseudarthrose im Tierexperiment beim Hund. Typisches Bild einer hypertrophischen, reaktiven Pseudarthrose, sog. „Elefantenfuß-Pseudarthrose“[1]

sondern die anschließende Ruhigstellung im unbequemen Gipsverband lassen die Patienten oft das für sie geringere Übel des orthopädischen Apparates wählen. Bis zur endlichen Ausbildung einer Pseudarthrose ist in der Mehrzahl der Fälle die Gelenkfunktion mehr oder weniger stark

[1] Die Abbildung verdanke ich Herrn Dr. J. Müller, Liestal.

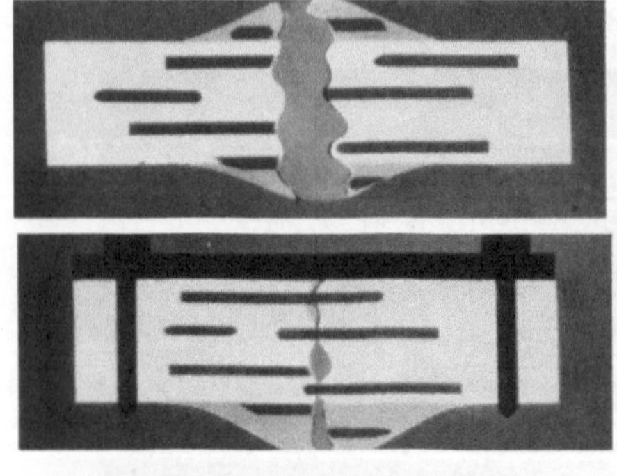

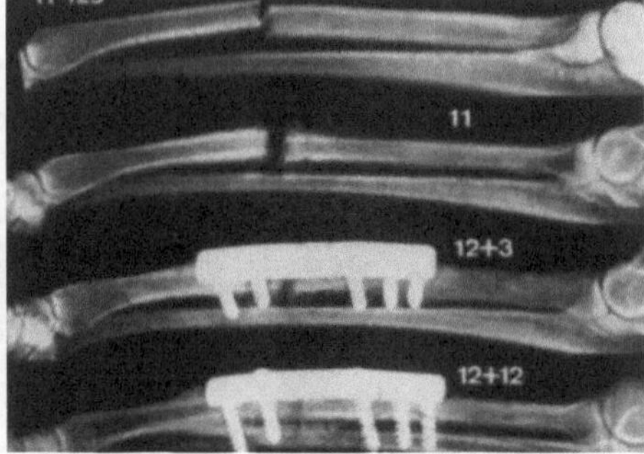

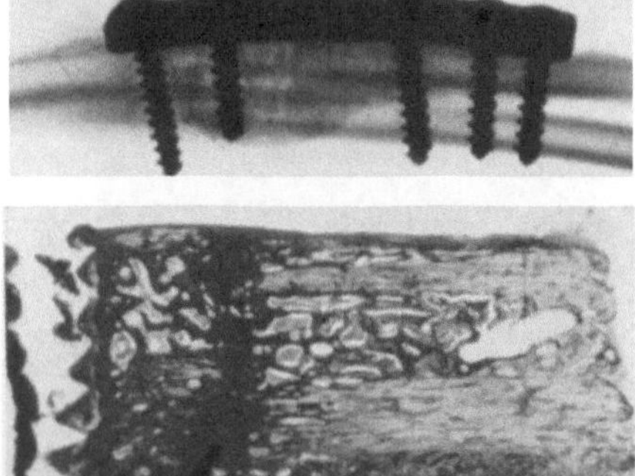

Abb. 2

Abb. 2. Die Behandlung der experimentell erzeugten Pseudarthrose mittels stabiler Osteosynthese durch Druckplatte. Durchbau nach 12 Wochen[1]

Abb. 3. Entstehung einer Pseudarthrose durch instabile Osteosynthese einer experimentell erzeugten Osteotomie. Nach Herstellung einer stabilen Osteosynthese erfolgt Durchbau binnen weniger Wochen[1]

[1] Die Abbildung verdanke ich Herrn Dr. J. Müller, Liestal.

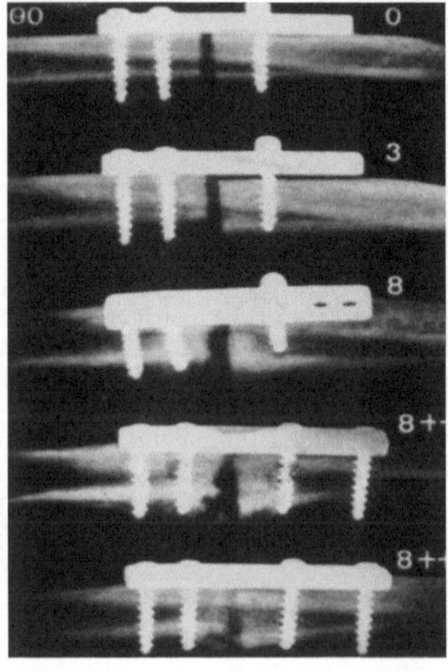

Abb. 3

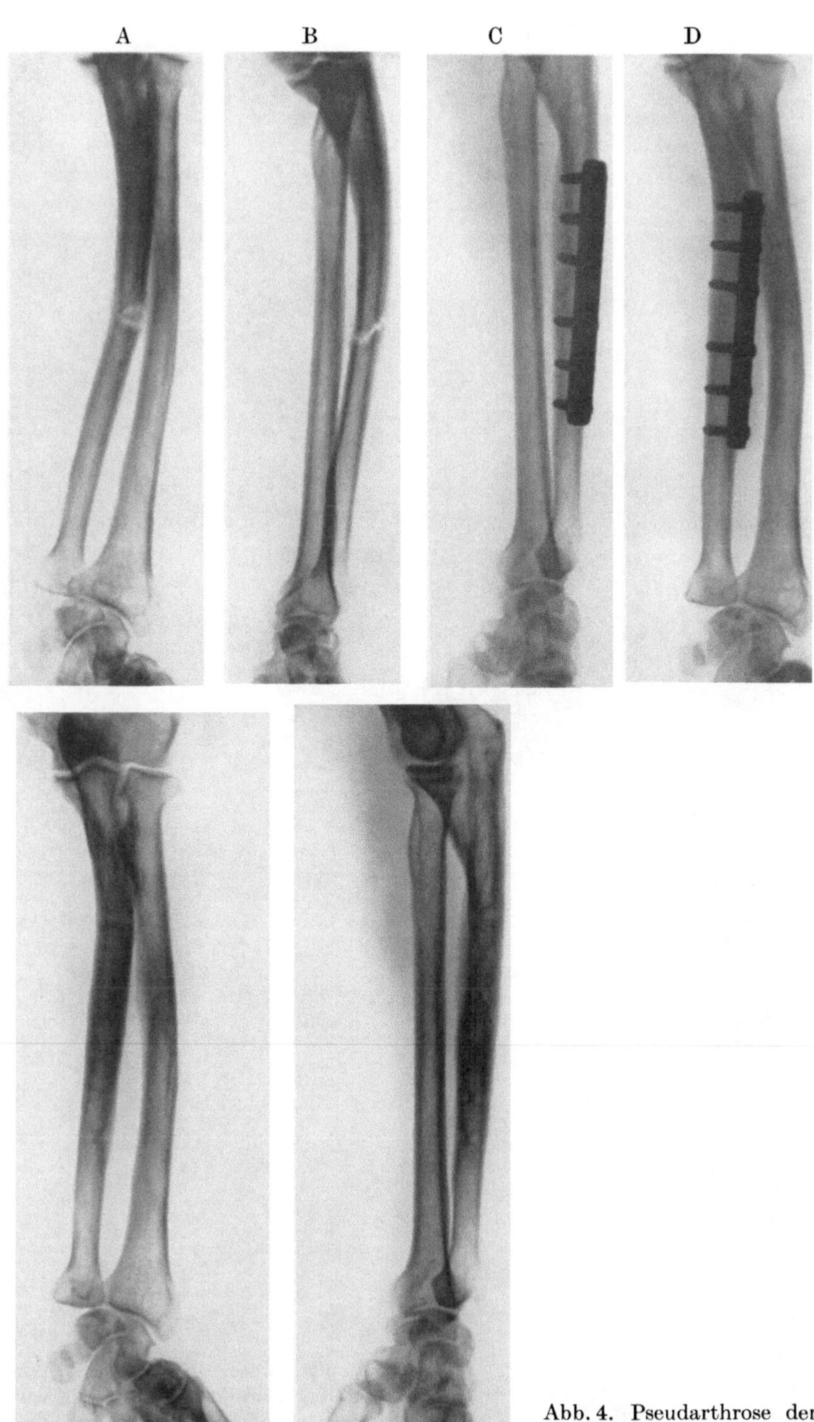

Abb. 4. Pseudarthrose der Ulna. Behandlung mittels Druckplatte ohne weitere Maßnahmen. Ausheilung nach 6 Monaten

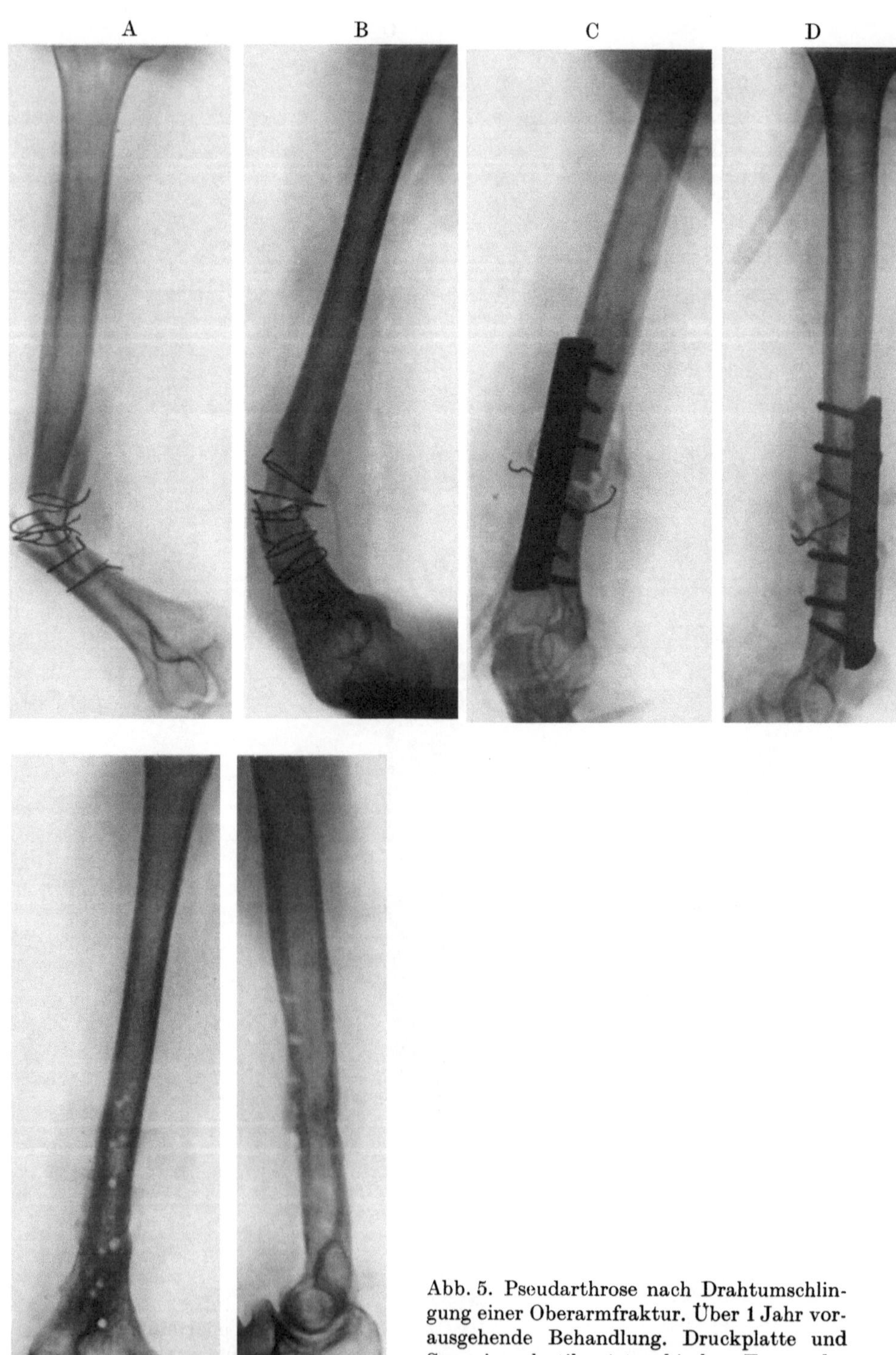

Abb. 5. Pseudarthrose nach Drahtumschlingung einer Oberarmfraktur. Über 1 Jahr vorausgehende Behandlung. Druckplatte und Spongiosaplastik (atrophische Form der Pseudarthrose!). Ausheilung mit voller Funktion nach 9 Monaten. Metallentfernung nach 13 Monaten

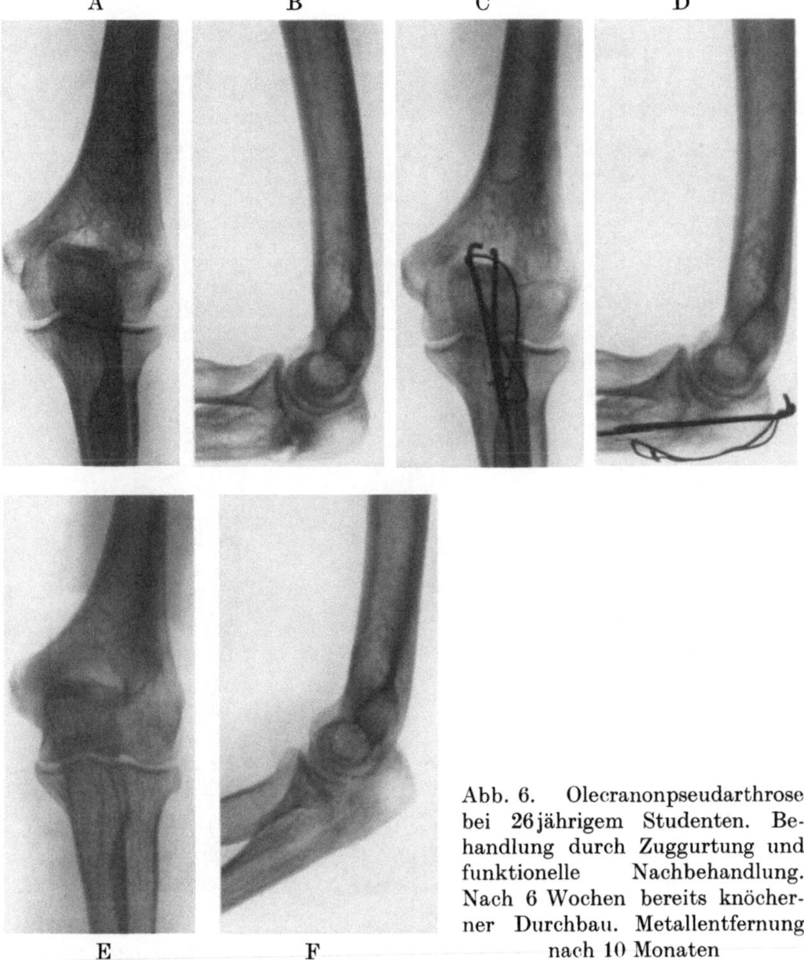

Abb. 6. Olecranonpseudarthrose bei 26jährigem Studenten. Behandlung durch Zuggurtung und funktionelle Nachbehandlung. Nach 6 Wochen bereits knöcherner Durchbau. Metallentfernung nach 10 Monaten

eingeschränkt und es bestehen dystrophische Störungen im Bereich der Muskeln, der Knochen und der Haut.

Die modernen Methoden der stabilen Osteosynthese schaffen heute durch eine gipsfreie Nachbehandlung die Möglichkeit einer frühzeitigen systematischen aktiven Übung aller Gelenke der verletzten Extremität. Letztere bietet nicht zuletzt auch für den über lange Zeit vorbehandelten Patienten in psychischer Hinsicht grundlegende Vorteile. Die auf den Ergebnissen der experimentellen und klinischen Pseudarthrosenforschung begründete Erkenntnis, daß sich durch Druck das Pseudarthrosengewebe in Knochengewebe umwandeln kann und auf diese Weise eine

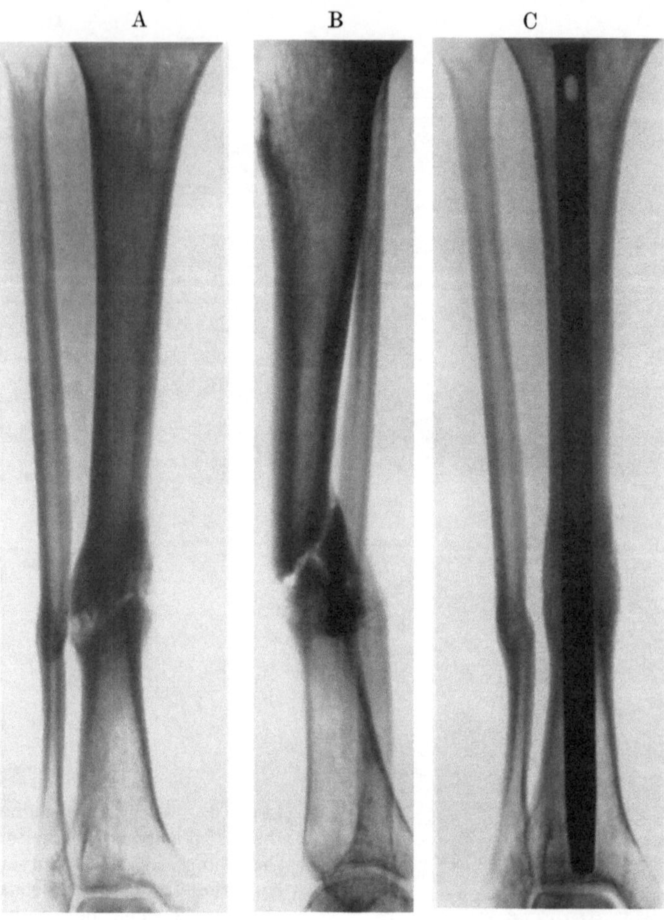

Abb. 7. Tibiapseudarthrose bei 52jährigem Patienten. Behandlung mittels geschlossener Marknagelung und Aufbohrung der Markhöhle. Knöcherner Durchbau nach 6 Monaten. Belastung nach 2 Wochen

Pseudarthrose ohne Entfernung dieses Zwischengewebes und Anfrischung der Bruchflächen zur Ausheilung zu bringen ist, hat letztlich mit zur Entwicklung der modernen stabilen Osteosyntheseverfahren geführt. Hierbei stehen der Druck auf die Pseudarthrose, damit wohl nicht zuletzt eine absolute Ruhe an dieser Stelle und die funktionsstabile Osteosynthese der Extremität im Vordergrund. Die knöcherne Ausheilung der Pseudarthrose und die Wiedererlangung einer vollen Funktion der Extremität lassen sich nach der meist langen vorausgehenden Immobilisierung in sinnvoller Weise vereinigen.

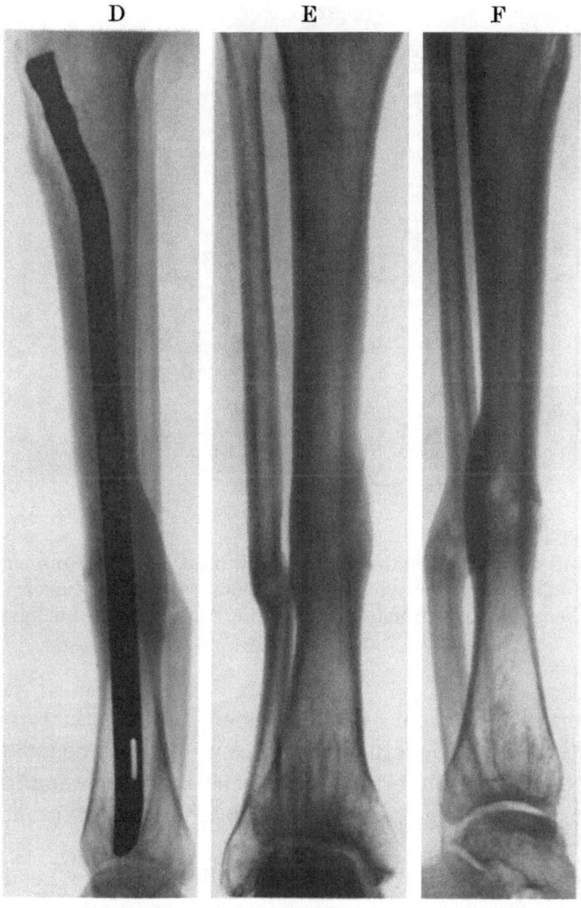

Abb. 7

Als stabile Osteosyntheseverfahren sind die Marknagelung nach Küntscher mit Aufbohrung der Markhöhle und die Druckosteosynthese mit einer Kompressionsplatte oder andere druckerzeugende Methoden bekannt. Während bei der Marknagelstabilisierung einer Pseudarthrose ein ausreichend dicker Nagel zu wählen ist, kommt es bei der Kompressionsplatte darauf an, Lage und Wahl der jeweils richtigen Platte zu beachten. Die sachgemäße Anwendung des bereits von Pauwels beschriebenen Zuggurtungsprinzips schafft für die knöcherne Ausheilung der Pseudarthrose ausreichende Druckkräfte. In besonderen Fällen, d.h. bei atrophischen oder reaktionslosen Pseudarthrosen, kann die allgemein bevorzugte autologe Spongiosaanlagerung mit oder ohne Dekortikation

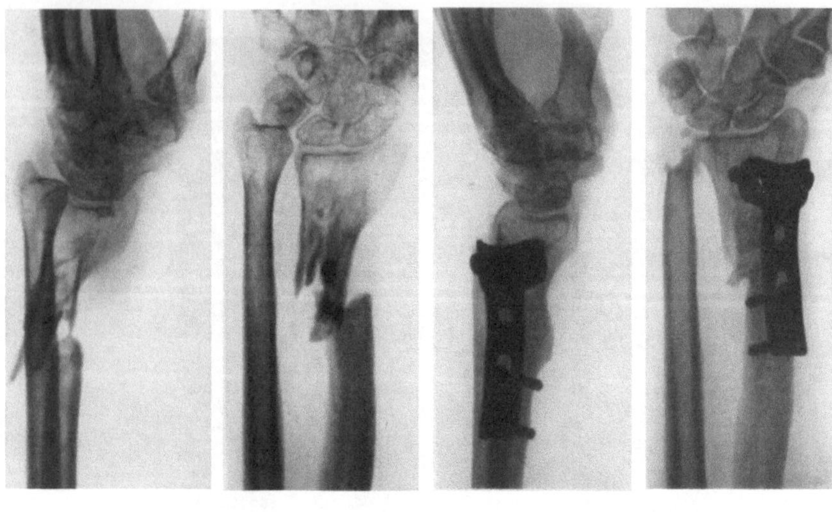

Abb. 8. Infektpseudarthrose distaler Radius nach breit offener Trümmerfraktur bei blander Infektion, Plattenosteosynthese und Spongiosaplastik. Zugleich Resektion des Ulnaköpfchens. Nach 8 Monaten knöcherne Ausheilung. Abheilung ebenfalls der Infektion

einen knöchernen Durchbau beschleunigen. Bei ausgedehnten Osteoporosen des Knochens wiederum müssen, um eine ausreichende Stabilität der Osteosynthese zu erreichen, spezielle Maßnahmen (Knochenspanplastik, corticospongiöses Transplantat, Kunststoffplomben etc.) zum Einsatz kommen.

Lassen es die örtlichen Verhältnisse im Bereich einer Pseudarthrose von vornherein für unwahrscheinlich erscheinen, daß man nach der operativen Behandlung der Pseudarthrose auch über kurze Zeit nicht ohne zusätzliche äußere Ruhigstellung auskommt, dann sollte man zwischen den Zeitpunkt der Ausbildung der Pseudarthrose und deren operativer Behandlung eine ausreichend lange Zeit vorsehen, während der die Weichteile und die Funktion der betreffenden Extremität bei bestehender Pseudarthrose durch regelmäßige Übung gebessert werden. Dieses „Intervalltraining“ vor der operativen Behandlung der Pseudarthrose verbesssert die Voraussetzungen für eine spätere stabile Osteosynthese und die anschließende frühfunktionelle Behandlung.

Anhand der nun folgenden Beispiele aus dem Gebiet der experimentellen und klinischen Pseudarthrosenbehandlung möchte ich Ihnen die Bedeutung einer stabilen Osteosynthese bei der Behandlung von Pseudarthrosen darlegen. Die Entwicklung der stabilen Osteosyntheseverfahren hat für die Behandlung der Pseudarthrosen einen entscheidenden

Fortschritt gebracht. Ihre sachgemäße Anwendung gewährleistet nicht nur einen knöchernen Durchbau der Pseudarthrose, sondern schafft eine funktions- und leistungsfähige, brauchbare Extremität.

Präsident: Herr Weller, Ihre sehr schöne Darstellung beweist, wie außerordentlich fortschrittlich diese Verfahren der Osteosynthese sind und was mit ihnen zu leisten ist.

Jetzt wollen wir noch den Vortrag von Herrn Axhausen hören.

125. Die Behandlung der verzögerten und der ausgebliebenen Knochenbruchheilung mit der freien Knochenüberpflanzung

W. Axhausen-Bremerhaven

Summary. During operative therapy of pseudo-arthrosis, the fragments should be stabilised, where possible. However, bone-transplantation still possesses quite a wide range of indications as a mode of treatment, both combined with osteosynthesis and in the absence of this. The transplant material with the greatest changes of success is autologous bone. Autologous bone-transplantation becomes absolutely necessary in defective pseudo-arthrosis, but may also be employed in pseudo-arthrosis of the bone-ends or the fine bones, when sufficient stabilisation is not possible. Bone-transplantation is also indicated as a second process, where healing does not take place in spite of osteosynthesis. Spongiosa grafts are particularly significant in infected pseudo-arthrosis, since autologous spongiosa is surprisingly insensitive to infection. Grafting can be undertaken straight in the cleared focus. This is also very suitable for forming an osseous bridge or block outside the infected area, as for example in tibio-fibular block-formation in infectious tibial pseudo-arthrosis. In conclusion, the opinion is expressed, that bone-transplantation as a means of treating pseudo-arthrosis, particularly in the form of cumulative chips, is technically easier to perform and carries with it less risk than stable osteosynthesis. It is therefore, even today, in many cases a completely up-to-date mode of treatment.

Zusammenfassung. Bei der operativen Behandlung von Pseudarthrosen soll die Stabilisierung der Fragmente durchgeführt werden, wo sie möglich ist. Daneben hat aber auch heute die Knochenüberpflanzung als Behandlungsmethode einen weiten Indikationsbereich, und zwar in Kombination mit der Osteosynthese und auch ohne sie. Als Transplantationsmaterial besitzt der autologe Knochen die größte Erfolgssicherheit. Die autologe Knochentransplantation wird zwingend notwendig bei der Defektpseudarthrose, aber auch bei Pseudarthrosen an den Knochenenden oder kleinen Knochen, wenn eine ausreichende Stabilisierung nicht möglich ist. Die Knochentransplantation ist auch angezeigt als Zweiteingriff bei Ausbleiben der Heilung trotz Osteosynthese. Besondere Bedeutung besitzt die Spongiosaplastik bei den infizierten Pseudarthrosen, denn die autologe Spongiosa ist erstaunlich wenig infektionsempfindlich. Die Plastik kann direkt in den ausgeräumten Herd vorgenommen werden. Sie ist aber auch sehr geeignet zum Aufbau einer Knochenbrücke oder eines Knochenblocks außerhalb des infizierten Gebiets, wie etwa bei der tibiofibulären Blockbildung bei infizierter Tibiapseudarthrose. Abschließend wird betont, daß die Knochentransplantation als Behandlungsmethode der Pseudarthrose insbesondere in der Form des Anlagerungsspans technisch einfacher durchzuführen ist und ein geringeres Risiko hat als die stabile Osteosynthese. Sie ist deshalb in vielen Fällen auch heute noch eine durchaus zeitgemäße Behandlungsmethode.

Herr Weller hat Ihnen die modernen Grundsätze der Pseudarthrosenbehandlung überzeugend dargestellt. Die operative Stabilisierung der Fragmente steht z.Z. ganz im Vordergrund unserer therapeutischen Überlegungen. Das bedeutet eine entscheidende Änderung unserer operativen Grundsätze! Erinnern wir uns daran, daß noch vor wenigen Jahren die Pseudarthrosenbehandlung eine Domäne der Knochentransplantation gewesen ist! Hat nun diese klassische Operationsmethode, die für uns mit Namen wie Erich Lexer, Matti, Max Lange und Bürkle de la Camp so eng verbunden ist, heute keine Bedeutung mehr? Wir haben schon gehört, daß die Osteosynthese zumindest in gewissen Fällen der Ergänzung durch die Knochenüberpflanzung bedarf. Ich meine, daß die Knochentransplantation noch einen weiten Indikationsbereich hat, in Kombination mit der Osteosynthese und auch ohne sie.

Zunächst möchte ich kurz auf grundsätzliche Fragen eingehen:

Was soll die Knochentransplantation bewirken?

Welches Knochenmaterial sollen wir benutzen?

Im Gegensatz zur mechanischen Zielsetzung der Osteosynthese befaßt sich die Knochentransplantation ganz mit der biologischen Seite der ausgebliebenen Frakturheilung. Sie soll eine kräftige reparative Osteogenese auslösen, die *unter Einbau des überpflanzten Knochenmaterials* zur knöchernen Vereinigung der Fragmente führt. Dieses Ziel wird also desto sicherer erreicht, je höher die osteogenetische Potenz des Transplantats ist und je besser es eingebaut wird.

Kann aber die Transplantation noch anders als durch die ausgelöste Knochenneubildung wirken? Denken wir z.B. an die biologische Aktivierung und Hyperämisierung des Frakturbereichs durch die operative Wundsetzung und an die Zeitdauer der anschließenden Ruhigstellung im Gipsverband. Dies sind allerdings ganz unspezifische Auswirkungen, deren Bedeutung sicher nicht groß ist. Immerhin kommen auf Rechnung solcher Faktoren alle die Pseudarthrosenheilungen, die eintreten, obwohl der — in aller Regel homologe oder heterologe — Span keinerlei knöcherne Beziehungen zu den Fragmenten aufnimmt, sondern völlig reaktionslos neben ihnen liegen bleibt. Von einer durch den Span aktivierten Osteogenese kann dann meines Erachtens keine Rede sein.

Ein mechanischer Wirkungsfaktor kann bei der Transplantation nur auftreten, wenn Knochen in Form eines Spans, Bolzens oder Prügels überpflanzt wird. Eine gewisse Stabilisierung der Fraktur durch den „tischlermäßig eingefalzten Knochen-Prügel“ Lexers oder durch Einführung eines Knochenbolzens in die Markhöhle beider Fragmente wäre an sich vorstellbar. Die praktische Erfahrung hat aber gezeigt, daß eine wirklich nutzbringende Stabilität so nicht erreichbar ist. Deshalb sind diese operativ aufwendigen Methoden weitgehend zugunsten der viel einfacheren und doch sicher wirksamen seitlichen Spananlagerung verlassen worden. Übrigens hat sich auch hier gezeigt, daß eine zusätzliche Fixierung des Spans z. B. durch Drahtumschlingungen keinen weiteren Vorteil bringt, sofern sie nicht zur Erhaltung einer Fragmentreposition oder zur Fixierung der korrekten Spanlage notwendig wurde. Wird nämlich ein geeignetes Knochenmaterial verwendet, dann führt allein die stimulierte Osteogenese zur baldigen knöchernen Vereinigung des breitflächig anliegenden Spans mit den Seitenflächen der Fragmente. In diesem Moment kommt nun eine echte Stabilisierung zustande, die zweifellos ein wesentlicher Faktor für die weitere Durchbauung der Pseudarthrose ist (Abb. 1).

Ich habe absichtlich diese Abbildung aus einem älteren deutschen Lehrbuch, Jahrgang 1940, gezeigt. Die seitliche Spananlagerung wird heute gern Phemister zugeschrieben. Die Methode ist viel älter, sie ist schon Jahrzehnte früher von deutschen Chirurgen angewendet worden. Wir sollten also bei der Bezeichnung ,,Anlagerungsspan" bleiben.

Bei der Spongiosaplastik nach Matti tritt dagegen eine Stabilisierung erst durch die Masse des neugebildeten Knochengewebes ein, also in ähnlicher Weise wie bei der ,,Callusbildung" der spontanen Frakturheilung. Dafür ist andererseits die osteogenetische Potenz der Spongiosa besonders groß. Die Spongiosaplastik ist durch den Einfluß der Schweizerischen Arbeitsgemeinschaft wieder sehr aktuell geworden. Das ist logisch, denn wenn die Stabilität durch metallische Osteosynthesemittel erreicht wird, soll das Knochentransplantat ausschließlich die osteogenetische Aktivität erhöhen und evtl. Lücken auffüllen. Allerdings läßt sich Nagel und Platte durchaus auch mit einem Span kombinieren. Ich stimme hier durchaus mit A. N. Witt überein. Ob die Spongiosaplastik bei der Behandlung der nicht infizierten Pseudarthrose langer Röhrenknochen gegenüber der Spananlagerung echte Vorteile hat, erscheint mir noch nicht sicher zu sein.

Eine Mittelstellung zwischen Corticalisspan und Spongiosa nimmt der Beckenkammspan ein, der bei einer gewissen Festigkeit auch spongiösen Knochen enthält. Der typische Anlagerungsspan kann also sowohl aus dem Schienbein wie aus dem Beckenkamm entnommen werden. Übrigens auch aus der gleichseitigen Fibula, wenn bei einer Tibiapseudarthrose die Fibularesektion schon an sich angezeigt erscheint.

Nun zur Frage, ob auch homologes und heterologes Knochenmaterial bei der Behandlung von Pseudarthrosen implantiert werden soll. Ich möchte vorausschicken, daß ich selbst ausschließlich autologen Knochen verwende. Aus folgenden Gründen:

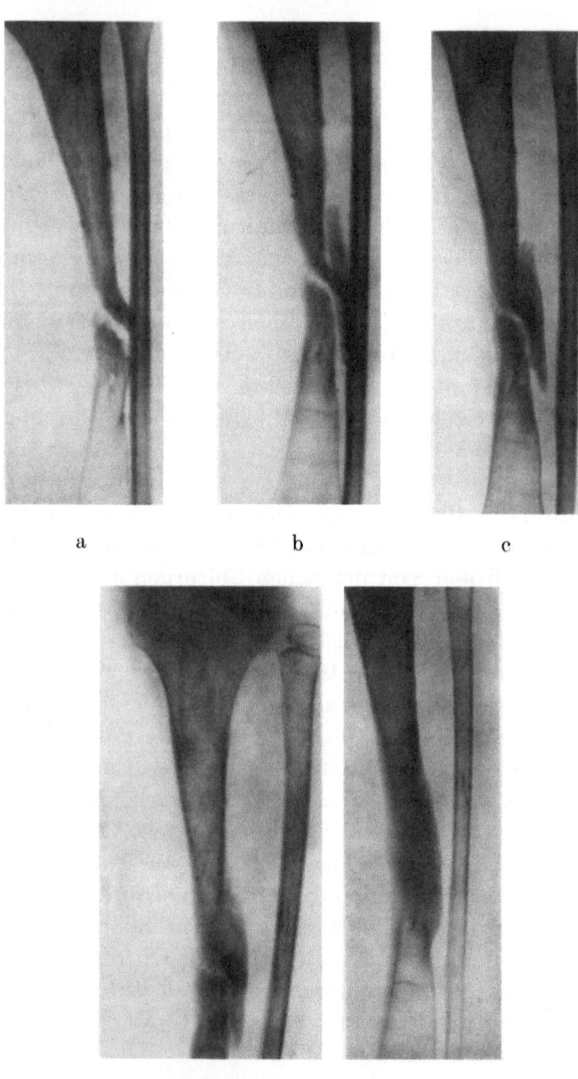

Abb. 1a—e. Sie sehen hier den typischen Ablauf. Der an die Schienbeinpseudarthrose seitlich angelagerte Span gewinnt knöchernen Anschluß erst am proximalen, dann am distalen Fragment. Erst danach erfolgt die vollständige Durchbauung des Pseudarthrosenspalts (aus Axhausen, G.: Die allgemeine Chirurgie in der Zahn-, Mund- und Kieferheilkunde. 1. Aufl. Berlin-München: J. F. Lehmann 1940)

Nur der autologe Knochen bringt die lebenden knochenbildungsfähigen Zellen mit in das Lager, von denen die rasche und kräftige Knochenneubildung der ersten osteogenetischen Phase ausgeht. Die

Zellen des homologen Spans sterben wie jedes homologe Gewebe nach einiger Zeit ab, oder aber sie sind durch eine vorausgegangene Konservierung von vornherein tot. Schon deshalb wäre die Verwendung homologer Spongiosa wenig sinnvoll. Zwar wird das Lagergewebe auch durch die homologe Knochensubstanz zur Differenzierung knochenbildungsfähiger Zellen stimuliert. Diese zweite osteogenetische Phase ist aber viel weniger intensiv. Der heterologe Knochen kann noch nicht einmal das Lagergewebe zur Osteogenese stimulieren. Dies gilt auch für den heterologen Macerationsspan.

Das autologe Knochentransplantat besitzt also weitaus größere osteogenetische Potenz als das homologe, der heterologe Span besitzt überhaupt keine die Osteogenese stimulierende Wirkung. Auch die Einheilung des Transplantats und der knöcherne Umbau der transplantierten harten Knochensubstanz erfolgt beim autologen Span sicherer, schneller und vollständiger als beim homologen und vor allem als beim heterologen Knochengewebe. Wir erreichen den gewünschten Zweck der Transplantation mit dem autologen Knochengewebe unbestritten am sichersten. Der für die Knochenentnahme notwendige Eingriff ist in meinen Augen kein zu hoher Preis für diesen Vorteil.

Deshalb meine ich, daß der homologe konservierte Knochen zwar in bestimmten Fällen auch für die Pseudarthrosenbehandlung verwendet werden kann, im Grunde aber entbehrlich geworden ist. Der heterologe Macerationsknochen sollte als Anlagerungsspan nicht mehr implantiert werden.

Die Nachteile der Knochentransplantation als alleiniger Behandlungsmethode der gestörten Bruchheilungen liegen nicht in der notwendigen Knochenentnahme, sondern in der unvermeidlich nachfolgenden Ruhigstellung im Gipsverband. Die Zeitdauer bis zur Durchbauung der Pseudarthrose liegt im Durchschnitt bei 3—4 Monaten und fällt also durchaus ins Gewicht. Hier liegt der große Vorteil der stabilen Osteosynthese, die heute deshalb in Anwendung kommen soll, wo sie durchführbar ist. Es bleiben aber noch genug Fälle, in denen eine Knochentransplantation zwingend notwendig wird, sei es allein oder in Kombination mit stabilisierenden Maßnahmen. Voran steht die Defektpseudarthrose, die ohne Knochenüberpflanzung nicht geheilt werden kann, wenn eine Verkürzung des Knochens nicht in Kauf genommen werden soll. Dann nenne ich die gestörte Bruchheilung an den Knochenenden oder an kleinen Knochen. Hier kann es technisch schwierig oder unmöglich sein, eine ausreichende Stabilisierung zu erreichen. In solchen Fällen sollten wir überlegen, ob wir nicht ganz auf den Versuch verzichten und eben nur die Spananlagerung durchführen (Abb. 2 und 3).

Für die Behandlung der atrophischen Pseudarthrose wird zumindest eine zusätzliche Knochenüberpflanzung mit gutem Grund allgemein ge-

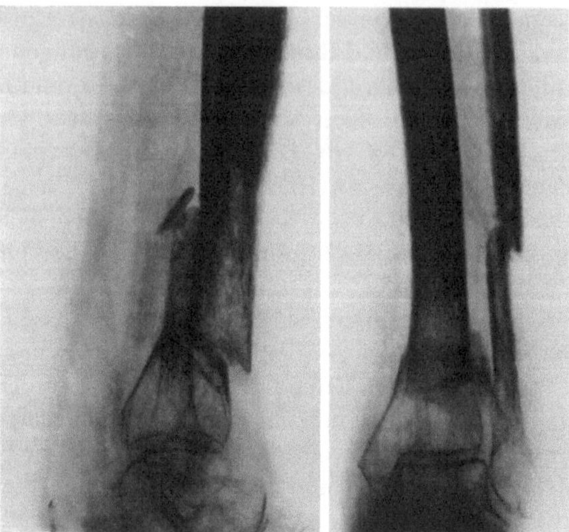

Abb. 2. Distale Schienbeinpseudarthrose 7 Monate nach dem Unfall, 60jähriger Pat. Hochgradige Knochenatrophie bei kurzem distalen Bruchstück. Unter diesen für eine Stabilisierung ungünstigen Umständen bevorzuge ich im allgemeinen die alleinige Spananlagerung

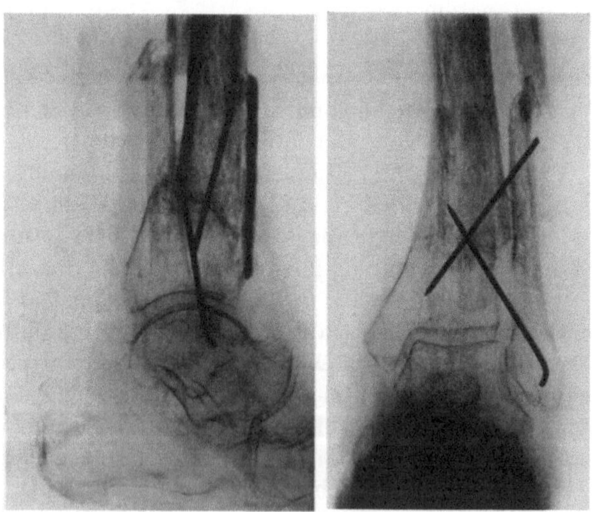

Abb. 3. Knöcherne Durchbauung 3 Monate nach Reposition, die durch gekreuzte Drähte erhalten wurde, und nach Tibiaspananlagerung vorn

fordert. Hier reichen eben Stabilisierung und Druck allein nicht aus, die Bruchheilung in vertretbarer Zeit herbeizuführen. Auch hier kommt neben der Spongiosaplastik durchaus auch die Spananlagerung in Betracht.

Aber noch weitere Indikationen müssen erwähnt werden. Bleibt die Bruchheilung einmal trotz einer durchgeführten Osteosynthese aus, dann

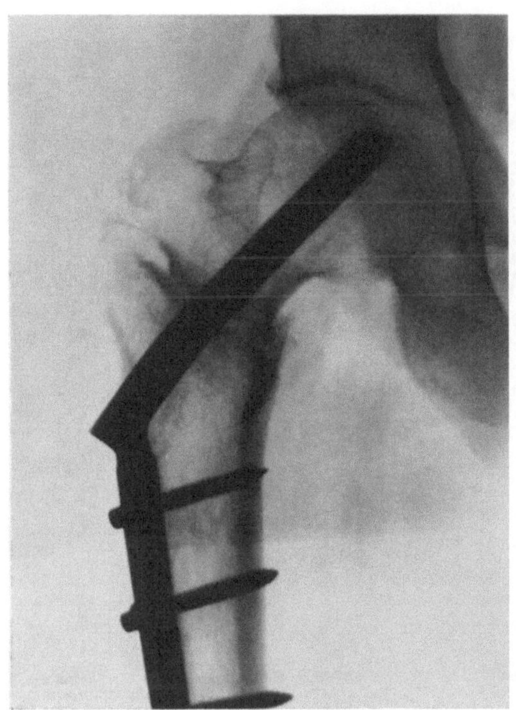

Abb. 4

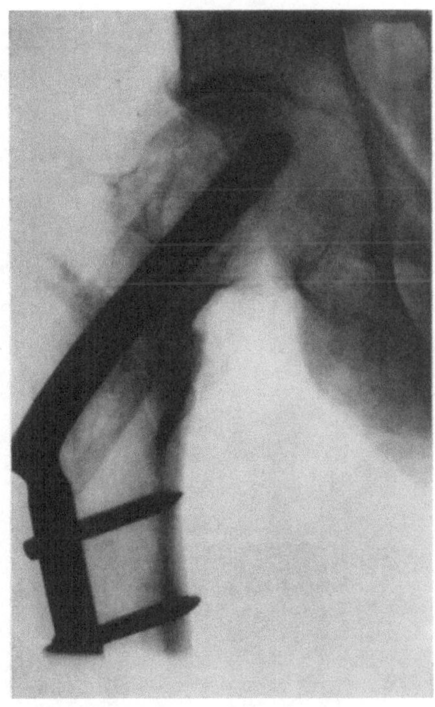

Abb. 5

Abb. 4. Pertrochantere Pseudarthrose, 9 Monate nach Nagelung

Abb. 5. Knöcherne Durchbauung 3 Monate nach zusätzlicher Bolzung mit 2 Tibiaspänen, parallel zum Nagel. Keine sonstigen Maßnahmen

kann es zweckmäßig sein, einfach eine Knochenüberpflanzung hinzuzufügen, ohne an der Osteosynthese etwas zu ändern. Dieser Eingriff ist unter Umständen einfacher und damit besser als andere operative Maßnahmen, wie z. B. eine Umnagelung oder eine Umlagerungsoperation (Abb. 4 und 5).

Dann aber muß ich die heute nicht kleine Zahl der infizierten Pseudarthrosen nennen, die in jedem Fall ein Behandlungsproblem darstellen. Hier ist nun tatsächlich die Spongiosaplastik die Methode der Wahl, denn die autologe Spongiosa ist erstaunlich wenig infektionsempfindlich. Die Plastik kann direkt in den ausgeräumten Herd, also in die Pseudarthrose vorgenommen werden (Abb. 6 und 7).

Die Spongiosaplastik ist aber auch sehr geeignet, außerhalb des infizierten Gebiets eine Knochenbrücke oder einen Knochenblock

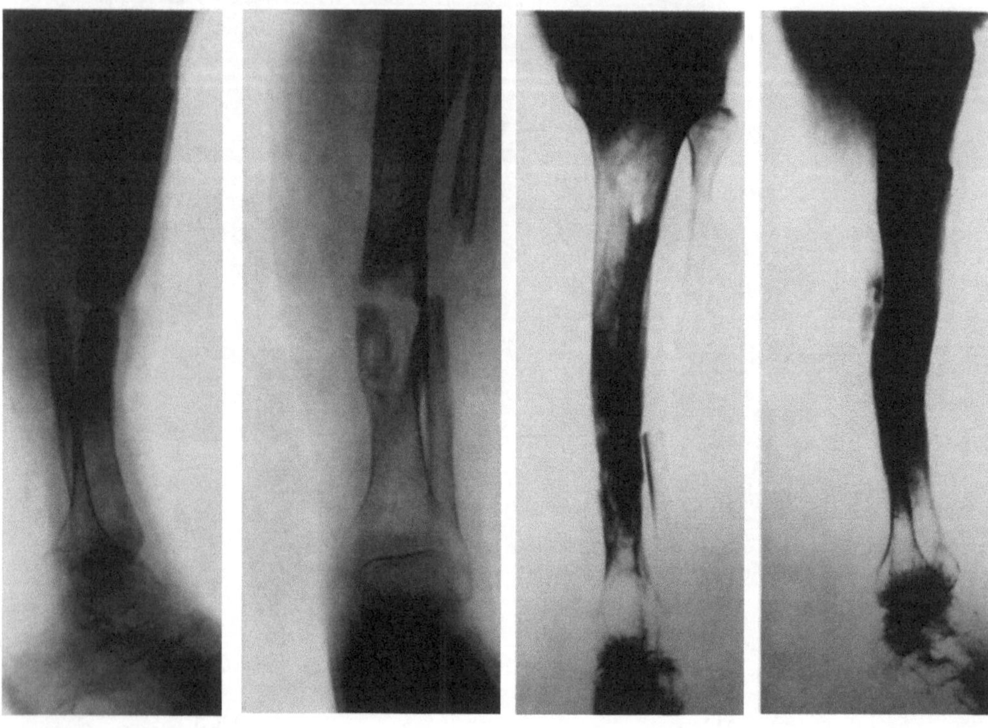

Abb. 6 Abb. 7

Abb. 6. Mehrfach voroperierte, infizierte und fistelnde Defektpseudarthrose der Tibia

Abb. 7. Fistellose knöcherne Ausheilung nach zweimaliger Spongiosaplastik. (Operateur L. Schweiberer)

aufzubauen, der die Fragmente stabilisiert und damit auch die Ausheilung der Infektion begünstigt. Dies gilt besonders für die tibiofibulare Blockbildung bei infizierter Tibiapseudarthrose, wie sie die Schweizerische AO angegeben hat und die ich für eine vorzügliche Methode halte (Abb. 8–10).

Es bleibt also der Knochentransplantation auch heute ein weites Anwendungsgebiet. Ich möchte abschließend noch auf eins hinweisen:

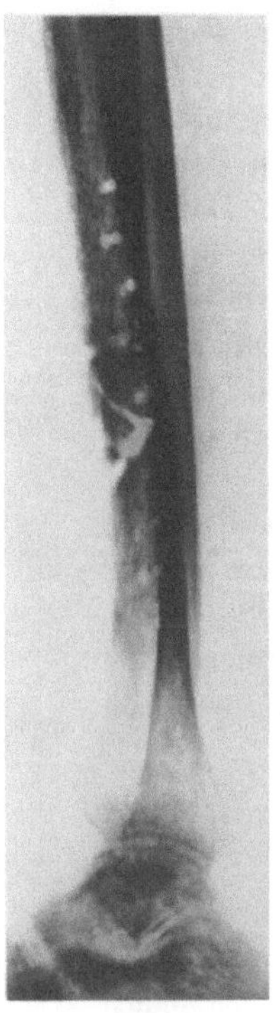

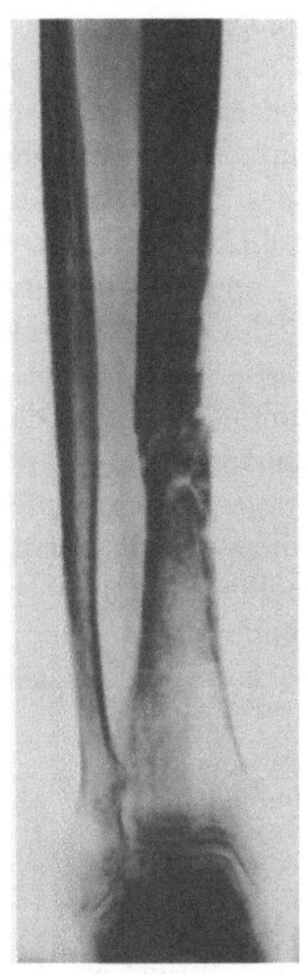

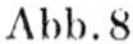

Abb. 8

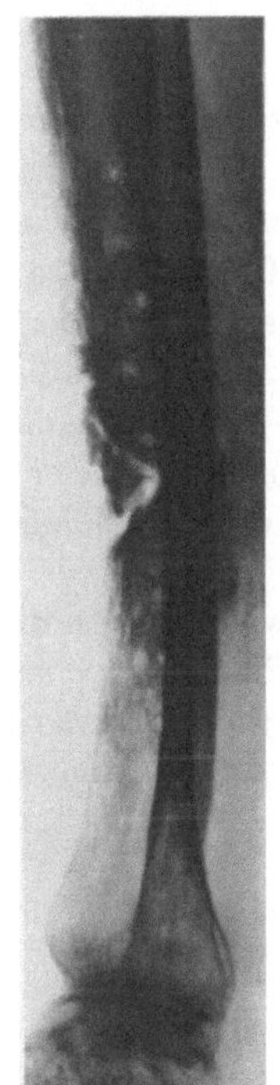

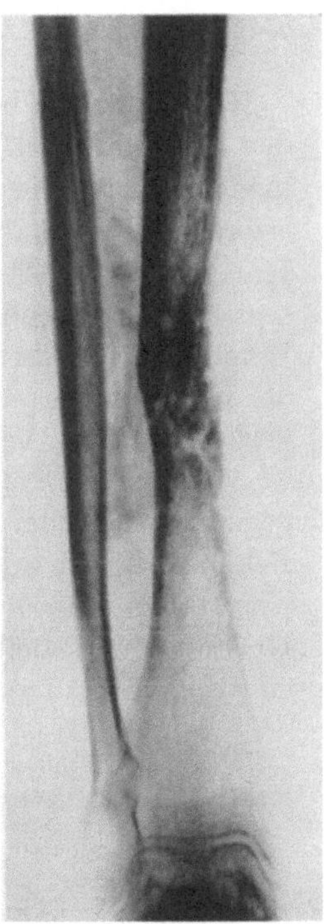

Abb. 9

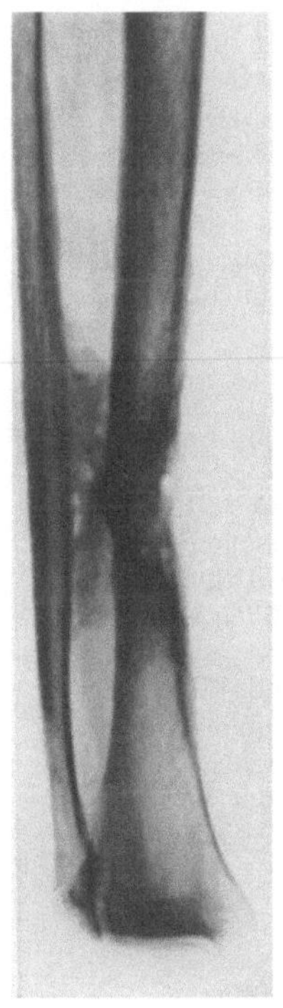

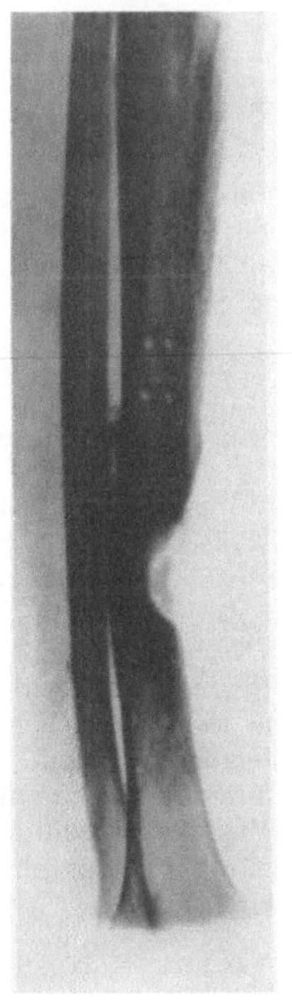

Abb. 10

Abb. 8. Infizierte Schienbeinpseudarthrose nach Druckplattenosteosynthese und Wundinfektion. Die gelockerte Platte ist entfernt, beginnende Sequestrierung im Frakturgebiet

Abb. 9. Tibio-fibulare Spongiosaplastik von lateral-dorsal her

Abb. 10. Nach knöcherner Blockbildung und nach einer Sequestrotomie fistellose Ausheilung, 6 Monate nach der Spongiosaplastik

Die Knochenüberpflanzung in Form eines Anlagerungsspans oder der Spongiosaplastik ist eine relativ einfach durchzuführende Behandlungsmethode. Sie hat nur ein geringes operatives Risiko. Dagegen erfordert die stabile Osteosynthese mit dickem Marknagel oder mit der Druckplatte der AO erheblich mehr an apparativer Einrichtung und an spezieller Erfahrung des Operateurs. Eine doch einmal auftretende Wundinfektion wirft hier ganz andere ernsthafte Probleme auf als bei der Knochenüberpflanzung, bei der schlimmsten Falles das Transplantat verlorengeht — aber durchaus nicht in jedem Fall.

Wo also immer die äußeren Voraussetzungen nicht vollständig gegeben sind oder wenn die Indikation zweifelhaft ist, sollte bei der Behandlung der gestörten Knochenbruchheilung nicht um jeden Preis eine stabile Osteosynthese in Angriff genommen werden. Unter solchen Umständen ist auch die alleinige Knochentransplantation immer noch eine durchaus zu vertretende Behandlungsmethode.

Präsident: Vielleicht können wir im Rundgespräch auf die Indikation der Knochenüberpflanzung eingehen.

Wir unterbrechen jetzt die wissenschaftliche Sitzung und treten noch einmal in die

Zweite Generalversammlung

ein. Ich verlese das Protokoll des Wahlleiters:

„Wahlleiter Herr Dr. med. Ludwig Groß, Mönchengladbach.

Es fand eine Stichwahl zwischen Herrn Professor Dr. O. Lindenschmidt-Hamburg und Herrn Professor Dr. E. Weisschedel-Konstanz statt. Abgegeben wurden 513 Stimmen, davon ungültig 7 Stimmen, Stimmenthaltungen ebenfalls 7 Stimmen; insgesamt gültige Stimmen 499. Stimmenmehrheit für Herrn Otto Lindenschmidt-Hamburg. Für Herrn E. Weisschedel wurden 198 Stimmen abgegeben, für Herrn O. Lindenschmidt 301 Stimmen.

München, den 11. April 1969."

Ich möchte Herrn Kollegen Lindenschmidt fragen, ob er die Wahl annimmt.

O. Lindenschmidt-Hamburg: Herr Präsident, meine Damen und Herren! Glauben Sie mir, daß mich diese Ihre Wahl zum Präsidenten der Deutschen Gesellschaft für Chirurgie vor eine völlig unerwartete Situation stellt. Die Aufgabe, die Sie mir heute übertragen, wirkt auf mich wie ein „Impetus", ohne daß ich indessen dahinter eine Aggression Ihrerseits vermuten dürfte.

Es wird mein Bestreben sein, Brennpunkte der operativen und klinischen Chirurgie im Strukturwandel diagnostischer und therapeutischer Probleme, aber auch die damit unausweichliche Teilung der Aufgaben innerhalb unserer Arbeitskreise und Mitarbeiterkreise mit allen Problemen in den Mittelpunkt der Verhandlungen zu stellen. Die Fragen und Sorgen, die dabei alle medizinischen Disziplinen verbinden, sollen der Leitfaden durch die Gesamtfragestellung sein.

Ich nehme die Wahl an und danke Ihnen allen herzlich.

Präsident: Herr Kollege Lindenschmidt, es ist schade, daß Sie sich so rasch vom Podium entfernt haben. Wir hätten Ihnen gern unsererseits zuerst gratuliert. Das soll von oben im Namen des Präsidiums ausgesprochen sein.

Ich glaube, daß ich in Ihrer aller Namen spreche, wenn ich jetzt Herrn Kollegen Maurer für die würdige Form, in der er mit Rücksicht auf unsere Gesellschaft von seiner Kandidatur zurückgetreten ist, herzlich danke.

Ich danke ihm außerdem dafür, daß er jetzt seit 15 Jahren stets die Vorbereitung des Kongresses in aufopferungsvoller Weise zusammen mit seinen Herren durchgeführt hat und daß sich jeder Präsident auf seine ständige Hilfe hat verlassen können. Herzlichen Dank! (Lebhafter langanhaltender Beifall.)

Ich verlese jetzt den *Ausgang der Wahl für die vier nichtständigen Beiratsmitglieder für eine dreijährige Wahlperiode 1969—1972.*

„Wahlleiter Herr Dr. med. Ludwig Groß, Mönchengladbach.

Abgegeben wurden 466 Stimmen; davon ungültig keine, Stimmenthaltungen 28, Gegenstimmen keine; abgegebene gültige Stimmen 466: 376 Stimmen für Professor Dr. med. Gerhard Carstensen, 391 Stimmen für Professor Dr. Fritz Kümmerle, 367 Stimmen für Professor Dr. med. Paul Kyrle, 383 Stimmen für Dr. Wolfgang Müller-Osten."

Darf ich Herrn Carstensen fragen, ob er die Wahl annimmt.

G. Carstensen-Mülheim/Ruhr: Ich danke und nehme die Wahl an.

Präsident: Darf ich Herrn Kümmerle fragen, ob er die Wahl annimmt.

F. Kümmerle-Mainz: Ich danke für das Vertrauen und nehme die Wahl an.

Präsident: Ich frage Herrn Kyrle.

P. Kyrle-Wien: Ich danke für das Vertrauen und nehme die Wahl an.

Präsident: Herr Müller-Osten?

W. Müller-Osten-Hamburg: Ich danke und nehme die Wahl an.

Präsident: Danke schön. — Ich verlese jetzt das Abschlußprotokoll:

„Die Tagung wurde geleitet von dem Präsidenten für 1968/69, Herrn Professor K. Vossschulte-Gießen, die Generalversammlung wurde ordnungs- und fristgemäß einberufen, indem jedes Mitglied am 17. Februar 1969 das vorläufige Programm der 86. Tagung und damit die Einladung zur Generalversammlung zugestellt erhielt.

Mit Stimmenmehrheit wurde im zweiten Wahlgang durch Stichwahl zum Präsidenten für das Jahr 1969/70 Herr Professor Dr. med. Otto Lindenschmidt-Hamburg gewählt. Stellvertretender Präsident für 1969/70 wird satzungsgemäß der Präsident der vorhergehenden Sitzungsperiode, Herr Professor Karl Vossschulte-Gießen. Die Zusammensetzung der Geschäftsstelle der Deutschen Gesellschaft für Chirurgie hat keine Änderung erfahren. Ihr gehören an:

der Generalsekretär Herr Professor Dr. med. H. Bürkle de la Camp-Dottingen über Freiburg i. Breisgau, der Kongreßsekretär, Herr Professor Dr. G. Maurer-München, der Kassenführer Herr Dr. med. C. von Bramann-Berlin.

Für die Richtigkeit zeichnen

München, 11. April 1969

Unterschrift: Der Präsident, der stellvertretende Präsident, der Generalsekretär, der Kongreßsekretär, der Kassenführer."

Darf ich vor allem auch Herrn Groß herzlich für die Durchführung dieser etwas schwierigen Wahl danken.

Damit schließe ich die Zweite Generalversammlung und eröffne wieder die *wissenschaftliche Sitzung.* Darf ich Sie, Herr Kümmerle, bitten, das *Rundgespräch* zu führen.

Rundgespräch

Kurzbericht

An dem Rundgespräch nahmen unter Leitung von Prof. F. Kümmerle-Mainz teil: W. Axhausen-Bremerhaven, G. Küntscher-Flensburg, V. Petrokov (a. E.)-Zagreb, W. Schink-Köln-Merheim, C.-H. Schweikert-Mainz, S. Weller-Freiburg i. Br.

Zwischen der *Verhütung* einer Pseudarthrose und ihrer operativen *Beseitigung* liegt ein weites Feld. Alle Methoden der Knochenbruchbehandlung, sowohl die konservativen als auch die operativen, können gegebenenfalls zu einer Pseudarthrose führen. Ursächlich sind in erster Linie mechanische Momente zu nennen. Die Behandlung einer Pseudarthrose ist abhängig von ihrer Art (reaktiv-hypertroph bzw. areaktiv-atroph) und Lokalisation. Ferner richtet sich das Vorgehen danach, ob eine früher infizierte oder noch infizierte Pseudarthrose mit oder ohne Defekt vorliegt.

Eine bessere Beurteilung der Vitalität der Fragmentenden und damit der aktuellen Osteogenese, als dies durch das konventionelle Röntgenbild möglich ist, erlauben skeletspezifische Isotopenuntersuchungen (Cech). Sie ermöglichen eine präoperative szintigraphische Funktionsdiagnostik, durch die z. B. gezeigt werden konnte, daß Pseudarthrosen im Anschluß an eine technisch ungenügende Osteosynthese, die „Pseudarthrose moderne", wie sie Judet nennt, zur Gruppe der reaktiven Pseudarthrosen gehören (Schweikert).

Die capillarreiche *reaktive* Pseudarthrose heilt durch alleinige absolute Stabilisierung aus. Die Resektion und Anfrischung der Pseudarthrosenenden bringt keine Vorteile, so daß auf sie verzichtet werden kann. Die Methode der Wahl in der Behandlung der Pseudarthrosen im *diaphysären* Bereich der unteren Extremität ist die Marknagelung nach Küntscher nach vorheriger Aufbohrung des Markraumes. Küntscher glaubt, daß in absehbarer Zeit auch die *metaphysären* gelenknahen Pseudarthrosen durch Vervollkommnung seiner Methode der Marknagelung zur Ausheilung gebracht werden können. Bei derartigen Brüchen hat sich die Druckplattenosteosynthese sehr bewährt. Für die Behandlung der Ober- und Unterarmschaftpseudarthrosen stellt die Druckplatte die Methode der Wahl dar.

Bei der *Kompression*, die unterschiedlich interpretiert und von Küntscher abgelehnt wird, ist in der Stabilisation der entscheidende Faktor zu sehen. Eine gewisse Bedeutung des Druckes, auch auf die qualitative Differenzierung des Zwischengewebes, scheint nach neueren Untersuchungen von Perren außer Zweifel zu stehen (Weller).

Im Zusammenhang mit der *areaktiven* Pseudarthrose wird auf die Pseudarthrose nach Drahtumschlingung hingewiesen, bei der an Ort und Stelle die Durchblutung ganz erheblich gestört ist (Schink). Werden die

Drähte rechtzeitig, sozusagen im Stadium der verzögerten Heilung, entfernt und eine entsprechende Ruhigstellung angeschlossen, wird die Entwicklung zur Pseudarthrose hin aufgehalten und es tritt Konsolidierung ein. Drahtumschlingungen sollten zugunsten bewährter stabiler Osteosyntheseverfahren besser aufgegeben werden.

Die Indikation für *alleinige Spananlagerung* ist fallweise dann gegeben, wenn die lokalen oder allgemeinen Voraussetzungen für eine stabile Osteosynthese fehlen (Axhausen). In solchen Fällen hat sich der autologe Span bewährt, weil er die größte osteogenetische Potenz besitzt, wenngleich ihm kein stabilisierendes Moment zukommt.

Wenn in der Behandlung von areaktiven Pseudarthrosen stabile Osteosynthese und Knocheneinlage kombiniert werden, ist gleichfalls der Wert von *autologem* Knochenmaterial unumstritten (Axhausen). Insbesondere durch die Anlagerung autologer Spongiosa wird die Konsolidierung beschleunigt (Weller, Schink). Selbst bei stabilen Osteosynthesen wird es sich daher gelegentlich empfehlen, zusätzlich Spongiosa anzulagern im Sinne eines Sicherheitsfaktors, um einem weiteren operativen Eingriff von vornherein aus dem Wege zu gehen (Weller).

Petrokov hält am *homologen* Knochenersatz fest. Er weist auf die Vorzüge gelochter Anlagespäne und Diaphysenröhren auch in der Pseudarthrosenbehandlung hin. *Heterologer* Knochen ist für die Anlagerung an Pseudarthrosen ungeeignet, weil er keine osteogenetische Potenz besitzt. Pseudarthrosen, bei denen er überhaupt in Betracht gezogen werden könnte, werden besser mit einer Osteosynthese behandelt, die mit einer autologen Spongiosaeinlage kombiniert wird (Axhausen). Diese Kombination kann als sicherstes Verfahren in der Pseudarthrosenbehandlung angesehen werden.

Bei über 1000 Pseudarthrosen benötigte Küntscher nur zweimal im Falle von Defektpseudarthrosen zusätzlich zur Nagelung einen Span. Nach seiner Meinung ist die osteogenetische Potenz des Knochens, auch bei atrophen Pseudarthrosen groß genug, um ohne Spananlagerung auszukommen. Auch bei Pseudarthrosen mit Fehlstellung bleibt er „geschlossen" und benützt Innensäge und Distraktor. Die Spanentnahme bzw. Anlagerung geschieht von innen her, zusätzlich wird eine geschlossene Marknagelung durchgeführt. Trotz des großen inneren Hämatoms sah Küntscher mit Ausnahme von gelegentlichen Infekten keine irreversiblen Gefäß-, Nerven- und Hautschädigungen. Demgegenüber korrigieren Weller und Schweikert eine Fehlstellung offen und stabilisieren mit der Druckplatte. Bei ausgedehnten Defekten hat sich der corticospongiöse Span in Kombination mit der Kompressionsplatte gut bewährt (Weller, Schink, Schweikert).

Während an der oberen Extremität eine Ausheilung mit Verkürzung keine Rolle spielt, nimmt Küntscher an der unteren Extremität eine solche in Kauf und verkürzt nach Heilung der Pseudarthrose, wenn notwendig, auf der gesunden Seite. Auf das Risiko, eine absolut gesunde Extremität zugunsten der anderen zu verkürzen, wird aufmerksam gemacht.

Bei der Behandlung von *Infektpseudarthrosen* sind zwei Gesichtspunkte zu beachten: die Ausheilung der Pseudarthrose und die Beseitigung des Infektes.

Die alleinige antibakterielle bzw. mechanische Spüldrainage führt in manchen Fällen zur spontanen Ausheilung der infizierten Pseudarthrosen, in anderen lediglich zur Beherrschung des Infekts, so daß die weiteren Maßnahmen zur Behandlung der Pseudarthrose angeschlossen werden können. Auch bei infizierten Pseudarthrosen ohne und mit Defekt spielt die absolute Neutralisation und die Vitalität der Fragmentenden die entscheidende Rolle. Spül- und Saugdrainagen, Fixation mittels Druckplatte oder äußerem Spanner, Sequestrotomie, Dekortikation und autologe Spongiosaplastik bringen gute Ergebnisse. Von Fall zu Fall ist ein zwei- bzw. dreizeitiges operatives Vorgehen notwendig, gegebenenfalls unter Verkürzung des Zweitknochens (Fibula bzw. Ulna). Bei Defekten, die größer sind als 5 cm, ist zusätzlich ein Corticalisspan zur Überbrückung notwendig (Schink).

Vor der Marknagelung einer infizierten Pseudarthrose, sei es nun mit oder ohne Aufbohrung des Markraumes, wird im Hinblick auf die Gefahr des Aufflackerns der Infektion gewarnt. Lediglich Küntscher sah niemals Nachteile, er wartet mit der Nagelung jedoch so lange, bis die Temperatur sich normalisiert hat.

Schließlich wird die Frage der Deckung gleichzeitiger *Weichteildefekte* bei Pseudarthrosen diskutiert. Entlastungsschnitte genügen in den meisten Fällen nicht, vor allem nicht im distalen Unterschenkeldrittel. Zur Deckung größerer Defekte am Unterschenkel ist eine Flügellappenplastik unter Heranziehung des anderen Beines im Sinne der Fernplastik manchmal unumgänglich, auch wenn dieser Entschluß im Hinblick auf die Narbenbildung schwerfällt (Schink).

Das Ergebnis des Gesprächs wird in dem Sinne zusammengefaßt, daß die Probleme in der Behandlung von Pseudarthrosen dann als gelöst betrachtet werden können, wenn das Prinzip der absoluten Neutralisation der Pseudarthrose ohne oder mit autoplastischer Knocheneinlage bei entsprechender Indikation und methodischer Beherrschung angewandt wird, ohne daß sich das Vorgehen im Einzelfall in ein starres Schema pressen läßt.

Präsident: Herzlichen Dank, Herr Kümmerle, und Dank allen Gesprächsteilnehmern.

Damit schließe ich die Sitzung, wir werden um 14 Uhr pünktlich wieder beginnen.

(Unterbrechung der Sitzung: 13.05 Uhr)

Freitag, den 11. April 1969

Nachmittagssitzung von 14.00 bis 16.30 Uhr

Präsident: Ich eröffne die heutige Nachmittagssitzung mit dem Thema

VII. Chirurgie der Venen

Ich möchte gleich Herrn May als den ersten Referenten bitten.

126. Funktionelle Pathologie der Venen

R. May (a. E.)-Innsbruck/Österreich

Summary. We keep a routine check on venous circulation by means of screen supervision of the contrast medium-flow, specific pictures and measurement of the flow-rate and BP curves during movement. Using Arnoldi's circulation diagram, we show normal and pathological flow-patterns. Insufficient Vv. perforantes alone are responsible for the development of both varicose and postthrombotic ulcers. In all forms of damage to the deep veins, a BP curve during movement is an absolute necessity. It facilitates indication and permits assessment of the results of operations on the deep veins. Indication and the results of operations for occlusions of the pelvic veins are determined by BP measurements under stress.

Zusammenfassung. Wir kontrollieren den venösen Kreislauf routinemäßig mit der Schirmbildüberwachung des Kontrastmittelabflusses, gezielten Aufnahmen, Messung der Abflußgeschwindigkeit und Venendruckkurven in Bewegung. An Hand des Kreislaufschemas von Arnoldi werden die normalen und pathologischen Strömungsformen gezeigt. Sowohl für die Ausbildung der varicösen Ulcera wie der postthrombotischen sind ausschließlich insuffiziente Vv. perforantes verantwortlich. Bei allen Schädigungen der tiefen Venen ist die Venendruckkurve in Bewegung unentbehrlich. Sie erleichtert die Indikation und läßt uns den Erfolg von Eingriffen an tiefen Venen beurteilen. Die Indikation und der Erfolg bei Eingriffen wegen chronischer Verschlüsse der Beckenvenen werden durch Venendruckmessungen bei Belastung bestimmt.

Ich greife aus dem Kapitel der funktionellen Pathologie der Venen die zwei chirurgisch wichtigsten heraus:

1. die venöse Zirkulation des Unterschenkels,

2. die Druckverhältnisse bei alten Beckenthrombosen.

Auf eine Erfahrung von über 10000 Veneneingriffen stützend, überprüfen wir die venöse Zirkulation:

1. *Röntgenologisch* durch die Schirmbildkontrolle des Kontrastmittelabflusses, die *Phleboskopie*, durch die gleichzeitige Messung der *Geschwindigkeit* des Kontrastmittelabflusses und durch die Prüfung der *Wadenmuskelpumpe.* Wesentliche Phasen werden herausgeschossen. Gleiches leisten die vielfach abgewandelten funktionellen *Wipp-Phlebographien.*

Einzelne Aufnahmen sind jedoch wertlos, weil sie nichts über die Funktion aussagen. Der einzige Nachteil unserer Methode ist, daß wir den Bewegungsablauf nicht archivmäßig konservieren können. Vielleicht wird uns dies mit Hilfe der Bildbandspeicherung nach Wellauer gelingen. Wir unterschätzen den Wert der Venenverschlußplethysmographie, Isotopenmessung usw. nicht. Wir benötigen jedoch Methoden, die im chirurgischen Alltag routinemäßig verwandt werden, sonst wird erfahrungsgemäß nach Publizierung einer einzelnen Arbeit auf jede Kontrolle verzichtet.

2. *Kurvenmäßige Registrierung des Venendruckes in Bewegung.* Einzelmessungen sind insuffizient.

Als Leitlinie dient uns das von Arnoldi 1964 aufgestellte *Kreislaufschema.* Der Blutstrom wird in Ruhe langsam und stetig von der vis a tergo weitergetrieben. Alle Klappen des oberflächlichen und tiefen

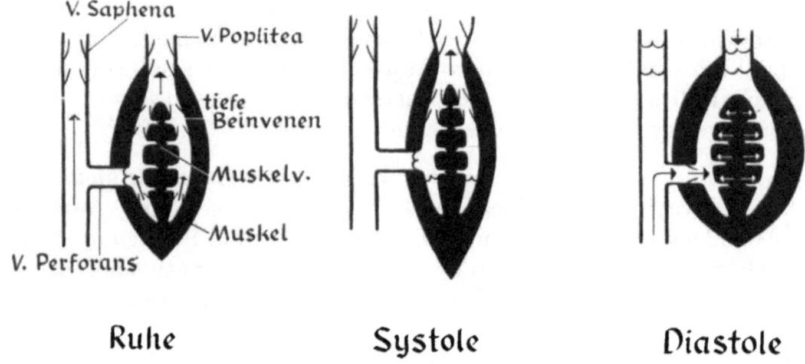

Abb. 1. Venöse Zirkulation des normalen Unterschenkels nach Arnoldi

Venensystems sind offen, lediglich die Klappen der Vv. perforantes sind infolge einer leichten Druckdifferenz tiefe-oberflächliche Venen geschlossen. Der hydrostatische Druck wirkt sich voll auf oberflächliche und tiefe Venen aus.

Muskelkontraktion = Systole. Das Blut wird nach proximal gepreßt. Da die suffizienten Klappen der Peripherie zuschnappen, ist nur eine Bewegungsrichtung möglich.

Muskelerschlaffung = Diastole. Rapider Druckabfall in den tiefen Beinvenen. Dadurch schließen sich die Klappen der V. poplitea und gleichzeitig wird das Blut aus dem oberflächlichen Venensystem und den Muskelvenen angesaugt. Der dadurch bewirkte Druckanstieg erzwingt die Wiedereröffnung der Klappen der V. poplitea und der Kreislauf beginnt von vorne.

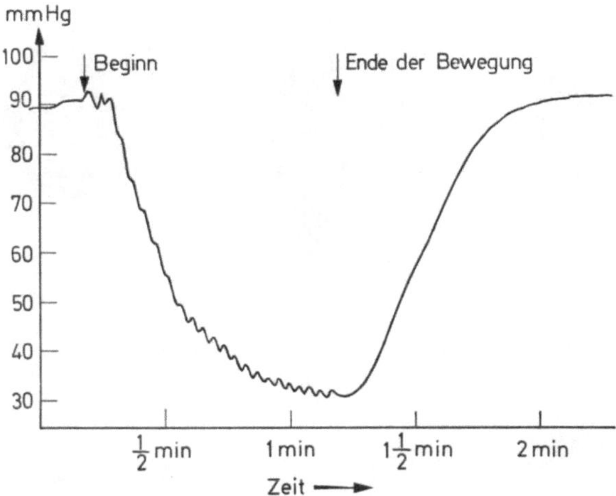

Abb. 2. Normale Venendruckkurve

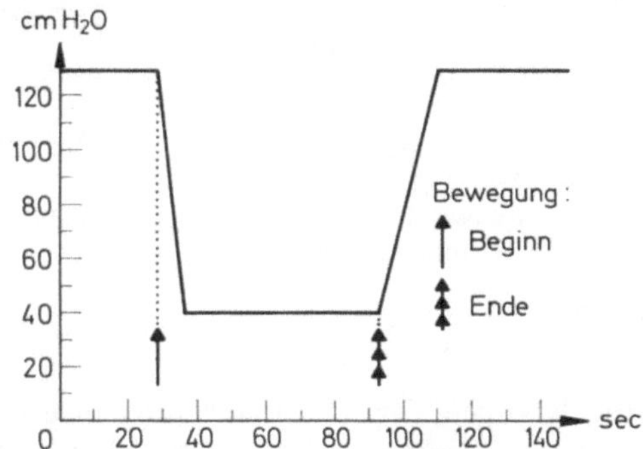

Abb. 3. Schema einer normalen Venendruckkurve

Röntgen. Rascher Durchlauf des Kontrastmittels in 25 sec, normale Muskelpumpe.

Die *Venendruckkurve* ist außerordentlich charakteristisch. Rascher, tiefer Abfall und nach Aufhören der Bewegung langsamerer Anstieg zum alten Niveau.

Einziger Unterschied zur Norm:

In der *Diastole* kann das Blut auch retrograd fließen, daher sinkt der Druck in den oberflächlichen Venen nur wenig, obgleich ein Teil in die Tiefe abfließt.

Im *Röntgen* verzögerter Abfluß des Kontrastmittels.

Die *Venendruckkurve* zeigt einen geringeren Druckabfall.

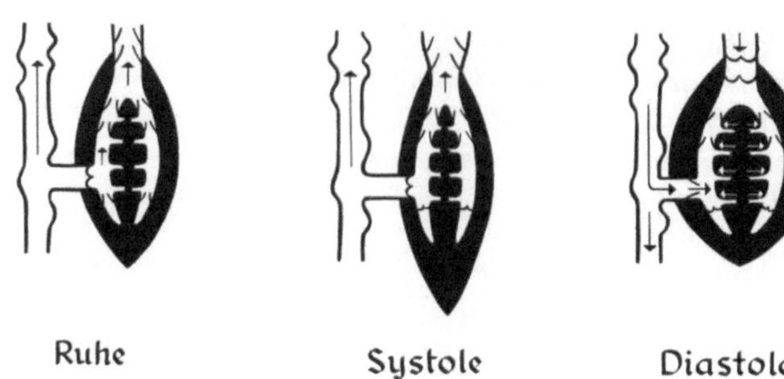

Abb. 4. Der Kreislauf bei varicöser Entartung der oberflächlichen Venen nach Arnoldi

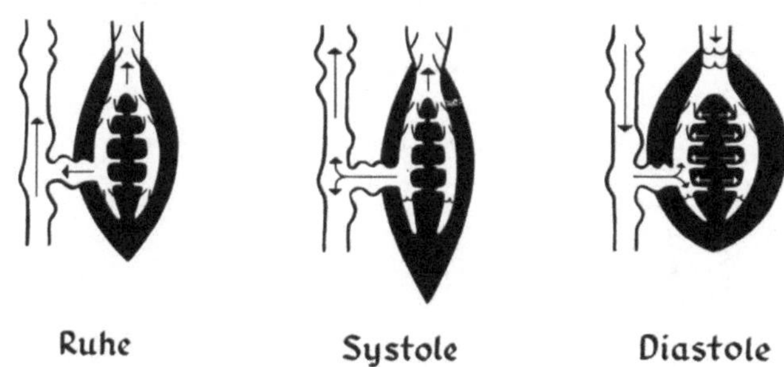

Abb. 5. Der Kreislauf bei varicöser Entartung der oberflächlichen Venen und Vv. perforantes nach Arnoldi

Neue Situation

In Ruhe. Da die Klappen der Vv. perforantes insuffizient sind, ist eine leichte Strömung in Richtung des oberflächlichen Venensystems möglich.

Systole. Der Blutstrom wird nicht nur nach oben gepreßt, sondern durch die insuffizienten Vv. perforantes nach außen.

Es kann in Extremfällen, stets in der Gegend früherer Venenklappen, an der Einmündungsstelle der Vena perforans die Vene kugelig aufgetrieben werden. Wir nannten es vor Jahren *Dowsches Zeichen.*

Von größerer Bedeutung ist aber die Auswirkung in der Knöchelgegend — die Ausbildung eines Ulcus cruris. Arnoldi hat 1968 unsere 1958 publizierten Röntgenergebnisse an 400 Patienten mit Ulcera cruris in sehr sorgfältigen Venendruckmessungen bestätigt. Danach stimmt die erstmals von Cockett 1953 geäußerte Ansicht, wonach der Rammeffekt der Druckübertragung durch insuffiziente Vv. perforantes die einzige und ausschließliche Ulcusgenese ist. Zwischen varicösen und postthrombotischen Ulcera ist nur ein gradueller, kein grundsätzlicher hämodynamischer Unterschied. In allen Fällen führt die Abnahme der arteriovenösen Druckdifferenz im Capillarbett zur relativen Hypoxie und letztlich zur Ulcusbildung. Insbesondere führt die venöse Hypertension bei postthrombotischen Schäden allein niemals zu Ulcera.

Die Ulcusentstehung wurde übrigens von Limborgh im Experiment sogar am Frosch nachgeahmt.

Ich darf in diesem Zusammenhang auf die von uns vor 7 Jahren an dieser Stelle vorgetragene Technik der Röntgendarstellung und die Anatomie der Venae perforantes hinweisen.

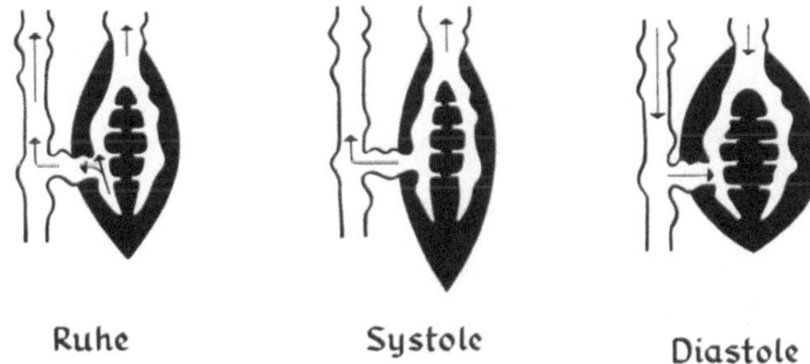

Abb. 6. Insuffizienz der oberflächlichen Venen und Vv. perforantes und Klappenschädigung der tiefen Venen nach Arnoldi

In *Ruhe* ist bereits ein Blutstrom von der Tiefe in die Oberfläche möglich.

In der *Systole* wird Blut durch insuffiziente Vv. perforantes nach außen gepreßt.

In der *Diastole* kommt es durch Insuffizienz der Klappen der Vena poplitea zu einem *retrograden Blutstrom.* Daher die wesentlichste Konsequenz: nur *kurz dauernde Diastole.* Dies ist eine wesentliche Mitursache der Ödembildung. Es ist daher auch nur ein geringer Zufluß von den oberflächlichen Venen möglich.

Die pathologisch-anatomischen Grundlagen reichen von den viel zu wenig bekannten Varicenbildungen in der Tiefe der Wadenmuskulatur bis zu den verschiedenartigsten postthrombotischen Schäden der tiefen Venen. Deutschland dürfte derzeit rund 1 Million Menschen mit postthrombotischen Zustandsbildern haben.

Das Röntgenbild zeigt alle Formen von schwer verzögertem Abfluß. Wir messen ja Abflußzeiten bis zu 2 min, ja mehr, und registrieren ein völliges Versagen der Wadenmuskelpumpe.

Ich will aber als wesentlichsten Teil meines Vortrages hervorheben: Wenn man die *Wadenpumpe* als *peripheres Herz* bezeichnet, so haben wir in der *Venendruckkurve in Bewegung* eine dem EKG vergleichbare

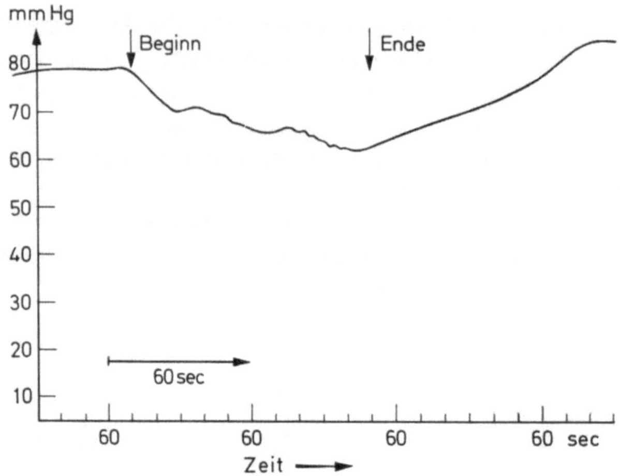

Abb. 7. Typische postthrombotische Venendruckkurve. Schwerer Fall

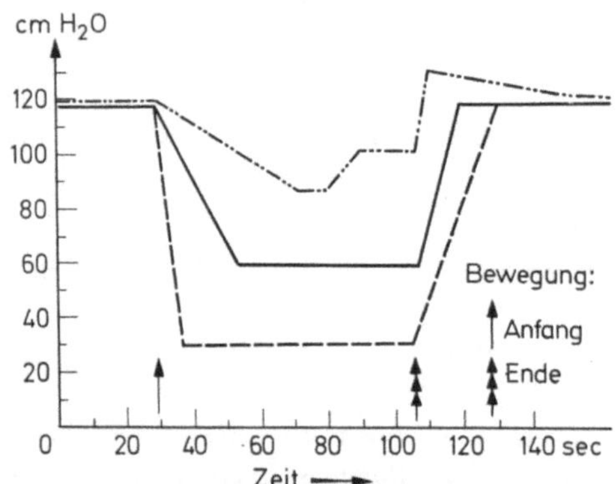

Abb. 8. Schema pathologischer Kurven nach DeCamp et al. [Surg. **29**, 365 (1951)]. —— Postthromb. Kurve, ---- Normale Kurve, -·-·-·- Postthrombot. Kurve (schwere Thr.)

Untersuchungsmethode. Sie ist geeignet, den Funktionsablauf zu registrieren, und kann daher den Wert aller unserer therapeutischen Maßnahmen kontrollieren. Wir halten sie für unentbehrlich bei allen therapeutischen Maßnahmen, wenn die tiefen Venen irgendwie mitbetroffen sind, angefangen von der umstrittenen Frage der Ausschaltung oberflächlicher Varicen bei postthrombotischen Zustandsbildern, bis zur Beurteilung des Wertes der Eingriffe an tiefen Venen.

Der mangelnde Druckabfall bei Bewegung ist für die Ödembildung hauptverantwortlich und jede chirurgische Maßnahme muß *skeptisch* beurteilt werden, der es nicht gelingt, diesen Kurvenabschnitt zu verbessern.

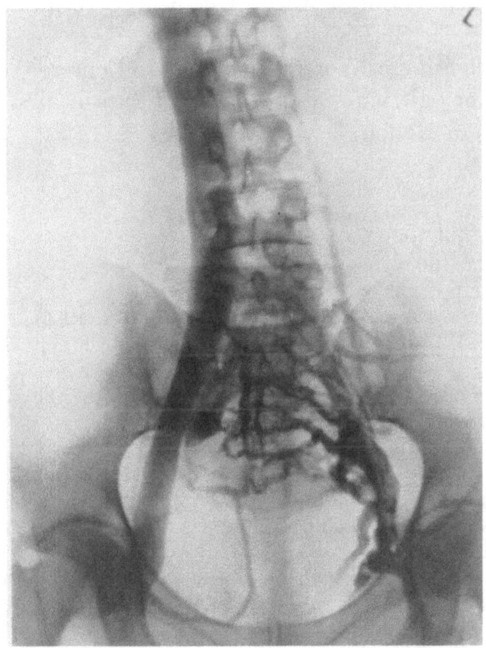

Abb. 9. Alter Verschluß der linken Beckenvenen

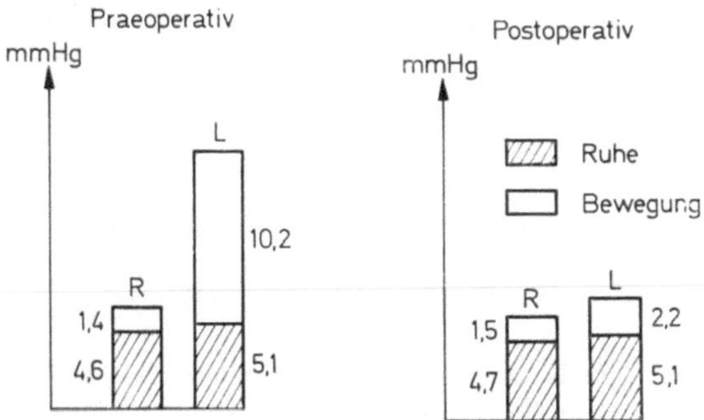

Abb. 10. Druckwerte dieses Falles vor und nach der Operation

Wir arbeiten jetzt an einem Venendruckkurvenatlas, um die Kurven zu gruppieren, sie einzuordnen in entsprechende Röntgenunterlagen und damit Leitschienen für chirurgische Maßnahmen aufzustellen.

Ein kurzes Wort noch zur chirurgisch wichtigen Frage *alter Beckenvenenverschlüsse* (Abb. 9).

Das pathologische Geschehen ist im wesentlichen durch die Druckdifferenz erklärt, die aber, wie Ihnen folgende Abbildung zeigt, erst bei

Bewegung wirklich manifest wird. Die beiden rechten Säulen zeigen Ihnen den Erfolg der Gefäßplastik (Abb. 10).

So schließe ich mit den Worten meines alten Lehrers Weber, Nauheim, der heuer 90 Jahre alt wird: „Messen heißt wissen, und Wissen ist die Vorbedingung zum Helfen."

Literatur

Arnoldi, C. C.: J. cardiovasc. Surg. **2**, 184—194 (1961).
— Acta orthop. scand. Suppl. 64 (1964).
— Acta chir. scand. **130**, 570—583 (1965).
— The venous pump of the calf. Umea 1966.
—, and H. Linderholm: Acta chir. scand. **132**, 646—662 (1966).
Beecher, H. K., M. E. Field, and A. Krogh: Scand. Arch. Physiol. **73**, 133—139 (1936).
Dodd, H., and F. Cockett: The pathology and surgery of the veins of the lower limb. Edinburgh-London: Livingstone 1956.
DeCamp, Paul: Surgery **29**, 365 (1951).
Höjensgard, I. C., and H. Stürup: Acta physiol. scand. **27**, 49—67 (1953).
Limborgh, W. van., W. Boersma, and L. Lugt: Zbl. Phlebol. **5**, 66—75 (1966).
May, R., u. R. Nissl: Die Phlebographie der unteren Extremität. Stuttgart: G. Thieme 1959.
Netzer, C. O.: Die Strömungsverhältnisse beim postthrombotischen Zustandsbild. In: Das postthrombotische Zustandsbild der Extremitäten. Bern: Huber 1968.
Seiro, V.: Acta chir. scand. **80**, 41—81 (1938).
Van der Heyde, M. N.: Phlebography and venous pressure determination. Leiden: Stenfert Kroese, N.V. 1961.

Präsident: Herr Kollege May, ich beglückwünsche Sie sehr herzlich zu Ihren Untersuchungsmethoden und vor allem zu den Ergebnissen, zu denen Sie gekommen sind.

127. Idiopathische und erworbene Phlebektasie

H. Denck-Wien/Österreich

Summary. A division is made into primary and secondary varices, in which the surgical therapy for the primary varices is exstirpation and, in secondary varices, the displaced central vascular system has to be restored, where possible. In primary varices of the lower extremities, the method of choice is the Babock process with crossectomy and specific ligation, or extirpation of insufficient perforation veins, or specialised varix-convolutions. Insufficient secondary varices should also be removed.

Further discussion embraces the diagnosis, indications and operative technique in secondary varices of the upper half of the body in cases of superior inlet blockage. No operation on the venous system, including those for varices, should be undertaken without preliminary phlebography.

Zusammenfassung. Es wird eine Unterteilung in Primär- und Sekundärvaricen vorgenommen, wobei für die Primärvaricen die chirurgische Therapie in der Exstirpation besteht, bei Sekundärvaricen soll die verlegte zentrale Strombahn nach

Möglichkeit wieder hergestellt werden. Bei den Primärvaricen der unteren Extremitäten ist das Babcock-Verfahren mit Crossektomie und gesonderter Unterbindung bzw. Exstirpation insuffizienter Perforansvenen oder gesonderter Varicenkonvolute die Methode der Wahl. Insuffiziente Sekundärvaricen sollen ebenfalls beseitigt werden.

Es wird weiter die Diagnostik, Indikation und Operationstechnik bei Sekundärvaricen der oberen Körperhälfte bei oberer Einflußstauung besprochen. Kein Eingriff am Venensystem, auch keine Varicenoperation, wird ohne vorangehende Phlebographie ausgeführt.

Es würde den Rahmen dieses Vortrages sprengen, wollten wir uns mit sämtlichen chirurgischen Problemen idiopathischer und erworbener Phlebektasien auseinandersetzen, es sollen deshalb nur zwei Teilgebiete dieser großen Krankheitsgruppe berücksichtigt werden, und zwar erstens kurz die Varicen der unteren Extremitäten und zweitens die Erkrankungen im Einströmungsgebiet der oberen Hohlvene.

Sie wissen, wir teilen die Erkrankungen, die mit Erweiterung von Venen einhergehen, zweckmäßigerweise ein:

1. in solche, bei denen die befallenen Venen infolge konstitutioneller Ursachen *plus* einem zusätzlichen Faktor dem normalen Druck- und Durchfluß nicht gewachsen sind, das sind die *Primärvaricen*, wobei bei Befall der Venen der unteren Extremitäten noch der Circulus vitiosus infolge zusätzlicher Klappeninsuffizienz hinzukommt, und

2. in solche, wo die Venenwand ursprünglich scheinbar normal ist, aber durch Abflußbehinderung im Bereich eines großen Venenstammes die Kollateralbahnen überlastet werden, was zu deren variköser Erweiterung führen kann = *Sekundärvaricen.*

Allerdings dürfen wir den hämodynamischen Faktoren, d. h. der Drucküberlastung für die Entstehung von Sekundärvaricen nicht die alleinige Bedeutung zumessen, denn die Venenwand — auch der tiefen Beinvenen — ist imstande, ein Vielfaches des normalen Venendruckes ohne Erweiterung zu ertragen, z. B. hält eine als Arterienersatz eingesetzte, gesunde Vena saphena magna den arteriellen Druck ohne weiteres viele Jahre lang aus, ohne sich zu erweitern. Auch bei traumatischen a.v. Fisteln erweitert sich nur der zentripetale Venenanteil infolge Adaption an die durchfließende Blutmenge, die hier aus dem Arteriensystem gewissermaßen wie aus einem Loch ausrinnt, und wir konnten auch einige Fälle von termino-terminalen a.v.-Verbindungen im Bereich der Arteria und Vena femoralis, welche aus Gründen der vorsätzlichen Arterialisierung über die venöse Strombahn durchgeführt wurden, beobachten, wo trotz der druckmäßigen Belastung über mehrere Jahre die Vena femoralis in ihrem Kaliber völlig gleich blieb. Schließlich bekommt auch nicht jeder Patient nach tiefer Beinvenenthrombose oberflächliche Varicen.

Es ist also die Entstehungsursache sowohl der primären, aber auch der sekundären Varicositäten bis heute nicht bekannt, was ja Herr May bereits betont hat.

Die chirurgische Behandlung von Primärvaricen, ganz gleich, welcher Lokalisation, besteht in deren Ausrottung, bei Sekundärvaricen wird man sich bemühen, die ursprüngliche Strombahn wieder herzustellen, um aber dann ebenfalls die Varicen auszurotten, wobei insuffiziente Sekundärvaricen auch bei nicht wiederhergestellter zentraler Strombahn ohne nachteilige hämodynamische Folgen, allerdings mit großer Rezidivfreudigkeit, beseitigt werden können.

Wenn auch durch verschiedene klinische Tests, z. B. den Mahorner-Howard-Ochsner-Test oder den Perthes-Test Aussagen über die Hämodynamik von Varicen möglich sind, so ist doch vor jedem Eingriff am venösen System, und sei es nur eine Varicenoperation, eine Phlebographie, wenn möglich auch Phleboskopie zu fordern, denn wenn ein Patient nach einer Varicenoperation ein dickes Bein bekommt, dann müssen wir beweisen können, daß präoperativ die Abflußmöglichkeiten außerhalb der von uns operierten Varicen gegeben waren!

Wir führen bei Phlebopathien der unteren Körperhälfte die Phlebographie bzw. -skopie über die Großzehenvene bzw. Vena femoralis am Leistenband durch, und nur in Ausnahmefällen nicht punktabler Venen kommt das transossale Verfahren über das Fersenbein oder den Trochanter major zur Anwendung.

Das zweifellos beste Verfahren zur Ausrottung oberflächlicher Beinvaricosen ist das Babcocksche Stripping, welches wir nach Crossektomie in der Leiste sowohl an der Saphena magna als auch parva von peripher nach zentral durchführen. Insuffiziente Perforansvenen müssen nach phlebographischer oder phleboskopischer Lokalisation gesondert unterbunden werden, ebenso wie außerhalb der Stammvaricen meist geschlängelt verlaufende Varicenkonvolute exstirpiert werden müssen. Bei konsequenter Verfolgung dieses Verfahrens operieren wir praktisch rezidivfrei und haben die Operation nach Moszkowicz, womit bis zu 50% Rezidive auftraten, gänzlich aufgegeben.

Hinzufügen möchte ich noch, daß wir prinzipiell nach jeder Varicenexstirpation 1 Woche lang Antibiotica verabreichen und gleichzeitig ab dem 1. postoperativen Tag anticoagulieren, um die Ausbreitung von Stumpfthrombosen in das tiefe Venensystem zu verhindern. Ebenso verabreichen wir für 1—2 Wochen ein Antiphlogisticum, z. B. Tanderil, um die Resorption der Hämatome zu beschleunigen und lassen für 6 Wochen einen Kompressionsverband tragen. Für gewöhnlich sind die Patienten 1—2 Tage hospitalisiert, wenngleich auch gegen eine ambulante Operation nichts einzuwenden ist.

Über die chirurgische Behandlung von Sekundärvaricen und postthrombotischen Zuständen wird Herr Senn ausführlich berichten. Ich möchte hier nur erwähnen, daß wir bei Sekundärvaricen und Ulcus cruris die insuffizienten oberflächlichen und perforierenden Venen ligieren und die Ulcera mit Thierschplastik versorgen.

Kurz noch ein Wort zu einer besonderen Form venöser Stauung der unteren Extremitäten. Wir konnten einige Frauen beobachten, bei denen ödematöse „dicke" Beine bestanden und zunächst die Phlebo- und Lymphographie die Ursache scheinbar nicht aufdeckte. Bei genauerem Zusehen fanden wir eine Einengung im Bereich des Leistenbandes durch eine besonders enge Lacuna vasorum und ein besonders vorspringendes Ligamentum lacunare. Wir konnten 4 solche Fälle allein durch eine kleine Spaltung des Leistenbandes und des Ligamentum lacunare erfolgreich behandeln.

Nun zu den Phlebopathien im Bereich der oberen Hohlvene. Primäre Varicositäten sind hier selten, gelegentlich als sog. polyaneurysmale Venendegeneration. Viel häufiger finden wir hier die Phlebektasien nach abgelaufenen Thrombosen großer Venenstämme, und zwar entweder bei Einseitigkeit das klinische Bild des Achselvenenstaus oder bei Beidseitigkeit bzw. Okklusion oder Kompression der oberen Hohlvene das Bild der oberen Einflußstauung.

Die häufigsten Ursachen venookklusiver Krankheiten im Einströmungsgebiet der oberen Hohlvene sind in der Tabelle wiedergegeben.

Ich möchte Ihre Aufmerksamkeit nur auf die in unserem Krankengut von 38 Fällen häufigsten Ursachen lenken, und zwar die chronische Mediastinopericarditis, die posttraumatischen Thrombosen, das Mammacarcinom, die mediastinalen Tumoren und das Bronchuscarcinom. Bei Versagen aller konservativen Möglichkeiten inklusive Spätfibrinolyse stehen uns folgende chirurgischen Möglichkeiten der venösen Wiederherstellung zur Verfügung:

1. die Dekompression durch Resektion von Tumoren, wenn nötig unter Mitresektion der Vene und deren auto- oder alloplastischen Ersatz,
2. die Endophlebektomie,
3. die auto- oder alloplastische Transplantation oder By-pass-Verfahren und
4. der saphenojugulare By-pass.

Zu dem Gesagten kurz 3 Beispiele:

1. Posttraumatische Thrombose der oberen Hohlvene nach einem schweren stumpfen Thoraxtrauma mit beträchtlicher oberer Einflußstauung. Kunststoff-By-pass vom rechten Truncus brachiocephalicus in den linken Vorhof, sehr gutes Ergebnis. Dieses Vorgehen ist meist das Verfahren der Wahl, da eine Endophlebektomie häufig nicht möglich

Tabelle. *Erkrankungen im Einströmungsgebiet der Vena cava superior*

A. Angeborene Veränderungen:
1. Vena cava sin. persistens
2. Im Rahmen anderer Mißbildungen des Herzens und der großen Gefäße
3. Klippel-Trenaunay der oberen Extremitäten
4. Angeborene Enge der oberen Thoraxapertur

B. Erworbene Veränderungen:
1. Primär oder sekundär obliterierende Phlebopathien
   a) Endophlebitis
   b) Phlebothrombose bei cardialer Dekompensation, Syndrom der oberen Thoraxapertur, Paget-Schrötter
   c) Mediastinopericarditis chron.
   d) Fibrosis mediastinalis, Silicotuberkulose
   e) Histoplasmose
2. Traumatisch und posttraumatisch
   a) frische Verletzungen
   b) posttraumatische Thrombosen
   c) a.v. Fisteln
3. Iatrogene Schäden
   a) nach Venaepunctio oder Venaesectio
   b) nach Rotterscher Radikaloperation
4. Kompression von außen oder Tumorinvasion
   a) Aortenaneurysma
   b) mediastinale Tumoren
      benigne
      maligne
      primär
      sekundär
   c) intrathorakale Strumen
      benigne
      maligne
   d) Bronchuscarcinom insbesonders rechter Oberlappen (70% aller Fälle)

ist. By-pass in den Vorhof und nicht ins Herzohr, da hier besondere Thrombosegefährdung.

2. Obere Einflußstauung durch Tumorinvasion in die obere Hohlvene (malignes Thymom). Resektion des Tumors mit der Vorderwand der Cava superior und Venenstreifenplastik.

3. Achselvenenverschluß nach Rotterscher Radikaloperation mit heftigen Beschwerden. Autologe Venenplastik mittels Vena saphena von der Vena brachialis zur Vena jugularis nach dem Kunlinschen Verfahren mit der aufgehängten Naht. Auf diese Technik des Anlegens venöser Anastomosen muß besonders hingewiesen werden, da sie unserer Meinung nach die einzige Möglichkeit darstellt, die kollaps- und schrumpfungsgefährdeten venösen Anastomosen offen zu halten. Man sollte in Zukunft

nur nach dieser oder einer modifizierten Technik Venenanastomosen anlegen.

Insgesamt haben wir 14 Fälle wegen oberer Einflußstauung operiert, davon 6 venöse Rekonstruktionen mit 5 guten klinischen Erfolgen.

Abschließend und zusammenfassend möchte ich ebenso wie Herr May sagen, daß wir an der Schwelle einer neuen Venenchirurgie stehen, wir werden aber bezüglich Indikationsstellung und Operationstechnik noch vieles zu lernen haben. Bei Beachtung bestimmter Regeln sind aber bereits heute die Ergebnisse unserer therapeutischen Bemühungen beachtenswert.

Präsident: Es war sehr interessant, zu sehen, daß Sie bei Verschlüssen der oberen Hohlvene alloplastischen Ersatz verwendet haben. Es würde mich interessieren, wie das nach Jahren aussieht. Vielleicht könnten Sie dann in der Diskussion darauf eingehen.

128. Die chirurgische Behandlung der Phlebothrombose und ihrer Folgezustände

A. Senn-Bern/Schweiz

Summary. Surgical thrombectomy is a very valuable process for the treatment of fresh phlebothrombosis of the upper and lower extremities, which is not more than 10 days old. Where there is danger of venous gangrene, only this can prevent the loss of part of the limb. The restoration of normal valve-function is achieved, however, in only a minority of cases. A thrombectomy can be performed blindly and without any danger of a preoperative lung- or major circulationembolism. Early, active therapy of fresh phlebothrombosis is so much more desirable, since the treatment of postthrombotic symptoms still presents many problems. The surgical methods are critically discussed. The most normal measures are subfascial ligature of insufficient calf-perforantes, removal of no longer participating, worn out superficial varice at the point of collateral circulation, phlebolysis, and detour operations. The value of antithrombotic prophylaxis is emphasised.

Zusammenfassung. Die chirurgische Thrombektomie stellt in der Behandlung frischer, nicht mehr als 10 Tage alter Phlebothrombosen der oberen und unteren Extremitäten ein sehr wertvolles Verfahren dar. Bei drohender venöser Gangrän vermag sie allein einen Gliedmassenverlust abzuwenden. Die Wiederherstellung einer normalen Klappenfunktion glückt allerdings nur in der Minderzahl der Fälle. Die Thrombektomie kann blind und ohne Gefahr einer peroperativen Lungen- oder Großkreislaufembolie durchgeführt werden. Die frühzeitige aktive Behandlung frischer Phlebothrombosen ist um so erstrebenswerter, als die Therapie des postthrombotischen Syndroms weiterhin problematisch bleibt. Die chirurgischen Verfahren werden kritisch besprochen. Gebräuchlichste Maßnahmen sind subfasciale Ligatur insuffizienter Unterschenkelperforantes, Eliminierung am Kollateralkreislauf nicht mehr beteiligter, ausgeleierter oberflächlicher Varicen, Phlebolyse und Umgehungsoperationen. Der Wert der Thromboseprophylaxe wird unterstrichen.

Der Begriff der Phlebothrombose bezieht sich auf thrombotische Ereignisse in den tiefen Sammelvenen der Gliedmaßen und des Beckens. Damit unterscheidet sich diese von der hämodynamisch viel bedeutungsloseren oberflächlichen Thrombophlebitis und Varicophlebitis, die zwar vordergründiger und meist auch schmerzhafter als jene, aber weniger folgenschwer verläuft. Die Phlebothrombose ist eine ausgesprochen evolutive Erkrankung, bei deren Behandlung man sich jederzeit darüber im klaren sein muß, in welchem Stadium sich das Leiden im Augenblick befindet. Je nach Lokalisation (z. B. in den tiefen Unterschenkelvenen oder Beckenvenen), Ausbruchsform (z. B. akut, subakut oder schleichend) und Ausmaß kann eine chirurgische Behandlung notwendig, fakultativ oder unnütz sein.

1. Zur chirurgischen Behandlung der Phlebothrombose

Ausschlaggebend für unser therapeutisches Handeln sind einige pathologisch-anatomische Gesichtspunkte, die kurz gestreift seien. Wir wissen, daß in den ersten 3 Tagen eines akuten thrombotischen Verschlusses das Gefäß durch eine amorphe Masse aus Fibrinmassen und eingeschlossenen Erythrocyten ausgefüllt ist. Zwischen Endothel und Thrombus fehlt zunächst jede Reaktion. Erst vom 3.—8. Tag reagiert das Intimaendothel durch Bildung von Endothelsprossen, die in den Thrombus hineinwachsen. In der Folge findet man zahlreiche blutdurchströmte Capillaren und am Thrombusrand endothel-ausgekleidete Gefäßsinus. In der Zeit vom 8.—60. Tag beginnt die Fibroplasie mit Vermehrung der argyrophilen und kollagenen Fasern. Aus diesem Wettlauf zwischen Vernarbungstendenz des Mesenchyms einerseits und Rekanalisation andererseits resultieren Veränderungen in zweifachem Sinn: eine zunehmende Rekanalisation durch Zusammenschluß verzweigter Hohlräume und Resorption von Septen und eine Wandsklerose mit Zerstörung der Venenklappen. In Kenntnis dieser histopathologischen Vorgänge können wir den Schluß ziehen — und die Erfahrung gibt uns darin recht —, daß eine instrumentelle bzw. chirurgische Desobliteration (Thrombektomie) nur dann aussichtsreich ist, wenn noch keine fortgeschrittene Intimareaktion stattgefunden und die Fibroplasie nicht eingesetzt hat. Ansonsten hat man nach Ablauf von rund 10 Tagen fast unweigerlich mit einer Rethrombosierung zu rechnen.

Die Schwierigkeiten liegen somit nur noch darin, den Beginn einer Phlebothrombose frühzeitig zu erfassen. Am ehesten scheint dies bei der klinisch meist akut und unter einem oft dramatischen Bild auftretenden *Phlegmasia coerulea dolens* möglich zu sein. Dieser liegt eine Massenthrombose nahezu des ganzen venösen Querschnittes einer Extremität zugrunde, bei welcher die kurzfristig auftretende, durch Venensperre entstehende Sequestration großer Blutmengen und ein meist hochgradiger arterieller Begleitspasmus zu einem dramatischen, Gliedmaßen und Leben gleichermaßen gefährdenden Zustand führen. Unsere Erfahrungen an 55 operierten Gliedmaßen (Tabelle) lehren uns aber, daß auch der scheinbar plötzlich einsetzenden Phlegmasia coerulea dolens in der Regel eine unmerklich beginnende Phlebothrombose der Beckenvenen vorausgegangen ist, nicht selten von Fieber unklarer Ätiologie begleitet. Damit ist bereits angedeutet, daß es — je nach Ausmaß des vom thrombotischen

Tabelle. *Zusammenstellung der klinischen Formen eigener chirurgisch thrombektomierter Phlebothrombosen*

Phlegmasia coerulea dolens	38 Gliedmaßen
Phlegmasia alba dolens	9 Gliedmaßen
Akute Achselvenenthrombose	8 Gliedmaßen
total	55 Gliedmaßen

Vorgang betroffenen Venengesamtquerschnittes — auch wenig akut einsetzende Formen von Phlebothrombosen der Gliedmaßen gibt, die sich etwa unter dem Bild der Phlegmasia *alba* dolens oder dem Milchbein präsentieren oder — besonders beim Bettlägerigen — lange Zeit völlig inapperzept bleiben. Damit geht aber für eine aktive Behandlung — zu welcher neben der Thrombektomie auch die Fibrinolyse zu nennen ist — viel wertvolle Zeit verloren. Zur Früherfassung ist deshalb bei Verdacht eine Phlebographie erforderlich. Nach neueren Berichten kann eine Phlebothrombose auch nach Injektion von Fibrinogen, das durch Jod^{125} markiert ist, erfaßt werden. Dabei wird das radioaktive Fibrinogen während der Thrombogenese aus der Zirkulation gerissen und gibt zu einem verdichteten Aktivitätsmuster im Bereich betroffener Gliedmaßen Anlaß.

Zur Operationstechnik

a) Thrombektomie der unteren Extremitäten. Demonstration anhand eines Kurzfilmes. Wichtige Kautelen:

1. Patient in 20° antitrendelenburgscher Lagerung zur Erhöhung des venösen hydrostatischen Druckes.

2. Örtliche Betäubung des Operationsfeldes, damit

3. der Patient zur Bauchpresse und weiterer Erhöhung des hydrostatischen Druckes aufgefordert werden kann. Als Standardzugang für die Desobliteration aller Formen von iliofemoraler Phlebothrombose eignet sich die Freilegung der Schenkelgefäße in der Schenkelbeuge. Freilegung der Vena femoralis communis von der Einmündungsstelle der Vena saphena magna bis zum Confluens der Vena profunda femoris und der Vena circumflexa femoris, die separat angeschlungen und dadurch

nötigenfalls wenn thrombosiert ebenfalls einzeln entstopft werden können. Längsincision der Vena femoralis communis. Ausräumung oft vorhandener an der Venenwand haftender älterer Thromben — erkennbar an der helleren Farbe — instrumentell mit Dissektor und modifizierten Steinzängchen.

Die Ausräumung der frischen Thromben auf große Distanz erfolgt mit einem aufblasbaren, mit Hahnen versehenen Ballonkatheter; ein erster Fogarty-Katheter wird durch die Thrombusmassen hindurch bis hinauf in die untere Hohlvene vorgeschoben und dort zur Abschirmung aufgefüllt. Dann erfolgt das Einführen eines zweiten Ballonkatheters, mit welchem die Desobstruktion der Beckenvenenabschnitte erfolgt.

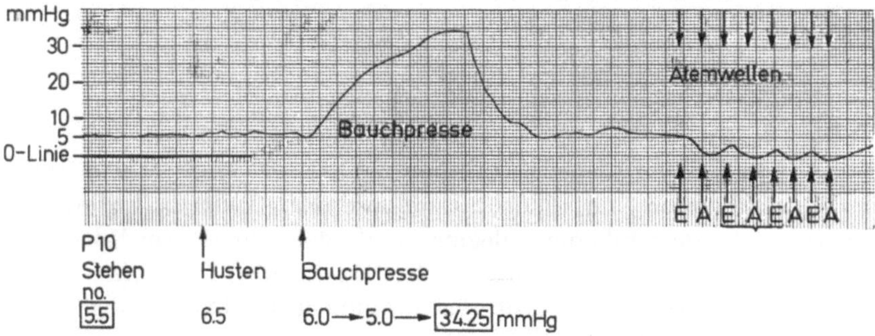

Abb. 1. Anstieg des Venendruckes an den unteren Extremitäten im Liegen unter dem Einfluß der Bauchpresse von 6 mm auf 34 mm Hg

Dieser Akt erfolgt bei aktivem Pressen des steil gelagerten, wachen Patienten und muß so lange wiederholt werden, bis keine Thrombusmassen mehr extrahiert werden können und der Rückstrom des Venenblutes von oben kräftig ist. Bei der Thrombektomie der Peripherie ist durch sachtes Vorschieben des Katheters in distaler Richtung auf die Klappen Rücksicht zu nehmen. Die Unterschenkelvenen können wegen der in dichter Folge angeordneten Klappen nicht einzeln oder direkt sondiert werden, die Expulsion der Thromben erfolgt deshalb indirekt durch kräftiges Auswalken oder durch sattes Ausbinden des Unterschenkels. Die nach proximal massierten Thromben werden auf Höhe der V. poplitea in Empfang genommen und dann mit dem aufgeblasenen Ballon hervorgeholt. Kräftiger Afflux von distal und guter Reflux von proximal sind unerläßliche Kriterien einer erfolgreichen Desobliteration.

b) Thrombektomie bei Phlebothrombose der oberen Extremitäten. Ähnlich ist die Technik der Thrombektomie beim akuten Achselvenenstau. Der Ballonkatheter wird zunächst unaufgeblasen bis in den rechten Vorhof geschoben, beim Zurückziehen des geblähten Ballons wird der Patient zum Valsalva-Pressen aufgefordert. Da in der Entstehung des Achselvenensyndroms dem kleinen Brustmuskel eine besondere Rolle zugemutet wird, empfiehlt sich die Tenotomie desselben.

Eine Druckaufzeichnung in der V. saphena magna eines Venengesunden — oder auch eines Venengeschädigten — zeigt, wie der Druck im Liegen bei der Bauchpresse um das 6—8fache ansteigen kann, in Abb. 1 von 5 auf 35 mm Hg.

Ergebnisse der Thrombektomie

Was erhoffen wir von der chirurgischen Thrombektomie?

1. Verhütung einer venösen Gangrän und Vermeidung eines Gliedmaßenverlustes.
2. Erhaltung der Funktionstüchtigkeit des Klappenapparates und Verhütung eines postthrombotischen Syndroms.
3. Vermeidung einer Lungenembolie.

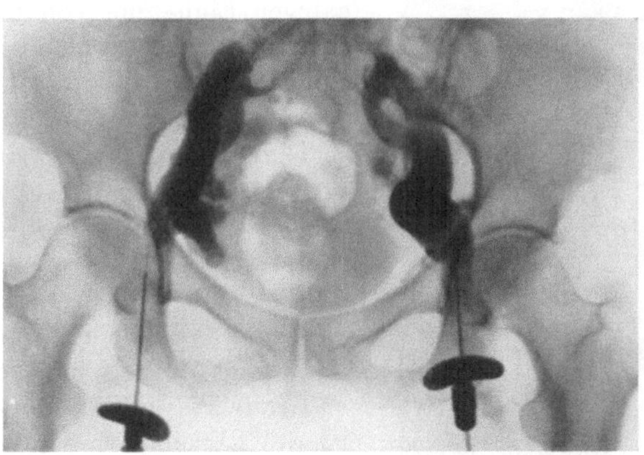

Abb. 2. Frau Sch. M., 1907. Subakut auftretende Cavathrombose mit extremer Dilatierung der gestauten Beckenvenen

Im ersten Punkt sind die Resultate — wenn rechtzeitig interveniert wird — gut, wie anhand von Beispielen vor und nach der Thrombektomie demonstriert wird. Daß auch eine Cavathrombose in der gezeigten Weise von unten her ohne Freilegung der Cava und ohne Gefährdung von Leben desobliteriert werden kann, beweist der in Abb. 2 illustrierte Fall einer Ärztin mit rasch auftretender massiver und schmerzhafter Schwellung beider Beine. Im ascendierenden Kontrollphlebogramm ließ sich der rasche und völlig ungehinderte Kontrastmittelabfluß bei der klinisch geheilten Patientin 4 Monate später nachweisen (Abb. 3). In bezug auf den zweiten Punkt — Erhaltung eines normalen Klappenapparates und

Aussicht auf Vermeidung eines postthrombotischen Syndroms — darüber gibt vorerst das Kontrollphlebogramm Auskunft.

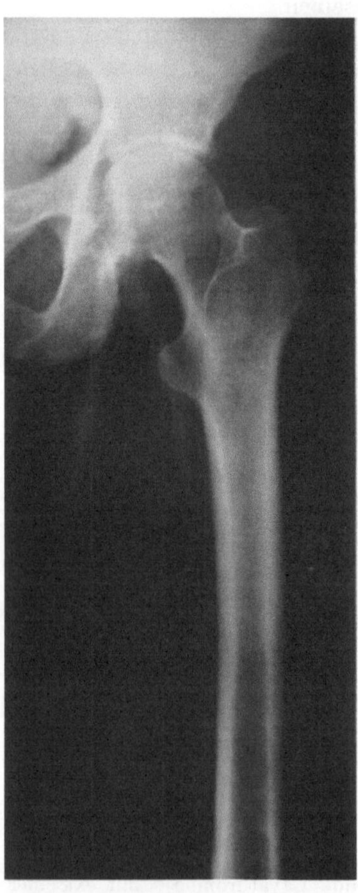

Abb. 3. Gleiche Patientin wie auf Abb. 2. Kontrollphlebogramm nach chirurgischer Thrombektomie der Vena cava inferior 3 Monate später. Rascher, hindernisloser Kontrastmittelabfluß aus dem linken Bein (Zentrales Strahleninstitut, Inselspital, Bern)

Demonstration von Phlebogrammen vor und nach Thrombektomie bei akuter ilio-femoraler Phlebothrombose mit wiederhergestellter Durchgängigkeit des Beckenvenenabflusses bei nachweisbaren Kontrastmittelaussparungen in der V. femoralis superficialis. Demonstration des Kontrollphlebogrammes einer in graviditate thrombektomierten Patientin mit völliger radiologischer Wiederherstellung der Klappenfunktion. Auch bei einer 23jährigen Patientin mit subakutem Achselvenenstau bei regelmäßiger Einnahme von Ovulationshemmern zeigt die Phlebographie vor und nach chirurgischer Thrombektomie eine gelungene Wiederherstellung der Durchgängigkeit der zuvor gänzlich verschlossenen Vv. subclavia und axillaris (Abb. 4). Allerdings deuten Kontrastmittelaussparungen auf allfällige wandständige Restthromben oder neuentstandene Appositionen. Abb. 5 zeigt am Beispiel eines 55jährigen Landwirtes mit Massenthrombose fast des ganzen venösen Venenquerschnittes eine dem klinischen Ergebnis entsprechende volle radiologische Normalisierung, die ohne chirurgische Thrombektomie kaum denkbar wäre.

Trotzdem sind wir von unseren phlebographischen Kontrollergebnissen — was die Erhaltung der Klappenfunktion der Unter- und Oberschenkelvenen anbelangt — oftmals enttäuscht. Es scheint, daß auch für das Offenbleiben von Venen die Strömungsgeschwindigkeit maßgebend ist und oft nach chirurgischer Thrombektomie nur die Beckenvenen offen bleiben, was allerdings als Teilerfolg zu werten ist. Solche Patienten bleiben doch aber mögliche Anwärter auf ein postthrombotisches Syndrom.

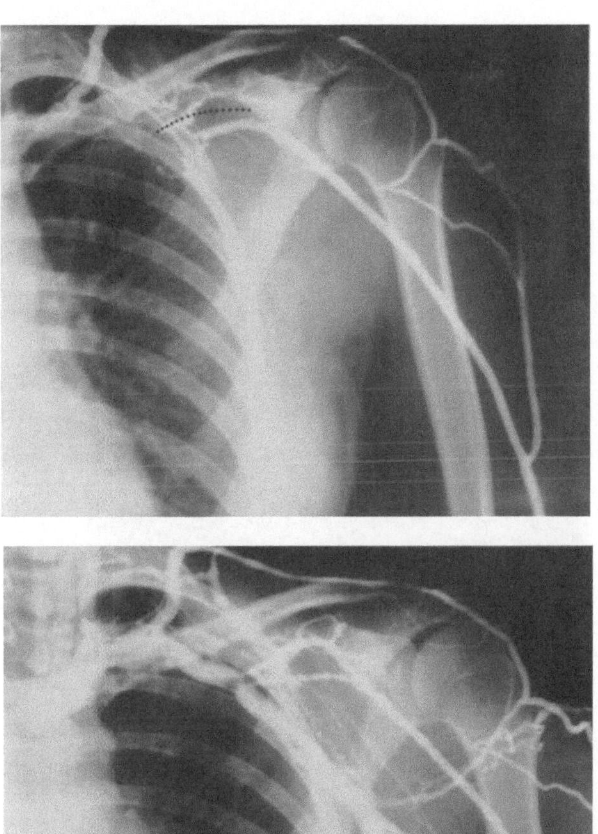

Abb. 4. Sch. Chr., **1945**, ♀, KG Nr. 870/68. Phlebographische Kontrolle vor und nach chirurgischer Thrombektomie der Vv. axillaris und subclavia

Ich fasse zusammen: Die Indikation zur chirurgischen Thrombektomie ist grundsätzlich bei frischen Becken-, Bein- und Achselvenenthrombosen gegeben, besonders dann aber, wenn

1. eine drohende venöse Gangrän besteht,

2. wenn die Durchführung einer fibrinolytischen Therapie nicht möglich ist oder wegen Blutungsgefahr aus frischen oder infizierten Wunden abgelehnt werden muß,

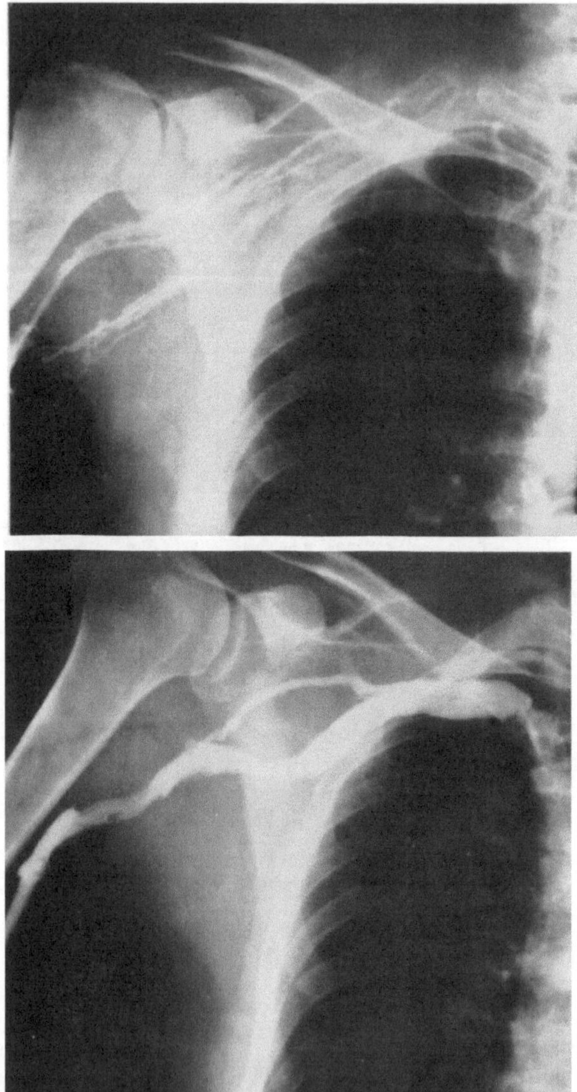

Abb. 5. D. W., 1917, ♂, KG Nr. 1532/68. Phlebographische Kontrolle vor und nach chirurgischer Thrombektomie der Vv. axillaris und subclavia. Klinische und radiologische Restitutio ad integrum

3. wenn eine korrekt durchgeführte Antikoagulantien- oder Fibrinolysetherapie keinen Erfolg zeitigt oder aus anderen Gründen — z. B. Schwangerschaft — abgelehnt werden muß.

Bei Anwendung der hier demonstrierten Technik haben wir anläßlich 55 Operationen keine klinisch manifeste Lungenembolie erlebt.

2. Zur Behandlung des postthrombotischen Syndroms

Zerstörung des Klappenapparates, dadurch fehlende Segmentierung der Blutsäule und Möglichkeit der Strömungsumkehr, das sind einige wesentliche patho-physiologische Voraussetzungen für die Entwicklung des posttraumatischen Syndroms, bei dem die Rekanalisation der tiefen Venen eine tatsächliche oder vermeintliche Rolle spielt, die bislang schlecht verstanden oder überbewertet worden ist.

Die Abflußbehinderung einerseits und die Erhöhung des hydrostatischen Druckes andererseits führen beim Stehen oder noch ausgeprägter beim Marschieren und Laufen zu einer Überbelastung der Venae communicantes zwischen tiefem und oberflächlichem Venensystem, deren Klappen allmählich insuffizient werden. Nach einiger Zeit halten auch die Kollateralgefäße des oberflächlichen Venensystems dem Druck nicht stand und werden sekundär ektatisch. Es kommt nicht nur im Stehen, sondern auch im Gehen zu einem Druckausgleich im tiefen und oberflächlichen System, in fortgeschrittenen Fällen zu sekundärer oberflächlicher Varicosis. Wenn die Venae communicantes undicht geworden sind und eine Strömungsumkehr von innen nach außen erfolgt, dann werden bekannte phlebologische Funktionsteste — wie der Perthessche Gehversuch — pathologisch. Die oberflächlichen Venen entleeren sich beim Gehen nicht mehr. Diese Verhältnisse veranschaulicht die Abb. 6. In dieser Aufzeichnung ist der Druck in der V. saphena magna bei einem venengesunden Medizinstudenten beim Gehen an Ort in der oberen Kurve registriert: Sofort kommt es zu einem raschen Druckabfall um mehr als 40 mm Hg. Unter die gleiche Versuchsanordnung bei einer Patientin mit postthrombotischem Zustand 3 Jahre nach Unterbindung der V. poplitea nach Bauer: Beim Gehen kein Druckabfall, sondern regelmäßige Druckwellen, die synchron mit der Wadenmuskelkontraktion ansteigen und bei der Muskelerschlaffung abfallen. Die Druckamplitude der Kontraktionswellen beträgt 7 mm Hg. In schweren Fällen — mit fortgeschrittenen trophischen Störungen — kann es beim Gehen an Ort im Gegensatz zu den physiologischen Verhältnissen sogar zu einem Druckanstieg des an sich schon erhöhten Druckes kommen, wie in Abb. 7: Der mittlere Druck steigt gegenüber dem Ausgangswert beim Gehen um rund 7 mm Hg an. Bei dieser Patientin ist längeres Gehen schlechthin unmöglich. Daraus leiten wir ab: Wenn überhaupt beim postthrombotischen Syndrom eine chirurgische Behandlung, dann eine solche, die die pathologischen Druckauswirkungen auf das oberflächliche Venensystem unterbricht, vor allem wenn Ulcera, Ekzeme und andere

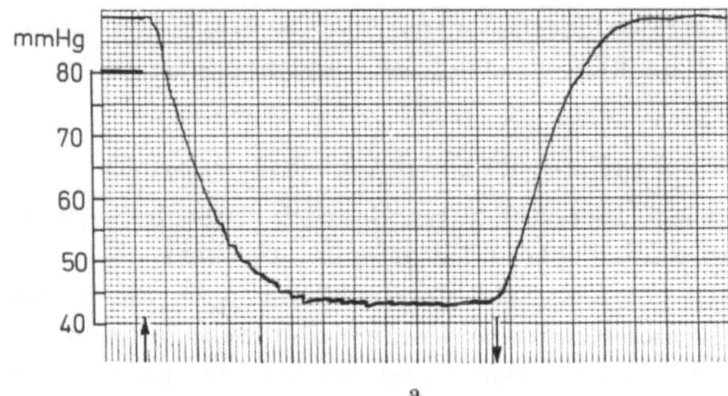

a

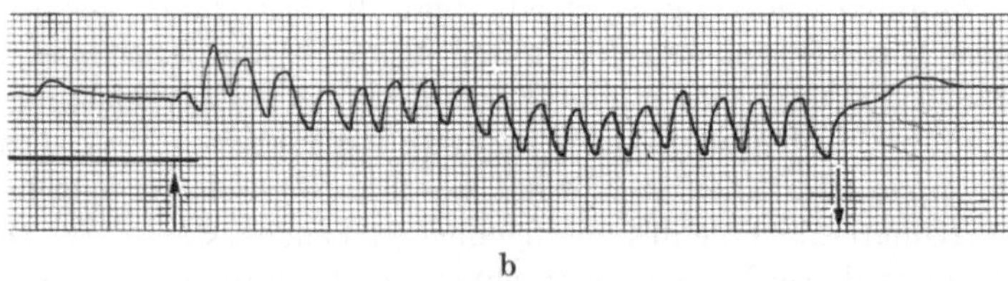

b

Abb. 6a und b. Phlebodynamische Druckmessungen in der Vena saphena magna beim Gehen an Ort. Die obere Kurve (a) zeigt den raschen, wasserfallartigen Druckabfall beim Beginn (↑) des Tretens, sowie den Wiederanstieg beim Stillstehen (↓). In der unteren Kurve (b) erfolgt beim Gehen kein Druckabfall des Mittelwertes. Bei jeder Wadenmuskelkontraktion steigt der Venendruck an, bei Muskelentspannung fällt er wieder ab

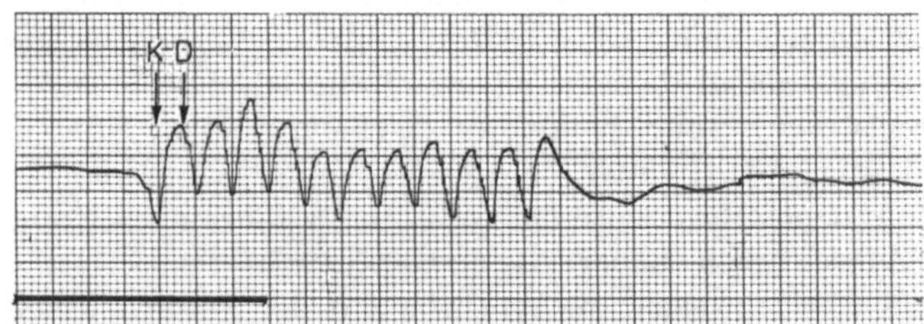

Abb. 7. Phlebodynamische Druckmessung in der Vena saphena magna beim Gehen an Ort bei einer Patientin mit postthrombotischem Syndrom. Kein Druckabfall, sondern im Gegenteil leichter Druckanstieg

trophische Störungen der Haut im Vordergrund stehen. Zuoberst in unserem chirurgischen Therapieplan steht deshalb die Unterbrechung undicht gewordener Vv. perforantes und die Ausräumung von ausgeleierten, am Kreislauf nicht maßgeblich beteiligten oberflächlichen Venenkonvoluten. Dabei ist es wichtig, daß die Ligatur insuffizienter Communicantes sub- und nicht epifascial zu erfolgen hat. Außerdem ist

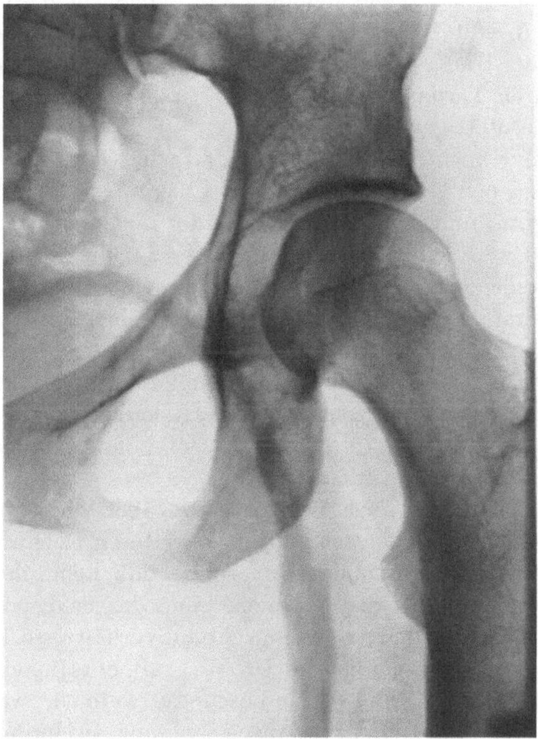

Abb. 8. M. R., 1940, ♀: Kontrollphlebogramm 3 Jahre nach Cross-over-Plastik nach Palma. Transplantierte V. saphena magna einwandfrei durchgängig

davor zu warnen, prall gefüllte Venen, die eventuell als Kollateralen funktionieren, zu vernichten, da sonst mit einer Verschlimmerung zu rechnen sein wird.

Als zweitwichtigste chirurgische Methode betrachten wir die Phlebolyse, die auf dem Prinzip der Erhöhung der Kapazität großer Sammelvenen beruht und deshalb ihre Anwendung im Bereich der Beckenvenen und auch der Hohlvene hat: Stark gedrosselte Venen werden dabei sorgfältig aus periphlebitischen Schwarten und Narben herauspräpariert.

In den zahlenmäßig relativ seltenen Fällen von segmentärer Beckenvenensperre liegt es nahe, den von Natur manchmal vorgezeichneten Kollateralkreislauf nachzuahmen. Bei der Methode von Palma wird die V. saphena magna des gesunden Beines mit der gestauten V. femoralis communis oder unter Umständen mit der V. saphena magna der erkrankten Gliedmaße anastomosiert. Daß ein derart konstruierter Venenshunt offen bleiben kann, beweist in Abb. 8 das Kontrollphlebogramm, das wir bei einem günstig scheinenden Fall 2 Jahre nach dem Eingriff durchgeführt haben. Mit dieser Methode haben wir Erfahrungen in total 12 Fällen; in der Hälfte derselben ist es entweder durch Hämatombildung oder aber durch Thrombosierung der transplantierten Vene nicht zum erwarteten Resultat gekommen.

Es seien nur noch 2 Methoden erwähnt, die Gegenstand vieler und langer Diskussionen gewesen sind.

1. Die Ligatur und partielle Resektion der rekanalisierten V. poplitea nach Bauer. Das Rationale dieses Eingriffes beruht auf der Annahme, daß der im Stehen erhöhte hydrostatische Druck sich um so ungünstiger auswirkt, je stärker die Rekanalisation fortgeschritten ist und deshalb durch Unterbrechung der Blutsäule herabgesetzt werden muß. Neuere Druckmessungen zeigen, daß dies nicht der Fall ist. Im übrigen ist man mehr und mehr davon überzeugt, daß die Rekanalisation ein sinnvoller Vorgang ist und eine tiefe durchgängige Vene ohne Klappen besser ist als ein völlig obliteriertes Gefäß.

2. Die Gracilisplastik nach Psathakis, worüber wir keine eigene Erfahrung haben, die aber Gegenstand eines weiteren Referates sein wird.

Abschließend sei in Erinnerung gerufen, daß keine der erwähnten Operationsmethoden zu einer Normalisierung der beim postthrombotischen Syndrom geschädigten venösen Abflußverhältnisse führen kann. Sie erwirken bestenfalls Palliation. Größte Aufmerksamkeit ist deshalb der Verhütung tiefer Phlebothrombosen zu widmen, was zu einem wesentlichen Teil durch breitere Anzeigestellung zur prophylaktischen Antikoagulantienbehandlung erreicht werden kann. Weil eine „gezielte" vorbeugende Antikoagulantienbehandlung illusorisch ist — wer kann voraussagen, bei wem die Phlebothrombose zuschlägt? —, befürworten und realisieren wir die allgemeine Antikoagulantienbehandlung bei allen Operierten, Traumatikern und Patienten mit Fieberzuständen, sofern keine besondere Kontraindikation vorliegt.

Präsident: Hervorheben möchte ich Ihre besonders kritische Beurteilung der verschiedenen chirurgischen Methoden. Vielen Dank auch für die Demonstration des eindrucksvollen Films. In der Diskussion würde ich gern hören, ob Sie trotz Ihrer Schutzmaßnahmen bei den Operationen Embolien erlebt haben.

129. Venenfehlbildungen und extravasale Abflußhindernisse

J. Vollmar-Heidelberg

Summary. The congenital anomalies of the veins of the trunk have up to now been of little significance for reconstructive vascular surgery. Decisive, however, is the knowledge of their existence, when one is confronted with atypical vessels in the operation-field or on the angiogramme. Blockages of venous flow by extravascular obstacles only have vasculo-surgical consequences within a very limited range. The most frequent of these is the rare scarry formation around important major veins. Extensive tumor-surgery with the replacement of veins is for the time being reserved for a small number of exceptional situations.

Zusammenfassung. Die kongenitalen Anomalien der Körpervenen haben für die rekonstruktive Gefäßchirurgie bislang nur geringe Bedeutung erlangt. Entscheidend ist aber die Kenntnis ihrer Existenz bei der Konfrontation mit atypischen Gefäßen im Operationsfeld oder im Angiogramm. Die venösen Abflußblockaden durch extravasale Hindernisse ziehen nur in sehr begrenztem Umfang gefäßchirurgische Konsequenzen nach sich. Am ehesten trifft dies für die seltene narbige Umklammerung wichtiger Hauptvenen zu. Erweiterte Geschwulstchirurgie mit Venenersatz bleibt vorerst wenigen Ausnahmesituationen vorbehalten.

Kongenitale Anomalien der Körpervenen stehen in ihrer Häufigkeit jenen der Arterien in keiner Weise nach. Wenn sie trotzdem bislang nur wenig klinische Beachtung fanden, so sind hieran vor allen Dingen 2 Umstände schuld: Einmal verursachen sie meist nur geringe oder gar keine Symptome — vorausgesetzt, daß man die Fehlmündung der Lungenvenen ausklammert —, zweitens ist ihre Erkennung an den Einsatz spezieller Untersuchungsverfahren gebunden.

Die häufigste kongenitale *Anomalie der Hohlvenen* stellt die Persistenz der linken Cava superior dar, gelegentlich — wie hier — vergesellschaftet mit dem Fehlen des Gefäßes der rechten Seite. Die Einmündung der Hohlvene erfolgt fast regelmäßig über den Sinus coronarius in den rechten Vorhof. Von diagnostischer Bedeutung ist die Tatsache, daß das Gros aller Hohlvenenanomalien mit kongenitalen Herzfehlern, vor allem Septumdefekten vergesellschaftet ist. Die Diagnose der Venenanomalie erfolgt meist als Zufallsbefund bei einer Herzkatheteruntersuchung. Hämodynamisch ist diese Anomalie irrelevant. Sie bedarf daher im allgemeinen keiner chirurgischen Therapie. Ihre Kenntnis ist aber bedeutungsvoll für die Herzchirurgie, vor allem bei Kanülierung der Hohlvenen.

Angeborene Aneurysmen der V. cava superior und der Jugularvenen stellen ausgesprochene Raritäten dar. Ihre chirurgische Bedeutung ist gering: Sie rupturieren praktisch nie und komprimieren meist auch keine benachbarten Organe.

Die kongenitalen Anomalien der *unteren Hohlvene* sind hier tabellarisch zusammengefaßt (Tab. 1).

Die *Membranstenosen* haben ihren Sitz fast regelmäßig in Höhe des Zwerchfelldurchtritts (Abb. 1). Morphologisch finden sich klappenähnliche Formationen bis zu kompletten Membranverschlüssen. Durch sekundäre thrombotische Auflagerungen kann es zur zusätzlichen Verlegung der

Tabelle 1

I. Anomalien der unteren Hohlvene

1. Membran-Stenosen und -Verschlüsse (pars diaphragmatica)
2. Aplasie der pars hepatica (infrahepatische Unterbrechung mit Azygos-Fortsetzung)
3. Doppelung bzw. Links-Ascension der pars infrarenalis

II. Anomalien der tiefen Becken- und Beinvenen

1. Aplasie bzw. hypoplastische Stenose (beim Klippel-Trénaunay-Syndrom)
2. Aplasie der Venenklappen (partielle oder komplette Avalvulie)
3. Doppelungen, Verlaufs- und Mündungsanomalien der Beinvenen

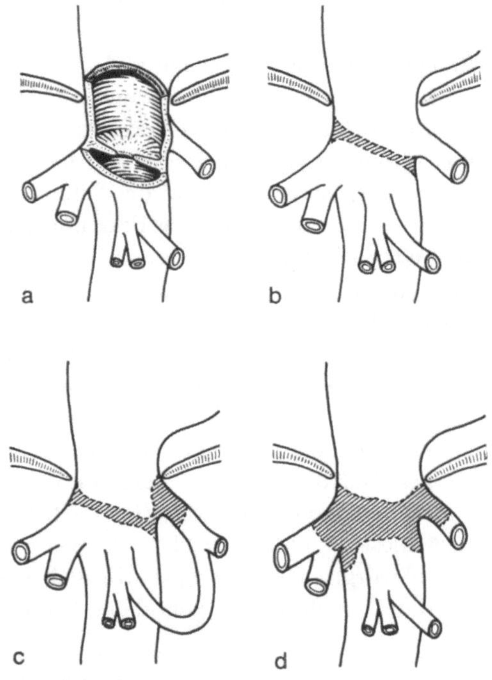

Abb. 1a—d. Morphologische Varianten der Membranstenose bzw. Verschlüsse der V. cava inferior. Aus Vollmar, J.: Chirurgie der venösen Mißbildungen. In: Chirurgie der Bein- und Beckenvenen. Hrsg. von R. May. Stuttgart: G. Thieme (im Druck)

Leberveneneinmündungsstellen kommen. Klinisch ist das Krankheitsbild durch das Auftreten orthostatischer Ödeme und die Ausbildung eines sichtbaren Kollateralkreislaufes im Bereich der Bauchdecken und der Brustwand charakterisiert. Wenn die Lebervenen mitverlegt sind, resultiert ein Budd-Chiari-Syndrom mit cirrhotischem Umbau der Leber,

Ascites und Oesophagusvaricen. Der Krankheitsverlauf ist in der Regel ein eminent chronischer. Die Kranken gehen an Oesophagusvaricenblutungen oder im Lebercoma zugrunde.

Ungeklärt ist bislang, ob es sich bei den Membranstenosen um kongenitale Anomalien handelt, etwa im Sinne einer *Coartatio venae cavae* im Zusammenhang mit der Rückbildung des Ductus venosus Arantii

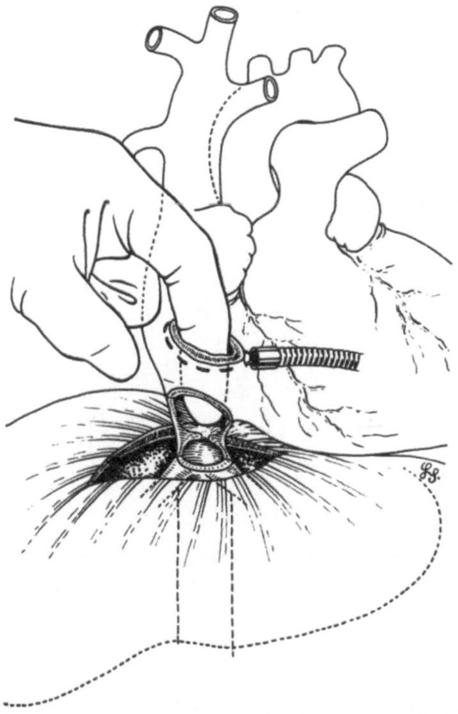

Abb. 2. Transkardiale digitale Sprengung einer Verschlußmembran der unteren Hohlvene. Aus Vollmar, J.: Chirurgie der venösen Mißbildungen. In: Chirurgie der Bein- u. Beckenvenen. Hrsg. von R. May. Stuttgart: G. Thieme (im Druck)

oder aber um eine erworbene Gefäßenge etwa als Analogon zu dem Mayschen Beckenvenensporn. Auffallend ist jedenfalls, daß die seither publizierten Fälle fast durchweg Ostasiaten betreffen.

Eine *chirurgische Korrektur* ist dann zu erwägen, wenn die Membranstenose eine klinisch ins Gewicht fallende Abflußstörung, d. h. ein Budd-Chiari-Syndrom oder eine venöse Durchblutungsinsuffizienz der unteren Gliedmaßen, unterhält. Zarte Verschlußmembranen lassen sich transkardial digital sprengen und aufdehnen (Abb. 2). Größere Sicherheit bietet die offene Ausschneidung der Verschlußmembran evtl. unter zusätzlicher Thrombektomie der Lebervenenostien. Die Gefäßöffnung kann gegebenenfalls durch ein Venenstreifentransplantat erweitert werden. Als dritter Weg bietet sich ein *cavo-atrialer By-pass* unter Benutzung einer gestrickten Dacronprothese an.

Über die operativen *Behandlungsergebnisse* liegen bislang nur Einzelmitteilungen — nämlich japanischer Autoren — vor. Im Spätstadium mit ausgeprägtem Budd-Chiari-Syndrom scheint die Gefäßplastik den deletären Verlauf kaum mehr beeinflussen zu können.

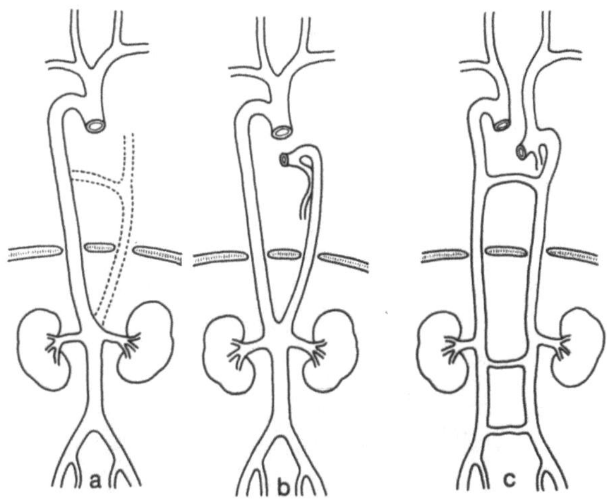

Abb.3a—c. Verschiedene Varianten der Aplasie der unteren Hohlvene mit Persistenz der Suprakardinalvenen (V. azygos bzw. hemiazygos). Aus Vollmar, J.: Chirurgie der venösen Mißbildungen. In: Chirurgie der Bein- und Beckenvenen. Hrsg. von R. May. Stuttgart: G. Thieme (im Druck)

Bei der *infrahepatischen Unterbrechung* der unteren Hohlvene liegt eine Aplasie der Cava inferior zwischen Nierenvene und Einmündung der Vv. hepaticae vor (Abb. 3). Diese Hemmungsmißbildung ist regelmäßig vergesellschaftet mit der Persistenz einer oder beider Suprakardinalvenen, d. h. der renale Hohlvenenabschnitt setzt sich in eine mächtig erweiterte V. azygos bzw. hemiazygos fort. Die Azygosvenen fungieren hierbei gewissermaßen als Ersatzcava. Erstreckt sich die Aplasie auch auf den renalen und infrarenalen Cavaabschnitt, so resultiert eine Gefäßsituation, wie sie in der rechten Figur wiedergegeben ist. Eine entsprechende Beobachtung verdanke ich Herrn Ludin aus Basel: Herzkatheteruntersuchung bei einem 6jährigen Mädchen mit einem Vorhofseptumdefekt; beide Suprakardinalvenen persistieren und imponieren als gedoppelte untere Hohlvene. Die Nierenvenen drainieren in das gleichseitige Hauptgefäß. Mehrere quere Gefäßbrücken vor der

Wirbelsäule. Azygos und Hemiazygos vereinigen sich im Brustabschnitt zu einem gemeinsamen Hauptstamm, der in typischer Weise in die obere Hohlvene mündet. Im Thoraxübersichtsbild fällt der stark prominente Azygosschatten auf. Angiographisches Charakteristicum ist der hirtenstabähnliche Azygosbogen, das sog. „Candy-Cane-Phänomen".

Die zahlreichen Varianten der Cava inferior-Unterbrechung mit Azygosfortsetzung sind hämodynamisch meist voll kompensiert, sie bedürfen daher keiner chirurgischen Korrektur. Eine Ausnahme bildet die Fehlmündung der unteren Hohlvene in den linken Vorhof. Hierbei resultiert eine Mischungscyanose.

Am *infrarenalen Hohlvenenabschnitt* begegnen wir 2 Grundanomalien, einmal der sog. *Doppelung*, bei der die links und rechts ascendierenden Hohlvenen die Aorta umkreisen, zum anderen die vollständige *Links-Transposition* der unteren Hohlvene. Zwischen beiden Anomalien gibt es zahlreiche Übergangsformen und Varianten. Klinisch bestehen meist keinerlei Symptome. Die Kenntnis der Doppelung bzw. Linksascension ist aber für den Chirurgen insofern bedeutungsvoll, als bei Eingriffen an der terminalen Aorta und am Grenzstrang hierbei leicht Cavaverletzungen gesetzt werden können. So passierte bekanntermaßen Billroth 1855 bei einer Nephrektomie das Mißgeschick, eine anomal verlaufende V. cava inferior zu unterbinden mit tödlichem Ausgang.

Aplasien bzw. *hypoplastische Stenosen* der tiefen Oberschenkel- oder Beckenvenen finden sich gelegentlich beim *umschriebenen Riesenwuchs* vom Typ Klippel-Trenaunay. Dieses häufig fehlinterpretierte Syndrom ist durch die Trias eines dysproportionierten Riesenwuchses mit Varicen und Hauthämangiomen — nicht aber durch a.v. Fisteln — charakterisiert. Höchstens 1—2% dieser Patienten besitzen eine Aplasie ihres tiefen Venensystems. Der Riesenwuchs steht daher mit Sicherheit in keiner pathogenetischen Beziehung zu dieser Venenanomalie, etwa im Sinne einer Epiphysenstimulation durch den venösen Rückstau (Tab. 2).

Der durch a.v. Fisteln stimulierte Riesenwuchs (F. P. Weber-Syndrom) ist dagegen so gut wie immer proportioniert; die Gefäßveränderungen zeigen hierbei auch nach Abschluß der Entwicklungsjahre progressive Tendenz. Therapeutisch kommt hier eine Skeletierungsoperation der Hauptgefäße in Frage, um Zu- und Abfluß der Fistelgebiete zu blockieren.

Die *chirurgische Korrektur* einer kongenitalen Aplasie der tiefen Venen ist bislang nur für kurzstreckige einseitige Defekte der Beckenstrombahn diskutabel. In Frage käme die Interposition eines zusammengesetzten Venentransplantates oder ein querer In situ-By-pass nach Palma. Chirurgische Erfahrungen bei kongenitalen Aplasien liegen unseres Wissens bislang noch nicht vor.

Ein extrem seltenes Krankheitsbild stellt die *kongenitale Avalvulie* dar, d. h. das teilweise oder vollständige Fehlen der Venenklappen.

Tabelle 2. *Sonderformen des umschriebenen Riesenwuchses*

	Klippel-Trenaunay-Syndrom (1900)	F. P. Weber-Syndrom (1907/18)
Riesenwuchs	dysproportioniert-elephantiastisch	proportioniert
Gefäßnaevi bzw. Hämangiome; Lymphangiome	fast regelmäßig	sehr selten
Arterio-venöse Fisteln	fehlen	vorhanden (meist epiphysennah-intra-ossär)
Anomalien der tiefen Venen (Aplasien; Stenosen)	gelegentlich	fehlen
Prognose	günstig: weitgehend stationär	zweifelhaft: Neigung zur fortschreitenden Verschlimmerung

Bislang finden sich im Weltschrifttum nur 20 venographisch belegte Fälle. Leichte orthostatische Ödeme im Schulalter und das spätere Hinzutreten sekundärer Varicen kennzeichnen das klinische Bild. Eine chirurgische Korrektur ist verständlicherweise nicht realisierbar. Differentialdiagnostisch kann die Abgrenzung gegen ein postthrombotisches Syndrom mit weitgehender Zerstörung der Klappen auf große Schwierigkeiten stoßen.

Von den zahlreichen kongenitalen *Verlaufs-* und *Mündungsanomalien* der oberflächlichen und tiefen Beinvenen sei die *Doppelung* der tiefen Oberschenkelvene als relativ häufiges Vorkommnis angeführt. Derartige morphologische Varianten werden meist als Zufallsbefunde bei der Phlebographie, ferner bei Eingriffen wegen Varicen oder bei der Gewinnung von Venentransplantaten erhoben. Sie besitzen keine hämodynamische Bedeutung und bedürfen daher auch keiner chirurgischen Korrektur.

Unter den *extravasalen Abflußhindernissen* dominiert pathogenetisch die Gefäßkompression durch Geschwülste. Das *Cava superior-Syndrom* wird am häufigsten durch eine retrosternale Struma hervorgerufen. Unter den malignen Tumoren dominiert hier mit weitem Abstand das Bronchialcarcinom. Hier eine doppeltfaustgroße nach rechts entwickelte intrathorakale Struma mit extremer Verdrängung und Kompression der oberen Hohlvene. Die transthorakale Strumektomie führte zur vollständigen Beseitigung der oberen Einflußstauung. Die Kontinuität der Vene ließ sich wie bei fast allen anderen gutartigen Geschwülsten ohne Schwierigkeit erhalten. Der Allgemeinchirurg muß sich hierbei aber auf die Gefahr einer Venenbegleitverletzung einstellen und mit der Versorgung einer Gefäßwunde vertraut sein. Maligne Tumoren, die invasiv auf die V. cava übergegriffen haben — wie hier ein retroperitoneales Sarkom —, sind meist schon so weit fortgeschritten, daß aus anderen Gründen — Fernmetastasen, Einbruch in andere Nachbarorgane — Inoperabilität besteht. Ein Hohlvenenersatz ist in solchen Fällen kaum jemals gerechtfertigt. Rekonstruktive Eingriffe bei extravasal bedingten venösen Abflußhindernissen beschränken sich daher vorerst auf wenige Ausnahmesituationen, vor allem auf die narbige benigne Umklammerung wichtiger Hauptvenen (z. B. nach Traumen, Entzündung u.a.) zweitens auf wenige gut operable maligne Geschwülste mit Venenbeteiligung, aber ohne sonstige Tumorabsiedlung. Methode der Wahl für den Cava- bzw. Beckenvenenersatz stellt das zusammengesetzte körpereigene Venentransplantat dar, ausnahmsweise auch eine Gefäßprothese. Zur Sicherung der Transplantateinheilung kommt die Anlegung einer temporären a.v. Fistel in Frage.

Präsident: Haben Sie vielen Dank, Herr Vollmar; das war für uns alle sehr lehrreich. Ich möchte Sie jetzt bitten, in Vertretung von Herrn Pässler, der wegen der Folgen eines Ski-Unfalles nicht bei uns sein kann, die Leitung des Rundgespräches zu übernehmen.

Rundgespräch

Aktuelle Fragen der Venenchirurgie
Eingriffe bei primären Varicen, beim postthrombotischen Syndrom und bei der akuten Phlebothrombose

An dem Rundgespräch nahmen unter Leitung von Prof. Dr. J. Vollmar-Heidelberg teil: G. Carstensen-Mülheim/Ruhr, H. Denck-Wien, G. Flora-Innsbruck, R. May (a.E.)-Innsbruck, C. Netzer-München, G. Schulze-Bergmann-Hamburg, A. Senn-Bern

Die Fortschritte der Verödungsbehandlung brachten in den letzten Jahren für viele Chirurgen eine gewisse Unsicherheit in der Anzeigestellung, ja in der Berechtigung einer chirurgischen Behandlung *primärer Varicen* mit sich. Vollmar hält den therapeutischen „*Alleinvertretungsanspruch*" der Verödungsexperten und Beinwickler ebenso wenig für gerechtfertigt wie den der ausschließlichen „*Stripper*". Not tut eine Differentialtherapie, ausgerichtet nach morphologischen, funktionellen und klinischen Gesichtspunkten. Die *retikulären* und *capillären* (Besenreiser-)*Formen* der primären Varicose bleiben in erster Linie der *Verödungsbehandlung* vorbehalten. Als *Varicen mit chirurgischer Indikation* sind solche anzusehen, die einerseits die Hauptstämme der V. saphena parva aut magna betreffen (sog. Stammvaricose), zweitens alle Varicenformen, die mit einer Insuffizienz der Perforatorvenen einhergehen. Bei dieser kritischen Indikationsstellung sind die chirurgischen Behandlungsergebnisse sowohl in kosmetischer als auch in funktioneller Hinsicht denen der ausschließlichen Verödungstherapie eindeutig überlegen. Nicht ausgeschaltete Perforatorvenen sind die entscheidenden Schrittmacher für die sog. *Varicenrezidive.* Das gilt sowohl für die Verödung als auch für die operative Behandlung. Denck nennt als *Kontraindikationen* der Operation hohes Lebensalter, schwerwiegende Begleiterkrankungen innerer Organe (z.B. Coronarinsuffizienz), vor allem aber eine gleichzeitig bestehende arterielle Verschlußkrankheit. Ein insulinbedürftiger Diabetes und die Gravidität werden von den meisten Experten heute als *relative* Kontraindikation angesehen. Den verschiedenen *Tourniquet-Tests* (Trendelenburg, Perthes usw.) kommt heute im Rahmen der präoperativen Diagnostik nur noch geringe Bedeutung zu. May, Denck u. a. halten sie für überholt und entbehrlich (geringer Aussagewert; Perforatoren lassen sich weitaus besser palpatorisch ermitteln [tastbare Fascienlücken!]; trotzdem beträgt die Treffsicherheit der letzteren Methode nach May nur ca. 40%!). Die *Phlebographie* hat die früheren Verfahren in der präoperativen Diagnostik bei weitem überrundet und ist heute — wenn immer möglich — anzustreben. May fordert sie vor jeder Krampfaderoperation, ausgeführt möglichst durch den Chirurgen selbst (Markierung insuffizienter Perforatoren vor dem Röntgenschirm, genaue Funktionsanalyse!). Ihre Gefahren sind bei sachgemäßer Technik zu vernachlässigen (May: bei 8000 Phlebographien keine Phlebothrombose bzw. kein schwerwiegender Zwischenfall). Carstensen und Netzer weisen andererseits auf den begrenzten Aussagewert des Phlebogramms in der Hand des wenig erfahrenen Untersuchers hin (Vorkenntnisse in der Röntgentechnik und der Bildanalyse sind unerläßlich). May hält diesem Einwand entgegen, daß die Technik äußerst einfach und ohne weiteres auch im kleinen Krankenhaus gelernt und praktiziert werden kann. — Als *Operationsverfahren* für die Behandlung primärer Varicen ist nach Meinung aller Gesprächsteilnehmer ausschließlich die modifizierte *Babcock-Technik* (d.h. in Kombination mit der gezielten Unterbindung insuffizienter Perforatorvenen) zu empfehlen. Wichtig ist die Einführung der flexiblen Extraktionssonden mit kleiner Führungsolive in Stromrichtung, also zentripetal. Der „Schnell-Babcock", d. h. Entfernung des Saphena magna-Hauptstammes von 2 Incisionen aus (in der Leiste und über dem Innenknöchel) ist unbedingt abzulehnen, da dieser Eingriff die insuffizienten Perforatorvenen, die im Unterschenkelbereich so gut wie nie mit dem Hauptstamm der V. saphena direkt in Verbindung stehen, unbehelligt bleiben. Die Operation nach Moszkowicz ist als überholt anzusehen und wegen häufiger Rezidive abzulehnen (Schulze-Bergmann). Die Gefahren der Babcock-Operation umfassen lokale Hämatome und die äußerst seltene postoperative Lungenembolie (2 Lungenembolien, davon 1 tödlich, unter 3520 Operationen der Gesprächsteilnehmer). Während

Senn für eine postoperative Antikoagulantienprophylaxe eintritt, halten die übrigen Gesprächspartner diese Maßnahme für überflüssig. Gegen lokale Hämatome empfiehlt Senn die bereits intraoperativ begonnene fortschreitende Bandagierung des Beines. Flora plädiert für die Einlage einer Redondrainage (bei großem Wundkanal!). Gegen die ambulante Durchführung des Eingriffes bestehen zwar keine prinzipiellen Bedenken, doch sollten die Patienten, nicht zuletzt aus forensischen Gründen, möglichst 2—3 Tage stationär aufgenommen werden (Denck und Netzer).

Das *postthrombotische Syndrom* ist nach wie vor eine Domäne der konservativen Behandlung (systematische Kompressionstherapie mit Bandage bzw. Gummistrumpf). Trotzdem besitzt die chirurgische Behandlung unter bestimmten Bedingungen volle Existenzberechtigung. Bei rezidivierenden *Ulcera cruris, Stauungsindurationen* ist zur Verbesserung der lokalen Zirkulationsbedingungen eine Ligatur der fast regelmäßig vorliegenden insuffizienten Perforatorvenen in Kombination mit der Entfernung insuffizienter Stammvaricen anzustreben. Die frühere Vorstellung, daß sekundäre Varicen als kollaterale Abflußbahn nicht ausgeschaltet werden dürfen, besitzt heute keine Existenzberechtigung mehr (bei Klappeninsuffizienz besteht meist ein vollständiger Verlust der kollateralen Transportfunktion!). Da der Patient bei einem postthrombotischen Syndrom nicht so sehr an den Varicen als vielmehr am geschwollenen Bein leidet und die Operation die Schwellneigung meist unbeeinflußt läßt, rät May aus psychologischen Gründen zur Zurückhaltung bei der operativen Indikationsstellung. Für die Planung und Durchführung des Eingriffes ist ein präoperatives Venogramm unbedingte Voraussetzung. Die *Vena poplitea-Ligatur* (Operation nach Bauer) ferner die sog. *Gracilis-Plastik* nach Psathakis für die Behandlung rekanalisierter klappeninsuffizienter tiefer Beinvenen beruhen nach Netzer auf unzutreffenden pathophysiologischen Vorstellungen. Sie haben auch in der Klinik die in sie gesetzten Hoffnungen nicht erfüllt und sind daher zu widerraten (May). — *Rekonstruktive Eingriffe* beim postthrombotischen Syndrom stehen nach Denck und Carstensen am Ende des Therapieplanes. Die größte praktische Bedeutung erlangte bislang der *femoro-femorale Saphena-By-pass* (Operation nach Palma) für die Korrektur unilateraler Beckenverschlüsse. Um die Einheilung und das Offenbleiben des Transplantates zu garantieren, kombiniert Vollmar den Eingriff mit der Anlegung einer temporären a. v. Fistel, die nach 3 Monaten wieder verschlossen wird. Das hierdurch erzielte vergrößerte Durchflußvolumen und die erhöhte Flußgeschwindigkeit üben einen protektiven Effekt auf das Gefäßtransplantat aus.

Entscheidend ist aber die *Prophylaxe des thrombotischen Syndroms.* In der Behandlung der frischen tiefen Venenthrombose kommen der *medikamentösen Fibrinolyse* sowie der chirurgischen *venösen Thromb-*

ektomie insofern entscheidende Bedeutung zu, als beide Verfahren grundsätzlich die Chance einer Restitutio ad integrum mit Erhaltung funktionstüchtiger Venenklappen einschließen. Die chirurgische Desobliteration der tiefen venösen Strombahn kommt in erster Linie für die V. axillaris et subclavia, ferner für die Becken- und Oberschenkelvene in Frage. May vertritt den Standpunkt: Falls keine Kontraindikation gegen eine fibrinolytische Behandlung besteht, zuerst Fibrinolyse und dann Operation! Falls dagegen eine Kontraindikation gegeben ist (z.B. bei frisch operierten Patienten), so ist der primären Thrombektomie der Vorzug zu geben. Erfolgversprechend ist der Eingriff nur, wenn er innerhalb der ersten 8—12 Tage vorgenommen werden kann. Auch fehlende technische Voraussetzungen für die Durchführung einer sachgemäßen Fibrinolyse, ebenso das Bestehen einer Schwangerschaft sollten den Ausschlag zugunsten des primären operativen Eingriffs geben. Schulze-Bergmann warnt vor den Gefahren massiver Nachblutungen bei Durchführung einer Fibrinolyse bis zum 12. postoperativen Tage, z.B. nach Knochenmarknagelung. Senn bevorzugt die Durchführung des Eingriffes in Lokalanaesthesie (Venotomie in der Leiste), da der Patient hierbei die Bauchpresse mit einsetzen kann. Als weitere protektive Maßnahmen zur Vermeidung einer zentralen Embolisation kommt die Einlegung eines Ballonkatheters in die Hohlvene und die Anhebung des Oberkörpers über das Niveau der Venotomie in Frage. Für die Desobliteration bevorzugt Vollmar für die Beckenetage die Einführung eines Ringstrippers, weil der Abstreifeffekt — besonders bei älteren Thromben — hierbei eindeutig besser ist als bei Benutzung eines Fogartykatheters. Für die Desobliteration der tiefen Oberschenkelvene plädiert Netzer für die zusätzliche Freilegung der V. poplitea. Die retrograde Einführung eines Ringstrippers oder eines Ballonkatheters von der Leiste aus, stößt häufig auf erhebliche technische Schwierigkeiten. Als recht verläßliche Methode für die Desobliteration der Unter- und Oberschenkeletage erwähnt Vollmar die Auswicklung der Gliedmaße — an den Zehen beginnend zentralwärts bis zur Venotomie in der Leiste — durch eine Esmarchsche Gummibinde. Die Stärke des venösen Rückstromes erlaubt keinen sicheren Rückschluß auf die Vollständigkeit der Desobliteration: diese bleibt in der Gefäßperipherie häufig komplett. Entscheidend ist aber, daß die zentralen Abflußvenen von der V. femoralis profunda bis zur V. cava ihre Durchgängigkeit zurückerhalten. In der postoperativen Nachbehandlung ist ein Frühaufstehen unter strammer Kompression des operierten Beines von ausschlaggebender Bedeutung (May). Die Gefahr einer intra- oder postoperativen Lungenembolie ist außerordentlich gering (Senn).

Präsident: Ich danke Ihnen vielmals für die erfolgreiche und lehrreiche Gestaltung des Gesprächs, ebenso wie ich allen Gesprächsteilnehmern danke. Wir kommen jetzt zu den freien Vorträgen, zunächst zum Vortrag von Herrn Berger.

Freie Vorträge

130. Röntgenkinematographische Untersuchungen zur Funktion der Gracilisplastik bei der tiefen Veneninsuffizienz

A. Berger* und P. Brücke-Wien/Österreich

Summary. The function of the Gracilis-graft (Psathakis) in the treatment of insufficiency of the deep veins can be checked by means of roentgen-cinematography. It is demonstrated, that this method, which makes use of the walking-process, helps to achieve some form of valve-replacement. This operation, performed after very careful assessment of the indications on 10 patients, because of the good postoperative results, justifies a recommendation of the process in the treatment of congenital or contracted valve-incompetence in the deep veins of the leg.

Zusammenfassung. Mit Hilfe der Röntgenkinematographie wird die Funktion der Gracilisplastik nach Psathakis bei der Behandlung der tiefen Beinveneninsuffizienz untersucht. Es zeigt sich, daß durch dieses Verfahren, das sich den Gehvorgang zunutze macht, eine Art Klappenersatz erreicht wird. Die bei enger Indikationsstellung bei 10 Patienten durchgeführte Operation berechtigt auf Grund der guten postoperativen Ergebnisse, dieses Verfahren zur Behandlung angeborener oder erworbener Klappeninsuffizienz der tiefen Beinvenen zu empfehlen.

Zur chirurgischen Behandlung der tiefen angeborenen oder erworbenen Beinveneninsuffizienz wurden zwei grundsätzlich verschiedene Methoden angegeben: Die Ligatur der Vena poplitae nach Gunar Bauer und die Gracilisplastik nach Psathakis, wobei letztere nur eine Stenose und zeitweiligen Verschluß der Vena poplitea beim Gehvorgang bewirkt.

In Abb. 1 sehen sie kurz die anatomische Situation und die Lage der Gracilissehnenschlinge zu den Gebilden in der Fossa poplitea.

Aus unseren röntgenologischen Kontrollen möchte ich ihnen 3 Fälle kinematographisch demonstrieren (Abb. 2).

Wir sehen hier im ersten Fall im seitlichen Bild eine deutliche Eindellung, die bei Beugung bis zum totalen Verschluß der Strombahn führt und in der Vena poplitea eine durch die Einengung wieder zur Funktion gekommene Klappe. Beim Strecken ergibt sich wieder eine freie Durchgängigkeit der Strombahn. Im a.p. Bild ist keine Einengung zu sehen. Im nächsten Fall findet sich eine deutliche noch stärkere Einziehung als beim vorhergehenden Fall, guter Abtransport aus der Tiefe und ein kaum eingeengtes Lumen in der a.p. Durchleuchtung. Beim dritten Patienten wieder eine deutliche Funktion der Gracilisschlinge, die als eine Art Klappe wirksam wird.

Wir haben 10 Fälle nach dieser Methode operiert; hier die Ergebnisse (Tabelle).

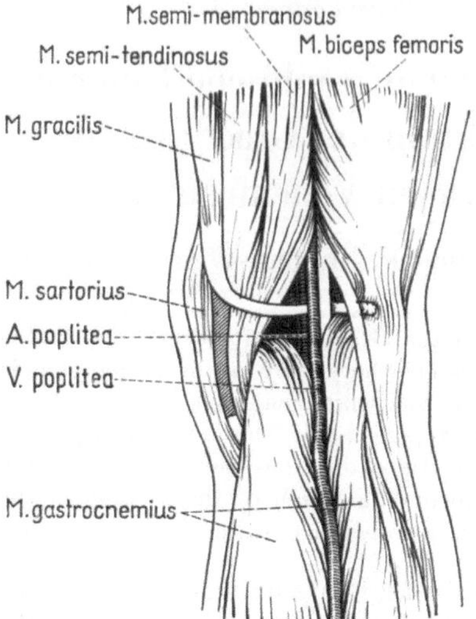

Abb. 1. Kinematographische Untersuchungen zur Funktion der Gracilisplastik bei der tiefen Veneninsuffizienz

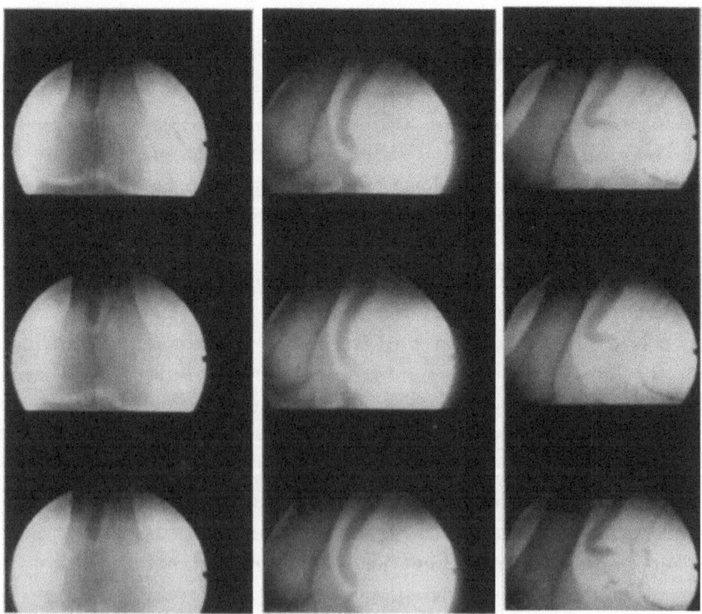

Abb. 2. Kinematographische Untersuchungen zur Funktion der Gracilisplastik bei der tiefen Veneninsuffizienz

Tabelle. *Kinematographische Untersuchungen zur Funktion der Gracilisplastik bei der tiefen Veneninsuffizienz*

	Umfang der Unterschenkel		
	präoperativ	postoperativ	nicht operierte Seite
	cm	cm	cm
1.	40	38	38
2.	44	42	43
3.	39	37	39
4.	38	35	36
5.	44	40	40
6.	43	39	42
7.	39	37	38
8.	45	42	43
9.	42	42	39
10.	43	43	43

Die prä- und postoperativen Umfangmessungen der Unterschenkel zeigen in 8 von 10 Fällen eine deutliche Abnahme des Umfanges der operierten Seite auch im Vergleich zur nicht operierten Seite. Es scheint uns somit die Methode der Gracilisplastik nach strenger Indikationsstellung ein indiziertes Verfahren zur Therapie der tiefen Beinveneninsuffizienz. Wir hoffen gezeigt haben zu können, daß die Gracilisplastik entweder permanent oder auch nur zeitweise eine Art Klappenfunktion ausüben kann.

Literatur

Bauer, G.: Angiology **1**, 1 (1950).
Psathakis, N.: Chirurg **34**, 553 (1963).
— Chirurg **35**, 79 (1964).
— Zbl. Chir. **89**, 177 (1964).
— Zbl. Chir. **90**, 49 (1965).
— Mod. Trend. Surg. **2**, 185 (1966).

Präsident: Ich danke Herrn Berger vielmals und bitte nun Herrn Menzel.

131. Operationsresultate bei der Operation nach Moszkowicz

J. Menzel (a.G.)* und W. Weber-Frankfurt a. M.

Summary. The Moszkowicz-operation is a simple but successful operative process, which leads to elimination of the varices in one third of the cases and to a considerable improvement in the symptoms in three quarter of those operated.

The catheter should be introduced as deeply as possible to achieve the greatest possible obliteration-effect in the lower leg.

The operative results can be further improved by a high ligature of the vena saphena and the inclusion of all the side-branches in the fovea ovalis, as well as, in particular, repeated percutaneous after-obliteration.

Similar favourable results can be achieved with the Moszkowicz-operation to those achieved with more complicated operative processes.

Zusammenfassung. Die Operation nach Moszkowicz ist ein einfaches, aber erfolgreiches Operationsverfahren, das in $^1/_3$ der Fälle zur Beseitigung der Varicen und bei $^3/_4$ der Operierten zu einer erheblichen Besserung der Beschwerden führt.

Der Katheter soll so tief wie möglich eingeführt werden, um den höchsten Verödungseffekt am Unterschenkel zu erzielen.

Die Operationsergebnisse lassen sich ferner durch die hohe Ligatur der Vena saphena und Mitnahme aller Seitenäste in der Fovea ovalis verbessern sowie insbesondere durch wiederholte percutane Nachverödungen.

Mit der Operation nach Moszkowicz lassen sich ähnlich günstige Ergebnisse wie mit aufwendigeren Operationsverfahren erzielen.

Dieser Bericht bezieht sich auf 173 Operationen nach Moszkowicz aus den Jahren 1953 bis 1964. 121 der Operierten beantworteten Fragebogen, 65 erschienen zur Nachuntersuchung.

Vergleichende Betrachtungen von Resultaten nach der Operation von Moszkowicz sind durch häufige Bezeichnungen im Schrifttum erschwert wie „zufriedenstellend, ausreichend, mittelmäßig", die sehr subjektiven Deutungen unterliegen. Im Gegensatz dazu werteten wir bei den zur Nachuntersuchung erschienenen Operierten nur solche Fälle als positives Operationsergebnis, bei denen es durch die Operation zu einer *vollständigen Beseitigung der Varicen* gekommen war und bei denen *keine neuen Varicen* mehr aufgetreten waren. Ähnliche Kriterien der Beurteilung fanden wir nur bei den Autoren, auf die wir uns in der folgenden Tabelle beziehen (Tab. 1).

Tabelle 1. *Vergleichende Nachuntersuchungsergebnisse in der Literatur bei der Operation nach Moszkowicz*

Autoren	positives Ergebnis %	Zahl der Nachuntersuchungen
Berndt, J. (1963)	48,7	80
Faxon, H. F., D. W. Barrow (1938)	55	228
Mantz, O. R. (1956)	31,7	41
Mathiessen, F. R. (1953)	41	179
Neumann, R. (1958)	34,9	119
Rehsteiner, H. P. (1959)	25,9	131
Sears, J., S. Cohen (1940)	21,4	87
Eigene Ergebnisse	32,3	65

Die positiven Ergebnisse schwanken zwischen 21,4% und 41% mit einer mittleren Erfolgshäufigkeit von etwas über 30% der Operierten. Außerhalb dieser Erfolgslinie liegen lediglich die Ergebnisse von Berndt sowie Faxon u. Barrow. Allerdings beziehen sich die 48,7% positiver Ergebnisse von Berndt zum Teil auf Auswertung von Fragebogen, so daß hier ein subjektiver Unsicherheitsfaktor mitspielt, während die unerwartet hohe Erfolgsziffer von 55% in der Statistik von Faxon u. Barrow wohl der Tatsache zu verdanken ist, daß 65% dieser Patienten eine postoperative Verödungstherapie erhielten.

37,5% unserer Patienten hatten bereits seit mehr als 10 Jahren Varicen. Eine Beziehung zwischen Zeitdauer des Bestehens des Krampfaderleidens und Operationserfolg war jedoch nicht nachzuweisen, was auch durchaus zu erwarten war, da es eben sehr wesentlich auf den Schweregrad der Erkrankung ankommt, der häufig mehr vom Anlagefaktor als vom Zeitfaktor beeinflußt wird. Allerdings handelte es sich bei unseren 173 Fällen um ein überwiegend schweres Krankengut, denn 85% der Patienten hatten sehr ausgedehnte Varicen bereits an Unter- und Oberschenkel, so daß die mit kritischen Maßstäben der Nachuntersuchung mit 32,3% ermittelten positiven Ergebnisse günstig erscheinen müssen. Während die postoperative Verödungstherapie, wenn erforderlich noch während des Klinikaufenthaltes, auf jeden Fall aber während laufender späterer Kontrolluntersuchungen, eine ganz wesentliche Verbesserung der Operationsergebnisse bringt, ist die Verödungstherapie vor einer Operation nach Moszkowicz offensichtlich ungünstig, weil die im Endeffekt bei starken Varicen gewöhnlich doch nicht befriedigenden Teilverödungen disseminierte Verschlüsse erzeugen, die eine diffuse Überschwemmung des oberflächlichen Venensystems mit dem Verödungsmittel bei der Operation nach Moszkowicz verhindern. 10,9% unserer Patienten hatten sich vor der Operation einer Verödungstherapie unterzogen. Alle zeigten bei der Nachuntersuchung ein negatives Ergebnis.

Die subjektiven Ergebnisse der Operation nach Moszkowicz sind weit günstiger als die in klinischer Untersuchung nachgewiesenen anatomischen (Tab. 2), denn trotz nicht immer restloser Beseitigung sämtlicher Varicen kommt es offensichtlich doch zu einer Besserung mit weit-

Tabelle 2

	Mit der Operation zufrieden %	positives Ergebnis %
Chir. Univ.-Klinik Frankfurt	73,8	32,3
Mathiessen	76	41
Rehsteiner	75	25,9

gehender Beschwerdefreiheit. Auch hier ähneln sich die Zahlen der durch die Operation erzielten günstigen Ergebnisse in verschiedenen Statistiken.

Eine signifikante, wenn auch nicht überraschende Abhängigkeit besteht zwischen der Operationstechnik und den Operationsergebnissen. Bekanntlich unterband Moszkowicz die V. saphena unterhalb der Fovea ovalis und injizierte von hier aus eine verödende Flüssigkeit in das Lumen nach peripher. Die wesentliche Modifikation dieser Originalmethode ist die Ligatur und Durchtrennung der V. saphena in der Fovea ovalis und aller ihrer hier befindlichen Abgänge sowie die Injektion des Verödungsmittels durch einen möglichst weit nach peripher eingeführten Katheter (Tab. 3). Die positiven Nachuntersuchungsergebnisse unserer Fälle betrugen bei Lage der Katheterspitze am Unterschenkel 60%, in Kniehöhe 35% und bei Einführung des Katheters bis zum Oberschenkel sogar nur 5%.

Tabelle 3

Endresultat	Vorschieben des Katheters bis zum			
	Oberschenkel	Knie	Unterschenkel	Ges.-Zahl
positiv	1 (5%)	7 (35%)	12 (60%)	20
negativ	12 (36,1%)	17 (47,2%)	6 (16,7%)	36

Vergleicht man die Ergebnisse der Operation nach Moszkowicz mit denen anderer Operationsverfahren, so sind auffallende Unterschiede nicht festzustellen. Wir beziehen uns dabei auf Statistiken von Mathiessen, McElwee und Maisel sowie Carter von insgesamt 577 Fällen.

Wir fassen zusammen:

Die Operation nach Moszkowicz ist ein einfaches, aber erfolgreiches Operationsverfahren, das in 1/3 der Fälle zur Beseitigung der Varicen und bei 3/4 der Operierten zu einer erheblichen Besserung der Beschwerden führt.

Der Katheter soll so tief wie möglich eingeführt werden, um den höchsten Verödungseffekt am Unterschenkel zu erzielen.

Die Operationsergebnisse lassen sich ferner durch die hohe Ligatur der Vena saphena und Mitnahme aller Seitenäste in der Fovea ovalis verbessern sowie insbesondere durch wiederholte percutane Nachverödungen.

Mit der Operation nach Moszkowicz lassen sich ähnlich günstige Ergebnisse wie mit aufwendigeren Operationsverfahren erzielen.

Präsident: Herr Menzel, Sie sind nun ganz anderer Ansicht, als wir das eben gehört haben. Wir selbst wenden das Verfahren allerdings auch nicht mehr an. Nun bitte ich Herrn Ringler, der in Vertretung von Herrn Drewes spricht.

132. Solitäre Ektasie von Halsvenen

J. DREWES-Düsseldorf

Summary. We report on 7 separate ectasias of the neck-veins; 4 of the v. jugularis externa, 2 of the v. jugularis interna and 1 of the v. jugularis anterior. For recognition purposes, swelling of the neck on pressure (Valsalva's test) and its subsidence on steady breathing are characteristic. The diagnosis can be confirmed by the introduction of a contrast medium, in which direct injection is the most common method employed. Completely thrombosed formations are easily confused with a solid tumor. In strong or rapidly growing ectasias, an operation—usually exstirpation—is indicated. By reducing the dilated portion to the normal vascular size, we were able to remove one fusiform ectasia of the v. jugularis interna.

Zusammenfassung. Es wird über 7 solitäre Halsvenenektasien — 4 der V. jugularis externa, 2 der V. jugularis interna und 1 der V. jugularis anterior — berichtet. Für die Erkennung ist das Auftreten einer Schwellung am Halse beim Pressen (Valsalvascher Versuch) und ihr Wiederverschwinden bei ruhiger Atmung charakteristisch. Die Diagnose läßt sich durch Kontrastmittelfüllung sicherstellen, wobei zumeist die direkte Injektion angebracht ist. Völlig thrombosierte Gebilde werden leicht als solider Tumor verkannt. Bei stärkeren oder rasch größer werdenden Ektasien ist die Operation — meist Exstirpation — angezeigt. Eine spindelförmige Ektasie der V. jugularis interna haben wir dadurch beseitigt, daß der erweiterte Abschnitt auf die normale Gefäßstärke reduziert wurde.

Solitäre Halsvenenektasien — neuerdings unkorrekterweise auch als venöse Aneurysmen bezeichnet, stellen nach den Angaben des Schrifttums eine große Seltenheit dar. In der mir zugänglichen Literatur fand ich nur 20 entsprechende Beobachtungen erwähnt.

Die Tatsache, daß mir an der Düsseldorfer Klinik seit 1963 7 Patienten mit einer solitären Halsvenenektasie zu Gesicht gekommen sind, läßt darauf schließen, daß diese Gebilde doch nicht so extrem selten sind und offenbar häufiger verkannt werden.

Dabei ist der klinische Befund eigentlich recht charakteristisch. Während bei normaler Atmung meist keine Veränderung wahrzunehmen ist, tritt beim Pressen, Schreien, Husten oder auch beim willkürlich durchgeführten Valsalvaschen Versuch eine deutliche Schwellung am Hals auf. Abb. 1. zeigt eine Erweiterung der V. jugularis externa.

Bei einem 3jährigen Jungen kam es beim Schreien zu einer annähernd birnenförmigen Schwellung der linken V. jugularis anterior. Eine fast faustgroße Schwellung, die einer Ektasie der V. jugularis interna entsprach, trat bei einem 23jährigen Patienten während des Valsalvaschen Versuches auf. Sobald der Patient wieder ruhig atmete, verschwand die Schwellung nahezu völlig.

Die je nach Füllungszustand mehr weichen oder prall elastischen und leicht ausdrückbaren Gebilde lassen Gefäßpulsation und Schwirren ver-

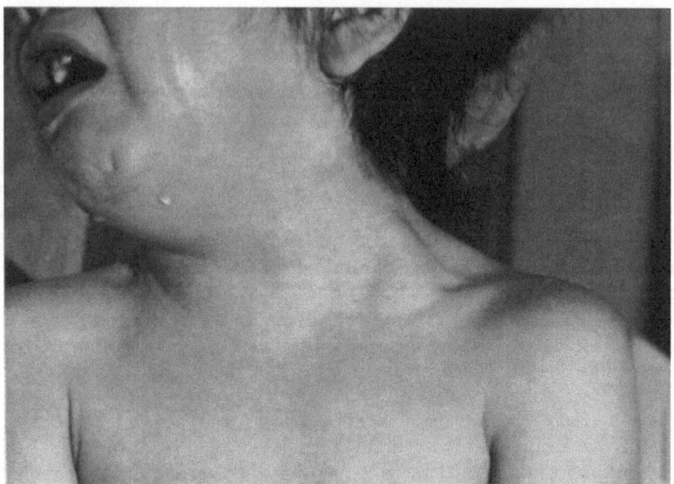

Abb. 1. Solitäre Ektasie der linken V. jugularis externa bei einem $3\frac{1}{2}$ jährigen Mädchen

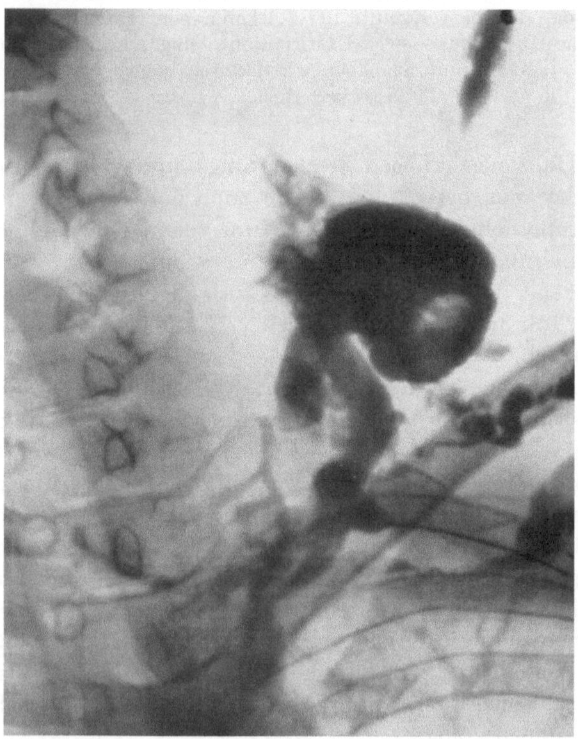

Abb. 2. Kontrastmitteldarstellung einer Ektasie der V. jugularis externa nach direkter Punktion

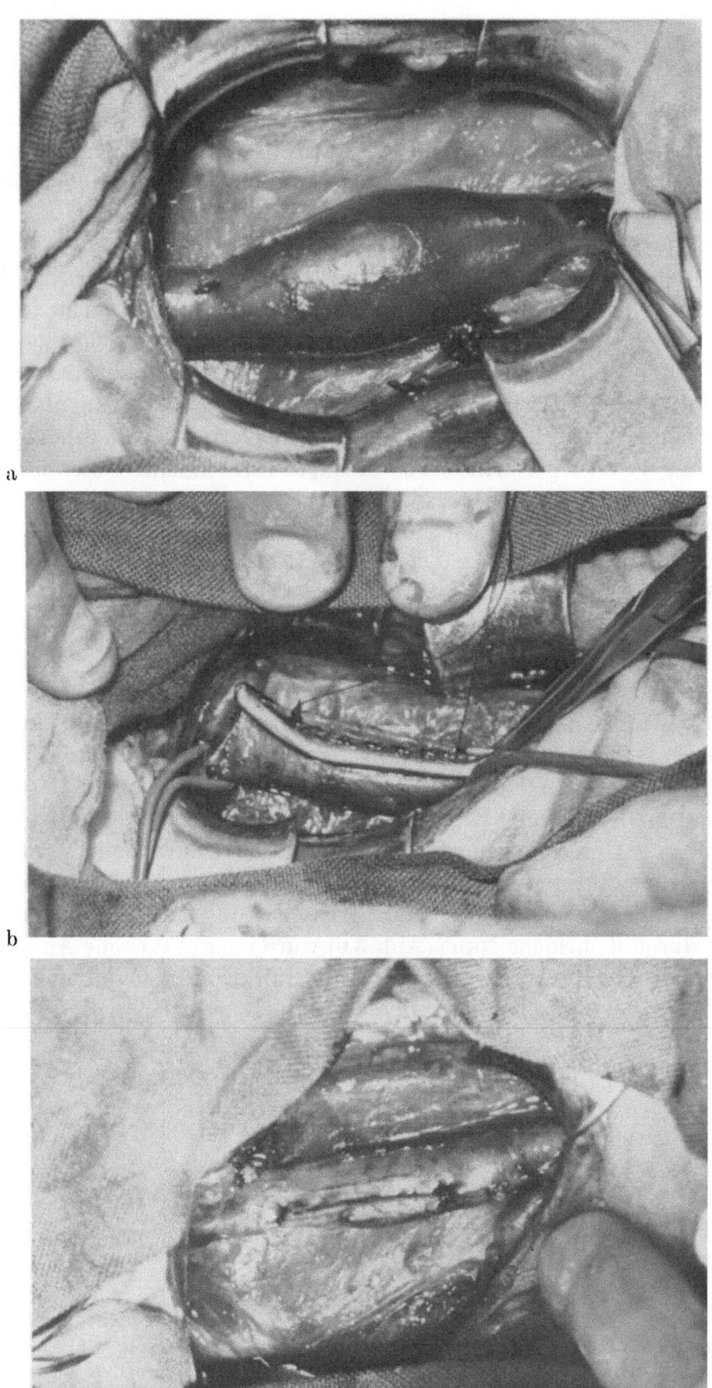

Abb. 3. a Spindelförmige Ektasie der V. jugularis interna. b Ausklemmen eines entsprechend großen Sektors im ektatischen Bereich und Ausschaltung dieses Sektors durch mehrfache Naht. c Der ektatische Abschnitt ist auf die normale Gefäßstärke reduziert

missen. Differentialdiagnostisch sind sie von arteriellen Gefäßerweiterungen, cystischen Tumoren oder einem Grenzdivertikel des Oesophagus leicht abzugrenzen. Schwieriger kann die Unterscheidung gegenüber der Laryngocele sein. Völlig thrombosierte Gebilde werden besonders leicht verkannt und präoperativ meist als Lymphknotentumor aufgefaßt, was auch bei uns in 2 Fällen geschehen ist.

Zur Sicherstellung der Diagnose und Klärung der anatomischen Verhältnisse kann die Kontrastmitteluntersuchung wertvolle Dienste leisten. Mit der üblichen ascendierenden Phlebographie läßt sich allerdings eine Darstellung oft nicht erzielen. Wir haben daher das Kontrastmittel meist direkt injiziert. Abb. 2 läßt eine sackartige Ektasie der V. jugularis externa erkennen. Die innerhalb des Kontrastschattens vorhandene Aufhellung ist durch einen Thrombus bedingt. Eine mächtige Erweiterung des herznahen Abschnittes der V. jugularis interna wurde dadurch zur Darstellung gebracht, daß wir das Kontrastmittel durch einen Katheter injiziert haben, der über die V. femoralis bis zum Angulus venosus vorgeschoben worden war.

Im übrigen sei hier noch vermerkt, daß bei unseren 7 Patienten 4mal die V. jugularis externa, 2mal die V. jugularis interna und 1mal die V. jugularis anterior betroffen waren.

Kurz noch ein Wort zur Therapie. Bei allen umfangreichen Ektasien sowie bei rascher Größenzunahme ist die operative Behandlung angezeigt. In den meisten Fällen kommt nur die Exstirpation in Betracht. Bei einer spindelförmigen Erweiterung der V. jugularis interna (Abb. 3a) schien uns die Opferung des veränderten Gefäßabschnittes nicht gerechtfertigt. Durch Anlegen einer besonderen Klemme in der Längsrichtung des Gefäßrohres und anschließende Ausschaltung des ausgeklemmten Sektors durch mehrfache Naht (Abb. 3b) wurde der ektatische Anteil auf die normale Gefäßstärke reduziert (Abb. 3c). Eine Nachuntersuchung nach $3^1/_2$ Jahren ergab keinen Anhalt für ein Rezidiv.

Präsident: Haben Sie vielen Dank, Herr Ringler. Es folgt jetzt der Vortrag von Herrn Pirner.

133. Ursachen für Pseudorezidive nach Krampfaderoperationen

F. Pirner-München

Summary. The result of an investigation into the causes of relapse in 110 patients, reoperated for a varix-pseudo-relapse, out of 1300 Babcock-operations shows, that the reason for the relapse is almost always to be found in an inadequate operative technique and it could not be attributed to the operative-method as such. In 84%

of the pseudo-relapses operated, the second operation could have quite easily have been avoided, if, in the previous operation, the Babcock-procedure had been correctly carried out.

Zusammenfassung. Das Ergebnis der Ursachen bei 110 wegen Varicenpseudorezidivs Nachoperierten unter 1300 Babcock-Operationen zeigt, daß der Grund für das Rezidiv fast stets in der unzureichenden operativen Technik zu suchen war und nicht der Operationsmethode als solcher zur Last gelegt werden konnte. In 84% aller nachoperierten Pseudorezidive hätte sich die Zweitoperation ohne weiteres vermeiden lassen, wenn bei der Voroperation ein Babcock-Eingriff in korrekter Form durchgeführt worden wäre.

Zweifellos hat in den letzten Jahren bei Patienten und Kollegen die Überzeugung zugenommen, daß im Sinne einer dauerhaften endgültigen Heilung bei primärer Varicosis der unteren Extremität die Babcocksche Operation der Verödung zum mindesten bei positivem Trendelenburg überlegen ist. Wir können bei sklerosierender Therapie ihre Ausdehnung nicht einwandfrei abgrenzen, die Verödung nicht exakt bis zur saphenofemoralen bzw. saphenopoplitealen Verbindung durchführen und müssen damit rechnen, daß im Laufe der Zeit eine Rekanalisation der varicösen Vene eintritt. Daß eine Unterbrechung aller Nebenäste an der Saphenaeinmündung durch Verödung nicht möglich ist, soll nur nebenbei erwähnt werden. Bei der Babcock-Operation lassen sich all diese Notwendigkeiten berücksichtigen. So ist es wohl auch erklärlich, daß ein großer Teil der zur Operation kommenden Patienten vorher erfolglos verödet worden war. Bei unseren 1300 Babcock-Operationen war dies in ca. $^{2}/_{3}$ aller Beobachtungen der Fall. Natürlich kann eine operative Methodik immer nur dann etwas leisten, wenn sie exakt nach den hierfür geltenden Richtlinien durchgeführt wird. Unvollständige Eingriffe, Belassen eines Saphenastumpfes mit den dort einmündenden Nebenästen, Belassen einer doppelten Saphena oder Übersehen von Vv. perforantes etc. können nicht zu einem befriedigenden Ergebnis führen. Dies gilt vielfach auch für die Kombination operativer und verödender Maßnahmen wie etwa bei Moszkowicz oder Mairano. Betreffs der Vv. perforantes wäre im übrigen darauf hinzuweisen, daß sie vielfach nicht vom Saphenastamm ausgehen und deshalb auch bei exakter Babcock-Operation gesondert angegangen werden müssen. Wo diese Erfahrungen nicht eingehend Berücksichtigung finden, muß mit einem Rezidiv oder besser Pseudorezidiv gerechnet werden.

Ich habe bisher 110 derartige Patienten nachzuoperieren gehabt, und zwar stammten 15 Patienten aus meinem eigenen operativen Krankengut, 95 Patienten waren vorher auswärts operiert und zur Nachoperation überwiesen worden.

Da ich grundsätzlich bei der Babcock-Operation den Eingriff von der Leistengegend bzw. Regio poplitea bis zum Malleolus durchführe und

Tabelle 1. *Eigene Pseudorezidive*

Bei Babcock der Magna war Insuffizienz der Parva übersehen worden	5
Bei Babcock der Parva trat später Varicosis der Magna auf	2
Insuffizienz Perforantes waren übersehen worden	5
Doppelte V. saphena magna war übersehen worden	1
Insuffiziente Perforantes traten später nach Babcock der Magna noch auf	2
Gesamt	15

Tabelle 2. *Von auswärts überwiesene Pseudorezidive*

V. saphena magna war nur teilweise entfernt worden	58 (+ 1)
V. saphena parva war nur teilweise entfernt worden	2
Nur Nebenäste der Magna oder Parva waren entfernt worden	20
Bei Babcock der Magna war Insuffizienz der Parva übersehen worden	5 (+ 6)
Bei Babcock der Parva war später Varicosis der Magna aufgetreten	1
Insuffizienz Vv. perforantes waren übersehen worden	
Doppelte V. saph. magna war übersehen worden	18 (+ 2)
Gesamt	95

dabei alle Nebenäste an der Einmündung unterbrochen werden, ergab sich als Ursache für das Pseudorezidiv ein gewisser Unterschied zwischen den eigenen und den andernorts Voroperierten.

Die eigenen Rezidive erfolgten fast stets, weil gewisse Besonderheiten des pathologischen Befundes übersehen worden waren (z.B. doppelte Saphena magna oder insuffiziente Vv. perforantes) oder weil solche später noch auftraten (z.B. Insuffizienz der V. saphena magna nach Babcock-Operation der Parva und umgekehrt).

Bei den auswärts Operierten war als Hauptursache für das Rezidiv festzustellen, daß anläßlich der ersten Operation überhaupt nur Nebenäste der Magna oder Parva angegangen worden waren (20) oder die Magna bzw. Parva selbst nur teilweise entfernt war (60). Besonders oft war dabei ein Stumpf an der Einmündung der Saphena verblieben und mußte zum Rezidiv führen. Insgesamt waren diese beiden Fehler in 80 Beobachtungen unter 95 als Ursache für das Pseudorezidiv festzustellen gewesen, das ist in 84%!

Die genannten Erfahrungen bei der Feststellung des Grundes für das Pseudorezidiv decken sich mit denen von Haeger-Malmö (1967) und lassen nur eine Konsequenz zu: Ein dauerhafter und einwandfreier Erfolg bei Babcock-Operation ist nur dort zu erwarten, wo diese in ganzer Ausdehnung von der Saphenaeinmündung bis zum Malleolus unter genauer Berücksichtigung der speziellen pathologischen Befunde durchgeführt wird. Dann allerdings stellt sie sicher die derzeit beste bekannte Form einer Operation der primären Varicosis dar.

Literatur

Haeger, K.: Zbl. Phlebol. 6, 12–20 (1967).
Pirner, F.: Der variköse Symptomenkomplex. Stuttgart: F. Enke 1957.

Präsident: Ich habe den Eindruck, daß Sie die Operation so gut wie ausschließlich nach der Babcock-Methode durchführen. Stimmt das? (Pirner: Ja!) Es ist ganz gut, wenn die Mißerfolge beleuchtet werden und man sieht, welche Ursache sie haben.

134. Die Behandlung der Impotentia coeundi durch Wiederherstellung der Blutstrombahn in der Arteria ilica interna

G. Carstensen-Mülheim/Ruhr

Summary. Aortographic experience has demonstrated, that a bilateral occlusion of the arteria ilica interna can lead to an impotentia coeundi in the absence of a collateral circulation, through an aterioselerosis obliterans. If the corpora cavernosa receive no blood, an erection is impossible. An analysis of 1500 aortogrammes with 2170 extremities disclosed a combined occlusion incidence of the arteria ilica interna in 21.8% and isolated in 10.2%. A report on a 44 year old patient with a 2 year history of impotence: restoration of a normal sexual life by bilateral clearing of the arteria ilica interna; confirmation of this process in a further 50 operations. Consequence: The assessment of impotentia coeundi begins with a presentation of the ilical arteries by means of an aortogramme. If the arteriae ilicae internae are occluded, any form of conservative, special hormonal or psychotherapeutic therapy is senseless. The only indication is a reconstructive vascular operation.

Zusammenfassung. Aortographische Erfahrungen haben ergeben, daß ein doppelseitiger Verschluß der Arteria ilica interna durch eine Arteriosclerosis obliterans bei fehlendem Ersatzkreislauf zu einer Impotentia coeundi führen kann. Erhalten die Corpora cavernosa kein Blut, ist eine Erektion unmöglich. Eine Analyse von 1500 Aortogrammen mit 2170 Extremitäten wies eine kombinierte Verschlußhäufigkeit der Arteria ilica interna in 21,8% und isoliert in 10,2% nach. Bericht über einen 44jährigen Patienten mit einer seit 2 Jahren bestehenden Impotenz; Wiederherstellung einer normalen Vita sexualis durch Ausräumung der Arteria ilica interna beiderseits; Bestätigung dieses Vorgehens an weiteren 50 Eingriffen. Konsequenz: Die Beurteilung der Impotentia coeundi beginnt mit einer Darstellung der Ilicalarterien durch ein Aortogramm. Sind die Arteriae ilicae internae verschlossen, ist jede konservative, speziell hormonelle oder psychotherapeutische Behandlung sinnlos. Angezeigt ist allein eine rekonstruktive Gefäßoperation.

Die Chirurgie der Arteria und Vena ilica interna stellt beinahe ein Niemandsland dar. Über gezielte Indikationen an diesen Gefäßen wird selten berichtet. Die doppelseitige Unterbindung der Arteria ilica interna ist bei blutenden Blasentumoren bekannt. Dieser Eingriff wird gelegentlich für die Hämostase bei der Prostatektomie empfohlen. Ob er notwendig ist, erscheint fraglich und außerdem bedenklich, da ein präformiertes Umgehungsgefäß beseitigt wird. Voraussetzung ist in jedem Falle der aortographische Nachweis, daß die Arteria ilica externa beiderseits frei durchgängig ist und die Blutversorgung beider Beine keinen Schaden erleiden kann.

Eine besondere Bedeutung hat die Arteria ilica interna im Zusammenhang mit der Diskussion über die Impotenz nach lumbaler Sympathektomie erlangt. Früher wurde die Grenzstrangentfernung mit dieser schwerwiegenden Nebenwirkung belastet. Erst die zunehmende Verbreitung der Aortographie machte deutlich, daß nicht die lumbale Sympathektomie, sondern der doppelseitige Verschluß der Arteria ilica interna die Erklärung für die scheinbar nach der Operation aufgetretene Impotenz gab.

Unter dieser Fragestellung haben wir eine laufende Serie von 216 lumbalen, davon 19 doppelseitigen Sympathektomien nachuntersucht. Nur in letzterer Gruppe befand sich 1 Patient mit unmittelbar postoperativ entstandenem Erektions- und Ejakulationsverlust. Alle übrigen 215 Patienten zeigten nach der lumbalen Sympathektomie keine sexuellen Veränderungen. Wenn auch solche Folgen sehr selten sind, sollte man sich doch durch Erhebung einer genauen Anamnese und Aufklärung des Patienten vor forensischen Folgen schützen.

Um die Beteiligung der Arteria ilica interna an der Arteriosclerosis obliterans zu klären, wurden 1500 Aortogramme des eigenen Krankengutes mit 2170 Extremitäten analysiert. Bezogen auf 2170 auswertbare Seiten machte die isolierte und mit anderen Gefäßgebieten kombinierte Verschlußhäufigkeit der Beckenarterien 23,9% und der Arteria ilica interna allein 10,2% aus. Nur mit anderen Beckenschlagadern kombiniert war diese Arterie in 21,8% verschlossen. Diese Frequenz ist beachtenswert, weil damit die Arterie als oft entscheidend wichtige Kollateralbahn ausfällt. Bei der Betrachtung des Lebensalters erweist sich die Zeitspanne zwischen 40 und 50 Jahren fast ebenso häufig vom Internaverschluß betroffen wie die Lebensdekaden zwischen 50 und 60 sowie 60 und 70 Jahren.

Die Auswirkung der doppelseitigen Internaobliteration auf die Potentia coeundi — zumal bei fehlendem Ersatzkreislauf — ist klar. Erhalten die Corpora cavernosa kein Blut, ist eine Erektion unmöglich. Stimmt diese Hypothese, müßte umgekehrt die Potentia coeundi dadurch wiederherstellbar sein, daß die Blutstrombahn der Arteriae ilicae internae durch eine Gefäßoperation rekonstruiert wird.

Dieses therapeutische Problem trat mit einem 44jährigen Patienten an uns heran. Er litt an einer Arteriosclerosis obliterans und verfügte nur noch über eine Gehstrecke von 20 m. Deswegen konnte er seinen Beruf nicht mehr ausüben. Seine Frau war gestorben. Zur Versorgung seiner beiden noch kleinen Kinder wollte er eine neue Ehe eingehen. Seit 2 Jahren war aber die Potenz völlig erloschen. Eine neue Ehe stand damit von vornherein unter einem ungünstigen Vorzeichen.

Aus dem Dia[1] geht hervor, daß neben dem Verschluß der Arteria ilica interna beiderseits keine Umgehungsgefäße im kleinen Becken nachweisbar waren, vor allem nicht von den Arteriae epigastricae caudales oder den Lumbalarterien. Damit wird der angegebene Funktionsausfall verständlich.

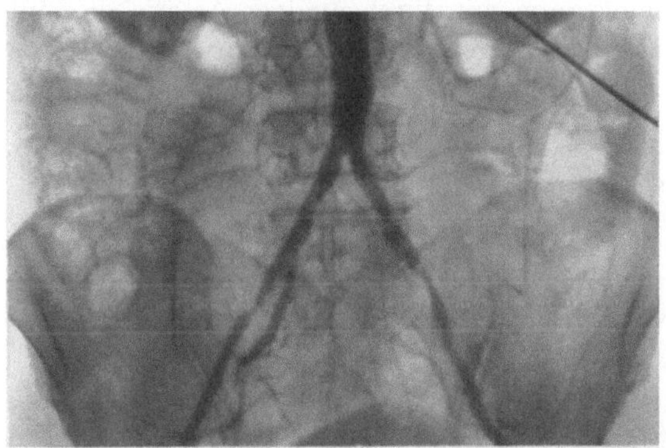

Abb. 1. Präoperatives Aortogramm eines 55jährigen Patienten mit einer Arteriosclerosis obliterans im aortoiliacalen Abschnitt

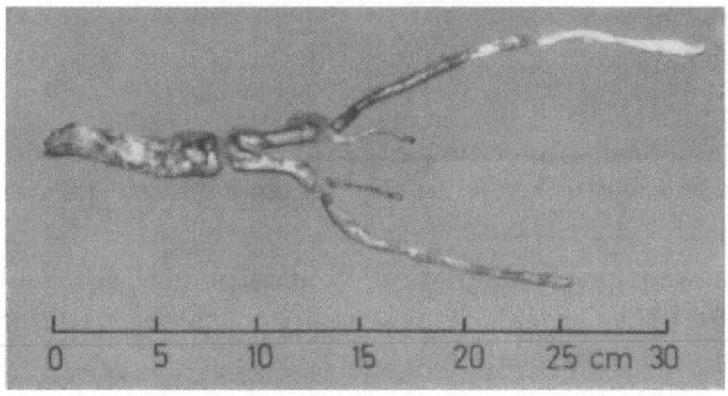

Abb. 2. Präparat der aortoiliacalen Endarteriektomie unter Einschluß der Arteria ilica interna beiderseits

Rechts wurde die Arteria ilica interna nach transperitonealer Exposition ausgeräumt und ein 5 cm langer Verschlußzylinder entfernt. Die offene Blutstrombahn der Arteria ilica interna rechts ist auf dem Dia wegen Überlagerung mit der Arteria ilica externa schlecht zu erkennen. Auf der linken Seite erfolgte der Eingriff extraperitoneal, hier war der Verschlußzylinder 11 cm lang. Sofort nach der Operation kehrten Libido und Potentia coeundi zurück. Hieran hat sich nach knapp 3 Jahren nichts geändert, eine völlig normale Vita sexualis ist vorhanden.

[1] Die beschriebenen Bilder können vom Vortragenden angefordert werden.

Technisch gehen wir so vor, daß der Verschlußzylinder der Arteria ilica interna mit dem Gefäßstripper orthograd mobilisiert wird. Stets wird diese Arterie bei aortoiliacalen Desobliterationen rekonstruiert, wie es die nächsten Dias zeigen: Präoperatives Aortogramm eines 55jährigen Patienten, Präparat der aortoiliacalen Ausräumung in einer Sitzung, Operationssitus nach Wiederherstellung der Blutstrombahn und postoperatives Angiogramm mit durchgängiger Arteria ilica interna beiderseits. Das orthograde Vorgehen stößt auf Schwierigkeiten, wenn sich die

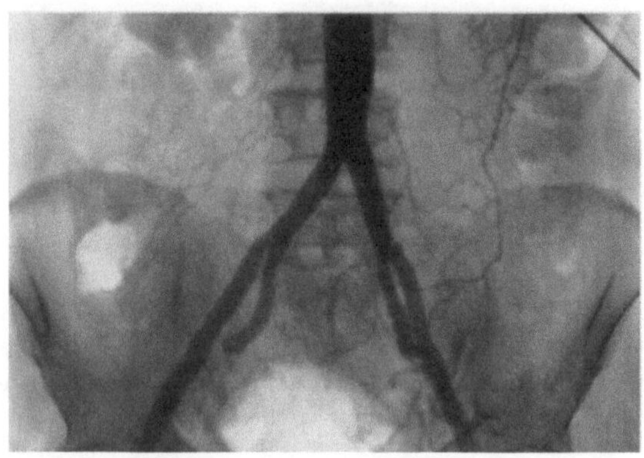

Abb. 3. Postoperatives Aortogramm, freie Blutstrombahn in der Arteria ilica interna beiderseits

Arteriosklerose bis in die Äste der Arteria ilica interna erstreckt. Es kann aber auch dann die Ausräumung gelingen. Nach unseren Beobachtungen genügt für die Erektion eine suffiziente Arteria ilica interna.

Das therapeutische Prinzip, die Potentia coeundi durch Rekonstruktion der Arteria ilica interna zu normalisieren oder wiederherzustellen, wurde an weiteren 50 Operationen bestätigt. Hieraus sind folgende Konsequenzen zu ziehen:

Die Beurteilung der Impotentia coeundi beginnt mit der Darstellung der Iliacalarterien durch das Aortogramm. Liegt ein Verschluß der Arteria ilica interna beiderseits vor, ist jede konservative, speziell hormonelle oder psychotherapeutische Behandlung sinnlos. Angezeigt ist allein eine rekonstruktive Gefäßoperation zur Wiederherstellung der Blutstrombahn in den inneren Beckenschlagadern.

Präsident: Es ist wiederholt betont worden, daß der Mangel an arteriellem Zufluß für die Impotentia coeundi verantwortlich ist. Dieser schöne Nachweis ist Ihnen eindrucksvoll gelungen. Die Rekonstruktion verdient unsere Beachtung. Vielleicht wird es sogar eine Anregung für Herrn Kolle.

135. Untersuchungen über medikamentöse Senkung des Pulmonalarteriendruckes nach Lungenresektionen*

W. Hartel*, J. Lenz und G. Schuster (a. G.)-Frankfurt a. M.

Summary. A mortally dangerous pulmonary hypertension frequently develops after pneumoresection. It was to be experimentally investigated, whether this hypertension could be influenced by drugs. During this process, pressures were measured with the Grandjean and Haan microcatheter-unit. It was discovered, that pulmonary pressure can be considerably decreased with vasodilators even postoperatively. Whilst the greatest pressure-decrease was achieved preoperatively with Complamine, Dibenzyline, Eupaverine and Complamine had the most powerful postoperative effect of the outlet pressure. After Dibenzyline, the pressure fell to 69% of the original value. So, pulmonary pressure can be best reduced postoperatively, if no vascular dilation has occurred or if no constrictive component is involved.

Zusammenfassung. Oft entsteht nach Lungenresektionen eine lebensgefährliche pulmonale Hypertonie. Ob diese Hypertonie medikamentös beeinflußbar ist, sollte experimentell untersucht werden. Dabei wurden die Drucke mit der Mikrokathetereinheit nach Grandjean und Haan gemessen. Es zeigte sich, daß mit Vasodilatantien auch postoperativ der Pulmonaldruck deutlich gesenkt werden kann. Während präoperativ mit Complamin die stärkste Drucksenkung erzielt wurde, senkten postoperativ Dibenzyline, Eupaverin und Complamin den Ausgangsdruck am stärksten. Nach Dibenzyline fiel der Druck auf 69% des Initialwertes. Der pulmonale Druck läßt sich postoperativ dann am besten senken, wenn noch keine maximale Gefäßdilatation stattgefunden hat oder wenn eine konstriktive Komponente beteiligt ist.

Zur Behandlung der pulmonalen Hypertonie werden verschiedene Medikamente empfohlen. Häufig besteht ihre Wirkung in der Dilatation des Lungenstrombettes; nach Lungenresektion ist diese Dilatation nur noch bedingt möglich. Um die Wirksamkeit dieser Medikamente auf die pulmonale Hypertension nach Lungenresektion zu prüfen, wurde der Pulmonaldruck bei folgenden Medikamenten gemessen: Euphyllin, Perphyllon, Complamin, Priscol, Eupaverin, Acetylcholin und Dibenzyline.

Die Druckaufzeichnung im Pulmonalstamm erfolgte nach der Methode Grandjean und Haan. Dabei wird ein feiner Plastikkatheter von der Vena mediana basilica aus durch eine Punktionsnadel hindurch vorgeschoben. Der äußere Durchmesser des Katheters beträgt 0,85 mm. Schon beim Einführen wird der Katheter an ein Elektromanometer angeschlossen, das oscilloskopisch durch einen typischen Kurvenverlauf die richtige Lage der Katheterspitze im Pulmonalstamm erkennen läßt.

Gemessen wurde vor und nach der Lungenresektion. Zwischenzeitlich blieb der Mikrokatheter ohne Störung für den Patienten in situ. Die Medi-

* Die Messungen wurden von Herrn cand. med. W. Rieber im Rahmen einer Dissertation durchgeführt.

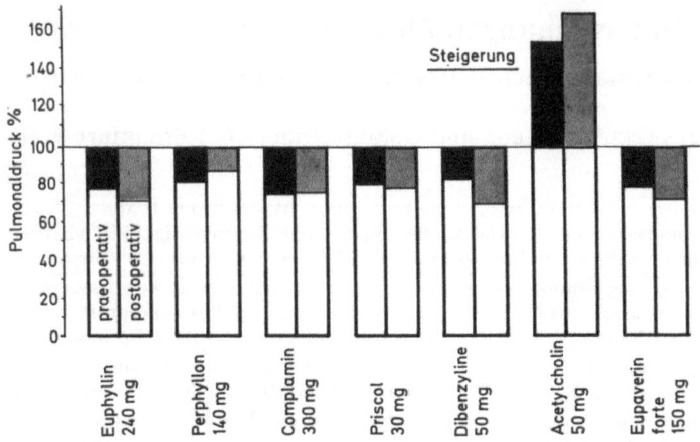

Abb. 1. Senkung des Pulmonaldruckes durch verschiedene Medikamente

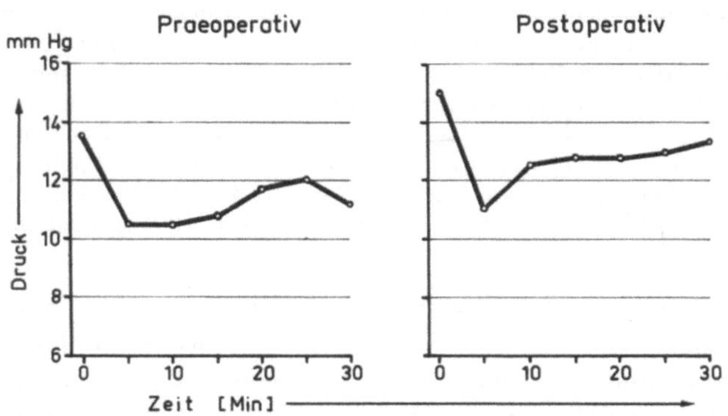

Abb. 2. Prä- und postoperativer Druckverlauf im Pulmonalstamm durch Euphyllin (Mittelwertkurven)

kamente wurden durch den Katheter unmittelbar in den Pulmonalstamm injiziert.

Die Doppelsäulen symbolisieren die prozentuale und momentane Drucksenkung im Pulmonalstamm bei den einzelnen Medikamenten. Der *schwarze* Anteil markiert den *prä*operativen Druckabfall und der *graue* die Drucksenkung *nach* Lungenresektion. Dabei handelt es sich jeweils um die errechneten Mittelwerte von 5 Patienten. Schon der Überblick zeigt, daß der Druck auch postoperativ trotz Strombetteinengung absinkt. Bei der angegebenen Dosierung senkte Complamin den präoperativen Druck am stärksten, und zwar auf 73% des Ausgangswertes. Bemerkenswert ist, daß bei den postoperativen Messungen das niedrigste

Druckniveau erreicht wurde, und zwar mit Dibenzyline auf 69% des Ausgangswertes. Auch mit Eupaverin und Complamin konnten postoperativ beachtliche Drucksenkungen erzielt werden: Hier lagen die Werte bei 72 bzw. 75% des ursprünglichen Wertes. Acetylcholin steigerte die Drucke sogar infolge einer starken bronchokonstriktorischen Wirkung auf 153 bzw. 170%.

Anhand einer einmaligen Injektion von 0,24 g Euphyllin soll nun der zeitliche Druckkurvenverlauf demonstriert werden. In den ersten 5 min

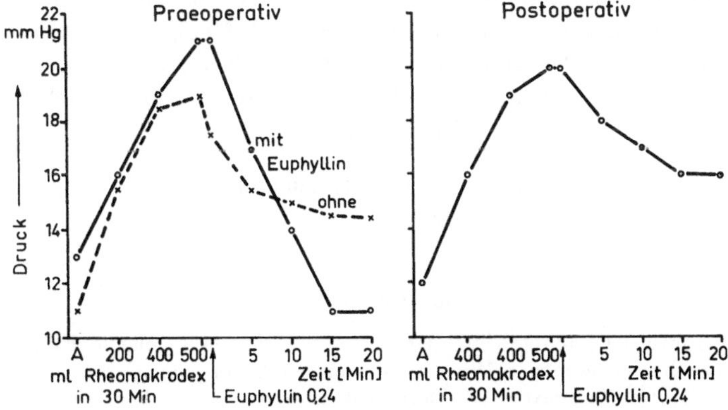

Abb. 3. Druckverlauf im Pulmonalstamm nach Volumenbelastung mit 500 ml Rheomakrodex ohne und mit Euphyllin

unterscheiden sich die beiden Druckkurven hinsichtlich ihres Druckabfalls kaum. In beiden Fällen beginnt der Druckabfall sofort nach Injektion des Medikamentes. Dann aber unterscheiden sich die beiden Kurven. Während die präoperative Kurve über einen Zeitraum von 10 min eine Plateauform im Bereich des Druckminimums bildet, beginnt die postoperative Kurve nach Erreichen des tiefsten Punktes wieder anzusteigen. Dieser Druckanstieg setzt sich langsam weiter fort, während in der präoperativen Kurve keine Tendenz besteht, den Ausgangswert wieder zu erreichen. Ferner liegt das durchschnittliche Niveau des postoperativen Ausgangsdruckes um 9,1%, über dem Ausgangswert, eine Folge der resektionsbedingten Strombetteinengung.

Wie verschieden der Pulmonaldruck auf gefäßerweiternde Mittel vor und nach der Lungenresektion anspricht, wird nach Volumenbelastung besonders deutlich: präoperativ steigt der Pulmonaldruck während der Zufuhr von 500 ml Rheomakrodex innerhalb von 30 min durchschnittlich um 62% und fällt nach 0,24 g Euphyllin innerhalb von 15 min *unter* den Ausgangsdruck. Aber bei der gestrichelten präoperativen Vergleichskurve ohne Euphyllin liegt nach 20 min der Druck um 32% *über* dem Ausgangswert. Nur unwesentlich beeinflußbar ist der Druckverlauf nach Lungenresektion und Volumenbelastung durch weitere Vasodilatation: trotz Euphyllingabe sinkt der Druck in 20 min nur um 20% unter das *Druckmaximum*.

Da auch die Lungengefäße α-Receptoren enthalten, lag es nahe, den Einfluß des α-Receptorenblockers Dibenzyline auf den Pulmonaldruck zu prüfen. Beim Einlaufen von 500 ml Infusionslösung, die 50 mg Dibenzyline enthielt, kam es während 1 Std zu einem kontinuierlichen Druckabfall in der Pulmonalarterie: der Ausgangsdruck von 16 mm Hg sank nach 25 mg Dibenzyline auf 13 mm Hg und nach 50 mg auf 11 mm Hg. Das entspricht einem Druckabfall von 31%. Nach der Lungenresektion blieb der Druck nahezu konstant. Der periphere Blutdruck fiel dabei nicht mehr als 10% unter den Initialwert.

Präsident: Haben Sie vielen Dank für die Mitteilung Ihrer interessanten Untersuchungen. Nun hat sich Herr Flora gemeldet.

Aussprache

G. Flora-Innsbruck: Ich möchte darüber nun kurz unsere eigene Erfahrung berichten. Wir haben bereits in Wien bei der ersten Tagung der Österreichischen Gesellschaft für Gefäßchirurgie im Dezember letzten Jahres über verschiedene Desobliterationen im iliacainternen Bereich berichtet. Wir haben an der Innsbrucker Chirurgischen Universitätsklinik ähnliche Erfahrungen machen können wie Herr Carstensen. Anläßlich einer Nachuntersuchung von Endarteriektomien und Bifurkationsprothesen bei Aortengabelverschlüssen mußten wir feststellen, daß ein großer Teil dieser Patienten später Potenzstörungen angab. Wir haben daraufhin das Stromgebiet der iliaca interna geprüft und haben als extreme Anhänger der Desobliteration nun die iliaca interna exakt revidiert. 4 von 5 in der Zwischenzeit so operierten Patienten gaben postoperativ eindeutig eine Besserung ihrer Reaktion an. Allerdings waren diese Patienten Frühsklerotiker unter 50 Jahren. Ich glaube, daß man in Zukunft dem Stromgebiet der Arteria iliaca interna größere Beachtung schenken muß und daß auch in Zukunft bei der Untersuchung der Potenzstörungen die Aortographie mit einzubeziehen ist.

136. Zur Ätiologie und Therapie des Lymphödems am äußeren Genitale

G. Hepp (a. G.)* und W. Weber-Frankfurt a. M.

Summary. This is a report of 7 patients with a lymphoedema on the external genitalia. Infection probably plays a decisive part in the development of elephantiasis. We were able to demonstrate this with certainty in six patients and on the basis of the clinical course and histological findings in one further patient. The scrotal oedema was treated by resection of the diseased skin and plastic reconstruction of the scrotum from the pubic-perineal region, penis-oedema by resection of the extended praeputium and scraping out the oedematous subcutaneous tissue, whilst preserving the local penis skin. We observed spontaneous drainage of a penis oedema through the lympathic channels of the testes immediately following a Winkelmann-hydrocelectomy.

Zusammenfassung. Es wird über 7 Patienten mit einem Lymphödem am äußeren Genitale berichtet. Für die Entwicklung der Elephantiasis ist wahrscheinlich eine Infektion entscheidend, die wir bei 6 Patienten mit Sicherheit und bei einem auf Grund des klinischen Verlaufes und histologischen Befundes nachweisen konnten. Das Scrotalödem wurde durch Resektion der erkrankten Haut und plastische Rekonstruktion des Scrotums aus der pubisch-perinealen Region behandelt, das Penisödem durch Resektion des verlängerten Präputiums und Ausschälung des ödematösen Subcutangewebes unter Erhaltung der ortsständigen Penishaut. Die spontane Drainage eines Penisödems über die Lymphbahnen des Hodens haben wir unmittelbar im Anschluß an eine Hydrocelenoperation nach Winkelmann beobachtet.

Daß wir ein primäres Lymphödem von einem sekundären unterscheiden, ist bekannt.

Die *primären* Formen des Lymphödems sind anlagebedingt und fast immer an den unteren Extremitäten lokalisiert.

Aber auch die *sekundären* Formen sind am Penis und Scrotum keine häufige Erscheinung. Wir beobachten sie nach Obstruktion der inguinalen Lymphbahnen infolge lymphogener Metastasierung, ausgedehnten Lymphadenektomien und intensiver Röntgenbestrahlung.

Die Pathogenese dieser Erkrankungen ist noch nicht endgültig geklärt. Als Hauptursache werden Zirkulationsstörungen des Lymphgefäßsystems angesehen, jedoch genügt der umschriebene Verschluß der Lymphbahnen nicht für die Entstehung einer Elephantiasis. Offenbar ist eine diffuse Verödung der Lymphwege durch akute und chronisch rezidivierende Entzündungen für die Entwicklung des typischen Krankheitsbildes erforderlich.

Die krankhaften Veränderungen betreffen hauptsächlich die Haut und das Subcutangewebe. Die Fascie und subfascialen Weichteile haben tiefer gelegene lymphogene Abflußbahnen und bleiben deshalb in der Regel davon verschont.

In der Chirurgischen Universitätsklinik Frankfurt a. M. wurden in den letzten 13 Jahren 7 Patienten wegen einer Elephantiasis am äußeren Genitale behandelt.

Bei 6 fanden wir vor Ausbruch der Erkrankung eine Entzündung im Bereich des äußeren Genitale oder an den unteren Extremitäten. Die Zeitspanne von der ersten Infektion bis zu den ersten klinischen Symptomen betrug bei ausschließlich entzündlicher Genese 18—25 Jahre, nach Lymphektomie in beiden Leistenregionen und Nachbestrahlung dagegen nur 4—8 Wochen.

Lediglich bei einem Patienten war vor Ausbruch der Erkrankung eine Entzündung mit Sicherheit nicht nachzuweisen. Auf Grund des klinischen Verlaufes, des Lokalbefundes und des histologischen Bildes der resezierten Penishaut ist aber auch in diesem Falle eine chronische rezidivierende unspezifische Entzündung anzunehmen.

Im histologischen Bild sehen Sie neben rundzelligen Infiltraten streckenweise stark erweiterte Lymphgefäße. Das Bindegewebe ist ödematös aufgelockert (Abb. 1). Therapeutisch ist die chronische Lymphstauung am

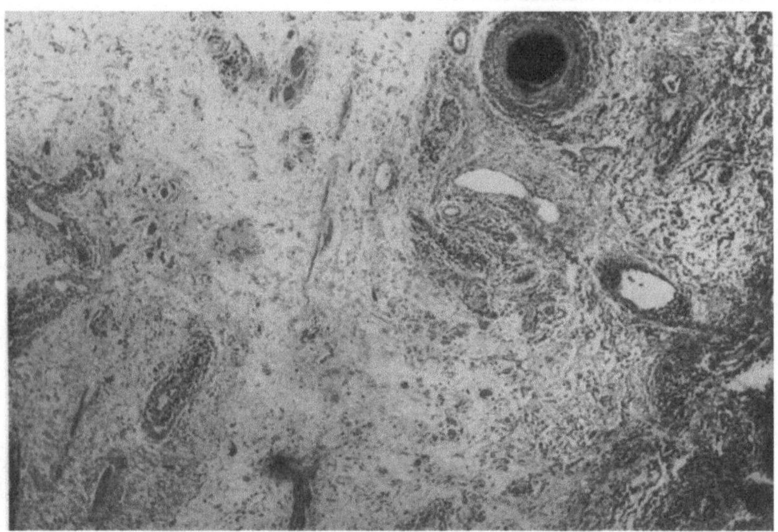

Abb. 1. Histologisches Bild der resezierten Penishaut

äußeren Genitale allein durch chirurgisches Vorgehen erfolgreich zu behandeln.

Unter den verschiedenen Operationsmethoden unterscheiden wir die sog. *Drainagemethoden* von den *Resektionsverfahren*. Die ersten haben zum Ziel, die gestaute Lymphe durch Bildung neuer Abflußwege auf die intakten Lymphbahnen der Umgebung abzuleiten. Sie sind nur im Anfangsstadium bei noch weichem Ödem erfolgversprechend. Dauererfolge wurden damit selten gesehen.

Die spontane Drainage eines Penisödems haben wir bei einem Patienten unmittelbar im Anschluß an eine Hydrocelenoperation nach Winkelmann beobachtet.

Der Abfluß des Ödems erfolgte postoperativ über die Lymphwege des Hodens direkt in die lumbalen Lymphknoten, wie Sie dies links im Bild erkennen können.

Bei länger bestehendem, fibrös umgewandeltem Lymphödem kann nur das Resektionsverfahren mit radikaler Entfernung des erkrankten Gewebes und evtl. plastischer Deckung des Hautdefektes einen Erfolg bringen.

Am Scrotum gelingt dies meist ohne Schwierigkeiten. Ein Teil der pubisch-perinealen Scrotalhaut ist mit den Lymphbahnen des kleinen

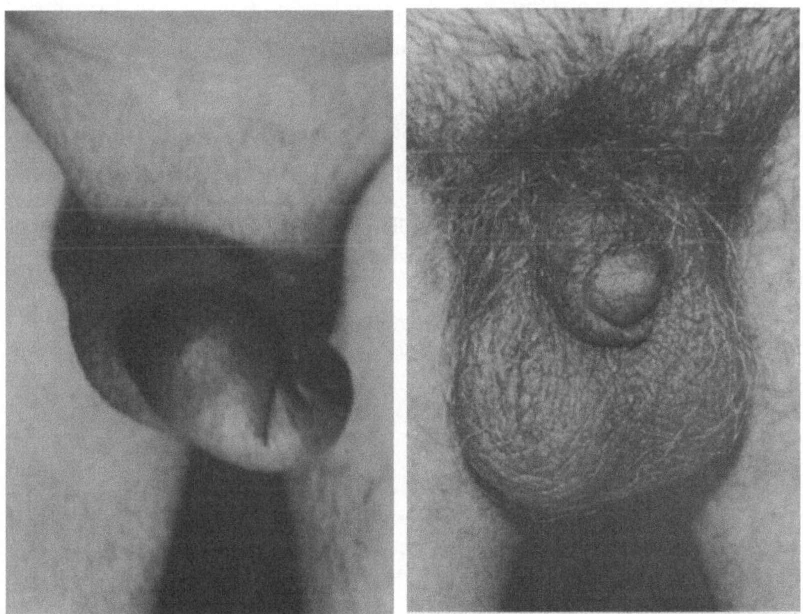

Abb. 2 Abb. 3

Abb. 2. Penisödem vor Operation

Abb. 3. Zustand nach zweimaliger Operation

Beckens verbunden und deshalb in der Regel ebenso wie die Hoden, Nebenhoden und Samenstränge nicht verändert. Dieser Hautbezirk ist nach Resektion des ödematösen Gewebes zur plastischen Rekonstruktion des Scrotums ausreichend. Wir haben auf diese Weise 2 Patienten mit einem Scrotalödem erfolgreich operiert.

Im Gegensatz dazu ist beim Penisödem die radikale Entfernung der Penishaut und plastische Deckung des Schaftes mit einem Verschiebelappen oder einem freien Transplantat nach unseren Erfahrungen häufig nicht erforderlich. Bei 3 Patienten haben wir durch Resektion des rüsselförmig verlängerten Präputiums und Ausschälung des ödematös veränderten Subcutangewebes die gut verschiebliche, ortsständige Penishaut am Schaft erhalten können. Zweimal war eine kleine Nachresektion im Bereich des Sulcus coronarius erforderlich. Sämtliche Patienten sind seit dieser Zeit rezidivfrei und haben eine normale Funktion des Penis. Die Abb. 2 und 3 zeigen den Zustand vor und nach zweimaliger Operation.

Vor eingreifenderen, kosmetisch und funktionell weniger erfreulichen Eingriffen, wie insbesondere der radikalen Excision und freien Transplantation eines Spalthautlappens, der auf der Buckschen Fascie fest anheilt, sollte man deshalb das mitgeteilte einfache operative Verfahren anwenden, mit dem sehr häufig ein erfreuliches Ergebnis zu erzielen ist.

Präsident: Darf ich Sie etwas fragen! Sie sagten, Sie haben beim Scrotalödem neue Abflußwege geschaffen. Wie haben Sie das gemacht?

G. Hepp (a. G.)-Frankfurt a. M.: Es sind verschiedene Methoden gewählt worden. Es war ein Zufallsbefund, auf den wir gestoßen sind. Wir haben uns das anatomisch erklärt; durch Eröffnung der Lymphcapillaren am Hoden kommt es zum Abfluß des Ödems. (Präsident: Das haben Sie nicht operativ geschaffen?) — Nein, es war ein reiner Zufall.

Präsident: Damit haben wir das Pensum des heutigen Tages bewältigt. Ich freue mich, daß wir dank der Disziplin der Redner die Sitzung pünktlich beenden können.

Sondersitzungen

Freitag, den 11. April 1969

Sondersitzung von 14.00 bis 16.30

Plastische Chirurgie

Gelenkplastiken

Kurzbericht*

Zusammengestellt von D. Buck-Gramcko-Hamburg

Verhandlungsleiter: Prof. Dr. H. Bürkle de la Camp-Dottingen

C. Reimers-Wuppertal-Elberfeld: *137. Zur geschichtlichen Entwicklung gelenkplastischer Eingriffe.*

Der geschichtliche Überblick beginnt bei den bis zu Beginn des 19. Jahrhunderts anerkannten „brisement forcé". Er führt weiter über die 1820 einsetzenden operativen Versuche durch Herstellung von „Pseud-

---

* Die Veröffentlichung der Originalvorträge erfolgt in Chirurgia Plastica et Reconstructiva, Band 7 (1969).

arthrosen" zur „Arthrolysis" (1880) und „Arthroplastik" mit dem Ziel der Rekonstruktion der Gelenkform. Verwandt wurden Holz, Silber, Zink, Elfenbein, Gold usw. Lexer wies 1906 darauf hin, daß autologes Material den heterologen Stoffen überlegen ist. Nachuntersuchungen dieser letzten Methode ergaben jedoch zahlreiche Mißerfolge. Eine neue Ära eröffnete Lexer durch die freie Verpflanzung ganzer Gelenkabschnitte, d.h. homologer Transplantate. Die Interpositionstechnik erfuhr 1917 durch Smith-Peterson neue Impulse bei Verwendung von Plexiglas, Bakelit und 1938 Vitallium. Ende der 20er Jahre breitete sich jedoch auch die Technik der Endoprothese (Replacement-Arthroplasty) aus, die durch die Stiftendoprothese der Gebrüder Judet 1946 verbessert wurde. Die weiteste Verbreitung hat heutzutage der alloplastische Gelenkersatz durch die Entwicklung von Moore (1940), hauptsächlich für die großen tragenden Gelenke wie Hüft- und Kniegelenk, aber auch Schulter-, Ellenbogen- und Fingergelenke.

H. Günther (a.G.) und **K. Schuchardt***-Hamburg: *138. Plastische Eingriffe am Kiefergelenk.*

Plastische Operationen am Kiefergelenk kommen vorwiegend bei deformierender Arthropathie, Ankylose sowie habitueller und rezidivierender Luxation und Subluxation in Betracht. Anstelle von Nearthrosenbildung mit sorgfältiger Formung von Gelenkkopf und Pfanne sowie Interposition von körpereigenem Gewebe oder alloplastischem Material ziehen Verff. vereinfachte Verfahren zur Beseitigung der Kiefergelenkankylose vor. Hierfür kommt in Ausnahmefällen nach mehrfachen Operationen und breitbasiger Verwachsung des Ramus ascendens mit der Schädelbasis auch eine Nearthrosenbildung am Ort der Wahl (im Bereich des Kieferwinkels) in Frage. Über gute Erfahrungen mit einfachen extrakapsulären Eingriffen zur Beseitigung habitueller und rezidivierender Luxation und Subluxation des Kiefergelenkes wird berichtet.

H. Mittelmeier (a. E.)-Homburg/Saar: *139. Gelenkplastiken an Schulter, Ellenbogen, Hand und Fuß.*

Zur Wiederherstellung der Gelenke an der oberen Extremität und am Fuß gab es über Jahrzehnte hinweg nur die Möglichkeit der „klassischen" Resektions-Interpositions-Plastik. Die Ergebnisse sind am Ellenbogen, am Handgelenk und an den Zehengelenken gut; an der Schulter und am Sprunggelenk befriedigen sie jedoch nicht. Unter Verwendung der dauerhaft gewebsverträglichen Metall-Legierung Vitallium wurden für die Gelenke der oberen Extremität auch alloplastische Methoden entwickelt, die heute erfolgreich mit der klassischen Arthroplastik konkurrieren. Auch die Homoioplastik erfährt an den Gelenken der oberen Gliedmaßen derzeit eine Wiederbelebung. — An der Schulter ist die klassische Interpositionsplastik wenig erfolgreich; mit der Endoprothesenplastik lassen sich aber heute gute Erfolge erzielen, sofern die Sehnenmanschetten am künstlichen Humeruskopf reinseriert werden, um das Gelenk dynamisch zu stabilisieren, und sofern die Pfanne erhalten ist. Am Ellenbogen sind mit der Lexer-Plastik unter gewissen Voraussetzungen befriedigende Ergebnisse zu erzielen, wenn die Patienten keine schwere Arbeit mehr leisten müssen. Bezüglich des proximalen Radioulnargelenkes ist jedoch zur Erzielung guter Pro- und Supinationsfähigkeit die Radiusköpfchenresektion vorzuziehen. Am Ellenbogen können aber auch mit der Alloplastik erfreuliche Primärergebnisse erzielt werden. Auch an der Handwurzel hat die klassische Interpositionsplastik sich nicht grundsätzlich durchsetzen können. Hier wird vielfach der stabilen Arthrodese des Radiokarpalgelenkes der Vorzug gegeben. Auch die klassische Arthroplastik des distalen Radioulnargelenkes ist der Resektion des Ulnaköpfchens unterlegen. Mit der Resektionsplastik nach Steinhäuser haben wir jedoch in Verbindung mit einer Kapselinterposition gute Ergebnisse erzielt, sofern keine Schwerarbeit mehr geleistet werden muß. Die partielle Alloplastik in Form des Mondbeinersatzes hat nicht befriedigt; über die totale Alloplastik des Handgelenkes liegen noch kaum Erfahrungen vor. Auch an den stark belasteten Sprunggelenken und der Fußwurzel führt die klassische Interpositionsplastik im allgemeinen zum Mißerfolg. Hier ist bei schweren Gelenkdestruktionen noch heute die Arthrodese vorzuziehen, da es noch keine gängigen Verfahren der Alloplastik gibt. An den Zehengelenken führen die klassischen Gelenkplastiken mit Resektion an einer Phalanx, insbesondere auch am Großzehengrundgelenk, zu befriedigenden Ergebnissen (Brandes u. a.), so daß hier kein Bedürfnis nach einer Alloplastik besteht.

J. Ender-Steyr: *140. Ellenbogengelenkplastik.*

Dem Vortrag sind die Nachuntersuchungsergebnisse von 18 Ellenbogenplastiken zugrunde gelegt, welche in den Jahren 1946—1949 im Unfallkrankenhaus Wien gemacht wurden. 7 Verletzte wurden 20 Jahre nach der Operation neuerlich untersucht und ihre funktionellen Ergebnisse in einem kurzen Farbfilm festgehalten. Ganz allgemein ergibt die Plastik des Ellenbogengelenkes bei richtiger Indikation, entsprechender Operationstechnik und Nachbehandlung gute Dauerresultate. Die Nachuntersuchten waren subjektiv zufrieden, manche betreiben Sport und viele üben wieder einen Beruf aus, der ein belastbares und bewegliches Ellenbogengelenk voraussetzt. Die Plastik im Ellenbogen kann empfohlen werden bei fibrösen Gelenksteifen nach Arthritis sowie bei Ankylosen nach Gelenkeiterungen. Weniger geeignet waren zwei Schlottergelenke nach nicht reponierten veralteten Luxationen, für die die Verwendung von Metallprothesen angezeigt ist. Eine absolute Indikation für die Plastik stellt die doppelseitige Ankylose dar. Zur Ellenbogengelenksarthroplastik wurden die Methoden von Payr-Lexer oder von Hass verwandt.

L. Böhler-Wien berichtet in einer Diskussionsbemerkung über eine Plastik beider Ellenbogengelenke eines Patienten und das Nachuntersuchungsergebnis nach 22 Jahren.

D. Buck-Gramcko-Hamburg: *141. Funktionsverbessernde Eingriffe an den Fingergelenken.*

Der Gebrauch einer Hand kann durch schmerzhafte Bewegungseinschränkungen der Fingergelenke oder Versteifungen in ungünstiger Stellung erheblich beeinträchtigt sein. Derartige Funktionsstörungen kommen durch Verletzungen, Infektionen oder Krankheiten (Polyarthritis, Arthrose) zustande; ihre chirurgische Behandlung richtet sich nach dem Ausmaß der Gelenkzerstörung, der Lokalisation an der Hand, dem Zustand der das Gelenk umgebenden Gewebe und nicht zuletzt nach Alter und Beruf des Patienten. Während manchmal die Funktion der Hand durch Arthrose eines oder mehrere Gelenke in einer günstigen Position verbessert werden kann, führen in anderen Fällen Arthroplastiken zu einer besseren Beweglichkeit. Unter diesen Eingriffen spielen neben der Resektion mit und ohne Interposition körpereigener Gewebe in den letzten Jahren die alloplastischen Verfahren mit bestimmten Gelenkprothesen eine Rolle. Außer dieser, das ganze Gelenk entscheidend verändernden Operation, kommen bei begrenzten Schädigungen Eingriffe nur am Kapsel-Band-Apparat in Betracht. Diese Kapsulektomien und Seitenbandplastiken haben ihre Indikation vor allem an den Grundgelenken. An den Mittelgelenken läßt sich dagegen — ebenso wie am Handgelenk — durch die Denervation die Funktion unter Erhaltung der Beweglichkeit günstig beeinflussen. Schmerzhafte Bewegungseinschränkungen des Sattelgelenkes des Daumens können durch Exstirpation des Trapeziums beseitigt werden, wenn eine gewisse Kraftminderung in Kauf genommen wird; muß dagegen die Kraft erhalten bleiben, ist eine Arthrodese zu empfehlen. Indikation, Technik und postoperative Behandlung der einzelnen Operationsverfahren werden angegeben.

G. Friedebold-Berlin: *142. Arthrolysen und Arthroplastiken des Kniegelenkes.*

Ein zwar schmerzfrei bewegliches, jedoch unstabiles Kniegelenk — wie es in klassischer Ausprägung bei der tabischen Arthropathie vorliegt — ist als funktionsuntüchtig anzusehen. Da die Stabilität bei normaler Gelenkanatomie von der Intaktheit, d.h. dem Spannungszustand der Seiten- und Kreuzbänder abhängt, kommen bei ligamentärer Insuffizienz Raffungen oder plastischer Ersatz des entsprechenden Bandes in Frage. Der stärkere Gelenkschaden erfordert dagegen andere Maßnahmen. Die Beseitigung des Schmerzes und vorhandener Instabilität gelingt in zuverlässiger Weise durch Versteifung des Gelenkes. Lebensalter, Beruf, Doppelseitigkeit u. a. stellen jedoch vielfach Gegenindikationen dar. Im Einzelfall besteht daher die Notwendigkeit der Wiederherstellung eines schmerzfrei beweglichen Kniegelenkes. Entscheidend für die Art des Eingriffes ist die ligamentäre Stabilität:

I. Bewegungseinschränkung bei voller Bandstabilität: a) ohne Schmerzen (meist posttraumatische oder postoperative Beuge- und Streckkontrakturen): Der Gelenkknorpel ist nicht oder nur unwesentlich geschädigt. In Frage kommt die Arthrolyse. Sie ist um so erfolgreicher, je früher der Eingriff durchgeführt wird. Bei längerem Bestehen der Situation ist eine gleichseitige plastische Verlängerung der Rectussehne erforderlich. Bis zum Erreichen einer vollen aktiven Streckung kann eine langwierige Nachbehandlung notwendig werden. b) mit Schmerzen: Hier besteht bereits eine mehr oder weniger stark ausgeprägte Arthrosis, deren Ursache unterschiedlich sein kann. Die alten Interpositionsplastiken mit Fettgewebe, Fascie oder Cutis sind trotz guter Einzelergebnisse im allgemeinen auf die Dauer unbefriedigend geblieben. Sie gelangen gelegentlich bei jüngeren Patienten zur Anwendung. Auch die Tibiaosteotomie zur Verlagerung der intraartikulären Druckzonen — wie am Hüftgelenk — hat sich besonders bei Achsenfehlstellungen bewährt. Bei stärkerer Schädigung des Gelenkknorpels ist der plastische Ersatz einer der beiden artikulierenden Flächen in Form der Hemialloarthroplastik erfolgversprechend. Sowohl der Ersatz der Femurkondylen als auch der isolierte Ersatz eines oder beider Tibiaplateaus durch ein geeignetes Endoprothesenmodell aus Vitallium zeitigt gute Frühresultate, die bei den posttraumatischen Schäden besser sind als bei den rheumatischen Gelenken.

II. Schmerzhafte, mit Instabilität einhergehende Bewegungseinschränkung. Im Einzelfall kann bei geringerer Bandinsuffizienz die Kombination der Hemialloarthroplastik mit einer Achsenkorrektur der Tibia ausreichend sein. In Fällen schwerer Instabilität ist der totale Gelenkersatz durch ein Vitalliumscharnier vorzuziehen, dessen beide Teile in den Markhöhlen von Femur und Tibia verankert werden. Die bisherigen Erfahrungen sind ermutigend.

M. Müller (a.E.)-Bern: *143. Die Gelenkplastiken am Hüftgelenk*

Die Gelenkprothesen-Chirurgie entwickelt sich in drei Richtungen: Nur ein Gelenkanteil kann ersetzt werden, z.B. bei Verwenden einer

Schenkelkopfendoprothese bei Schenkelhalsfrakturen im hohen Alter und von zwei Tibiakondylenendoprothesen nach McIntosh bei rheumatischer Arthritis des Kniegelenkes. Oder es werden beide Gelenkanteile ausgewechselt wie bei den Totalprothesen des Hüft-, Knie- oder Schultergelenkes. Endlich gibt es elastische Vollgelenke, die sich bis jetzt für Fingergelenke bewährt haben, die aber auch für alle Scharniergelenke, wie das obere Sprung-, Knie- und Ellenbogengelenk in Frage kommen. Diese werden heutzutage immer eingehender studiert, weil hier wahrscheinlich jetzt noch ungeahnte Möglichkeiten vorliegen. Die bei über 1500 arthroplastischen Eingriffen am Hüftgelenk gewonnene persönliche Erfahrung lehrte uns, daß der Ersatz des Schenkelkopfes allein nur selten befriedigt, denn in einem hohen Prozentsatz der Fälle kommt es danach zu einer ziemlich raschen Abnutzung des Gelenkknorpels, zu erneuten Beschwerden oder gar zu einer Protrusio acetabuli. Deshalb sind wir außer bei den Schenkelhalsfrakturen seit 1960 zu den Totalprothesen des Hüftgelenkes übergegangen, d.h. es wurden sowohl die Hüftgelenkpfanne als auch der Schenkelhalskopf ersetzt. Die heutigen Prothesen differenzieren sich in solche, bei denen zwei metallige Gelenkanteile aufeinander reiben, und solche, bei denen der metallige Schenkelkopf in einer Plastikpfanne sich bewegt. In Anbetracht der gewaltigen Fortschritte der heutigen Plastikchirurgie sind wir restlos überzeugt, daß diese letzteren erhebliche Vorteile gegenüber allen Prothesen bringen, bei denen zwei metallige Gelenkanteile aufeinander reiben. Zusätzlich ist es wichtig, drei verschiedene Halslängen der Prothesen zu besitzen, damit auch bei Intaktlassen des Trochanter major die Hüftabduktoren möglichst angespannt werden können. Die Beinlänge läßt sich durch den Eingriff stets voll ausgleichen und die postoperative Hüftbeugung erreicht in $^2/_3$ der Fälle wieder den rechten Winkel. Besprechung der Operationstechnik, der Ergebnisse und Komplikationen bei 900 Totalprothesen und der Behandlung der Komplikationen. Die Totalprothese gilt heutzutage immer mehr als die Standardbehandlung der fortgeschrittenen Coxarthrose im Alter. Bei Patienten unter 60 Jahren steht trotz der glanzvollen Ergebnisse der Totalprothese die intertrochantere Osteotomie und die Arthrodese immer noch im Vordergrund. Weil technische Unzulänglichkeiten und besonders Infektionen zu lebenslänglichen schweren Invaliditäten führen, sollte aber diese spezielle Prothesen-Chirurgie nur in gewissen Zentren, wo alle technischen Voraussetzungen vorliegen, durchgeführt werden.

G. Maurer* und **H. Scholze** (a.G.)-München: *144. Unsere Erfahrungen mit der Alloarthroplastik am Hüftgelenk.*

Es wird über Erfahrungen bei 75 Alloarthroplastiken am Hüftgelenk berichtet, die in den letzten 8 Jahren durchgeführt wurden. Bei den Patienten handelt es sich um 61 Frauen und 14 Männer im Alter zwischen 23 und 89 Jahren, wobei die meisten auf das 7. und 8. Lebensjahrzehnt entfallen. Die Patienten stammen ausschließlich aus unserem unfallchirurgischen Krankengut. Die Indikation zur Durchführung einer Endoprothesen-Operation stellt daher in 61 Fällen eine Hüftkopfnekrose und in 7 Fällen eine Pseudarthrose nach Schenkelhalsbruch dar. 7mal wurde die sofortige Hüftkopfplastik durchgeführt. Es wurde die Spezial-Endoprothese nach Moore, seit einiger Zeit in der Modifikation nach Wittebol verwendet. Diese Prothese genügt in gewebsbiologischer, gelenkmechanischer und in statischer Hinsicht den an sie gestellten Forderungen. Beim Einbringen der Endoprothese ist auf die genaue Übereinstimmung von Prothesenkopfgröße und Pfannenweite ebenso zu achten wie auf die Beschaffenheit der Gelenkkopfpfanne selbst. Bestehen stärkere sekundäre Veränderungen, welche die ideale Kongruenz zum Prothesenkopf verhindern, so ist mit einem schlechten funktionellen Ergebnis zu rechnen. Hier besteht die Indikation zur Totalprothese. Entscheidend für die spätere Funktion ist außerdem die absolut feste Verankerung des Prothesenstieles im Femurschaft. Neben der genauen Einpassung der Prothese verwendet man zusätzlich seit 4 Jahren den Kunststoff Palacos. Der Zugang zum Hüftgelenk, der Ablauf der Operation und die wesentlichen Punkte der Nachbehandlung werden kurz dargelegt. Alle Patienten, die heute zwischen $^1/_2$ Jahr und 8 Jahren ihre Endoprothesen besitzen, wurden einer Nachtuntersuchung unterzogen. Als Grundlage für die Beurteilung des Operationsergebnisses wird der Bewegungsumfang im Hüftgelenk, vorhandene oder auftretende Schmerzen, bestehende Muskelatrophie, vorhandene Kontrakturen und das Ergebnis der Röntgenkontrolle herangezogen. Die hieraus gewonnenen Ergebnisse zeigen, daß die Alloarthroplastik im Hüftgelenk bei kritischer Indikationsstellung und bei fehlerfreier Operationstechnik mit Hilfe der modernen Spezialendoprothesen eine Möglichkeit darstellt, die Funktion des geschädigten Gelenkes entscheidend zu verbessern.

R. Schneider-Großhöchstetten/Schweiz: *145. Die Totalprothese am Hüftgelenk.*

In einem Film wird der Operationsablauf demonstriert, wobei typische Operationsphasen sowohl am Patienten als auch an einem Skelet gezeigt werden. Es wird dabei besonders auf einen Zugang unter weitmöglichster Schonung der Muskeln und auf die Technik ohne Abmeißeln des Trochanter major hingewiesen. Im zweiten Teil des Films werden Patienten gezeigt, die nach Protheseneinsetzung am Hüftgelenk eine wesentlich bessere Gehfähigkeit erreichen konnten.

Freitag, den 11. April 1969

Sondersitzung von 14.00—15.30 Uhr

Anaesthesie und Unfallchirurgie

Anaesthesiologische Probleme im Rahmen der Tetanus-Behandlung

Verhandlungsleiter: Prof. Dr. H. L'Allemand-Gießen.

Leiter: Im Auftrage des Herrn Präsidenten eröffne ich die heutige Nachmittagssitzung der Sektion *Anaesthesie*, in der über den *Wundstarrkrampf* gesprochen werden soll.

Bei der Auswahl dieses Themenkreises waren für uns hauptsächlich zwei Gesichtspunkte maßgebend:

1. Trotz der Möglichkeit einer aktiven Immunisierung und trotz Verbesserung der passiven Immunisierung mit der Einführung des menschlichen Hyperimmunglobulins scheint die Anzahl der Tetanuserkrankungen nicht wesentlich abgenommen zu haben, wenigstens nicht in dem Maße, wie wir uns das alle wünschen würden. Es vergeht kein Tag, wo nicht auf unseren Wach- und Intensivstationen ein oder gar mehrere Tetanuskranke behandelt werden müssen. Die Mortalität ist hoch, die Einzelschicksale dieser Kranken bedrückend. Diese Tatsache zwingt uns, unsere Behandlungsmethoden zu überprüfen, die Gründe für unsere Fehlschläge bei der Therapie erneut zu diskutieren.

2. Prophylaxe und Therapie des Wundstarrkrampfes sind ohne enge Zusammenarbeit zwischen Chirurgen und Anaesthesisten in einem modernen Betrieb undenkbar. Der Geist dieser freundschaftlichen Zusammenarbeit soll hier wie schon in Bremen erneut anklingen.

Nun darf ich gleich Herrn Kunze, Gießen, bitten. Wir hoffen, von ihm etwas über den *Angriffspunkt des Tetanustoxins* zu erfahren.

146. Neurophysiologische Befunde bei manifestem Tetanus

K. Kunze (a.E.)-Gießen

Summary. A resumé is given of the neurophysiologically demonstrable changes in manifest tetanus. The various points of attack of the tetanus toxin are discussed. The special value for the clinic of an electromyographic examination with regard to early diagnosis and keeping a check on the course of the disease is emphasized.

Zusammenfassung. Es wird eine Übersicht über die neurophysiologisch faßbaren Veränderungen bei manifestem Tetanus gegeben. Die verschiedenen Angriffspunkte des Tetanustoxins werden diskutiert. Für die Klinik wird der besondere Wert der elektromyographischen Untersuchung für Frühdiagnose und Verlaufsbeobachtung hervorgehoben.

Das klinisch bekannte Vollbild des Tetanus entwickelt sich nach einer Inkubationszeit von etwa 5 Tagen bis 3 Wochen. Vegetative Allgemeinerscheinungen bilden oft den Anfang. Dann kommt es zur Tonussteigerung der Muskulatur, die meistens zuerst in der Kiefer-, Hals- und Schlundmuskulatur auftritt und descendierend mit den dazukommenden tonischen Krämpfen die Rumpf- und Extremitätenmuskulatur erfaßt. Das Sensorium dieser häufig von heftigsten Schmerzen geplagten Patienten ist klar, ja sie sind eher überwach, da sie auf alle von außen kommenden Reize überschießend reagieren. Dieser in Stichworten skizzierte

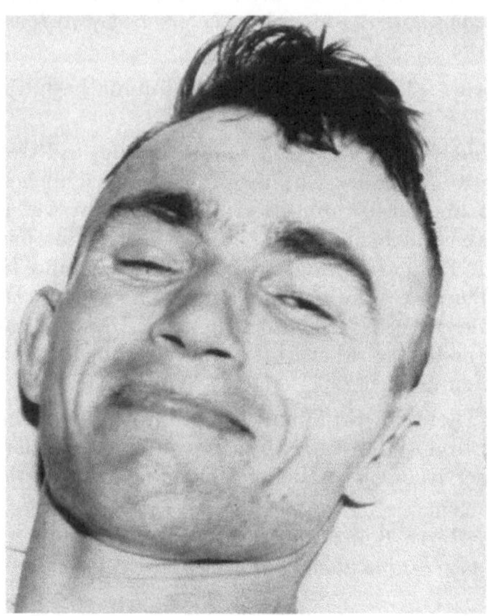

Abb. 1. Generalisierter Tetanus mit Trismus und Risus sardonicus bei einem 26jährigen Patienten

Verlauf des generalisierten Tetanus, der wahrscheinlich auf hämatogenem Ausbreitungswege entsteht, ist beim Menschen am häufigsten [34,49]. Das klinische Bild ist so typisch mit dem Trismus und dem Risus sardonicus und den tonischen Muskelkrämpfen, daß die Diagnose leicht wird (Abb. 1). Wo Zweifel bestehen, werden diese durch eine extensive elektromyographische Untersuchung beseitigt. Charakteristisches Kennzeichen der Erkrankung ist klinisch wie elektromyographisch die spinal bedingte überschießende Erregbarkeit der Muskulatur. Neben einer Dauerentladung von motorischen Einheiten kommt es auf einen sensiblen, mechanischen, elektrischen oder sensorischen Reiz zu einer lange diesen Reiz überdauernden Steigerung der motorischen Aktivität, wenn nicht zur Auslösung von Krämpfen [1, 10, 20—22, 28, 40, 41, 46, 47]

(Abb. 2). Eine derartige provozierte Auslösung motorischer Aktivität läßt sich elektromyographisch beim Tetanus auch schon in solchen Muskelgruppen nachweisen, die noch keine Tonussteigerung aufweisen. Gelegentlich wird auch die lokal auf bestimmte Rückenmarksabschnitte sich beschränkende Form des ascendierenden Tetanus beobachtet [1, 21, 22, 32, 34, 49, 50, 52]. So konnten wir jetzt gemeinsam mit L'Allemand einen Patienten mit Kopftetanus mit einseitiger Facialisparese beobachten (Abb. 3), bei dem es unter der klinischen Behandlung zu einer ausgeprägten descendierenden Generalisation kam.

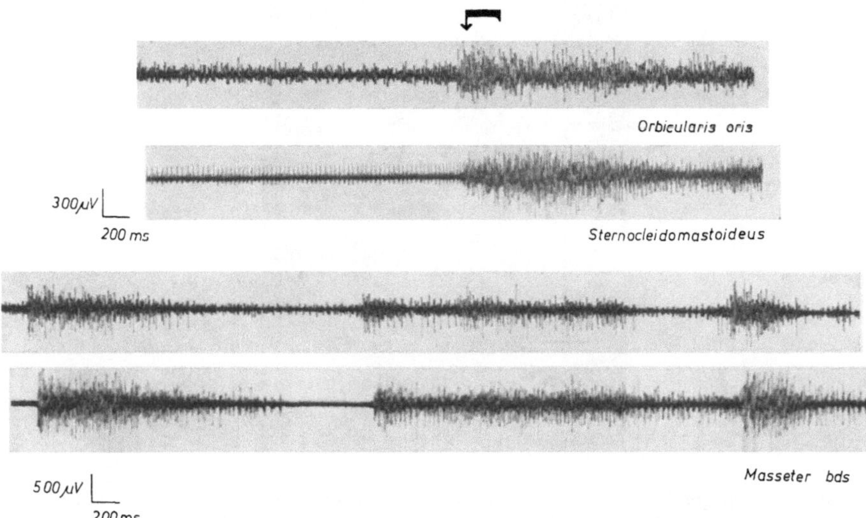

Abb. 2. Elektromyographische Untersuchungen bei einem Patienten mit generalisiertem Tetanus. Obere Abbildungshälfte: Daueraktivität im M. orbicularis oris und im M. sternocleidomastoideus, die auf einen mechanischen Reiz von etwa 200 ms Dauer maximal gesteigert wird. Untere Abbildungshälfte: Spontane Entladungsserien in den Mm. masseter. Sämtliche Ableitungen in diesem Fall mit Nadelelektroden (Coaxialnadelelektroden Disa)

Wenn wir auch über das, was sich im molekularen Bereich der Zelle beim Tetanus abspielt, noch keine Klarheit haben [23], so lassen sich doch die neurophysiologisch faßbaren Veränderungen ganz gut beschreiben. Das Tetanustoxin greift im Regelsystem der Motorik an zwei Punkten an: im Bereich der hemmenden Synapsen des Rückenmarks und in der neuromuskulären Peripherie.

Die Organisation der Willkürmotorik wird über Receptoren aus der Muskulatur, den Muskelspindeln und Sehnen und über vielfältige supraspinale Einflüsse gesteuert. In diesem, in mehrfachen Ebenen miteinander verflochtenen, Regelkreis ist eine Reihe von inhibitorischen

Funktionskreisen enthalten, die über Interneurone auf die motorischen Vorderhornzellen wirken und damit einen reibungslosen Ablauf der Motorik ermöglichen. Es handelt sich dabei im wesentlichen um die direkte Antagonistenhemmung über Impulse aus den Muskelspindeln, die rückgekoppelte Eigenhemmung (Renshaw), die autogenetische Hemmung über Golgi-Sehnervreceptoren und die fremdreflektorische Hemmung über die verschiedenen Gelenk-, Fascien-, Bindegewebe- und Hautreceptoren. Bereits Sherrington hat auf die Ähnlichkeit von Tetanus und

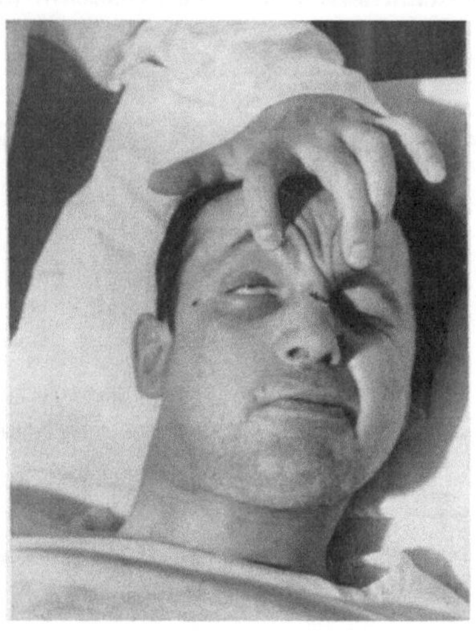

Abb. 3. 34jähriger Patient mit Kopftetanus und einseitiger Facialisparese während eines tonischen Krampfes. Die Verletzung befindet sich an der Nasenwurzel

Strychninvergiftung hingewiesen, und Eccles und seine Arbeitsgruppe konnten experimentell nachweisen, daß beim Tetanus die Funktionen der aufgezählten synaptischen Hemmungen aufgehoben sind. Das bedeutet, daß beim manifesten Tetanus die α-Motoneuren einfach der Summe aller eintreffenden Afferenzen ausgesetzt sind, und zwar nicht nur aus dem zugehörigen Rückenmarksabschnitt, sondern auch aus den darunter- und darüberliegenden Abschnitten [3,5—7,15,16,22,48].

Man muß annehmen, daß das Tetanustoxin an einer Membranstruktur im Bereich der Synapse angreift, wahrscheinlich von bestimmten Gangliosiden gebunden wird und weiter auf ein Enzymsystem wirkt. Eine Wirkung auf die Acetylcholinesterase wird diskutiert [14,18,27, 29—31,42]. Elektronenoptisch ließen sich beim experimentellen Tetanus Cisternen mit dichten Granula in den präsynaptischen nichtmyelinisierten Fasern und an den synaptischen Anteilen der α-Motoneuren nachweisen [39,53—56]. Im Bereich der neuromuskulären Peripherie —

dem zweiten Angriffspunkt des Tetanustoxins — kommt es nicht nur zu einer erhöhten Empfindlichkeit der neuromuskulären Endplatte und muskulären Receptoren, sondern es wird auch die Muskelfaser selber und ihre Membran beeinflußt [1,10–12,14,17,20,35,45a]. Das zeigen die gesteigerten Serumfermentaktivitäten CPK, LDH und Aldolase im experimentellen und klinischen Tetanus mit und ohne Relaxierung und muskelbioptische Untersuchungen [2,4,8,10,19,25,26,33,38,44,45,49]. Biochemische Untersuchungen an Gehirn- und Lebermitochondrien in vitro ließen zudem noch eine Entkoppelung der oxydativen Phosphorylierung vermuten, und es wurden außerdem Anhaltspunkte für eine Störung des Glykogenstoffwechsels gefunden [24,36,37,48a,51,51a].

Damit sind im Regelkreis der Motorik sowohl die zentralen Regel- als auch die peripheren Stellglieder durch das Tetanustoxin verändert, was die vielfältigen Phänomene der außergewöhnlichen Exzitabilität erklärt.

Die Elektromyographie steht nicht nur für eine Frühdiagnose des Tetanus zur Verfügung, sondern sie erlaubt in der Form einer quantitativen Elektromyographie auch eine Verlaufsbeobachtung. Hier ist ein Ansatzpunkt für eine Therapieüberwachung. Wir kennen nach längerer Relaxierung die die eigentliche Erkrankung überdauernden Muskelparesen und myogenen Atrophien [9,10,20,43], wobei neben einer direkten Schädigung durch das Tetanustoxin später auch sekundäre Schädigungen der Muskulatur dazukommen.

Neurophysiologisch gesehen bietet sich mit der quantitativen Elektromyographie [13,23a], die eine Beurteilung der Änderung des reflektorischen Muskeltonus unter standardisierten Bedingungen erlaubt, eine Möglichkeit für eine „kontrollierte Relaxation" an, mit der unseres Erachtens die Sekundärschäden der Muskulatur vermindert werden können.

Literatur

1. Acheson, G. H., O. D. Ratnoff, and E. B. Schoenbach: J. exp. Med. **75**, 465 to 480 (1942).
2. Agostini, B.: Beitr. path. Anat. **135**, 250–275 (1967).
3. Barrios, P., J. Haase u. W. Heinrich: Pflügers Arch. ges. Physiol. **296**, 49–69 (1967).
4. Brody, J. A., and M. A. Hatcher: Arch. Neurol. (Chic.) **16**, 89–93 (1967).
5. Brooks, V. B., D. R. Curtis, and J. C. Eccles: Nature (Lond.) **175**, 120–121 (1955).
6. — — — J. Physiol. (Lond.) **135**, 655–672 (1957).
7. Curtis, D. R., W. C. De Groat: Brain Res. (Amst.) **10/2**, 208–212 (1968).
8. De Lieto Vollaro, P., e A. Staiti: Rass. ital. Gastro-ent. **11**, 453–462 (1965).
9. Eckmann, L. (Ed.): Principles of Tetanus. Proc. of the International Conference on Tetanus. Bern, 15.–19. Juli 1966. Bern-Stuttgart: Huber 1967.
10. Eyrich, K., B. Agostini, A. Schulz, E. Müller, H. Noetzel, H. E. Reichenmiller u. K. Wiemers: Dtsch. med. Wschr. **92**, 530–540 (1967).
11. Feigen, G. H., N. S. Peterson, W. W. Hofmann, G. H. Genther, and W. E. van Heyningen: J. gen. Microbiol. **33**, 489–495 (1963).

12. Ferlazzo, B., R. Ricciardi e A. Staiti: Considerazioni sulla miocardiopatia tetanica. Policilinico, Sez. prat. **73**, 1136—1143 (1966).
13. Göpfert, H., A. W. von Eiff u. C. Howind: Z. ges. exp. Med. **120**, 308—328 (1953).
14. —, u. H. Schaefer: Naunyn-Schmiedebergs Arch. exp. Path. Pharmak. **197**, 93—122 (1941).
15. Granit, R.: J. Neurophysiol. **13**, 351—372 (1950).
16. Gromova, Ye. A.: J. Microbiol. Epidem., Immunobiol. **30**, 81—89 (1959).
17. Harvey, A. M.: J. Physiol. (Lond.) **96**, 348—365 (1939).
18. Jebrovskaia, N. E.: Zh. Nevropat. Psikhiat. **67**, 1167—1170 (1967).
19. Joy, M. J., and N. N. Gupta: Indian J. med. Sci. **21**, 44—47 (1967).
20. Kaeser, H. E., H. R. Müller, and B. Friedrich: Europ. Neurol. (Basel) **1**, 17—27 (1968).
21. Klein, H., u. E. Schenck: Dtsch. Z. Nervenheilk. **184**, 71 (1962).
22. Kryzhanovskyi, G. N.: The neural pathway of toxin. Its transport to the central nervous system and the state of spinal reflex apparatus in tetanus intoxication. In: Principles on Tetanus, pp. 155—168. Bern-Stuttgart: Huber 1967.
23. Kryzhanovskyi, G. N.: Open questions on the pathogenesis of tetanus. In: Principles on Tetanus, pp. 207—210. Bern-Stuttgart: Huber 1967.
23a. Kunze, K.: Pflügers Arch. ges. Physiol. **300**, 77 (1968).
24. Luft, R., D. Ikkos, G. Palmieri, L. Ernster, and B. Afzelius: J. clin. Invest. **41**, 1776—1804 (1962).
25. Lundsgaard-Hansen, P., U. Stirnemann, H. Stirnemann, and R. Richterich: Enzymatic changes in clinical and experimental Tetanus. In: Principles on Tetanus, p. 191. Bern-Stuttgart: Huber 1967.
26. — H. Stirnemann u. R. Richterich: Chir. Acta **33**, 5—8 (1966).
27. Martini, E., C. Torda, and A. Zironi: J. Physiol. (Lond.) **96**, 168—171 (1939).
28. McQuillen, M. P., K. Tucker, and E. D. Pellegrino: Arch. Neurol. (Chic.) **16**, 165—174 (1966).
29. Mellanby, J., D. Pope, and N. Ambache: J. gen. Microbiol. **50**, 479—486 (1968).
30. —, and W. E. van Heyningen: Biochemical research on the mode of action of tetanus toxin. In: Principles on Tetanus, pp. 177—187. Bern-Stuttgart: Huber 1967.
31. —, and V. P. Whittacker: J. Neurochem. **15**, 205—208 (1968).
32. Muchnik, S., and E. H. Rubinstein: Acta physiol. lat.-amer. **17**, 166—174 (1967).
33. Mullan, D., and V. Dubowitz: Lancet **1964 II**, 505.
34. Oppenheim, H.: Lehrbuch der Nervenkrankheiten, 5. Aufl. Berlin: S. Karger.
35. Parson, R. L., W. W. Hofmann, and G. A. Feigen: Amer. J. Physiol. **210**, 84 to 90 (1966).
36. Patel, A. A., and S. S. Rao: Indian J. Biochem. **2**, 135—136 (1965).
37. — — Brit. J. Pharmacol. **26**, 730—739 (1966).
38. — — Amer. J. med Sci. **251**, 290—296 (1966).
39. Peracchia, C.: Lab. Invest. **15**, 479—491 (1965).
40. Perdrops, A.: Acta. pharmacol. (Kbh.) **2**, 121—137 (1946).
41. Prabhu, V. G., and Y. T. Oester: J. Pharmacol. exp. Ther. **138**, 241—248 (1962).
42. — — Fed. Proc. **21**, 341 (1962).
43. Ranson, St., and S. W. Randon: Arch. Path. **7**, 949—954 (1929).
44. Santanagopolan, T., S. Jayasekaran, and H. A. S. Joseph: Indian J. Path. Bact. **9**, 27—31 (1966).
45. — A. Natarajan, and H. A. S. Joseph: Indian J. Path. Bact. **9**, 151—154 (1966).

45a. Schaefer, H.: Naunyn-Schmiedebergs Arch. exp. Path. Pharmak. **203**, 59—84 (1944).
46. Schmidt, R. P., L. L. Levy, R. C. Turrell, W. E. Hopkins, B. M. Bloor, and E. Roseman: Arch. Neurol. Psychiat (Chic.) **69**, 55—63 (1953).
47. Seferna, J., E. Zverina, and V. Grossmann: Quantitative evaluation of EMG during the development of tetanus toxin intoxication of rabbits and its possible relation to the effects of myorelaxant drugs. In: Recent Advances in the Pharmacology of Toxins, pp. 139—143. Ed.: H. W. Raudonat. London-Prag: Pergamon Press, Czechoslowak Med. Press 1965.
48. Sherrington, C.: The integrative action of the nervous system. Cambridge: University press 1952.
48a. Staudinger, H.-J.: Klin. Wschr. **24/25**, 16—17 (1946).
49. Stirnemann, H.: Tetanus. Pathogenese, Behandlung, Komplikationen, Prophylaxe, mit besonderer Berücksichtigung der Curarebehandlung. Bern-Stuttgart: H. Huber 1966.
50. Struppler, A., E. Struppler, and R. A. Adams: Arch. Neurol. (Chic.) **8**, 162—178 (1963).
51. Wensinck, F., J. J. Boevé, and H. Renaud: Brit. J. exp. Path. **34**, 681 (1953).
51a. —, and J. A. Cohen: Biochim. biophys. Acta (Amst.) **10**, 184—185 (1953).
52. Wright, E. A., R. S. Morgan, and G. Payling Wright: Lancet **1952**, 316—319.
53. Yates, J. C., and R. D. Yates: J. Ultrastruct. Res. **16**, 382—394 (1966).
54. Zacks, S. J., and M. F. Sheff: Acta neuropath. (Berl.) **4**, 267—277 (1965).
55. — — J. Neuropath. exp. Neurol. **25**, 442—430 (1966).
56. — J. A. S. Hall, and M. F. Sheff: Amer. J. Path. **48**, 811—822 (1966).

Leiter: Wenn wir hören, wo das Tetanustoxin überall angreifen kann, wird klar, daß verschiedene therapeutische Wege beschritten werden müssen.

147. Behandlungsprinzipien beim Wundstarrkrampf aus anaesthesiologischer Sicht

E. Rügheimer-Erlangen

Summary. As opposed to the present concept of tailoring the therapy to the calculated degree of severity of the disease, our experience has proved it more expedient to gradually intensify the measures taken according to the course of the spasms. We have 5 therapeutic groups.

1. Immediate measures (surgical removal of the focus of infection, homologous hyper-immunoglobulin, antibiotics) and mild sedation.
2. Moderate sedation and tracheotomy.
3. Deep sedation and assisted respiration.
4. Additional short-term muscle relaxation and controlled respiration.
5. Deep sedation, permanent relaxation and controlled respiration.

This process is guided by the intention to retain spontaneous respiration or partial spontaneous respiration as the "initial trigger" for the auxiliary respiration as long as possible.

Zusammenfassung. Entgegen der bisherigen Auffassung, die Therapie dem kalkulierten Schweregrad der Erkrankung anzupassen, ist es nach unserer Erfahrung sinnvoller, die Behandlung bei stufenweiser Intensivierung der Maßnahmen am Verlauf der Krämpfe zu orientieren. Wir haben 5 Behandlungsgruppen.

1. Sofortmaßnahmen (chirurgische Beseitigung des Infektionsherdes, homologes Hyperimmunglobulin, Antibiotica) und leichte Sedierung.
2. Mittelstarke Sedierung und Tracheotomie.
3. Tiefe Sedierung und assistierende Beatmung.
4. Zusätzlich kurzzeitige Muskelrelaxation und kontrollierte Beatmung.
5. Tiefe Sedierung, Dauerrelaxation, kontrollierte Beatmung.

Maßgebend für dieses Vorgehen ist die Absicht, die Spontanatmung oder eine Restspontanatmung als „Initialzündung" für die assistierende Beatmung so lange als möglich zu erhalten.

Wenn man den Auftrag hat, über die Behandlung des Wundstarrkrampfes zu referieren, wird man gezwungen, eine Bilanz der eigenen Erfahrungen zu erstellen. Man zählt die Patienten, die jedes Jahr mit dieser furchtbaren Krankheit in die Klinik eingeliefert werden. Man bucht die Erfolge und registriert die Toten. Man mißt Erfolg oder Mißerfolg an den jeweils praktizierten Behandlungsmethoden und zieht Vergleiche mit den Ergebnissen anderer Behandlungszentren.

In unserer Bilanz stehen per Saldo 3 Fakten zu Buche, die beachtenswert sind:

1. Die Zahl der an Wundstarrkrampf erkrankten Patienten scheint wieder im Zunehmen begriffen zu sein.

Abb. 1 zeigt Ihnen die Jahresverteilung von 104 Tetanuspatienten im Zeitabschnitt von 1958 bis 1968. Auffallend ist daran, daß allein in den letzten 2 Jahren 32 Patienten zur Behandlung kamen. Das ist im Durchschnitt doppelt so viel, wie in den 9 Jahren vorher. Wir sind der Meinung, daß die ansteigende Tetanusmorbidität mit der in den letzten 3 Jahren geübten Tetanusprophylaxe beim nicht aktiv immunisierten Frischverletzten im Zusammenhang steht. Jedenfalls zeigt sich in unserem Krankengut, daß bei den meisten Patienten eine aktive Schnellimmunisierung versucht wurde, die aber an der Einsicht der Patienten scheiterte, daß jede Bagatellverletzung durch 5 Injektionen an 5 verschiedenen Tagen zu behandeln ist.

Da unser eigenes Krankengut jedoch zahlenmäßig zu klein ist, um dieses Problem gültig abzuklären, haben wir eine Fragebogenaktion gestartet, über deren Ergebnis wir nach Abschluß berichten.

Ich möchte mich an dieser Stelle bei all denjenigen sehr herzlich bedanken, die sich der mühevollen Aufgabe unterzogen haben, ihre Fragebogen an uns ausgefüllt zurückzuschicken.

Gleichzeitig möchte ich aber die Berichterstatter der noch ausstehenden Fragebogen ermuntern, uns das Ergebnis ihrer Nachforschungen mitzuteilen.

Fakt Nummer 2 unserer Bilanz ist die Tatsache, daß es absolut keinen Anlaß dazu gibt, sich mit den Ergebnissen der modernen Tetanustherapie zufriedenzugeben. Ganz im Gegenteil! Auch heute noch ist der Wundstarrkrampf mit einer sehr hohen Letalität belastet, und ich muß Nachtwey recht geben, wenn er sagt: die Opfer sterben heutzutage ja nicht irgendwo, sondern von wenigen Ausnahmen abgesehen, in Spezialabteilungen, die über ein umfangreiches technisches Rüstzeug verfügen und die mit dem erforderlichen personellen und finanziellen Einsatz nicht zurückhaltend sind.

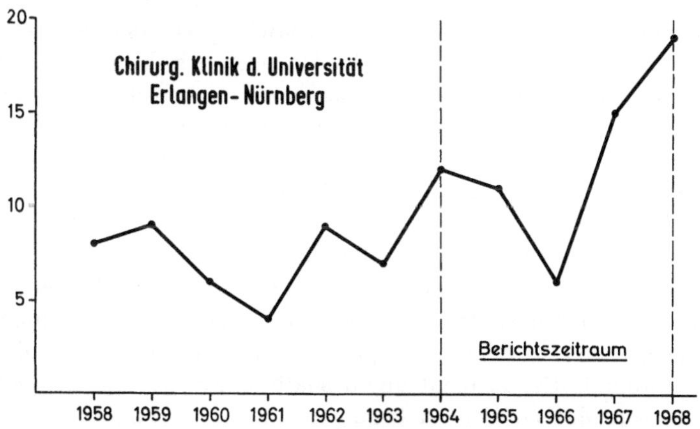

Abb. 1. Jahres-Verteilung von 104 Tetanuspatienten im Zeitabschnitt von 1958—1968

Nun, wir kennen die Gründe. Wir wissen bis heute nicht, welchen Weg das Nervengift von der Eintrittspforte bis zum Angriffsort nimmt und wie es dort fixiert wird. Und noch immer kennen wir kein spezifisch wirkendes Pharmakon zur Zerstörung oder Inaktivierung des fixierten Toxins.

Die Therapie des manifesten Wundstarrkrampfes ist deshalb fast ausschließlich symptomatisch. Die Prinzipien dieser Therapie wurden aber — und das stellt man überraschend als *dritten* Fakt fest — im Laufe der Jahre mehrfach abgewandelt.

Man war für die radikale und später für die funktionelle Wundexcision. Man war gegen und für die Immunotherapie. Man war für die sofortige Curarisierung und Langzeitbeatmung, und man ist für die Erhaltung der Spontanatmung und einer möglichst kurzfristigen Relaxation. Es ist zwar kein Trost, wenn man ähnliche Strukturwandel auch in den Therapieplänen anderer Autoren entdeckt; aber man erkennt doch, daß nicht nur eigener Wankelmut oder Unsicherheit zu diesen ständigen Änderungen Anlaß gaben, sondern daß — weil eine kausale Therapie fehlt — allerorts darum gerungen wird, wenigstens eine symptomatische Therapie nach den Prinzipien des kleinsten Übels zu finden.

Unter diesen Gesichtspunkten haben wir etwa vor $2^1/_2$ Jahren unsere Tetanustherapie noch einmal unter die Lupe genommen, durchdacht und neu formiert. Die wichtigsten Punkte daraus möchte ich aufgreifen und hier zur Diskussion stellen.

Wir propagieren heute eine dem Krampfgeschehen und nicht dem kalkulierten Schweregrad angepaßte Therapie. Sie werden fragen, wo liegt hier der Unterschied? Nun, Sie wissen aus eigener Erfahrung, daß sich der Wundstarrkrampf in einer solchen Vielfalt von Erscheinungsformen präsentiert, daß es oft äußerst schwierig ist, den Schweregrad — ob nun nach Devens, Schostock oder Mollaret — richtig zu beurteilen. Es bestehen einfach viel zu viel Möglichkeiten subjektiver Interpretation, um den nach unserer Ansicht größten Fehler zu vermeiden, auch leichtere Verlaufsformen des Wundstarrkrampfes sofort mit der heroischen Therapie — Dauerrelaxation und kontrollierte Beatmung — zu beantworten.

Sicher, auch wir waren früher der Ansicht, daß jede Muskelzuckung wegen der damit verbundenen Stoffwechselsteigerung unbedingt unterdrückt werden muß. Inzwischen aber haben wir erkannt, daß Atelektasen und Pneumonien um so früher auftreten, je tiefer die Lähmung des centrocephalischen Systems ausgeprägt ist und je länger die Muskelrelaxation anhält. Es erscheint uns deshalb sinnvoller, die Behandlung mit harmlosen Maßnahmen zu beginnen und sie so lange zu steigern, bis das Ziel — die Unterdrückung der Krämpfe — erreicht ist.

Ein Vorgehen nach dieser therapeutischen Taktik ist auch logischer, weil es sich besser der progressiven Entwicklung der Krankheit anpaßt und auf die individuelle therapeutische Reaktion des Patienten Rücksicht nimmt.

Wir haben an unserer Klinik 5 Behandlungsgruppen, die in ihrer Eskalation jeweils durch eine für den Krankheitsverlauf bedeutsame Maßnahme gekennzeichnet sind:

1. Sofortmaßnahme, leichte Sedierung und *Relaxation mit Diazepam.*
2. Mittelschwere Sedierung, Relaxation mit Diazepam und *Tracheotomie.*
3. Tiefe Sedierung und *assistierende Beatmung.*
4. Tiefe Sedierung und assistierende Beatmung, *kurzzeitige* Muskelrelaxation und kontrollierte Beatmung.
5. Tiefe Sedierung, *Dauerrelaxation* und kontrollierte Beatmung.

Die Sofortmaßnahmen haben sich wenig geändert. Die Ausschaltung der Toxinquelle durch chirurgische Beseitigung des Infektionsherdes gehört zu den wenig umstrittenen Lehrsätzen der Behandlung. Zwar bezweifeln Beer u. Mitarb. aufgrund einer statistischen Erhebung die Zweckmäßigkeit einer radikalen Wundexcision, doch steht diese Ansicht im Gegensatz zu den Ergebnissen von Francis, der bei tierexperimenteller

Infektion nach Beginn tetanischer Symptome noch ein Mehrfaches der letalen Toxindosis am Ort der Inokulation auffand. Wir sind jedoch — wie Beer — der Ansicht, daß bei der Wundsanierung größerer Wert auf die Schonung funktionell wichtigen Gewebes zu legen ist als auf die Radikalität der Excision, weil eine evtl. Neubildung von Toxin sicher durch Antitoxin gebunden werden kann.

Diese — zumindest theoretisch denkbare — Möglichkeit einer anhaltenden Toxinfreisetzung aus einem nicht sichtbaren Infektionsherd oder einer nicht radikal excidierten Wunde ist auch die einzig logische Indikation zur Serumtherapie.

Beeinflußt durch Berichte besonders aus tropischen Ländern haben wir uns vor $2^1/_2$ Jahren entschlossen, generell jedem Patienten Serum zu geben. Der Entschluß wurde uns leicht gemacht durch die Entwicklung des homologen Hyperimmunglobulin. Gegenüber den Tiersera ist die Halbwertzeit wesentlich günstiger und das Risiko allergisch-anaphylaktischer Reaktionen entfällt.

Den Beweis einer erfolgverbessernden Wirksamkeit ist das Hyperimmunglobulin jedoch bis heute schuldig geblieben.

Tabelle 1. *Durchschnittliche Tetanusletalität bei unterschiedlicher Immuntherapie*

	Patienten	gestorben	%
mit homologem HiG behandelt 10000/3000/3000	25	11	44
mit TAT behandelt 3×100000	33	11	33,3
unbehandelt	20	10	50

Unsere Tab. 1 zeigt Ihnen 3 Behandlungsgruppen, wobei die erste Gruppe mit homologem Hyperimmunglobulin behandelt wurde, die zweite Gruppe mit tierischem Tetanusantitoxin und die dritte Gruppe unbehandelt blieb.

In der Gruppe der unbehandelten Patienten ist die Letalität mit 50% am höchsten. Da in dieser Patientengruppe auch Fälle mit idiopathischem Tetanus subsumiert sind, ist diese Zahl besonders beachtenswert, denn sie gibt unserer Behauptung recht, daß der idiopathische Tetanus auf jeden Fall mit Serum behandelt werden soll.

Trotzdem, einmal an Nervenzellen gebundenes Toxin kann auch menschliches Hyperimmunglobulin weder zerstören noch inaktivieren. Das zeigen Ihnen die beiden nächsten Behandlungsgruppen. Die Letalität liegt insgesamt niedriger, doch ist sie in der Gruppe der mit homologem Serum behandelten Patienten um 10% — wenn auch nicht signifikant — deutlich höher. Hier wäre eine zu niedrige Dosierung unsererseits zu diskutieren.

Die aktive Immunisierung ist beim manifesten Wundstarrkrampf stets sinnvoll, wenngleich sich die Empfehlungen hinsichtlich der Dosen und Intervalle immer wieder verändern. Wir geben 5 Injektionen von 0,5 ml Toxoid in 2tägigem Abstand. 4 und 12 Wochen nach der Erstinjektion folgen noch weitere Toxoidinjektionen.

Ein ganz wesentlicher Punkt unserer zur Diskussion gestellten Behandlungsprinzipien befaßt sich mit der Sedierung und Relaxation. Hier ist die Einführung von Valium in die Tetanustherapie ein ganz entscheidender Fortschritt.

Ihnen allen ist die Theorie von Eccles bekannt, wonach das Tetanustoxin ähnlich wie das Strychnin die inhibitorischen Afferenzen der Motoneurone dämpft oder unwirksam macht. Die Folge des Wegfalls der inhibitorischen Afferenzen ist ein Übererregungszustand der Vorderhornzellen bei Eintreffen von Impulsen aus höhergelegenen Abschnitten des zentralen Nervensystems. Damit wird die beim Starrkrampf so charakteristische Übererregbarkeit auf verschiedenartigste und spezifische Reize erklärlich und die ebenfalls als Krämpfe sich äußernde ungehemmte Muskeltätigkeit bei willkürlicher Innervation.

Valium hingegen wirkt muskelrelaxierend durch 2 — wenn auch hypothetische — Wirkungsmechanismen.

Erstens beeinflußt Valium möglicherweise über das limbische System den Thalamus, das Pallidum, die Substantia nigra, die Formatio reticularis, die Alpha-Motoneuronen und das Gammasystem. Und *zweitens* zeigt Valium eine spinale Wirkung im Sinne einer Hemmung polysynaptischer Reflexe. Schmidt konnte im Experiment an spinalisierten Katzen beobachten, daß Valium auf die spinalen polysynaptischen Reflexe durch eine allmähliche Steigerung und Verlängerung der präsynaptischen Hemmwirkung depressiv wirkt. Das wäre aber — Hypothese und experimentelles Ergebnis als richtig vorausgesetzt — ein dem Tetanus entgegengesetzter Wirkungsmechanismus.

Verwertet man dazu die Erfahrung, daß Nembutal in kleinen Dosen die Wirkung von Valium deutlich steigert, so darf man als Kliniker daraus entnehmen, daß die Verwendung von Valium wesentlich sinnvoller ist als die Anwendung der an den Muskelendplatten angreifenden Muskelrelaxantien.

Für die Praxis haben wir folgenden Plan:

Erwachsene erhalten zunächst 20 mg Valium i.v. Das führt meist zu einer raschen Relaxierung der reflektorisch-muskulären und visceraltetanischen Krämpfe. Bei weniger schweren Fällen kann man die Valiumtherapie i.m. oder auch oral weiterführen. Die meisten Patienten benötigen aber einen gleichbleibenden oder leicht ansteigenden Valiumspiegel. Wir verwenden dazu einen automatischen Präzisionsperfusor und infundieren über einen in der oberen Vena cava liegenden Katheter zunächst

2 mg Valium und 10 mg Nembutal pro Stunde. Bei dieser Dosierung sind die Patienten zumeist ansprechbar und die Schluckreflexe erhalten. Ist dies jedoch nicht mehr der Fall oder muß zur Unterdrückung der Krämpfe eine Dosiserhöhung von Valium erfolgen, muß wegen der Aspirationsgefahr tracheotomiert werden.

Wir verwenden dazu unsere Beatmungskanüle, die jetzt eine neue Haltevorrichtung hat; die Halteplatte wird nicht mehr verklemmt, sondern verschraubt.

Zur Kontrolle der Atmung ist die fortlaufende Messung des endexspiratorischen Kohlensäuredruckes mit einem URAS-M oder eine täglich mehrmalige Blutgasanalyse notwendig.

Die kritische Grenze der Valiumtherapie liegt bei etwa 300—400 mg pro Tag. Falls diese Dosis zur Relaxierung nicht ausreicht, ist eine Dosiserhöhung von Pentobarbital notwendig. Wir geben bis zu 2 g. Gleichzeitig muß aber wegen der Gefahr der respiratorischen Insuffizienz die assistierende Beatmung eingesetzt werden.

Durchbrechen einzelne Krampfanfälle die Therapiebarriere mit Valium und Nembutal, so versuchen wir zunächst durch Succinylcholininjektionen von 20—50 mg die Krämpfe zu kupieren und durch kontrollierte Beatmung zu überbrücken.

Mit dieser totalen Muskelparalyse lassen sich zumeist längere krampffreie Intervalle erreichen und nur dann, wenn diese Therapie versagt und trotzdem gehäufte Krampfanfälle in $^1/_4$stündigem Abstand und kürzer auftreten, sollte ein langwirkendes Muskelrelaxans — am besten Imbretil — verwendet werden. Imbretil ist an Intensität und Wirkungsdauer anderen Muskelrelaxantien überlegen. Herztätigkeit, Kreislauf und Darmfunktion werden in therapeutischen Dosen anscheinend nicht beeinflußt. Die Wirkungsdauer ist nicht bei allen Patienten einheitlich, in der Regel hält sie 2—4 Std an. Wir dosieren zwischen 0,05 und 0,08 mg pro kg Körpergewicht; selbstverständlich unter kontrollierter Beatmung.

Zur Beatmung — speziell zur assistierenden Beatmung — ist hier noch einiges zu sagen. Mit der Einführung von Valium als Basisrelaxans ist die Beatmung im Gegensatz zu früher nicht mehr vom Einsatz der Muskelrelaxantien abhängig, sondern von Kriterien, die eine suffiziente bzw. insuffiziente Atmung ausweisen. Es kann also vorkommen, daß einmal die zur Unterdrückung der Krampfanfälle notwendige Relaxierung mit Valium eine ausreichende Spontanatmung erlaubt, während in einem anderen Fall eine Dosiserhöhung zur Vermeidung der Ateminsuffizienz eine assistierende oder sogar kontrollierte Beatmung noch vor dem Einsatz von Muskelrelaxantien mit Angriffsort an den Muskelendplatten notwendig macht.

Sie werden fragen, welche Vorteile diese — wie wir sagen — 3 Stufen-Relaxation hat. Nun, es ist der Versuch, die Spontanatmung zu erhalten, zumindest aber einen Rest der Spontanatmung als Initialzündung für die assistierende Beatmung. Das ist deshalb so wichtig, weil bei der assistierenden Beatmung die Thoraxcompliance und vielleicht ein Teil der Lungencompliance aktiv überwunden wird, d. h. die Atmung erfolgt — wenn auch nur teilweise — nach physiologischen Prinzipien. Außerdem wissen wir, daß die funktionelle Denervation der Muskulatur durch Muskelrelaxantien rasch zur Atrophie führt. Ein Nachteil, der besonders dann zum Tragen kommt, wenn der Patient die Krankheit überwunden hat und vom Respirator entwöhnt werden soll. Aus diesen Gründen sind wir für eine möglichst kurzfristige Behandlung mit peripher angreifenden Muskelrelaxantien.

Die Vorteile der 3-Stufen-Relaxation und der assistierenden Beatmung sind auch nachweisbar. Während wir von 1958 bis 1966 mit der heroischen Therapie — Dauerrelaxation und kontrollierte Beatmung — eine Letalität von 41,6% hatten, haben wir in den Jahren 1967 und 1968 mit der 3-Stufen-Relaxation — Valium, Succinylcholin, Imbretil, assistierender bzw. kontrollierter Beatmung — eine Letalität von 31,2% (Tab. 2).

Noch deutlicher zeigt Ihnen die nächste Tabelle die Abhängigkeit von Beatmungsart und -zeit zur Letalität der Tetanuserkrankung. Hier sind nur Patienten des Therapiestadiums V zusammengefaßt, also solche, die mit Imbretil relaxiert und dauerbeatmet wurden. In den Jahren 1964 bis 1966 betrug die Dauerbeatmungszeit im Durchschnitt 147 Std. Die Letalität 80%. 1967 bis 1968 haben wir versucht, diese Dauerbeatmungszeit möglichst kurz zu halten und frühzeitig auf assistierende Beatmung überzugehen. Die durchschnittliche Beatmungszeit betrug hier 70 Std und die Letalität 50% (Tab. 3).

Ich glaube, damit hat die Faustregel Gültigkeit: „Je kürzer die Imbretilzeit, desto günstiger die Überlebenschance."

Meine Damen und Herren, einen breiten Raum in der Behandlung des Tetanus nehmen therapeutische Maßnahmen ein, die der Erhaltung vitaler Funktionen dienen.

An erster Stelle steht hier die optimale Ernährung. Tetanuspatienten haben trotz Sedierung und Relaxierung einen Kalorienverbrauch von 7000 bis 8000 Kalorien pro Tag. Dabei wird das Eiweißpotential rasch erschöpft und die eigene Muskulatur als Reservoir energieverschwenderisch abgebaut. Diesem gewissermaßen suicidalem Geschehen ist nur durch forcierte Eiweißnahrung zu begegnen. Ein Problem besonderer Art ist die Herstellung der Nahrung. Sie soll bei kleinem Volumina hochkalorisch und eiweißreich sein. Wir empfehlen als Sondennahrung vorverdautes Biosorbin, das in Stundenportionen zu 30—50 ml verabreicht wird. Die Magensonde wird hochgehängt und bleibt offen, um Regurgitationen des im Krampfanfall hochgedrängten Mageninhalts zu

Tabelle 2. *104 Tetanusfälle in 11 Jahren*

	1958—1966	1967—1968
Jahre	9	2
Anzahl der Fälle	72	32
Anzahl der Fälle pro Jahr im Mittel	8	16
Therapie	Heroische Therapie Dauerrelaxation Kontrollierte Beatmung	„3 Stufen-Relaxation“ (Valium-Succinylcholin-Imbretil) Assistierte/kontrollierte Beatmung
Letalität	41,6%	31,2%

Tabelle 3
Letalität der Tetanuserkrankungen in Abhängigkeit von Beatmungsart und -zeit

	1964—1966 *Ohne* die Möglichkeit assistierter Beatmung	1967—1968 *Mit* der Möglichkeit assistierter Beatmung
Durchschnittliche *Dauer*-Beatmungszeit („Imbretil-Zeit“)	147 Std	70 Std
Letalität der *Stadium V-Fälle*	80% (von 10 Patienten 8 gestorben)	50% (von 16 Patienten 8 gestorben)

vermeiden. Der Entstehung von Stressulcera und Arrosionsblutungen wird durch Zugabe von Antacida zur Sondenkost entgegengewirkt. Dem Elektrolytersatz ist besondere Beachtung zu widmen, da Beatmung, künstliche Ernährung und toxisch bedingte Stoffwechselstörungen zu Veränderungen im Elektrolythaushalt führen. Ein Ionogramm des Blutes und des Harns genügen, um die Elektrolyttherapie zu steuern.

Diese Maßnahmen sind Grundelemente unserer Therapie. Aber erst die subtile Ausführung aller pflegerischen Details, eine lückenlose Überwachung und eine vorausschauende Komplikationsbekämpfung sichern den Erfolg. Bei der Vielfalt der Behandlungsmaßnahmen und dem turnusmäßigen Wechsel des Pflegepersonals sind organisatorische Richtlinien notwendig.

Wir haben an unserer Klinik folgende Regelung:

1. Die Behandlung ist verantwortlich dem Anaesthesisten übertragen, weil die Beatmung und die daraus entstehenden Komplikationen Kernstück der Tetanusbehandlung sind.

2. Um Fehlern und Mißverständnissen vorzubeugen, müssen alle Kontrollen periodisch durchgeführt und schriftlich aufgezeichnet werden. Das nachstehende Kontrollschema ist eine gute Kombination möglicher und notwendiger Maßnahmen:

a) $^{1}/_{4}$stündlich sind zu registrieren:

Blutdruck, Puls, Untersuchung der Haut auf Farbe, Schweiß und capilläre Wiederfüllung sowie die Beatmungsgrößen an den Kontrollgeräten des Respirators;

b) stündlich zu messen sind die Urinmenge und die Rectaltemperatur;

c) täglich zu kontrollieren sind Urinstatus, Hämoglobin, Hämatokrit und arterielle Blutgasanalyse;

d) 2tägig zu bestimmen sind Elektrolyte, Harnstoff, Blutsenkungsgeschwindigkeit, Blutzucker sowie EKG;

e) bei Tracheotomierten ist mehrfach das Bronchialsekret auf Erreger und Resistenz zu untersuchen;

f) die röntgenologische Kontrolle der Lunge ist nach Bedarf evtl. 1- bis 3tägig durchzuführen.

Das zentrale Organ in der Tetanusbehandlung ist die Lunge. Hier gibt es die häufigsten und folgenschwersten Komplikationen. Beste Behandlung ist — wie immer — die Prophylaxe.

Dazu gehört die atraumatische, aseptische Bronchialtoilette des Tracheotomierten. Die Wahl einer niedrigen Atemfrequenz, eines großen Atemzugvolumens, einer langen Insufflationszeit mit niedrigem Insufflationsdruck und automatische, periodische Hyperinflation bei kontrollierter Beatmung. Sehr wichtig ist die regelmäßige Physiotherapie des Thorax mit Lagerungswechsel. Kommt es dennoch zu Atelektasen, so sind diese sofort durch bronchoskopisches Absaugen zu beseitigen und der atelektatische Lungenanteil ohne großen Druck wegen der Gefahr der Gasembolie mit Kohlensäure langsam aufzublasen. Bei einer Pneumonie kann nur eine gezielte und massive antibiotische Behandlung die rasche Ausbreitung und septische Generalisierung verhüten.

Zu den pflegerischen Maßnahmen gehört die Thromboseprophylaxe. Wir geben weder Heparin noch Marcumar, da ohnehin die Tendenz zu errosiven Blutungen der Magen- und Darmschleimhaut besteht. Das Anlegen von Zinkleimverbänden unter Einschluß der Oberschenkel und das systematische Bewegen und Massieren aller Gliedmaßen durch Krankengymnastinnen erscheint uns ebenso erfolgreich. Die Bewegung unter Einschluß aller Gelenke ist ohnehin die beste Maßnahme, einer posttetanischen Starre und Rigidität der Muskulatur entgegenzuwirken.

Es gäbe in diesem Zusammenhang noch vieles über Maßnahmen zu sagen, die in der Tetanusbehandlung äußerst wichtig sind. Ich muß es mir aber aus Zeitgründen versagen, näher darauf einzugehen.

Meine Damen und Herren, Tabellen und Zahlen und therapeutische Vorschläge, das ist alles sehr eindrucksvoll, doch sie sagen nichts über die Tragik und Dramatik des Einzelschicksals. Sehen Sie dieses Kind. Maria war 7 Jahre alt, als ihr Hausarzt vor die Entscheidung gestellt wurde, ob er ihr wegen wiederholter Bagatellverletzungen eine Serumspritze geben sollte. Die Gefahr des Serumschocks und das Wissen um die schnelle Eliminierung der passiv zugeführten Antikörper und die praktische Erfahrung, daß nicht nach jeder Verletzung ein Wundstarrkrampf eintritt, haben ihn veranlaßt, das Kind nicht zu immunisieren. Das Schicksal aber entschied anders. Das Kind bekam einen schweren Wundstarrkrampf. Die Eltern machten dem Arzt zunächst Vorwürfe. Als es dem Kind schlechter ging, wollten sie ihn verklagen, als es überlebte, zogen sie ihre Klage zurück.

Dieses Beispiel zeigt Ihnen das ganze medizinische und juristische Dilemma, vor das jeder Arzt gestellt wird, wenn er bei der Versorgung ungeimpfter Patienten die Frage nach der Notwendigkeit einer Serumprophylaxe entscheiden soll. Dabei würde uns die 3malige Immunisierung mit Tetanustoxoid helfen, die Problematik der Behandlung ungeimpfter Verletzter gegenstandslos zu machen.

Meine Damen und Herren, mir ist bekannt, daß verschiedene Medizinische Gesellschaften — speziell die Deutsche Gesellschaft für Chirurgie — in zahllosen Publikationen und Resolutionen immer wieder versucht haben, den Gesetzgeber auf diesen Notstand aufmerksam zu machen.

Doch bis heute konnte sich der Gesetzgeber weder zur Einführung der Impfpflicht oder zumindest zu einer groß angelegten Aufklärungsarbeit entschließen.

Das ist peinlich: Besonders dann, wenn man von amerikanischen Kollegen hört „Tetanus sei eine Krankheit der Entwicklungsländer" oder wenn Ärzte aus dem Ostblock sagen, daß Tetanus bei ihnen eine praktisch unbekannte Infektionskrankheit sei.

Wir kennen das Argument! Der Tetanus ist keine kontangiöse, seuchenhaft auftretende Infektionskrankheit, sondern die Impfung dient fast ausschließlich dem individuellen Interesse des Impflings. Das ist richtig. Aber es bleibt mir unverständlich, warum nicht auch der Einzelne Schutz vor dieser fürchterlichen Krankheit fordern kann.

Literatur

Altemeier, W., and R. Hummel: Surgery **60**, 495—505 (1966).

Beer, R., R. Eder, I. Pichlmayr u. G. C. Loeschke: Münch. med. Wschr. **14**, 712 bis 724 (1963).

Bendixen, H. H.: Controlled or assisted ventilation. In: Respiratory Care. Hrsg. Bendixen, H. H., L. D. Egbert, J. Hedley-Whyte, M. B. Laver, and H. Pontoppidan. St. Louis: C. V. Mosby Comp. 1965.

Bendixen, H. H.: Breathing exercises. In: Respiratory Care. Hrsg. Bendixen, H. H., L. D. Egbert, J. Hedley-Whyte, M. B. Laver, and H. Pontoppidan. St. Louis: C. V. Mosby Comp. 1965.

— Weaning from respirator support. In: Respiratory Care. Hrsg. Bendixen, H. H., L. D. Egbert, J. Hedley-Whyte, M. B. Laver, and H. Pontoppidan. St. Louis: C. V. Mosby Comp. 1965.

— Oxygen therapy. In: Respiratory Care. Hrsg. Bendixen, H. H., L. D. Egbert, J. Hedley-Whyte, M. B. Laver, and H. Pontoppidan. St. Louis: C. V. Mosby Comp. 1965.

Bergen, F. van, and J. Buchley: Anesthesiology **13**, 599—604 (1952).

Christensen, N. A.: Important concepts of tetanus that form the basis for current treatment. In: Principles on Tetanus. Hrsg. Eckmann. Bern-Stuttgart: Huber 1966.

Deutsche Ges. Chir.: Bay. Ärztebl. **2**, 142 (1969).

Devens, K., u. P. Schostock: Chirurg **6**, 253—257 (1957).

Eckmann, L.: Mschr. Unfallheilk. **70**, 44—47 (1967).

Eriksson, E., and K. Ullberg-Olsson: Therapeutic value of human immune globulin in the treatment of Tetanus. In: Principles on Tetanus. Hrsg. Eckmann. Bern-Stuttgart: Huber 1966.

Eyrich, K., B. Agostini, A. Schulz, E. Müller, H. Noetzel, H. E. Reichenmiller u. K. Wiemers: Dtsch. med. Wschr. **12**, 530—550 (1967).

Fedinec, A. A.: Absorption and distribution of tetanus toxin in experimental animals. In: Principles on Tetanus. Hrsg. Eckmann. Bern-Stuttgart: Huber 1966.

Haas, R., u. R. Thomssen: Mschr. Unfallheilk. **27**, 361—366 (1967).

— — u. H. Roth: Dtsch. med. Wschr. **45**, 2141—2144 (1961).

Herrero, J.: Valium as a muscle relaxant in tetanus. In: Principles on Tetanus. Hrsg. Eckmann. Bern-Stuttgart: Huber 1966.

Hoffmann la Roche: „Valium" Roche als Muskelrelaxans.

Hossli, G.: Wien. med. Wschr. **14**, 227—232 (1964).

Jenkins, M. T., and N. Luhn: Anesthesiology **5**, 690—709 (1962).

Mansz, R., R. Beer u. U. Boldt: Z. prakt. Anaesth. **5**, 357—366 (1968).

Mollaret, P.: Dtsch. med. Wschr. **11**, 365—370 (1956).

Nachtwey, W.: Tetanusbehandlung auf der Intensivstation.

— Münch. med. Wschr. **11**, 2285—2287 (1963).

Rügheimer, E.: Tetanus. In: Praxis der Intensivbehandlung. Hrsg. P. Lawin. Stuttgart: Thieme 1968.

— Z. prakt. Anaesth. **3**, 175—186 (1966).

Schultis, K., u. H. L'Allemand: Anaesthesist **6**, 196—201 (1968).

Schmidt, R., M. Vogel u. M. Zimmermann: Naunyn-Schmiedebergs Arch. Pharmak. exp. Path. **258**, 69—82 (1967).

Stirnemann, H.: Schweiz. med. Wschr. **16**, 601—619 (1963).

—, u. L. Büchler: Chirurg **7**, 24—25 (1962).

Ungar, J.: Homologous serum. In: Principles on tetanus. Hrsg. Eckmann. Bern-Stuttgart: Huber 1966.

Weiser, P., u. H. Bünte: Anaesthesist **8**, 236—242 (1965).

Wiemers, K.: Indikationen zur Respiratorbeatmung beim Tetanus. In: Die Ateminsuffizienz und ihre klinische Behandlung. Hrsg. Just, O. H., u. H. Stöckle. Stuttgart: Thieme 1967.

—, u. K. Eyrich: Dtsch. med. Wschr. **24**, 1113—1117 (1967).

— — Dtsch. med. Wschr. **29**, 1299—1305 (1967).

Wolff, G., u. W. Hügin: Ther. Umsch. **20**, 50—64 (1963).

Leiter: Ich glaube, wir sollten Herrn Rügheimer alle danken für diese besonders klaren und auch harten Worte, die er am Schluß gesprochen hat. Persönlich wünsche ich ihm, daß sich seine Statistik bei konsequenter Durchführung seines Stufenplanes noch verbessern möge.

Wir kommen jetzt zu einem weiteren wichtigen Punkt: Das ist die Ernährung des Tetanuskranken.

148. Zur Ernährung Tetanuskranker

K. Schultis-Gießen

Summary. After a brief resumé of the possibilities of parenteral or probe-feeding, we report on the special problems of feeding in tetanus. Optimum nourishment of these patients with a balanced nitrogen-exchange and normalisation of the electrolytemetabolism can only be achieved, if combined parenteral and probe-feeding is possible. However, such a combination can only be recommended, if the deglutitionreflex remains intact.

Zusammenfassung. Nach kurzen Übersichten über den heutigen Stand der Möglichkeiten, parenteral oder per Sonde zu ernähren, wird über spezielle Probleme der Ernährung bei der Tetanuserkrankung berichtet. Eine optimale Ernährung dieser Kranken mit ausgeglichenen Stickstoffbilanzen und Normalisierung des Elektrolythaushaltes kann erst erreicht werden, wenn die Kombination von parenteraler und Sondenernährung möglich ist. Eine solche Kombination kann aber nur bei intaktem Schluckreflex empfohlen werden.

Für alle Patienten mit schwerer Erkrankung an Wundstarrkrampf ist die Nahrungsaufnahme in der gewohnten Weise nicht möglich. Die erforderliche Ernährung kann entweder parenteral oder über eine Magenverweilsonde erfolgen.

Bevor ich auf das Für und Wider der Entscheidung eingehe, welcher dieser beiden Wege bei den Tetanuskranken und in welcher Phase der Erkrankung einzuschlagen ist, muß der heutige Stand der Möglichkeiten dieser sog. künstlichen Ernährung aufgezeigt werden.

Eine vollständige parenterale Ernährung ist auch über Monate möglich. In solchen Fällen empfiehlt sich die frühzeitige Anlage eines Katheters in die V. cava superior.

Tab. 1 gibt einen Überblick über den Wert von Infusionen zur Dekkung des Bedarfes im Proteinstoffwechsel, gemessen am akuten nutritiven Effekt.

Die Frage nach der optimalen Zusammensetzung der *Aminosäurengemische* ist für die essentiellen Aminosäuren längst zugunsten der Formel nach Rose [15] entschieden. Offen ist jedoch das Problem der optimalen Zusammensetzung für die nichtessentiellen Aminosäuren [12]. Die Meinung, es genüge hierfür das Glykokoll, hat sich nicht halten

Tabelle 1. *Akuter nutritiver Effekt von Eiweiß- bzw. aminosäurehaltigen Infusionsflüssigkeiten, geeignet für parenterale Ernährung (Proteinstoffwechsel)*

Blut	nicht	(Substitution bei Bedarf)
Plasma	nicht	(Substitution bei Bedarf)
Serum	nicht	(Substitution bei Bedarf)
Eiweißhydrolysate	schlecht	(Peptidhaltig)
DL-Aminosäurengemische	gut	(D-Aminosäuren = unspez. N-Donatoren)
L-Aminosäurengemische	gut	(noch kostspielig)

Tabelle 2. *Akuter nutritiver Effekt von Infusionslösungen zur Deckung des Bedarfs im Energiestoffwechsel, geeignet für parenterale Ernährung (Energiestoffwechsel)*

Fett (1 g = 9 cal)		
Triglyceridemulsionen	mit Vorbehalt	(u.a. RES-Blockade, Utilisierbarkeit quantitativ ungeklärt)
Kohlenhydrate (1 g = 4 cal)		
Glucose (5—10%ig)	mit Vorbehalt	(Toleranz im Stress vermindert)
Fructose (5—20%ig)	gut	(1—2 g/kg Körpergewicht und Tag insulinunabhängig)
Sorbit (5—10%ig)	gut	(antiketogen)
Xylit (5—10%ig)	sehr gut	(antiketogen)
Äthanol (1g=7Cal)	gut	(0,1 g/kg Körpergewicht und Stunde ohne Blutalkoholanstieg)

können, da bei einem Anteil von 50% dieser Aminosäure in den Lösungen ein Overflow entsteht, so daß erhebliche Mengen des Metaboliten über die Niere ausgeschieden werden [1].

Das Problem einer ausreichenden i.v. Energieversorgung stößt bisher noch auf größere Schwierigkeiten als die Deckung des Aminosäurenbedarfs.

Tab. 2 zeigt hierzu eine Übersicht.

Aufgrund der Literatur und eigener Untersuchungen kann die Verwendung der heute handelsüblichen *Fettemulsionen* nur unter großem Vorbehalt empfohlen werden [18,22]. Die Infusion von *Kohlenhydraten* ist quantitativ begrenzt; eine isotone Lösung eines Monosaccharides enthält pro Liter ca. 200 cal. Höhere Konzentrationen können wegen ihrer Venenunverträglichkeit nur selten empfohlen werden. Äthanol kann bei gleichzeitiger Gabe von Aminosäuren selbst Lebercirrhotikern infundiert werden [19].

Spezielle Probleme wie Deckung des Elektrolyt- und Vitaminbedarfs können hier nicht im einzelnen besprochen werden. Beachtenswert ist u.a., daß bei einem Tetanuskranken schon nach 14 Tagen parenteraler Ernährung eine Hämorrhagie infolge Vitamin K-Mangels mit entsprechend erniedrigtem Prothrombin beobachtet wurde [10]. Unerwähnt soll auch nicht bleiben, daß wir sehr günstige Effekte auf die Utilisation der i.v. zugeführten Nährstoffe durch die Gabe eines Aldosteron-Antagonisten gesehen haben [20,21]. Diese Beobachtung kann nur durch die Verbesserung der Kalium-Retention in den Körperzellen erklärt werden.

Ein weiteres spezielles Problem ist der in der Literatur unterschiedlich beurteilte Wert von Anabolica-Gaben bei gleichzeitiger parenteraler Ernährung [6,11,13].

Tabelle 3. *Mittelwerte von Stickstoff- und Kalium-Bilanzen aus Ergebnissen bei parenteraler Ernährung Frischoperierter mit und ohne Anabolica-Therapie*

Patienten aus der Tabelle	Anzahl der Fälle	Anzahl der Untersuchungstage	N-Bilanz in g/Tag	K^+-Bilanz in mval/Tag
1.	10	50	− 16,0	+ 1,6
2.	10	70	− 2,38	—
3.	5	38	+ 0,85	+ 31,8
4.	5	38	+ 1,1	+ 18,5

1. Elektrolyt- und Wassersubstitution; 2. 2000 ml Aminofusin 850; 3. 2000 ml Aminofusin 850 + 40 mg Steranabol; 4. 2000 ml Aminofusin 850 + 1 Amp. Megagrisevit + 30 mg Steranabol

Tab. 3 zeigt Ihnen Ergebnisse, die wir in Versuchsreihen mit Steranabol® bei parenteraler Ernährung Frischoperierter während der ersten 6 Tage nach den Eingriffen gewonnen haben. Die Fallzahl in den einzelnen Gruppen ist zu klein, um eine statistische Sicherung zu ermöglichen. Die Stickstoffbilanzen in den mit dem Anabolicum behandelten Gruppen weisen im Vergleich zu unbehandelten Kollektiven die Überwindung der posttraumatischen Katabolie nach.

Die Ernährung über eine Magenverweilsonde gilt im allgemeinen als unproblematisch. Es stehen mehrere anrührfertige Sondennahrungen zur Verfügung. Aus der klinischen Erfahrung ist die häufigste Komplikation in Durchfällen zu sehen; die wiederholt unter dieser Ernährungsform beschriebenen Hypernatriämien [5] sind am ehesten aus diesen zu erklären. Zur Vermeidung der Durchfälle mit ihrer Exsikkosegefahr hat sich uns folgendes bewährt:

1. Anrühren der Fertignahrungen mit einem dünnen Haferschleim und
2. die Zugabe von 1—2 Teelöffeln Panzynormpulver zu jeder Nahrungsportion von ca. 50 g (Tagesmenge bis 500 g). Darüber hinaus kann die Resorption neuerdings nach teilweisem oder vollständigem Ersatz der üblichen Fette durch MCT (medium chain triglycerides) verbessert werden [2]. Entsprechende Beobachtungen konnten auch wir mit einem Prüfpräparat der Fa. Pfrimmer, Erlangen, registrieren.

Diese Übersicht zum Stand der parenteralen und der Sondenernährung, die mit Rücksicht auf die Zeit nur kursorisch sein konnte, war zum Verständnis für die nun folgenden Ausführungen zum speziellen Problem beim Tetanuskranken erforderlich:

Die Verluste körpereigenen Eiweißes sind bei dieser Erkrankung extrem. Wir haben bis zu 45 g Stickstoffverlust während 24 Std im Urin gefunden, das entspricht, in Muskelmasse ausgedrückt, etwa 1,4 kg pro Tag. Vergegenwärtigt man sich die klinische Beobachtung, nach der innerhalb weniger Tage bei Tetanuskranken gut ausgebildete Muskelkonturen unter unseren Augen verschwinden, wird diese anfänglich unglaubhaft erscheinende Zahl zur Realität. Aus einer 1966 erschienenen Arbeit von Rügheimer [16] ist ein Tagesbedarf an Kalorien für einen an Tetanus erkrankten Erwachsenen bis 8000 Cal zu entnehmen. Eyrich hat mit Wiemers u. Mitarb. [4] 1967 über morphologische Veränderungen an der Skeletmuskulatur berichtet, die denjenigen von Giese u. Mitarb. [7] bei der Hungersarkolyse entsprechen.

Aus dem Dargelegten ergibt sich, wie dringlich es ist, möglichst bald bei den Tetanuskranken eine optimale Ernährung anzustreben. Die Gefahr der Aspirationspneumonie infolge Regurgitation kann auch mit einem durch eine aufblasbare Manschette gesicherten Tracheostoma nicht verhütet werden. In Material, das mittels Absaugen über Tracheostoma gewonnen worden war, haben wir wiederholt Nahrungsmittelbestandteile nachweisen können. Sowohl Rügheimer [17] wie auch wir selbst haben je einen Tetanuskranken an den Komplikationen eines Stressulcus verloren. Der Ausbildung eines solchen ist unseres Erachtens nur durch die kontinuierliche Ableitung des Magensaftes vorzubeugen, was jedoch bei einer Ernährung über die Sonde nicht durchführbar ist. Darüber hinaus stimulieren die kleinen Mengen von Sondennahrung pro Portion in 1- bis 2stündiger Folge eine weit über dem Bedarf liegende Magensaftsekretion; hierdurch erklärt sich die Notwendigkeit der schon erwähnten Zugabe eines Pankreassubstitutionspräparates. Um den Gefahren einer Aspirationspneumonie oder eines Stress-Ulcus zu begegnen, setzen wir im Stadium der Intensivpflege ausschließlich die parenterale Ernährung ein; verzichten hierbei aber seit Jahren auf die Gabe von Fettemulsionen.

Die Abb. 1 zeigt an Hand früherer eigener Ergebnisse, daß durch die Zulage von solchen Emulsionen bei gleichbleibendem sonstigen Infusionsprogramm die Stickstoffbilanzen Frischoperierter während der ersten 6 Tage nicht verbessert werden konnten. Huth [9] konnte zeigen, daß bei Tieren die Empfindlichkeit gegenüber Endotoxingaben nach i.v. Verabreichung handelsüblicher Fettemulsionen infolge einer Blockade des RES signifikant gesteigert wurde. Nach Eckmann [3] kommt dem RES zur Entgiftung des Tetanustoxins eine entscheidende Bedeutung

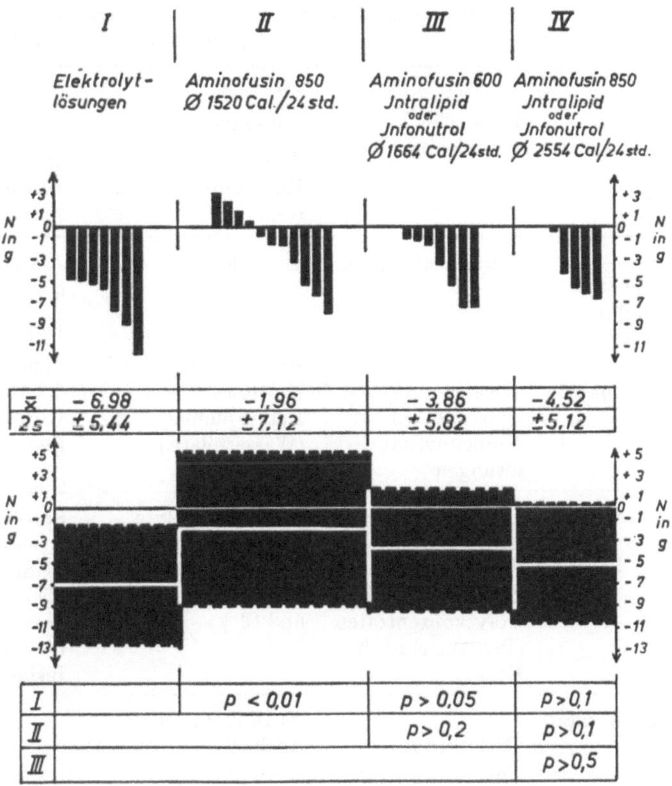

Abb. 1. Einzelwerte, Mittelwerte mit doppelter Streuung und statistische Auswertung (*t*-Test) von Ergebnissen bei parenteraler Ernährung Frischoperierter mit und ohne Fett-Infusionen sowie mit und ohne Äthanol-Infusionen. Aus: K. Schultis: Anaesthesiologie und Wiederbelebung 6, 83 (1966)

zu. Bei den schon allgemein bestehenden Vorbehalten, die heute noch gegenüber der Infusion von Triglyceridemulsionen anzumelden sind, betrachten wir die Tetanuserkrankung als Kontraindikation für Fett i.v.

Bevor mit einer parenteralen Ernährung begonnen wird, ist es notwendig, evtl. Störungen allgemeiner oder spezieller Art im Körper zu erkennen und zu beheben.

Tab. 4 gibt eine Übersicht über das Vorgehen hierbei. So folgt einer 1. Phase der Diagnostik eine 2. Phase der Korrekturen und schließlich die 3. Phase der Ernährung. Nach unserer Erfahrung können mit Ausnahme der Patienten mit einer Niereninsuffizienz oder mit schwer beherrschbaren Alkalosen alle Kranken während 2 Tagen in einen Zustand gebracht werden, der eine parenterale Ernährung erlaubt.

Tabelle 4. *Schema zur Vorbereitung und Durchführung von Infusionen zur parenteralen Ernährung. [Aus: B. L. Bauer u. K. Schultis; Actuelle Chirurgie 1, 281 (1966)]*

I Phase der Diagnostik	II Phase der Korrekturen	III Phase der Ernährung A Kontrollprogramm (täglich)	 B Infusionsprogramm
Anämie → (Hb-Kontrolle) (Ery-Kontrolle)	Bluttransfusionen ←	Blutbild	Aminosäurengemische
Exsiccose → Hämatokritkontrolle	Plasmaexpander; ← Wasserinfusionen: isotone (5%) Kohlenhydratlösungen	Hämatokritkontrolle Urin-Volumen (Wasserbilanz)	Dosierung: mindestens 0,2 g N/kg Körpergewicht/die
Elektrolythaushalt (K^+, Na^+, Ca^{++} → und Cl^-)	Infusionen mit equilibrierten ← Elektrolytlösungen; Zusatz von Elektrolytkonzentraten (Pfrimmer) nach Bedarf	Serumelektrolyte Urinelektrolyte (Bilanzen für K^+, Na^+ und und Cl^-)	Zusätze: Sorbit Äthanol Vitamine Elektrolytbasisbedarf (Aminofusinreihe)
Säure-Basenhaushalt Acidose → Alkalose →	 Tutofusin Az ← Tutofusin Alk ←	Astrupkontrollen: Acidose Alkalose	
Hypoproteinämie → Hypoalbuminämie →	Humanserum ← Humanalbumin ←	Eiweißbestimmungen: Hypoproteinämie Hypoalbuminämie	
Leberschaden →	Tutofusin LC oder ← Tutofusin CH	Leberfunktion	
Niereninsuffizienz →	Tutofusin NS oder Tutofusin S 40 ← oder Tutofusin M 15	Rest-N oder Kreatinin-Kontrollen im Serum	
Herz-Kreislaufschwäche →	Digitalisierung	N-Bilanzen	

In der folgenden Tab. 5 habe ich Ergebnisse von 4 Tetanuskranken aus 15 auf die gleiche Weise kontrollierten Patienten als Beispiele zusammengestellt.

Für die einzelnen Kranken ist eine Einteilung von Phasen entsprechend dem jeweiligen Wechsel im Ernährungsregime getroffen. In allen

Tabelle 5. *Beispiele für Ergebnisse bei der Ernährung Tetanuskranker unter verschiedenen Ernährungsregimen*

Name	Alter in J.	Geschlecht	Behandlungstage	Körpergew. in kg	Einfuhr		$Na^+ : K^+$ im Urin	Bilanz		Bemerkungen zur Ernährung
					N in g/kg	Cal/kg		N in g/Tag	K^+ in mval/Tag	
H. M.	12	w.								
		1. Phase	7	40	0,30	45	—	− 4,4	—	Aminofusin 600, tägl. 1,87 g/kg Fett (Infonutrol)
		2. Phase	7	37	0,32	34	—	− 0,82	—	Aminofusin 850
Z. E.	67	w.								
		1. Phase	14	55	0,29	38	0,91	− 6,7	+ 31,8	Aminofusin 850, Glucose, Fructose
		2. Phase	21	46	0,54	69	1,90	+ 3,7	+ 0,4	Aminofusin 850, Glucose und Fructose, Sonde: Biosorbin (N-Ausscheidung in Faeces berücksichtigt)
		3. Phase	6	52	0,29	41	1,0	+ 5,48	+ 0,03	Biosorbin (N-Ausscheidung in Faeces berücksichtigt
R. M.	36	w.								
		1. Phase	3	55	0,40	27	0,75	− 5,2	− 32,3	Aminofusin 850, Glucose und Fructose (Quotient $Na^+ : K^+$ im Urin $< 1,0$)
		2. Phase	9	55	0,40	27	4,40	− 4,2	− 9,8	Aminofusin 850, Glucose und Fructose (Quotient $Na^+ : K^+$ im Urin $> 1,0$)
D. H.	16	m.								
		1. Phase	21	70	0,23	25,4	0,89	− 21,5	− 56,5	Aminofusin 850, Fructose, 200 ml Humanalbumin 20% Elektrolytkonzentrate
		2. Phase	7	54	0,29	35	4,96	− 11,1	− 4,2	Aminofusin 850, Xylit, Aldactone pro injectione 400 mg/Tag
		3. Phase	7	52	0,47	58	1,62	+ 0,05	− 1,16	Aminofusin 850, Sonde: Biosorbin Aldactone pro injectione 400 mg/Tag

Phasen konnte das von Noelle [14] für vollständig Immobilisierte geforderte N-Minimum von 0,19 g/kg Körpergewicht und Tag bei Gabe eines in seiner Wertigkeit ausreichenden Proteinsubstrates erreicht werden. Derselbe Autor fand unter gleichen Bedingungen einen Bedarf von 33 Cal. Bei Patient 3 und während der I. Phase bei Patient 4 konnte dieser Forderung nicht vollständig entsprochen werden. Die 1. Kranke unter den Beispielen, ein bereits 1962 behandeltes 12jähriges Mädchen, mußte während der beiden kontrollierten Phasen beatmet werden. Phase I faßt 7 Tage mit zusätzlichen Fettinfusionen zusammen, in denen pro 24 Std 45 cal/kg erreicht wurden; Phase II mit nur 34 cal/kg ohne Fettzugabe mit Äthanol-Aminofusin 850 enthält 30 g dieses Alkohols pro Liter — bei gleichbleibender Therapie läßt eine wesentliche Verbesserung der N-Bilanzen erkennen. Diese Patientin bietet ein Beispiel für die Fragwürdigkeit der akuten Utilisierbarkeit der Triglyceridemulsionen, wie sie sich auch aus den 1963 mitgeteilten Untersuchungen von Glunz u. Zöllner [8] ergeben hat.

Der 2. Fall hier, eine 67jährige, mußte während der ersten 10 Tage beatmet werden. Die Weiterführung der künstlichen Ernährung über diese Zeit hinaus wurde durch ein Persistieren des Trismus bedingt. Sobald die Kombination (II. Phase) der beiden hier zur Diskussion stehenden Ernährungsformen möglich war, wurde die N-Bilanz positiv und die K^+-Bilanz ausgeglichen. Der $Na^+:K^+$-Quotient im Urin stieg an. Diese Feststellung erschien uns damals noch belanglos. Inzwischen haben wir jedoch beobachtet, daß während des Bestehens von $Na^+:K^+$-Quotienten im Urin unter 1 N-Bilanzen nicht positiv oder ausgeglichen werden. Wegen dieser Beziehungen ist bei der 36jährigen (Fall 3 hier) ohne Änderung des Ernährungsregimes eine Teilung in 2 Phasen in Abhängigkeit des Verhaltens dieses Quotienten vorgenommen worden.

Der letzte Patient unserer Beispiele — ein 16jähriger Junge —, der erste von inzwischen 9 Tetanuskranken, die bei uns mit Aldactone pro injectione® — einem Aldosteronantagonisten vom Spironolactontyp — behandelt worden sind, läßt noch deutlicher die Abhängigkeit der N- und K^+-Bilanzen vom Verhalten der $Na^+:K^+$-Quotienten in der kritischen Phase der Erkrankung erkennen. Auf die günstige Beeinflussung des Krankheitsverlaufes durch den Aldosteronantagonisten, über die wir bereits von $1^1/_2$ Jahren aufgrund von 2 Fällen berichten konnten und die sich inzwischen an 7 weiteren Tetanuskranken bestätigen ließ, kann in diesem Zusammenhang nur hingewiesen werden.

Schließlich demonstriert aber auch dieser letzte Fall in der Phase III ebenso wie der 2. Patient während der II. Phase, daß mit der alleinigen parenteralen Ernährung positive N-Bilanzen kaum zu erreichen sind. Sie ermöglicht uns „nur" die Verhinderung des deletären Stoffwechselzusammenbruchs. Anabolie erreicht aber erst die Kombination von parenteraler mit Sondenernährung.

Die Alternative bei der Ernährung Tetanuskranker lautet demnach nicht: Welcher der beiden möglichen Wege für die sog. künstliche Nährstoffzufuhr ist der richtige, sondern, wann kann von der rein parenteralen auf die kombinierte Verabreichung der erforderlichen Substrate übergegangen werden?

Literatur

1. Bansi, H. W., D. Dolif u. P. Jürgens: Utilisation von Aminosäurelösungen. Fortschritte der parenteralen Ernährung, Fettstoffwechsel 2, S. 47—54. Lochham b. München: Pallas 1967.
2. Berg, G.: Persönliche Mitteilung.
3. Eckmann, L.: Tetanus. Prophylaxe und Therapie. Basel-Stuttgart: B. Schwabe 1960.
4. Eyrich, K., A. Agostini, A. Schulz, E. Müller, H. Noetzel, H. E. Reichenmüller u. K. Wiemers: Dtsch. med. Wschr. **92**, 530—540 (1967).
5. Gault, H., M. E. Dixon, M. Doyle, and W. M. Cohen: Ann. intern. Med. **68**, 778—791 (1968).
6. Geyer, G.: Probleme und Ergebnisse der klinisch-experimentellen Untersuchung von anabolen Steroiden. Anabolikum Kolloquium. Hrsg. v. E. Bonacker. Berlin: Medicus 1964.
7. Giese, W., u. R. Hörstebrock: In: Pathologie des exogenen quantitativen Nahrungsmangels: Handbuch der allgemeinen Pathologie, Bd. XI, S. 489ff. Berlin: Springer 1962.
8. Glunz, K., u. N. Zöllner: Verh. dtsch. Ges. inn. Med. **69**, 404—407 (1963).
9. Huth, K., W. Schoenborn u. K. Knorpp: Thrombos. Diathes. hämorrh. (Stuttg.) **17**, 129—143 (1967).
10. Janzarik, H., u. H. L'Allemand: Anaesthesist (im Druck).
11. Jürgens, P., H. W. Bansi u. G. Müller: Klin. Wschr. **44**, 165—173 (1966).
12. —, u. D. Dolif: Klin. Wschr. **46**, 131—143 (1968).
13. Konrad, R. M., U. Ammedick, W. Hupfauer u. W. Ringler: Chirurg **38**, 168 bis 171 (1967).
14. Noelle, H.: Ther. d. Gegenw. **103**, 509—526 (1964).
15. Rose, W. C.: Fed. Proc. **8**, 546—552 (1949).
16. Rügheimer, E.: Z. prakt. Anaesth. Wiederbel. **1**, 175—186 (1966).
17. — Ther. d. Gegenw. **100**, 397—405 (1961).
18. Schultis, K.: Die Bedeutung der Fettinfusion in der Chirurgie. Fette in der Medizin, 6. Folge: Parenterale Ernährung mit Fettemulsionen, S. 13—16. Lochham b. München: Pallas 1965.
19. — Erfahrungen bei der parenteralen Ernährung chirurgischer Patienten. In: Parenterale Ernährung. Hrsg.: L. Kang, R. Frey u. M. Halmagyi. In: Anaesthesiologie und Wiederbelebung, Bd. 6, S. 80—86. Berlin-Heidelberg-New York: Springer 1966.
20. — Postoperative Beeinflussung des Kohlenhydrat-, Stickstoff-, Fett- und Elektrolythaushaltes unter dem parenteral applizierbaren Aldosteronantogonisten. In: Postoperative Störungen des Elektrolyt- und Wasserhaushaltes. Pathophysiologie und Therapie. Hrsg. Bücherl, E. S., F. Krück, W. Leppla u. F. Scheler, S. 103—116. Stuttgart: Schattauer 1968.
21. —, u. H. L'Allemand: Anaesthesist **17**, 196—201 (1968).
22. —, u. W. Rick: Experimentelle Ergebnisse zur Toxikologie und Utilisation i. v. applizierter Fettemulsionen. In: Fortschritte der parenteralen Ernährung, S. 5—10. Lochham b. München: Pallas 1967.

149. Ergebnisse der Tetanusbehandlung

K. Wiemers* und K. Eyrich (a.G.)-Freiburg i. Br.

Summary. In the last 15 years, mortality from severe tetanus in the European treatment centres has decreased by approximately one half. This success must be attributed to the progress of intensive therapy, including long-term assisted respiration. Whether the administration of antitoxins can influence the course of a tetanus, which has already broken out, remains doubtful. This is also valid for human hyber-immunoglobulin, the therapeutic advantages of which are to be found rather in the absence of antigenic influences. Reports in world literature agree extensively with our own experience in the 140 cases of tetanus, which we observed.

Zusammenfassung. In den letzten 15 Jahren ist die Letalität der schweren Tetanuserkrankung an den europäischen Behandlungszentren auf etwa die Hälfte zurückgegangen. Dieser Erfolg ist den Fortschritten der Intensivtherapie einschließlich der Langzeitbeatmung zu danken. Ob Antitoxingaben den Ablauf des bereits ausgebrochenen Wundstarrkrampfes noch beeinflussen können, bleibt fraglich. Dies gilt auch für das humane Hyperimmunglobulin, dessen Vorteile bei der Therapie vielmehr im Fehlen antigener Eigenschaften zu sehen ist. Die Angaben der Weltliteratur stehen in guter Übereinstimmung mit den eigenen Erfahrungen an 140 selbst beobachteten Tetanusfällen.

Wenn man von gelegentlichen Spätschäden absieht, heilt der Wundstarrkrampf aus, falls er überlebt wird. Für eine statistische Betrachtung der Behandlungsergebnisse ist man daher berechtigt, die Letalität als Kriterium für den Therapieerfolg anzusehen; daneben wäre allenfalls zu fragen, ob die Schwere des Verlaufs oder die Krankheitsdauer durch die Behandlung beeinflußt werden.

Der spontane Verlauf der Tetanuserkrankung ist offenbar zu verschiedenen Zeiten und in verschiedenen Ländern nicht gleich. So berichtet Christensen (1966) über 105 Fälle der Mayo-Klinik, von denen über 50% nicht bedrohlich waren und etwa 10% sogar ambulant behandelt wurden. Bei uns kennt man derart leicht verlaufende Fälle kaum und würde sie nur anerkennen, wenn der Tetanus bakteriologisch gesichert ist.

Die Letalität des Wundstarrkrampfes wird in der älteren Literatur mit 80—90% angegeben; in neueren Statistiken liegt sie zwischen 30 und 60%.

Wenn man sich fragt, ob diese erfreuliche, aber keineswegs überwältigende Senkung der Letalität als Therapieerfolg anzusehen und auf welche Maßnahmen sie im einzelnen zurückzuführen ist, so muß man sich an der Aufgliederung des Krankenguts nach Schweregraden orientieren. Hier beginnen aber auch schon die Schwierigkeiten: Nicht nur, daß verschiedene Schemata existieren und daß die Zuteilung zu einem bestimmten Schweregrad im Einzelfall oft willkürlich bleibt; die bekannten Einteilungsversuche sind auch deshalb problematisch, weil sie anamnestische und diagnostische Daten mit dem klinischen *Ablauf* verquicken, der ja doch durch die Behandlung beeinflußt werden sollte.

Die Erfahrung spricht allerdings im Gegenteil dafür, daß die Schwere der Erkrankung bereits bei der klinischen Manifestation des Tetanus festliegt und durch die Behandlung nicht mehr entscheidend beeinflußt wird; dabei ist weitgehend unbekannt, welche Faktoren Geschwindigkeit, Schwere und Dauer des Verlaufs bestimmen (Abb. 1).

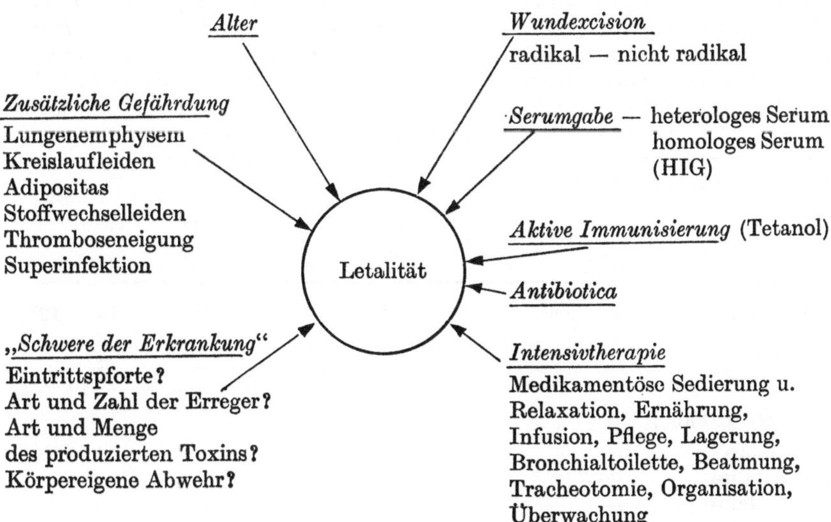

Abb. 1. Faktoren, welche die Letalität des Wundstarrkrampfes beeinflussen

Der Ausgang wird aber nicht nur durch die „Schwere“ der Erkrankung, sondern auch durch zusätzliche Risiken beim Patienten bestimmt. Bereits bestehende Krankheiten des Kreislaufs und der Atmungsorgane, Stoffwechselleiden und Thromboseneigung können das Schicksal des Patienten ebenso bestimmen wie hinzutretende Komplikationen, vor allem die kaum zu vermeidenden bronchopulmonalen Superinfektionen. Noch wichtiger ist der Einfluß des Alters: abgesehen von der hohen Letalität des Tetanus neonatorum (mit dem wir selbst keine Erfahrung haben) ist die Prognose bis zum 40. Lebensjahr etwa gleich, steigt dann allmählich und jenseits des 60. Lebensjahres steiler an. Jenseits des 70. Lebensjahres wird ein schwerer Tetanus auch bei bester Behandlung selten überlebt.

Dies Schema soll deutlich machen, daß *zahlreiche*, mit Ausnahme des Alters nur schwer in Zahlen faßbare und z. T. ganz unbekannte Faktoren seitens des Patienten auf den Krankheitsverlauf Einfluß nehmen. Auf der anderen Seite steht eine nicht kleinere Zahl von therapeutischen Maßnahmen, von denen wir hoffen, daß sie den tödlichen Ausgang verhindern.

Wenn man diese Situation vor Augen hat, wundert man sich manchmal über den Optimismus, mit dem oft aufgrund einer Statistik von 20 oder 30 Fällen auf die Wirksamkeit *einer* Maßnahme oder eines Medikaments geschlossen wird — ohne daß der Einfluß der zahlreichen übrigen Variablen nachprüfbar wäre.

Tabelle 1. *Behandlungsergebnisse der Freiburger Universitätsklinik bei 102 Patienten mit Wundstarrkrampf, aufgegliedert nach Alter und Schweregrad. Die 60 Fälle der Jahre 1954—1962 (Behandlung der schweren Fälle mit Relaxation und Dauerbeatmung, aber noch keine ständige Überwachung durch speziell geschultes Personal) sind den 42 Fällen der Jahre 1963—1966 gegenübergestellt, in denen die heutigen Grundsätze der Intensivtherapie zunehmend verwirklicht wurden*

1954—62 (60 Fälle)	Schweregrad					
	I		II		III	
	geh.	gest.	geh.	gest.	geh.	gest.
bis 60 Jahre	8	—	5	1	19	14 = 42%
60—69 Jahre	1	—	—	2	—	5
über 70 Jahre	—	—	1	—	—	4
1963—66 (42 Fälle)						
bis 60 Jahre	3	—	4	1	18	4 = 18%
60—69 Jahre	—	—	—	—	—	1
über 70 Jahre	—	—	—	—	2	9

An der Freiburger Universitätsklinik sind in den Jahren 1930—1953, als die Behandlung sich noch auf Wundexcision, Serumgabe und Sedierung beschränkte, von 120 Tetanuskranken 58% verstorben. Mit dem schrittweisen Ausbau der maschinellen Beatmung und der Intensivtherapie ging die Letalität über 43% auf 36% zurück. Die Statistiken zahlreicher anderer Kliniken liegen in der gleichen Größenordnung; so vor allem die Behandlungsergebnisse des Reanimationszentrums am Hôpital Claude Bernard in Paris, das mit rund 100 Tetanusfällen pro Jahr über die größten Erfahrungen in Europa verfügen dürfte. Die Letalität lag hier zuletzt um 34%.

Bei diesen Bruttozahlen ist zu berücksichtigen, daß im eigenen Krankengut wie in anderen Kliniken der Anteil der schweren Verlaufsformen zugenommen hat (bei uns von 70% auf 81%) und daß das Durchschnittsalter der Patienten höher geworden ist; der Anteil der über 70jährigen ist bei uns von 9,5% auf 32% angestiegen!

Da die alten Patienten weit stärker durch Sekundärkomplikationen gefährdet sind, wird der Fortschritt erst augenfällig, wenn man die hohen Altersklassen ebenso gesondert betrachtet wie die leichten Fälle, die ja auch früher ohne besondere Therapie ausheilten. Bei der entscheidenden Gruppe, den unter 60jährigen Patienten mit schwerem Verlauf, sank die Letalität in dem Zeitraum, den ich aus eigener Anschauung übersehe, von 42% auf 18% ab — ein sehr günstiges Ergebnis, das wir allerdings in den beiden letzten Jahren nicht halten konnten.

Zweifellos wurden die entscheidenden Fortschritte in der Tetanusbehandlung durch die Dauerbeatmung und die Intensivtherapie erzielt. Ob demgegenüber die Antitoxingabe beim ausgebrochenen Tetanus überhaupt wirksam sei, wurde in den letzten Jahren immer häufiger bezweifelt. Mir ist nur *eine* Statistik bekannt, die anhand signifikanter Zahlen für die Wirksamkeit des tierischen Serums spricht: Bei der Aufschlüsselung eines Krankenguts von insgesamt mehr als 4000 Tetanusfällen fanden Patel u. Mehta (1967) die niedrigste Letalität bei einer einmaligen Antitoxindosis zwischen 5000 und 60000 I.E.; niedrigere Dosen waren wirkungslos, höhere offenbar eher schädlich. Sie empfehlen die Gabe von 20000 I.E.

Daß humanes Hyperimmunglobulin beim ausgebrochenen Tetanus wirksamer sei als das heterologe Serum, ist theoretisch nicht zu erwarten; daß es mangels antigener Eigenschaften vorzuziehen ist, steht auf einem anderen Blatt. Eriksson u. Ullberg-Olsson berichteten 1966 über eine Serie von 24 Tetanuskranken, die 1961—1965 mit einer Einzeldosis von 15000 I.E. Hyperimmunglobulin behandelt wurden. Die Ergebnisse waren nicht besser als bei einer Vergleichsserie von 22 Fällen aus den Jahren 1955—1960, die bei gleicher Intensivbehandlung und Respiratortherapie heterologes Serum erhalten hatten.

Im eigenen Krankengut (Tab. 2) hatten wir bei 66 Patienten, die heterologes Serum erhielten, praktisch die gleiche Letalität wie bei 23 Patienten, die kein Antitoxin bekamen. Bei 26 Patienten, die Hyperimmunglobulin in verschiedener Dosierung erhielten, waren die Ergebnisse etwas günstiger; diese Fälle stammen jedoch aus den letzten Jahren, in denen sich die Fortschritte der Intensivtherapie stärker bemerkbar

Tabelle 2. *Letalität bei 115 Patienten aller Altersstufen und Schweregrade (1964—1967)*

Kein Antitoxin		Tierisches Antitoxin		Humanes Antitoxin	
23		66		26	
überl.	†	überl.	†	überl.	†
13	10 = 43,5%	39	27 = 40,9%	18	8 = 30,8%

Tabelle 3. *24 Tetanusfälle 1967 und 1968*

Ohne Serum behandelt					*Mit* Hyperimmunglobulin behandelt							
12					11							
überlebt 6			gestorben 6 = 50%		überlebt 7				gestorben 4 = 36%			
Alter Jahre	Schweregrad	Beatm. Dauer Tage	Alter Jahre	Todesursache	Alter Jahre	Schweregrad	Beatm. Dauer Tage	Dosis HIG	Alter Jahre	Beatm. Dauer Tage	Dosis HIG	Todesursache
9	III	28	38	mehrmals Herzstillstand	7	I/II	—	10000 2000 1500 1500	19	42	2500 2500	Herzstillstand
27	I	—	40	bronchopulmonale Komplikationen	18	I/II	—	10000 2000 1500	54	21	10000 2000 2000 2000 2000	Lungenembolie, nachdem der Tetanus fast überstanden war
52	III	29	56	nachgewiesene Lungenembolie	37	I/II	—	9000 1500	58	16	10000	mehrfacher Herzstillstand
53	III	32	64	Herztod	40	III	15	10500 10500	60	7	10000	Herzversagen
66	III	24	66	Herz-Spättod, nach überstandenem Tetanus	48	III	15	1500				
73	III	19	69	Herzversagen, bei absoluter Arrhythmie	51	III	12	10000+ 4 · 2000				
					64	III	21	10000				

Hinzu kommt ein 42jähriger Mann, der 65000 und 50000 I. E. tierisches TAT erhielt und nach 5 Wochen langer Beatmung überlebte. Ferner 4 Verdachtsfälle, die nicht zu sichern waren.

machen. Zudem ist diese Statistik nicht nach Schweregrad und Alter der Patienten aufgegliedert.

Wir haben deshalb in der Tab.3 die letzten 24 Fälle der Jahre 1967 und 1968, in denen die Allgemeinbehandlung identisch war, nach Alter, Schweregrad und ggf. Todesursache aufgegliedert und 12 Fälle ohne Serum verglichen mit 11 Erkrankten, die Hyperimmunglobulin erhielten. Auch hier sind die Resultate nicht eindeutig.

Ich habe versucht, durch eine Umfrage bei einigen mir persönlich bekannten Kollegen ein klareres Bild zu gewinnen, und ich möchte bei dieser Gelegenheit allen Kollegen danken, die sich die Mühe gemacht haben, mir — z. T. sehr detailliert — zu antworten. Greift man hier wieder die schweren Verlaufsformen heraus, so schneiden die Patienten, die Hyperimmunglobulin erhalten haben, ein wenig besser ab als die Vergleichsfälle. Aus dem üblichen Rahmen fällt in positivem Sinne vor allem die Zusammenstellung von Stirnemann in Bern heraus, der in einer Serie von 23 mit Hyperimmunglobulin behandelten schwer Erkrankten nur 2 Todesfälle zu verzeichnen hatte; in beiden Fällen handelte es sich um über 70jährige Patienten.

Man muß sich fragen, ob unsere Betrachtungsweise richtig ist, und ob der Effekt der Serumbehandlung nicht doch darin zu suchen ist, daß der Tetanus leichter verläuft. Ich persönlich sehe hierfür keine Anzeichen, aber eine exakte statistische Prüfung dieser Frage steht noch aus und wird erst an einem weit größeren Krankengut möglich sein. — Vorerst müssen wir jedenfalls daran festhalten, daß bislang kein Serum und kein Medikament gefunden wurde, das eine — mit aller Gewissenhaftigkeit und Konsequenz durchzuführende — Beatmung und Intensivtherapie entbehrlich machen könnte oder ihr auch nur an Wirksamkeit nahe käme!

In den 14 Jahren von 1954 bis 1967 wurden in Freiburg 86 schwerverlaufende Tetanusfälle beobachtet, die in dieser Tabelle danach auf-

Tabelle 4. *Hat die Wundexcision einen Einfluß auf den Krankheitsverlauf?*

	Eintrittspforte			
	excidiert		nicht excidiert	
Anzahl	44		42	
	überl.	verst.	überl.	verst.
alle Fälle	23	21 = 47,7%	22	20 = 47,6%
über 60jährige	2	7	3	14
unter 60jährige	21	14 = 40,0%	19	7 = 26,9%

gegliedert sind, ob die Eintrittspforte excidiert wurde oder nicht. Die Statistik zeigt in beiden Fällen die gleiche Letalität von 47%. Läßt man die Patienten des 7. Jahrzehnts und älter heraus, so kommt man sogar zu einer niedrigeren Sterblichkeit bei den Fällen ohne Wundexcision.

Selbstverständlich darf diese Statistik, die sich immerhin auf ein Gesamtkrankengut von 128 Fällen stützt und bereits Schweregrad und Alter berücksichtigt, höchstens in dem Sinne interpretiert werden, daß der Nutzen einer Wundexcision in diesen Zahlen keine Stütze findet. Wie viele andere Autoren sind wir der Ansicht, daß die Wundtoilette zwar sorgfältig, aber unter Schonung wichtiger Gebilde ausgeführt werden sollte. Wir amputieren keine Glieder, die mit funktionell befriedigendem Effekt erhalten werden könnten, und excidieren nicht, wenn die vermutliche Eintrittspforte bereits reizlos verheilt ist.

Literatur

Christensen, N. A.: Important concepts of tetanus that form the basis for current treatment. In: Principles on tetanus, proceedings of the international conference on tetanus, Bern July 15—19, 1966. Bern-Stuttgart: Huber 1967.

Eriksson, E., and K. Ullberg-Olsson: Therapeutic value of human immune globulin in the treatment of tetanus. In: Principles on tetanus. Proceedings of the international conference on tetanus, Bern July 15—19, 1966. Bern-Stuttgart: Huber 1967.

Mollaret, P., J. Emile u. Ph. Amstutz: Klinischer Erfahrungsbericht des Reanimationszentrums Hôpital Claude Bernard, Paris. In: Just-Stöckel: Die Ateminsuffizienz und ihre klinische Behandlung. 3. Internat. Heidelberger Anaesthesie-Symposion 5./6. Mai 1967. Stuttgart: G. Thieme 1967.

Patel, J. C., and B. C. Mehta: Serum requirements in tetanus. In: Principles on tetanus, proceedings of the international conference on tetanus, Bern July 15—19, 1966. Bern-Stuttgart: Huber 1967.

Stirnemann, H.: Persönliche Mitteilung. Siehe auch: Tetanus. Bern-Stuttgart: Huber 1966.

Wiemers, K.: Indikationen zur Respiratorbehandlung beim Tetanus. In: Just-Stöckel: Die Ateminsuffizienz und ihre klinische Behandlung. 3. Internat. Heidelberger Anaesthesie-Symposion 5./6. Mai 1967. S. 139. Stuttgart: G. Thieme 1967

—, u. K. Eyrich: Dtsch. med. Wschr. **92**, 1298—1305 (1967).

Leiter: Ihr Hinweis, daß der Wert der Immunglobuline mehr auf prophylaktischer denn auf therapeutischer Ebene liegt, erscheint besonders wichtig.

Herrn L. Eckmann sind wir besonders zu Dank verpflichtet, daß er aus der Schweiz gekommen ist. Wir können mit Fug und Recht sagen, daß er einer der besten Kenner der Materie ist. Wir sind alle sehr gespannt, was er uns über den Stand der heutigen prophylaktischen Maßnahmen zu sagen haben wird. Bitte sehr, Herr Eckmann.

150. Der heutige Stand prophylaktischer Maßnahmen beim Tetanus

L. ECKMANN-Bern/Schweiz

Summary. The danger to everyone of tetanus and the increased danger in certain types of wound are discussed. Antibiotic prophylaxis is uncertain and only worthwhile in a minority of patients. Active immunisation with toxoid is the most effective of the immunological preventive measures. It is, however, too late in the case of injury, where antisera may be administered. In this, human antitetanus-immunoglobulin is more effective and less dangerous than animal serum. Various methods of employing immuno-prophylactic measures are mentioned, as well as a brief description of immuno-therapy.

Zusammenfassung. Die Tetanusgefährdung jeder und die erhöhte Gefährdung besonderer Wunden werden erwähnt. Die antibiotische Prophylaxe ist unsicher und nur für eine Minderzahl von Patienten sinnvoll. Von den immunologischen Vorbeugungsmaßnahmen ist die aktive Immunisierung mit dem Toxoid am wirksamsten. Im Verletzungsfalle kommt sie aber zu spät, weshalb hier Antiseren verabreicht werden können. Dabei ist das menschliche Antitetanus-Immunglobulin ungleich wirksamer und ungefährlicher als das Tierserum. Es werden verschiedene Varianten der Anwendung der Immunprophylaxe erläutert sowie kurz die Immuntherapie geschildert.

In der Diskussion von Maßnahmen zur Starrkrampfverhütung taucht immer wieder die Frage der Tetanusgefährdung einer Wunde auf. Es herrscht hier eine gewisse Begriffsverwirrung. Auf der einen Seite kann nicht eindringlich genug betont werden, daß es Wunden ohne Tetanusgefährdung nicht gibt. Statistik und Erfahrung stimmen hier eindeutig überein und erlauben es, die Zahl der Starrkrampferkrankungen aufgrund unbeachteter Gelegenheitswunden auf über ein Drittel aller Fälle zu schätzen.

Dies schließt jedoch nicht aus, daß es Verletzungen mit besonderer Starrkrampfgefährdung gibt, bei denen das Risiko weit höher liegt als beim Durchschnitt aller Wunden. Hierzu gehören perforierende Stichwunden, besonders am Fuß, retinierte Fremdkörper und landwirtschaftliche Verletzungen. Bißwunden werden mitunter zu dieser Gruppe gezählt, doch sind in Wirklichkeit Tetanusfälle im Anschluß an Tierbisse selten.

Es gilt also, festzuhalten, daß es keine Wunde ohne Tetanusgefährdung, aber Wunden mit erhöhter Tetanusgefährdung gibt. Diese Unterscheidung gewinnt heute insofern eine praktische Bedeutung, als bei den besonders gefährdeten Verletzungen in erster Linie das Antitetanusserum menschlicher Herkunft, das sog. Tetanus-Hyperimmungammaglobulin, verwendet werden sollte. Daneben ist es klar, daß die Tetanusprophylaxe immer mit der korrekten Wundversorgung nach den etablierten chirurgischen Regeln beginnen muß. Der schöne Filmvortrag von Allgöwer diene als memento.

Antibiotische Prophylaxe

Die Starrkrampfprophylaxe durch Antibiotica ist von begrenzter Wirksamkeit. Viele Antibiotica, z. B. das Penicillin, sind gegen die vegetativen Formen des Erregers wirksam, aber kein Antibioticum neutralisiert das schon gebildete Toxin. In anaeroben Wundtaschen liegende Sporen entgehen dem Angriff des Antibioticums. Versager einer antibiotischen Prophylaxe sind deshalb häufig, und man darf die Antibiotica nicht als eine systematische Prophylaxe des Starrkrampfes betrachten. Antibiotica werden bei jenen Verletzten eine Rolle spielen, die aus anderen Gründen als denjenigen der Starrkrampfprophylaxe ohnehin solcher Medikamente bedürfen. Im Hinblick auf die Nebenabsicht der Starrkrampfverhütung soll in solchen Fällen das Antibioticum sofort nach der Verletzung gegeben und nicht vor dem 5. Tag wieder abgesetzt werden.

Immunologische Prophylaxe

Wir verfügen über das Toxoid, das Antitetanusserum vom Tier und das menschliche Antitetanus-Immunglobulin.

Das *Toxoid*, fast nur noch als hochpotenter Adsorbat-Impfstoff im Handel, ist für die Grundimmunisierung und für die Auffrischungsspritze bei früher Geimpften gleichermaßen hoch wirksam und bietet einen absoluten und uneingeschränkten Schutz gegen den Starrkrampf, sofern ein korrektes Impfschema eingehalten wird. Eine Wiederauffrischungsspritze 5 bis 10 Jahre nach der Grundimpfung oder aus Anlaß einer Verletzung bildet allerdings einen integrierenden Bestandteil des Impfschemas. Impfstoffe mit nur einmaliger Anwendung sind im Versuchsstadium.

Der Nachteil der Toxoidimpfung liegt bekanntlich darin, daß sie bei schon erlittener Verletzung keinen rechtzeitigen Impfschutz gewähren kann und den Ausbruch der Krankheit bei erfolgter Infektion nicht verhütet. Auch in der Variante der sog. Schnellimpfung nach Haas tritt der Impfschutz erst im Laufe der 3. Woche ein und verhütet somit nur Erkrankungen mit längerer Inkubationszeit. Dies sind etwa 20—30% der Fälle.

Für ungeimpfte Verletzte kommt deshalb die passive Immunisierung in Frage. Sie ist nur dann zulässig, wenn sie von der Einleitung der aktiven Impfung begleitet ist, da den Patienten das Dilemma einer späteren Verletzung in ungeimpftem Zustand unbedingt zu ersparen ist. Das Verfahren der sog. Simultanimpfung besteht also im Beginn der

Toxoidimpfung und zusätzlicher Gabe von Pferdeserum oder menschlichem Antitetanus-Immunglobulin. Es ergeben sich die folgenden prophylaktischen Varianten:

Kombination Toxoid/Tierserum. Sie ist nicht besser als jede der einzelnen Komponenten und weist daher viele Versager auf. Soweit es das Tierserum betrifft, kommen zu den Versagern die Gefahren wie anaphylaktischer Schock, Serumkrankheit und viele andere Komplikationen hinzu. Diese Gefahren sind auch mit den heutigen tierischen Serumprodukten nicht gebannt und können selbst als Folge sog. Verträglichkeitsproben vorkommen. Die Nachteile des tierischen Serums haben die Deutsche Gesellschaft für Chirurgie zu der Auffassung veranlaßt, daß es im freien Ermessen des Arztes liegen muß, ob er dieses Medikament verwenden will oder nicht.

Die Kombination menschliches Antitetanus-Immunglobulin/Toxoid ist ungleich viel wirksamer. Da die Verweildauer des menschlichen Immunglobulins im Blute des Impflings mehrere Wochen beträgt, erfolgt in der Regel ein intervallfreier Übergang vom passiven zum aktiven Impfschutz. Man kann nach den bisherigen noch geringen Erfahrungen einen mindestens 90%igen Impfschutz erwarten. Die Simultanimpfung mit menschlichem Immunglobulin wäre für ungeimpfte Verletzte als die weitaus beste und theoretisch nahezu ideale Prophylaxe zu betrachten, würde es sich nicht um ein schwer erhältliches Präparat handeln. Soviel mir bekannt ist, ist auch in Deutschland eine Selektiv-Indikation für die Verwendung von menschlichem Antitetanusglobulin nötig. Es drängt sich auf, damit in erster Linie Patienten mit besonders tetanusgefährdeten Wunden zu behandeln, gemäß der eingangs erwähnten Einteilung.

Das menschliche Tetanus-Immunglobulin soll nur für ungeimpfte Verletzte und nur in Kombination mit der Toxoidimpfung verwendet werden. Die Dosierung ist dann besonders wichtig. Mehr als 250 Einheiten menschlichen Immunglobulins sind für die Prophylaxe nicht notwendig, würden aber die Entwicklung eines zuverlässigen aktiven Impfschutzes hemmen. Diese Dosis soll deshalb nicht überschritten werden. Es ist empfehlenswert, bei der Simultanimpfung die Impfstoffdosis für die erste Einspritzung zu verdoppeln, da ja der aktive Impfschutz für das spätere Leben der Hauptgewinn dieser Prophylaxe ist. Dem Arzt muß bekannt sein, daß jede Form der passiven Immunisierung eine Verlegenheitslösung ist und bleibt und daß nur die systematische Durchimpfung der Bevölkerung den Tetanus zum Verschwinden bringen kann.

Ein Wort noch zur Prophylaxe unvollständig geimpfter Verletzter, bei denen aber der Nachweis mindestens einer früher verabreichten Toxoidspritze erbracht ist. Nach unserer Auffassung soll hier die Prophylaxe nur in einer Wiederauffrischungsimpfung bestehen. Andere Autoren sind der Meinung, daß auch hier die Simultanimpfung nötig sei.

Theoretisch und empirisch läßt sich aber zeigen, daß das Toxoid in dieser speziellen Lage wirksam ist und daß gleichzeitige Gabe eines Antiserums höchstens die Toxoidwirkung hemmt.

Auf Wunsch des Herrn Vorsitzenden soll kurz auf die *Immuntherapie* beim ausgebrochenen Starrkrampf eingegangen werden. Hier ist unbedingt, wo immer erhältlich, menschliches Antitetanus-Immunglobulin zu verwenden. Eine einmalige Dosis von 1000—2000 Einheiten ist ausreichend. Die tatsächliche therapeutische Wirkung ist natürlich im Einzelfall schwer nachzuweisen und bleibt einstweilen umstritten. Statistisch gesehen ist aber die Immuntherapie sinnvoll, wie durch Patel

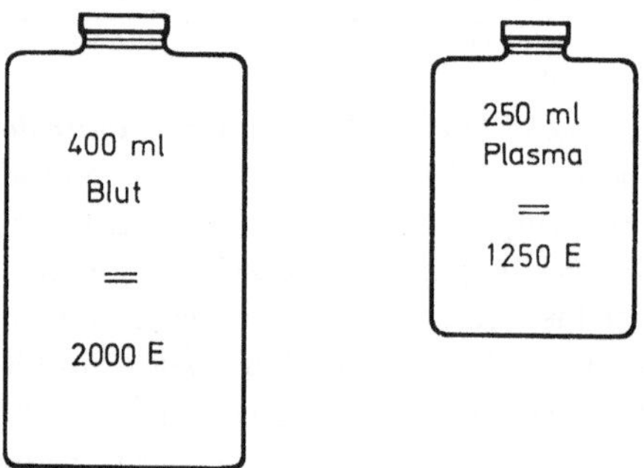

Abb. 1. Passive Immunisierung durch Blut- und Plasmatransfusion. Beispiel: Spender mit 5 antitoxischen Einheiten pro ml Blut. *Vorgehen:* 1. Frühere Impfung vollständig; 2. Nachimpfung nicht mit Mischimpfstoff; 3. Blutspende 15—25 Tage nach der Nachimpfung

an großen Zahlen gezeigt werden konnte. Die Behandlung erfolgt am besten in Form einer i. v. Dauer-Tropfinfusion. Beim Fehlen von menschlichem Antitetanus-Immunglobulin können Bluttransfusionen von geimpften Spendern verabfolgt werden (Gottesbüren) (Abb. 1). Man beachte die möglicherweise hohen Dosen. Jeder Tetanuskranke ist nach der Erholung aktiv zu impfen, da Rezidive vorkommen. Wegen der möglichen Interferenz mit dem menschlichen Antitetanusserum müssen zwei zusätzliche Impfstoffspritzen verabreicht werden, und die Wirksamkeit der Impfung ist nach einem halben Jahr durch eine Titerbestimmung zu kontrollieren.

Zum Schluß möchte ich auf einen weder chirurgischen noch anaesthesiologischen Aspekt der Starrkrampfimpfung hinweisen: Säuglinge sollen keinesfalls vor dem vierten Lebensmonat geimpft werden, da die sonst möglicherweise von der geimpften Mutter her transplacentären, zirkulierenden Antikörper gehemmt oder aufgehoben werden.

Leiter: Es hätte keiner besser machen können als Sie!
Wir treten nun ein in die *Freien Vorträge.*

Freie Vorträge

151. Ergebnisse der Tetanusbehandlung an den Wiener Intensivstationen

R. KUCHER* und K. STEINBEREITHNER-Wien/Österreich

Summary. Since the opening of the Vienna Intensive Therapy Centre ($5^1/_2$ years Intensive Therapy Centre of the I University Clinic Vienna, 1 year and 3 months Intensive Therapy Unit of the postoperative department of the II Surgical University Clinic Vienna), the previous mortality from tetanus (1954—1963) of 44.5% sank to 35.5%. In the last 20 months, mortality has fallen to 12.5%. This improvement in the results of treatment is causally analysed. The following factors may be involved:

1. The concentration of all tetanus patients in the intensive therapy centre.
2. More experience in long-term assisted respiration (Mortality in assisted respiration has fallen in the last 20 months from 57 to 15%).
3. Changes in therapy with regard to sedation and relaxation (combination of barbiturates orally and diazepam i.v.; meagre employment of the "lytic varieties"; smaller doses of relaxant).
4. The employment of homologous hyper-immunoglobulin (our own clinical and experimental studies contradict any substantial influence).
5. An improvement in parenteral feeding and less secondary complications because of hyper-alimentation.

In conclusion, it is suggested, that tetanus statistics be coded thoroughly according to internationally recognised degrees of severity, so that a genuine comparison of results can be made.

Zusammenfassung. Seit Eröffnung der Wiener Intensivbehandlungsstationen ($5^1/_2$ Jahre Intensivbehandlungsstation der I. Chir. Univ. Klinik Wien, $1^1/_4$ Jahre Intensivbehandlungsabteilung der postoperativen Station der II. Chir. Univ. Klinik Wien) sank die Tetanusletalität von vorher (1945—1963) 44,5 auf 35,5%. In den letzten 20 Monaten sank die Letalität auf 12,5% ab. Die Verbesserung der Behandlungsergebnisse wird in ihren Ursachen analysiert. Folgende Faktoren kommen in Frage:

1. Konzentration aller Tetanuspatienten in den Intensivbehandlungsstationen.
2. Größere Erfahrung in der Langzeit-Beatmung. (Die Letalität bei Langzeit-Beatmung fiel von 57% in den letzten 20 Monaten auf 15% ab.)
3. Änderung der Therapie hinsichtlich Sedierung und Relaxierung (Kombination von Barbituraten per os und Diazepam i.v.; sparsame Verwendung der „lytischen Mischung"; geringere Relaxantiendosen).
4. Anwendung von homologem Hyperimmunglobulin (ein wesentlicher Einfluß wird nach eigenen klinisch-experimentellen Untersuchungen verneint).
5. Verbesserung der parenteralen Ernährung. Durch Hyperalimentation geringere Sekundärkomplikationen.

Abschließend wird vorgeschlagen, Tetanusstatistiken grundsätzlich nach international anerkannten Schweregraden aufzuschlüsseln, um eine echte Vergleichbarkeit der Ergebnisse zu gewährleisten.

Den langjährigen — über Jahrzehnte zurückreichenden — Bemühungen, in der Tetanusbehandlung entscheidende Fortschritte zu erzielen, scheint nunmehr endlich am eigenen Krankengut ein bemerkenswerter Erfolg beschieden zu sein.

Wie aus Tab. 1 hervorgeht, lag die Letalität des Tetanus an den beiden chirurgischen Universitätskliniken in Wien für den Zeitraum von 1945 bis 1963 bei 44,5% (Mayrhofer, Kucher u. Chott; Mayrhofer u. Kucher). Seit der Eröffnung der Intensivstation der I. Chir. Klinik im Jahre 1963 und der Intensivabteilung der II. Chir. Klinik im Jahre 1968 sank die Letalität auf 35,5% ab. Betrachtet man nun in diesem Krankengut die Behandlungsergebnisse der letzten 20 Monate (vom 1.8.1967—1.4.1969), so erkennt man, daß von 16 behandelten Patienten nur mehr 2 gestorben sind — was für diesen Beobachtungszeitraum einer Letalität von 12,5% entspricht. Eine Verbesserung der Letalitätsrate also, welche wir vor 2 Jahren noch nicht einmal zu hoffen wagten.

Tabelle 1. *Ergebnisse der Tetanusbehandlung 1945—1969*

Zeitraum	Arbeitsstätte	Zahl	gest.	% gest.
1945—1963	I. und II. Chir. Klinik	92	41	44,5
1963—1969 (1. 4.)	Intensivstat. I. Chir. Kl.	41	15	
1968—1969 (1. 4.)	Intensivstat. II. Chir. Kl.	7	2	
		48	17	35,5
1. 8. 1967—1. 4. 1969 (letzte 20 Monate)	Intensivstationen I. und II. Chir. Klinik	16	2	12,5

Welche Faktoren kommen also für die Verbesserung der Behandlungsergebnisse in Frage?

1. Die Konzentration aller Tetanuspatienten in unseren Intensivbehandlungseinheiten, in welchen alle apparativen und vor allem personellen Voraussetzungen erfüllt werden (Eriksson u. Ullberg-Olsson; Wiemers; Kucher u. Mitarb.; Kucher u. Eisterer u. a.), wodurch ein peinliches hygienisches und exaktes Überwachungs- und Behandlungsregime gewährleistet erscheint.

2. Die Information an alle einweisenden Krankenhäuser, Tetanuspatienten (inklusive der Patienten unter „Tetanusverdacht") möglichst *frühzeitig* und *unbehandelt* unseren Intensivbehandlungsstationen zu überweisen.

3. Größere Erfahrungen in der Langzeitbeatmung. Nicht die schulmäßigen Parameter der Blutgasanalyse veranlassen uns, die Indikation zur Respiratortherapie zu stellen; wie kaum bei einer anderen Erkran-

kung lassen wir uns beim Tetanus vom „klinischen Eindruck“ einer respiratorischen Insuffizienz leiten, die Langzeitbeatmung einzuleiten (Wiemers).

Ohne auf nähere Details hier eingehen zu können, glauben wir, daß gerade beim Tetanus dem volumengesteuerten Respiratoren unbedingt der Vorzug zu geben ist.

Tab. 2 gibt unsere Resultate der Langzeitbeatmung beim Tetanus wieder. 1963—1969 wurden 63% aller behandelten Fälle einer Respiratortherapie zugeführt (Indikation nach Blutgasanalyse) mit einer Letalität von 57%. Betrachten wir wiederum die letzten 20 Monate, so ist zu erkennen, daß von 16 behandelten Fällen 13 Patienten einer Langzeitbeatmung unterzogen wurden, das sind 82% (Indikation nach „klinischem Eindruck“ und Blutgasanalyse) mit einer Letalität von nur mehr 15%. In diesem Zeitraum kamen nach Möglichkeit nur mehr volumengesteuerte Respiratoren zum Einsatz (Kucher u. Steinbereithner).

Tabelle 2. *Ergebnisse der Langzeitbeatmung beim Tetanus (1963—1969)*

Zeitraum	Arbeitsstätte	Zahl der Tetanusfälle	Zahl der Beatmeten	%	gest.	%
1963—1969 (1. 4.)	Intensivstationen I. u. II. Chir. Klinik	48	30	63	17	57
1. 8. 1967 bis 1. 4. 1969 (letzte 20 Monate)	Intensivstationen I. u. II. Chir. Klinik	16	13	82	2	15

4. Änderung der Therapie hinsichtlich Sedierung und Relaxierung: „Lytische Mischung“ wird eher zurückhaltend angewendet (Tachyphylaxie). Die Neuroleptanalgesie wurde wegen der durch sie bewirkten Versteifung des Thorax — der sog. „Neuroleptischen Atemstörung“ (Benzer u. Mitarb.) aufgegeben. Sedierung durch Kombination von kurz- und langwirksamen Barbituraten (Luminal und Nembutal) per Sonde mit Diazepam (1—1½ mg/kg in 24 Std) i. v. (in den ersten 3—4 Tagen 2—2½ mg/kg in 24 Std). Dadurch wird eine konsequent sparsame Relaxantienapplikation möglich, die wir etwa in einer Größenordnung von 4 mal 5—6 mg Imbretil pro 24 Std zu halten trachten.

5. Anwendung von humanem Tetanus-Hyperimmunglobulin. Wenn auch durch die Verwendung von humanem Tetanus-Hyperimmunglobulin kein Unterschied in der Mortalität gegenüber der heterologischen Serumapplikation festzustellen ist (Eriksson u. Ullberg-Olsson) und, wie

eigene Untersuchungen ergaben, keine signifikante Verkürzung der Behandlungsdauer bewiesen werden kann (Auerswald u. Mitarb., 1966; Auerswald u. Mitarb., 1968) und wohl nur eine leichte Mitigierung des Krampfgeschehens bewerkstelligt wird, muß trotzdem die Anwendung von homologem Tetanus-Antitoxin einen festen Bestandteil des Behandlungsplanes beim Wundstarrkrampf bilden. Den Sinn dieser Maßnahme sehen wir in der evtl. Neutralisation von zirkulierendem Toxin, da überdies Hyperimmunglobulin deutlich im Liquor nachweisbar ist und somit die Bindung von freiem Toxin im Liquor wichtig sein kann (Auerswald u. Mitarb., 1968).

Dem humanen Antikörper wird der unbedingte Vorzug vor dem heterologen gegeben, da allergische Reaktionen, die sogar letal sein können, mit Sicherheit ausgeschlossen sind. Aufgrund der Untersuchungen von Auerswald u. Mitarb., 1968, verabreichen wir derzeit bei Behandlungsbeginn das homologe Serum in einer Dosierung von 5000 I.E. i. v. und 5000 I.E. i. m. und verabreichen aufgrund täglicher Titerbestimmungen durch Auerswald zwischen dem 5.—8. Tag je nach Notwendigkeit noch eine Dosis von 5000 I.E. i. v.

In Übereinstimmung mit Wiemers u. Eyrich glauben wir, daß die simultane Anwendung von Toxoid kaum von Nutzen ist.

6. Einen wesentlichen Faktor für die besseren Behandlungsergebnisse glauben wir in den Fortschritten auf dem Gebiete der parenteralen Ernährung erblicken zu dürfen. Durch die hochkalorische Ernährung im Sinne der ,,Hyperalimentation" (Steinbereithner) werden zahlreiche Sekundärkomplikationen der Tetanuserkrankung vermieden bzw. besser und leichter beherrscht.

Abschließend sei noch der Vorschlag gestattet, die alte Stadieneinteilung des Wundstarrkrampfes von Schostok zu verlassen und Tetanusstatistiken grundsätzlich nach den von Patel u. Joag sowie Bösel angegebenen und international anerkannten Schweregraden aufzuschlüsseln, um eine echte Vergleichbarkeit der Ergebnisse zu gewährleisten.

Literatur

Auerswald, W., P. Brücke, R. Kucher, F. Marsoner, Hedwig Müller, Helga Seidl, K. Steinbereithner u. Erika Wagner: Wien. med. Wschr. **116**, 229—235 (1966).

— Hedwig Müller, J. Krenn, K. Steinbereithner u. R. Kucher: Wien. med. Wschr. **118**, 164—167 (1968).

Benzer, H., J. Brunner, J. Lempert u. F. Muhar: Anaesthesist **16**, 189—198 (1967).

Bösel, B.: Die gelben Hefte 8, 164—167 (1968).

Eriksson, E., and K. Ullberg-Olsson: Comparison between modern intensive therapy and ordinary treatment of tetanus. Proc. First Internat. Conf. on Tetanus, Bombay 1965, p. 523.

Kucher, R.: Muskelrelaxantien in der Behandlung des schweren Tetanus. III. Internat. Fortbildungskurs f. klin. Anaesth., Wien, 15.—19. Sept. 1967, S. 55—66.

Kucher, R., u. H. Eisterer: Behandlung chirurgischer Infektionskrankheiten. In: Frey, R., W. Hügin u. O. Mayrhofer: Lehrbuch der Anaesthesiologie, 2. Aufl. Berlin-Heidelberg-New York: Springer (im Druck).

— O. Mayrhofer, and K. Steinbereithner: The intensive treatment unit: two years of practical experience. In Internat. Anaesth. Clin. European trends in Anesthesiology, Vol. 3, No. 4, pp. 793—827. Boston, Mass.: Little, Brown and Comp. 1965.

—, u. K. Steinbereithner: Tetanus. In: Intensivstation—Intensivpflege—Intensivtherapie. Stuttgart: G. Thieme (im Druck).

Mayrhofer, O., and R. Kucher: Some new aspects in the treatment of severe tetanus. In: Internat. anesth. clin. European trends in Anesthesiology, Vol. 3, No. 4, p. 843—860. Boston, Mass.: Little, Brown and Comp. 1965.

— — u. F. Chott: Wien. klin. Wschr. **76**, 469—476 (1964).

Patel, J. C., and G. G. Joag: Indian. J. med. Soc. **13**, 834—838 (1959).

Schostok, P.: Langenbecks Arch. klin. Chir. **284**, 142—149 (1956).

Steinbereithner, K.: Spezielle Probleme der Behandlung bewußtloser Patienten. In: Ed. K. Hartmann-v. Monakow: Akt. Fragen Psychiat. Neurol., Bd. 7, S. 189—204. Basel-New York: Karger 1969.

Wiemers, K.: Indikationen zur Respiratorbeatmung beim Tetanus. In: Just, O. H., u. H. Stoeckel: Die Ateminsuffizienz und ihre klinische Behandlung, S. 139—144. Stuttgart: G. Thieme 1967.

—, u. K. Eyrich: Dtsch. med. Wschr. **92**, 1113—1117 (1967).

Leiter: Zu den Ergebnissen der Wiener Klinik kann man nur sagen: Hut ab und herzlichen Glückwunsch! Wie machen Sie das nur in Wien?!

152. Die Erfolge und Komplikationen der Intensivtherapie bei der Behandlung der Tetanuskrankheit

M. Halmágyi (a. E.)-Mainz

Summary. Between 1958 and 1968, a total of 47 tetanus cases have been treated in the surgical clinic and the intensive therapy unit of the Institute of Anaesthesiology of Mainz University.

The introduction of intensive therapy with relaxation and artificial respiration into the treatment of the severe forms of tetanus has led to a reduction in mortality with severe cases from 83% to 38%.

We have suggested other therapeutic measures to further reduce the mortality-rate in tetanus.

Zusammenfassung. Zwischen den Jahren 1958 und 1968 wurden in der Chirurgischen Klinik und in der Intensivtherapiestation des Instituts für Anaesthesiologie der Universität Mainz insgesamt 47 Tetanusfälle behandelt.

Die Einführung der Intensivtherapie mit Relaxierung und künstlicher Beatmung zur Behandlung der schweren Formen der Tetanuskrankheit hat zu einer Senkung der Mortalität der schweren Fälle von 83% auf 38% geführt.

Es wurden weitere therapeutische Maßnahmen vorgeschlagen zur Senkung der Mortalitätsrate bei der Tetanuskrankheit.

Zwischen den Jahren 1958—1968 wurden in der Chirurgischen Klinik und in der Intensivtherapiestation des Instituts für Anaesthesiologie der Universität Mainz insgesamt 47 Tetanusfälle behandelt.

Die Tab. 1 zeigt die Zahl der geheilten bzw. der verstorbenen Patienten und die Mortalität in %.

Die Einführung der Intensivtherapie mit Relaxierung und künstlicher Beatmung zur Behandlung der schweren Formen der Tetanuskrankheit hat zu einer Senkung der Mortalität der *schweren* Fälle von 83% auf 38% geführt.

Für unsere weitere Betrachtung sind die festgestellten Todesursachen von Interesse.

Die Tab. 2 zeigt, daß 2 Patienten, bei denen der Wundstarrkrampf als mittelschwer bezeichnet worden ist, an einem sog. Sekundentod mit Atem- und Kreislaufstillstand verstarben.

Unter den verstorbenen Patienten mit schwerer Tetanuskrankheit führte in einem Falle eine Lungenembolie zum Exitus.

In einem anderen Fall verstarb eine relaxierte Patientin infolge Abrutschens der Atemschläuche.

Eine weitere Patientin überstand zwar die Tetanuskrankheit, behielt jedoch irreversible hypoxische Schäden infolge eines der Intensivtherapie vorangegangenen Herz- und Kreislaufstillstandes.

Bei weiteren drei Patienten wurde eine Pneumonie nach Aspiration zur Todesursache.

Die restlichen fünf Fälle wurden trotz der Schwere der Tetanuskrankheit nur verspätet nach vorangehender sedierender Behandlung auf unsere Intensivtherapiestation verlegt. Alle Patienten hatten mehrere hypoxämische Zustände hinter sich und wurden mit bestehenden Magenblutungen und bronchopneumonischen Infiltraten übernommen. Alle zeigten nach der Relaxierung eine metabolische Acidose unterschiedlichen Grades.

Die hier kurz geschilderten Erfahrungen veranlassen uns, folgende Behauptungen zur Diskussion zu stellen:

1. Die verschiedenen Symptome der Tetanuskrankheit erlauben zwar eine Gruppierung der einzelnen Fälle, nicht aber eine gruppenspezifische starre Zuordnung therapeutischer Maßnahmen.

2. Auch die mittelschweren Fälle müssen einer intensiven und kontinuierlichen Überwachung unterworfen werden.

3. Im Interesse einer effektiven Embolieprophylaxe bzw. physikalischer Maßnahmen sollten die relaxierten Tetanuspatienten über einen oberen Cava-Katheter auf i.v. Wege ernährt werden.

4. Patienten mit schweren Formen der Tetanuskrankheit sollten als Notfälle behandelt und auf eine Intensivtherapiestation aufgenommen werden.

Tabelle 1. *Zusammenstellung der Tetanusfälle 1958—1968, Univ.-Klinik*[a] *Mainz*

Behandlung	abortiv Sedierung Beobachtung	mittelschwer Sedierung (Tracheotomie)	schwer Intensivtherapie (Beatmung)	Gesamt
Zahl der Patienten	5	13	29	47
geheilt	5	11	18	34
gestorben	—	2	11	13
Mortalität %	0	15,4	37,9	27,7

[a] Nur Chirurgie und Anaesthesie.

Tabelle 2. *Todesursachen bei Tetanuspatienten*

	Todesursachen	Zahl der gest. Patienten
abortiv	—	0
mittelschwer	Sekundentod Atem-Kreislaufstillstand	2
schwer	Aspiration, Pneumonie, Herz-Kreislaufversagen, Lungenembolie, techn.	11

5. Tetanuspatienten ohne Beeinträchtigung der Atemfunktion sollten auch dann relaxiert und beatmet werden, wenn die Rigidität der Gesamtmuskulatur trotz starker Sedierung nicht nachläßt. Die stark erhöhte Atemarbeit stellt heute eine Indikation zur kontrollierten Beatmung dar. Es ist schwer einzusehen, warum Tetanuskranke mit wesentlich stärkerer Muskelarbeit nicht relaxiert und beatmet werden sollten. Die metabolische Acidose bei unseren Patienten könnte als eine bereits bestehende Sauerstoffschuld gedeutet werden. Zur Erhärtung wäre allerdings die Bestimmung des Excess-Lactats erforderlich.

153. Tetanusantitoxintiterverhalten im menschlichen Serum nach Simultanprophylaxe mit Tetanus-Immunglobulin

H. P. Harrfeldt-Bochum

Summary. The behaviour of tetanus antitoxin titres in human serum after simultaneous prophylaxis with tetanus-immunoglobulin.

3 tetanus-immunisation-processes were tested in patients, who were not fundamentally immunised, using tetanus-immunoglobulin. The behaviour of the anti-

toxin titres in human serum was observed over a period of 30 days in 43 subjects. 6 days after the beginning of innoculation, the titres were in the protective range in all subjects. The innoculation successes are discussed using an illustration, according to which a dose of 250 i.u. of homologous serum appears too small to achieve a trouble-free transition from the early passive to the later active, effective immunisation, except when combined with the Haas rapid immunisation.

Zusammenfassung. 3 Tetanus-Simultanimmunisierungsverfahren wurden bei nicht Grundimmunisierten unter Anwendung von Tetanus-Immunglobulin geprüft. Das Antitoxintiterverhalten im menschlichen Serum wurde über 30 Tage bei 43 Probanden beobachtet. 6 Tage nach Impfbeginn lagen bei allen Probanden die Titer im schützenden Bereich. Die Impferfolge werden anhand einer Abbildung besprochen, wonach die Dosis von 250 IE homologen Serums zu gering zu sein scheint, um außer in Verbindung mit der Haasschen Schnellimmunisierung, einen lückenlosen Übergang vom früh einsetzenden passiven auf den später wirksam werdenden aktiven Impfschutz zu gewährleisten.

Die Prüfung des Antitoxintiters im Blut von Impflingen stellt die einzige Möglichkeit zur Objektivierung von Impferfolgen nach Tetanus-Schutzimpfungen dar. Nach aktiven Tetanus-Immunisierungsverfahren prüften wir die Leistungsfähigkeit von drei Tetanus-Simultanimmunisierungsmöglichkeiten unter Anwendung von Tetanus-Immunglobulin bei nicht Grundimmunisierten. Das Titerverhalten wurde bis zum 30. Tag beobachtet. Tetagam- und Tetanolgaben sowie Blutentnahmetage sind in der Abbildung gekennzeichnet. Quergestreift hervorgehoben ist der Übergang vom nicht schützenden auf im Schutzbereich liegende Titerwerte zwischen $\geqq 0{,}005$ und $<$ als 0,01 I. E. Antitoxin/ml Serum. Passive Immunisierungen erfolgten ausschließlich am 1. Tag mit 250 I.E. Tetagam. Aktive Immunisierungen bei Gruppe I nach dem Haasschen Schema der Schnellimmunisierung, bei Gruppe II in Anlehnung an früher geübte heterologe Simultanprophylaxen am 1. und 14. Tag und bei Gruppe III am 1. und 4. Tag. Die initialen Tetanoldosen wurden verdoppelt, gestützt auf beobachtete schnellere Titeranstiege früherer Untersuchungen. Unter 0,005 I. E./ml Serum lag der Tetanusantitoxintiter vor Impfbeginn bei 43 von 67 Probanden. Sie waren auswertbar für unsere Fragestellung.

24 Std nach Impfbeginn war bei 72% der Probanden der Titer in oder deutlich über der Schutzbereichgrenze. 48 Std nach Impfbeginn erreichten 93% der Probanden schützende Titergrößen von mindestens 0,005 I. E./ml Serum. Im schützenden Bereich lagen die Titerwerte aller Probanden wahrscheinlich früher als am 6. Tag nach Impfbeginn. Am 24. und 30. Tag ist bei der Gruppe III wegen verzögerter Titerbildung durch die Art der aktiven Immunisierung der Antitoxinspiegel rückläufig.

Bei Gruppe II scheint er konstant. Bei Gruppe I ist der nahtlose Übergang von dem schnell einsetzenden passiven auf den verzögert, aber rechtzeitig einsetzenden aktiven Impfschutz nachweisbar. Bei dieser

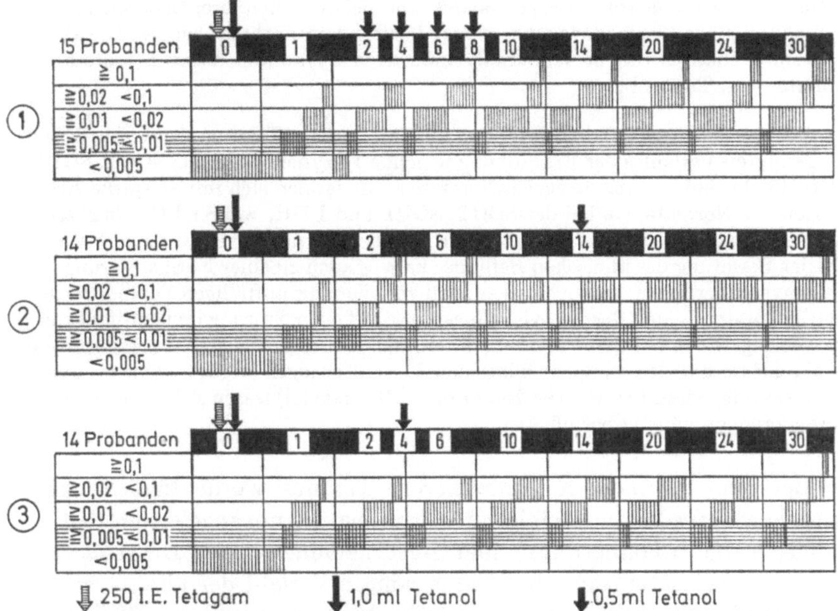

Abb. 1. Tetanus-Antitoxintiter nach Simultanprophylaxe mit Tetagam (Tetanus-Immunglobulin Behringwerke) und Tetanol® (Tetanus-Adsorbatimpfstoff Behringwerke). Schema der aktiven und passiven Immunisierungen und das Verhalten der Antitoxintiter während 30 Beobachtungstagen

Dosierung ist das schutzlose Intervall durch die Simultanprophylaxe mit Tetanus-Immunglobulin lückenlos überbrückt. Für 30 Tage bleiben alle Probanden im schützenden Bereich, 18,6 % davon an der unteren Grenze. Diese Beobachtung führt zu der Überlegung, ob die Dosis von 250 I.E. homologen Serums nicht noch zu gering ist.

154. Verlaufsbeobachtungen über Enzymveränderungen beim infektiösen Tetanus

Ch. Stolz (a. G.)*, W. Heller (a. G.)-Tübingen und F. K. Mörl-Hamburg

Summary. In 10 patients with infectious tetanus, the following enzymes were determined at certain periods during the whole course of the disease: SGOT, SGPT, LDH, cholinesterase and acetylcholinesterase. There were always marked increases in the normal values for SGOT, SGPT, and LDH, whilst changes in cholinesterase and acetylcholinesterase consisted of a considerable decrease, as the clinical picture improved, the enzyme-changes returned to normal. We assume, that the marked changes in cholinesterase and acetylcholinesterase in particular are attributable to a disturbance in the neuro-muscular balance and believe, therefore, that conclusions about the further clinical development may be drawn from these changes. The aforementioned changes can be favourably influenced by administering a proteinase-inhibitor (e.g. Trasylol).

Zusammenfassung. Bei 10 Kranken mit infektiösem Tetanus wurden während des gesamten Verlaufes der Erkrankung folgende Enzyme bestimmt: SGOT, SGPT, LDH, Cholinesterase und Acetylcholinesterase. Es fanden sich immer starke Erhöhungen der Normalwerte bei der SGOT, SGPT und LDH, während Cholinesterase und Acetylcholinesterase im Sinne einer erheblichen Verminderung verändert waren. Mit der Besserung des klinischen Befundes kam es auch zu einer Normalisierung der Enzymveränderungen. Wir nehmen an, daß vor allem die auffälligen Veränderungen der Cholinesterase und der Acetylcholinesterase auf einer Störung im neuromuskulären Gleichgewicht beruhen, und vermuten, daß daher aus diesen Veränderungen Rückschlüsse auf den weiteren klinischen Verlauf gezogen werden können. Durch Verabreichung eines Proteinasen-Inhibitors (z.B. Trasylol) lassen sich die genannten Veränderungen günstig beeinflussen.

Bei zehn Kranken mit infektiösem Tetanus wurde täglich unter Grundumsatzbedingungen folgendes Enzymspektrum angefertigt: SGOT, SGPT, LDH, Cholinesterase und Acetylcholinesterase. Die Untersuchungen erstreckten sich über den gesamten Verlauf der klinischen Behandlung bis zu einem maximalen Beobachtungszeitraum von 38 Tagen; erfaßt wurden Kranke mit verschieden stark ausgeprägter klinischer Symptomatik nach unterschiedlich langer Inkubationszeit. Das Erkrankungsalter lag in der überwiegenden Zahl der Fälle zwischen dem

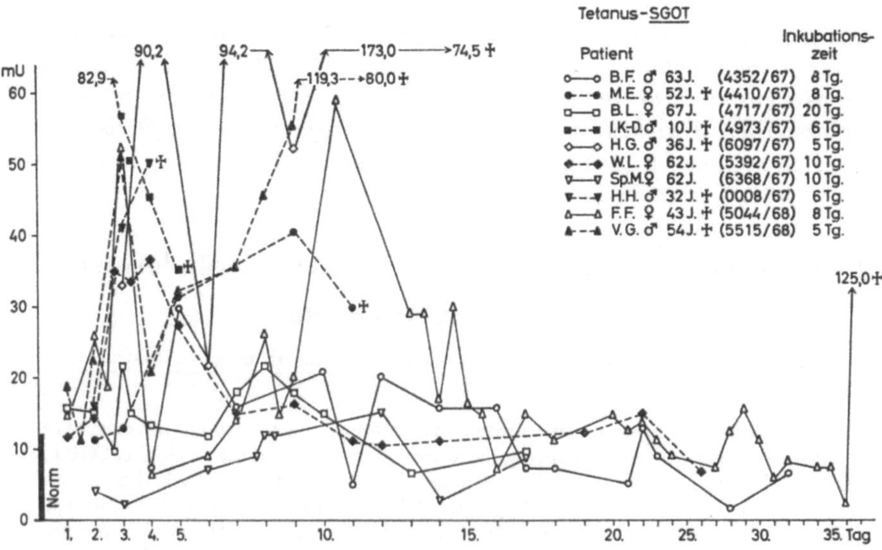

Abb. 1. Verhalten der SGOT beim infektiösen Tetanus

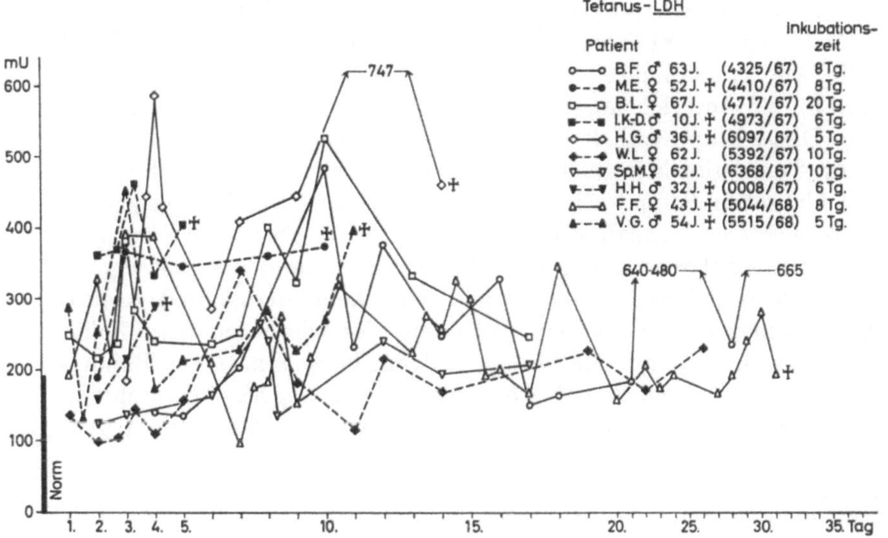

Abb. 2. Verhalten der LDH beim infektiösen Tetanus

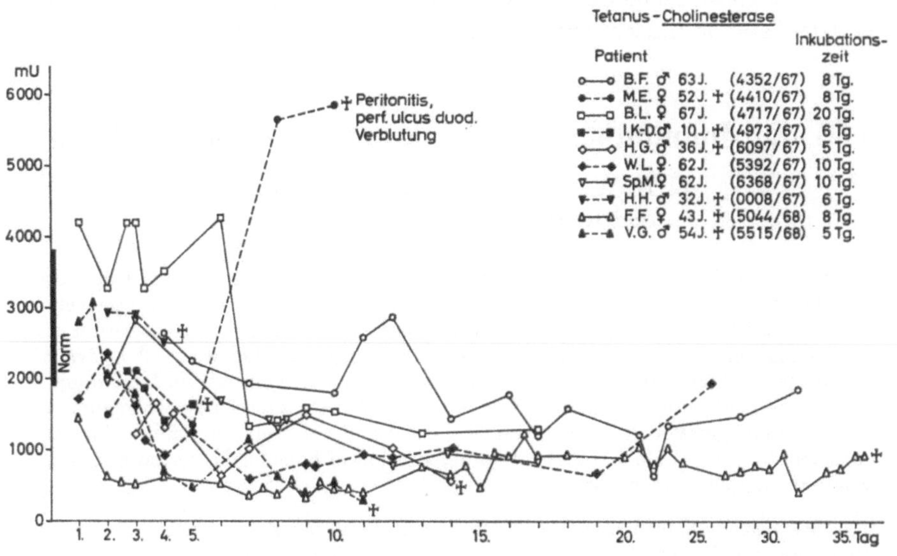

Abb. 3. Verhalten der Cholinesterase beim infektiösen Tetanus

40. und 60. Lebensjahr. Es erfolgte jeweils eine Behandlung durch Relaxierung und künstliche Beatmung bei gleichzeitiger Sedierung und vollkalorischer Ernährung durch eine Magensonde.

Sämtliche Enzyme zeigten im akuten Stadium der Erkrankung starke Veränderungen ihrer Normalwerte: bei der SGOT (Abb. 1), SGPT und LDH (Abb. 2) im Sinne einer massiven Erhöhung, bei der Cholinesterase (Abb. 3) und Acetylcholinesterase im Sinne einer erheblichen Verminderung. Dieses Enzymverhalten war besonders ausgeprägt bei den Kranken, die die Tetanusinfektion nicht überlebt haben. In Übereinstimmung mit dem klinischen Befund zeigte sich bei Besserung der Tetanussymptomatik auch eine Normalisierung der Enzymwerte. Durch die Störungen im neuromuskulären Gleichgewicht können nach unserer Auffassung die besonders auffälligen Veränderungen der Cholinesterase und Acetylcholinesterase erklärt werden, wobei die Veränderungen der Cholinesterase auch noch auf eine Leberschädigung hinweisen. Diesen Befundabweichungen messen wir daher besondere Bedeutung bei und vermuten, daß aus ihnen Rückschlüsse auf den weiteren klinischen Verlauf bzw. die Überlebenschancen gezogen werden können. Die Veränderungen lassen sich nach unseren Erfahrungen durch Verabreichung eines Proteinasen-Inhibitors (z. B. Trasylol 1—3 Mio. E./d.) durch Aktivierung des teilweise blockierten Intermediärstoffwechsels günstig beeinflussen.

Nach unseren bisherigen Erfahrungen glauben wir, daß uns in der Enzymdiagnostik eine weitere Möglichkeit zur Verfügung steht, den Verlauf der Tetanus-Infektion klinisch und prognostisch beurteilen zu können.

155. Zur Immuntherapie der akuten Tetanuserkrankung

K. H. Weis*, H. Finger, I. Rietbrock
und K. H. Koch-Würzburg (a. G.)

Summary. Amongst the 32 patients, who came to us for hospital treatment for manifest tetanus between 1966 and 1968, 21 were neither actively nor passively immunised. The remaining 11 had received either Tetanol or heterologous serum or a combination of the two. After admission to hospital, they were all actively immunised and treated with either heterologous or homologous serum. Determination of the neutralising antitoxin titres demonstrated the superiority of the human hyper-immunoglobulin using comparative dosage. As a result of immunological consideration, we would recommend administration of homologous serum in cases, where the disease is manifest.

Zusammenfassung. Unter den 32 Patienten, die in der Zeit zwischen 1966 und 1968 mit manifester Tetanuserkrankung zur stationären Behandlung kamen, waren 21 weder aktiv noch passiv immunisiert worden. Die übrigen 11 hatten teils Tetanol, teils heterologes Serum oder eine Kombination beider erhalten. Nach der stationären Aufnahme wurden alle aktiv immunisiert und mit heterologem oder homologem Serum behandelt. Bestimmungen des neutralisierenden Antitoxintiters zeigten bei vergleichbarer Dosierung die Überlegenheit des humanen Hyperimmunglobulins. Aus immunologischen Überlegungen wird bei manifester Erkrankung die Gabe von homologem Serum empfohlen.

Die Deutsche Gesellschaft für Chirurgie veröffentlichte jüngst die neu erarbeiteten Empfehlungen zur Tetanusprophylaxe [1]. Da bei der sehr großen Zahl an Tetanus verdächtigen Verletzungen neben der aktiven Erstimmunisierung die Entscheidung über die Gabe von heterologem oder homologem Serum häufig offenbleibt, muß nach wie vor anläßlich der Klinikaufnahme eines akut an Tetanus Erkrankten mit verschiedenen Stadien der aktiven und passiven Immunisierung gerechnet werden.

Eine diesbezügliche Zusammenstellung des eigenen Krankengutes der Jahre 1966—1968 zeigt: Unter 32 Tetanuskranken waren 21, die primär keinen Arzt aufgesucht hatten und weder aktiv noch passiv immunisiert worden waren; 4 hatten nur heterologes Serum, 5 je einmal Tetanol und weitere 2 je einmal Tetanol + heterologes Serum erhalten. Es ergab sich somit stets die Frage, wie die Immuntherapie begonnen oder fortgesetzt werden sollte.

An der Wirksamkeit der aktiven Immunisierung durch Tetanol besteht kein Zweifel, da allein diese, im Gegensatz zu der durchgemachten Erkrankung [4,8], eine viele Jahre anhaltende Immunität bewirkt [7]. Grumbach [2] nahm aufgrund tierexperimenteller Befunde und klinischer Erfahrungen an, daß die Serumtherapie bei der manifesten Tetanuserkrankung „kaum mehr als eine symbolische Handlung darstellt“. Dieser Ansicht ist jedoch entgegenzuhalten, daß bei nicht ausreichend aktiv immunisierten Patienten eine Serumtherapie erforderlich wird, da die Toxinproduktion kein zeitlich begrenztes Ereignis darzustellen braucht, das mit dem Manifestwerden der Erkrankung zugleich erlischt. Patel u. Mehta [5] wiesen bei 172 Tetanuskranken in Serum- bzw. Liquorproben 22mal das Toxin nach. Die Neutralisation von zirkulierendem Toxin wird somit zur zwingenden Notwendigkeit, um dessen weitere Bindung an das Zentralnervensystem zu verhindern. Dies gilt besonders dann, wenn die Eintrittspforte des Erregers unbekannt bleibt.

Bei Patienten, die in Zusammenhang mit der die Infektion verursachenden Verletzung erstmals aktiv immunisiert werden, wird nur ausnahmsweise ein ausreichender neutralisierender Antikörpertiter von wenigstens 0,01 I.E./ml Serum [6] zu erwarten sein. Frühestens 3 Wochen nach Beginn der aktiven Immunisierung kann mit einem entsprechenden Schutz gerechnet werden [3].

Wir bestimmen seit 1 Jahr bei unseren Tetanuskranken den neutralisierenden Antikörpertiter. Danach zeigt sich eindeutig die Überlegenheit des homologen Serums gegenüber den heterologen Seren. In allen untersuchten Fällen ließ sich nach Injektion von humanem Hyperimmunglobulin, in Abhängigkeit von der applizierten Dosis, ein wenigstens über 4 Wochen vorhandener Antitoxintiter (> 0,01 I.E./ml Serum) feststellen (Abb. 1). Nach der Applikation von heterologem Serum dagegen bleibt ein ausreichender Schutz nur wenige Tage faßbar.

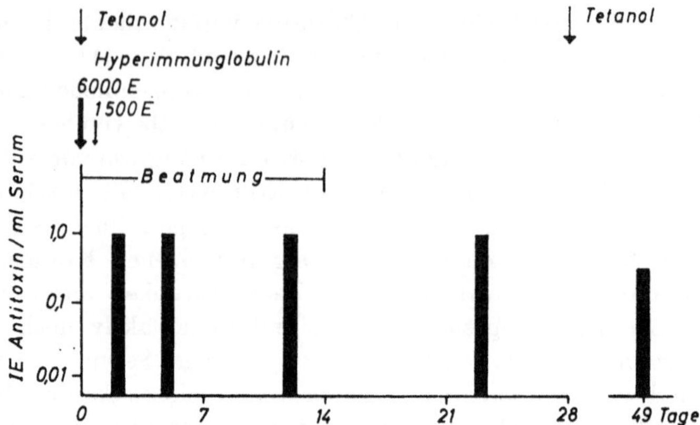

Abb. 1. Patient B., Alfred, 17 Jahre. Inkubationszeit 10 Tage, Tetanuserkrankung Gruppe III, 14 Tage mit Engström beatmet, geheilt entlassen. Ordinate: Antitoxintiter (I. E./ml Serum). Abszisse: Zeit in Tagen

Somit muß für die Immuntherapie des manifesten Tetanus die Gabe von homologem Serum empfohlen werden, um das schutzlose Intervall nach Einleiten der aktiven Immunisierung zu überbrücken.

Literatur

1. Empfehlungen der Deutschen Gesellschaft für Chirurgie zur Tetanusprophylaxe. Bayer. Ärztebl. **24**, 142 (1969).
2. Grumbach, A.: Der Tetanus. In: Die Infektionskrankheiten des Menschen und ihre Erreger. Hrsg. A. Grumbach u. W. Kikuth, Bd. II, S. 1017. Stuttgart: G. Thieme 1958.
3. Haas, R., R. Thomssen u. H. Roth: Dtsch. med. Wschr. **86**, 2141 (1961).
4. Kroupa, J.: Mschr. Unfallheilk. **68**, 270 (1965).
5. Patel, I. C., and B. C. Mehta: Serum requirements in Tetanus. In: Principles on tetanus, proceedings of the internat. conf. on Tetanus, Bern, July 15—19, 1966. Ed. by L. Eckmann, p. 471. Bern-Stuttgart: Huber 1967.
6. Regamey, R. H., u. H. J. Schlegel: Schweiz. med. Wschr. **34**, 919 (1950).
7. Scheibel, I., M. W. Bentzon, P. E. Christensen, and A. Biering: Duration immunity after tetanus immunization. Principles on tetanus, proceedings of the internat. conf. on tetanus, Bern, July, 15—19, 1966. Ed. by L. Eckmann, p. 245. Bern-Stuttgart: Huber 1967.
8. Woziwodzki, G., u. R. Grässner: Chirurg **37**, 97 (1966).

156. Ernährungsprobleme bei schwerem Tetanus

P. Feischl* und K. Hiotakis-Graz/Österreich (a. G.)

Summary. On the basis of comparative investigations, we discuss the question, whether a balanced metabolic process can be maintained during prolonged-sleep therapy in II degree cases of tetanus just as well by using complete parenteral feeding as this is achieved by probe-feeding in respiratory cases. We make special reference to the significance of the energy-demand, possible liver damage and changes in the overall protein- and electrolyte-metabolism.

Zusammenfassung. Aufgrund vergleichender Untersuchungen wird die Frage diskutiert, ob durch vollständige parenterale Ernährung bei der Dauerschlafbehandlung von Tetanuserkrankungen des Stadiums II eine ebenso ausgeglichene Stoffwechselbilanz erzielt werden kann wie bei den Beatmungsfällen durch die Sondenernährung. Auf die Bedeutung des Energiebedarfes, möglicher Leberschädigungen und Veränderungen im Gesamteiweiß und Elektrolythaushalt wird besonders hingewiesen.

Bei Tetanuserkrankungen des Stadiums II kommt der vollständigen parenteralen Ernährung eine überragende Bedeutung zu, da einerseits durch den Dämmerschlafzustand der Patienten, andererseits durch die Krampfbereitschaft bei taktilen Reizen weder eine perorale Nahrungszufuhr noch eine Sondenernährung durchführbar ist. Aber auch bei Beatmungsfällen (Stadium III) ist die parenterale Ernährung ein wesentlicher Bestandteil für die Erhaltung einer ausgeglichenen Stoffwechsellage.

An der Chir. Univ.-Klinik Graz, wo jährlich im Durchschnitt 24 Tetanusfälle aller drei Schweregrade behandelt werden und seit langem ein Zentrum für Tetanusbehandlungen im Endemiegebiet Steiermark besteht, haben wir vergleichende Untersuchungen bei beiden Ernährungsformen durchgeführt.

Grundsätzlich ist die parenterale Ernährung nur als Ausweg für eine unmögliche orale Nahrungszufuhr anzusehen. Im folgenden soll an einigen wenigen Kriterien aufgezeigt werden, ob die parenterale Ernährung die in sie gesetzten Erwartungen zu erfüllen vermag, auch bei der Behandlung schwerer Tetanusfälle mit ihrer ernährungsphysiologischen Problematik.

1. Der *Energiebedarf* (1600—3000 Calorien tgl.) kann bei vollständiger parenteraler Ernährung auf längere Sicht nur durch Gabe von Fettemulsionen gedeckt werden.

Beispiel für die tägliche Calorienzufuhr bei vollständiger parenteraler Ernährung:

1000 ml Lävosan 5%	200 Calorien
1000 ml Aminomel cum Äthanol[1]	690 Calorien
500 ml Intralipid 20%[2]	1100 Calorien
500 ml Invertose 20%	400 Calorien
Gesamt	2390 Calorien

[1] Fa. Leopold, Graz.
[2] Fa. Vitrum A/B, Stockholm.

Bei der maschinellen Dauerbeatmung sollte die Calorienzufuhr durch die Sonde (z.B. 3 · 100 g Braun's oral tgl. = 3 · 450 Calorien) und i. v. im Verhältnis 1:2 erfolgen, wobei die calorisch hochwertigen Fettemulsionen vor allem bei erhöhtem Calorienbedarf (Fieber usw.) zur Abdeckung wertvoll sind.

2. Von den *Elektrolytveränderungen* sind vor allem die Kaliumwerte bemerkenswert. In der 1. Krankheitswoche findet sich unabhängig von der Art der Ernährung in 88% der Fälle ein Anstieg des Erythrocytenkaliums bis auf 124 mval, während das Serumkalium leicht absinkt. In der 2. Woche erfolgt trotz Substitution der Gesamtelektrolyte ein rapider Abfall des Erythrocytenkaliums, besonders bei Beatmungsfällen bis auf 60 mval, wobei das Serumkalium normale Werte zeigt. Bei schwerem Krankheitsverlauf und auftretenden Komplikationen ist in der Folge trotz spezieller Kaliumsubstitution für die Zelle nicht einmal der untere Grenzwert des Erythrocytenkaliums zu erreichen.

3. Bei den *Leberfunktionsproben* war nur bei vollständiger parenteraler Ernährung in manchen Fällen eine leichte, aber reversible Erhöhung des Bromthaleintests und des Gesamtbilirubins (im Durchschnitt auf 2 mg-%) nach 2wöchiger Gabe von Fettemulsionen nachweisbar. Manifeste Leberschäden konnten pathologisch-histologisch nicht festgestellt werden.

4. Die *Gesamteiweiß*-Durchschnittswerte in g-% wurden bei den einzelnen Ernährungsformen einander gegenübergestellt, wobei sich der Beobachtungszeitraum der Patientengruppen auf einen Zeitraum von über 3 Wochen erstreckte:

a) vollständige parenterale Ernährung mit Fettemulsion,

b) Kombination parenterale Ernährung (mit Fettemulsion) und Sondenernährung bei Beatmungsfällen,

c) anfänglich parenterale (ohne Fettemulsion) und perorale Ernährung, anschließend — infolge der Schwere des Krankheitsbildes — vollständige parenterale Ernährung mit Fettemulsion.

Dabei konnte nachgewiesen werden, daß nur in der Gruppe A und teilweise in der Gruppe B Normalwerte zu erzielen waren, während in der Gruppe C erst nach Gabe von Fettemulsionen ein Anstieg des Gesamteiweiß beobachtet wurde. Somit kann die vollständige parenterale Ernährung mit adäquater Zufuhr von Energie und allen essentiellen Nährstoffen der oralen Nahrungszufuhr gleichgestellt werden, vor allem, da sie eine Schonung der körpereigenen Eiweißreserven bewirkt. Abschließend wird auf die bekannte Tatsache hingewiesen, daß bei schweren Tetanusfällen auch ohne Komplikationen bereits innerhalb der ersten Krankheitswoche eine mittelgradige, offenbar durch Toxinwirkung bedingte Anämie zu beobachten ist, die regelmäßige Blutbildkontrollen und gegebenenfalls die Gabe von Blutkonserven erforderlich macht.

Aussprache

W. Ehalt-Graz: Auf Wunsch und Verlangen verschiedener Ärztegruppen, besonders der Betriebsärzte, sah sich die „Österreichische Gesellschaft für Unfallchirurgie" veranlaßt, eine eigene Empfehlung für die Tetanusprophylaxe zu verfassen. Ich bin dabei in engem Kontakt mit Herrn Bürkle de la Camp gewesen, so daß sich unsere Empfehlungen und die der „Deutschen Gesellschaft für Chirurgie" in keinem Punkt widersprechen.

Unsere ist nur kürzer.

Die *Empfehlung der „Österreichischen Gesellschaft für Unfallchirurgie"* lautet: Anzustreben ist die Durchimpfung der gesamten Bevölkerung in einem möglichst frühen Lebensalter (ab 4. Lebensmonat).

Aktive Impfung: 1. Injektion Adsorbat-Impfstoff s. c., Wiederholung nach 4 Wochen und nach 1 Jahr (klassische Methode). Es gibt noch andere Methoden, die aber noch überprüft werden müssen.

Den nach der Prophylaxe ausgestellten Impfpass soll jeder Mensch bei sich tragen.

Diese Impfung zum Zeitpunkt der Wahl soll von anderen Impfungen (Polio, Pocken, Tbc) einen zeitlichen Abstand von mindestens 4 Wochen haben; ausgenommen sind frische Verletzungen.

Eine Kombinations(Mehrfach)-Impfung bei Kindern ist selbstverständlich.

J. Stoffregen, W. Leben und *E. C. Hanau*-Göttingen (a.G.): Unser Krankengut umfaßt für die Zeit von 1963 bis Sept. 1968 44 Tetanuspatienten, worüber hier berichtet werden soll.

Nachdem nach wie vor größere Heilerfolge beim bereits ausgebrochenen Wundstarrkrampf nur durch eine Verbesserung der symptomatischen Therapie erwartet werden dürfen, muß stets der Nutzen aktiver Maßnahmen gegen die damit verbundenen Komplikationsmöglichkeiten abgewogen werden.

Als Resultat einer 7jährigen Entwicklung haben wir im Jahre 1965 mehrere Behandlungsdetails verändert, so daß der Gesamtzeitraum in eine Periode vor und nach 1965 unterschieden werden kann. Das gilt insbesondere auch hinsichtlich des Erfolges.

Vorher wie hinterher haben wir die mutmaßliche Eintrittspforte des Clostridium tetani ohne nachteiligen Effekt nur nach allgemeinchirurgischen Prinzipien (durch Wundrandexcision) usw. lokal behandelt. War a priori ein schwerer Verlauf zu erwarten, haben wir prophylaktisch in Intubationsnarkose frühzeitig tracheotomiert, nachdem wir früher gelegentlich Patienten trotz sorgfältiger Überwachung im ersten, schweren generalisierten Krampfanfall durch Erstickung verloren hatten. Die Trachealkanüle wurde nach Abschluß der Assistorbeatmung so früh wie möglich gegen eine Sprechkanüle ausgetauscht, die etwa 1 bis längstens 3 Tage nach Ende der Respiratorbehandlung endgültig entfernt wurde.

Wir haben die Patienten vorwiegend — auch und gerade während der Krampfphase ihrer Erkrankung — nicht kontrolliert, sondern assistiert beatmet. Das ermöglichte die Teilrelaxation bei oberflächlicher Sedierung, damit auch die Kooperation des Patienten und erwies sich überdies als ausgezeichnete Thrombose- und damit Embolieprophylaxe. Nur wenn die Krämpfe excessive Formen annahmen, haben wir den Patienten passager total relaxiert und kontrolliert beatmet, nach Möglichkeit aber eher stunden- als tageweise. Immer wurde so früh wie möglich auf die Teilrelaxation mit assistierter Spontanatmung zurückgegangen.

Der Gesamtverbrauch an Muskelrelaxantien konnte entsprechend stark vermindert werden. Parallel dazu sehen wir heute die früher regelmäßig beobachtete, meist extreme Muskelatrophie kaum noch, sie ist in der Regel allenfalls angedeutet.

Wir deuten das ebenfalls als iatrogene Reaktion der Muskulatur auf ihre totale Paralysierung.

Neben der prinzipiellen Änderung der Behandlungsweise — Assistoren statt Respiratoren, oberflächliche Sedierung und Teilrelaxierung statt Vollnarkose und Totallähmung — hat die Auswahl der zur Behandlung verwendeten Medikamente vergleichsweise die kleinere Rolle gespielt. Das gilt mit einer Ausnahme: Dolantin. Dolantin, das früher als wesentlicher Bestandteil der sog. lytischen Mischung zusammen mit Atosil und Hydergin verwendet wurde, zeichnet sich durch eine ausgeprägte ganglioplegische Nebenwirkung aus und war Ursache der häufig beobachteten Magen- und Darmatonien. Deshalb konnten die Patienten trotz der rechtzeitig angelegten Witzelfistel über mehrere Wochen nur i. v. „ernährt" werden mit all den dazugehörigen Risiken (Thrombophlebitis, Lungenembolie usw.).

Außerdem ließen sich trotz aller labortechnischen Mühen Elektrolytentgleisungen nicht immer vermeiden. Überdies bewirkte Dolantin eine gefährliche vasomotorische Lähmung. Die Kollapstendenz ging so weit, daß in der Dolantinära schon das vorsichtige Betten des Patienten gelegentlich zu Kreislaufzusammenbrüchen führte bis zum irreparablen Herzstillstand. Seit wir stattdessen andere Medikamente (vorwiegend Valium und Distraneurin, gelegentlich auch Thalamonal) verwenden, haben wir diese Komplikationen nicht mehr gesehen.

Eine wesentliche Verbesserung bedeutet die Einführung der Plastik-Magenschläuche. Nachdem wir die Atonie vermeiden können, ernähren wir unsere Patienten fast vom 1. Tag an ausschließlich in gewohnter Weise enteral. Selbst bei wochenlanger Verwendung dieser Plastikschläuche haben wir niemals Druckschädigungen beobachtet.

Seither dienen die peripheren Venen ausschließlich zur Infusion von Lösungen, die wir lediglich als Vehikel für bestimmte potente Drogen verwenden.

Selbstverständlich beatmen wir die Patienten mit angefeuchteter Luft (mit und ohne Sauerstoffzusatz). Das Nebulisat besteht in der Regel aus 20% Alkohol in Wasser. Zusätzlich wird mehrmals täglich für 15 min ein Gemisch aus 2,4%igem Aminophyllin und Wasser zu gleichen Teilen mit Zusatz von 5 Tropfen Micronephrin vernebelt.

Früher, von 1957—1965 starben unsere Patienten vorwiegend an 3 Ursachen:

1. an Erstickung, 2. durch Herzstillstand (infolge relativer Hypovolämie bei ausgeprägter Ganglioplegie) und 3. an massiver Lungenembolie (infolge massiver Thrombose, vorwiegend der tiefen Beckenvenen). Das ist seither praktisch nicht mehr passiert:

ad 1. Die Patienten sind nur noch teilrelaxiert und assistiert beatmet und können notfalls selber für eine Weile eine Notventilation durchführen. Außerdem haben wir die Überwachung verbessert.

ad 2. Mit der Ganglioplegie haben wir gleichzeitig den orthostatisch bedingten lebensgefährlichen Kreislaufkollaps ausgeschaltet.

ad 3. Die tödliche Lungenembolie haben wir mit Sicherheit dadurch vermieden, daß die nur teilrelaxierten und oberflächlich sedierten Patienten sich selber ständig bewegen können, selbstverständlich unterstützt durch eine aktive Bewegungstherapie. Außerdem verwenden wir nur noch periphere Venen, über die vorwiegend reizlose Flüssigkeiten infundiert werden, so daß keine gefährlichen Thrombosen mehr entstehen.

Die Gesamtletalität über diese hier vorgetragenen 5 Jahre beträgt leider auch bei uns 34%. Allerdings sank die Letalität der beatmeten Patienten von 69% in der Periode vor 1965 auf 20% in der Periode nachher. Beginnend mit dem letzten Patienten im Jahre 1966 bis Sept. 1968 hat eine ununterbrochene Folge von 15 Patienten überlebt, von denen immerhin 13 so schwer krank waren, daß sie künstlich beatmet werden mußten. Wenn wir die Jahre von 1967, 68 und 69 bis zum heutigen Tag übersehen, so beträgt die Gesamtletalität etwa 10%.

Wir haben berechtigte Hoffnung, die Letalität unserer Tetanuspatienten bei diesen 10% auch in Zukunft halten zu können, und zwar unabhängig von dem Lebensalter und evtl. Begleitkrankheiten.

Leiter: Ich bedanke mich recht herzlich und darf hiermit die Nachmittagssitzung der Sektion Anaesthesie beschließen.

Freitag, den 11. April 1969

Sondersitzung von 15.30 bis 16.30 Uhr

Unfallchirurgie

(Fortsetzung)

Verhandlungsleiter: Prof. Dr. L. Rathcke-Ludwigsburg

Leiter: Ich begrüße Sie zur heutigen Nachmittagssitzung und heiße Sie alle recht herzlich willkommen. Wir werden einige sehr interessante Vorträge aus dem Gebiet der Unfallchirurgie hören. Der Herr Präsident hat die Zeit für die einzelnen Vorträge genau kalkuliert. Wenn wir noch diskutieren wollen, bleiben uns bei Einhaltung der Redezeiten gerade 10 min zur Diskussion.

Wir wollen gleich in die Vortragsreihe eintreten. Ich bitte Herrn G. Küntscher, Flensburg, über die *Behandlung der Pseudarthrose mittels geschlossener Marknagelung* zu sprechen.

Freie Vorträge

157. Die Behandlung der Pseudarthrose mittels geschlossener Marknagelung

G. KÜNTSCHER-Flensburg

Summary. The method of choise for treating pseudo-arthrosis is closed medullary nailing. It is successful in every case, even with severe dislocation, with the help of the distractor. All processes, which lay the pseudo-arthrosis open, are to be avoided, including open medullary nailing, since these can have a considerable negative influence on or may even completely destroy the biological bases for the construction of the callus. The author has a material available of more than 1000 cases of pseudo-arthrosis treated by medullary nailing.

Zusammenfassung. Die Methode der Wahl zur Behandlung der Pseudarthrose ist die geschlossene Marknagelung. Sie gelingt in jedem Falle, auch bei stärkster Dislokation, und zwar mit Hilfe des Distraktors. Sämtliche Verfahren, die die Pseudarthrose freilegen, sind abzulehnen, also auch die offene Marknagelung, weil sie die biologischen Grundlagen für den Aufbau des Callus ganz erheblich beeinträchtigen oder sogar völlig vernichten. Vortr. verfügt über ein Material von über 1000 mit Marknagelung versorgten Pseudarthrosen.

Für die Behandlung des *frischen Bruches* gibt es verschiedene Möglichkeiten:

Wem die Einrichtung der *geschlossenen* operativen Verfahren nicht zur Verfügung steht, der kann sich mit konservativen Methoden behelfen.

Bei der Pseudarthrose ist das anders. Hier gibt es nur ein Verfahren der Wahl, und das ist die *geschlossene Marknagelung*.

(Eine Ausnahme macht lediglich die sehr seltene Pseudarthrose der Clavicula, deren geschlossene Nagelung technisch zu schwierig ist. Hier wird offen genagelt.)

Es gibt nichts Einfacheres und Schonenderes. Lediglich eine kleine Stichincision von etwa 2 cm Länge ist erforderlich, die weit vom Herd entfernt liegt. Von hier aus wird die Markhöhle mit langen geführten Bohrern kräftig aufgeweitet und ein genau passender Marknagel eingeführt. Das ist alles! Vom selben Tage an kann der Patient ungehindert durch jede äußere Schienung und große schmerzhafte Wunde in vollem Ausmaß bewegen. Handelt es sich um das Bein, so ist *sofortiges Belasten* möglich. Der Hauptzweck des Aufweitens ist es ja, einen genügend kräftigen Nagel einschlagen zu können, der jeder Beanspruchung standhält.

Es gibt allerdings eine Reihe von Gegnern des Frühbelastens. Sie geben aber keinerlei einleuchtende Gründe für ihre Haltung an. Das Entscheidende ist die klinische Erfahrung an einem sehr großen Material. Sie hat gezeigt, daß die baldige Belastung nur Vorteile bringt. Welcher Schaden soll schon dabei auftreten?

Hinzu kommt nun noch die *Garantie der knöchernen Heilung.* Sie ist 100%ig, wenn die Nagelung vorschriftsmäßig durchgeführt wurde. Vortr. verfügt über ein eigenes Material von *über 1000 mit Marknagelung* versorgten Pseudarthrosen. Soweit die Behandlung abgeschlossen ist, konnte bei allen die knöcherne Überbrückung festgestellt werden. Niemals kam es zur Amputation oder zum tödlichen Ausgang.

Noch vor ein paar Jahrzehnten hätte man einen solchen ungeheueren Fortschritt nicht für möglich gehalten. Damals hielt man sich an Lexer, der in seinem bekannten Lehrbuch der Wiederherstellungschirurgie über die Pseudarthrose schrieb: „Daß man auch hier nicht nur das zwischen den Stümpfen entwickelte, minderwertige Knorpel- und Bindegewebe gründlich zu entfernen hat, sondern die Knochenenden soweit anfrischen muß, daß gesundes Periost und Mark erreicht wird, ist selbstverständlich." Diese Ansicht ist nicht nur grundfalsch, sondern das gerade Gegenteil ist richtig. Diese Gebilde sind für die Heilung wertvoll und sollen erhalten bleiben. Das hat unserer Ansicht nach schon Phemister gesagt.

Heute wissen wir, daß zweierlei genügt: 1. Es ist ein *biologischer Reiz zur Wiederanfachung der Callusbildung* erforderlich. Hierzu braucht keineswegs so grobes Geschütz wie die Einfügung eines großen Knochenspanes aufgeführt zu werden. Das *Aufweiten der Markhöhle ist hierfür stets völlig ausreichend.* Dies gilt besonders auch für die sog. „*areaktiv-atrophen Pseudarthrosen*", wie wir sie nach Drahtumschlingung und heute so häufig nach Verwendung von Schrauben und Platten infolge Störung der Blutzufuhr sehen. 2. ist es nun unerläßlich, daß dieser neue Callus vor allen *mechanischen* Kräften geschützt wird, die ihn zerstören. *Der Marknagel ist hierzu das beste Mittel.* Es ist aber *ebenso nötig, zu vermeiden,* daß sein *Wachstum auf chemischem Wege be- oder gar verhindert* wird. Diese *Störung* entsteht *durch die operative Freilegung* der Pseudarthrose. Die Unterbindung von Gefäßen verursacht Nekrosen. Ähnlich wirkt das Austrocknen der Muskulatur an der Luft während eines länger dauernden Eingriffes und ebenso das Quetschen von Weichteilen mit Haken usw. All dieses verursacht eine starke Verschiebung des lokalen Ionenmilieus. Dies ist letztlich die Ursache für das Verzögern oder das Ausbleiben der Heilung. Hierauf haben schon Goetze und Brackerts vor 30 Jahren hingewiesen und das ist auch der Hauptgrund, warum die *offenen operativen* Verfahren sowohl in der Behandlung der *Pseudarthrosen* als auch des frischen Knochenbruches *ganz entschieden abgelehnt werden müssen.* Dies gilt genauso auch für die offene Marknagelung! Es kommen noch andere Gründe hinzu, die große Operationswunde zu verdammen, wie die Gefahren des Schocks, der Blutung, der Weichteilverletzung usw., hauptsächlich aber der Infektion. Die Antibiotica haben diese Gefahr zwar gemildert, aber bisher keinesfalls ausschalten können. Bei der *geschlossenen Marknagelung* besteht *praktisch keine Infektionsgefahr.* So hat z. B. R. Maatz bei 199 frischen Unterschenkelbrüchen nicht eine einzige Infektion des Bruchspaltes erlebt.

Für das Angehen einer Infektion spielt die Menge der durch den Eingriff erzeugten Weichteil-Nekrosen eine wesentliche Rolle. Dies gilt ganz besonders für den Knochen. Wenn z. B. Laschenschrauben angelegt werden, so wird dabei die Ar. nutritia mit großer Wahrscheinlichkeit durch die Schrauben zerstört. Die Ernährung des Knochens von innen her fällt dadurch aus. Dasselbe ist bei der Marknagelung allerdings auch der Fall. Die Ernährung von außen wird mit dem Nagel hingegen überhaupt nicht angetastet. Sie hat aber, wie die Untersuchungen von Matsumoto, Rheinfelder und Trueta gezeigt haben, den Hauptanteil an der Versorgung des Knochens. Durch das Abledern oder Quetschen des Periostes bei der Anlegung von Laschen wird nun diese Durchblutung von außen schwer geschädigt oder aufgehoben. Der Knochen kann sich gegen eine Infektion nicht mehr wehren, er ist — wie Otto sehr treffend sagt — ein potentieller Sequester. Er kann natürlich auch keinen Callus bilden. Er kann auch nicht die *mechanische Schwächung* durch das Anlegen der Bohrlöcher für die Schrauben durch funktionelle Hypertrophie ausgleichen, es kann zum Ermüdungsbruch kommen. Andererseits zeigt er im Röntgenbild auch *keinerlei Atrophie,* denn auch zum Abtransport der Kalksalze ist der Gefäßanschluß erforderlich.

Das Anlegen von Laschenschrauben hat zudem noch den technischen Nachteil, daß oft sehr viel von den bereits erwähnten wertvollen Knochenenden entfernt werden müßte (vgl. Abb. 1).

Nun ist allerdings das eingangs geschilderte einfache Vorgehen mittels geschlossener Marknagelung nur in den Fällen möglich, bei denen keine stärkere Dislokation vorliegt oder die Reposition leicht vollzogen werden kann (schlaffe Ps.). Dies ist glücklicherweise die Mehrzahl (im Material des Vortr. etwa 80%). Bei den übrigen Pseudarthrosen gelingt es aber nunmehr ebenfalls stets, die geschlossene Nagelung durchzuführen, so daß die geschlossene Methode heute in jedem Falle angewendet werden

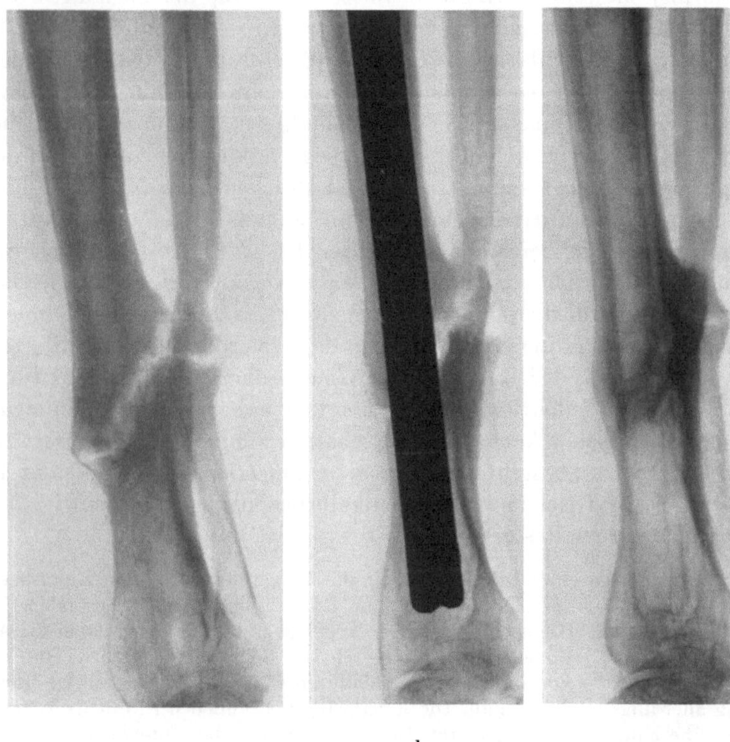

Abb. 1. a Pseudarthrose des Unterschenkels; b Versorgung mittels geschlossener Marknagelung; c nach 2 Jahren nach Herausziehen des Nagels

kann. Es wird durch den Distraktor des Vortragenden ermöglicht. In Narkose wird zunächst eine *ausgiebige Mobilisation* vorgenommen. Bei der Tibiapseudarthrose muß zusätzlich auch die intakt gebliebene oder geheilte Fibula zerbrochen werden. (Die Resektion dieses Knochens ist abzulehnen, weil sie einen offenen Eingriff darstellt.) Dann wird täglich um einige Millimeter verlängert und — wenn der Spalt um 1—2 cm klafft — in einem zweiten Eingriff die geschlossene Nagelung vorgenommen (vgl. Abb. 2).

Ist die *Verkürzung klinisch ohne Bedeutung*, entweder weil sie $1^1/_2$ cm nicht überschreitet oder weil die obere Extremität befallen ist, so kann unter Umständen auch die *Verschiebeosteotomie* des Vortragenden benutzt werden. Sie hat den Vorteil des einseitigen Vorgehens. Der Knochen wird proximal oder distal durchsägt. Dann läßt sich auch bei einer ganz straffen Pseudarthrose die Reposition völlig mühelos durchführen.

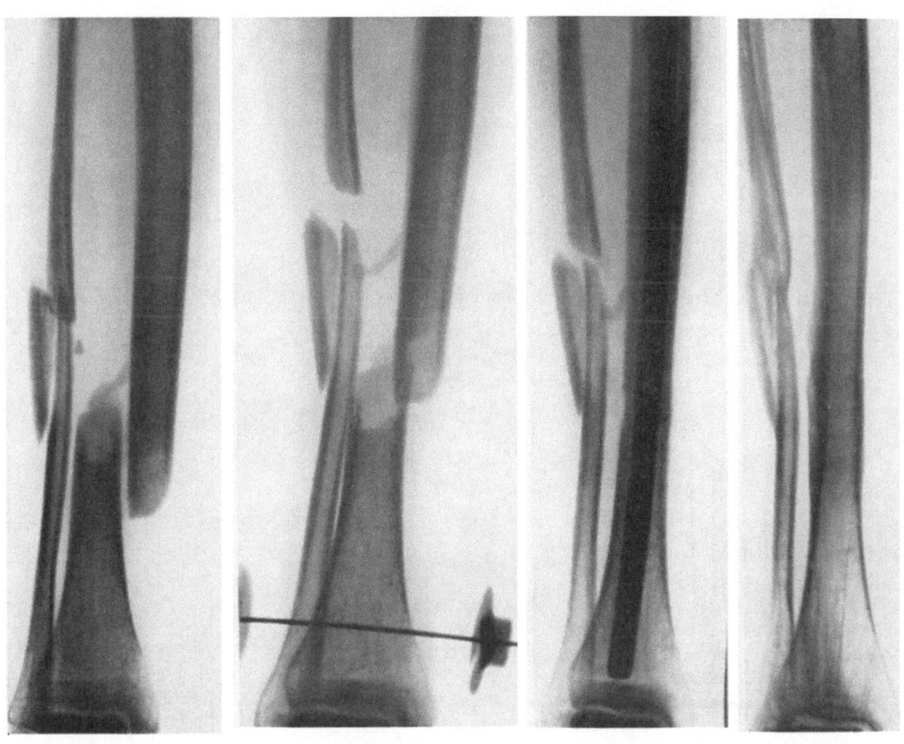

a b c

Abb. 2. a 1/2 Jahre alte Unterschenkelpseudarthrose mit ca. 4 cm Verkürzung; b nach Mobilisation, Frakturierung der Fibula und Überstreckung im Distraktor; c nach geschlossener Nagelung

T. Amako hat darüber ein größeres Material mit ausgezeichneten Erfolgen veröffentlicht. Durchsägung und anschließende Nagelung werden geschlossen durchgeführt (vgl. Schema Abb. 3a).

Die Defektpseudarthrose ist selten, so daß sie keine große Rolle spielt. Auch sie kann stets durch geschlossene Nagelung behandelt werden. Es kommen dabei folgende Methoden zur Anwendung:

1. Ist die Verkürzung ebenfalls ohne klinische Bedeutung, so wird sie in Kauf genommen und die geschlossene Nagelung durchgeführt.

2. Ist sie aber von Bedeutung, so wird ebenfalls lediglich die geschlossene Nagelung vorgenommen. Später erfolgt dann aber die *geschlossene Verkürzung der anderen Seite.* Bei Defekt-Pseudarthrose des einen Unterarmknochens wird der Parallelknochen geschlossen verkürzt.

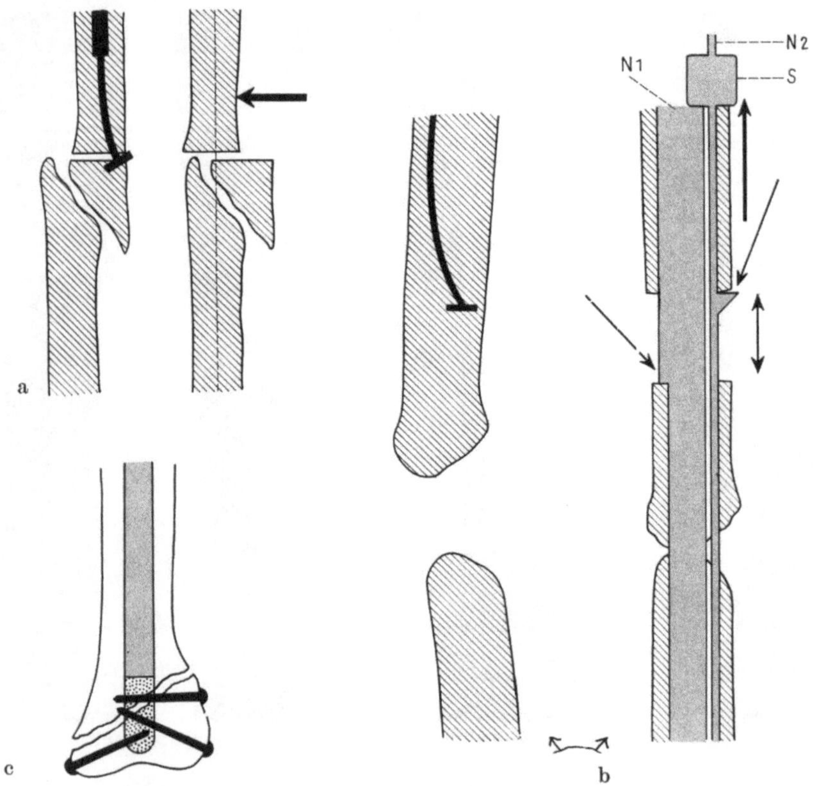

Abb 3. a Schema der Verschiebeosteotomie. Die Pseudarthrose wird mit der Innensäge zersägt und verschoben; b Schema der Verlängerung mittels zweier Nägel (*N1* und *N2*). *S* = Schraube, mit der die sofortige Verlängerung erzielt wird, oder Bremse, die die Bewegung von *N2* nur im Sinne der Verlängerung gestattet; c Nagelung einer Pseudarthrose des Gelenkendes

3. Ist die *Verkürzung der anderen Seite* nicht zweckmäßig (etwa wegen zu kleiner Körpergröße), so erfolgt die gleichzeitige geschlossene Verlängerung möglichst weit proximal oder distal vom Spalt (vgl. Abb. 3b).

4. Bei sehr großen Defekten kommt die *geschlossene Transplantation* in Betracht: Nach Aufweitung des Knochenrohres werden so viele mit der Lüerschen Zange aus dem Darmbeinkamm entnommene Knochenspäne in die Markhöhle eingebracht, bis sie den Defekt ausfüllen. Sodann

erfolgt die geschlossene Nagelung. Vortragender hat unter seinen über 1000 Pseudarthrosen nur 2mal einen Knochenspan benötigt.

Bei der *Schenkelhalspseudarthrose* ist die *Umstellungsosteotomie nach Pauwels* zu empfehlen. Sie wird ebenfalls *geschlossen* mit der Innensäge durchgeführt mit anschließender Nagelung vom Femurcondylus aus. Sonst sind die Pseudarthrosen der Gelenkenden verhältnismäßig selten. Sie lassen sich neuerdings genau wie die Frakturen an diesen Stellen ebenfalls geschlossen versorgen. Das Ende des Marknagels besteht aus Kunststoff. An ihm werden die Bruchstücke mit Hilfe von percutan eingeführten Nägeln oder selbstschneidenden Schrauben befestigt (vgl. Abb. 3c). Eine größere klinische Erfahrung ist naturgemäß noch nicht vorhanden.

Auch die *infizierte Pseudarthrose* wird *geschlossen* genagelt. Die Erfahrung hat gezeigt, daß sogar das Aufweiten der Markhöhle mit den langen Bohrern ohne Schaden vorgenommen werden kann. Voraussetzung ist allerdings, daß Blutsenkung und Temperatur normal sind. Anderenfalls muß so lange gewartet werden, bis dies der Fall ist.

Leiter: Ich glaube, wir alle können Herrn Küntscher sehr für seine interessanten Ausführungen danken. Viele von Ihnen werden wie ich die damalige Sitzung im Langenbeck-Virchow-Haus miterlebt haben, als vor ungefähr 30 Jahren Herr Küntscher seine Marknagelung inaugurierte. Ich bewundere immer wieder, daß er trotz des 30jährigen Bestehens der Methode Neuerungen bringen kann, so wie jetzt die interossäre Säge. Ich beglückwünsche Sie, Herr Küntscher, zu den schönen Erfolgen bei der Pseudarthrosenbehandlung und möchte hoffen, daß uns allen diese Erfolge beschieden sein werden.

157a. Farbphotographie des Kniegelenkinnenraumes über ein neues Glasfiberendoskop

J. Ohnsorge (a. G.)-Köln

Summary. A report on a new glass fibre arthroscope with an optical diameter of *only 2.7 mm,* suitable for articular diagnosis. This arthroscope made it possible *for the first time* to take colour photographs of the internal joint space of the knee. The advantages of using glass fibre for light conduction are stressed. The equipment as well as accessories for colour photography are shown and colour photographs of the joint demonstrated.

Zusammenfassung. Es wird über ein neues Glasfiberarthroskop mit einem Optikdurchmesser von *nur 2,7 mm* berichtet, das zur Gelenkdiagnostik geeignet ist.

Über dieses Arthroskop konnten *erstmalig* Farbaufnahmen des Kniegelenkinnenraumes angefertigt werden. Die Vorteile der Verwendung von Glasfasern zur Lichtleitung wurden herausgearbeitet. Das Instrumentarium sowie das Zubehör zur Farbphotographie wurden vorgestellt und die farbigen Gelenkaufnahmen demonstriert.

An der Orthopädischen Univ.-Klinik Köln haben wir in Zusammenarbeit mit der Fa. Sass, Wolf & Co., Berlin, ein Kleinstendoskop entwickelt, mit dem *Gelenkräume betrachtet* werden können und über das *farbige Gelenkinnenaufnahmen angefertigt* werden können.

Unser *Arthroskop* besitzt eine sehr dünne zentrale Linsenoptik mit einem Durchmesser von 1,7 mm zur Betrachtung und Photographie. Die Lichteinspiegelung erfolgt über Glasfasern, die unmittelbar mit einem Kaltlichtprojektor gekoppelt werden. Durch diese Anordnung war es möglich, ein Kleinstendoskop mit einem Durchmesser von *nur 2,7 mm* zu entwickeln.

Glasfaserbündel bestehen aus vielen Tausend feinen Glasfasern mit einer Faserdicke zwischen 10 und 70 μ. Da jede einzelne Glasfaser aus einem Kernglas mit höherem und einem Mantelglas mit niedrigerem Berechnungsindex besteht, erfährt das Licht an dieser Grenzfläche eine nahezu vollständige Totalreflexion, es läßt sich daher ohne wesentlichen Lichtverlust im flexiblen Faserbündel in der gewünschten Richtung dirigieren.

Der Wunsch, Gelenkinnenräume *direkt* zu betrachten, ist schon alt. 1918 versuchte Takagi in Japan als erster, ein mit Kochsalz gefülltes Kniegelenk über ein Endoskop mit einem Schaftdurchmesser von 7,3 mm zu betrachten. In Deutschland benutzte 1921 Bircher ein Jacobaeus-Laparaskop, um ein mit Sauerstoff gefülltes Kniegelenk zu untersuchen. In Amerika empfahlen Burman, Finkelstein u. Mayer (1931) ein Endoskop mit einem Schaftdurchmesser von 8 mm zur Kniegelenksdiagnostik. Seitdem haben Watanabe, Takeda, Ikeuchi in Japan sowie Sommer, Wilke, Vaubel, Suckert u. a. in Europa Kniegelenksspiegelungen vorgenommen.

Das von uns entwickelte Glasfiberarthroskop hat den Vorteil, daß es mit einer sehr dünnen Optik gebaut werden kann und dennoch *erstmalig* farbphotographische Aufnahmen ermöglicht.

Bei der Lichteinspiegelung über Glasfasern fließt kein elektrischer Strom mehr durch das Endoskop, die Gefahr einer thermischen Schädigung des Gelenkinnenraumes fällt fort, die Möglichkeit des Durchbrennens einer Glühbirne scheidet aus. Schließlich fallen Farbabweichungen bei Lichtübertragung über Glasfasern fast vollständig fort, was besonders für die Farbphotographie von erheblicher Bedeutung ist.

Die von uns hier vorgeführten Farbaufnahmen wurden auf Kodak High Speed-Ektachromefilm in luftgefüllten Leichenkniegelenken angefertigt. Wir benutzten das von uns entwickelte Arthroskopieinstrumentarium, eine Leica M3 mit speziellem Photoansatz sowie den über Glasfasern übertragbaren Elektronenblitz aus dem neu entwickelten Elektronenblitzgenerator der Fa. Sass, Wolf & Co., Berlin.

Die *Glasfiberarthroskopie* eignet sich zur Betrachtung und zur farbigen Dokumentation von Gelenkbefunden. Im Bereich des Kniegelenkes können der retropatellare Knorpel, Knorpelschäden im Condylenbereich, entzündliche Veränderungen der Synovialschleimhaut und des Hoffaschen Fettkörpers sowie Schäden des Meniscusvorderhornes und der Kreuzbänder direkt untersucht und photographisch festgehalten werden.

Leiter: Es wird sich nun zeigen, wie weit dieses Verfahren in der Klinik angewendet werden muß.

158. Spätergebnisse traumatischer Epiphysiolysen und Epiphysenfrakturen

P. Matthaes* und G. Albers (a. G.)-Hamburg

Summary. 68 patients with epiphyseal injuries in childhood and puberty were examined after growth had ceased.

The majority of cases treated mainly by conservative measures showed good results. The poorest prognosis is present in

1. badly set separations at the age of 11 to 16,
2. epiphyseal injuries in the elbow region and
3. epiphyseal fractures involving the epiphyseal cartilage.

In most cases treatment by careful repositioning and fixation with plaster-of-paris is sufficient. Operation should be reserved for exceptional cases.

Zusammenfassung. 68 Patienten mit Epiphysenverletzungen im Kindes- und Jugendalter wurden nach abgeschlossenem Wachstum untersucht.

Die vorwiegend konservativ behandelten Fälle zeigten zum größten Teil ein gutes Resultat. Die schlechteste Prognose hatten

1. schlecht reponierte Lösungen im Alter von 11—16 Jahren.
2. Epiphysenverletzungen im Ellenbogenbereich und
3. Epiphysenfrakturen mit Beteiligung der Epiphysenfuge.

Zur Behandlung ist in den meisten Fällen eine schonende Reposition mit Ruhigstellung im Gipsverband ausreichend. Nur in Ausnahmefällen sollte operiert werden.

Histologisch wird die Epiphysenfuge in 4 Zonen eingeteilt. Zwischen der hypertrophischen Knorpelzellen- und der provisorischen Verkalkungsschicht liegt bei der traumatischen Epiphysenlösung die Kontinuitätstrennung. Durch Einwirkung von somatotropem Hormon, Testosteron und durch vermehrte Gefäßausbildung hat diese Zone während der Pubertät zum Zeitpunkt des größten Längenwachstums nur geringe mechanische Festigkeit (Harris, Trueta u. Morgan). Nach Bergenfeldt verliert diese Schicht die Elastizität des Knorpels, ohne die Festigkeit des Knochengewebes zu haben.

In den Jahren 1950—1960 behandelten wir 90 Kinder im Alter zwischen 9 und 19 Jahren mit insgesamt 95 Epiphysenlösungen und -frakturen. Knaben waren zweimal so häufig wie Mädchen betroffen. Das Durchschnittsalter betrug bei Mädchen 10, bei den Knaben 11,5 Jahre.

Am häufigsten fanden wir reine Epiphysenlösungen mit und ohne Dislokation, dann Epiphysenlösungen mit Absprengungen an der Metaphyse. Reine Epiphysenfrakturen fanden sich vornehmlich im Ellenbogenbereich (Tabelle). Die Lokalisation der Epiphysenlösungen zeigte eine Bevorzugung der oberen Extremitäten; sie waren viermal häufiger betroffen. An erster Stelle standen Verletzungen der Radiusepiphyse, gefolgt von der Tibia, der Oberarmepiphyse, dem Handskelet, von Radius

Tabelle

Art der Verletzung	Anzahl der Fälle
1. Epiphysenlockerung	6
2. Epiphysenlösung mit Dislokation	36
3. Epiphysenlösung mit Absprengung von der Metaphyse	36
4. Epiphysenfrakturen	15

und Ulna und zuletzt vom Radiusköpfchen. Von den 95 Epiphysenlösungen wurden 90 konservativ reponiert, 5 operativ behandelt. Das primäre Repositionsergebnis war bei 60 Patienten sehr gut bis gut, bei 26 Patienten befriedigend und nur bei 4 Patienten nicht befriedigend.

Bei den Nachuntersuchungen im Jahre 1968 wurden 68 Patienten (= 75%) erfaßt. Das Längenwachstum war bei 45 Patienten bereits abgeschlossen.

Nachuntersucht wurden 53 Epiphysiolysen der oberen Extremität. Berücksichtigt wurden Funktionsunfähigkeit, Ermüdung und Verhalten unter Dauerbelastung. Objektiv wurden Bewegungsausmaß, Länge und Achsenabweichung gemessen. Abb. 1 zeigt das Ergebnis. 47 mal war der Erfolg sehr gut bis gut und in 6 Fällen mäßig bis schlecht. 15 Epiphysenverletzungen der unteren Extremität konnten nachuntersucht werden (Abb. 2). 13 Fälle zeigten gute Ergebnisse, 2 erbrachten ein unbefriedigendes Resultat.

Die weitere Analyse unserer Nachuntersuchungsergebnisse ergab folgende Feststellungen:

1. Epiphysenfugen von Kindern unter 10 Jahren tolerieren in den meisten Fällen heftige Traumen mit Dislokation ohne späteres Fehlwachstum.

Im höheren Alter ist die Wachstumspotenz der Fuge schon so weit herabgesetzt, daß verbliebene Fehlstellungen nicht mehr ausgeglichen

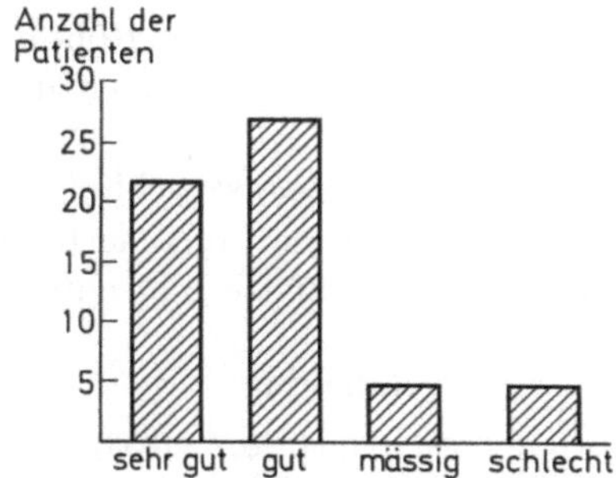

Abb. 1. Obere Extremität. Bewertungsschema nach Morger

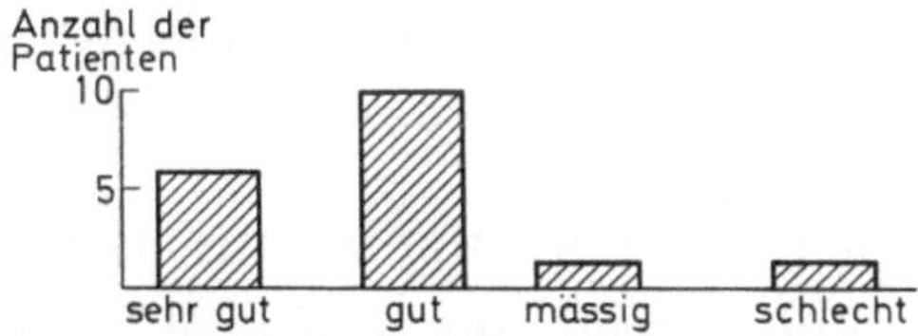

Abb. 2. Untere Extremität. Bewertungsschema nach Morger

werden können. Im Alter von 11—16 Jahren müssen also Achsenabweichungen und Dislokationen exakt, notfalls operativ beseitigt werden.

2. Während die Prognose der meisten Epiphysenlösungen als gut anzusehen ist, zeigen die Epiphysenlösungen im Bereich des Ellenbogengelenks die schlechtesten Spätergebnisse. Die Hälfte der Fälle zeigte bei der Nachuntersuchung Störungen des Wachstums mit zum Teil erheblichen Fehlstellungen und Funktionsbeeinträchtigungen.

3. Die reinen Epiphysenlockerungen haben eine gute Prognose. Eine bleibende Schädigung ist nicht zu erwarten. Epiphysenlösungen und Lösungen mit Metaphysenabsprengungen zeigen ebenfalls bei unseren Patienten gute bis sehr gute Spätergebnisse. Die Prognose der Epiphysenfrakturen ist dagegen deutlich schlechter. Von 9 nachuntersuchten Kindern findet sich bei 4 ein mäßiges Heilergebnis. Nach Gelbke u. Ebert kommt es bei den Frakturen zur Verknöcherung des Epiphysenfugenspaltes und damit zur asymmetrischen Wachstumsstörung.

4. Die Nachuntersuchung von 6 Patienten mit „veralteten Epiphysenlösungen" ergab nur in 2 Fällen ein schlechtes Ergebnis.

Für die zu erwartende Wachstumsschädigung ist nach unseren Untersuchungen nicht nur die Dauer der bestehenden Schädigung, sondern auch des Dislokationsgrades maßgebend.

5. Die Indikation zur Operation wurde von uns nur 5mal gestellt. In 3 Fällen handelte es sich um veraltete Epiphysenlösungen, 2mal um

nicht gelungene konservative Repositionen. Röntgenologisch war das postoperative Ergebnis in jedem Fall gut. Nach unseren Erfahrungen sollten besonders stark dislozierte, konservativ nicht reponierbare Epiphysenlösungen kurz vor Wachstumsabschluß operativ angegangen werden. In diesem Alter ungenügend reponierte Epiphysenlösungen zeigen nach unseren Untersuchungen die schlechtesten Spätergebnisse.

Literatur

1. Bergenfeldt, E.: Acta chir. scand. Suppl. **28**, 1 (1933).
2. Gelbke, H., u. G. Ebert: Z. Orthop. **83**, 201 (1953).
3. Harris, W. R.: J. Bone Jt Surg. B **32**, 5 (1950).
4. Morger, R.: Langenbecks Arch. klin. Chir. **304**, 633 (1963).
5. Trueta, J., and J. D. Morgan: J. Bone Jt Surg. B **42**, 97 (1960).
6. Zukschwerdt, L.: Langenbecks Arch. klin. Chir. **289**, 330 (1958).

159. Die subtrochantere Spontanfraktur als Komplikation der Schenkelhalsnagelung und ihre Verhütung

G. Scheuba-Wien/Österreich

Summary. A report on 4 subtrochanteric fractures at the site of pin insertion in 176 cases of medial femoral neck fractures 35—53 days after the operation. As the patients were already able to walk at this time and no sufficient trauma could be demonstrated, the fractures must be regarded as spontaneous and occurring at a locus minoris resistentiae connected with the pin insertion site. Anatomical examinations of the transverse section of the bone and Pauwels' calculations have led us now on principle to select the pin insertion site dorsally next to the linea aspera femoris, independently of the angle of insertion. By this method the unpleasant complication after pinning the femoral neck has been avoided for over a year.

Zusammenfassung. Es wird über 4 subtrochantere Frakturen an der Nageleinschlagstelle unter 176 Nagelungen medialer Schenkelhalsfrakturen 35—53 Tage nach dem Eingriff berichtet. Da die Patienten zu diesem Zeitpunkt schon gehfähig waren und ein adäquates Trauma nicht feststellbar war, mußten Spontanfrakturen an einem mit der Nageleinschlagstelle zusammenhängenden Locus minoris resistentiae angenommen werden. Anatomische Untersuchungen des Knochenquerschnittes und die Berechnungen von Pauwels haben uns bewogen, die Nageleinschlagstelle jetzt grundsätzlich und unabhängig vom Nageleinschlagwinkel dorsal neben der Linea aspera femoris zu wählen. Mit dieser Vorgangsweise konnte über 1 Jahr diese unangenehme Komplikation nach der Schenkelhalsnagelung vermieden werden.

Bei der Durchsicht von 176 Krankengeschichten genagelter medialer Schenkelhalsfrakturen der II. Chirurgischen Universitätsklinik in Wien aus den Jahren 1964—1967 stießen wir auf eine zwar seltene, aber doch interessante Komplikation. Wir beobachteten 4 Fälle von subtrochanteren Frakturen in Höhe der Nageleinschlagstelle 35—53 Tage nach der

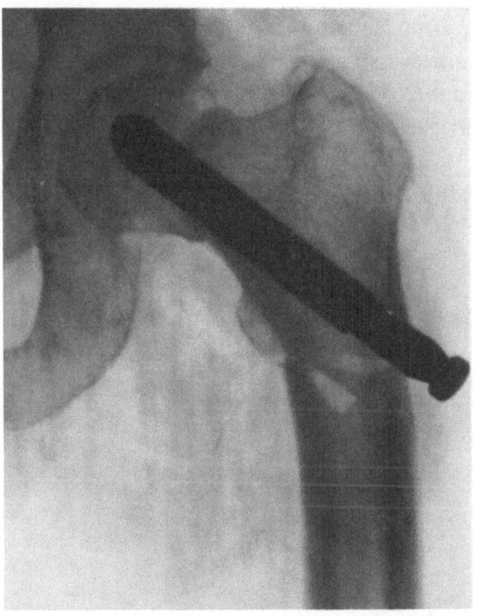

Abb. 1. 77jährige Frau (K. E.) mit subtrochanterer Spontanfraktur in Höhe der Nageleinschlagstelle 53 Tage nach Nagelung einer medialen Schenkelhalsfraktur

Tabelle. *Subtrochantere Ermüdungsfrakturen bei 176 Schenkelhalsnagelungen*

	Zeit nach der Nagelung	Nageleinschlag-winkel
1. 82a Frau (S. M.)	37 Tage	140°
2. 79a Frau (V. E.)	35 Tage	145°
3. 61a Frau (H. M.)	49 Tage	140°
4. 77a Frau (K. E.)	53 Tage	150°

Nagelung, ohne daß wir ein adäquates Trauma, wie einen neuerlichen Sturz, hätten feststellen können (Abb. 1). Wir mußten daher diese Frakturen als Spontanfrakturen an einem durch die Nageleinschlagstelle geschaffenen Locus minoris resistentiae auffassen und uns die Frage nach der Ursache stellen. Weiteres fiel uns auf, daß bei diesen Patienten ein relativ steiler Nageleinschlagwinkel zwischen 140 und 150° gewählt wurde und die Nageleinschlagstelle in der Mitte oder sogar mehr vorne im Bereich der lateralen Femurcorticalis lag (Tabelle). Die Möglichkeit eines durch die Knochenfräse oder den Nagel selbst verursachten Knochensprunges konnte als Ursache ausgeschlossen werden, da die Fraktur dann bereits beim ersten Belastungsversuch manifest geworden wäre und alle Patienten zum Zeitpunkt der Spontanfraktur schon gut gehfähig waren. Der steile Nageleinschlagwinkel kommt als alleinige Ursache auch nicht in Betracht, da wir nur bei einem sehr kleinen Prozentsatz der steil genagelten Schenkelhalsfrakturen diese Spontanfraktur beobachten konnten.

Das genaue Studium der Anatomie des Femur in dieser Region zeigt nun, daß es nicht gleichgültig sein kann, von welcher Stelle aus der Nagel

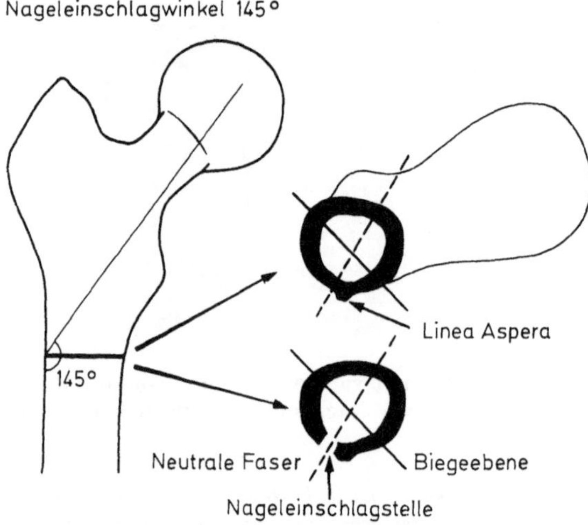

Abb. 2. Schematische Darstellung des Femurquerschnittes, entsprechend einem Nageleinschlagwinkel von 145°, mit empfohlener Nageleinschlagstelle

eingeschlagen wird. Bei einem Nageleinschlagwinkel von 125° zeigt der Knochenquerschnitt Unterschiede in der Corticalisdicke, welche durch die Gewichtsübertragung auf die mediale und vordere Femurcorticalis im Zusammenhang mit der physiologischen Antekurvation des Schenkelhalses hervorgerufen werden. Die laterale Femurcorticalis erscheint ebenfalls kräftiger ausgebildet, weil sie nur so den dort bei der Biegebeanspruchung ansetzenden Zugspannungen gerecht werden kann. Die Spongiosa ist bei älteren Menschen brüchig oder fehlt zum Teil, und es kann ihr daher kaum eine tragende Funktion zukommen. Obwohl wir in dieser Region keine Spontanfraktur beobachtet haben, wählen wir aufgrund dieser strukturellen Gegebenheiten die Nageleinschlagstelle ganz dorsal neben der Linea aspera.

Bei einem Nageleinschlagwinkel von 135° sind die Unterschiede in der Corticalisdicke noch deutlicher. Auch hier schwächen wir die tragende Corticalis am wenigsten, wenn wir den Nagel dorsal neben der Linea aspera einschlagen. Bei einem Nageleinschlagwinkel von 145° und mehr befindet sich die Nageleinschlagstelle schon im Schaftbereich des Femur (Abb. 2). In dieser Region fand sich die Mehrzahl unserer Spontanfrakturen an der Nageleinschlagstelle. Die Berechnungen von Pauwels für den Oberschenkelschaft haben ergeben, daß in der Biegeebene, die mit der Festigkeitsebene praktisch zusammenfällt, medial die größten Druck- und lateral die größten Zugspannungen auftreten. Hier bietet sich die Nageleinschlagstelle in der ,,neutralen Faser" an, jener Ebene, in der sich Druck- und Zugspannungen gegenseitig aufheben, also wieder dorsal neben der Linea aspera.

Aufgrund dieser Erkenntnisse haben wir uns der schon 1937 von Felsenreich gegebenen Empfehlung erinnert, den Schenkelhalsnagel immer von dorsal her einzuschlagen. Seit wir die Nageleinschlagstelle, unabhängig vom Nageleinschlagwinkel, grundsätzlich dorsal neben der Linea aspera femoris wählen, beobachteten wir über 1 Jahr lang keine subtrochantere Spontanfraktur mehr.

Literatur

Felsenreich, F.: Die operative Behandlung der frischen medialen Schenkelhalsfraktur. Wien: Wilh. Maudrich 1937.

Pauwels, F.: Gesammelte Abhandlungen zur funktionellen Anatomie des Bewegungsapparates. Berlin-Heidelberg-New York: Springer 1965.

160. Die Kirschnerdrahtosteosynthese der Malleolarfrakturen

H. Fleischer (a. G.)-Solingen

Summary. For 4 years we have treated all displaced malleolus fractures by open fracture reduction and Kirschner wire, supplemented when required by circular suture of external malleolus or fibula. Post-operative fixation in plaster-of-paris for 8—12 weeks. In 94 fractures treated in this way there was complete recovery or maximal restriction of movement of 20 degrees in the ankle joint in 85%.

Zusammenfassung. Seit 4 Jahren versorgen wir alle verschobenen Malleolarfrakturen durch offene Brucheinstellung und Kirschner-Drahtung, gegebenenfalls ergänzt durch Drahtumschlingungen von Außenknöchel oder Wadenbein. Postoperativ wird für 8—12 Wochen im Gipsverband ruhiggestellt. Bei 94 derart versorgten Brüchen kam es in 85% zur Restitutio ad integrum oder Bewegungseinschränkung von maximal 20° im oberen Sprunggelenk.

Ausgehend von der Erkenntnis, daß bei intraartikulären Frakturen nur einwandfreie knöcherne Heilung in anatomiegerechter Stellung zu einem optimalen funktionellen Ergebnis führt, sind wir in den letzten Jahren immer mehr zur operativen Behandlung der Malleolarfrakturen übergegangen. Dabei haben wir sehr gute Erfahrungen mit der Spickung durch Kirschnerdrähte, evtl. ergänzt durch Drahtcerclagen des Wadenbeines bzw. des Außenknöchels, gemacht.

Die Operation wird in pneumatischer Blutleere nach evtl. provisorischer Reposition in den ersten 12 Std, bei Wunden und Schürfungen sofort, durchgeführt.

1. Innenknöchel. Nach Entfernen interponierten Gewebes gelingt die Reposition stets leicht, und die Fixation mittels zweier zueinander gekreuzter Kirschnerdrähte von rund 1,6 mm Stärke ist ausreichend stabil. Wir legen großen Wert darauf, daß die Drähte in der gegenüberliegenden Corticalis festen Halt gewinnen.

2. Außenknöchel und tibiofibulare Syndesmose. Nach exakter Reposition der Fraktur und provisorischer Fixation mittels der Lambott-Zange bereiten hohe Querbrüche, die sich durch Markdrahtung der Fibula stabilisieren lassen, ebenso wie lange Spiralbrüche, die mit Cerclagen behandelt werden, keine Schwierigkeiten. Die mahnenden Worte u.a. von Bürkle de la Camp, die Schlingen nicht zu fest anzuziehen, seien hier nochmals eindringlich ins Gedächtnis gerufen. Bei kurzen Schrägbrüchen kann durch Einbohren zueinander gekreuzter Kirschnerdrähte, gegebenenfalls ergänzt durch Markdrahtung der Fibula oder eine Cerclage ebenfalls in der überwiegenden Mehrzahl der Fälle eine übungsstabile Osteosynthese erzielt werden (Abb. 1). Im untersten, konischen Anteil des Wadenbeines erweist es sich als zweckmäßig, wenn die hier zu legende Schlinge um einen schräg eingebohrten Kirschnerdraht geführt wird, um damit Hochrutschen und Lockerung zu vermeiden. Die Sprengung der tibiofibularen Syndesmose läßt sich durch einen oder zwei gekreuzt eingebohrte Kirschnerdrähte federnd in anatomiegerechter Stellung halten (Abb. 2).

3. Volkmannsches Dreieck. Am besten hat sich uns der Zugang von innen her bewährt, wobei der Schnitt unterhalb des Innenknöchels bogenförmig kniewärts verlängert und das Gefäß-Nervenbündel samt den Sehnen bis zum Innenknöchel hin von der hinteren Tibiakante abgelöst wird. Nach exakter Reposition erfolgt drehstabile Fixation mittels zweier Kirschnerdrähte, die percutan vom Fußrist her eingebohrt werden (Abb. 3). Postoperativ legen wir in der Regel einen Gipsverband an, da wir erfahren mußten, daß nur ein kleiner Teil der Verletzten die nötige Einsicht und vor allem Geduld aufbringt, das schmerzfrei gut bewegliche und damit offenbar bereits „gesunde" Gelenk nicht zu belasten. Meist handelt es sich in unserem Krankengut auch um stark

Abb. 1. Fixation des Außenknöchels und der Syndesmose durch gekreuzte Bohrdrähte und der Fibula durch Markdrahtung. — Spätergebnis nach 1 Jahr

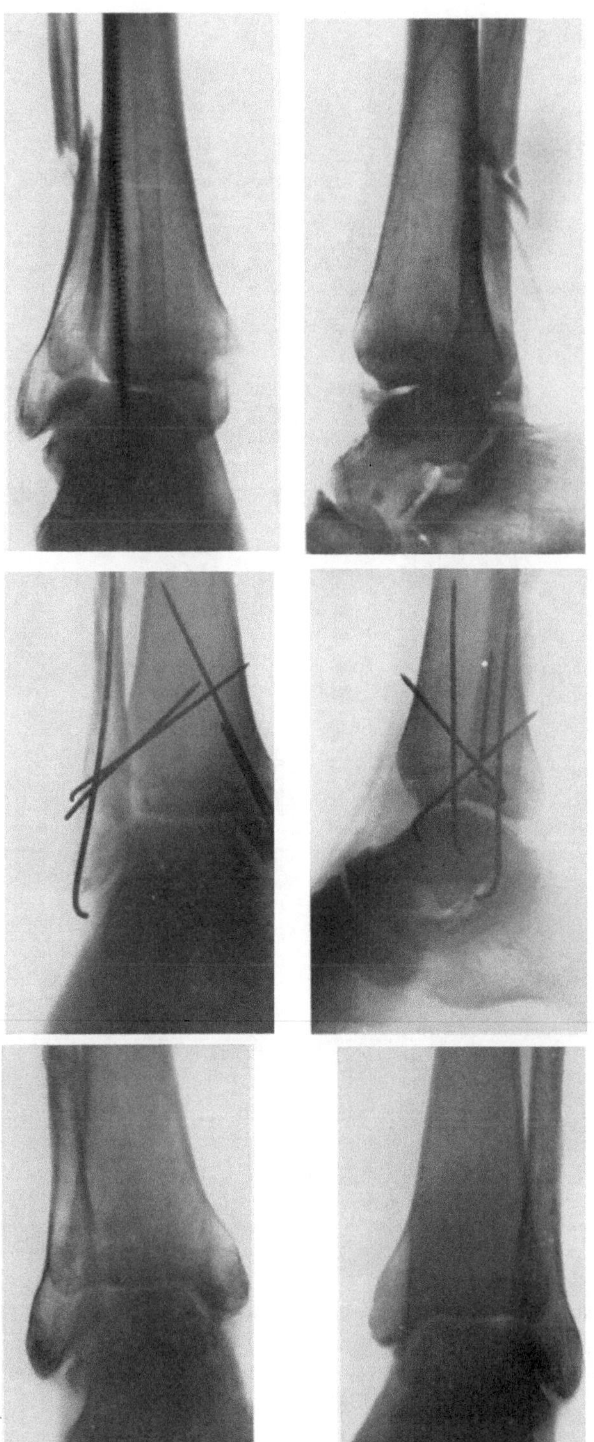

Abb. 1

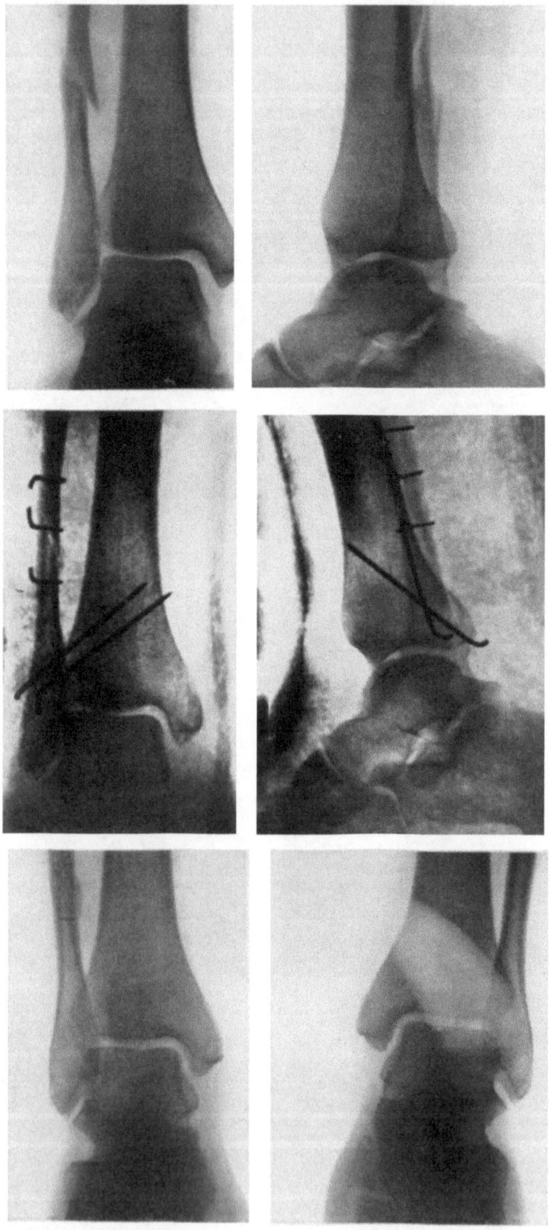

Abb. 2. Cerclagen des Wadenbeinstückbruches, Fixation der Syndesmose durch gekreuzte Bohrdrähte. — Spätergebnis nach 1 Jahr

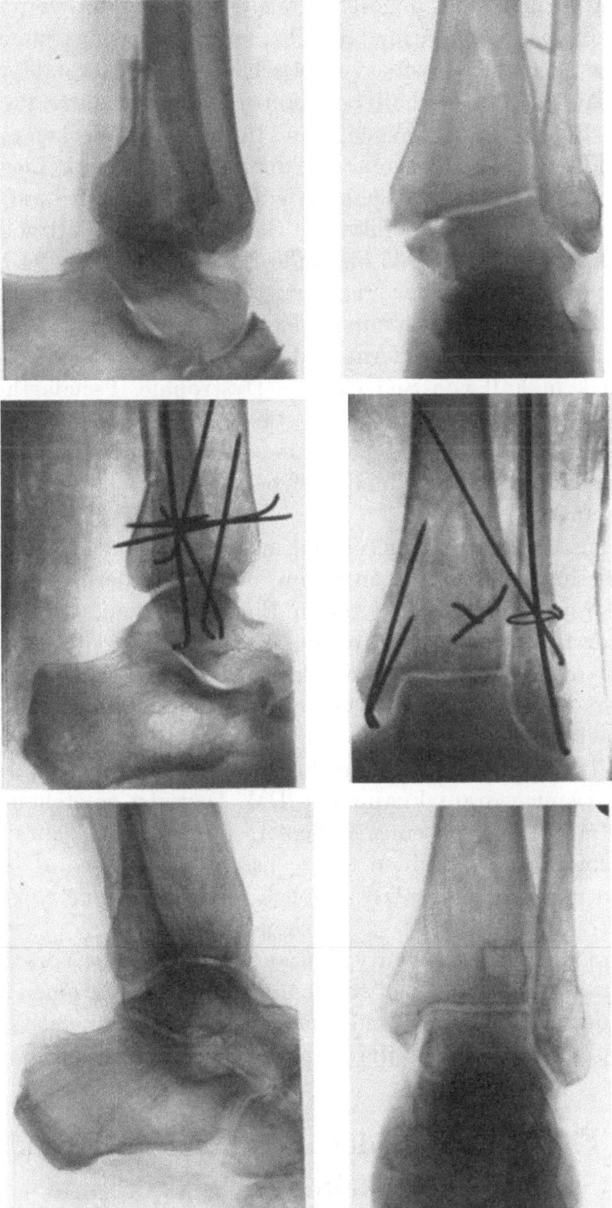

Abb. 3. Fixation von Innen- und Außenknöchel durch Bohrdrähte und Cerclage. Das anatomiegerecht angelagerte Volkmannsche Dreieck ist durch percutan eingebohrte Kirschnerdrähte ebenfalls stabil fixiert. — Spätergebnis nach 14 Monaten

übergewichtige und damit ungeschickte ältere Frauen. Ein weiteres erhebliches Handicap besteht darin, daß es bei unserem Kassensystem nur ausnahmsweise möglich ist, osteosynthetisch versorgte Verletzte in eigener Kontrolle zu behalten. Deshalb bekommen unsere Patienten im allgemeinen eine U-Longuette für 4 Wochen und für weitere 4 Wochen einen Gehgipsverband sowie bei fixiertem Volkmannschen Dreieck Liegegips für 12 Wochen. Bei zwischenzeitlichen Wiederaufnahmen wird auf intensive Bewegungsübung der immobilisierten Gelenke großer Wert gelegt.

Wir haben von Mitte 1965 bis Ende 1968 auf diese Art 94 Malleolarfrakturen, davon 3 offene, versorgt. 2 Fälle von Sekundärheilung, einmal nach offenem Bruch, im anderen Fall nach starker Hautquetschung, ließen sich nach Entfernung der Fremdkörper rasch beherrschen. Auch kam kein Fall von Sudeckscher Dystrophie, Pseudarthrose oder Verknöcherung der Syndesmose zur Beobachtung. In 85% der nachuntersuchten Verletzten fand sich entweder keine Bewegungseinschränkung, oder sie betrug maximal 20° bei Beugung plus Streckung im oberen Sprunggelenk.

Einen zusätzlichen großen Vorteil unserer Methode sehen wir darin, daß ein besonderes Instrumentarium nicht erforderlich ist und ein Wundversorgungssieb, ergänzt durch Einzinkerhaken, Lambott-Zange, Handbohrer für Kirschnerdrähte und Drahtspanner, durchaus genügt. Durch die relativ einfache Technik ist das Infektionsrisiko auf ein Minimum reduziert. Auch sind vor allem kleinere Häuser nicht immer in der glücklichen Lage, die beim AO-Verfahren anfallenden hohen Kosten voll abzudecken: Ein Kirschnerdraht von 1,6 mm Stärke kostet 85 Pf., ein Cerclagedraht knapp 1,— DM. Dagegen entstehen bei einer Luxationsfraktur, die mit einer Malleolarschraube, einer Schraube durch die Syndesmose und 2 kleinen Corticalisschrauben versorgt ist, bereits Sachkosten von rund 30,— DM, die sich bei Verwendung einer einzigen Druckplatte um weitere 30,— DM erhöhen.

Zusammenfassend glauben wir, unsere Methode der Versorgung der Malleolarfrakturen allen denen empfehlen zu können, die einen Mittelweg zwischen der rein operativ-funktionellen Therapie einerseits und der streng konservativen Behandlung andererseits einschlagen möchten.

161. Fehlergebnisse der Knöchelbruchbehandlung und Möglichkeiten ihrer Therapie

W. Schramm-Bochum

Summary. Practical experience and examinations have shown that even slight twists of the external malleolus or a lateral displacement of the talus by a few millimetres considerably reduce the weight-bearing surface of the talus trochlea and can lead to secondary arthrosis by overloading the affected sections of joint cartilage. In young people, especially, corrective measures should be taken as soon as possible in ankle fractures that have healed in a faulty position.

Examples are given to demonstrate the treatment of pseudoarthroses of the external and internal malleolus by screwing or traction strap, also extension osteotomy of the external malleolus after old rupture of the mortise with tearing of ligaments.

Zusammenfassung. Praktische Erfahrungen und Untersuchungen haben gezeigt, daß schon geringe Drehfehler des Außenknöchels bzw. eine Verschiebung des Sprungbeines um wenige Millimeter nach lateral die Belastungsfläche der Talusrolle erheblich reduzieren und durch Mehrbelastung der entsprechenden Gelenkknorpelabschnitte zu Sekundärarthrosen führen können. Insbesondere bei jungen Menschen sollten daher Korrektureingriffe nach in Fehlstellung abgeheilten Brüchen im Bereich des oberen Sprunggelenkes so früh wie möglich vorgenommen werden.

Anhand von Beispielen wird die Behandlung von Außen- und Innenknöchelpseudarthrosen durch Verschraubung oder Zuggurtung sowie die Verlängerungsosteotomie am Außenknöchel nach alter Gabelsprengung mit Zerreißung der Syndesmose dargestellt.

Grundsätzlich können wir 4 verschiedene Formen von Fehlstellungen nach Knöchelbrüchen unterscheiden:

1. die zu lange Fibula mit Varuskippung des Talus,
2. die zu kurze Fibula mit Valguskippung des Talus,
3. die Stufenbildung der Tibiagelenkfläche,
4. die starre Knöchelgabel zumeist infolge Verknöcherung der Syndesmose.

Nach den Untersuchungen von Weber u. Straumann können schon geringe Drehfehler des Außenknöchels bzw. eine Verschiebung der Talusrolle nach lateral um 2 mm die Belastungsfläche der Talusrolle erheblich reduzieren und durch die Mehrbelastung der entsprechenden Gelenkknorpelabschnitte zu Sekundärarthrosen führen.

Korrektureingriffe nach in Fehlstellung abgeheilten Brüchen im Bereich des oberen Sprunggelenkes sollten insbesondere bei jüngeren Menschen so früh als möglich vorgenommen werden, bevor es zu irreparablen Spätschäden gekommen ist.

Relativ einfach gestalten sich die Eingriffe, wenn es sich um isolierte Innenknöchelpseudarthrosen mit erhaltenem Gabelschluß handelt. Bei diesem Patienten war es im Anschluß an eine konservative Behandlung zur Pseudarthrosenbildung gekommen. Nach anatomischer Einstellung wurde die Pseudarthrose mit einem Spickdraht und einer Knöchelschraube fixiert. Das Falschgelenk kam zur festen knöchernen Ausheilung. In manchen Fällen empfiehlt sich zusätzliche Anlagerung von autoplastischer Spongiosa.

Die Behandlung von Fehlstellungen des Außenknöchels oder Außenknöchelpseudarthrosen ist technisch im allgemeinen schwieriger als beim

Innenknöchel. Zur Fixierung der erreichten Stellung eignet sich auch hier in vielen Fällen die Zuggurtung, wie bei dieser 6 Monate alten Gabelsprengung mit Lateralverschiebung des Talus und Außenknöchelpseudarthrose bei intakter Bandhaft.

Zu den technisch schwierigsten Korrektureingriffen gehören diejenigen, bei denen die Gabel gesprengt und das Wadenbein unter Verkürzung knöchern verheilt ist. Schrägosteotomie des Wadenbeines im Sinne einer Verlängerungsosteotomie, Fixierung der erreichten Stellung durch eine Halbrohrplatte, Syndesmosennaht, Sicherung der Syndesmose durch eine sog. Stellschraube, die oberhalb der Syndesmose vom Wadenbein bis in die Tibia hineingedreht wurde und Fixierung des abgebrochenen Innenknöchels in üblicher Weise. Die Stellschraube wird nach 8 Wochen entfernt und durch eine kurze Schraube ersetzt. Wichtig erscheint es in diesem Zusammenhang, darauf hinzuweisen, daß die Schrauben niemals in Höhe der Syndesmose eingebracht werden sollten, da es hierdurch zur Verknöcherung der Syndesmose mit nachfolgender Gabelstarre kommen kann.

Die vielfach noch übliche alleinige Verschraubung des Innenknöchels ist nicht ausreichend, um eine frische Gabelsprengung zu stabilisieren. Korrektur der Fehlstellung am Wadenbein in typischer Weise und Sicherung der Syndesmose durch Stellschraube.

Die angeführten Beispiele sollten zeigen, daß durch entsprechende Osteosynthesemaßnahmen Fehlergebnisse der Knöchelbruchbehandlung korrigiert werden können. Die Eingriffe sind jedoch nur dann sinnvoll, wenn sie vor dem Eintritt von Spätschäden ausgeführt werden. Ist es erst zur Ausbildung schmerzhafter Sekundärarthrosen gekommen, lassen sich versteifende Operationen manchmal nicht mehr umgehen. Viel wesentlicher erscheint es uns jedoch, darauf hinzuweisen, daß sich durch sinnvolle Anwendung entsprechender Osteosyntheseverfahren beim frischen Knöchelbruch Fehlstellungen und die sich daraus ergebenden Folgen vermeiden lassen.

Leiter: Ihr Hinweis auf die Notwendigkeit der Reposition des Außenknöchels bei der Gabelsprengung war sehr wichtig. Am Innenknöchel wird man mit einer Schraube auskommen, die nur ein genügend großes Gewinde haben muß, weil Schrauben mit kleinem Gewinde sich sehr leicht lockern.

162. Die Talusfraktur als besondere Verletzung des Fußes

P. Bernett (a. G.)-München

Summary. Frequent complications owing to avascular bone necrosis and secondary arthrosis characterise the course of fractures with talus dislocation. Primary pressure osteosynthesis, early mobilisation and late weight bearing present a chance of improving the prognosis of this serious talus injury.

Zusammenfassung. Häufige Komplikationen durch avasculäre Knochennekrosen und Sekundärarthrosen kennzeichnen den Verlauf der Talusluxationsfrakturen. Die primäre Druckosteosynthese, Frühmobilisationen und Spätbelastung bieten die Möglichkeit, die Prognose dieser schweren Sprungbeinverletzung zu bessern.

Sprungbeinbrüche sind unter den verschiedenen Verletzungsformen der Fußwurzel durch häufige Komplikationen gekennzeichnet. Es besteht nämlich bei Talusfrakturen mit Verschiebung die Gefahr der avasculären Knochennekrose, die in Anbetracht der topographischen Lage zu einer schweren Beeinträchtigung des oberen und unteren Sprunggelenkes führt.

Ewald hat das Krankengut unserer Klinik durchgesehen und findet bei über 40000 Knochenbrüchen der letzten 10 Jahre insgesamt 50 Talusfrakturen, entsprechend einer Häufigkeit von 0,12‰. Seit 1953, also seit 16 Jahren, überblicken wir im ganzen 79 Sprungbeinbrüche.

Es zeigt sich, daß vor allem die Halsfrakturen mit Verschiebung *nekrosegefährdet* sind, und zwar zwischen 40 und 80%. Sie machen mehr als die Hälfte der Verletzungen an Talus überhaupt aus. Eine geringere Gefährdung besteht aber auch bei den unverschobenen Brüchen. Bei Absprengungen ist eine Ernährungsstörung im Bereich des Sprungbeines nicht zu erwarten.

Die *Ursache der Nekrose* liegt in der anatomischen Gefäßversorgung des Talus, die im wesentlichen zentral vom Sinus tarsi her erfolgt (Haliburton, 1958; Wildenauer, 1950). Sie kann bei der Verschiebung der Fragmente oder auch bei der Luxation leicht beeinträchtigt werden.

Wie im normalen Angiogramm gut erkennbar, treten Gefäße auch von dorsal her in den Knochen ein. Weiter findet man ein periostales Netzwerk der Gefäße, welches allerdings im Hinblick auf die Gesamternährung von untergeordneter Bedeutung ist. Der Eintritt der Hauptgefäße ist erheblichen *Schwankungen* unterworfen, so daß man vom röntgenologischen Bruchverlauf nur bedingt auf die möglichen Ernährungsstörungen schließen kann. Es ist deshalb für den Kliniker wichtig, über den bestehenden Gefäßschaden Auskunft zu erhalten, weshalb in Zweifelsfällen die *Angiographie* zumindest zusätzliche Hinweise gibt. Die Differenzierung der Gefäße ist bei der bestehenden Vielfalt nicht einfach, im Substraktionsbild jedoch wird die Auslegung des Gefäßbildes erleichtert.

Im einzelnen lassen sich im Angiogramm vor allem Verschlüsse im extraössären Bereich abbilden, im Extremfall kann sogar die gesamte Blutversorgung aus der A. tib. post. ausgefallen sein. Wichtige Einzelheiten über Knochenernährungsstörungen können ferner aus dem *Szintigramm* entnommen werden, wobei eine erhöhte Aktivität im Bereich der erhaltenen Blutversorgung des Kopfes und eine verminderte im schlecht ernährten Corpusanteil zu erkennen ist.

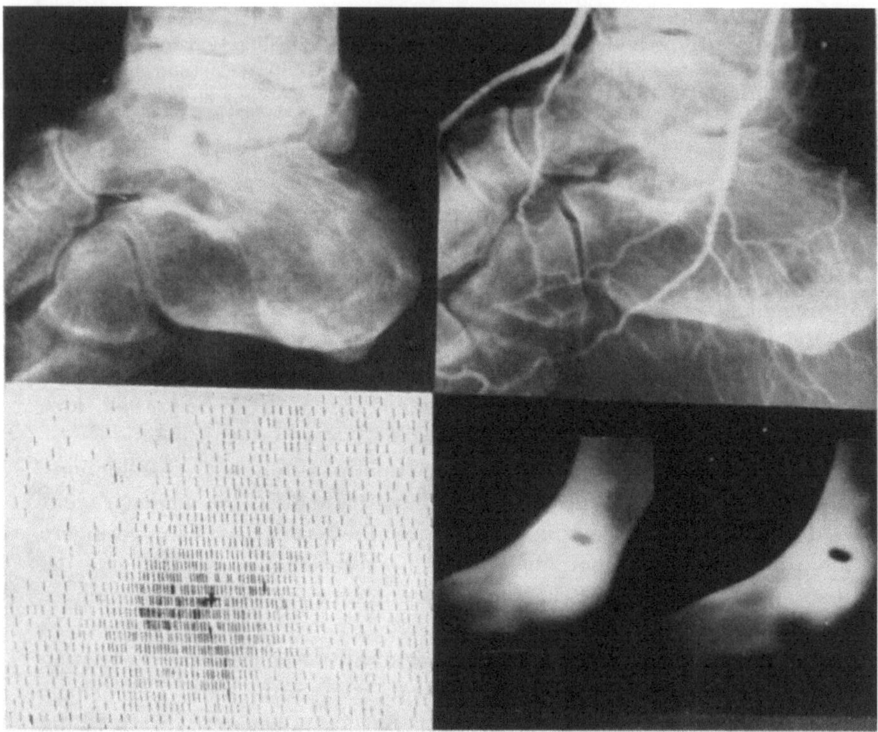

Abb. 1. Avasculäre Talusnekrose im Übersichtsbild, Angiogramm, Szintigramm und Thermogramm

Übrigens läßt sich die Ernährungsstörung auch im *Thermogramm* nachweisen (Abb. 1), wo sie allerdings durch den Reizzustand der schweren Sekundärarthrose teilweise überlagert wird.

Im Nativbild ist die Erkennung einer Durchblutungsstörung des Talus — vorwiegend der Körper wird betroffen — anfangs nicht möglich. Meist erst Monate nach der stattgehabten Ischämie folgt die *Dichtenzunahme*. Früher oder später zeigen sich dann Strukturveränderungen in Form von *Cystenbildungen*, und schließlich kommt es abhängig von der Belastung zum *Zusammenbruch* des Taluskörpers mit entsprechender Stufenbildung oder aber zu Verformungen. Man findet dann neben nekrotischen vor allem ausgedehnte sekundärarthrotische Vorgänge im oberen Sprunggelenk. Die empfindliche Blutversorgung des Sprungbeines erfordert daher bei verschobenen Brüchen die möglichst frühzeitige, also primäre stufenfreie *Reposition und Fixierung* der Fragmente unter Druck mit Frühmobilisation und Spätbelastung. Wir sehen damit eine wichtige Möglichkeit, die *Prognose* schwerer Talusverletzungen zu bessern, da das Ergebnis der primären subtalaren Arthrodese, wie sie verschiedentlich (Allgöwer, 1959) empfohlen wurde, auch ungewiß ist.

Dieser Hinweis auf die Frühosteosynthese folgt übrigens lediglich dem Vorschlag von Lambotte, der die Talusverschraubung bereits vor 50 Jahren empfahl. Asepsis und bessere Metallimplantate geben heute gewiß eine bessere Heilungschance.

Literatur

Allgöwer, M.: Z. Unfallmed. I, 56 (1959).
Ewald, J., P. Krueger u. B. Ludwig: Fortschr. Med. **15**, 636 (1969).
Haliburton, R. A., C. R. Sullivan, P. Kelly, and L. Peterson: J. Bone Jt Surg. A **40**, 1115 (1958).
Lambotte, A.: Chirurgie opératoire des fractures. Paris: Masson & Cie **1913**.
Wildenauer, E.: Z. Anat. Entwickl.-Gesch. **115**, 32 (1950).

Leiter: Auf die Wichtigkeit der Talusfraktur wurde heute schon im Hauptsaale hingewiesen. Mich würde interesssieren, welche Schlüsse Sie aus der Angiographie und der Szintigraphie ziehen. Hat das einen Einfluß auf die Behandlung? Machen können wir ja nichts; der Talus wird nekrotisch, wenn die Ernährung gestört ist.

P. Bernett (a. G.)-München: Es ist doch so, daß zum Teil eine Revitalisierung des nekrotischen Teiles erfolgen kann und daher auch die Frage nach dem Zeitpunkt der Belastung besteht. Je stärker die Durchblutungsstörung, desto später soll die Belastung erfolgen. Wir glauben, daß die Gefäßschädigung durch die Osteosynthese möglichst bald nach dem Unfall am ehesten vermieden werden kann. In Zweifelsfällen verschaffen wir uns durch die Angiographie und Szintigraphie zusätzliche Hinweise, ob wir eine Osteosynthese durchführen sollen oder nicht und ob wir die Belastung des Talus früher oder später erlauben.

163. Erkennung und Behandlung begleitender Gefäßverletzungen bei Frakturen und Luxationen

G. Baumann* und H. M. Becker-München (a. G.)

Summary. Fractures and dislocations are very often accompanied by injuries to arteries and veins. It is important that any accident surgeon is able to perform an accurate examination of the state of the pulse and that he arranges immediate serial arteriography when the pulse is not palpable. Typical signs in the angiogram are breaks in the vessel outline in the region of the fracture, spots of contrast medium at the level of the vessel break and sometimes early filling of veins proximal to the fracture. Reconstruction should always be tried on arteries of the lower leg and forearm. In 3 years we treated 8 such cases. A case of lower leg fracture with closed Küntscher-pinning of the tibia was admitted only 4 days after the accident with a ruptured posterior tibial artery. A circular direct anastomosis of the vessel was performed successfully.

Zusammenfassung. Bei Frakturen und Luxationen kommen immer wieder begleitende Verletzungen der Arterien und Venen vor. Wichtig ist, daß jeder Unfallchirurg einen exakten Pulsstatus erheben kann und bei nicht tastbaren Pulsen unverzüglich eine Serienarteriographie veranlaßt. Typische Zeichen im Angiogramm sind Abbrüche der Gefäßfüllung im Frakturbereich, Kontrastmittelflecke in Höhe des Gefäßabbruchs und machmal schon eine frühe Venenfüllung proximal der Fraktur. Die Rekonstruktion sollte auch an Arterien des Unterschenkels und Unterarms stets versucht werden. In 3 Jahren haben wir 8 solcher Fälle versorgt. Eine Unterschenkelfraktur wurde nach geschlossener Küntschernagelung der Tibia erst 4 Tage nach dem Unfall wegen einer Zerreißung der A. tibialis posterior eingewiesen. Das Gefäß wurde mit gutem Erfolg zirkulär direkt anastomosiert.

Bei Frakturen und Luxationen kommen immer wieder begleitende Verletzungen der Arterien und Venen vor. Gelegentlich handelt es sich dabei nur um arterielle Thrombosen infolge einer Intimaschädigung bei einem stumpfen Gefäßtrauma; meist sind es jedoch Gefäßzerreißungen. In den letzten 3 Jahren wurden in unserer Klinik 8 solcher Fälle versorgt. Zweimal handelte es sich um eine Zerreißung der Arteria cubitalis bei einer Luxationsfraktur des Ellenbogengelenks. Viermal lagen Verletzungen der Arteria femoralis superficialis bei Oberschenkelschaftbrüchen vor, und zweimal war es bei Unterschenkelfrakturen zu Zerreißungen einzelner Unterschenkelgefäße gekommen. Stets waren auch Verletzungen der Venen vorhanden. Außer in einem der beiden letzten Fälle, wo es sich um eine stark verschmutzte Unterschenkelfraktur mit erheblichen Weichteilquetschungen handelte, waren die Rekonstruktionen der Arterien immer erfolgreich. Die Venen wurden meist primär ligiert. Wurde die Rekonstruktion der Vene versucht, so kam es regelmäßig zu einem thrombotischen Verschluß.

Bei der Behandlung dieser Patienten mußten wir mehrmals die Erfahrung machen, daß die Gefäßverletzung auswärts nicht rechtzeitig erkannt wurde. Jeder Unfallchirurg sollte mit der Erhebung eines exakten Pulsstatus vertraut sein. Bei größeren Hämatomen und Schwellungen ist es oft nicht leicht, die Pulse sicher zu tasten. Der geringste Zweifel sollte jedoch eine Arteriographie veranlassen. Häufig wird ein nicht zu tastender Puls mit dem Vorliegen eines Gefäßspasmus erklärt. Diese Fehldiagnose führt in der Regel zu intraarteriellen Infusionen oder Injektionen von Vasodilatantien. Eine solche Maßnahme kann bei einer Gefäßverletzung nichts nützen, aber noch zusätzlich schaden. Denn durch die Vasodilatantien kommt es zu einem starken Druckabfall im arteriellen System der ganzen Extremität, die für eine Kollateralisation der unterbrochenen Gefäßstrecke nur nachteilig sein kann. Außerdem wird die ohnehin vorhandene Schwellungsneigung der traumatisierten Extremität noch zusätzlich verstärkt.

Zur Technik der operativen Versorgung

Nachdem mit einem Serienangiogramm das Vorliegen einer begleitenden Gefäßverletzung gesichert ist und außerdem deren Lokalisation feststeht, sollte man möglichst zuerst die Fraktur operativ stabilisieren, damit nicht bei der Reposition die Gefäßrekonstruktion wieder zerstört wird. Die Versorgung der Arterie gelingt meist nach Mobilisierung der Gefäßstümpfe durch eine End-zu-Endnaht. Bei größeren Defekten kann eine Veneninterposition nötig werden. Die direkte zirkuläre oder schräge Gefäßanastomose ist bei größeren Gefäßen relativ leicht durchführbar. An den Unterschenkel- und Unterarmarterien hat sich wegen des geringen Kalibers dieser Gefäße der Gefäßnähapparat von Nakayama bewährt. Es gelingt aber auch mit feinem atraumatischem Nahtmaterial, diese Gefäße mit der Hand zu nähen. Wir glauben, daß man die Rekonstruktion auch dieser englumigen Arterien stets versuchen sollte, wenn auch gelegentlich die Ansicht vertreten wird, daß die Unterbindung einer Unterschenkelarterie meist bedeutungslos sei.

Bezüglich des Dauererfolgs sind Gefäßrekonstruktionen bei unkomplizierten Frakturen am günstigsten. Bei komplizierten Frakturen mit erheblichen Weichteilquetschungen kann der Erfolg der Gefäßrekonstruktion durch Wundinfektion und ausgedehnte Nekrosenbildungen noch nach Wochen wieder zunichte gemacht werden.

Zum Abschluß möchten wir noch einen Fall kurz demonstrieren: Ein 28jähriger Fußballspieler kam nach einer Unterschenkelfraktur am rechten Bein in ein auswärtiges Krankenhaus. Am nächsten Tag wurde eine geschlossene Küntschernagelung der Tibia vorgenommen. Im Verlauf der folgenden beiden Tage nahm die Schwellung des gesamten Unterschenkels laufend zu. Der Patient klagte über erhebliche Schmerzen und Kältegefühl im Fuß. Nachdem kein Fußpuls getastet werden konnte, nahm man einen Gefäßspasmus an und verabreichte Ronicol intraarteriell. Der Erfolg blieb aus und so gelangte der Patient erst 4 Tage nach dem Unfall in unsere Behandlung. Wir haben sofort eine Femoralisarteriographie vorgenommen. Die Abb. 1 zeigt 3 wesentliche Merkmale, die den Verdacht einer Gefäßverletzung bestätigen:

1. Unterhalb des Frakturspalts kommt es auf keinem Bild der Serie zur Darstellung irgendeines Gefäßes.

2. Im Bereich des Abbruchs der Arteria tibialis posterior findet sich ein Kontrastmitteldepot im Gewebe.

3. Weiter proximal ist bereits eine deutliche Venenfüllung zu sehen.

Unmittelbar anschließend haben wir zunächst die Arteria tibialis posterior freigelegt. Dabei zeigte sich, daß Arteria und Vena tibialis posterior glatt durchgerissen waren und die Enden frei in einer großen Hämatomhöhle lagen. Die Vene wurde ligiert. Die beiden Arterienstümpfe wurden mit Haltefäden versehen und mit dem Ringstripper von Thromben befreit. Nach Eingeben von Heparinlösung und Abklemmen der Stümpfe wurde das Gefäß mit ca. 12 5×0 Seiden-Einzelnähten zirkulär reanastomosiert. Anschließend wurde die Arteria tibialis

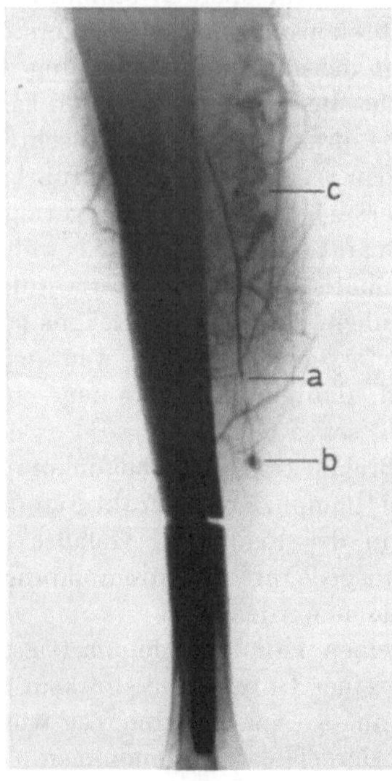

Abb. 1

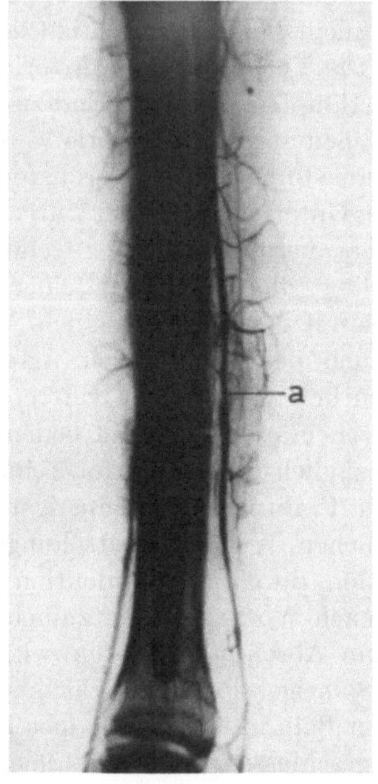

Abb. 2

Abb. 1. Präoperatives Arteriogramm rechter Unterschenkel. Zustand nach Küntschernagelung einer Tibiafraktur. *a* Abbruch der Arteria tibialis posterior; *b* Kontrastmitteldepot im Gewebe; *c* proximale frühe Venenfüllung

Abb. 2. Arteriogramm rechter Unterschenkel. 4 Wochen nach Gefäßrekonstruktion. *a* Zirkuläre Anastomose der Arteria tibialis posterior

anterior in gleicher Weise freigelegt, durch eine Querincision eröffnet und von Thromben befreit. Den Erfolg der Gefäßrekonstruktion sehen Sie auf dem Kontrollangiogramm der Abb. 2, das 4 Wochen nach der Operation angefertigt wurde.

Leiter: Vielen Dank Herr Baumann. Ich darf nun eine Frage an Sie stellen: Wie stehen Sie zu der Arteriographie als grundsätzliche Maßnahme bei jeder Extremitätenfraktur? Es ist doch darauf hingewiesen worden, daß das nicht nur für die primäre Versorgung der Verletzten wichtig sein kann, sondern auch für die Begutachtung späterer Durchblutungsstörungen.

G. Baumann (a. G.)-München: Ich glaube, daß es technisch einfach nicht durchführbar ist, bei jeder Fraktur eine Angiographie durchzuführen. Außerdem sind wahrscheinlich die begleitenden Gefäßverletzungen nicht so häufig, daß das gerechtfertigt wäre. Es wird wahrscheinlich ausreichen, daß man eine exakte Übung im Erfühlen des Pulses hat und den Pulsstatus erheben kann. In Zweifelsfällen sollte man die Angiographie aber durchführen.

Leiter: Danke schön!

Ich bitte den nächsten Redner des Programms, Herrn D. Tönnis, München, zu sprechen über das Thema: „*Wie verhält sich der Tibiaknochen nach Spanentnahme?*"

164. Das Verhalten des Tibiaknochens nach Spanentnahme

D. Tönnis (a. G.)-München

Summary. Later examination of the site of removal of cortical tibia chips shows that complete restitution of cortical bone occurs only in people under 20 years of age. In older people the gap is filled by spongiosa, the cortical margins of the site of chip removal becoming reinforced like supporting pillars. There remains an oval defect which obviously causes no loss of bone stability. Removal of chips must be done correctly, however, leaving intact, above all, the three edges of the tibia. Fractures occur only after faulty removal of chips or premature weight bearing.

Zusammenfassung. Nachuntersuchungen der Entnahmestelle von Tibiacorticalisspänen zeigen, daß eine völlige Durchbauung der Corticalis nur bei Menschen unter 20 Jahren auftritt. In späteren Lebensjahren füllt sich die Lücke mit Spongiosa aus, die Corticalisränder der Spanentnahmestelle verstärken sich entsprechend Tragepfeilern. Es bleibt ein ovaler Defekt, der offensichtlich keine Stabilitätsminderung des Knochens bedingt. Auf eine korrekte Spanentnahme, vor allem die Erhaltung der drei Tibiakanten, muß aber hingewiesen werden. Frakturen treten nur bei fehlerhafter Spanentnahme oder zu früher Belastung auf.

Die autoplastische Spanverpflanzung zur Ausheilung von Pseudarthrosen wird häufig mit dem Einwand verurteilt, daß sie zusätzliche Folgen und Gefahren mit sich bringe. Da wir — wie Witt schon mehrfach berichtet hat — die autoplastische Spanverpflanzung bei bestimmten Fällen auch heute noch für das beste Verfahren halten, haben wir die Spanentnahmestellen an der Tibia einmal eingehend nachuntersucht.

113 von 433 Patienten konnten erfaßt werden, bei 75 war ein Corticalisspan entnommen worden.

Dabei ließ sich zunächst hinsichtlich *subjektiver Beschwerden* feststellen, daß in etwa einem Drittel der Fälle eine Druckempfindlichkeit der Narbe, Sensibilitätsstörungen, Schmerzen bei Wetterwechsel und leichte Schwellneigung zurückblieben. Nur vereinzelt wurden Belastungsschmerzen beim Treppensteigen oder Hüpfen angegeben, wenn sehr große Tibiaspäne entnommen worden waren. Die überwiegende Zahl der Patienten hatte keine wesentlichen Beschwerden nach der Spanentnahme.

Bei der *Betastung der Entnahmestelle* war festzustellen, daß sich die Knochenlücke nach der Corticalisspanentnahme ausfüllt, aber meist nur mit Spongiosa, nicht mit Corticalis, wie das gleichzeitig angefertigte Röntgenbild erkennen ließ. Tastbare Veränderungen wie flache Rinnen oder Unebenheiten waren bei etwa zwei Drittel der Fälle vorhanden, nur bei 5 von 75 Patienten waren tiefe Rinnen tastbar.

Die *röntgenologische Auswertung* wurde nach 2 Maßstäben vollzogen, erstens nach dem *optischen Eindruck*, wobei mehrere Grade zwischen „Defekt nicht sichtbar" und „Defekt deutlich sichtbar" unterschieden wurden. Auf die genaue Definition kann hier leider nicht eingegangen werden.

Die zweite Möglichkeit einer röntgenologischen Auswertung ergab sich durch *die Messung der Längenabnahme der Spanentnahmestelle.*

Tabelle. *Die Abnahme der Spanbettlänge in % der ursprünglichen Länge*

1. In Abhängigkeit vom Zeitabstand zwischen Operation und Nachuntersuchung	2. In Abhängigkeit vom Alter bei der Operation
0— 1 Jahr 7,6%	10—20 Jahre 79,0%
1— 2 Jahre 34,3%	20—30 Jahre 38,6%
2— 5 Jahre 37,9%	30—40 Jahre 11,7%
5—10 Jahre 50,1%	40—50 Jahre 26,8%
	50—60 Jahre 10,9%

Wenn man die ursprüngliche Länge mit 100% ansetzte, so ließ sich ein *prozentualer Vergleich* der Längenabnahme verschieden großer Defekte durchführen (Tabelle). Die Aufstellung zeigt links, daß sich die Entnahmestelle nach der Operation nur sehr langsam und erst im Laufe von längeren Jahren verkleinert. Rechts ist zu erkennen, daß sich die Entnahmestelle bei Menschen unter 20 Jahren fast völlig schließt, in höheren Lebensjahrzehnten ist dies nicht mehr festzustellen.

Es wäre jetzt aber falsch, daraus den Rückschluß zu ziehen, daß damit eine wesentliche Minderung der Stabilität der Tibia zurückbleibt. Der Knochen paßt sich vielmehr auf andere Weise an, er rundet den Defekt und verstärkt die Corticalisränder der Entnahmestelle als Tragepfeiler. Damit dürfte vor allem bei kleineren Defekten die gleiche Stabilität erzielt werden.

Für diese Annahme sprechen 2 Beobachtungen.

1. Sehr kleine Spanentnahmestellen zeigen keine wesentliche Verkleinerung des Spanbettes (Abb. 1). Demgegenüber ist die Knochenreaktion bei mittelgroßen Defekten stärker, da hier offensichtlich ein stärkerer funktioneller Anreiz vorliegt (Abb. 2).

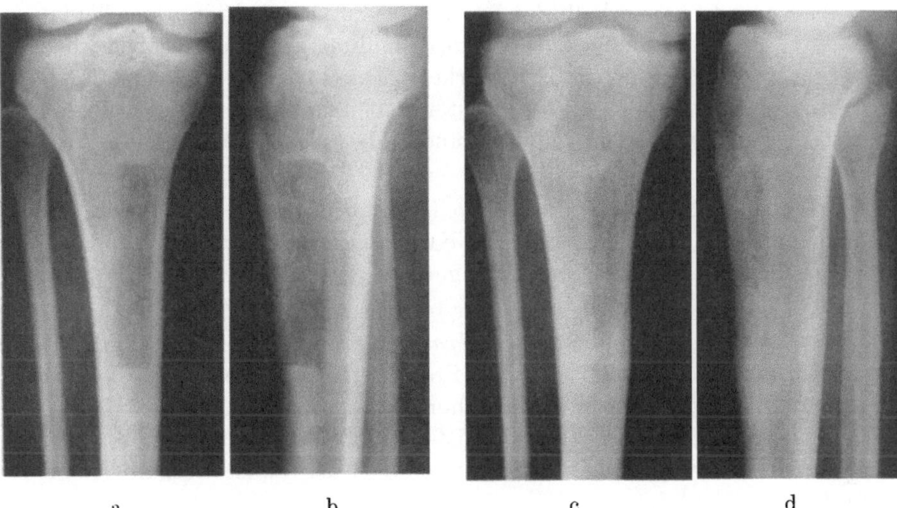

Abb. 1a—d. Tibiaknochen 4 Wochen nach Corticalis-Spanentnahme (a und b) und 5 Jahre später (c und d). Bei dem sehr kleinen Defekt hat sich die Spanentnahmestelle nur gerundet, die Corticalisränder verstärkten sich. Da die Stabilität ausreicht, hat sich die Corticalis nicht wieder geschlossen

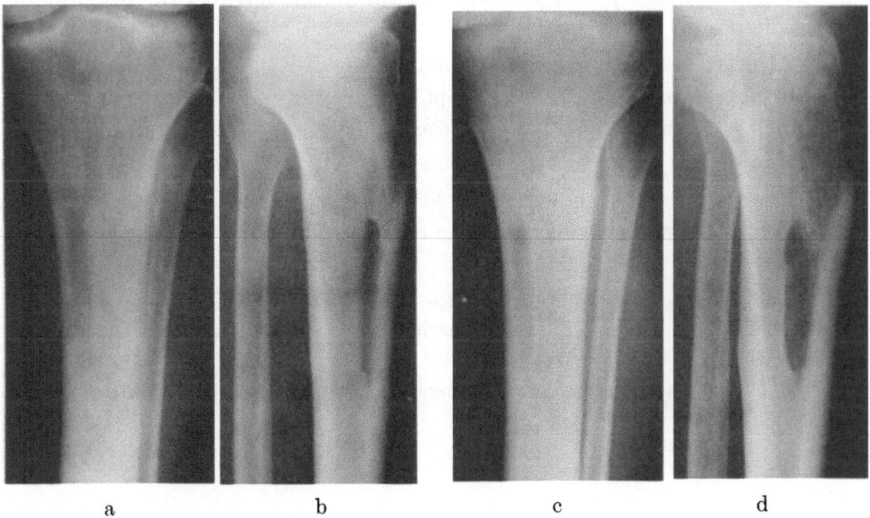

Abb. 2a—d. Tibiaknochen 6 Wochen nach Spanentnahme (a und b) und $6^1/_2$ Jahre später (c und d). Der Defekt war größer als in dem ersten Fall (Abb. 1), die Stabilität des Knochens mehr beeinträchtigt. Die Knochenlücke hat sich gerundet, verkleinert und mit Spongiosa stärker durchgebaut

2. Kommt es innerhalb des Spanbettes zu Querfrakturen der Tibia, so setzt hier sofort eine gute Corticalisbildung ein. Der Knochen hat sicherlich die Möglichkeiten zu stärkerer Durchbauung auch mit Corticalis, es genügt ihm aber in den meisten Fällen die Rundung des Defektes und die Verstärkung der Corticalisränder als Tragepfeiler sowie die Ausfüllung mit Spongiosa.

Nur bei sehr großen und breiten Defekten hat man im Röntgenbild manchmal den Eindruck, daß die Knochenanpassung ungenügend ist. Solche Patienten klagen dann über gewisse Belastungsschmerzen.

Wesentliche funktionelle Folgen bleiben also bei richtiger Spanentnahme nicht zurück. Die „*richtige Spanentnahme*" muß deswegen betont werden, weil bei falscher Technik Frakturen im Spanentnahmebereich auftreten können. Darauf haben schon Lexer, Deckner, Maffey, Hagen, Vogeley, Axhausen, Stucke und Witt aufmerksam gemacht. Wir selbst beobachteten Frakturen in weniger als 5% der Fälle. Deshalb ist zu fordern:

1. Die Spanentnahme darf nur auf der medialen Seitenfläche der Tibia erfolgen. Die 3 Tibiakanten, die als Tragepfeiler anzusehen sind, müssen unbedingt erhalten bleiben (Vogeley, Witt u. Jäger).

2. Ein Quersägen über die Spanentnahmestelle hinaus ist zu vermeiden wegen der Gefahr von Ermüdungsbrüchen (Vogeley, Stucke).

3. Die Knochenspäne sind aus dem oberen Tibiadrittel zu entnehmen (M. Lange u. Witt).

4. Unsere Nachuntersuchungen haben an 15 Fällen gezeigt, daß auch bei distalen Tibiapseudarthrosen Späne im proximalen Tibiadrittel entnommen werden können. Diese Patienten zeigten kein unterschiedliches Verhalten.

Unter diesen Voraussetzungen lassen sich unseres Erachtens keine Einwände gegen eine autoplastische Spanverpflanzung machen.

Leiter: Wir danken Herrn Tönnis. Er war der letzte Redner. Diskussionsmeldungen liegen am Tisch nicht vor. Wünscht einer der Anwesenden zur Diskussion zu sprechen? — Das ist nicht der Fall.

Ich danke den Rednern und Ihnen, meine Damen und Herren, für ihr Interesse und schließe die Sitzung.

Freitag, den 11. April 1969

Sondersitzung von 14.00 bis 16.30 Uhr

Experimentelle und chirurgisch-klinische Forschung

Verhandlungsleiter: Prof. Dr. K. E. Scheer-Heidelberg und Prof. Dr. D. Schmähl-Heidelberg (a. E.)

Leiter D. Schmähl: Ich eröffne die Nachmittagssitzung, die unter dem Thema

Nebenwirkungen radiologischer und cytostatischer Therapie

steht. Im ersten Teil der Tagung wird Herr Scheer die Verhandlungsleitung führen, im zweiten Teil, cytostatische Nebenwirkungen, ich.

165. Radiologische Nebenwirkungen

Einführung zum Thema

K. E. Scheer (a. E.)-Heidelberg

Summary. From the start a sensible combination of the surgical procedure with radiotherapy and with cytostatic therapy should be planned for the treatment of malignant tumors. All three measures have unavoidable side effects of which the physician who is carrying out the treatment must be aware in order to be able to avoid complications in due time and thus be able to treat them. An additional danger is late damage after the application of ionizing radiation. In conclusion the author briefly discusses the late damage after the use of the radioactive contrast medium Thorotrast.

Zusammenfassung. Bei der Behandlung von bösartigen Geschwülsten sollte von Beginn an eine sinnvolle Kombination des chirurgischen Eingriffs mit einer radiologischen und cytostatischen Therapie geplant werden. Alle drei Maßnahmen haben unvermeidbare Nebenwirkungen, die dem behandelnden Arzt bekannt sein müssen, um Komplikationen rechtzeitig erkennen und somit behandeln zu können. Eine weitere Gefahr stellen die Spätschäden nach Applikation ionisierender Strahlen dar. Abschließend wird kurz auf die Spätschäden nach Verwendung des radioaktiven Kontrastmittels Thorotrast eingegangen.

Die Strahlenbehandlung mit einer verhältnismäßig weiten und die cytostatische Behandlung mit einer engeren Indikationsstellung gehören heute beide in Verbindung mit chirurgischen Maßnahmen zu einer wirkungsvollen Behandlung der bösartigen Geschwülste. Ihr Einsatz und ihre Kombination mit operativen Eingriffen sollte von Beginn der Behandlung an eingeplant werden.

Da meistens der Chirurg als erster den krebskranken Patienten in die Hände bekommt, sollte er nicht nur die Erfolgsaussichten einer Strahlentherapie kennen, sondern auch deren Risiken und teilweise unvermeidlichen Nebenwirkungen.

Ich habe daher mit Freude und Dankbarkeit die Einladung Ihres Präsidenten angenommen, diese Gesprächsrunde über die Nebenwirkungen der radiologischen Behandlung zusammenzustellen.

Die Strahlen, mit denen wir es in der Geschwulstbehandlung zu tun haben, gehören in die Gruppe der ionisierenden Strahlen. Dazu gehören Röntgenstrahlen, die Gammastrahlen des radioaktiven Zerfalls und in den letzten Jahren in zunehmendem Maße die energiereichen Röntgen- und Betastrahlen, wie sie von Linearbeschleunigern und Betatron erzeugt werden und deren therapeutische Anwendung heute Supervolttherapie genannt wird. Dazu gehören weiterhin die Beta- und Gammastrahlen der radioaktiven Isotope, die in den verschiedensten Techniken allerdings mit einer engen Indikationsstellung angewendet werden können.

Die ionisierenden Strahlen werden im bestrahlten Gewebe absorbiert und setzen hohe Energien um. Das ist die Grundlage ihrer Wirkung, die Geschwulstzellen zerstören oder doch so weit schädigen soll, daß ihrem unvermehrten Wachstum Einhalt geboten wird. Ganz unvermeidbar wird bei der Strahlentherapie auch gesundes Körpergewebe von Strahlung mit getroffen. Wenn auch in der Regel Geschwulstgewebe empfindlicher gegen Strahlung ist als normales Gewebe, so reicht dieser Unterschied in keinem Fall aus, um allein hieraus eine ausreichende Differenzierung zwischen Schädigung von Geschwulstgewebe und Schonung von unverändertem Gewebe zu erzielen. Es bedarf vielmehr einer subtilen Technik der Strahlenerzeugung und Ausrichtung auf den Geschwulstherd, vor allem aber einer großen Erfahrung des Strahlentherapeuten, um diesen Unterschied möglichst groß zu halten.

Bei einem chirurgischen Eingriff wird es als selbstverständlich angesehen, daß eine Wunde entsteht, die in einer Narbe ausheilt, weil dies offensichtlich unvermeidbar ist. Wenn bei einer Strahlenbehandlung eine örtliche Reaktion auftritt, neigt der Laie gern dazu, dies als Verbrennung zu bezeichnen, weil er nicht weiß, daß auch die Strahlung unvermeidbare Nebenwirkungen hat.

Man muß um diese Nebenwirkungen wissen, um gegebenenfalls frühzeitig etwas dagegen unternehmen zu können, vor allem um unangenehme Spätschädigungen zu vermeiden. Es kommt bei der Strahlenbehandlung hinzu, daß die individuelle Reaktion der Patienten verschieden sein kann. Trotz aller Sorgfalt wird es sich nicht vermeiden lassen, daß es in einigen Fällen zu Spätschäden kommt, wenn man nicht aus Angst vor ihnen die Strahlenbehandlung so niedrig dosiert, daß sie von vorneherein in ihren Erfolgsaussichten in unvertretbarer Weise herabgesetzt wird. Der Chirurg muß daher auch wissen, welche Möglichkeiten bestehen, solche Spätschäden zu behandeln.

Sehr selten kommt es in der Röntgendiagnostik zu Schäden. Hier ist fast immer auf eine fehlerhafte Handhabung der Geräte oder schwerwiegende technische Mängel an Geräten zurückzuführen, wenn es zu Schäden kommt. Einen Sonderfall bieten die Strahlenschäden, die durch die Injektion des radioaktiven Kontrastmittels Thorotrast entstanden sind.

Obwohl K. H. Bauer schon im Jahre 1938 seine warnende Stimme erhob, hat es noch einige Jahre gedauert, bis vor allem im Ausland die Gefährlichkeit dieses Kontrastmittels erkannt wurde und seine Anwendung unterblieb. An schätzungsweise 10000 Patienten in der Bundesrepublik und rund 100000 in der ganzen Welt wurden bis vor rund 2 Jahren Thorotrastinjektionen vorgenommen. Seit 2 Jahren betreiben wir von Heidelberg aus mit mehreren Arbeitsgruppen eine große Untersuchung, die von Euratom und dem Bundesministerium für wissenschaftliche Forschung unterstützt wird, um das Schicksal der Patienten aufzuklären und Erkenntnisse über die Auswirkungen der ungewollten Bestrahlung durch das radioaktive Kontrastmittel zu gewinnen. Auch hierüber soll im Rahmen dieses Rundtischgespräches vorgetragen werden.

Schließlich sollten die Vorträge eine Anregung zu einer Diskussion zwischen dem Auditorium und den Teilnehmern der Gesprächsrunde geben.

166. Die Behandlung der lokalen und allgemeinen Strahlenreaktion

K. H. Kärcher (a. E.)-Wien/Österreich

Summary. With the use of high-intensity radiation side-effects and delayed damage to skin, mucous membrane and bone have become less serious and rarer. Nowadays mainly accidental radiation damage is seen, and conservative measures produce only limited success, dependent on the type of radiation, the dose and period of application. With the correct use of certain local, mainly bland remedies, supported per os or parenterally by vasoactive drugs like HR, mucous membrane reactions play a minor part and as a rule do not require an interruption of radiotherapeutic measures. General reactions, too, have become so slight in frequency and degree with modern types and methods of radiation that they can be easily controlled and do not force us any more to discontinue radiotherapeutic measures. Most important here is the space dose and the irradiated body region. The use of electrolyte infusions, vitamin B_6, HR and Trasylol in combination with anabolic hormones as planned polypragmasy allows a successful conclusion of radiotherapeutic measures and mostly leads to a remission of the tumor and satisfactory improvement of the patient. Side-effects due to radiotherapy have diminished with technical advances and biological discoveries and constitute no longer a serious therapeutic problem.

Zusammenfassung. Durch die Anwendung hochenergetischer Strahlenarten sind Nebenwirkungen und Spätschäden an Haut, Schleimhaut und Knochen geringer und seltener geworden. Heute stehen in der Hauptsache unfallartige Strahlenschäden im Vordergrund, und mit konservativen Mitteln sind Erfolge nur bis zu einem gewissen Grad erzielbar, abhängig von der applizierten Strahlenart, der Strahlendosis und dem Zeitraum der Anwendung. Bei richtigem Einsatz bestimmter Lokaltherapeutica, in der Hauptsache indifferenter Mittel, mit Unterstützung per os oder parenteral applizierbar gefäßaktiver Pharmaka wie HR, spielen die Schleimhautreaktionen eine untergeordnete Rolle und führen in der Regel nicht zur Unterbrechung der strahlentherapeutischen Maßnahmen. Auch die allgemeinen Reaktionen sind im Rahmen der Strahlentherapie durch moderne Strahlenarten und -methoden in Zahl und Ausmaß so gering geworden, daß sie mit einfachen Mitteln zu beherrschen sind und nicht mehr zum Abbrechen der strahlentherapeutischen Maßnahmen zwingen. Hier spielen vor allen Dingen die Raumdosis und die bestrahlte Körperregion die Hauptrolle. Anwendung von Elektrolytinfusionen, von Vitamin B_6, HR und Trasylol in Kombination mit anabolen Hormonen führen im Sinne einer gezielten Polypragmasie zu einer erfolgreichen Beendigung der strahlentherapeutischen Maßnahmen und meist zur Remission des Tumorleidens sowie zu einer guten Erholung des Patienten. Die strahlentherapiebedingten Nebenwirkungen haben sich durch die technischen Fortschritte und die biologischen Erkenntnisse vermindert und stellen heute kein ernsthaftes therapeutisches Problem mehr dar.

Lokale und allgemeine Nebenwirkungen im Rahmen einer Strahlentherapie maligner Tumoren hängen sowohl von physikalischen Faktoren wie von der biologischen Wirkung der ionisierenden Strahlung ab. Die Einführung der Gammastrahlung radioaktiver Isotope zur Tele-Curie-Bestrahlung, wie auch die Anwendung hochenergetischer Elektronen und ultraharter Röntgenstrahlung von Kreis- und Linearbeschleunigern, hat nicht nur durch den Aufbaueffekt, sondern auch durch die wesentlich bessere Relation von Herd- und Raumdosis, die Nivellierung des Massenabsorptionskoeffizienten und die zusätzlichen methodischen Möglichkeiten der Bewegungsstrahlung sowohl die Lokalreaktion als auch die allgemeine Strahlenreaktion so wesentlich vermindert, daß Nebenwirkungen wie Strahlenreaktionen der Haut und Schleimhaut, Radionekrosen der Knochen und schwere Allgemeinwirkungen wie Erbrechen, Durchfälle, Elektrolytverschiebung und Eiweißverlust kaum mehr beobachtet werden. Hierdurch lassen sich häufiger kurative Herddosen bei Primärtumoren anlegen, und weiterhin kann eine größere Zahl von Tumorpatienten heute einer Palliativbestrahlung zugeführt werden, als dies früher noch mit konventioneller Röntgenstrahlung der Fall war.

Wenden wir uns zunächst der Lokalreaktion zu. Lokale Haut- oder Schleimhautreaktionen, die zu einem erosiv-exsudativen Stadium führen, werden nur noch bei Anwendung konventioneller Röntgenstrahlen oder Elektronenstrahlen niederer Energiebereiche, bei Bestrahlung von Oberflächentumoren oder Lymphknotenmetastasen beobachtet. Weiterhin muß man natürlich auf die heute in der Industrie und Technik trotz aller Vorsichtsmaßnahmen vorkommenden Unfälle hinweisen, bei denen eine momentane Applikation hoher Strahlendosen, sowohl weicher Betastrahlung als auch harter Gamma- und Röntgenstrahlung, erfolgen kann. Die Restitutio ad integrum bzw. Reparation mit Narbenabheilung hängt von der eingestrahlten bzw. absorbierten Dosis im Gewebsvolumen ebenso ab wie von der zeitlichen Verteilung der Einstrahlung. Bei täglichen therapeutischen Dosen von 200—300 r und Gesamtdosen von 6000 r am Herd findet man bei Kobalt-60-Gammastrahlung Elektronen oder Photonen von 15 MeV ab aufwärts höchstens flüchtige Erytheme, leichte Schuppung, diskrete Pigmentierung, aber keine wesentlichen Spätveränderungen der Haut. Bei Elektronen niederer Energie und einer Hautoberflächenbelastung von 4000—6000 r treten jedoch Epitheliolyse und Spätveränderungen im Sinne von fleckiger Strahlenpoikilodermie und bei ausgeprägtem subcutanen Fettpolster unter Umständen Narbenplatten auf. In vielen Fällen, insbesondere bei Rezidivtumoren, muß die Radiotherapie unter Umständen jedoch die Toleranzdosen der Haut und Schleimhaut überschreiten, so daß es dann unvermeidlich zu Defekten kommt. Daß solche Defekte und Radionekrosen, wenn sie frühzeitig angegangen werden, auch mit konservativen Mitteln noch zu beherrschen sind, zeigen unsere Diapositive, wobei wir vor allem darauf hinweisen möchten, daß die Anwendung nekrolytischer Fermentpräparate im Wechsel mit feuchten Verbänden hypertonischer Kochsalzlösung und Farbstoffpinselungen zur Desinfektion der Wundflächen mit anschließender epithelisierender Salbenbehandlung im Sinne dermatologischer Grundsätze — z.B. 10%ige Dextrose mit Harnstoff und evtl. antibiotischem Zusatz — hier noch zu guten Resultaten führen kann. Erkennt man jedoch die Erfolglosigkeit der Lokalbehandlung von Strahlendefekten, sollte man frühzeitig die korrektive Chirurgie in Anspruch nehmen, wozu eine enge Zusammenarbeit zwischen Radiologen und Chirurgen erforderlich ist, vor allem das Verständnis des Chirurgen für die Notwendigkeit radiotherapeutischer Maßnahmen, die unvermeidbar zu einem Defekt führen. Über die Erfolge dieser korrektiven Chirurgie wird Ihnen Herr Georg noch berichten. Auch bei unfallartigen Strahleninsulten sollte man so lange konservativ vorgehen, bis eine Demarkation zu erkennen und eine Klärung der Frage der absorbierten Dosis möglich ist. Bei dieser Behandlung bis zur Demarkation sollte mit schmerzstillenden Mitteln, evtl. Segmentlokalanaesthesie und Infusion von gefäßerweiternden Mitteln, nicht gespart werden. Lokal haben wir mit Erfolg eine Mischung von DMSO-Hydroxyäthylrutosid und Prednisolon angewendet. Wie die nächsten Abbildungen zeigen, führte diese Behandlung bei einem Arbeiter in einem Reaktorlaboratorium nach einer einmaligen Kontaktdosis von etwa 5000—8000 r durch einen Betastrahler zu einer glatten Abheilung mit zarter Narbenbildung. Je nach absorbierter Dosis und Strahlenart kann es jedoch zu Knochen- und Gewebsnekrosen kommen, so daß Amputationen zur Schmerzausschaltung und zur teilweisen funktionellen Wiederherstellung unvermeidbar sind. Schleimhautreaktionen sind bei der Hochvolttherapie problematischer als Haut- oder andere Organreaktionen. Es ist daher bei der Durchstrahlung von mit Schleimhaut ausgekleideten Hohlorganen wie Rectum, Blase, Genitale und Nasen- und Rachenraum zu empfehlen, prophylaktisch eine reaktionsdämpfende Therapie zu betreiben. Uns hat sich hier hochdosierte parenterale oder perorale Verabfolgung von Hydroxyäthylrutosid (Venoruton) bis zu 1 g täglich während der gesamten Therapie bewährt. Kommt es trotzdem zu stärkeren Reaktionen, was bei dieser Behandlung äußerst selten ist, so kann eine zusätzliche Gabe von Butazolidin oder Tanderil eine Fortsetzung des strahlentherapeutischen Programms ermöglichen. Lokale Spülungen, am besten mit Salbeitee, Azulon liquidium oder Kalipermanganat 1/1000 sollten möglichst wenig irritative Zusätze enthalten. Der Radiotherapeut sollte sich nicht scheuen, lokale Spülungen und Sitzbäder vorzunehmen, vor allem im Anal- und Genitalbereich, da sie nicht nur schmerzlindernd und desodorierend wirken und so für den Patienten eine erhebliche Erleichterung mit sich bringen, sondern auch die Wundheilung, die Epithelisierung und die Bildung von Granulationen begünstigen. Die früher immer wieder geäußerte Furcht vor Anwendung einer Bäder-, Spül- oder Umschlagbehandlung während der Radiotherapie ist völlig unbegründet und unhaltbar.

Die allgemeine Strahlenreaktion — früher auch Strahlenkater genannt — muß vom Strahlensyndrom abgetrennt werden. Dieses Strahlensyndrom kommt zustande bei einer Ganzkörperbestrahlung nach unfallartiger Exposition oder nach Anwendung thermonuklearer Waffen; es soll uns bei diesen Betrachtungen hier nicht beschäftigen. Den therapiebedingten Allgemeinreaktionen liegt ein komplexer Ursachenmechanismus zugrunde. Einmal befindet sich der Tumorpatient in einer katabolen Stoffwechselsituation. Sein hypophysär-adrenales System kann bereits Erschöpfungsreaktionen zeigen und weitere Belastungen nicht mehr tolerieren, so daß der Organismus den durch die Bestrahlung und den Untergang von Tumorgewebe bedingten zusätzlichen erheblichen Stress nicht mehr auffangen kann. Die Überschwemmung des Organismus mit biogenen Aminen führt zu einer Belastung der Leber und anderer Ausscheidungsorgane. Die Symptomatik entspricht somit auch einer Intoxikation, die vor allem deutlich wird, wenn größere Räume des Organismus, insbesondere im Abdominalbereich, durchstrahlt werden. Das relativ strahlensensible Dünndarmepithel wird rasch exfoliativ abgestoßen. Es kommt zu Eiweiß-, Flüssigkeits- und Elektrolytverlust. Die Entgiftungsfunktion der Leber ist überlastet. Hierdurch entsteht Koenzymmangel. Durch Erbrechen wird dieser Circulus vitiosus weiter unterhalten. Es kann somit im Rahmen einer Strahlentherapie zu einer schweren Beeinträchtigung im Allgemeinbefinden kommen, wenn hier nicht eine spezifische Therapie einsetzt und diese Kausalkette unterbricht, um eine weitere Strahlentherapie zu ermöglichen. Besonders bewährt hat sich hierbei die Infusion von Elektrolytlösungen, Nicotinsäureamid bzw. Pyridoxalphosphat als Ersatz wichtiger Koenzyme, Vitamin B-Komplex, Ascorbinsäure, und Laevulose. Hierdurch werden die Leber in ihrer Entgiftungsfunktion unterstützt, Toxine ausgeschwemmt und der Elektrolythaushalt äquilibriert. Durch zusätzliche Gaben anaboler Hormone kommt es zu einem Auffangen des durch die Tumorkrankheit bedingten Eiweißverlustes, zu einem Eiweißanbau und zu einer Umstimmung der allgemeinen Situation von katabolen in anabole Vorgänge. Zusätzliche Gaben von Nebennierenrindenhormon können weiter zu Appetitsteigerung und zum allgemeinen Wohlbefinden beitragen und hiermit dem Patienten nicht nur sein Tumorleiden erträglicher machen, sondern auch dem Therapeuten helfen, den Therapieplan im Sinne einer kontinuierlichen fraktionierten Strahlentherapie fortzusetzen. Eigene experimentelle Untersuchungen konnten zeigen, daß auch bei der Minderung und Vermeidung von allgemeinen Strahlenreaktionen im Rahmen der Strahlentherapie Hydroxyäthylrutosid (HR) von Bedeutung sein kann. Die Glykogengehalte der Leber nehmen nach einer Ganzkörperbestrahlung bei Versuchstieren stark ab, wohingegen nach HR-Therapie diese Glykogenverarmung in wesentlich geringerem Umfang nachweisbar ist. Dieser Effekt wäre als Dämpfung der hepatoxischen Wirkung der Sekundärprodukte, die durch die ionisierende Strahlung erzeugt werden, im Sinne Ellingers zu interpretieren. Auch die Strahlenfibrose der Lunge, eine im Gefäßbindegewebsapparat des Lungengewebes sich abspielende Strahlenreaktion, die bei etwa 8—10% der Patienten während der Bestrahlung von Bronchialcarcinomen zu beobachten ist, kann in Ausmaß, Ablauf und Häufigkeit durch HR günstig beeinflußt werden. Auch hier zeigten die experimentellen Untersuchungen unseres Arbeitskreises, daß durch HR und Butazolidin die sauren Mucopolysaccharide des interstitiellen Bindegewebes der Lunge positiv beeinflußt werden, während gerade Prednisolon wegen seiner immunsuppressiven Wirkung ungünstig ist, zumindest wenn man diese Behandlung nicht unter antibiotischem Schutz durchführt. Es sei hier außerdem noch auf den Kallikreinhemmstoff Trasylol hingewiesen, der in Dosen von 200000—500000 Einheiten infundiert, besonders dann geradezu schlagartig wirkt, wenn die Strahlentherapie sich im Bereich des Pankreas und des Dünndarms abspielt und zu unbeeinflußbaren Durchfällen führt.

Literatur

Kärcher, K. H.: In: Einführung in die klinisch-experimentelle Radiologie. Hrsg. von K. H. Kärcher, unter Mitarbeit von H. Bauer, B. Choné u. F. Kleibel. Berlin-München: Urban & Schwarzenberg 1964.

Leiter: Ich schlage vor, die Aussprache bis zum nächsten Vortrag von Herrn H. Georg, Pforzheim, „Chirurgische Möglichkeiten des Haut-Weichteilersatzes bei Strahlenschäden" zurückzustellen.

167. Chirurgische Möglichkeiten des Haut-Weichteilersatzes bei Strahlenschäden

H. GEORG-Pforzheim

Summary. In more extensive radiation damage to the skin good results can be achieved in nearly all cases by the use of the classic method of skin replacement by slide flaps according to Dieffenbach and by rotation or stretch flaps according to Imre-Blaskowicz. The examples shown are exclusively of patients in whom a histologically confirmed malignant tumor was removed by radiation. After excision of the tissue damaged by radiation no remnants of tumour could be demonstrated histologically. The radiation damage itself could be made good by plastic skin replacement.

Zusammenfassung. Bei Strahlenschäden der Haut mit größerer Ausdehnung können durch Anwendung der klassischen Verfahren des Hautersatzes im Sinne des Verschiebelappens nach Dieffenbach und des Rotations- oder Dehnungslappens nach Imre-Blaskowicz in fast allen Fällen gute Resultate erzielt werden.

Die gezeigten Beispiele betreffen ausschließlich Patienten, bei denen die histologisch nachgewiesene maligne Geschwulst durch Bestrahlung beseitigt werden konnte. Nach Excision des strahlengeschädigten Gewebes waren histologisch keine Tumorreste mehr nachweisbar, die Strahlenschäden selbst konnten durch plastischen Hautersatz behoben werden.

Ziel bei der operativen Behandlung von Strahlenschäden der bedeckenden Weichteile ist die möglichst radikale Entfernung des geschädigten Gewebes, sowohl in der Fläche als auch in der Tiefe, und der Ersatz durch gesunde, gut ernährte Haut.

Unter den zahlreichen Methoden des Haut-Weichteilersatzes kommen bei ausgedehnteren Strahlenschäden wegen der meist ungenügenden Durchblutung des umgebenden Gewebes nur breit gestielte, gut ernährte Verschiebelappen in Betracht.

In den meisten Fällen kann mit den klassischen Verfahren des einfachen Verschiebelappens nach Dieffenbach und des Rotations- oder Dehnungslappens nach Imre-Blaskowicz ein gutes Resultat erzielt werden. Beim Verschiebelappen wird ein der Größe und Form des Defektes entsprechender Haut-Subcutislappen aus der unmittelbaren Umgebung umschnitten, ausreichend mobilisiert und in den Defekt eingenäht. Der neu entstandene Defekt wird durch direkte Naht wieder verschlossen.

Die im folgenden gezeigten Beispiele betreffen ausschließlich Patienten, bei denen die histologisch nachgewiesene maligne Geschwulst durch Röntgenbestrahlung beseitigt werden konnte. In keinem Falle waren nach Excision des strahlengeschädigten Gewebes Tumorreste histologisch nachweisbar.

Tiefe Strahlenulceration an der rechten Halsseite (Abb. 1 und 2) nach Bestrahlung eines Lymphsarkoms vor 4 Jahren. — Unerträgliche Schmer-

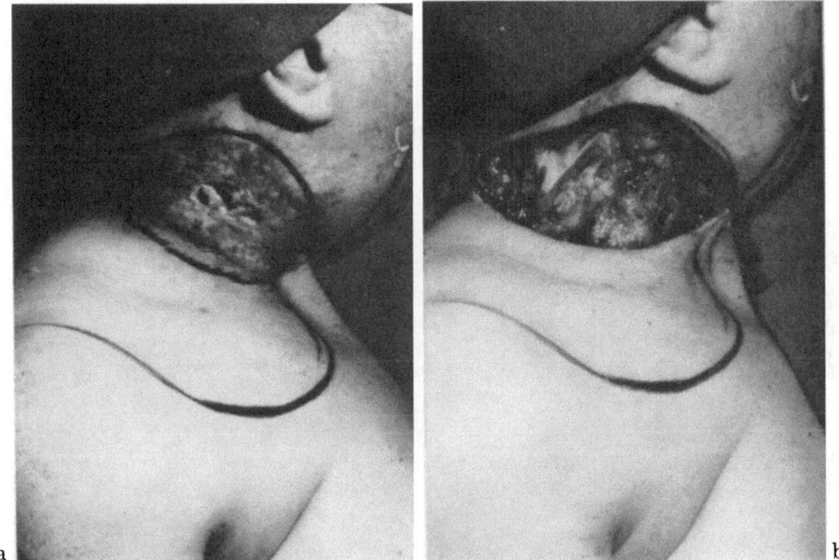

Abb. 1. a Zustand nach Bestrahlung eines Lymphosarkoms an der rechten Halsseite vor 4 Jahren; b Excision des ulcerierten Gewebes

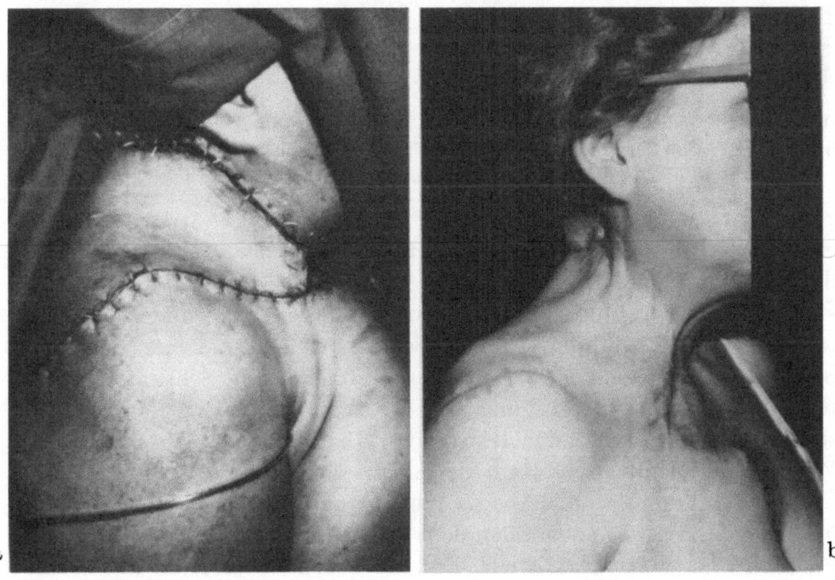

Abb. 2. a Einfache Lappenverschiebung aus der Clavicularregion; b Befund nach 4 Monaten

zen und dauernde Belästigung infolge stinkender Sekretion. — Excision des gesamten geschädigten Gewebes und Bildung eines Verschiebelappens aus der Clavicularregion. — Befund nach 4 Monaten.

Besonders häufig haben wir es mit Strahlenschäden im Bereich der Mamma zu tun. Hierbei bietet sich die andere Mamma zur Deckung der oft großen Defekte im Sinne eines Rotationslappens an. Umschneidung

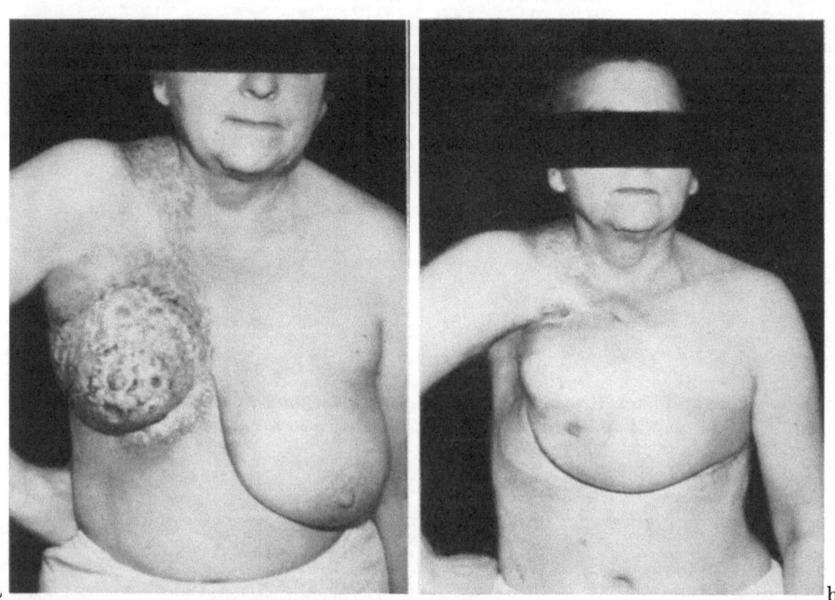

Abb. 3. a Radiodermatitis 11 Jahre nach Bestrahlung eines soliden Mammacarcinoms; b Rotation der linken Mamma einschließlich eines Teiles der Haut vom Oberbauch. Zustand 7 Wochen postoperativ

eines viertel- bis halbkreisförmigen Hautbezirks, der nach Mobilisierung durch Drehung und Dehnung in den Defekt eingeschwenkt wird. — Zustand nach Bestrahlung eines histologisch gesicherten soliden Mammacarcinoms vor 11 Jahren (Abb. 3). Seither rezidiv- und metastasenfrei. Seit 4 Jahren nässende Dermatitis und zunehmende Schrumpfung der rechten Mamma. — Abtragung und Rotation der anderen Mamma einschließlich eines Teiles der Haut vom Oberbauch. — Befund nach 7 Wochen. — Histologisch: Radiodermatitis ohne Malignitätszeichen.

Vor 6 Jahren Mamma-Ablatio rechts wegen Carcinomes (Abb. 4 und 5). Vor 3 Jahren wegen Strahlenulcus Rippenresektion, Rollappenplastik und freie Hauttransplantation. Danach erneut Ulceration mit freiliegendem, luftdurchlässigem Lungengewebe; zunehmende Dyspnoe. — Excision, Rippennachresektion und Mobilisierung der linken Mamma, die

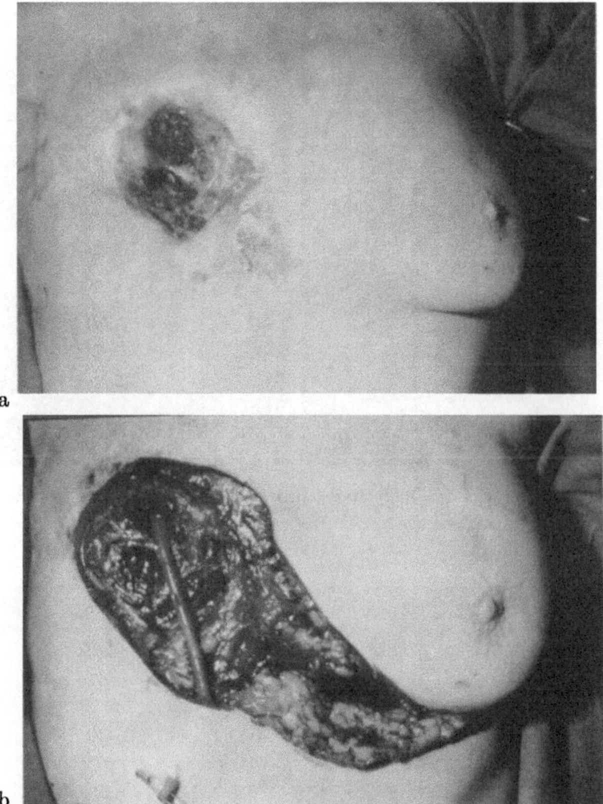

Abb. 4. a Strahlenulcus mit freiliegendem Lungengewebe 6 Jahre nach Operation und Bestrahlung; b Excision, Rippennachresektion, Mobilisierung und Rotation der linken Mamma

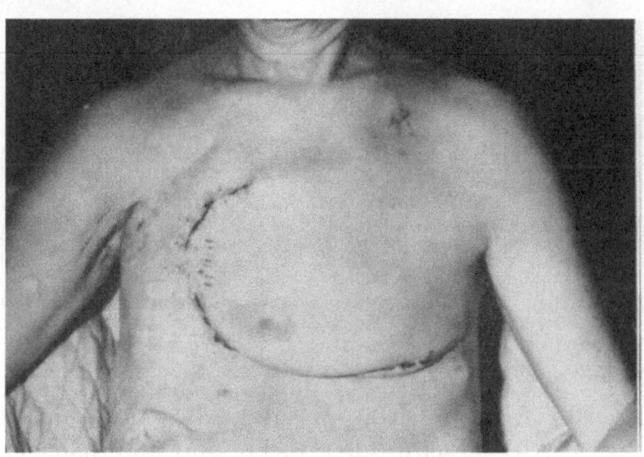

Abb. 5. Befund nach 3 Wochen

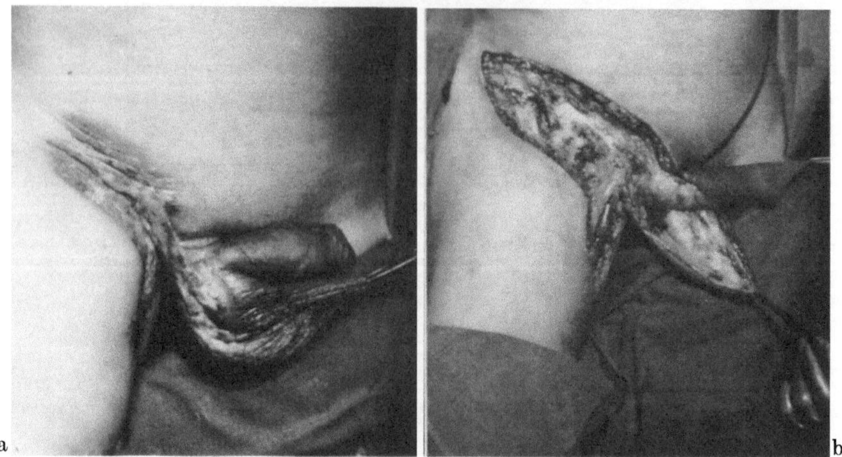

Abb. 6. a Zustand 2 Jahre nach Orchiektomie und nachfolgender Bestrahlung wegen eines medullären Hodencarcinoms; b Excision

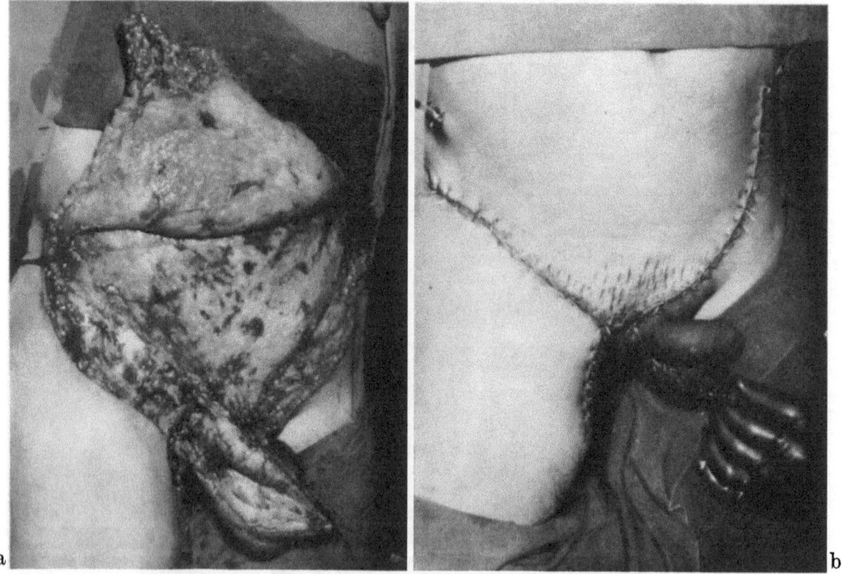

Abb. 7. a Mobilisierung der Haut des gesamten Unterbauches; b Defektdeckung durch Rotation

dann in den Defekt rotiert wird. — Rasche Besserung des Allgemeinzustandes, keine Atembeschwerden mehr. Zustand nach 3 Wochen. Histologisch: chronisch vernarbte Entzündung, kein Tumorgewebe.

Orchiektomie vor 2 Jahren wegen medullären Hodencarcinoms; anschließend Röntgenbestrahlung (Abb. 6 und 7). Seit 7 Monaten fortschreitendes Ulcus radiologicum. — Excision, Naht des Scrotums und Mobilisierung der Haut des gesamten Unterbauches. Nur so ist eine spannungslose Naht nach Rotation möglich. — Histologisch: kein Tumorgewebe.

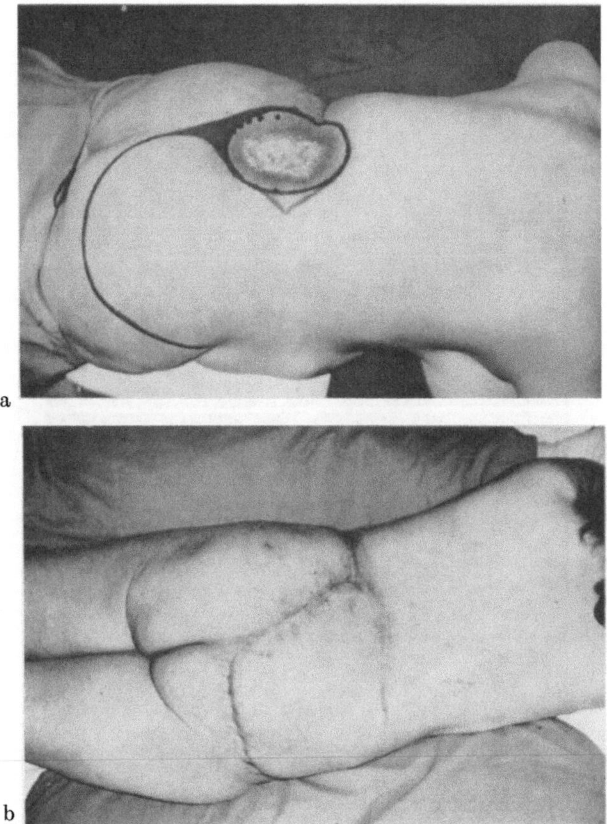

Abb. 8. a Vor $2^1/_2$ Jahren Nephrektomie links wegen hypernephroiden Carcinomes. Anschließend Röntgen- und Kobaltbestrahlung. Excision und Bildung eines Rotationslappens aus der rechten oberen Gesäßpartie; b Zustand nach 6 Wochen

Vor $2^1/_2$ Jahren Nephrektomie links wegen hypernephroiden Carcinomes; anschließend Röntgenbestrahlung und 1 Jahr später Kobaltbestrahlung (Abb. 8). Vor 1 Jahr beginnende, allmählich größer werdende Ulceration über der Lendenwirbelsäule mit zunehmenden Schmerzen. — Excision des strahlengeschädigten Gewebes, wobei die Muskulatur der langen Rückenstrecker, die nekrotischen Dornfortsätze und Teile der

Wirbelbögen mitentfernt werden mußten. — Rotationslappen von der rechten oberen Gesäßpartie. — Zustand nach 6 Wochen. — Histologisch: kein Tumorgewebe nachweisbar.

Rectumexstirpation vor 22 Jahren wegen Adenocarcinomes (Abb. 9 und 10). 3 Jahre danach lokales Rezidiv, deshalb Röntgentiefenbestrahlung. — Seit $^1/_2$ Jahr, also *fast 19 Jahre* nach der Bestrahlung, Ulceration mit fast faustgroßer Höhlenbildung. — Gleiches Vorgehen im Sinne der Lappenrotation von der rechten Gesäßseite. Befund 2 Monate später. — Auch hier histologisch kein Tumorgewebe nachweisbar.

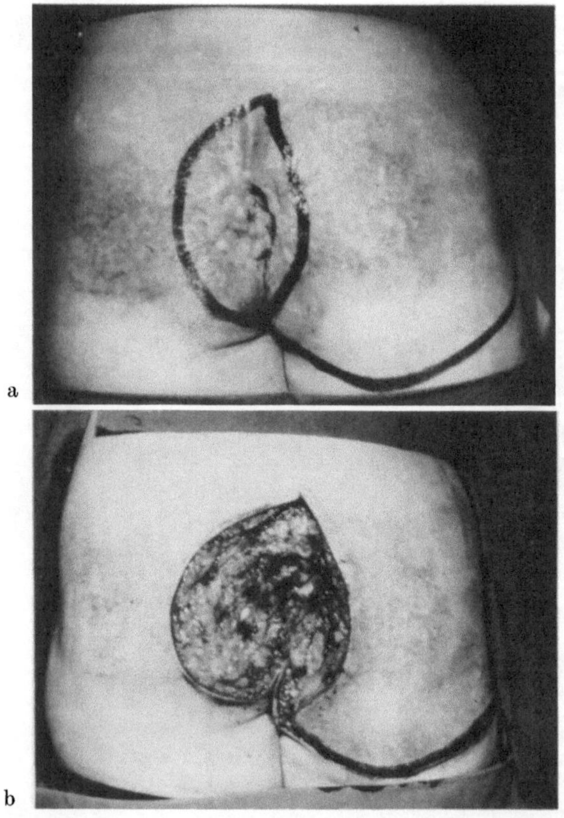

Abb. 9. a Strahlenulcus mit Höhlenbildung 22 Jahre nach Rektumexstirpation wegen Adenocarcinoms. 3 Jahre später Röntgen-Tiefenbestrahlung wegen lokalen Rezidives; b Excision

Skalpell und Strahlen sind nach wie vor die wirksamsten Waffen gegen bösartige Geschwülste und deren Absiedlungen. Die Kombination beider

Verfahren bedeutet in zahlreichen Fällen die einzige Chance, das Leben des betroffenen Patienten zu erhalten. Die Grenzen der Therapiemöglichkeiten sind jedoch weder dem Chirurgen noch dem Radiologen im voraus immer klar erkennbar. So kann kein Chirurg behaupten, daß er radikal operiert und die Geschwulst vollkommen beseitigt hat; das erweist sich

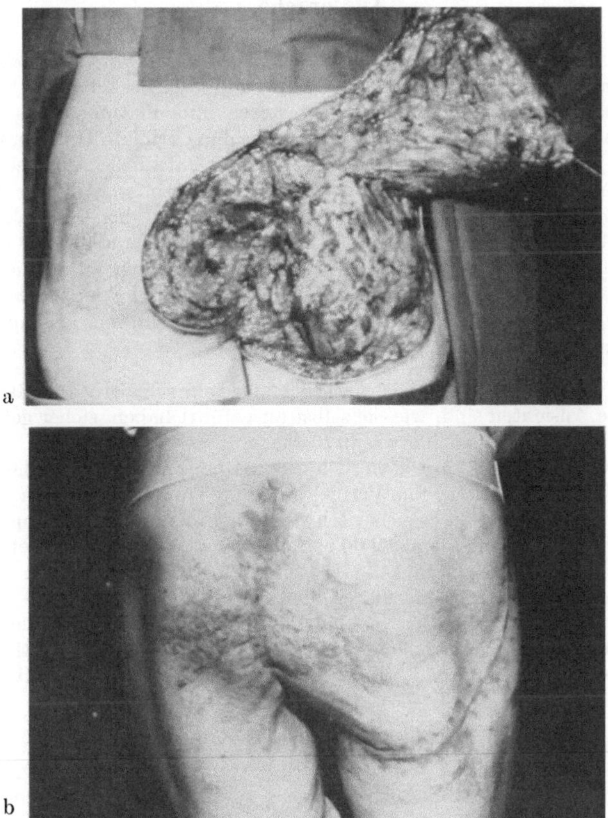

Abb. 10. a Mobilisierung eines Rotationslappens aus der rechten Gesäßregion; b Befund 2 Monate später

erst im Laufe der Zeit. Ebenso kann man auch von keinem Radiologen verlangen, die Strahlendosierung immer so sicher zu wählen, daß die Tumorzellen restlos zerstört, aber die gesunden Gewebselemente der Umgebung nicht geschädigt werden. Je nach Art und Ausdehnung des malignen Prozesses eine Grenze zu ziehen, ist nicht möglich, und Schädigungen sind trotz größter Sorgfalt nicht immer vermeidbar. Wer würde aber nicht lieber einen Strahlenschaden in Kauf nehmen, wenn ihm hierdurch das Leben gerettet werden kann, als infolge zu geringer Strahlendosierung zugrunde zu gehen, zumal es heutzutage praktisch keinen Strahlenschaden der bedeckenden Weichteile gibt, der nicht durch operativ-plastische Maßnahmen behoben werden kann.

Aussprache

H. Scheunemann-Düsseldorf: *Zum Vortrag von Prof. Scheer-Heidelberg:* Ich hätte gern eine Frage an Herrn Scheer gerichtet, und zwar bezüglich der kombinierten Behandlung von Halslymphknotenmetastasen und Plattenepithelcarcinomen der Mundhöhle, bezogen auf eine nach der Bestrahlung erfolgte Halslymphknotenausräumung. Man findet in der Literatur sehr unterschiedliche Angaben über die Dosishöhe, besonders im Hinblick auf die Gefahr einer Carotisschädigung. Sie haben in Heidelberg sehr viele kombinierte Behandlungen durchgeführt, und ich hätte gern einmal gezielt gefragt, ob Sie meinen, daß bei einer echten Kombination eine Dosis von 4000 r ausreicht, um Tumorzellen in Halslymphknoten zu vernichten und damit eine echte Bedingung der Vorbestrahlung zu erfüllen. Oder würden Sie eine Dosis von 6000 r für notwendig halten, und wie sieht es dann mit den chirurgischen Komplikationen aus?

K. E. Scheer-Heidelberg: Das ist natürlich eine sehr schwierig zu entscheidende Frage und die Ansichten sind, wie Sie selbst ausgeführt haben, sicher geteilt. Vielleicht kann Herr Kärcher auch etwas dazu sagen.

Eine Dosis von 4000 r kann sicherlich nicht als ausreichend angesehen werden, um in allen Fällen zuverlässig eine Vernichtung von Tumorzellen zu erzielen.

Auf der anderen Seite ist es sicher schwierig, in einem Gewebe zu operieren, in dem eine höhere Strahlendosis als 4000 r appliziert worden ist. Wir stehen in den letzten Jahren auf dem Standpunkt, daß, wenn palpable Lymphknoten vorhanden sind, sie vor der Strahlentherapie ausgeräumt werden sollten.

In diesen Fällen würde ich der Nachbestrahlung nach dem chirurgischen Eingriff das Wort geben und eher eine höhere Dosis von etwa 6000 r für vertretbar halten, die zweckmäßigerweise auch mit Supervolttherapie zur Schonung der Haut durchzuführen wäre.

K. H. Kärcher-Wien: Ich stimme völlig mit Herrn Scheer überein. Alles, was der Chirurg wegnehmen kann, sollte er vor der Strahlentherapie entfernen. Gerade Lymphknotenmetastasen sind bekannterweise weniger strahlensensibel als der Primärtumor selbst, wegen der hier vorliegenden schlechteren Sauerstoffversorgung. Über eine kritische Größe hinaus ist die Sauerstoffversorgung der Tumorzellen so schlecht, daß die Dosis extrem erhöht werden müßte, um einen Erfolg zu erreichen. Da infolgedessen bei Lymphknoten über 3 cm Durchmesser sowieso radiologisch ein Erfolg nur mit sehr hohen Dosen zu erwarten ist, sollte man auf jeden Fall den chirurgischen Eingriff vorziehen.

Teilnehmer unbekannt: Gerade aus der Wiener Schule ist mir die Arbeit von Fleischmann und Fries bekannt, in welcher Vergleichskollektive bei der Ausräumung von Halslymphknotenmetastasen ergeben haben, daß gerade die Nachbehandlung nicht sehr erfolgreich gewesen ist. Des weiteren haben auf der amerikanischen Seite McCommon und Fletcher die Vorbestrahlung in Kombination mit der Operation in den Vordergrund geschoben. Insofern meine Frage: Wie liegen die Möglichkeiten der Vorbestrahlung bei einem chirurgischen Eingriff?

K. H. Kärcher-Wien: Es gibt viele statistische Vergleichsserien, die bewiesen haben, daß die Vorbestrahlung eigentlich auf keinem Sektor das gehalten hat, was man sich von ihr versprochen hat. Infolgedessen glaube ich, daß von Fletcher oder von anderen dasselbe noch einmal versucht wird.

W. Scheef-Bonn: In dem Vortrag von Herrn Kärcher wurde nebenbei erwähnt, daß die Schluckbeschwerden, die als Zeichen einer strahlungsbedingten Schädigung des Oesophagus auftreten, unvermeidbar seien. Durch eine Zufallsbeobachtung legte sich uns die Vermutung nahe, daß durch Actihämyl die Strahlentoleranz der normalen Schleimhaut erhöht werden könnte. Da Gradner aus Gießen nachgewiesen hat, daß andererseits hierdurch die Sensibilität eines malignen Tumors ionisierenden Strahlen gegenüber gesteigert wird, war für uns die Sicherung dieser Beobachtung außerordentlich aktuell.

Wir haben einen Doppelblindversuch bei 40 Patienten durchgeführt, um diesen Effekt zu objektivieren. Wir haben bei Schluckbeschwerden, die mit konstanter Regelmäßigkeit bei Bestrahlung des Halses oder des unteren Mediastinums bei einer gewissen Herddosis auftreten, jeweils den betreffenden Patienten 3 Tage hintereinander entweder das Präparat bzw. ein Placebo injiziert. Es stellt sich heraus, daß wir bei 17 der 20 mit Actihämyl behandelten Patienten trotz des Weiterbestrahlens Beschwerdefreiheit erzielten, während nur 6 von 20 Patienten der Placebogruppe beschwerdefrei wurden. Wir nehmen daher an, daß eine echte Erhöhung der Strahlentoleranz des Gewebes erreicht wurde. Wir haben danach auch die Herddosen, die wir z. B. bei Oesophaguscarcinom applizierten, bis auf 8000 r erhöht und haben ohne subjektive Beschwerden des Patienten durchbestrahlen können.

K. H. Kärcher-Wien: Zu den Untersuchungen von Gredner, Badenkiesen und anderen: Mit der Aktivierung der Durchblutung kann man z. B. widersinnigerweise auch einen Strahlenschutzeffekt erzielen. Wenn man Sauerstoff in das Gewebe hineingibt, müßte es zu einer Erhöhung der Strahlensensibilität kommen. Aber das Gegenteil ist der Fall. Es gibt sehr viele offene Fragen, warum die Strahlensensibilität z. B. durch Dinge erhöht wird, die im Grunde die Strahlensensibilität senken sollten.

Actihämyl haben wir verwendet und die Haut- und Schleimhautreaktionen untersucht. Aber ich habe den von Ihnen beobachteten Effekt der Reaktion der Mundschleimhaut nicht gesehen.

H. Wenker-Berlin: Zunächst darf ich Herrn Georg beglückwünschen zu den Ergebnissen seiner Operation. Meine Frage: Wieviel Primär- bzw. Sekundärheilungen haben Sie bei vorgeschädigtem Gewebe beobachtet?

H. Georg-Pforzheim: Es heilt praktisch immer sekundär. Auch wenn man makroskopisch angeblich im Gesunden exstirpiert, ist doch die Umgebung immer noch geschädigt und schlechter mit Blut versorgt. Es kommt also so gut wie immer zu einer Sekundärheilung.

H. Wullstein-Würzburg: Ich bin schon fast etwas erstaunt und bedrückt über die Resignation von radiologischer Seite, daß wir vorher bestrahlen und dann operieren sollten. Wir haben es seit 1959 verfolgt und stehen vor dem besonderen Problem, daß wir bei der Monoblockoperation dann Lymphknoten und Organe opfern müssen. Wir nehmen also dem Patienten die Möglichkeit der evtl. Heilung durch Vorbestrahlung. Das Problem ist, sollen wir ihm die Aussicht der Organerhaltung durch die Vorbestrahlung geben, und sind wir dann beim Versagen trotzdem in der Lage, wieder vollwertig zu operieren. Wo die Carotis in Gefahr ist und wo wir evtl. Carotis-Ersatzplastiken machen müssen, bestrahlen wir präoperativ nur mit 2000 r, so wie es Henschke in New York macht.

K. H. Kärcher-Wien: Ich bin falsch verstanden worden. Ich meine, wenn große Lymphknoten am Hals sind, hat es keinen Sinn vorzubestrahlen, weil diese von uns in gar keiner Form in der Dosis, die wir als Vorbestrahlung geben dürfen, eliminiert oder auch nur annähernd geschädigt würden. Primärtumore ohne große Lymphknotenmetastasen kann man dagegen natürlich zur Verkleinerung oder zur Herstellung der Operabilität vorbestrahlen. Zusammenfassend würde ich sagen: Vorbestrahlung zur Erreichung einer Operabilität ja, Vorbestrahlung zur Verkleinerung von Lymphknoten nein!

168. Strahlenspätwirkungen bei Thorotrast-Ablagerungen

W. Wenz* und G. van Kaick-Heidelberg (a. E.)

Summary. Thorotrast, a 22% suspension of thorium dioxide, was introduced in 1928/29 as X-ray contrast medium for visualizing vessels and cavities and for hepatolienography because it was deposited in the RES. The late effects observed to-day are caused by chronic foreign-body irritation and prolonged internal irradiation. Extravasations and intracavitary deposits lead to indurated Thorotrast granulomas and to cirrhosis of liver and spleen. Only rarely is it possible to remove such Thorotrast deposits radically. 260 cases of Thorotrast tumors have been published. They were mostly inoperable carcinomas of the liver and biliary passages. Kidney tumours following retrograde pyelography or malignant tumours in other organs after intracavitary application can occasionally be removed radically. Removal of the spleen is indicated only exceptionally in the presence of considerable subjective symptoms due to Thorotrast deposits. The number of Thorotrast sufferers in Germany now is estimated at several thousand. The collaboration of all doctors in collecting cases centrally for examination (Heidelberg, Homburg/Saar) is urgently requested.

Zusammenfassung. Thorotrast, eine 22%ige Suspension von Thoriumdioxyd, wurde 1928/29 als Röntgenkontrastmittel zur Darstellung von Gefäßen und Hohlräumen und wegen seiner Speicherung im RES zur Hepatolienographie eingeführt. Die heute beobachteten Spätschäden werden verursacht durch chronischen Fremdkörperreiz und interne Langzeitbestrahlung. Paravasate und intrakavitäre Ablagerungen führen zu schwieligen Thorotrastgranulomen, in Leber und Milz zur Cirrhose. Nur selten sind solche Thorotrastdepots radikal zu entfernen. 260 Thorotrasttumoren sind inzwischen publiziert worden. Es handelt sich meist um inoperable Leber- und Gallengangcarcinome. Nierengeschwülste nach retrograder Pyelographie oder Malignome nach intrakavitärer Applikation an anderen Organen können gelegentlich noch radikal entfernt werden. Die Milzexstirpation ist nur noch ausnahmsweise bei erheblichen subjektiven Beschwerden durch die Thorotrastdepots indiziert. Die Zahl der Thorotrastkranken in Deutschland wird noch auf einige tausend geschätzt; die Mithilfe aller Ärzte bei der zentralen Erfassung und Untersuchung (Heidelberg, Homburg/Saar) wird dringend erbeten.

Bei den bisher diskutierten Strahlenschäden handelt es sich um Folgen einer physikalischen Noxe, die den Organismus von außen trifft. Die Veränderungen spielen sich vorwiegend an der Haut und den dicht darunter liegenden Geweben ab. Bei der Thorotrastkrankheit liegen die

Verhältnisse grundsätzlich anders: hier wirkt eine inkorporierte Strahlenquelle über sehr lange Zeiträume.

Thorotrast wurde 1928/29 als Röntgenkontrastmittel von Oka und Radt in die Diagnostik eingeführt; das Präparat bestand aus einer 22$^0/_0$igen Suspension von Thoriumdioxyd, die durch Zugabe von Kohlenhydraten stabilisiert war.

Um die *Problematik* der Thorotrastanwendung richtig einschätzen zu können, muß man davon ausgehen, daß dieses neue Kontrastmittel einen gewaltigen Fortschritt darstellte: Hinsichtlich der ausgezeichneten unmittelbaren Verträglichkeit und vor allem durch seine hervorragende Schattendichte war es allen übrigen Substanzen weit überlegen.

Nachteile wurden zunächst nicht beobachtet, Spätfolgen jedoch wegen des Gehaltes an radioaktivem Thorium und der kaum meßbaren Ausscheidung seiner Spaltprodukte nach erfolgter Inkorporation früh vermutet.

Durch die Faszination des neuen Präparates blieb kaum noch ein Hohlraum des menschlichen Körpers von einer Thorotrastfüllung verschont; die Domäne seiner Anwendung wurde jedoch sehr bald die Angiographie (Lit. bei Wenz, 1964).

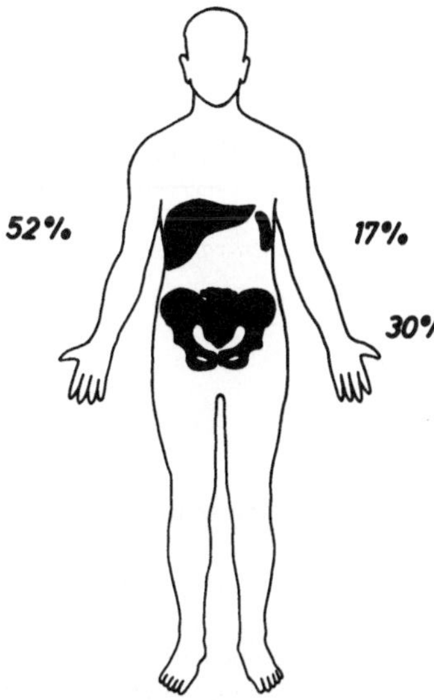

Abb. 1. Verteilung von Thoriumdioxyd im RES

Da Thorotrast im Gewebe ausflockt, bleiben nach intrakavitärer Injektion die Thorotrastrückstände weitgehend auf den Applikationsort beschränkt. Nach intravasaler Anwendung wird die Substanz innerhalb von Minuten im RES gespeichert. Dadurch wurde auch eine röntgenologische Darstellung von Leber und Milz ermöglicht (Hepatolienographie).

Thorotrast wird zur Hälfte in der Leber, zu $^1/_3$ im Knochenmark und zu $^1/_5$ in der Milz gespeichert. Im Verlauf vieler Jahre werden nur geringfügige Umschichtungen der Depots z.B. in regionäre Lymphknoten beobachtet (Abb. 1). Damit ist der *Modellfall einer Strahlenschädigung durch Inkorporation einer radioaktiven Substanz* mit langer Halbwertzeit und einer großen Zahl sehr differenter Spaltprodukte gegeben.

Pathogenetisch liegt den Thorotrastspätfolgen allerdings eine Kombinationswirkung zugrunde: Fremdkörperreiz durch die Thoriumdioxydkörnchen und eine chronisch-interne Bestrahlung der Depotorgane. Ist

Tabelle 1. *Kombinierte Wirkung von Thorotrast*

Fremdkörperreiz,
Strahlenwirkung

Fibrogenese	*Carcinogenese*
Thorotrastome	Sarkome (selten)
Leberfibrose	Hämangioendotheliome Gallengangscarcinome
Milzfibrose	Sarkome (selten)
Knochenmarkfibrose	Leukämien (selten)

Tabelle 2. *Einfluß der Applikationsart auf die Thorotrastschäden*

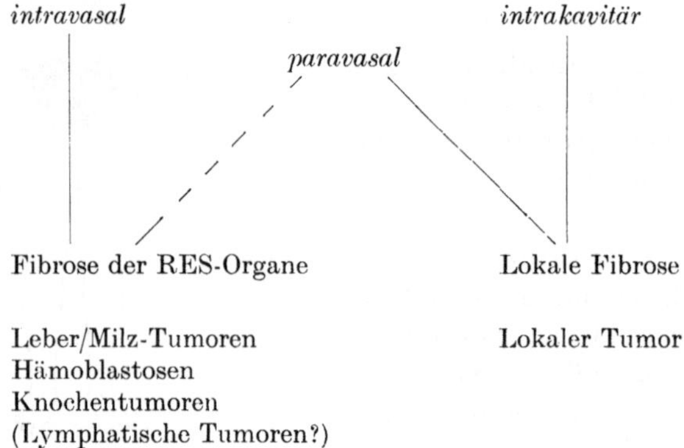

der Fremdkörperreiz in erster Linie für eine lokale Fibrose oder Cirrhose verantwortlich, so wird die Auslösung maligner Tumoren nach dem Prinzip der Syncarcinogenese (K. H. Bauer) vorwiegend der chronischen Strahlenwirkung angelastet (Tab. 1).

Als Folge des fibrogenetischen Effektes resultieren lokale Thorotrastome sowie Fibrosen von Leber, Milz, Knochenmark und abdominalen Lymphknoten.

Art und Ausmaß des Thorotrastschadens hängen nicht zuletzt von der Applikationsart ab (Tab. 2). Die exakt-intravasale Injektion führt zur selektiven Ablagerung und Schädigung des RES; die intrakavitäre Applikation z. B. nach retrograder Pyelographie, Fistelfüllung, Bronchographie, Ventriculographie usw. zu Schäden in unmittelbarer Nachbarschaft des untersuchten Cavums. Die fehlerhafte Injektion mit vollständiger oder teilweiser paravasaler Kontrastmittelinjektion ruft ein sog. Thorotrastom, d. h. ein stark fibrosierendes Thorotrastgranulom am

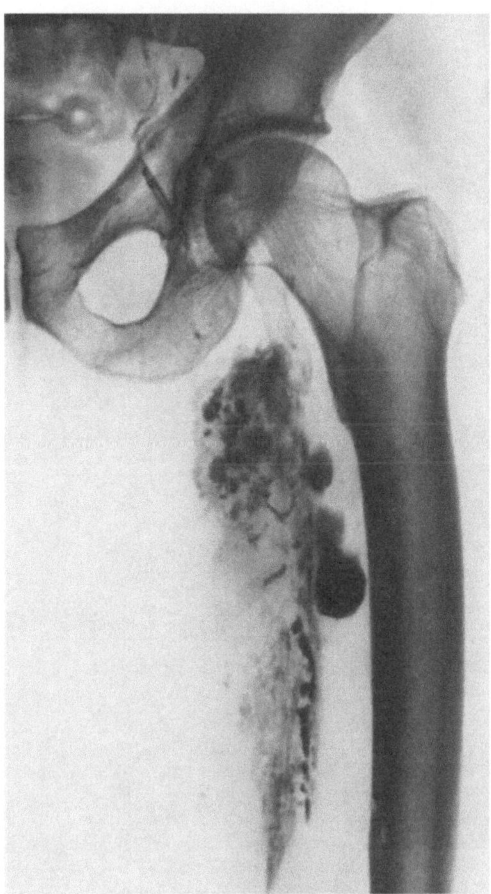

a

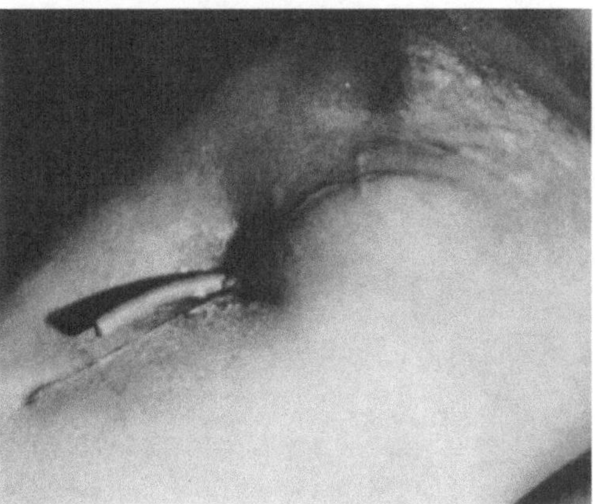

b

Abb. 2. a Ausgedehntes Thorotrastparavasat nach mißglückter Femoralisarteriographie. Metalldichte Einlagerungen entlang der Gefäßscheide. b Chronische Fisteleiterung nach Teilexstirpation des Thorotrastoms

Injektionsort und daneben eine Fernwirkung im Sinne der Schädigung des RES hervor (Abb. 2).

Diese chronisch-fibrosierenden Veränderungen sind charakteristisch für die steinharten Thorotrastschwielen, die wie ein maligner Tumor vor anatomischen Grenzen nicht haltmachen und die Nachbarschaft miteinbeziehen. Darüber hinaus ist nach entsprechend langer Latenz mit echten Geschwülsten auf dem Boden der Thorotrastose zu rechnen. Dies ist im Tierversuch statistisch signifikant und inzwischen auch an zahlreichen Thorotrastpatienten für Leber- und Gallengangstumoren gesichert.

Der *Nachweis von Thorotrast* ist sowohl röntgenologisch als auch histologisch möglich. Die vom Thorium ausgehende alpha-Strahlung kann

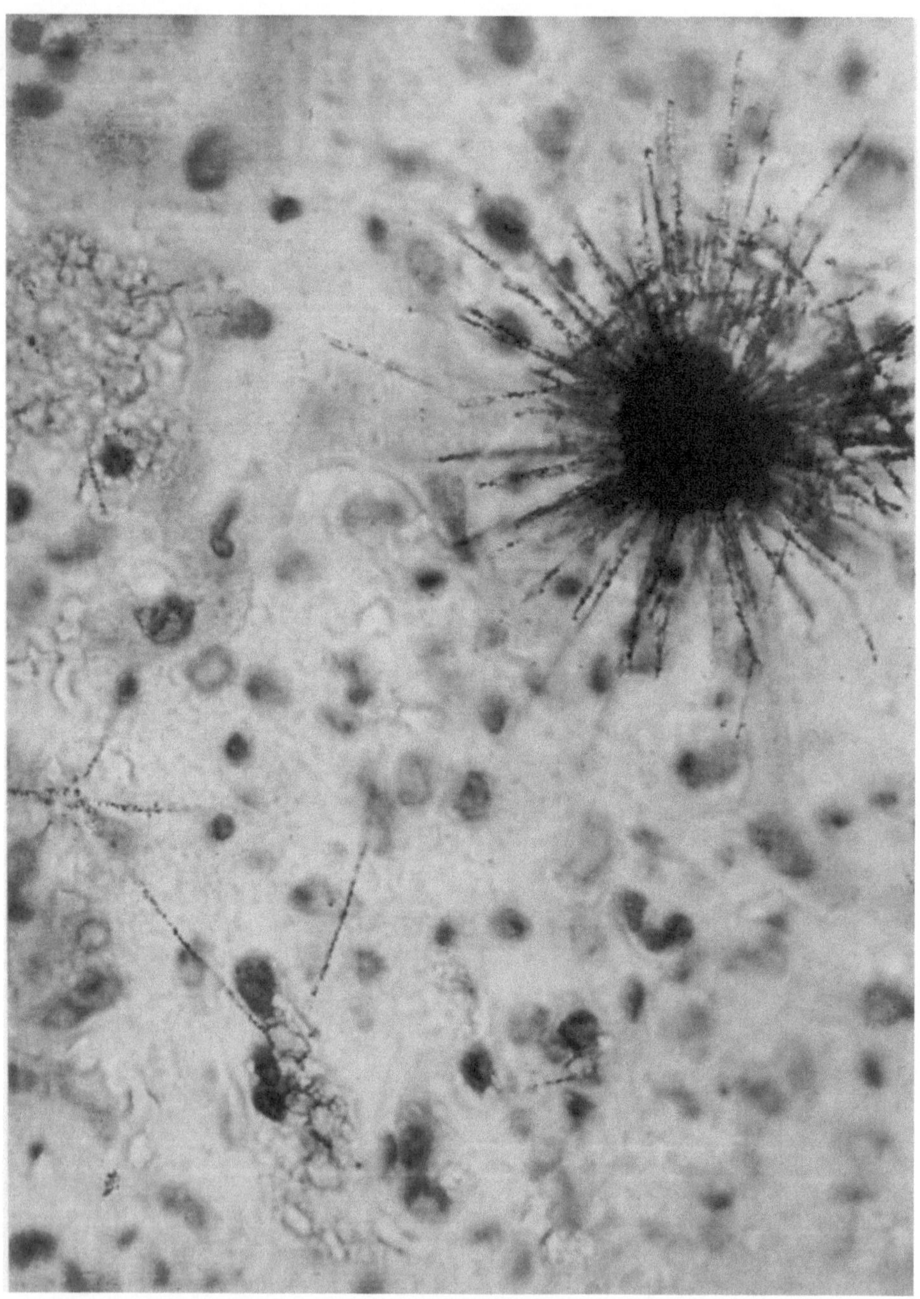

Abb. 3. Rattenleber. Zustand nach Applikation von 1000 mg ThO_2.Histoautoradiographie. Nadelförmige Charakterisierung der „alpha-tracks“ mit explosionsartiger Anreicherung rechts oben und mehr diffuser Markierung im unteren Bildbereich (nach Wenz, 1964)

im Histoautoradiogramm sichtbar gemacht werden. Die schwarzen Bahnspuren zeigen die nur wenige Mikrometer messende Reichweite dieser Strahlung an (Abb. 3).

Im Ganzkörperzähler werden gamma-Strahlen der Thoriumtochterprodukte nach dem Prinzip des Szintillationszählers registriert und dadurch Thorotrastdepots lokalisiert. Neuerdings gelingt es, kleinste Thoriummengen in Gewebsproben durch Neutronenaktivierung zu erfassen (Scheer u. Mitarb., 1967).

Welche *klinischen Symptome* können heute, 20—30 Jahre nach der Thorotrastapplikation, beim Patienten beobachtet werden? Am besten zeigen einige selbst beobachtete Beispiele die große Variationsbreite der zur ärztlichen Behandlung führenden Beschwerden.

Hier steht in erster Linie das Thorotrastom nach Paravasat mit zunehmenden Schmerzen, Irritation benachbarter Nerven und Beeinträchtigung von Gefäßen. Chronische Eiterungen werden im schwieligen Gewebe nicht selten beobachtet. Bei einem Patienten führte die Verschlimmerung eines Status varicosus auf der Seite eines Thorotrastparavasates in der Kniekehle zur Entdeckung metalldichter Einlagerungen.

Depots im Nierenlager unterhalten meist eine chronische Pyelonephritis. Ein Großteil der Thorotrastkranken steht in Behandlung wegen cirrhotischer Veränderungen der Leber (Abb. 4a und b). In unserem Beispiel der fortgeschrittenen Lebercirrhose fand sich zusätzlich ein inoperables, thorotrastbedingtes Gallengangscarcinom. Abb. 5 zeigt die Verteilung bisher publizierter Thorotrasttumoren und die dominierende Rolle der Leber- und Gallengangsmalignome.

In der Häufigkeit nehmen Geschwülste nach retrograder Pyelographie den 2. Platz ein als Prototyp der Geschwulstentstehung nach intrakavitärer Kontrastapplikation. Erst in weitem Abstand wurden Tumoren nach Bronchographie, Fistelfüllung, Darstellung der Nebenhöhlen oder in der Nachbarschaft von Thorotrastdepots beschrieben. Hier sind manche Autoren im Hinblick auf die Rolle der Thorotrastspeicher bei der Geschwulstentstehung allerdings sehr skeptisch.

Wir verfügen über eine ähnlich problematische Beobachtung: Ausgedehnter, linksseitiger Pleuraerguß bei massiven metalldichten Einlagerungen von der Halsseite bis tief in das linke Mediastinum hinein. Verdacht auf Bronchialcarcinom mit osteoplastischen Metastasen, wahrscheinlich thorotrastbedingt. Überraschenderweise kann jedoch ein Bronchialtumor in der Nachbarschaft der Thorotrastdepots ausgeschlossen werden, und es wird histologisch ein Prostataneoplasma gesichert (Abb. 6 a und b).

Wider Erwarten sind bisher trotz dichtester Anordnung strahlender Thorotrastteilchen kaum Sarkome auf dem Boden eines Paravasates beschrieben worden. Ähnlich wie in den dichten Depots der Milz und

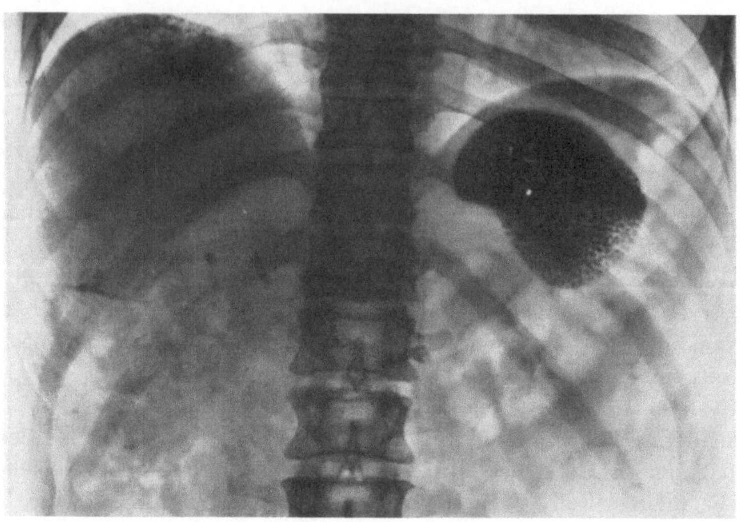

a

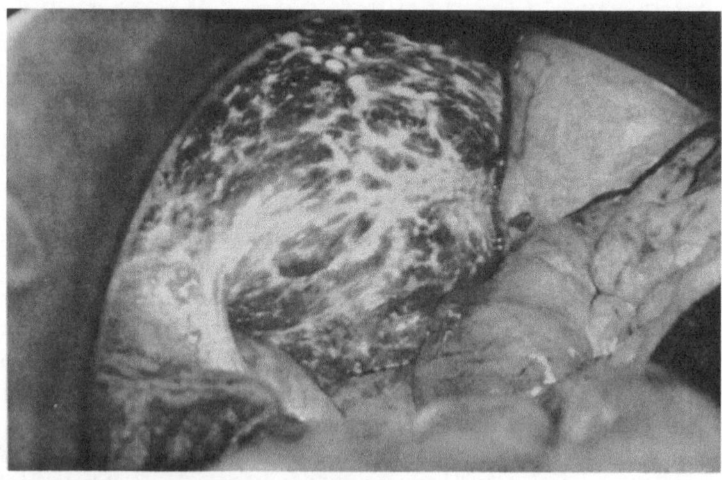

b

Abb. 4. a Abdomenübersichtsaufnahme: Thorotrast in Leber, Milz und benachbarten Lymphknoten. Unregelmäßige Anordnung der metalldichten Einlagerungen deutet auf Cirrhose oder Tumor hin. b Operationssitus: Ausgeprägte Lebercirrhose mit metallisch glänzenden Thorotrasträumen. Histologisch neben der Cirrhose ein Gallengangscarcinom

abdominalen Lymphknoten kommt es zweifellos zu einer erheblichen Absorption der emittierten Strahlung durch die Thorotrastdepots selbst. Außerdem werden entstehende Malignomzellen wahrscheinlich sofort

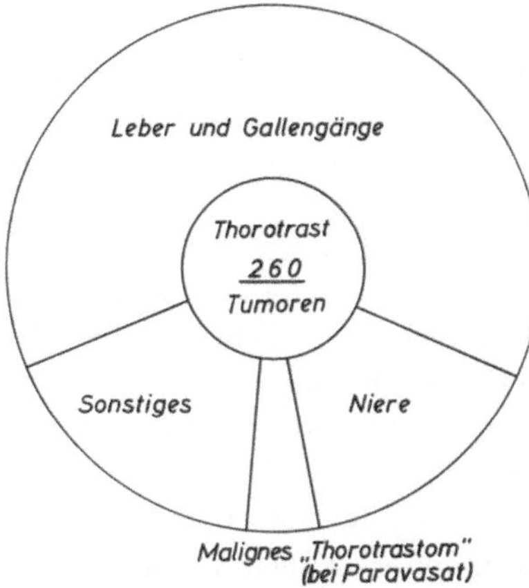

Abb. 5. Organverteilung von 260 publizierten Thorotrasttumoren

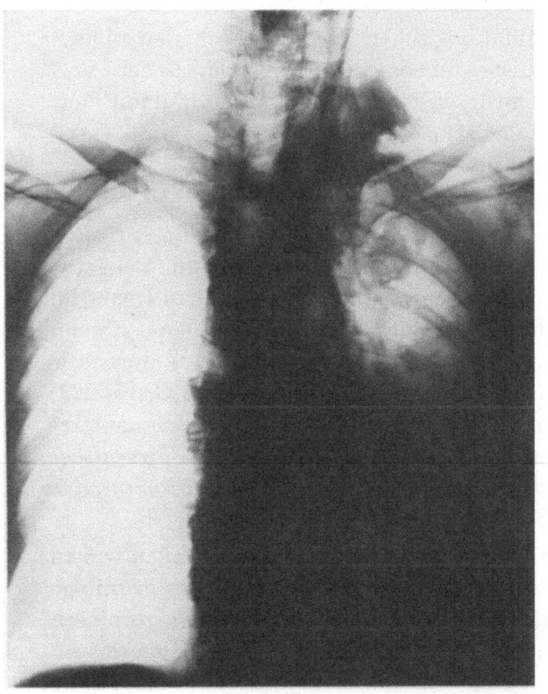

a

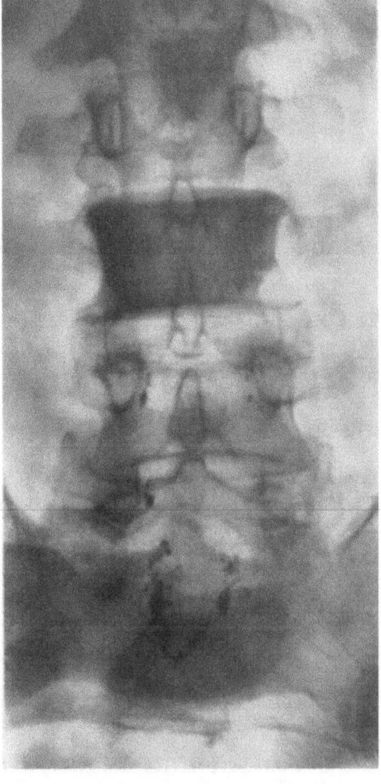

b

Abb. 6. a Thoraxübersicht: Thorotrastparavasat linke Halsseite, das weit ins Mediastinum hinabreicht. Linksseitiger Pleuraerguß. Verdacht auf Bronchialcarcinom links in der Nachbarschaft des Paravasats. b Lendenwirbelsäule mit sog. Elfenbeinwirbeln als Ausdruck osteoplastischer Metastasen. Kontrastreste im Spinalkanal nach Myelographie. Histologisch: metastasierendes Prostatacarcinom

wieder geschädigt und zerstört (Autoradiotherapie?). Dies wäre eine Erklärung für das Ausbleiben primärer Milztumoren.

Bei eigenen Experimenten mit Thorotrastratten haben wir nach mehr als 2jähriger Beobachtungsdauer ein Humerussarkom und einen sarkomatösen Tumor der distalen Wirbelsäule beobachten können. Simmons u. Mitarb. haben diese Beobachtungen 1968 aufgegriffen und gezielt nach solchen Knochentumoren gefahndet. Es besteht demnach Grund zur Annahme, daß sich wegen der Knochenmarkaffinität Thorotrasttumoren des Skelets in Zukunft noch häufiger zeigen werden. Parallelen zur Ablagerung des osteophilen Strontiums mit möglicherweise ähnlichen Spätfolgen drängen sich auf.

Die Thorotrastablagerung im Knochenmark bleibt naturgemäß nicht ohne Folgen für die Hämopoese. Neben Anämie, gesteigerter Erythropoese und binucleären Vorstufen (Stecher u. Mitarb., 1968) sind insgesamt 32 Fälle maligner Hämoblastosen beschrieben worden; das sind rund 10% der inzwischen publizierten Thorotrasttumoren.

Die Behandlung dieser hämatologischen Thorotrastschäden obliegt selbstverständlich dem Internisten ebenso wie die cirrhotischen Veränderungen an der Leber. Chirurgisches Eingreifen kann dann notwendig werden, wenn bei portaler Hypertension und Blutung aus Oesophagusvaricen eine Shunt-Operation erforderlich wird.

Wann sollte der *Chirurg* bei der Thorotrastose eingreifen? Es handelt sich — wie wir inzwischen gezeigt haben — grundsätzlich um ein generalisiertes Leiden, auch wenn bei der klinischen Untersuchung zunächst nur ein Paravasat oder ein streng abgegrenztes, intrakavitäres Depot im Vordergrund steht. Die Spaltprodukte des Thoriums werden — wenn auch in geringen Mengen — z.B. durch die Atemluft (Ra 220), durch die Niere (Ra 228, Ra 224, Pb 212) oder durch den Darm (Ra 228, Ra 224) ausgeschieden und haben zum gegenwärtigen Zeitpunkt an den entsprechenden Organen durch chronische Bestrahlung eingewirkt. *Chirurgische Intervention bei der Thorotrastose bedeutet heute deshalb in der überwiegenden Zahl der Fälle lediglich eine Palliativmaßnahme.*

Wie problematisch der chirurgische Eingriff sein kann, sahen wir an Patienten mit Hypoglossuslähmung und Hornerschem Syndrom infolge eines Paravasates an der Halsseite. Daneben haben wir angiographisch die völlige Ummauerung einer Carotis mit Gefäßverschluß nachgewiesen. Bei augedehnten Paravasaten infolge mißglückter Axillarisarteriographie wäre selbst die Exarticulatio interthoraco-scapularis nicht in der Lage gewesen, alle Thorotrastreste zu erfassen.

Anders verhält es sich bei kleineren, umschriebenen Thorotrastspeichern, wie in Abb. 7 am medialen Fußrand. Erhebliche Gehbeschwerden hatten zur Röntgenaufnahme und der Verdachtsdiagnose eines verkalkten Hämatoms Anlaß gegeben. Das Thorotrastom konnte weitgehend entfernt werden mit bestem subjektivem Erfolg.

Mit der lange Zeit zur Prophylaxe empfohlenen Milzexstirpation gelingt es zwar auch, eine größere Menge radioaktiven Materials aus dem Körper zu entfernen. Was wird aber damit erreicht? Nur etwa $^{1}/_{5}$ der

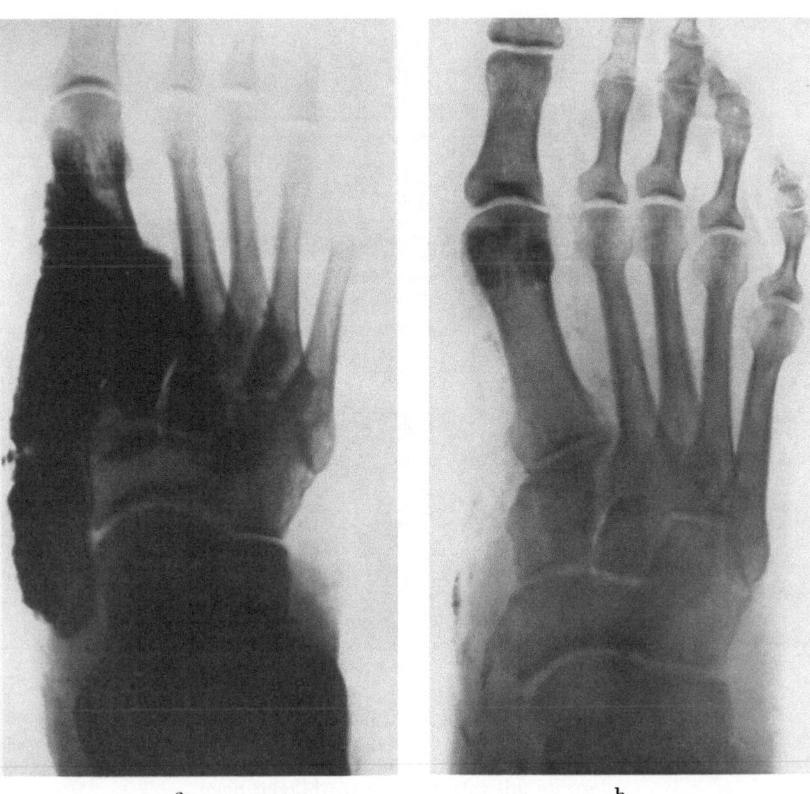

a b

Abb. 7. a Thorotrastom am medialen rechten Mittelfuß; b Zustand nach Exstirpation. Klinisch beschwerdefrei

Gesamtmenge Thoriumdioxyd wird durch die Entfernung aus der Milz eliminiert. Da es jedoch keine primären Thorotrasttumoren dieses Organs gibt, hat der Eingriff weder prophylaktischen Wert, noch werden die bereits aufgetretenen Schäden innerhalb der anderen Speicherorgane beeinflußt. Hinzu kommt, daß Thorotrastratten nach Milzexstirpation (Wenz u. Überle, 1965) eine signifikant höhere Absterberate hatten als nicht operierte Tiere. So bleibt als einzige Indikation zur Entfernung der Thorotrastmilz nur der kolikartige Schmerz im linken Hypochondrium, den Oppolzer (1960) auf eine Mangeldurchblutung infolge Kompression der Milzgefäße durch fibröse Schwielen zurückführt.

Natürlich wird man die tumorverdächtige Thorotrastniere bei guter Funktion der Gegenseite entfernen. Leider ist bei vielen Patienten die retrograde Pyelographie beidseitig durchgeführt worden (Abb. 8). In

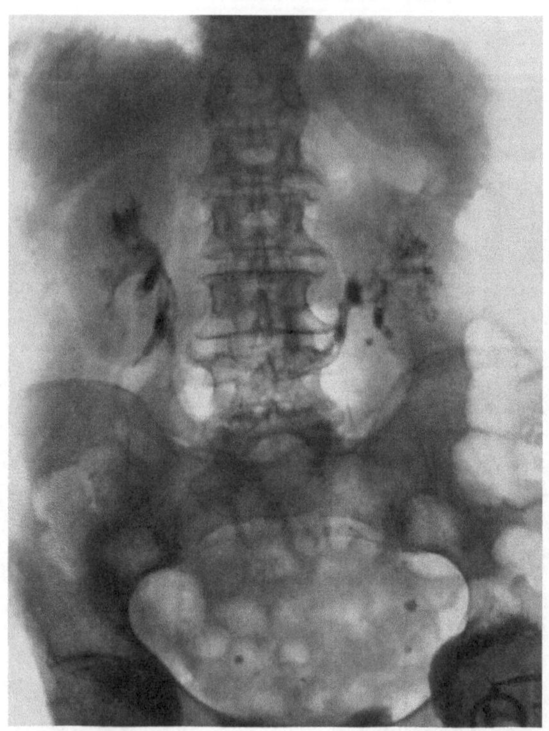

Abb. 8. Thorotrastnieren: Zustand nach retrograder Thorotrastpyelographie beiderseits mit intrakavitären Ablagerungen

solchen Fällen muß sich die Behandlung darauf beschränken, die meist bestehenden pyelitischen oder pyelonephritischen Veränderungen zu beeinflussen. Verhaak (1965) beschreibt außerdem thorotrastbedingte Schrumpfnieren. Infolge reaktiver Gefäßveränderungen muß auch mit Hypertonie gerechnet werden.

Leber- und Gallengangsmalignome sind bei der Thorotrastose durchweg inoperabel und meist mit einer Cirrhose kombiniert (Abb. 4). Als Ursache einer akuten, intraperitonealen Blutung fand sich überraschenderweise vor einigen Jahren ein Thorotrast-Hämangioendotheliom. Die Blutung konnte durch Übernähung vorübergehend gestillt werden. Insgesamt überblicken wir 260 Thorotrasttumoren in der Literatur. Die durchschnittliche Latenzzeit zwischen Kontrastmitteluntersuchung und Nachweis einer Geschwulst beträgt rund 20 Jahre. Im Tierversuch ist zwar eine Relation zwischen Thorotrastmenge und Tumorhäufigkeit erwiesen, über effektive Strahlendosen bis zur Tumorauslösung existieren jedoch nur spärliche und divergierende Angaben.

Das ungewollte Experiment Thorotrast geht seinem Ende entgegen. Die Zahl der in Westdeutschland noch lebenden Thorotrastträger wird auf einige tausend geschätzt. Ihr Schicksal verpflichtet uns, den Betroffenen die bestmögliche Hilfe zu leisten sowie neue Erkenntnisse für die Zukunft zu gewinnen. Beides ist nur möglich durch die zentrale Erfassung und Untersuchung der Thorotrastkranken im strengen Vergleich zu einer Kontrollgruppe. Erst dadurch werden statistisch signifikante Aussagen über die Wirkung einer niedrigdosierten Langzeitbestrahlung auf den menschlichen Organismus möglich. Ein solches Untersuchungsprogramm wird z. Z. mit Unterstützung der Bundesregierung in Heidelberg (Nuklearmedizinisches Institut am Krebsforschungszentrum, Prof. Dr. K. Scheer) und Homburg (Saar) (Biophysikalisches Institut, Prof. Dr. H. Muth) durchgeführt.

Literatur

Boyd, J. T., A. O. Langlands, and J. J. Maccabe: Brit. med. J. **1968 II**, 517–512.

Jahns, E., u. J. Becker: Therapiewoche **17**, 1155–1160 (1967).

Oppolzer, R.: Wien. med. Wschr. **110**, 496–499 (1960).

Simmons, D. J., H. Cummins, and E. Nirdlinger: Amer. J. Roentgenol. **103**, 902 bis 918 (1968).

Swarm, R. L.: Ann. N. Y. Acad. Sci. **145**, 523–558 (1967).

Scheer, K. E., O. Krauß u. L. Varga: Atompraxis **13**, 1–4 (1967).

Stecher, G., B. Kubanek, R. Zahnert, T. M. Fliedner u. K. Burckhardt: Z. ges. Blutforsch. **16**, 328–332 (1968).

Wenz, W.: Ergebn. Chir. Orthop. **46**, 81–166 (1964).

—, u. W. Überle: Langenbecks Arch. klin. Chir. **311**, 175–190 (1965).

Leiter: Herr Wenz, Sie haben sich ja — das muß ich vielleicht noch erwähnen — schon lange bevor dieses Untersuchungsprogramm angelaufen ist, sehr intensiv mit dem Thorotrastproblem befaßt. Eigentlich erst in der letzten Zeit sind wir dank des Materials, das Sie schon gesichtet und gesammelt hatten, dazu gekommen, diese Untersuchung auch noch auf andere Gebiete innerhalb Deutschlands auszudehnen.

Aber bevor wir die Diskussion auch hierüber eröffnen, möchte ich Kollegen Wenker bitten, uns einen kurzen Beitrag mit der Vorstellung eines Falles von Recurrensparese nach Carotisangiographie mit Thorotrast zu geben.

169. Einseitige Recurrensparese nach Carotisangiographie mit Thorotrast

H. Wenker* und H. P. Heilmann (a. G.)-Berlin

Summary. A report on a patient who developed an isolated right recurrent nerve paresis 20 years after open carotid angiography with Thorotrast. Radiographs of the neck showed striate contrast deposits in the region of the right carotid artery. Measurement of impulse rates with the Siemens $1^1/_2''$ counter at the patient's neck showed gamma activity at a net rate of 1104 imp/min, confirming the diagnosis of Thorotrast tumour. After the removal of pathological tissue around the right carotid artery, performed elsewhere, there was no change in the condition, clinically or radiologically. Postoperative measurement of the impulse rate showed 858 imp/min net. In view of this, operative intervention in similar cases is not considered useful.

Zusammenfassung. Es wird über einen Patienten berichtet, bei dem es 20 Jahre nach einer offenen Carotisangiographie mit Thorotrast zum Auftreten einer isolierten rechtsseitigen Recurrensparese gekommen war. Auf Röntgenaufnahmen des Halses fanden sich streifenförmige Kontrastablagerungen im Bereich der rechten A. carotis. Eine Impulsratenmessung am Hals des Patienten mit der Siemens $1^1/_2$-Zoll Meßsonde ergab eine γ-Aktivität mit einer Nettoimpulsrate von 1104 Imp/min, so daß die Diagnose eines Thorotrastoms gesichert war. Nach einer außerhalb durchgeführten Exstirpation pathologischen Gewebes in der Umgebung der rechten A. carotis trat weder klinisch noch röntgenologisch eine Änderung des Befundes ein. Bei einer postoperativ vorgenommenen Impulsratenmessung betrug die Nettoimpulsrate 858 Imp/min. Anhand dieser Beobachtung wird eine operative Intervention bei ähnlich gelagerten Fällen als nicht sinnvoll angesehen.

Das Auftreten von Spätschäden nach Applikation des Thoriumdioxydsols „Thorotrast" zu diagnostischen Zwecken ist allgemein bekannt. Die von K. H. Bauer nach tierexperimentellen Untersuchungen im Jahre 1937 ausgesprochene Vermutung, daß nach einer Latenzzeit von 12—18 Jahren durch Strahlenwirkung auch beim Menschen mit Tumorbildung zu rechnen sei, hat sich bestätigt. In zahlreichen Publikationen, auf die aus Zeitgründen nicht näher eingegangen werden kann, werden Carcinom- und Sarkombildungen, Knochmark- und Blutbildveränderungen sowie andere Schädigungen nach Thorotrastinjektionen erwähnt (Braband).

Wir möchten über einen Patienten berichten, bei dem es 20 Jahre nach einer offenen Carotisangiographie zum Auftreten einer isolierten rechtsseitigen Recurrensparese gekommen ist.

Der heute 60jährige Patient wurde 1948 in einer westdeutschen Neurochirurgie wegen eines parasagittalen, rechts frontal gelegenen Meningioms operiert, nachdem zuvor die Diagnose angiographisch nach intracarotidealer Injektion von Thorotrast in die rechte Arteria carotis gestellt wurde. Nach der Operation war der Patient geheilt und bis jetzt beruflich in vollem Umfang tätig.

Im Sommer 1968 bemerkte der Patient eine zunehmende Heiserkeit, die von dem behandelnden Ohrenarzt auf eine rechtsseitige Stimmbandlähmung unklarer Genese zurückgeführt wurde. Die daraufhin bei uns erfolgte neurochirurgische Untersuchung ließ, abgesehen von der rechtsseitigen Recurrensparese, keine weiteren Befundabweichungen erkennen.

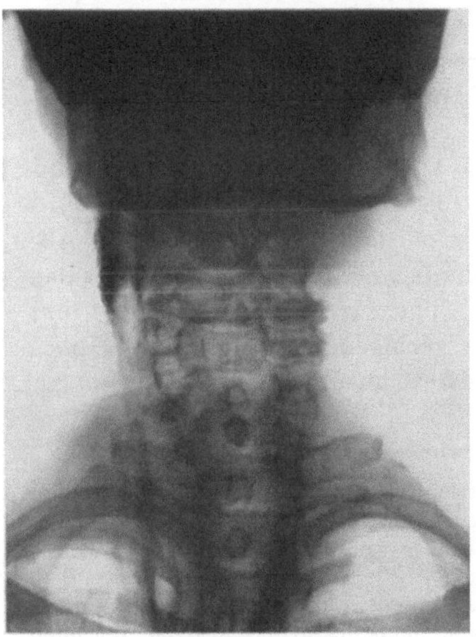

a

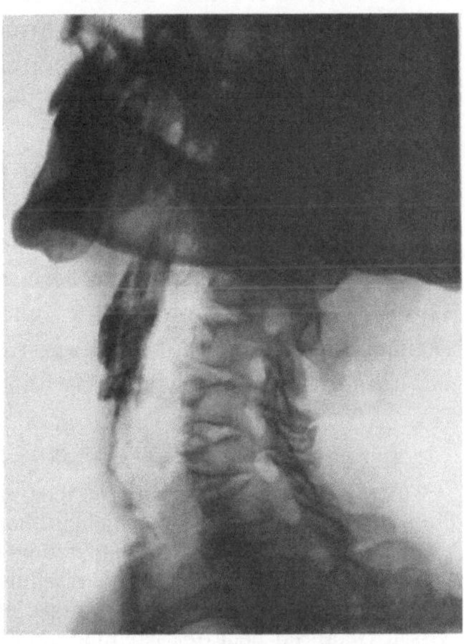

b

Abb. 1. a Thorotrastom im Bereich der rechten A. carotis. Röntgenaufnahme im sagittalen Strahlengang; b Thorotrastom im Bereich der rechten A. carotis. Röntgenaufnahme im seitlichen Strahlengang

Auf Röntgenaufnahmen des Halses fanden sich streifenförmige schattendichte Kontrasteinlagerungen im Bereich der A. carotis rechts (Abb. 1a und b).

Mit einer Siemens $1^1/_2$ Zoll Meßsonde konnte im Halsbereich rechts eine Gammaaktivität mit einer Nettoimpulsrate von 1104 Imp/min nachgewiesen werden. Damit war gesichert, daß es sich um Thorotrasteinlagerungen in die Carotiswand handelt und die Recurrensparese als Spätschaden nach intracarotidealer Thorotrastinjektion aufzufassen ist.

Dem Patienten wurde vorgeschlagen, eine Neurolyse des Nervus vagus rechts vornehmen zu lassen mit gleichzeitiger Exstirpation pathologischen Gewebes in der Umgebung der A. carotis der rechten Seite. Diesen Eingriff ließ er in der Klinik, in welcher er 20 Jahre zuvor operiert worden war, durchführen. Zu einer Rückbildung der Recurrensparese ist es leider nicht gekommen.

Eine postoperativ von uns vorgenommene Impulsratenmessung ergab eine Nettoimpulsrate von 858 Imp/min gegenüber 1104 Imp/min vor der Operation. Postoperativ angefertigte Kontroll-Röntgenaufnahmen zeigten einen fast unveränderten Befund; das Thorotrastom reichte, wie vor der Operation, vom Proc. articularis maxillae bis zur Höhe des 4. Brustwirbels. Eine Messung der Ganzkörper-Gammaaktivität (Dr. Koeppe, Strahleninstitut der Freien Universität Berlin) ergab einen 208 Tl-peak von 423 Imp/min entsprechend einer Restmenge von ca. 15 ml Thorotrast. Außerdem ließ sich röntgenologisch eine Thorotrastmilz nachweisen.

Eine wesentliche Änderung ist also auch durch den operativen Eingriff nicht erzielt worden, so daß sich die Frage erhebt, ob man in ähnlich gelagerten Fällen nicht von einer chirurgischen Intervention Abstand nehmen sollte, insbesondere deshalb, weil das Gewebe, welches das Thorotrast umgibt, infolge der hohen Alphaaktivität längst zerstört und vernarbt ist und damit — wegen der geringen Reichweite der Alphastrahlung — einen gewissen Strahlenschutz ausübt.

Aussprache

C. H. Schröder-Lengerich: Ich darf vielleicht etwas zur Thorotrastmenge sagen, die notwendig ist, damit ein solches Thorotrastom später entsteht.

Die meisten Thorotrasteinspritzungen sind ja wohl im Krieg gemacht worden, vor allen Dingen bei den Gefäßdarstellungen nach Gefäßverletzungen, insbesondere auch bei Aneurysmen. Es hieß damals, obwohl man wußte, daß Thorotrast mit gewissen Gefahren behaftet ist, man solle nicht mehr als 30 cm^3 spritzen. Ich habe damals selbst auch Thorotrast zu Darstellung der Gefäße vor und nach der Gefäßnaht und vor und nach Aneurysmaoperationen injiziert. Ich habe jetzt einen Fall wieder angetroffen, der vor 26 Jahren 20 cm^3 Thorotrast zur Gefäßnachkontrolle eines Femoralis-Aneurysmas bekommen hat. Dieser Mann bekam nach 24 Jahren eine schwere Lebercirrhose und starb 2 Jahre später, also nach 26 Jahren. Die Obduktion ergab, daß die Leber vollständig von Thorotrastcarcinomen durchsetzt war.

Leiter: Es ist von unserem heutigen Standpunkt, wo wir über die Problematik der Strahlenschädigung und der Wirkung der Alphastrahlung mehr wissen als früher, leicht verständlich, daß es hier keine untere Dosierungsgrenze gibt. Eines haben unsere Untersuchungen aber, glaube ich, gezeigt, daß die Paravasate im ganz überwiegenden Teil zu schwersten Schädigungen geführt haben, während die doch gleichmäßigere Verteilung innerhalb der RES-haltigen Organe, wie sie bei streng intravasaler Applikation auftritt, eine geringere Schadensquote hat.

W. Wenz-Heidelberg: Die niedrigste Dosis eines thorotrastausgelösten Tumors sind 3 cm^3, die in eine Kieferhöhle injiziert wurden, sowie mehrere Nierenbeckencarcinome nach 4—6 cm^3. Die durchschnittliche Dosis bei unserem Untersuchungsgut betrug 10—20 cm^3.

Leiter: Ganz entscheidend ist wohl die örtliche Konzentration, die wiederum von der Applikationsart abhängig ist.

Ich darf nun Herrn Kollegen Schmähl zum zweiten Teil die Verhandlungsleitung übertragen.

(D. Schmähl-Heidelberg übernimmt die Verhandlungsleitung.)

Leiter: Wir wollen so vorgehen, daß wir nach den angemeldeten Vorträgen noch einige Herren hören, die zur Diskussion aufgefordert sind und vom Standpunkt des Toxikologen, Internisten, Chirurgen und Pathologen auf das Problem der Nebenwirkungen bei der Therapie mit cytostatischen Arzneimitteln eingehen werden. Ich selbst darf eine kurze einführende Übersicht zum Thema geben.

170. Nebenwirkungen der Therapie mit cytostatischen Arzneimitteln

D. Schmähl (a. E.)-Heidelberg

Summary. A synopsis of the side-effects of cytostatic therapy. Experimental investigations show that many cytostatic drugs, especially those from the group of alkylants, possess strong carcinogenic effects even in doses employed in man. Indications for treatment with such substances should therefore be revised.

Zusammenfassung. Es wird ein summarischer Abriß über die Nebenwirkungen bei cytostatischer Therapie gegeben. Experimentelle Untersuchungen zeigen, daß manche Cytostatica, vor allem aus der Gruppe der Alkylantien, über starke carcinogene Wirkungen verfügen, und zwar bereits in solchen Dosen, wie sie auch beim Menschen angewendet werden. Die Indikationsstellungen bei der Therapie mit solchen Stoffen sollten daher überprüft werden.

Je mehr eine Therapieform in der Klinik zur Anwendung kommt, desto notwendiger ist es, sich mit ihren Nebenwirkungen auseinanderzusetzen, um die Patienten vor iatrogenen Schädigungen zu bewahren. Im Falle der cytostatischen Arzneimittel beschränkt sich ihre Anwendung nicht mehr allein auf die Therapie maligner Tumoren, sondern sie werden in zunehmendem Maße auch zur Behandlung anderer Krankheiten (Autoaggressionserkrankungen, rheumatoider Formenkreis, Psoriasis, Immunodepression bei Organtransplantationen) herangezogen. Da die meisten Cytostatica keineswegs inerte Arzneimittel darstellen, sondern im Gegenteil höchst bedenkliche Nebenwirkungen zu entfalten vermögen, soll im folgenden ein kurzer synoptischer Abriß über diese Nebenwirkungen gegeben werden, wobei auf allzu spezielle Details nicht eingegangen werden kann.

Wir müssen grundsätzlich zwei Arten von Nebenwirkungen unterscheiden, nämlich solche, die sich mehr oder weniger schnell nach Beginn der Therapie manifestieren und Zeitkonstanten von Stunden oder Tagen haben. Dazu gehören einmal zentralnervöse Störungen wie Erbrechen, Schwindelgefühl, Katerstimmung u. a. und ferner die Beeinflussungen der physiologischerweise proliferierenden Gewebe, die sich in Leukocytendepressionen als Ausdruck der Knochenmarksschädigung, Durchfällen als Ausdruck der Darmschleimhautschädigung, Haarausfall als

Ausdruck der Haarbettschädigung usw. äußern. Diese Arten der Nebenwirkungen der cytostatischen Therapie dürfen heute als allgemein bekannt vorausgesetzt werden. Sie treten sowohl nach Therapie mit Alkylantien, Antimetaboliten oder Mitosegiften nach Maßgabe der verwendeten Dosis und des angewendeten Präparates in mehr oder weniger starkem Ausmaß auf. Daneben sind Substanz-spezifische Nebenwirkungen zu beachten, wie z.B. die Neurotoxicität mancher Vincapräparate oder hämorrhagische Cystitiden nach Cyclophosphamidbehandlung. Der biochemische Mechanismus, der zu den Nebenwirkungen in den Wechselgeweben führt, ist offenbar der gleiche, der auch für die Tumorzellschädigung verantwortlich ist.

Sehr ernst zu nehmende Nebenwirkungen der cytostatischen Therapie sind bei Menschen in geschlechtsreifem Alter zu beachten. Als Ausdruck der Gonadenschädigung kann es zur Azoospermie kommen, die sich nur sehr langsam normalisiert; vor allem werden die Spermatogonien geschädigt. Chromosomenschäden und Mutationen nach Cytostatica-Einfluß weisen auf sehr gravierende Gefahren bezüglich des Erbgutes hin. Die meisten Cytostatica verfügen zudem über teratogene Wirkungen. Ihre Anwendung in der Gravidität ist daher kontraindiziert.

Als weitere ernste Nebenwirkungen sind die immunosuppressiven Eigenschaften der meisten cytostatischen Substanzen zu nennen. Diese Wirkungen können nicht nur zu akuten Störungen der immunologischen Allgemeinreaktionen, wie z.B. erhöhte Infektionsbereitschaft, führen, sondern auch zu schweren Spätschäden. Obgleich die Depression der primären Immunitätsreaktionen durch Cytostatica bei verschiedenen Tierarten unterschiedlich stark ausgeprägt und streng dosisabhängig ist, muß beim Menschen mit ernsten Komplikationen gerechnet werden. Die immunsuppressiven Eigenschaften verbieten eine Chemotherapie bei solchen Krebserkrankungen, die mit ausgedehnten Infektionen verbunden sind.

Zusammenhängend mit den immunosuppressiven Wirkungen der cytostatischen Chemotherapie stellt sich die Frage, ob durch eben diese Immunodepression möglicherweise dem Tumorwachstum Vorschub geleistet werden könnte. Einige klinische Beobachtungen sind in diesem Zusammenhang von großem Interesse. Es war nämlich beobachtet worden, daß nach Transplantationen von Nieren krebskranker Spender bei den Empfängern sich Krebsbildungen entwickelten, die von der transplantierten Niere ihren Ausgang genommen hatten. Für diese Art des Tumorwachstums muß die Immunosuppression verantwortlich gemacht werden, die ja bei Organtransplantationen geübt werden muß. Eigene experimentelle Untersuchungen bei Impftumoren hatten zu dem Ergebnis geführt, daß nach *Vorbehandlung* von Ratten mit Cyclophosphamid in entsprechender Dosierung vor der Tumortransplantation die Angangsrate, Wachstumsgeschwindigkeit und Metastasenfrequenz bei den behandelten Tieren gegenüber einer unbehandelten Kontrolle erheblich gesteigert werden kann. Zu entsprechenden Ergebnissen waren wir nach Vorbehandlung der Tiere mit Röntgenstrahlen gekommen. Da zum Zeitpunkt der Vorbehandlung noch keine Tumorzellen im Organismus waren, muß eine Schädigung irgendwelcher Abwehrsysteme des Körpers die höhere Aggressivität des späteren Tumorwachstums bedingt haben. Es liegt nahe, die immunosuppressiv wirkende Vorbehandlung mit Cytostatica bzw. Röntgenstrahlen dafür verantwortlich zu machen. Andere Untersucher kamen bei ähnlich angelegten Versuchen zu identischen Ergebnissen, und zwar auch bei stammesspezifischen Spontantumoren. Da es auch klinische Indizien gibt, die besonders bei chemoresistenten Tumoren auf ein beschleunigtes Tumorwachstum in durch Cytostatica geschädigten Organismen hinweisen, sollte eine Chemotherapie — zumindest über längere Zeit — nur dann durchgeführt werden, wenn sich ein Ansprechen des Tumors zeigt, da andernfalls durch Schädigung von Abwehrsystemen — durch die Immunodepression (?) — das Gegenteil der erwünschten Wirkung, nämlich eine Acceleration und Malignisierung des Tumorwachstums, erreicht werden könnte.

Die bisher dargestellten Nebenwirkungen der cytostatischen Therapie treten mehr oder weniger schnell nach ihrem Beginn in Erscheinung. Wegen ihrer ausgeprägten Charakteristik wurden sie von Costachel u. Mitarb. sogar unter dem Begriff einer neuen iatrogenen Krankheit, der „cytostatischen Krankheit“ (Cytostatic Disease) zusammengefaßt und als Syndrom beschrieben.

Neben diesen „akuten“ Nebenwirkungen können sich noch andere manifestieren, die erst nach Jahren oder gar Jahrzehnten auftreten. Die meisten der heute verwendeten Cytostatica wirken nämlich cancerogen. In Deutschland hat 1965 Terbrüggen über neoplastische Retikulosen nach cytostatischer Dauerbehandlung bei radikal operierten Carcinompatienten berichtet. In den von ihm beschriebenen 3 Fällen waren Äthyleniminpräparate im Anschluß an eine Radikaloperation eines Mamma-, Sigma- und Bronchuscarcinoms über 17—52 Monate post operationem als chemoprophylaktische Nachbehandlung verabfolgt worden. Die Patienten kamen mit atypischen Reticulumzellwucherungen ad exitum, die von Terbrüggen als echte Neoplasien gedeutet wurden. Rezidive oder Metastasen der ursprünglich operierten Carcinome waren nicht nachweisbar.

Diese Beobachtungen bildeten für uns den Anlaß, einige Krebs-Chemotherapeutica im Experiment erneut auf cancerogene Wirkungen zu testen. Während die meisten experimentellen Untersuchungen zur Krebserzeugung mit Krebs-Chemotherapeutica mit relativ hohen Dosen durchgeführt wurden, haben wir zwei der in Deutschland gebräuchlichsten alkylierenden Krebspräparate, Cyclophosphamid und Triazichon, an Ratten in einer solchen Dosierung geprüft, wie sie auch für Menschen bei der postoperativen Chemoprophylaxe in Frage kommen. Dabei wurden jeweils 7% der DL_{50} wöchentlich einmal über 1 Jahr verabfolgt[1]. Die Folge dieser Behandlung war nicht nur eine ganz beträchtliche Verkürzung der mittleren Lebenserwartung bei den Versuchstieren gegenüber den Kontrollen (Abb. 1), sondern auch bei etwa der Hälfte der behandelten Ratten maligne und benigne Tumoren in den verschiedensten

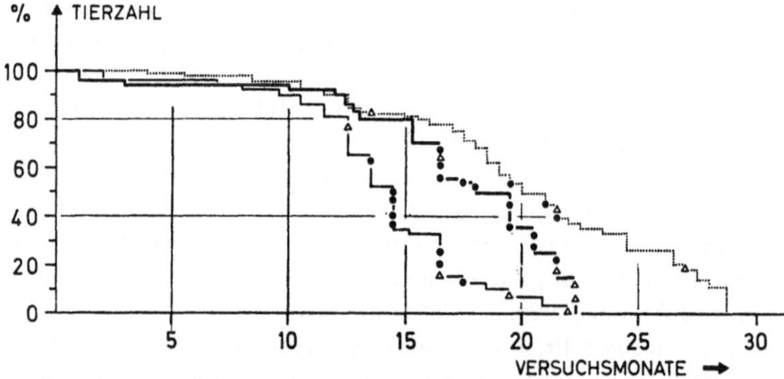

Abb. 1. Versuche zur Krebserzeugung an männlichen Ratten des Stammes BR 46 mit Cyclophosphamid und Triazichon. Wöchentliche i. v. Injektionen von jeweils 7% der DL_{50} über 52 Wochen. ▬▬ Cyclophosphamid, $n = 40$♂, benigne Tumoren 10%, maligne Tumoren 25%; ····· Kontrolle, $n = 100$ ♂, benigne Tumoren 3%, maligne Tumoren 3%; —— Triazichon, $n = 40$♂, benigne Tumoren 10%, maligne Tumoren 20%; • maligne Tumoren; ▵ benigne Tumoren

Organen. Die Verkürzung der Lebenserwartung entspricht dabei der, die auch nach Röntgen-Ganzkörperbestrahlung zu beobachten ist. Die „radiomimetische" Wirkung der Cytostatica kommt also auch hierbei zum Ausdruck. Diese Ergebnisse ließen die folgenden warnenden Schlußfolgerungen notwendig erscheinen: Zurückhaltung mit einer langdauernden postoperativen Chemotherapie, deren Wert wegen der zur Anwendung kommenden, nur kleinen „unterschwelligen" Dosen ohnehin zweifelhaft erscheinen muß, wird dann am Platze sein, wenn 1. der Chirurg radikal operieren konnte und noch keine Metastasierung vorlag, 2. der Pathologe aufgrund seiner Erfahrung den operierten Tumor als klinisch relativ benigne ansehen kann und 3. der Patient noch eine möglicherweise lange Lebenserwartung vor sich hat, in der sich die mögliche

[1] Im Falle des Cyclophosphamids belief sich die Wochendosis auf 15 mg/kg. Die entsprechende Tagesdosis wäre somit 2 mg/kg oder 130 mg pro Mensch bei Betrachtung eines Körpergewichts von 65 kg.

fatale „Spätwirkung“ der Chemotherapie, die cancerogene Wirkung, manifestieren könnte. Handelt es sich hingegen um eine echte vitale Indikation, z.B. Unmöglichkeit der Radikaloperation oder Vorliegen eines als besonders maligne bekannten Tumors oder von Metastasen, dann sollte die Chemotherapie als ultima ratio weiterhin durchgeführt werden. Die Indikationen der Chemotherapie in der inneren Medizin, beispielsweise Behandlung von Leukosen oder Lymphomen, werden von diesen Ausführungen selbstverständlich nicht betroffen.

Bei der im Experiment vielfach nachgewiesenen relativ starken carcinogenen Wirkung der Cytostatica liegt eine charakteristische Organotropie der Wirkung offenbar nicht vor. Das ist keineswegs überraschend, da sich die Substanzen bei der i. v. Gabe ubiquitär verteilen und auch mehr oder weniger ubiquitär ihre cytotoxischen Wirkungen entfalten können, die Ursache der Cancerisierung sein können.

Aufgrund der obigen Befunde haben wir begonnen, 16 verschiedene Cytostatica der verschiedensten chemischen Klassen (Alkylantien, Antimetabolite, Mitosegifte, Antibiotica), die heute in der Klinik verwendet werden, in äquitoxischer Dosierung bei verschiedenen Tierarten auf cancerogene Wirkung zu untersuchen. Dabei wird gleichzeitig geprüft, ob Zusammenhänge zwischen cancerogener, immunsuppressiver und teratogener Wirkung bestehen. Obwohl die Versuche bis heute noch nicht endgültig übersehbar sind, kann aber doch schon gesagt werden, daß einige der geprüften Verbindungen, vor allem aus der Gruppe der Alkylantien, über auffallend starke cancerogene Wirkungen verfügen. Diese sind auch dann nachweisbar, wenn — wie bei der postoperativen Chemoprophylaxe — die Substanzen nur jeweils 5mal in 14tägigem Abstand gegeben werden. Hierbei treten bevorzugt Hämangioendotheliome der Bauchhöhle nach einer Latenzzeit von ~15 Monaten bei Ratten auf. Es liegt auf der Hand, zu gegebener Zeit zu fordern, derartige cancerogen wirkende Präparate nur noch sehr bedingt in der Therapie einzusetzen, zumal die cancerogene Wirkung alkylierender Lostverbindungen auch beim Menschen nachgewiesen ist. Zusammenhänge zwischen cancerogener, immunosuppressiver und teratogener Wirkung scheinen bei diesen Stoffen nicht zu bestehen.

Die aufgezeigten Nebenwirkungen zwingen zu einem Umdenken bei der Indikationsstellung der cytostatischen Therapie. Einige Hinweise und Grundlagen dafür zu geben, war der Sinn des vorliegenden Referates.

Literatur

Schmähl, D.: Entstehung, Wachstum und Chemotherapie maligner Tumoren, 2. Auflage. Editio Cantor. Aulendorf 1969/70 (im Druck).

171. Tierexperimentelle Untersuchungen über immunsuppressive Wirkungen von Cytostatica

H. R. SCHERF*, C. KARSTEN und C. KRÜGER-Heidelberg (a. E.)

Summary. To investigate the question whether there is a connection between carcinogenic and immunosuppressive effects of important cancer chemotherapeutic drugs, 15 substances were examined for their immunosuppressive effect by the haemagglutination test and the plaque test according to Jerne. Male rats of the Sprague-Dawley strain served as animal material. The cytostatics were administered to the experimental animals according to the following scheme. 1. Single intravenous administration of 40% of DL_{50}, ∅ followed by immunisation and checking of immunoreaction. 2. Intravenous injection of 7% of DL_{50} once a week for 14 weeks, followed by immunisation and observation of immunoreaction. The repeated administration leads to immunosuppression with a larger number of substances than the single one. According to the present state of investigations there is no strict correlation between the carcinogenic and immunosuppressive effects of the 15 cytostatics.

Zusammenfassung. Zur Prüfung der Frage, ob ein Zusammenhang zwischen cancerogener und immunsuppressiver Wirkung von wichtigen Krebschemotherapeutica besteht, wurden 15 Substanzen am Hämagglutinationstest und am Plaque-Test nach Jerne auf ihre immunsuppressive Wirkung untersucht. Als Tiermaterial dienten männliche Ratten des Stammes Sprague-Dawley. Die Cytostatica wurden nach folgendem Schema an die Versuchstiere appliziert: 1. Einmalige i.v. Gabe von 40% der DL_{50}, anschließend Immunisierung und Verfolgung der Immunreaktion. 2. i. v. Injektion von 7% der DL_{50} einmal wöchentlich über 14 Wochen, darauf Immunisierung und Beobachtung der Immunreaktion. Die chronische Applikation bei einer größeren Anzahl von Substanzen zur Immunsuppression als die nur einmalige Gabe. Nach dem bisherigen Stand der Untersuchungen besteht keine strenge Korrelation zwischen der cancerogenen und der immunsuppressiven Wirkung der 15 Cytostatica.

Fast alle Cytostatica, die in der Krebschemotherapie verwendet werden, wirken immunsuppressiv [1,2]. Durch Tierversuche hat sich in den letzten Jahren herausgestellt, daß eine Reihe dieser Verbindungen neben ihrer cytostatischen und immunsuppressiven auch eine cancerogene Wirkung besitzt [3]. Daraus ergab sich die Frage, ob zwischen den cancerogenen und immunsuppressiven Eigenschaften dieser Substanz ein Zusammenhang besteht.

Wir untersuchten daher 15 Verbindungen aus der Gruppe der Antimetabolite, Alkylantien, Alkaloide und Antibiotica auf ihre immunsuppressive Wirkung. Als Tiermaterial dienten männliche Ratten des Stammes Sprague-Dawley, die bei Versuchsbeginn ~200 g schwer waren. Die Cytostatica wurden nach folgendem Schema an die Versuchstiere appliziert: Im ersten Versuch injizierten wir jeweils einmalig i. v. 40% der DL_{50}. Die Dosierung war also äquitoxisch. Anschließend wurden die Ratten mit Schaferythrocyten immunisiert. Einer zweiten Tiergruppe gaben wir in ebenfalls äquitoxischer Dosierung jeweils 7 % der DL_{50} 1 mal wöchentlich über 14 Wochen. Die Immunisierung erfolgte hier unmittelbar nach der letzten Injektion. Als immunologische Testmethoden verwandten wir den Hämagglutinationstest und den Plaquetest nach Jerne.

Die Aussage des Plaquetests beruht auf der Tatsache, daß nach einer Immunisierung mit Schaferythrocyten in den immunkompetenten Organen wie Milz und Lymphknoten Zellen auftreten, die hämolysierende Antikörper gegen die Erythrocyten bilden. Die Anzahl dieser Zellen nimmt nach der Immunisierung zunächst zu, später wieder ab. Man stellt nun von einem dieser Organe, wir verwendeten die Milz, eine Zellsuspension her, zählt die Zellen, und gießt sie zusammen mit den Antigenerythrocyten in einen Agar-Nährboden ein, in dem die Milzzellen weiterhin Antikörper bilden können. Diese diffundieren in die unmittelbare Umgebung der Zelle und treffen hier auf die Erythrocyten, mit denen sie einen Antigen-Antikörperkomplex bilden. Nach Zugabe von Komplement tritt dadurch in der Umgebung der antikörperbildenden Zellen Hämolyse ein. Die so entstehende helle, erythrocytenfreie Zone, der Plaque, hebt sich deshalb von dem dunklen, erythrocytenreichen Untergrund ab. Zur Auswertung berechnet man die Anzahl der Plaques pro 10^6 Milzzellen.

Die immunologische Reaktion wurde beim Hämagglutinationstest über 6 Wochen, beim Plaquetest über 12 Tage nach der Immunisierung verfolgt. Pro Substanz und Dosierung wurden im Versuch für den Hämagglutinationstest 12—20, für den Plaquetest 54 Tiere verwendet.

Wir haben diese beiden Versuchsanordnungen deshalb gewählt, um die Kinetik der Immunreaktion nach Gabe der Cytostatica einerseits auf cellulärer Basis, andererseits im humoralen Bereich beobachten zu können.

Die Versuche ergaben, daß bei wiederholter Applikation der kleineren Dosis (14 · 7 % der DL_{50}) eine weitaus größere Anzahl von Substanzen immunsuppressiv wirkt als nach der nur einmaligen Gabe der hohen Dosis (40 % der DL_{50}). Hierzu möchte ich die Wirkung zweier Substanzen als Beispiel anführen: Während das Endoxan in beiden Fällen immunsuppressiv wirkte, zeigte das Trenimon nach einer Injektion von 40 % der DL_{50} einen immunstimulierenden Effekt. Erst nach Applikation von 7 % der DL_{50} über 14 Wochen führte das Präparat zur Mitosehemmung der immunkompetenten Zellen und zu einer deutlichen Verminderung der zirkulierenden Antikörper.

Abb. 1 zeigt die Ergebnisse des Plaquetests nach einmaliger Gabe von 40 % der DL_{50} und nach wiederholter Applikation von 7 % der DL_{50} über 14 Wochen von Trenimon und Endoxan. Nach einmaliger Gabe von 40 % der DL_{50} wirkt das Endoxan während der Proliferationsphase auf die antikörperbildenden Zellen so ein, daß am 5. Tag nach der Im-

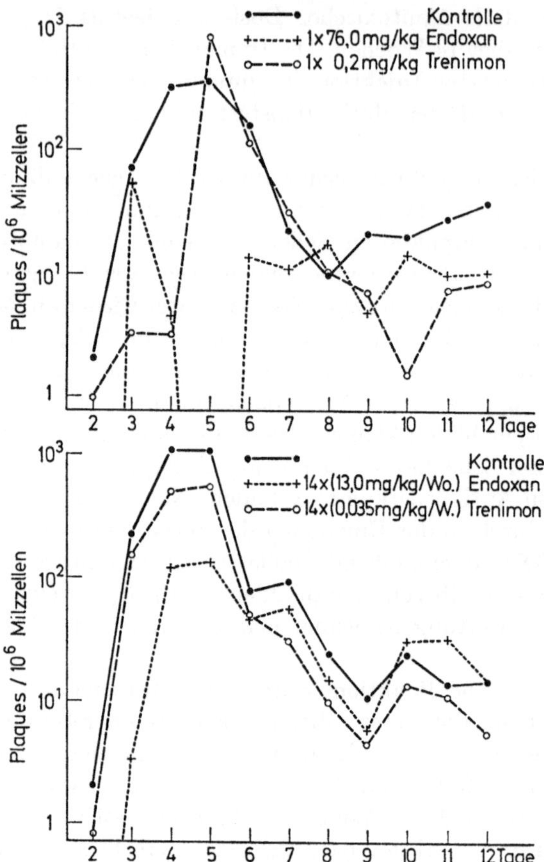

Abb. 1. Der Einfluß von Endoxan und Trenimon auf die Anzahl der plaquebildenden Zellen der Milz nach einmaliger Gabe von 40% der DL_{50} (oben) und nach Applikation von 7% der DL_{50}/Woche über 14 Wochen (unten). Abszisse: Tage nach der Immunisierung. Ordinate: Anzahl der Plaques pro 10^6 Milzzellen in logarithmischem Maßstab

munisierung in der Milz keine hämolysinbildenden Zellen nachweisbar sind. Das Trenimon dagegen bewirkt nach anfänglicher Hemmung der Mitoserate eine starke Vermehrung der hämolysinbildenden Zellen in der Milz am 5. Tag. Die Anzahl der Plaques übertrifft hier die der Kontrolle um das Doppelte. Nach wiederholter Injektion von 7% der DL_{50} dagegen beträgt die Anzahl der antikörperbildenden Milzzellen im Bereich des Maximums bei den mit Trenimon behandelten Tieren 50%, bei den Endoxantieren 10% der Kontrolle.

Den gleichen Effekt bewirken die beiden Substanzen auch im Bereich der zirkulierenden Antikörper (Abb. 2). Nach einer einmaligen Gabe von

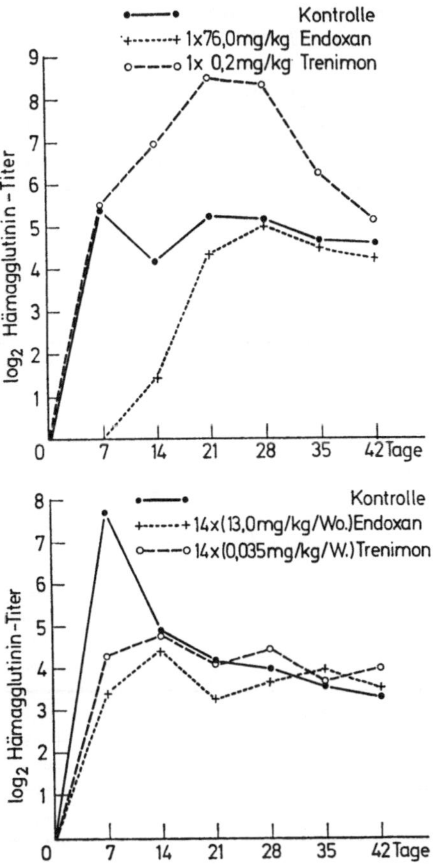

Abb. 2. Die Ergebnisse des Hämagglutinationstests nach einer einmaligen Gabe von 40% der DL_{50} (oben) und nach Applikation von 7% der DL_{50}/Woche über 14 Wochen (unten) von Treminon und Endoxan. Abszisse: Tage nach der Immunisierung. Ordinate: Hämagglutinintiter als Logarithmus zur Basis 2

40% der DL_{50} kommt es nach Trenimonapplikation zu einer Vermehrung, nach Endoxangabe zu einer Verminderung der Hämagglutinine. Nach wiederholter Applikation von 7% der DL_{50} kommt es in beiden Fällen zu einer deutlichen Immunsuppression im Bereich des Maximums am 7. Tag.

Die hier dargestellten Ergebnisse sind aufgrund von Varianzanalysen signifikant.

Zur Beantwortung der Frage, ob zwischen cancerogener und immunsuppressiver Wirkung der Cytostatica ein Zusammenhang besteht, haben wir die Ergebnisse der immunologischen Untersuchungen und des Cancerogeneseversuchs gegenüber gestellt (Tabelle). Die Tumoren entstanden

Tabelle. *Gegenüberstellung der immunsuppressiven und der cancerogenen Wirkung von 15 Cytostatica*

	Immunsuppression				Cancerogenität
	1 · 40% DL_{50}		14 · (7% DL_{50}/Woche)		
	APT	HA	APT	HA	
Methotrexat	++	++	+		
5-Fluoruracil	++			+	
6-Mercaptopurin	++	++	+		
Endoxan	++	++	++	++	++
Trenimon			++	+	++
Dichloren	++		+	++	++
Thiotepa				++	++
Natulan				++	++
Myleran			+		+
Degranol			+	++	+
Vinblastin				+	
Proresid				+	
Colcemid				+	+
Mitomycin	+		+		++
Sanamycin	+		+		

APT = Agar-Plaque-Technik; HA = Hämagglutinationstest.

nach Gabe von 7% der DL_{50} dieser Substanzen über 54 Wochen. Da die Versuche zur Krebserzeugung noch nicht abgeschlossen sind, kann nur ein vorläufiges Bild vermittelt werden. Nach dem jetzigen Stand besteht eine strenge, zwingende Korrelation zwischen cancerogener und immunsuppressiver Wirkung nicht. Ebenso wie die cancerogene Wirksamkeit von Substanz zu Substanz unterschiedlich ist, ist es die immunsuppressive.

Zur Ergänzung der hier vorgetragenen immunologischen Befunde werden in der gleichen Anordnung noch weitere Methoden zur Prüfung der Immunreaktion — besonders auf cellulärer Basis — durchgeführt werden.

Literatur

1. Amiel, J. L., M. Sekiguchi, G. Daget, S. Garattini et V. Palma: Europ. J. Cancer **3**, 47–65 (1967).
2. Santos, G. W.: Fed. Proc. **26**, 907–913 (1967).
3. Schmähl, D.: Entstehung, Wachstum und Chemotherapie maligner Tumoren, 2. Aufl. Aulendorf: Editio Cantor 1970.

Leiter: Der Vortrag hat sehr klar gezeigt, daß zwischen den einzelnen Verbindungen bezüglich ihrer immunosuppressiven Wirkungen erhebliche Unterschiede bestehen, ein Faktum, das sicher Konsequenzen auch für die Therapie haben wird.

172. Nebenwirkungen der intraarteriellen cytostatischen Therapie bei fortgeschrittenen Tumoren im Kiefer- und Gesichtsbereich

H. Scheunemann* und J.-E. Hausamen (a. G.)-Düsseldorf

Summary. The authors report on the possibilities and limitations of intraarterial chemotherapy of inoperable malignant tumors in the jaw and facial region, with special consideration of complications. Trials with the cytotoxic agent, Trenimony were abandoned because of the occurrence of severe local tissue damage after intraarterial administration. In squamous cell carcinoma of the oral cavity intraarterial Methotrexat therapy has proved the most effective. Patients with kidney and liver damage and those in poor general condition are not suitable for this treatment, especially if they have already been treated with other cytostatics. Finally it is discussed whether fatal complications, observed in 3 out of 59 cases, can be prevented in future by bone marrow transplantation and by administration of thrombocyte concentrates.

Zusammenfassung. Die Verfasser berichten besonders unter Berücksichtigung der Komplikationen über die Möglichkeiten und Grenzen der intraarteriellen Chemotherapie von inoperablen malignen Tumoren im Kiefer- und Gesichtsbereich.

Versuche mit dem Cytostaticum Trenimon wurden aufgegeben, da nach intraarterieller Applikation schwere lokale Gewebsschäden auftraten.

Beim Plattenepithelcarcinom der Mundhöhle hat sich die intraarterielle Methotrexattherapie am wirksamsten erwiesen.

Patienten mit Nieren- und Leberschäden und Patienten in reduziertem Allgemeinzustand sind für diese Therapie nicht geeignet, besonders wenn sie mit anderen Cystotatica vorbehandelt worden sind.

Abschließend wird diskutiert, ob die in 3 von 59 Fällen beobachteten tödlichen Komplikationen in Zukunft durch Knochenmarkstransplantation und durch die Verabfolgung von Thrombocytenkonzentraten vermeidbar sind.

In den letzten Jahren wurden von verschiedener Seite Versuche unternommen, regional begrenzte fortgeschrittene maligne Tumoren im Kiefer- und Gesichtsbereich durch Cytostatica in ihrem Wachstum zu hemmen oder zu vernichten. Der Kliniker muß bei diesen Bemühungen beachten, daß die Chemotherapie lokalisierter solider bösartiger Tumoren ungleich mehr Probleme aufwirft als die cytostatische Behandlung generalisierter Hämoblastosen. Die soliden Tumoren sindkeinesfalls chemotherapeutisch als eine Einheit zu betrachten, wir müssen vielmehr differenzieren, ob ein Plattenepithelcarcinom, ein Adenocarcinom, ein Cylindrom oder eine bestimmte Sarkomform vorliegt. Der unterschiedliche klinische Verlauf dieser einzelnen Geschwulsttypen und die spezielle Tumorlokalisation ist für die Wahl des chemotherapeutischen Vorgehens von großer Wichtigkeit.

Wir haben uns besonders mit der intraarteriellen Chemotherapie von fortgeschrittenen Plattenepithelcarcinomen der Mundhöhle und der Gesichtsregion befaßt, die im Stromgebiet der A. carotis externa liegen. Aus den tierexperimentellen Untersuchungen von Druckrey u. Mitarb. (1958, 1963) und den klinischen Erfolgsberichten von Sullivan u. Mitarb. (1959) u. a. ergaben sich die Grundlagen für unser eigenes therapeutisches Vorgehen. Wir haben anderweitig ausführlich darüber berichtet, Scheunemann (1966, 1969).

Im Rahmen des Kongreßthemas sind besonders die Nebenwirkungen der cytostatischen Therapie zu besprechen. Ich kann hier nur in wenigen Worten andeuten, daß wir zunächst versucht haben, fortgeschrittene Tumoren der Kiefer- und Gesichtsregion mit Trenimon intraarteriell per Kurzzeit- und Dauerinfusion zu beeinflussen. Nachdem wir bei 1 von 9 Patienten nach intraarterieller Applikation einer täglichen Einzeldosis von 0,3—0,5 mg (Gesamtdosis 2,1 mg) nach 5tägiger Therapiedauer eine Ohrmuschelnekrose und bei anderen Patienten schwere lokale Ödeme beobachtet hatten, gaben wir die intraarterielle Trenimontherapie auf, vgl. Gastpar u. Schreiner (1964), Magnus, Scheunemann u. Schulz (1964).

Bei unseren weiteren Untersuchungen konzentrierten wir uns darauf, die Wirksamkeit des Folsäureantagonisten Methotrexat bei regional fortgeschrittenen Plattenepithelcarcinomen zu überprüfen. Allgemeine Voraussetzungen der intraarteriellen Methotrexattherapie sind eine intakte Nieren- und Leberfunktion, Oettgen (1963, 1964).

Wir infundierten insgesamt bei 51 Patienten während eines durchschnittlich 5tägigen 1. Therapiekurses 90 mg Methotrexat; Leukovorin wurde nicht verabfolgt. Die tägliche Methotrexatdosis lag in der Regel zwischen 12,5—18,75 mg und wurde innerhalb von 50 min mit einer automatischen Spritze — Perfusor — verabfolgt. Eine Begründung für die Modifikation des Sullivanschen Behandlungsverfahrens haben wir anderweitig gegeben (Scheunemann, 1966).

Bei der von uns angegebenen Dosierung des intraarteriell verabfolgten Methotrexat standen folgende Nebenwirkungen im Vordergrund. Lokal kam es in 27,4% der Fälle zu regionalen Schleimhautreaktionen in Form von Rötung, Brennen und schmerzhaften Ulcerationen. In Einzelfällen war eine Sondenernährung und der Einsatz von Opiaten erforderlich. Auf die Problematik der Langzeitkatheterisierung der A. carotis externa kann ich hier nicht eingehen, vgl. Scheunemann (1966).

Von besonderer Wichtigkeit sind unseres Erachtens unsere Beobachtungen über die Wirkung des Antimetaboliten Methotrexat auf das Knochenmark. Bei 36 nichtvorbestrahlten Patienten sanken die Leukocyten nach der ersten Behandlungsserie bei einem mittleren Ausgangswert von 7700/mm^3 nach einer maximalen Gesamtdosis von 112,5 mg und einer durchschnittlichen Therapiedauer von 5 Tagen auf 3300/mm^3.

Der tiefste Leukocyten- und Thrombocytenstand trat in der Regel am 10. Tag, also 5 Tage nach Beendigung des ersten Therapiekurses auf. Die Gruppe der vorbestrahlten Patienten wies vergleichbare Werte auf.

Gesondert zu besprechen sind 2 Todesfälle. Wir haben die Erfahrung gemacht, daß die Höhe der Leukocyten- und Thrombocytenzahl nach 6—7 Therapietagen kein Kriterium für eine gute Toleranz gegenüber Methotrexat darstellt. Wir verloren einen Patienten, bei dem wir die Therapiedauer auf 9 Tage verlängerten, nachdem er am 7. Tag nach Beginn der Behandlung noch über 8000 Leukocyten aufwies. Er verstarb am 14. Tag nach Beginn der Behandlung trotz hoher Abschirmung mit Antibiotica, Gaben von Cortison, Gammaglobulin und Frischbluttransfusionen. Wir zogen daraus die Konsequenz, bei weiteren Patienten die Therapiedauer auf 5—6 Tage zu begrenzen. Wir erlebten dennoch einen Zwischenfall bei einer im Vergleich zu der durchschnittlich tolerierten Dosis außerordentlich niedrig gehaltenen Methotrexatinfusionsserie. Es handelte sich um eine Patientin in reduziertem Allgemeinzustand mit einem fortgeschrittenen regional metastasierten Wangencarcinom, die mit 14500 r vorbestrahlt und mit 5,8 g Endoxan und 2,4 mg Trenimon vorbehandelt war. Sie erhielt über 4 Tage täglich 12,5 mg Methotrexat und verstarb am 11. Tag nach Beginn der Methotrexatinfusion nach akuter Leukocyten- und Thrombocytendepression mit den Zeichen einer Pneumonie. Die Gesamtdosis an Methotrexat betrug nur 50 mg. Eine Nieren- oder Leberinsuffizienz lag nicht vor, vgl. Friedmann u. Daley (1963).

Auf einen weiteren Todesfall innerhalb unseres jetzigen Patientengutes von insgesamt 59 Fällen, wobei eine Metastase eines nichterkannten Adenocarcinoms des Darmtraktes im Kieferbereich vorlag, kann ich nicht mehr eingehen.

Hinsichtlich der Methotrexattherapie und ihrer Komplikationen sei an dieser Stelle auch auf die Erfahrungen von Rees u. Jacobitz (1968) hingewiesen, die bei schweren Psoriasisfällen gesammelt wurden.

Wir beschränken heute die Indikation der intraarteriellen Methotrexattherapie auf fortgeschrittene Plattenepithelcarcinome im Kiefer- und Gesichtsbereich, wenn sich die Patienten noch in einem guten Allgemeinzustand befinden mit dem Ziel, diese durch eine vorangestellte intraarterielle Chemotherapie operabel zu machen, Scheunemann (1969). Es ist noch zu überprüfen, ob durch die Reinfusion von autologem kältekonservierten Knochenmark, Boeckl u. Mitarb. (1964), und die Transfusion von Thrombocytenkonzentraten, Breddin (1968) u. a., im Rahmen der beschriebenen Methotrexatbehandlung unvorhergesehene Zwischenfälle vermeidbar sind.

Wir selbst arbeiten mit der Kinderklinik der Universität Düsseldorf (Direktor: Prof. Dr. A. von Harnack) zusammen und haben heute Möglichkeiten zur Durchführung einer Knochenmarktransplantation und es steht uns plättchenreiches Plasma zur Verfügung, vgl. Brüster (1968).

Literatur

Boeckl, O., N. K. Heitz u. K. Karrer: Langenbecks Arch. klin. Chir. **308**, 78–83 (1964).
Breddin, K.: Therapiewoche **47**, 2120 (1968).
Brüster, H. T.: Kinderärztl. Prax. **1**, 21–26 (1968).
Druckrey, H., B. T. Kuk, D. Schmähl u. D. Steinhoff: Münch. med. Wschr. **100**, 1913–1918 (1968).
— Steinhoff, D. M. Nakayama, R. Preussmann u. K. Anger: Dtsch. med. Wschr. **88**, 651–663, 715–721 (1963).
Friedmann, M., and J. F. Daly: Amer. J. Roentgenol. **90**, 246–260 (1963).
Gastpar, H., u. L. Schreiner: Mschr. Ohrenheilk. **98**, 66–73 (1964).
Magnus, L., H. Scheunemann u. H. Schulz: Frankfurt. Z. Path. **74**, 70–90 (1964).
Oettgen, H. F.: Habil.-Schrift., Med. Fakultät der Universität Köln (1963).
— Klin. Wschr. **42**, 211–218 (1964).
Rees, B., M. D. Rees, and J. D. Jacobitz: Fortschr. Med. **15**, 24–29 (1968).
Scheunemann, H.: Experimentelle und klinische Untersuchungen zur intraarteriellen Chemotherapie inoperabler maligner Tumoren im Kiefer- und Gesichtsbereich. München: Hanser 1966.
Scheunemann, H.: Combination of chemotherapy and surgery in cancer of the face and oral cavity. Transactions of the IV Intern. Congress of Plastic Surgery, Rom, Excerpta medica foundation, Amsterdam 1969.
Sullivan, R. D., E. Miller, and M. P. Sykes: Cancer **12**, 1248–1262 (1959).

Leiter: Besonders der letzte Satz hat ganz klar gezeigt, daß diese Methoden noch keineswegs als Routinemethoden angesprochen werden können, sondern sich noch im Stadium des Experiments, des klinischen Experiments, befinden.

Bevor wir in die allgemeine Diskussion eintreten, darf ich bitten, daß die Herren, die zur Diskussion aufgefordert wurden, zunächst Stellung nehmen. Ich möchte mit dem Chirurgen anfangen, Herrn Ott aus Heidelberg.

Aussprache

Diskussionsbemerkung über *Nebenwirkungen cytostatischer Therapie in der Chirurgie.*

G. Ott-Heidelberg: Die bisherigen Cytostatica haben die Kliniker enttäuscht. Der therapeutische Nutzen ist bei den meisten Geschwülsten, die der Chirurg behandelt, ohne Wert. Ebenso hat sich der Nutzen einer Rezidiv- oder Metastasenprophylaxe durch Cytostatica klinisch nicht objektivieren lassen. Die Toxicität sowie die unerwünschten Nebenwirkungen der Cytostatica belasten den Kliniker mit einer großen Verantwortung, sie bürden ihm ein großes Risiko auf.

Die Thrombocytopenie stellt den empfindlichsten Indikator einer drohenden Blutungsneigung dar, während die Leukopenie erst einige Tage später auftritt. Es sollte bei der stationären Behandlung die Kontrolle der Thrombocyten- und Leukocytenwerte wenigstens 3mal wöchentlich erfolgen.

In den letzten 18 Monaten hatten wir allein 3 Todesfälle durch Cytostatica, 2 bei operativ geheilten Kindern. Ein solcher Fall sei näher geschildert (Krbl. Nr. 3439/67): Neugeborener Junge mit Wilmstumor rechts. Nephrektomie am 1. Tag nach der Geburt. Actinomycin D bereits unter der Operation. Zunehmende Blutgerinnungsstörung am 3. postoperativen Tage. Die Thrombocytenwerte sinken auf 20000, zunächst keine Leukopenie. Tod in diesem Fall nach einer weiteren Woche infolge Blutungen trotz Bluttransfusionen. Bei der Sektion: feinfleckige Schleimhautblutungen im ganzen Colon, in der Harn- und Gallenblase, im Lungenparenchym und in der Hirnrinde, Hirnödem. Keine Tumorzellen mehr nachweisbar.

Die anderen Patienten verstarben ebenfalls an der hämorrhagischen Diathese. Bei einem Kind entwickelte sich zusätzlich ein nicht mehr zu beherrschender Infekt der Atemwege.

Bei operierten Patienten sind jedoch einige Komplikationen besonders zu bedenken:

Eine schwerwiegende Gefährdung bringen *Blutungen.* Aus der Blasenschleimhaut können sie zu Blasentamponaden führen. Reichliche Flüssigkeitszufuhr soll diese gefährliche Komplikation bei hochdosierter Cyclophosphamid-Medikation verhindern.

Verzögerte Wundheilungen bzw. Callusbildungen beobachtet der Chirurg bei allen operierten reduzierten Krebspatienten. Es ist schwer, sie allein den Cytostatica zuzuschreiben.

Zur Vermeidung einer Nahtdehiszenz empfiehlt es sich, die Fasciennähte eng zu setzen, die Fäden aus schwer resorbierbarem Material zu wählen und gefährdete Wunden häufiger durch entlastende Bleiplattennähte über 2—4 Wochen zu sichern.

Bei Frakturen sind die ruhigstellenden Verbände zu belassen, bis Röntgenkontrollen eine ausreichende Belastbarkeit versprechen.

Die meisten Cytostatica haben eine immunsuppressive Wirkung. Die erhöhte Infektgefährdung durch Bakterien und insbesondere durch Pilze erfordern ein besonders hohes Maß an Intensivpflege und Behandlung. Atemgymnastik und Inhalationen dienen der Infektverhütung der Atemwege. Eine erhöhte Sterilität bei der Pflege und Therapie ist erforderlich, um das Infektionsrisiko zu senken.

Außer den Frühkomplikationen drohen Spätschäden.

Die Experimente von Schmähl (1968) zeigen: Unter den derzeit verwendeten Cytostatica finden sich besonders bei den Alkylantien Cancerogene. Erbschäden sind zudem wahrscheinlich (Köhrborn, 1965). Auch hier stehen besonders die Alkylantien zur Diskussion.

Derartig massive Gefahren zwingen die Chirurgen zur vernunftgemäßen Zurückhaltung.

Die Behandlung mit Cytostatica muß an K. H. Bauers (1965) „ökonomischem Gesetz ärztlicher Behandlungen" gemessen werden: In der Summe der Fälle muß der Nutzen größer sein als das Risiko durch die Therapie. Cytostatica sollten nur in solchen Fällen zum Einsatz kommen, bei denen mit Sicherheit Krebsgewebe verblieben ist, das operativ nicht mehr entfernt werden konnte.

Die cytostatische Abschirmung während der Krebsoperation brachte klinisch keine objektivierbaren Erfolge. Eine konsequente Langzeit- oder auch Stoßbehandlung zur Rezidivprophylaxe hat bisher keine eindrucksvollen Ergebnisse gebracht. Jedoch setzt ein derartiges Verfahren eine aufwendige Nachsorge voraus und führt zur Gefährdung des Patienten, der möglicherweise bereits durch die Operation geheilt ist.

Sollte aber bei operierten Krebspatienten einmal eine Cytostaticatherapie wegen objektivierter, inoperabler Primärtumoren oder Metastasen durchgeführt werden, dann muß eine exakte Nachsorge und Weiterbehandlung gewährleistet sein. Eine unregelmäßige Applikation oder zu niedrige Dosierung erscheinen bedenklicher als die Nichtanwendung dieser Krebs-Chemotherapie. Es ist nicht nur eine Hemmung des Tumorwachstums durch die Cytostatica zu erwarten, vielmehr muß bei unregelmäßiger oder niedriger Dosierung auch mit einer Stimulierung des Tumorwachstums gerechnet werden. Eine rationale Chemotherapie des Krebses erfordert die Zentralisation der Krebsdiagnostik und Behandlung. Erst eine zentralisierte klinische Onkologie gewährleistet die bestmöglichen Behandlungserfolge. Dann wird die Effektivität der Chemotherapie nicht mehr davon abhängen, welche Klinik oder welcher Arzt zuerst aufgesucht werden. In Erkenntnis dieser dringlichen Forderung hat sich in Heidelberg seit 2 Jahren ein „Arbeitskreis für Geschwulstbehandlung" bewährt. Besonders erfahrene Chirurgen, Strahlentherapeuten, Internisten, Pädiater, Dermatologen, Orthopäden und Pathologen beraten gemeinsam ihre Problemfälle und versuchen, zunächst wenigstens für die Heidelberger Kliniken, die Krebsbehandlung zu standardisieren.

Leiter: Als Konterpart darf ich Herrn Kollegen Trepel vom Klinikum Ulm bitten, vom Standpunkt des Internisten zur cytostatischen Behandlung Stellung zu nehmen.

F. Trepel-Ulm: Zunächst darf ich, auch im Namen meines Lehrmeisters und ehemaligen Chefs, Prof. Begemann, danken für die Aufforderung zu diesem Diskussionsbeitrag. Prof. Begemann ist leider verhindert.

Diskussionbemerkungen über *Nebenwirkungen der cytostatischen Therapie.*

F. Trepel (a.G.)-Ulm: Die meisten sog. Nebenwirkungen der Cytostatica sind vom Hauptwirkungsprinzip dieser Zellteilungsgifte nicht zu trennen. Wenn man ein Cytostaticum ausreichend hoch dosiert, um die Proliferation von Tumorzellen zu hemmen, wird man gleichzeitig auch die Zellteilung in normalen Geweben stören. Die mit der Proliferationshemmung zusammenhängenden Nebenwirkungen der Cytostatica sind also unerwünschte Hauptwirkungen, wie die folgende Klassifizierung zeigt:

Hauptwirkung der Cytostatica: Hemmung der Zellteilung

I. erwünscht:

1. Hemmung der Tumorzellproliferation bei der Tumortherapie;
2. Hemmung der Immunproliferation bei der gezielten Immunsuppression.

II. unerwünscht:

1. Hemmung der Zellteilung in den normalen Wechselgeweben:
   a) Hämopoese
   b) Lymphopoese
   c) Schleimhäute (vor allem Gastrointestinaltrakt und Blase)
   d) Epidermis und Anhangsgebilde
   e) Keimdrüsen.

2. Hemmung der Zellteilung bei der physiologischen Gewebsneubildung:
   a) Wundheilung
   b) Embryogenese.

Neben diesen unerwünschten Hauptwirkungen der Cytostatica gibt es bekanntlich auch echte Nebenwirkungen, die an nicht-proliferierenden Zellsystemen angreifen, z. B.:

Übelkeit (sofort nach Applikation höherer Dosen)
Neurotoxicität (vor allem nach Vincristin)
Kardiotoxicität (nach Daunomycin)
Hämolyse (z. B. nach Ibenzmethyzin).

Bei der Analyse der biologischen und klinischen Wirkung der Cytostatica fällt auf, daß die verschiedenen Effekte in verschiedenen ziemlich konstanten Zeitintervallen nach Beginn einer Langzeittherapie oder einer Stoßtherapie eintreten. Der Zeitablauf der Cytostaticawirkung läßt sich vereinfacht folgendermaßen zusammenfassen:

I. Sofortmanifestation (Stunden):

Störung der DNS-Struktur in zahlreichen ruhenden und proliferierenden Zellen, Hemmung oder Störung der Zellteilung.

II. Frühmanifestation (4—14 Tage):

1. Leukopenie (Entzündungshemmung, Immunsuppressionen, Infektanfälligkeit)
2. Thrombopenie (Blutungsneigung)
3. Schleimhautschäden (Ulcerationen, Enteritis, Cystitis)
4. unter Umständen Tumorrückgang.

III. Verzögerte Manifestation (2—6 Wochen), nur nach Langzeittherapie:

1. Anämie
2. Alopecie
3. Amenorrhoe
4. Azoospermie.

IV. Spätmanifestation (Jahre):

1. genetische und somatische Mutationen
2. Cancerogenese.

Zusammenfassend ist festzustellen, daß die erwünschten von den unerwünschten Hauptwirkungen der Cytostatica nicht zu trennen sind, wenn eine nennenswerte Onkolyse erzielt werden soll. Ein günstiges Verhältnis von erwünschten zu unerwünschten Wirkungen (therapeutischer Index) kann man nur erwarten, wenn die Tumorzellen empfindlicher als normale Stammzellen gegenüber dem Cytostaticum sind. Die Klinik lehrt, daß das meist nur bei Hämoblastosen und nur selten bei soliden Tumoren der Fall ist.

Leiter: Dann darf ich Herrn von Kreybig vom Toxikologischen Institut Tübingen bitten, der sich speziell mit Untersuchungen zur Teratogenese und Embryotoxicität von vielen Stoffen, u. a. auch Cytostatica, beschäftigt hat.

Diskussionsbemerkung über *die Wirkung von Cytostatica auf die Säugerfrucht.*

Th. v. Kreybig (a. E.)-Tübingen: Bereits zu Beginn der pränataltoxikologischen Forschung wurden zur Prüfung teratogener Wirkungen im Tierexperiment Cytostatica als Modellsubstanzen herangezogen. Erreicht nämlich die wirksame Form eines Cytostaticums die Frucht, so kommt es in jedem Falle zu einer Schädigung oder Unterbrechung der Entwicklung, da die pränatale Ontogenese eine besondere Art von gerichteter Proliferation ist. Die Art der Schädigung (Abort bzw. Resorption, Mißbildung oder andere toxische Effekte) ist bedingt 1. durch das Entwicklungsstadium der Frucht, 2. durch die metabolische Beziehung zwischen Frucht und der Mutter und 3. durch die besondere Art bzw. Organotropie des wirksamen Mechanismus. Bestimmte gromolekulare Cytostatica wirken nur in präembryonalen Entwicklungsstadien auf die Frucht, nach der Ausbildung der Placenta werden sie durch die Placentaschranke abgefangen (z. B. Actinomycin C).

N-Oxydlost (Mitomen®), Metothrexat oder Thio-Tepa töten im Tierexperiment nach Applikation wirksamer Dosen die Frucht ohne vorangegangene Mißbildungen. Teratogen, d.h. auf die Gestaltsentwicklung wirksam, sind Cyclophosphamid (Endoxan®), Uracillost, ferner die Nucleinsäure-Baseanalogen 6-Mercaptopurin, 5-Fluoruracil, Azathioprin (Imuran®) sowie die Cytostatica auf Hydroxamsäure-Basis Hadacydin und Hydroxyharnstoff. Toxische Effekte, wie Ödeme und Hämorrhagien und in höherer Dosierung Fruchttod erzeugen z. B. Trenimon® und Proresid®. Mannitlost (Degranol®) erzeugt massive Wachstumshemmungen, ohne dabei die Gestaltsentwicklung zu beeinflussen.

Das Tierexperiment zeigte, daß therapeutische oder auch niedrigere Dosen auf die Entwicklung der Frucht wirksam sind. Eine besondere Gefahr bedeuten aber auch die Effekte unterschwelliger Dosen, die nicht mehr zu einer Mißbildung verstärkt werden. In diesem Fall werden die geringeren primären Schäden mehr oder minder repariert, so daß zum Zeitpunkt der Geburt weder makromorphologisch noch histologisch Veränderungen nachgewiesen werden können. Durch die Folgen der Intoxikation können aber funktionelle Defekte entstanden sein, die sich erst in der postnatalen Entwicklung manifestieren.

Leiter: Ich glaube, daß diese pränataltoxikologischen Gesichtspunkte, die hier für einige Cytostatica angedeutet wurden, in Zukunft eine noch größere Bedeutung gewinnen werden.

Als letzten aufgeforderten Diskussionsteilnehmer darf ich Herrn Mohr aus Hannover bitten, der als Pathologe das letzte Wort haben soll.

Diskussionsbemerkung über *Nebenwirkungen von Cytostatica.*

U. Mohr (a. E.)-Hannover: Nach bisher bekannten Befunden besitzen die Cytostatica komplexe Wirkungen. Entsprechend ihrer Hauptwirkung werden sie Cancerostatica oder Immunsuppressiva genannt. Antiphlogistische, mutagene, carcinogene und teratogene Effekte wurden beschrieben. Es gibt zur Zeit noch kein brauchbares Cytostaticum ohne sog. Nebenwirkungen.

1965 beschrieb Terbrüggen beim Menschen atypische Reticulumzellwucherungen. Nach Meinung anderer Untersucher sind dies aber keine echten Geschwülste. Tokuoka fand im Tierexperiment nach Applikation von 2mal wöchentlich 5 mg eines Cyclophosphamids/kg Körpergewicht über 15 Wochen bei 2 Mäusestämmen die Zunahme der spontanen Tumorrate von 30 auf 55% bzw. von 18 auf 37%. Es zeigten sich Geschwülste der Lungen, der Leber, des Hodens und der Mamma.

Schmähl u. Mitarb. verabreichten an Ratten einer geschlossenen Kolonienzucht in 2 Serien Cyclophosphamid und Triazichon. Die Dosis/kg Körpergewicht entsprach der Dauermedikation beim Menschen. In beiden Versuchsgruppen wurden maligne und benigne Tumoren gefunden. Der Anteil an Rundzellsarkomen war relativ hoch. Bei den Kontrollen zeigte sich in der Beobachtungszeit von 26 Monaten nur ein benigner Tumor.

Diese Untersuchungen mahnen zur Vorsicht, auch dann, wenn die tierexperimentellen Ergebnisse nach Applikation alkylierender Substanzen für den Menschen zunächst keineswegs repräsentativ erscheinen. Auf die Spätkomplikationen und sog. Nebenwirkungen nach Behandlung mit Stoffen, die offenbar die Teilungsregulation und Reduplikation der Zellen ändern, ist in Zukunft mehr als bisher zu achten. Es besteht durchaus die Möglichkeit, im Tierexperiment bei pränataler Applikation postnatal Hinweise über Entwicklungshemmungen ohne Veränderungen der Gestalt bzw. über Defektbildungen zu erhalten. Die Prüfung der Wirkung eines Stoffes über die bisher definierten Zeiten von 6 Wochen im akuten und 6 Monaten im chronischen Versuch hinaus ist unerläßlich. Zunehmend werden alkylierende Substanzen, meist strukturell ähnliche Cytostatica, als Immunsuppressiva bei Organtransplantationen, bei primär chronisch proliferativen Prozessen und anderen Autoimmunerkrankungen angewandt. Die Frage der Tumorentstehung durch diese Stoffe beim Menschen ist zum gegenwärtigen Zeitpunkt nicht geklärt. Wir müssen vorerst für die jüngeren Patienten ein erhöhtes Risiko annehmen, wenn durch optimale Therapie eine Lebenserwartung von 20—30 Jahren erreicht wird.

Um solche Risiken zu vermindern, ist es das Ziel der experimentellen Forschung, krebshemmende Substanzen zu finden, die keine oder zumindest nur eine geringe Immunsuppression erzeugen, sowie Immunsuppressiva mit möglichst keiner cancerostatischen oder cancerogenen Wirkung.

Leiter: Ich möchte die allgemeine Diskussion eröffnen und fragen, ob noch Bemerkungen aus dem Hörerkreis zu den vorgetragenen Themen zu machen sind.

H. Scheunemann-Düsseldorf: Ich hätte gern noch eine Frage an Herrn Schmähl gestellt. Der Kliniker steht immer wieder einmal vor der Situation, daß er einen jüngeren Patienten mit einem monströsen Tumor zur Behandlung bekommt, der auf Röntgenstrahlen nicht angesprochen hat. In dieser extremen Situation ist er dann gezwungen, vielleicht doch eine cytostatische Therapie zusätzlich zu erproben, wie wir das im Falle eines malignen Hämangiocytoms bei einem 15jährigen Mädchen getan haben. Der Tumor stieß sich nach dieser Therapie ab. Es bestand gleichzeitig eine Radionekrose in diesem Bereich — es war ein Resttumor da — und wir konnten dieses Mädchen operieren.

Als Kliniker bin ich nun gewissensbelastet, daß ich diesen Erfolg erreicht habe mit einer 3—4wöchigen Endoxantherapie. Das Mädchen ist jetzt 1 Jahr rezidivfrei und es hat auch keine Metastasen. Aber hinsichtlich des späteren Keimschadens bin ich innerlich belastet. Deshalb wollte ich die Frage stellen, ob man sagen kann, daß, wenn eine Therapie vielleicht nur 3 oder 4 Wochen dauert, man keinen Dauerschaden zu erwarten hat, oder ob Sie schon nach wenigen Einzelinjektionen genetische Schäden erwarten.

D. Schmähl-Heidelberg: Von unserem Standpunkt aus ist die Frage relativ einfach zu beantworten. Es ist wahrscheinlich, daß auch schon relativ kleine Dosen, über nur kurze Zeit gegeben, zu einem Schaden führen können, ferner, daß die mögliche cancerogene Wirkung, die sich im späteren Leben manifestiert, offenbar ebenfalls nur kleiner Dosen bedarf, jedenfalls bei der Gruppe der Alkylantien. Es gibt eine Reihe von recht interessanten Beobachtungen, und zwar bei Leuten, die nur eine einmalige Lostvergiftung während des II. Weltkrieges hatten, sei es, daß sie einen Unfall hatten, weil sie als Arbeiter in Fabriken mit Lostherstellung beschäftigt waren, sei es, daß sie irgendwie anders ein einziges Mal durch Lost vergiftet wurden. Von diesen Leuten gibt es in Deutschland etwa 400. Der Internist Weiß in Hamburg hat diese Fälle gesammelt und die Tumorhäufigkeit bei den Patienten, die eine einmalige Lostvergiftung durchgemacht haben, mit der normalen Bevölkerung verglichen. Er hat gefunden, daß bei diesen Leuten die Tumorhäufigkeit rund das Doppelte der normalen Bevölkerung ausmacht.

Auch unsere Versuche deuten darauf hin, daß unter Umständen nur wenige Dosen bereits ausreichen, um später Krebs zu erzeugen, z. B. im Falle von Endoxan oder Mitomycin C.

Ich will daher so sagen: Wenn es eine echte, vitale Indikation ist, sollte man eine Chemotherapie natürlich versuchen. Man sollte aber nicht, wie es früher gelegentlich empfohlen wurde, zusätzlich jede Operation mit einer Chemotherapie koppeln, sondern man sollte bei jungen Patienten — wo man, wie z. B. bei einem Mammacarcinom Steinthal I, einen Tumor vor sich hat, der ohnehin eine Heilchance von mehr als 90% hat — nicht cytostatisch zusätzlich behandeln, weil sich hier eine mögliche cancerogene Spätwirkung manifestieren könnte.

F. Trepel-Ulm: Ich hätte selbst eine kurze Bemerkung zu Herrn Scherf und zu Herrn Mohr.

Herr Scherf hat eine Tabelle gezeigt, auf der er Immunosuppression und Carcinogenese miteinander verglichen hat unter dem Einfluß verschiedener Cytostatica. Es ist mir aufgefallen, daß bei Natulan und Myleran in der Spalte Immunosuppression nur ein Kreuz war, also nur eine geringe Immunosuppression. Es gibt mehrere Arbeiten, die immunosuppressive Effekte dieser Substanzen sehr deutlich in verschiedenen Systemen gezeigt haben.

Wenn ich dann übergehen darf zu Herrn Mohr! Sie haben als Wunschbild gezeichnet, daß es sehr schön wäre, wenn man einmal Medikamente haben würde, die immunsuppressiv sind und nicht cancerostatisch oder nicht die Zellteilung hemmen. Ich glaube, es ist im Augenblick noch nicht möglich, das in irgendeiner Form zu trennen.

U. Mohr-Hannover: Ich beziehe mich auf einen Vortrag, den Herr Prof. Grundmann kürzlich in Hannover gehalten hat, bei dem er erklärt hat, daß die Fa. Bayer eine Substanz besitze, die annähernd diese Bedingungen erfüllt.

F. Trepel-Ulm: Nur Immunosuppression, keine Carcinostase?

U. Mohr-Hannover: Ja.

H. R. Scherf-Heidelberg: Möglicherweise war eine Immunosuppression zwar sichtbar, aber nicht so hoch signifikant, wie wir sie fordern.

Es ist auch möglich, daß unter unseren Bedingungen bei Gabe nur geringer Dosen eine Immunosuppression nicht auftritt.

Leiter: Darf ich um weitere Wortmeldungen bitten? Wenn es nicht der Fall ist, darf ich die Sitzung schließen und allen Rednern und Diskussionsteilnehmern herzlich danken.

Vierter Sitzungstag

Samstag, den 12. April 1969

Vormittagssitzung von 9.00 bis 12.45 Uhr

VIII. Ergebnisse der Prophylaxe und Therapie der Lungenembolie

Präsident: Meine Damen und Herren! Ich eröffne die heutige Vormittagssitzung mit dem ersten Thema.

Ich bitte Herrn Sandritter, Freiburg i. Br., um sein Referat.

173. Pathophysiologische Grundlagen der Prophylaxe und Therapie der Lungenembolie

W. SANDRITTER (a. E.)-Freiburg i. Br.

Summary. Important points of view for the prevention and therapy of LE (Lung-Embolism) can only be gained on the basis of the pathophysiology of thrombosis. Starting with the morphology of thrombi (precipitation thrombus, coagulation thrombus, mixed thrombus, hyaline thrombus) the pathogenesis of thrombosis is discussed. Firstly the conditions for agglutination of platelets, especially the rôle of ADP, are dealt with, then the morphology of the transformation of fibrinogen to fibrin. Next the importance of the vessel wall and the flow conditions are discussed. An attempt is made to represent the various factors synoptically. The disposing factors for thrombosis and LE (age, weather, constitution) seem to be of particular importance. These are discussed on the basis of world statistics on the incidence and frequency of LE. In conclusion the morphology and pathophysiology of thrombolysis are discussed.

Zusammenfassung. Wesentliche Gesichtspunkte zur Verhütung und Therapie der LE können nur auf dem Boden einer Pathophysiologie der Thrombose gewonnen werden. Ausgehend von der Morphologie von Thromben (Abscheidungsthrombus, Gerinnungsthrombus, gemischter Thrombus, hyaliner Thrombus) wird die Pathogenese der Thrombose besprochen. Zuerst werden die Voraussetzungen für die Agglutination der Blutplättchen, insbesonder die Rolle des ADP, abgehandelt, dann die Morphologie der Umwandlung von Fibrinogen in Fibrin. Dann wird auf die Bedeutung der Gefäßwand und die Strömungsverhältnisse eingegangen. Es wird versucht, die einzelnen Faktoren synoptisch darzustellen. Von besonderer Bedeutung scheinen die disponierenden Faktoren für die Thrombose und LE zu sein (Alter, Wetter, Konstitution). Diese werden auf der Grundlage einer Weltstatistik über Vorkommen und Häufigkeit der LE besprochen. Zum Abschluß wird die Morphologie und Pathophysiologie der Thrombolyse abgehandelt.

„La phlebite domine toute la pathologie.“ Dieser Satz Cruveilhiers ist heute noch ebenso aktuell wie zur Zeit Rudolf Virchows, der schon 1856 bei 78 Sektionen 11 Lungenembolien (LE) fand (14%) und feststellte, daß „die Verstopfung der Lungenarterie wenigstens zu den häufigsten Krankheitszuständen zu rechnen“ sei. Von Virchow stammt auch die einfache, aber lapidare und heute selbstverständliche Feststellung, daß „Lungengerinnsel nie ohne Venengerinnsel“ vorkommen.

In einem Referat über die Verhütung und Therapie der LE können demnach wesentliche Gesichtspunkte nur auf dem Boden einer Pathophysiologie der Thrombose gewonnen werden. Die Literaturlawine ist auch auf diesem Gebiet in den letzten 10 Jahren so gewaltig angewachsen, daß hier nur Schwerpunkte gesetzt werden können.

In den Mittelpunkt der Pathophysiologie der Blutgerinnung und Thrombose ist in den letzten Jahren ein zellulärer „Zwerg“, das Blutplättchen, gerückt, dessen physiologische und pathophysiologische Rolle bis heute noch nicht voll zu übersehen ist. Bei allen Formen von Thrombosen, angefangen von den Thromben beim Schock (vgl. Sandritter u. Lasch, 1967) oder bei der Hämostase, über die verrucösen Auflagerungen bei Endocarditis bis hin zur blanden Venenthrombose in den Unter- und Oberschenkelvenen spielen die Plättchen eine zentrale Rolle als Initiatoren des Gerinnungsgeschehens bei der Entwicklung des Blutpfropfes.

Der Blutfaserstoff ist dagegen etwas in den Hintergrund getreten. Er beansprucht unser Interesse aber in zweierlei Hinsicht: Das Fibrin stellt hinsichtlich des Volumens einer Thrombose zusammen mit den Erythrocyten den größten Anteil eines Thrombus dar und bestimmt demgemäß bei der Verschleppung in die Lunge den Schweregrad einer Lungenembolie. Zum anderen ist das Fibrin das einzig mögliche Substrat einer Thrombolyse, d.h. Fibrinolyse, wogegen die Plättchenkonglomerate therapeutisch nur sehr schwer — wenn überhaupt — aufzulösen sind.

Fragen wir nach den die Thrombose einleitenden Schritten, so ist zunächst die Beziehung zwischen den

1. Thrombocyten und der Gefäßwand

zu betrachten. Abb. 1 und die Tabelle geben einen Überblick der wichtigsten heute zur Diskussion stehenden Faktoren, die zur Anheftung und Aggregation der Thrombocyten an die Gefäßwand führen. Drei Mechanismen werden in den Vordergrund gestellt: a) die Rolle des ADP ist unbestritten — es fördert die Aggregation, wobei Calcium (und Fibrinogen?) notwendig zu sein scheinen. Als ADP-Quelle kämen die Endothelzellen, das Plättchen selbst oder die Erythrocyten in Frage. Die Plättchenaußenschicht (periplasmatische Atmosphäre — Eiweißkörper, Gerinnungsfaktoren) wie auch der noch weitgehend hypothetische Endothelfilm spielen hier wie auch unter c) noch eine ungeklärte Rolle.

Tabelle. *Blutplättchenaggregation*

Fördernd	*Hemmend*
ADP	Adenosin
Serotonin	AMP
Adrenalin	ATPase
Thrombin	Polysaccharide
Calcium	Fibrinabbauprodukte
Kollagen	Dextran
gesättigte	ungesättigte
Fettsäuren	
Erniedrigung	Erhöhung
des Zetapotentials	
Ältere Menschen	Aspirin
Gefäßerkrankungen	Pyrazelone
Diabetes	Vasodilatatoren
Postoperativ	Prostaglandine
	Lokalanaesthetica

b) Weiterhin gesichert kann gelten, daß die Plättchen an der *Oberfläche* von Kollagenfasern aggregieren — der für die Hämostase wichtigste Mechanismus. Um die Frage, inwieweit die vom Endothel entblößte *Basalmembran*, die Kollagen enthalten soll, als Anheftungsstelle für Thrombocyten in Frage kommt, wird heute noch ein temperamentvoller Streit geführt. Sicher erscheint, daß sich Plättchen in die Endothellücken einlagern können — es werden aber auch nackte Basalmembranen ohne Plättchenanlagerungen beobachtet. Experimentell kann man auch zeigen, daß die Anlagerung eines Plättchens noch keine Aggregation auslöst, erst wenn 2 Plättchen sich zufällig zusammenlagern, werden weitere aggregiert.

c) Eine dritte Gruppe von Autoren lenkte die Aufmerksamkeit auf die *Oberflächenladung* der Gefäßwand und der Plättchen — das sog. Zetapotential. Geringste Änderungen des elektrischen Potentials (Plättchen wandern experimentell zur Anode; die verletzte Gefäßwand weist eine positive Ladung auf) können zur Anlagerung von Plättchen führen.

Alle drei genannten Mechanismen können sicher auch zusammenwirken und dürfen nicht völlig getrennt voneinander gesehen werden. Liegt eine kleine Gruppe von Plättchen dem Endothel auf, so ist eine weitere Aggregation durch das aus den Thrombocyten frei werdende

ADP evtl. unter Mitwirkung thromboplastischer Substanzen gut erklärbar (*Plättchenaggregation*). Man muß aber im Auge behalten, daß das entstandene Plättchenaggregat noch keinen Thrombus darstellt. Es kann, wie die Capillarmikroskopie gezeigt hat, leicht von der Gefäßwand abgespült und embolisch verschleppt werden, bzw. die Plättchen können

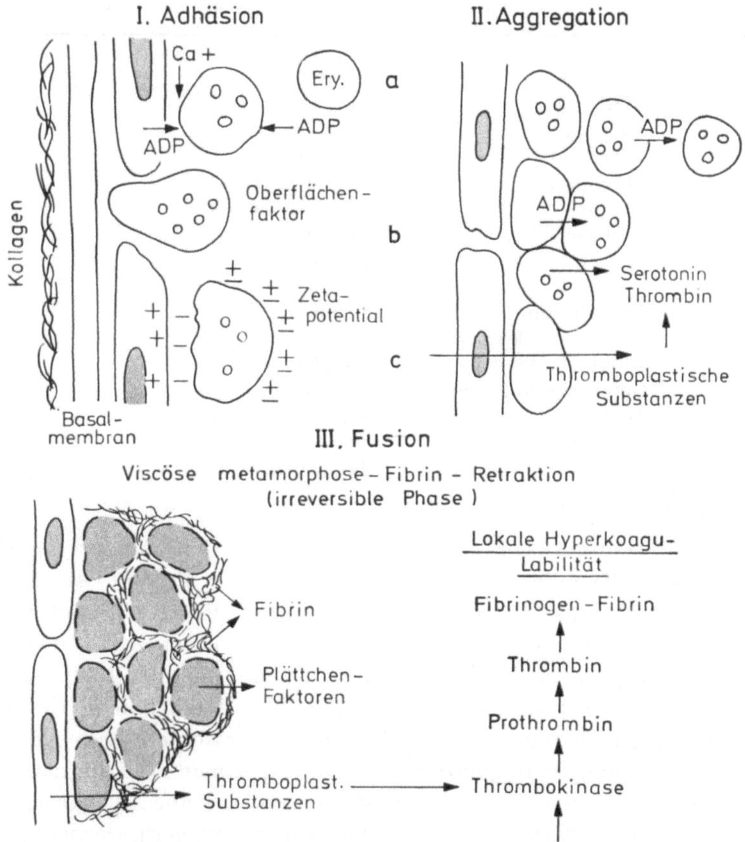

Abb. 1. Schematische Darstellung der frühen Entwicklungsstadien von Thrombosen (s. Text)

sich voneinander lösen. Erst mit der viscösen Metamorphose, die elektronenmikroskopisch mit einem Verlust der Plättchengranula und Verschwinden der Thrombocytenaußenmembran einhergeht (*Plättchenfusion*) wird zugleich mit der jetzt erst beginnenden Anlagerung von Fibrin die irreversible Phase der Thrombusbildung eingeleitet, die von der Retraktion gefolgt wird.

Bezüglich der plasmatischen Gerinnung, d.h. der

2. Umwandlung von Fibrinogen in Fibrin

muß ich mich hier kurz fassen. Das komplizierte Spiel einer vielleicht kaskadenförmig ablaufenden biochemischen Grundreaktion kann als eine begrenzte Proteolyse beschrieben werden, bei der es zur Ausbildung aktiver Thrombokinase mit Umwandlung von Prothrombin in Thrombin und der Polymerisation von Fibrinogenmolekülen zu Fibrin kommt. In neueren elektronenmikroskopischen Untersuchungen konnte mein Mitarbeiter G. Köppel zeigen, daß das Fibrinogenmolekül die Gestalt eines Pentagondodekaeders (12 gleichseitige Fünfecke) hat, bei dem die 6 Polypeptidketten des Fibrinogenmoleküls die Kanten dieses Körpers bilden. Die Polymerisation des Fibrinogens erfolgt nach Abspaltung der Fibrinopeptide A und B über Wasserstoff — und SS-Brückenbindungen durch Zusammenlagerung von Einzelmolekülen an ihren Enden (polare Kettenassoziation) zu kurzen und später längeren Ketten, und schließlich durch laterale Assoziation (Dickenwachstum) zur Fibrinfaser. Die Fibrinfasern lagern sich zu größeren Bündeln zusammen, die ein räumliches Netz bilden, in das Thrombocyten und Erythrocyten eingeschlossen sind.

Seit langem ist aus der klinischen Praxis und im Experiment bekannt, daß den

3. Veränderungen der Blutströmung

eine bedeutende Rolle bei der Thrombosenentstehung zugesprochen werden muß. Neben der Blutstromverlangsamung, die z.B. eine Annäherung der Plättchen an das Endothel mit Änderung des Zetapotentials bewirkt, spielen sicher Wirbelbildungen eine Rolle (Aschoff, 1912). Wirbel bilden sich an allen Strombahnhindernissen (Klappen-Ausbuchtungen) und an Gefäßabgängen. Im physikalischen Sinne sind Wirbel selbständige Körper innerhalb einer Strömung, die mit dem übrigen Blutstrom nur einen geringen Austausch haben. Man muß theoretisch fordern, daß es in diesen Wirbeln infolge mangelhafter Clearance zu einer Zunahme aktiver plasmatischer Gerinnungsfaktoren kommt und zudem Endothelläsionen leicht realisiert werden (Sauerstoffmangel?). Tatsächlich ist an den Gefäßabgängen eine erhöhte Mitoserate der Endothelzellen nachweisbar (Born, persönl. Mittlg.). Pathologisch-anatomisch lokalisieren sich die Abscheidungsanteile von gemischten Thromben häufig an dem Zusammenfluß von Venen, oder die Bildung beginnt am Boden einer Venenklappe.

Aus dem dargestellten komplizierten Spiel der Kräfte, die eine Thrombusbildung fördern, haben wir die seit langem bekannten drei Hauptprinzipien herausgeschält: die Gefäßwand, die Blutströmung und die blutchemischen Faktoren. Eine echte Synopsis bleibt uns trotz der großen Zahl von bekannten Tatsachen zumal für die Erklärung der Entstehungsbedingung der Thrombose beim Menschen verwehrt. Es wirkt hier noch eine große Zahl von Faktoren mit, deren Wirkung auf die Gerinnung kaum abgeklärt ist. Wir können für diese zur

4. Thrombose- und Embolie-Disposition

gehörenden Bedingungen nur allgemein beschreibende, pragmatische Feststellungen treffen. Bekannt ist die Tatsache, daß Frauen 1,8mal häufiger von LE betroffen werden als Männer; das Altersmaximum liegt bei 60—70 Jahren. Die Häufigkeitsschwankungen der tödlichen Lungenembolie (t. L.) lassen sich nach großen Statistiken mit dem Ernährungszustand der Bevölkerung korrelieren. In Zeiten schlechter Ernährung (Weltkriege) ist in Deutschland und anderen europäischen Ländern die Emboliefrequenz auf 1—2$^0/_0$ abgesunken, in Zeiten guter Ernährung verzeichnen wir eine Zunahme auf 6—7$^0/_0$ (Abb. 2).

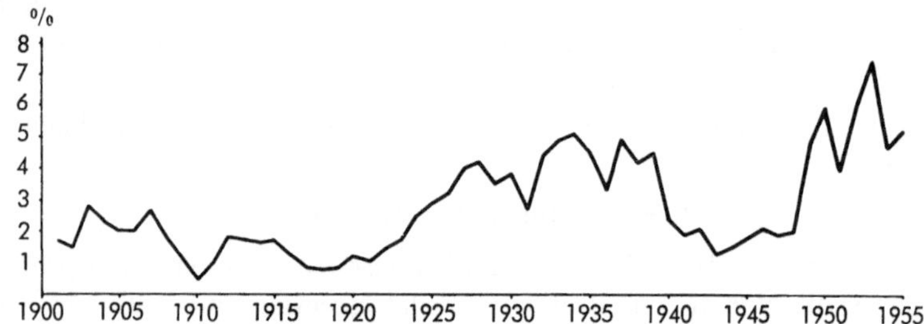

Abb. 2. Häufigkeit tödlicher Lungenembolien in Deutschland. Zusammengestellt aus 10 pathologischen Instituten [aus Behringwerk-Mitteilungen **41**, 37 (1962)]

Eindrucksvoll wurde uns dieser Zusammenhang in Deutschland demonstriert: Mit dem Tag der Währungsreform 1948 schnellte die Emboliefrequenz von 2 auf 6$^0/_0$.

Auch bei der Einzelanalyse von Fällen — Korrelation von Gewicht und Häufigkeit t. L. — läßt sich dieser Zusammenhang verifizieren. Adipöse werden 6mal häufiger von Embolie betroffen als Unterernährte (Abb. 3). Da Fettleibige nur etwa 2mal häufiger von Thrombosen betroffen werden, muß bei diesen eine erhöhte Mobilisationstendenz von Thromben angenommen werden. Neben dem Ernährungszustand sind biotrope Wetterlagen bekannt, bei denen LE gehäuft vorkommen (Aufgleitvorgänge, Tiefdrucklagen, Warm- und Kaltfronten).

Schließlich führte uns diese Betrachtung von Umweltfaktoren zu dem Versuch einer geographischen Pathologie der LE — bei der wir die Ergebnisse von 782000 Autopsien mit 18000 t. L. (2,3$^0/_0$) auswerten konnten. Ein Blick auf die Weltkarte zeigt (Abb. 4), daß tropische und subtropische Regionen unter 1$^0/_0$ t. L. aufweisen, während die gemäßig-

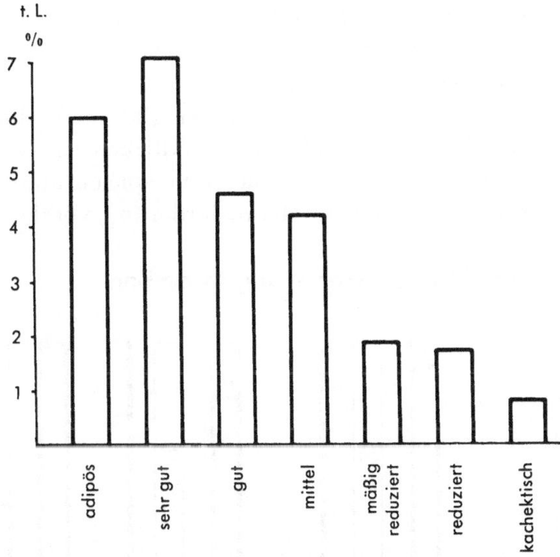

Abb. 3. Ernährungszustand und Häufigkeit tödlicher Lungenembolien (Brass u. Sandritter, 1949); aus Behringwerk-Mitteilungen **41**, 37 (1962)

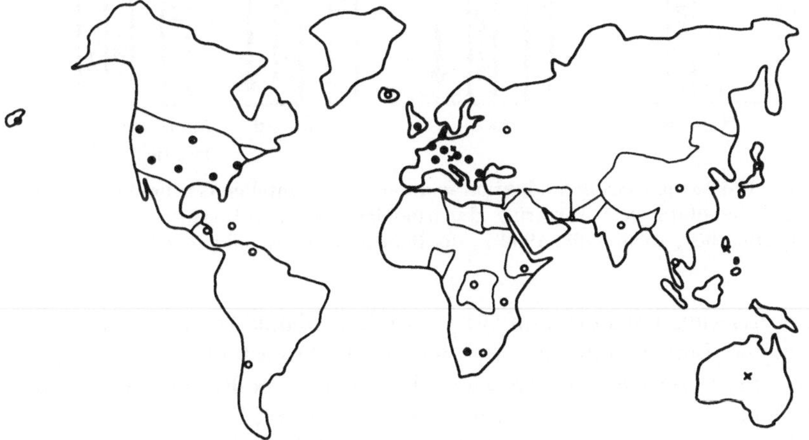

Abb. 4. Geographische Pathologie der LE. ○ unter 1% × 1–2%, • 2–5%; aus Behringwerk-Mitteilungen **41**, 37 (1962)

ten Zonen mit 2–3% an der Spitze liegen (Sandritter u. Felix, 1967). Man könnte zunächst geneigt sein, die stabileren Wetterlagen in den Tropen und Subtropen zur Erklärung heranzuziehen. Es ist aber nicht zu übersehen, daß natürlich die Ernährung, Rasse und viele andere Bedingungen (Zahl der Krankenhäuser?) hier in Betracht gezogen werden müssen. Ein bezeichnendes Licht auf den Sachverhalt wirft die Situation in Südafrika: Bantus haben eine Emboliefrequenz von 0,6%, Europäer von 2,8% (Ernährungszustand? Rasse?).

Die bekannte Häufigkeit von Thrombosen (30—50% im Sektionsmaterial bei *genauer* Sektionstechnik), nicht tödlichen LE (7%), die als konkurrierende Todesursachen eine große Rolle spielen und t. L. (heute 5—7%), zeigt uns ganz drastisch die Herausforderung, vor der wir stehen:

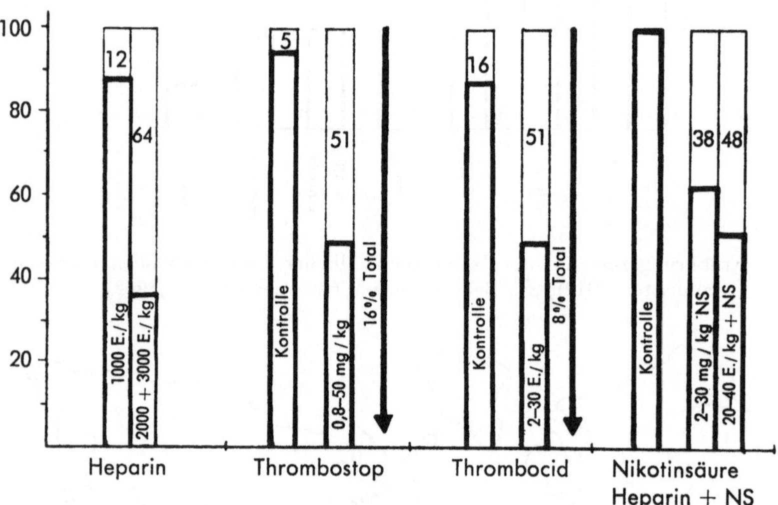

Abb. 5. Prozentuale Größenreduktion von tierexperimentellen Gerinnungsthromben nach Behandlung mit Heparin, Heparinoiden und Nicotinsäure (Sandritter u. Mitarb. 1954, 1955, 1958, 1962); [aus Behringwerk-Mitteilungen **41**, 37 (1962)]

Intensivierung der Forschung über Prophylaxe und Therapie der Thrombose und Lungenembolien. Bei dem oben dargestellten Stand unserer Kenntnisse erscheint es vermessen, allgemeingültige Formeln anzubieten. Die Plättchenaggregation kann zwar im Experiment verhindert werden (s. Tabelle), vielleicht werden in Zukunft auch besser verträgliche Aggregationshemmer gefunden. Auch die Behandlung mit Antikoagulantien oder Thrombolytica ist in der Chirurgie ein zweischneidiges Schwert, da die Blutungsgefahr immer droht. Prinzipiell hat die Antikoagulantienbehandlung zur Prophylaxe oder Verhütung des Wachstums von Thrombosen eindeutige klinische und experimentelle Erfolge aufzuweisen, ebenso wie Thrombolytica erfolgreich für die Therapie der Thrombosen eingesetzt wurden. In vielen Tierversuchen (Abb. 5) und klinischen Verlaufsbeobachtungen konnte gezeigt werden, daß mit Heparin und Heparinoiden ebenso wie mit Streptokinase eine Verkleinerung von Thromben zu erreichen ist. Diese Thrombolyse ist ganz überwiegend eine Fibrinolyse, da die Abscheidungsanteile von Thromben mit den Blutplättchenkonglomeraten nicht abgebaut werden können. Man erreicht damit aber wenigstens eine Größenreduktion des Thrombus, so daß eine fatale Lungenembolie weniger wahrscheinlich wird. Auch morphologisch läßt

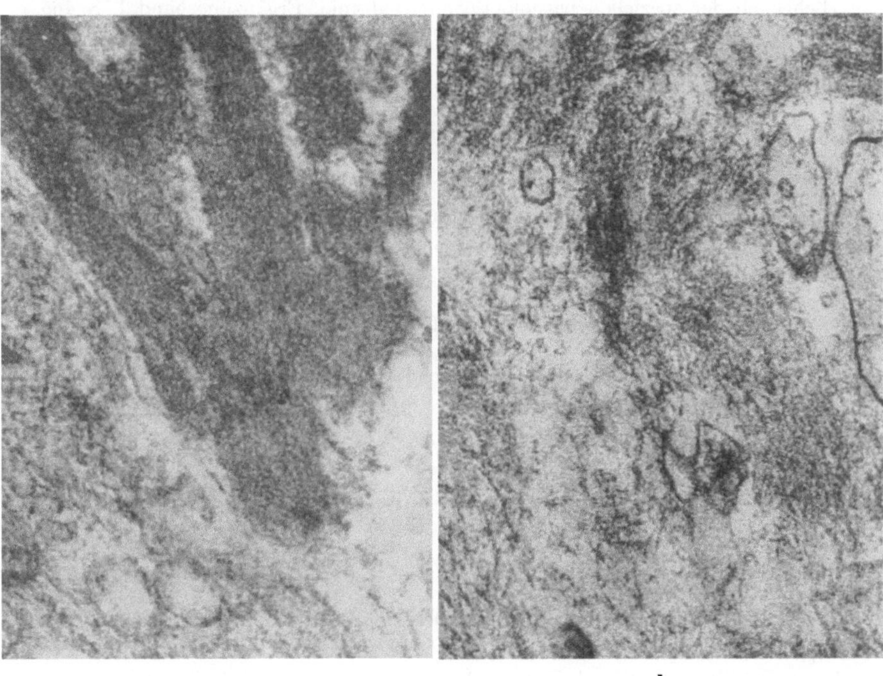

a b

Abb. 6. a Elektronenmikroskopische Aufnahme eines unbehandelten Thrombus mit dichtgelagerten Fibrinfaserbündeln, Gesamtvergrößerung 100000×; b Heparin- und Nicotinsäure-behandelter Thrombus mit aufgelockertem Fibrin. Gleiche Vergrößerung wie a. Man sieht in beiden Abbildungen noch Reste der Membranen von Thrombocyten

sich mit dem Lichtmikroskop die Fibrinolyse beweisen. An der Oberfläche der Thromben kommt es zur Aufsplitterung und Lockerung des Fibrins mit körnigem Fibrinzerfall. Elektronenmikroskopisch werden die Fibrinfaserbündel weniger dicht und erscheinen wie ausgekämmt (Abb. 6).

Prophylaxe und Therapie sind die Hauptaufgaben des Arztes. Wie weit wir noch von einer Annäherung an die Lösung dieser Aufgaben sind, hat dieses kurze Übersichtsreferat gezeigt. Es ist aber deutlich geworden, daß einige Fortschritte erzielt wurden, wenn auch die Anstrengungen, schon rein quantitativ gesehen, nicht mit denen konkurrieren können, die heute z.B. auf dem Gebiet der Krebsforschung aufgebracht werden. Dieses Mißverhältnis sollte korrigiert werden, denn die Thrombose und Lungenembolie dominiert in nicht zu übersehender Weise in der Pathologie.

Literatur

Eine ausführliche Literaturübersicht findet sich bei Sandritter, W., u. G. Beneke: Lehrbuch der speziellen pathologischen Anatomie, Ergänzungsband I, S. 465 bis 590. Berlin: W. de Gruyter 1968; und Sandritter, W.: Behringwerk-Mitteilungen H. 41, S. 37–67 (1962).

Weitere Übersichten:

Macfarlane, R. G.: Int. Rev. exp. Path. **6**, 55–124 (1968).

French, J. E.: Mod. Trends Path. **2**, 208–237 (1967).

– Exp. Biol. Med. **3** (1968).

Außerdem wurden zitiert:

Köppel, G.: Z. Zellforsch. **77**, 443–517 (1967).

Sandritter, W., u. H. Felix: Path. et Microbiol. (Basel) **30**, 742–746 (1967).

–, u. H. G. Lasch: Methods and Achievements exp. Path. **3**, 86 (1967).

Präsident: Ich danke Ihnen herzlich, daß Sie zu uns gekommen sind, um uns aus Ihrer Sicht über die Thrombose etwas zu sagen. Wir danken Ihnen besonders dafür, daß Sie das in einer didaktisch so ausgezeichneten Weise mit Erläuterung der einzelnen Wirkungsfaktoren getan haben.

174. Zur konservativen Therapie der Lungenembolie

H. G. Lasch (a. E.)-Gießen

Der alte klinische Satz, daß die Prophylaxe die beste Therapie ist, gilt ganz ausgesprochen für die Lungenembolie. Zu dieser Prophylaxe gehören nicht nur die physikalischen Maßnahmen nach der Operation oder bei längerem Krankenlager wie Frühmobilisation, Krankengymnastik, Beinwickeln usw., dazu zählt auch der rechtzeitige und richtig dosierte Einsatz von Antikoagulantien. Der Wert von momentan die Gerinnung unterbrechendem Antithrombin vom Typ des Heparins ist genauso erwiesen wie der langsamer einsetzende Effekt von Prothrombin-Synthesehemmern der Dicumarin- bzw. Phenylindandionreihe.

Wir wissen, daß die Koagulabilität des Blutes — ob nun lokal oder generalisiert — neben der Zirkulation für die Entstehung der Phlebothrombose ausschlaggebend ist, ein Faktor, der mit den Antikoagulantien ausgeschaltet oder zumindest in seiner Wertigkeit vermindert werden kann. Statistiken aus allen Ländern der Welt belegen diese Aussage. Es sei hier nur an die überzeugende Studie von Sevitt und Gallagh erinnert, die bei Aufteilung von 300 Fällen von genagelter Schenkelhalsfraktur in zwei Gruppen — eine mit und eine ohne Antikoagulantien — nachweisen konnten, daß bei der gerinnungshemmenden Therapie nur in 2,7 % der Fälle Beinvenenthrombosen nachzuweisen waren und nicht in einem einzigen Fall eine Lungenembolie registriert werden mußte. In der unbehandelten Kontrollgruppe hingegen wurden in 28 % der Kranken Thrombosen und immerhin in 18% der Fälle eine Lungenembolie festgestellt.

Weniger eklatant, aber dennoch deutlich ist die Differenz der Todesfälle mit 16,6% zu 28 % in der Kontrollgruppe. Zu ganz ähnlichen Ergebnissen kommen die Schweden Borgström und Greitz, die phlebographisch 3—4 Wochen postoperativ bei 29 Patienten 14mal, aber nur bei 2 Kranken unter Antikoagulantien eine Venenthrombose nachweisen konnten.

Besonders eindrucksvoll ist die große Sammelstatistik aus der Tübinger Klinik von Dick, Matis, Mayr an 6526 chirurgischen Patienten, die bei Applikation von Antikoagulantien in alternierender Reihe gewonnen wurde. Die Ergebnisse dieser Arbeiten sind so evident, daß weitere vergleichende Untersuchungen über die Antikoagulantienprophylaxe von Venenthrombose und Lungenembolie in der postoperativen und posttraumatischen Periode nicht mehr verantwortet werden können (Koller).

Voraussetzung für den erfolgreichen Einsatz von gerinnungshemmenden Mitteln ist die richtige Dosierung, die konsequente Kontrolle und Beachtung der Kontraindikationen. Zu letzteren gehören ein excessiver, intraktabler Hochdruck und blutende Magen- und Darmulcerationen. Tatsache ist, daß auch bei größeren Wundflächen eine Infusion von Heparin im intravenösen Dauertropf (20000—30000 E über 24 Std) die Gerinnungszeit um das 3fache verlängert und die Thromboseneigung reduzieren hilft, ohne daß größere Blutungen auftreten. Selbstverständlich kommen Blutungskomplikationen häufiger als ohne Antikoagulantien vor. Harmlose Blutungen in die Haut, Nase- und Schleimhautblutungen, Mikrohämaturien können genauso auftreten wie gefährliche Blutungen im Auge und im Herzbeutel oder in die Ventrikel des Gehirns. Ganz abgesehen davon, daß Güte und Häufigkeit der Kontrolle im Labor hier verhindern helfen, muß sich der Chirurg aber darüber im klaren sein, daß er mit Antikoagulantienprophylaxe eine Therapie mit „kalkuliertem Risiko“ (Groß) eingeht, etwas, was er ja auch in seiner täglichen Arbeit zu tun gewohnt ist.

Wenn so der Wert der Antikoagulantien zur Prophylaxe der Lungenembolie außer Zweifel steht, so ist die Diskussion um den Beginn der Therapie noch nicht abgeschlossen. Sicher sollte man nicht etwa auf die ersten Symptome einer Beinvenenthrombose warten. Oft ist gerade die Embolie das erste Symptom der Thrombose, und manchmal findet man die zugrundeliegende Venenthrombose überhaupt nicht — allenfalls mit phlebographischer Darstellung (Deutsch). Man sollte meiner Erfahrung nach am zweiten postoperativen Tag mit Dicumarin anfangen, um am 4. Tag nach der Operation einen ausreichenden Schutz zu haben. Bei akuter Gefährdung können zusätzlich und überlappend zunächst Heparininfusionen appliziert werden. Mit der von Matis und Mayr empfohlenen präoperativen Prophylaxe haben wir keine Erfahrung.

Natürlich muß man sich fragen, ob man bei dem relativ kleinen Prozentsatz der von Embolie betroffenen Kranken berechtigt ist, eine *generelle* Prophylaxe zu empfehlen. Vor dem Hintergrund der Statistik aus den Pathologischen Instituten möchten wir mehr der *gezielten* Prophylaxe das Wort erteilen. Konstitution, Alter über 40 Jahre, längere, über 2—3 Tage gehende Immobilisation, Fettsucht, Thrombosen in der weiteren und näheren Vorgeschichte, Krampfadern sind Faktoren, die meiner Ansicht nach zur Antikoagulantienbehandlung verpflichten. Für den Chirurgen ist es wichtig, zu wissen, daß nach den Sammelstatistiken der Welt Splenektomie, Darmcarcinomoperationen, Cholecystektomie und Herniotomie in der Tabelle der Emboliefrequenz obenan stehen.

Ist eine Lungenembolie erst einmal eingetreten, dann werden andere Gesichtspunkte die Therapie bestimmen. Es gilt, die akute Rechtsbelastung einerseits und die Lungenstrombahnsperre mit ihren Folgen auf den großen Kreislauf und linkes Herz andererseits so schnell wie möglich zu beseitigen. Darüber hinaus müssen Rezidivembolien verhindert werden. Bei jenen seltenen Lungenembolien, die akut innerhalb von Minuten zum Tod führen, kommt man mit allen, jedenfalls konservativen Maßnahmen zu spät. Zwar können Herzmassage, Intubation und Beatmung eine Minimalzirkulation noch für eine gewisse Zeit aufrechterhalten; wenn aber keine akute Entlastung des rechten Herzens („akutes Cor pulmonale") durch eine Embolektomie erfolgen kann, sind alle therapeutischen Maßnahmen ohne Erfolg. *Konservativ* zugänglich sind Lungenembolien, die nicht zum sofortigen Tod führen, sondern innerhalb von 1 Std das Schicksal der Kranken zu limitieren drohen. Die starke Erregung zwingt zur sofortigen Sedierung mit Dilaudid oder Pantopon. Zu bedenken bleibt, daß Morphin und seine Derivate, wenn auch weniger ausgeprägt als beim chronischen Cor pulmonale mit Kohlensäureintoxikation sich negativ auf das Atemzentrum auswirken können. Intubation oder gar frühzeitige Tracheotomie müssen in schweren Fällen sofort durchgeführt werden. In allen Fällen sollte sofort mit assistierter Sauerstoffbeatmung begonnen werden. Neben einer zirkulatorischen Verteilungsstörung und der Zunahme des funktionellen Totraumes mit ungenügendem Fluß in noch beatmeten Lungenabschnitten ist wohl auch eine kürzere Kontaktzeit in der zwar noch offenen, aber hyperzirkulierten Lunge im Sinne einer funktionellen Diffusionstörung für eine Sauerstoffuntersättigung des Blutes verantwortlich. Der CO_2-Druck im Blut wird bei der oft einsetzenden Hyperventilation oft sogar vermindert gefunden.

Eine Acidose des Blutes ist in der Regel metabolisch durch den kardiogenen Schock und nicht respiratorisch bedingt. Mit der Sauerstoffbeatmung erreicht man zumindest über eine höhere physikalische Lösungsrate bessere Bedingungen. De Takata u. Mitarb. haben gezeigt, daß bei experimenteller Lungenembolie des Hundes und bei gleichzeitiger Sauerstoffbeatmung erst die doppelte Menge an embolisierender Suspension tödlich wirkt.

Ebenfalls muß sofort mit einer unterstützenden Therapie des belasteten Herzens begonnen werden. Strophanthin oder schnell wirkende Digitalisglykoside kommen hier in Frage. Rhythmusstörungen, die, wie Heinrich an unserer Klinik gezeigt hat, vom rechten Ventrikel ausgehen und über Kammertachykardie, Parasystolie bis zum Kammerflimmern führen können, müssen mit chemischen (Novocamid etc.) und elektrophysikalischen Methoden (Defibrillation) angegangen werden. Für die Behandlung des durch Lungenembolie ausgelösten kardiogenen Schocks gelten alle für die übliche Schocktherapie verwendeten Maßnahmen. Es sei hervorzuheben, daß sich im Schock β-Receptoren, stimulierende Substanzen und gleichzeitiger Volumenersatz *besser* bewähren als Katecholamine vom Typ des Noradrenalins, welche zur weiteren Verengung der peripheren Strombahn führen. Trotz all dieser Hilfsmaßnahmen dürfte in allen Fällen die Beseitigung der Strombahnsperre im kleinen Kreislauf eine entscheidende therapeutische Tat sein.

Ausgehend von der Vorstellung, daß Reflexmechanismen das Geschehen bei der Lungenembolie beeinflussen, sind Stellatumblockade, (Lériche), intravenöse Injektionen von Novocain, von Panthesin-Hydergin, von Papaverin, Eupaverin und anderen spasmolytischen Substanzen empfohlen worden. Überzeugend sind die vorgelegten Ergebnisse nicht. Ganz abgesehen davon können gegen die Wirkung von pulmo-kardialen, pulmo-coronaren und pulmo-zirkulatorischen Reflexen erhebliche Bedenken angemeldet werden. Tatsache ist, daß die hämomechanischen Gegebenheiten bei der Lungenembolie ausreichen, um die Kreislaufsituationen zu verstehen. Die Strombahnsperre in der Pulmonalarterie, der verminderte Zufluß von Volumen zum linken Ventrikel, der Abfall des Herzzeitvolumens, der absinkende Mitteldruck im großen Kreislauf mit konsekutiv verminderter Coronarversorgung und elektrokardiographischen Bildern wie beim Hinterwandinfarkt sind hämomechanisch zu verstehen, im wesentlichen nicht reflektorisch bedingt und daher auch nicht mit reflexdämpfenden Maßnahmen zu behandeln.

Im Rahmen der konservativen Therapie der Lungenembolie mußte hier die Behandlung mit Fibrinolyse, besser Thrombolyse, einen entscheidenden Fortschritt bringen. Von vornherein ist klar, daß eine mit Pyrogenen und Nicotinsäure erzeugte Fibrinolyse zu wenig intensiv, zu kurzdauernd, nicht reproduzierbar und mit zu großen Risiken belastet ist. Erst mit der Darstellung von gereinigter Streptokinase aus Bakterien und von Urokinase aus Menschenharn ist eine intensive kontrollierbare und nebenwirkungsarme Therapie möglich geworden. Tierexperimentelle Studien beim Kaninchen und beim Hund haben gezeigt, daß eine induzierte Fibrinolyse in der Lage ist, die hämodynamischen Parameter, das EKG, das Angiogramm der Pulmonalarterie und nicht zuletzt die histologischen Befunde nach experimenteller Lungenembolie rasch zu normalisieren.

Der klinische Einsatz von aktiver Fibrinolyse hat zunächst infolge ungenügend dosierter Präparate keine eindeutige Antwort erbracht. So haben Sheffer u. Israel sowie Sandry u. Perrett bei ihrer Doppelblindstudie mit Fibrinolysin-Aktase keinen Effekt gesehen. Bedenkt man, daß die verwendeten Präparate kaum in der Lage sind, eine wirkliche fibrinolytische Aktivität im Blut herzustellen, wird man sich über den negativen Ausfall ihrer Studie nicht wundern. Um so wichtiger sind die Befunde von Ebert, Larsen und Royal sowie von Sauter u. Mitarb. und ganz besonders von der australischen Arbeitsgruppe von Hirsch. Diese Autoren haben bei 18 Kranken mit dem klinischen, hämodynamischen und vor allen Dingen auch angiographischen Bild einer fulminanten Lungenembolie eine Streptokinasetherapie eingeleitet. Bei 14 Kranken zeigte sich schnell eine klinische Besserung, bei 12 von 15 Kranken war diese auch angiographisch zu belegen. Die durch den Pulmonaliskatheter induzierte Streptasetherapie erlaubt nicht nur eine vorhergehende und später kontrollierbare Angiographie, sie ermöglicht auch die kontinuierliche Kontrolle des Druckes in der Lungenarterie. Der therapeutische Effekt der Thrombolyse steht in guter Übereinstimmung mit der Verbesserung von Hämodynamik, Blutgasanalyse und Atemfunktion. Von den 4 restlichen Patienten von Hirsch konnten 2 noch durch Embolektomie gerettet werden; 2 starben am akuten Rechtsversagen. Sicherlich ist hier kritisch einzuwenden, daß auch spontane Auflösungen des Embolus vorkommen, ein Befund, der von Sautter und von Fred et al. angiographisch erfaßt wurde. Diese Ereignisse sind allerdings selten und brauchen Zeit. Chait hat bei angiographischen Kontrollen bei 5 von 20 Kranken nach 7 Tagen eine Spontanlyse und Durchgängigkeit der pulmonalen Strombahn festgestellt. Auf eine Spontanlyse bei einer Lungenembolie warten zu wollen ist unzulässig, ganz abgesehen davon, daß die körpereigene und nicht mit Streptokinase oder Urokinase accelerierte Lyse, wenn sie überhaupt kommt, quantitativ meist unzureichend bleibt.

Mit Streptokinase — als Präparat seien Streptase und Kabikinase genannt — gelingt es sofort, ein ausreichendes fibrinolytisches Potential herzustellen. Urokinase, die aus großen Mengen menschlichen Urins hergestellt werden kann, ist zwar als körpereigene Substanz weniger antigen, steht uns aber nicht im gleichen Ausmaß und Menge zur Verfügung. Vergleichbare Studien zwischen Urokinase und Streptokinase fehlen. Die immunologischen Nebenwirkungen der Streptokinase sind gering.

So wichtig angiographische Kontrollen zum Nachweis des Erfolges einer Therapie auch sind, häufig werden sie aus vielerlei Gründen unmöglich sein. Als ein Hilfsmittel kann die i.v. Szintigraphie mit jodmarkierten Albuminaggregaten bei Kontrolle der Lunge mit dem Scanner herangezogen werden. Zirkulationsgestörte Gebiete in der Lunge vor und nach der Therapie mit Streptokinase lassen sich auch so aufzeigen.

Für viele Kliniker werden es klinische Kriterien sein, die Erfolg und Mißerfolg anzeigen: Aufhebung des cardiogenen Schocks, schnelle Rückbildung der Dyspnoe und Ausbleiben der Infarktpneumonie sind indirekte Hinweise. Dem Kliniker mögen die Symptome der Besserung oft genügen; der Kritiker einer Therapie verlangt mit Recht Beweise für eine echte „Thrombolyse". Klinische Symptome genügen für eine solche Aussage nicht. Auch die rasche Rückbildung des elektrokardiographisch zu registrierenden McGinn-White-Syndromes langt nicht aus, da gleiches spontan und phasenabhängig vom Verlauf der Lungenembolie vorkommt.

Beim Einleiten der Therapie mit Streptokinase ist an die üblichen Kontraindikationen zu denken. Auch exzessiver Hochdruck, große, offene Wunden und nicht zuletzt schon bestehende erhebliche Blutungen können die Anwendung der Streptokinase einschränken. Lungenbluten (Hämoptoe) ist bei der Lungenembolie naturgemäß keine Kontraindikation.

Lange wurde die Meinung vertreten, daß nur frische Thromben bzw. Embolien zur fibrinolytischen Behandlung geeignet seien. Durch die Ergebnisse von Gottlob u. Blümel wissen wir, daß auch ältere Gerinnsel durchaus auflösbar sind.

Schmutzler u. a. haben gezeigt, daß bei optimalen Bedingungen täglich etwa eine Wegstrecke von 5—8 cm Embolus lysiert wird. Eine vollständige Eröffnung der Strombahn am Ort braucht also Zeit. Hier könnte die Kritik an einer thrombolytischen Therapie bei der Lungenembolie einsetzen. Die Erfahrung lehrt, daß das Schicksal der Kranken mit schwerer, nicht augenblicklich tödlicher fulminanter Lungenembolie in den ersten Stunden entschieden wird. Mancher wird daher aus dieser Kenntnis heraus annehmen, daß eine Wendung zum Guten in manchen als Erfolg durch die Fibrinolyse gebuchten Fällen auch ohne die zeitraubende Streptokinasetherapie eingetreten wäre. Ganz abgesehen davon, daß eine auch längere Zeit in Anspruch nehmende Eröffnung der Strombahn dem postembolischen Lungeninfarkt entgegenwirkt, zeichnet sich auch der Erfolg der Streptokinasetherapie sehr viel schneller ab als es der eigentlichen Thrombolyse entspricht. Graham Stoman hat mitgeteilt, daß er bei der Streptasetherapie bereits sehr zeitig einen Druckabfall in der Pulmonalarterie registrieren konnte, zu einem Zeitpunkt, als angiographisch noch kein Lyseeffekt am Embolus festzustellen war. Hier müssen andere und wirksame Mechanismen angenommen werden.

Von Max Schneider u.a. wissen wir, daß Plättchenaggregationen in der Gefäßperipherie beim Zustandekommen einer pulmonalen Hypertonie eine Rolle spielen können. Ganz abgesehen von dem Freiwerden von thromboplastischen Substanzen aus Embolus und Thrombus sind auch Wirkstoffe der humoralen Kreislaufkontrolle, wie Katecholamine, Serotonin, Histamin, als plättchenaggregationsfördernd bekannt. Bei der hämodynamischen Umstellung nach Lungenembolie bzw. im cardiogenen Schock kleben die Thrombocyten mehr, wie Breddin gezeigt hat. Sie können durchaus eine periphere Mikrozirkulationsstörung auslösen, die die initiale Lungenembolie superponiert. Lapp aus dem Pathologischen Institut von Rotter in Frankfurt/Main hat z. B. im Schock solche Plättchenaggregationen ubiquitär in der Lungenstrombahn nachgewiesen. Die Therapie mit der Fibrinolyse könnte über eine schnell mögliche Auflösung von Aggregaten in der peripheren Strombahn und über das Auftreten von Fibrinogenabbauprodukten („splits“) zur Desintegration und Auflösung der Mikrozirkulationsstörung führen. Neuhof hat an unserer Klinik gezeigt, daß durch eine fibrinolytische Therapie eine bilanziert gemessene und von einer bestimmten Grenze an tödliche Sauerstoffschuld des Organismus wieder reversibel gemacht werden kann.

Auf der im Gegensatz zur Abräumung des Embolus schneller zu erreichenden Auflösung der Mikrozirkulationsstörung mag der Effekt der Fibrinolyse beruhen, wenn die zirkulatorische Verteilungsstörung in der Lunge bei ansteigender Sauerstoffsättigung verschwindet und am Embolus noch nichts im Angiogramm gesehen werden kann. Vielleicht beruht auch der von manchen Autoren angegebene schnelle Effekt größerer Dosen von Heparin (60000—80000 i.v. Barrit u. Jordan, 1960; Gross, 1964; Thomas, 1965) auf einer Verbesserung der Mikrozirkulation (Neuhof), wenn man von der Prophylaxe von Emboliewachstum am Ort und der Rezidivembolie einmal absieht. Zu erwähnen bleibt auch die Ansicht einiger Autoren, wonach ein großer Embolus häufig mit mehreren kleinen Embolien einhergeht, die von der Größe her einer Fibrinolyse schnell und leichter zugänglich werden.

Die aufgeführten Befunde erlauben den Schluß, daß die Therapie mit Fibrinolyse der Embolektomie als Kausaltherapie an die Seite gestellt werden muß. Unsere Aufgabe muß es sein, unter Abwägen des Risikos und vor dem Hintergrund der jeweiligen individuellen Situation die Methode der Wahl zu finden! Bei fataler fulminanter, sofort mit

Herzstillstand einhergehender Lungenembolie, muß es wohl in allen Fällen die chirurgische Intervention sein (Vossschulte). Die größere Gruppe aber von schweren Embolien, die diagnostiziert werden und die erst innerhalb der folgenden Stunden zum Tode führen, soll konservativ angegangen werden. Hier muß bei Intubation und Sauerstoffbeatmung sofort eine Fibrinolyse mit Streptokinase installiert werden. Als Initialdosis empfehlen sich 200000 E. Streptase i.v. und stündlich 100000 E im Tropf. Der Patient sollte unverzüglich in den Operationssaal gefahren werden und bei Messung von pulmonalem Druck, arteriellem Systemdruck PO_2 und PCO_2 assistiert, und wenn das nicht möglich ist, kontrolliert beatmet werden. Bei Herzstillstand bzw. bei zunehmender Verschlechterung kann dann sofort an Ort und Stelle die Embolektomie durchgeführt werden. 2 Beispiele mögen das belegen:

Ein 57 Jahre alter Mann aus der Klinik von Herrn Vossschulte erleidet 7 Tage nach Lobektomie eine fulminante Lungenembolie. Auf dem Weg zum Operationssaal verliert der Patient das Bewußtsein. Herr L'Allemand übernimmt die Behandlung: Intubation, Sauerstoffbeatmung. Trotz ausreichender Beatmung (9,9 l Sauerstoff/min) keine Änderung des PO_2 und PCO_2, arteriellen Blutdrucks und zentralen Venendrucks. Einleiten der Therapie mit Streptokinase (250000 E initial, dann stündlich 100000 E in 50 ml Glucose). Kontinuierlicher Abfall von PCO_2, Anstieg von PO_2 und Normalisierung des arteriellen Blutdruckes. Hier konnte mit Recht eine Embolektomie abgewartet werden; sie war dann aber nicht mehr notwendig.

Das zweite Beispiel erlebte ich während meiner Tätigkeit als Konsilarius an der Klinik von Herrn Linder in Heidelberg:

Eine 33jährige Frau erleidet 8 Tage nach der Appendektomie eine schwere Lungenembolie. Intubation, Sauerstoffbeatmung im Operationssaal. Beginn der Lysetherapie mit Streptokinase, weiterer Abfall von Blutdruck, Tachykardie, Herzstillstand etwa 2 Std nach Einleiten der Fibrinolyse. Embolektomie durch Herrn Linder bei voller fibrinolytischer Aktivität des Blutes und geringer Blutungsneigung. Erst 3 Std nach der Operation muß wegen größerer Blutmengen aus der Thoraxdrainage die fibrinolytische Aktivität vorsichtig mit Epsilonaminocapronsäure blockiert werden. Übergang auf Heparin-Dauertropf. Völlige Restitution der Patientin.

Diese beiden Beispiele mögen Ihnen zeigen, daß die Behandlung der fulminanten Lungenembolie heute gemeinsam Aufgabe von Chirurg, Anaesthesist und Internisten ist.

Tritt erst einmal ein Lungeninfarkt auf — fieberhafte Bronchopneumonien nach Operation bei Unfall sind meist Infarkte — dann ist die Behandlung rein konservativ: Beseitigung der Pleuraschmerzen, Prophylaxe der Rezidivembolie mit Antikoagulantien, unterstützende Herztherapie und eine konsequente Antibiose zur Verhütung von Sekundärinfekten in den Randgebieten der infarcierten Lungen müssen im Mittelpunkt des therapeutischen Programms stehen.

Die hier angeführten konservativen Maßnahmen bei der Lungenembolie und insbesondere die Therapie mit Fibrinolyse sollte in den

Therapieplan chirurgischer Wachstationen übernommen werden. Größere Vergleichsuntersuchungen werden vielleicht einmal besser darüber Auskunft geben und Indikatoren liefern, wann die eine oder die andere der Methoden zum richtigen Zeitpunkt eingesetzt werden muß.

Literatur kann vom Verfasser angefordert werden.

Präsident: Herr Lasch, ich danke Ihnen sehr herzlich, daß Sie zu uns gekommen sind, um mitzuwirken, und dafür, daß Sie die fibrolytische Therapie auch in kritischer Sicht dargestellt haben.

Meine Herren! Ich kann Ihnen nur wünschen, daß jeder von Ihnen — Herr Lasch hat von der Zusammenarbeit gesprochen — zu Hause eine so schöne Zusammenarbeit mit den Internisten hat, wie wir sie in Gießen haben. Auch dafür möchte ich Ihnen an dieser Stelle herzlich danken.

175. Chirurgische Prophylaxe der Lungenembolie

W. Knothe-Gießen

Summary. Ligature of the inferior vena cava—total or partial—above the bifurcation for the prevention of a spread of thrombus from the pelvic and leg veins has achieved increasing importance in the past few years, especially with American surgeons. After a description of the operative technique of both methods, including the various plication methods, the indications for occlusive measures on the inferior vena are discussed. Apart from the sometimes greatly divergent reports in the literature on early and late consequences of total and partial cava ligature, there is a description of clinical and venographic findings in 5 patients of the Giessen Surgical University Clinic 7 months to 6 years after cava ligature. In 4 patients a total ligature of the inferior vena cava was performed immediately following a successful pulmonary embolectomy, and in another patient a partial ligature with a Moretz clip. By these means the danger of another embolism could be prevented. There were no signs of any impediment to the venous flow in any of the patients when examined later. Venographically a well formed collateral circulation was present in all patients.

Zusammenfassung. Die Unterbindung der unteren Hohlvene — total oder partiell — oberhalb der Bifurkation zur Verhütung einer Thrombusverschleppung aus den Becken- und Beinvenen hat in den letzten Jahren vor allem bei amerikanischen Chirurgen eine zunehmende Bedeutung erlangt. Nach Beschreibung der operativen Technik beider Verfahren einschließlich der verschiedenen Plikationsmethoden wird zur Indikation occlusiver Maßnahmen an der V. cava inferior Stellung genommen. Neben den im Schrifttum vorliegenden, z. T. stark divergierenden Angaben über die Früh- und Spätfolgen nach totaler und partieller Cavaligatur werden die bei 5 Kranken der Gießener Chirurgischen Universitätsklinik erhobenen klinischen und venographischen Befunde nach 7 Monate bis 6 Jahre zurückliegender Cavaligatur aufgezeichnet. Bei 4 Kranken wurde unmittelbar im Anschluß an eine erfolgreiche pulmonale Embolektomie die totale und bei einer weiteren Patientin die partielle Unterbindung der unteren Hohlvene mit einem Moretzclip durchgeführt. Durch diese Maßnahme konnte die Gefahr einer erneuten Embolie gebannt werden. Zeichen einer venösen Abflußbehinderung bestanden bei keinem der Nachuntersuchten. Venographisch war bei allen Kranken ein gut ausgebildeter Kollateralkreislauf vorhanden.

Unter den chirurgischen Maßnahmen zur Verhütung einer Lungenembolie hat sich die Ligatur der Femoralvenen als unwirksam erwiesen und wird heute nicht mehr angewandt. Dem Auftreten zum Teil erheblicher venöser Abflußstörungen an den unteren Extremitäten steht kein wirksamer Schutz vor einer Thrombusverschleppung aus den Beckenvenen entgegen.

Zwei andere Behandlungsmethoden erlangten dagegen in den letzten Jahren eine zunehmende Bedeutung: Die Thrombektomie und die totale bzw. partielle Unterbindung der V. cava caudalis.

Die *Thrombektomie* konnte sich inzwischen beim Versagen einer Fibrinolysetherapie, vor allem seit Einführen des Ringstrippers und Fogartykatheters in der Behandlung der frischen Becken- und Beinvenenthrombose einen festen Platz erobern. Das gilt insbesondere auch für die akute massive Venenthrombosierung der unteren Extremitäten, die Phlegmasia coerulea dolens.

Indikationsstellung, technisches Vorgehen und Ergebnisse der chirurgischen Behandlung der akuten Thrombose sind gestern im Rahmen der Venenchirurgie ausführlich behandelt worden, so daß hierauf nicht mehr näher eingegangen werden braucht. Lysebehandlung und rekanalisierende Eingriffe stellen keine konkurrierenden, sondern sich gegenseitig unterstützende therapeutische Maßnahmen dar.

Die *Unterbindung der V. cava inferior* unterhalb der Einmündung der Nierenvenen, schon von Kocher als „legitime Operation“ bezeichnet, 1911 von Trendelenburg erstmalig erfolgreich bei einer Patientin mit puerperaler Pyämie angewandt, 10 Jahre später von Martens auf dem 45. Kongreß der Deutschen Gesellschaft für Chirurgie als planmäßiger Eingriff bei der thrombophlebitischen puerperalen Pyämie zur Abriegelung der thrombosierten Venen empfohlen, hat sich nicht durchgesetzt und geriet mehr oder weniger in Vergessenheit, bis 1944 Homans den Gedanken der Cavaligatur als protektive Maßnahme einer Thrombusverschleppung erneut wieder aufgriff.

In den letzten 10 Jahren hat die Unterbindung der unteren Hohlvene — total oder partiell — oberhalb der Bifurkation vor allem bei amerikanischen Chirurgen einen immer größeren Anhängerkreis gefunden.

Unter den *Indikationen*, die ein aktives chirurgisches Vorgehen an der V. cava zur Lungenembolieprophylaxe dringend ratsam erscheinen lassen, sind nach den Angaben im Schrifttum zu nennen: [2, 5, 8, 24, 28, 41, 43, 45].

Rezidivierende Mikroembolien der Lunge bei Versagen der Antikoagulantientherapie und sicher nachgewiesenen Oberschenkel- und Beckenvenenthrombosen.

Indiziert ist die Cavaligatur vor allem bei Kranken, bei denen mehr oder weniger symptomlos verlaufende kleine Lungenembolien bereits zum pulmonalen

Hochdruck geführt haben und eine Antikoagulantienbehandlung ohne Effekt auf die mit dem Herzkatheter bestimmte pulmonale Druckerhöhung geblieben ist.

Das Auftreten einer Lungenembolie beim Vorliegen einer Kontraindikation für Thrombolytica oder Antikoagulantien.

Kranke, die unter die Kategorie der Kontraindikationen fallen, sind nach den Erfahrungen von Dick, Matis und Mayer im besonderen Maße einer Bedrohung durch thromboembolische Komplikationen ausgesetzt.

Weitgehend hat sich ferner die Auffassung durchgesetzt, einen Eingriff an der unteren Hohlvene dann vorzunehmen, wenn unter einer optimalen Antikoagulantientherapie ein Lungenembolierezidiv eingetreten ist.

Bei der septischen Beckenvenenthrombose verhindert die Hohlvenenunterbindung eine weitere Verschleppung infizierten thrombotischen Materials mit ihren oftmals deletären Folgen.

Nach einer erfolgreichen pulmonalen Embolektomie läßt sich durch eine Unterbindung der V. cava inferior die Gefahr einer Rezidivembolie am sichersten vermeiden.

Auf die Durchführung einer Cavaligatur sollte grundsätzlich verzichtet werden bei Patienten jenseits des 80. Lebensjahres und bei Kranken mit einem inkurablen weit fortgeschrittenen Malignom.

Als *Zugangsweg* zur V. cava inferior hat sich sowohl bei der totalen als auch partiellen Hohlvenenocclusion ein rechtsseitiges extraperitoneales Vorgehen entweder von einem Flanken- oder einem hohen Wechselschnitt bewährt. Der intraperitoneale Weg wird nur dann beschritten, wenn zusätzlich — wie bei der Beckenvenenthrombose — eine Unterbindung der Ovarialvenen vorgenommen werden soll. Die Präparation der unteren Hohlvene zwischen Bifurkation und den Nierenveneneinmündungen bietet technisch keine besonderen Schwierigkeiten. Die Auslösung der Vene erfolgt stumpf unter Zuhilfenahme einer gebogenen Overholtklemme. Zur Unterbindung benutzen wir einen dicken Seidenfaden. Einige Autoren bevorzugen eine Doppelligatur mit zusätzlicher Durchstechungsnaht, andere befürworten eine Cavadurchtrennung.

Die *Diskussion*, ob der totalen oder partiellen Ligatursperre an der unteren Hohlvene der Vorzug gegeben werden soll, ist noch in vollem Fluß. Von den Befürwortern der partiellen Cavaocclusion wird hervorgehoben, daß schon durch diese weniger eingreifende operative Maßnahme das Auftreten weiterer Lungenembolien verhindert werden kann und im Gegensatz zur totalen Cavaligatur der venöse Rückfluß keine Behinderung erfährt [2, 8, 10, 23, 25, 28, 43].

De Weese u. Hunter propagierten die Herstellung eines tangential in der Hohlvene liegenden Nahtfilters mit Hilfe einer fortlaufenden Matratzennaht, wobei der Abstand zwischen den im Gefäßlumen liegenden Fäden etwa 2—3 mm betragen soll. Die folgende Abbildung (Abb. 1)

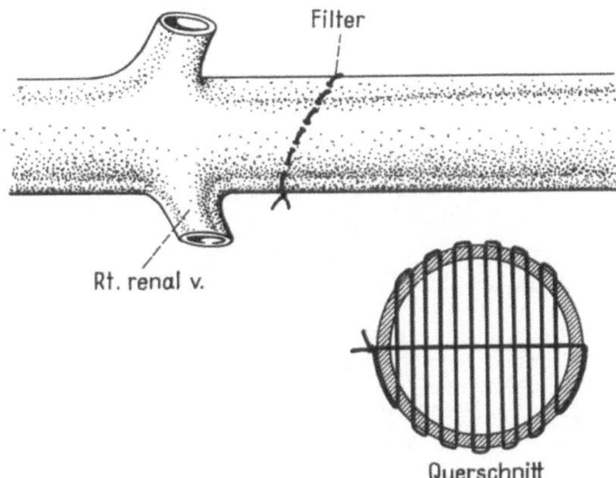

Abb. 1. Skizze des von De Weese und Hunter angegebenen tangential in der Hohlvene liegenden Nahtfilters

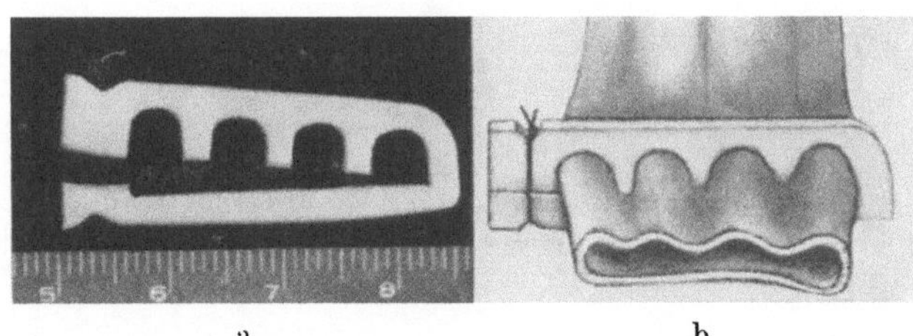

a b

Abb. 2. a Teflonclip [aus Adams und de Weese: Surg. Gynec. Obstet. **123**, 1087 (1966)]; b Nach Fixierung der beiden Teile des Clips durch eine Ligatur wird die untere Hohlvene in 4 Kanäle von jeweils 3 mm Durchmesser unterteilt

demonstriert Ihnen eine Skizze dieses Filters. Da dieses Verfahren ziemlich viel Zeit in Anspruch nimmt und technisch nicht immer leicht durchführbar ist, hat es nur wenige Anhänger gefunden.

Die von Adams und De Weese inaugurierte Plikationsmethode hat sich dagegen rasch durchgesetzt. Der etwa 2 mm dicke und 35 mm lange Teflonclip besitzt mehrere u-förmig angelegte Öffnungen mit einem Durchmesser von jeweils 4 mm. Zwischen dem gezähnelten oberen und glatten unteren Anteil verbleibt bei der Occlusion des Clips ein kleiner Spalt, der eine Drucknekrose verhindern soll (Abb. 2a). Die Cava wird nach Fixierung der beiden Teile des Clips durch eine Ligatur in 4 Kanäle von jeweils 3 mm Durchmesser unterteilt, die die Passage eines Thrombus jenseits dieses Größendurchmessers verhindern (Abb. 2b).

Bei dem von Spencer angegebenen Fältelungsverfahren (Abb. 3) werden 3—4 Matratzennähte nach temporärer Occlusion der Cava in Abständen von 4—5 mm angelegt. Durch Adaption der Vorder- und

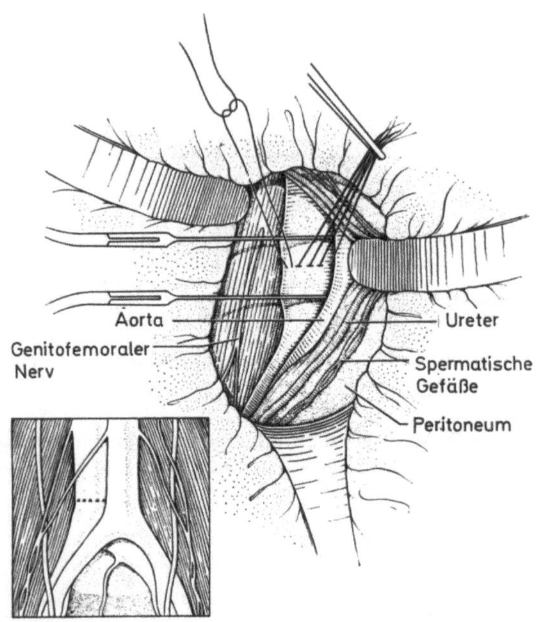

Abb. 3. Plikationsverfahren [aus Spencer: Surgery **62**, 388 (1967)]. Anlegen von 3—4 Matratzennähten in Abständen von 4—5 mm unter temporärer Cavaocclusion

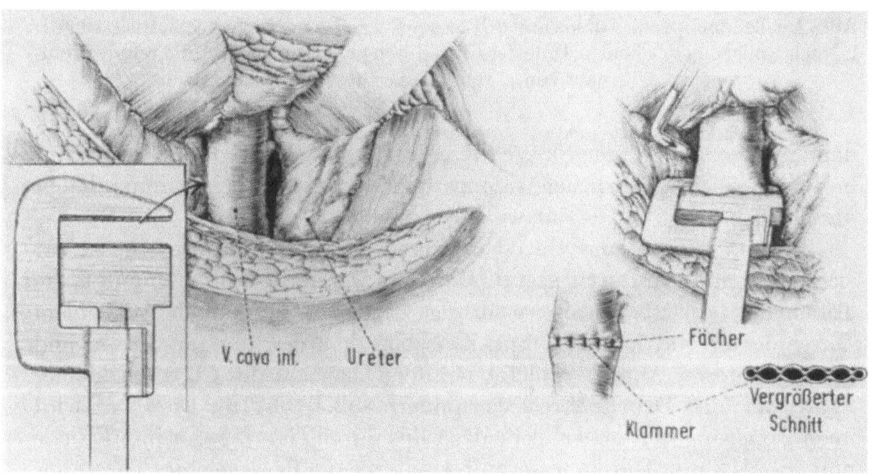

Abb. 4. Cavaplikation mit Hilfe einer Nahtmaschine [aus Ravitsch et al.: Surg. Gynec. Obstet. **122**, 561 (1966)]

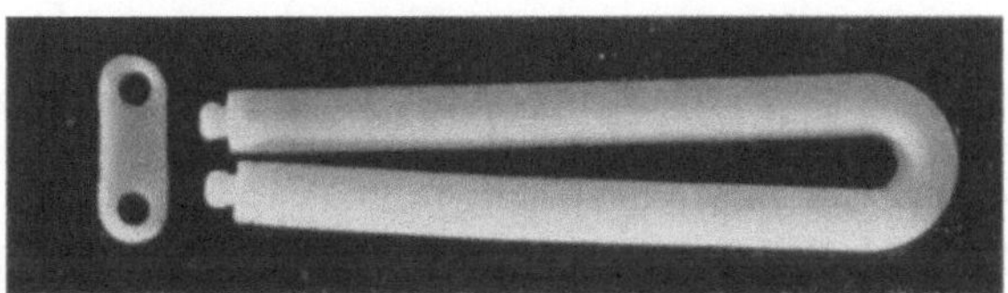

Abb. 5. Teflonclip (Moretz). Nach Occlusion beider Bügel bleibt eine 3 mm weite Spaltbildung in der unteren Hohlvene zurück

Hinterwand der Hohlvene entstehen im Venenlumen Kanäle mit einem Durchmesser von etwa 3 mm. Als Nahtmaterial verwendet Spencer Seide.

Ravitsch führt die Cavaplikation mit Hilfe einer russischen Nahtmaschine durch (Abb. 4). Dieses Verfahren erscheint wegen der schnellen Durchführbarkeit bestechend.

Der von Moretz angegebene Teflonclip ist so konstruiert (Abb. 5), daß nach der Occlusion beider Bügel eine 3 mm weite Spaltbildung in der unteren Hohlvene zurückbleibt.

Mozes u. Mitarb. verwenden zur partiellen Cavaunterbindung 4 Porzellankugeln von je 4 mm Durchmesser, durch die ein Seidenfaden gelegt wird. Nach Anziehen des Fadens wird das Venenlumen in 4 kleine Tunnel unterteilt (Abb. 6).

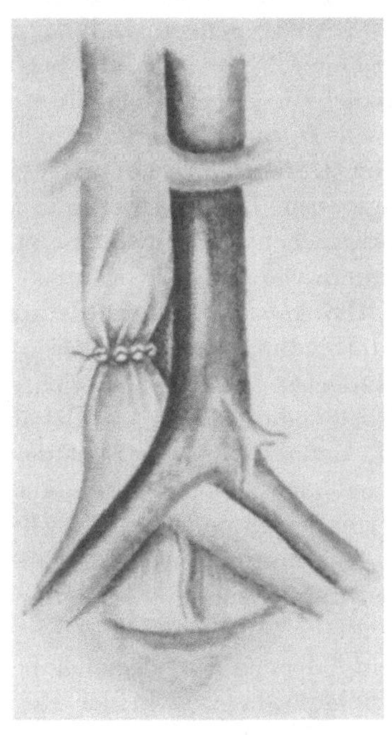

Abb. 6. Cavaplikation [aus Mozes u. Mitarb.: Surgery **60**, 790 (1966)]. Durch 4 Porzellankugeln von je 4 mm Durchmesser wird ein Seidenfaden gelegt. Nach Anziehen des Fadens entstehen im Venenlumen 4 kleine Tunnel

Als *Frühkomplikation* nach totaler Cavaligatur tritt gelegentlich als Folge des verminderten Rückflusses ein Syndrom auf, das durch eine schwere Hypotonie und Oligurie charakterisiert ist. Tod an akutem Nierenversagen ist vereinzelt beschrieben worden [14].

Die Entstehung einer schweren akuten Ileofemoralvenenthrombose stellt eine weitere Frühkomplikation sowohl nach totaler als auch nach partieller Cavaocculsion in den ersten postoperativen Tagen dar. Spencer konnte diese bei 4 von 39 operierten Kranken aufgetretene Komplikation durch eine sofortige Thrombektomie beherrschen.

Im Schrifttum finden sich einige Mitteilungen über das Auftreten *kleinerer Lungenembolierezidive* in der frühen postoperativen Phase, vor allem nach partieller Cavaligatur, aber auch nach totaler Hohlvenenunterbindung. Ursprungsorte dieser Embolie waren meistens Thrombenbildungen in größeren Kollateralvenen, insbesondere in den Ovarialvenen, gelegentlich auch im Bereich der Plikationsstelle sowie unmittelbar proximal der Ligatur bzw. Plikatur [5, 8, 24, 25, 28, 37].

Befürworter der Cavadurchtrennung weisen darauf hin, daß die alleinige Ligatur einen unter Spannung stehenden Blindsack zwischen der Nierenveneneinmündung und der Unterbindungsstelle zurückläßt, der eine Thrombenbildung begünstigen soll. De Takats empfiehlt grundsätzlich die gleichzeitige Unterbindung der Vv. ovaricae.

Die *Operationsmortalität* nach totaler und partieller Cavaligatur weist keine Unterschiede auf und wird im Schrifttum zwischen 4 und 18% angegeben. Die überwiegende Mehrzahl der Todesfälle stand in keinem ursächlichen Zusammenhang mit dem Eingriff an der unteren Hohlvene, sondern war auf das Grundleiden zurückzuführen [5, 23, 25, 35].

Die Angaben im Schrifttum über die *Spätfolgen* nach *totaler* Cavaunterbindung an den unteren Extremitäten divergieren stark. Neben zahlreichen günstigen Berichten über normale Durchblutungsverhältnisse finden sich ebenso Mitteilungen über ungünstige Folgeerscheinungen, deren Skala von Beinödemen und Schmerzen über Varicen bis zu mehr oder weniger stark ausgeprägten throphischen Störungen wie Dermatitiden und Ulcera reicht.

Menendez, Ochsner, Schauble u.a. haben darauf hingewiesen, daß bleibende Stauungserscheinungen nur dann auftreten, wenn zum Zeitpunkt der Cavaunterbindung bereits Verschlüsse in den Iliacal- oder Femoralvenen vorgelegen haben, die Cavaligatur bei gesunder Venenperipherie dagegen in der Regel weder akute noch chronische Folgen nach sich zieht.

Die von Ferris u. Mitarb. durchgeführten Messungen des Venendrucks und der Zirkulationszeiten nach Cavaligatur ließen eine Erhöhung des Druckes in den Femoralvenen und eine Verlängerung der Zirkulationszeit nur bei den Kranken erkennen, bei denen eine Thrombose unterhalb der Ligatur bzw. im Bereich einer größeren Kollateralbahn vorlag oder wenn im Anschluß an die Hohlvenenunterbindung eine periphere Thrombophlebitis eingetreten war. Nur diese Patientengruppe wies die Zeichen einer venösen Abflußbehinderung auf.

Wheeler u. Mitarb. haben zeigen können, daß die Spätergebnisse nach partieller Cavaligatur günstiger sind als nach totaler Hohlvenenocclusion (Tabelle). Während bei $^2/_3$ der Kranken (66%) mit einer totalen Cavaligatur (Beobachtungszeit 12,5 Jahre) die Zeichen einer venösen Abflußbehinderung vorhanden waren, die ein ständiges Tragen von

Gummistrümpfen erforderlich machte (bei 34% geringgradig, bei 28% mittelgradig, bei 4% hochgradig und bei weiteren 8% Ulcerationen), ließen bei der Vergleichsgruppe der Kranken mit einer Cavaplikation (Beobachtungszeit $2^1/_2$ Jahre) nur 20% geringgradige Ödeme an den unteren Extremitäten erkennen.

Tabelle. *Folgeerscheinungen nach totaler und partieller Cavaligatur [aus Wheeler et al.: Ann. Surg.* ***163****, 199 (1966)]*

	Cavaligatur (Beobachtungszeit: 12,5 Jahre)		Cavaplikation (Beobachtungszeit: $2^1/_2$ Jahre)
Ödeme:		66%	20%
geringgradig	34%		
mittelgradig	28%		
hochgradig	4%		—
Ulcerationen:		8%	—

De Meester u. Mitarb. konnten kürzlich anhand einer größeren Nachuntersuchungsserie aus dem Johns Hopkins-Hospital in Baltimore durch venographische Untersuchungen den Nachweis erbringen, daß bei 40% ihrer Patienten mit einer partiellen Cavaligatur in einem Beobachtungszeitraum von 1 Monat bis zu 6 Jahren ein Totalverschluß der Hohlvene am Plikationsort eingetreten war; in Bergans Krankengut betrug die Verschlußquote sogar 66%. Über die günstigsten Ergebnisse berichteten Spencer u. Moretz, die nur bei 13 bzw. 14% ihrer Kranken venographisch einen totalen Verschluß der Cava im Bereich der Plikationsstelle feststellen konnten.

An der Gießener Klinik haben wir seit 1960 bei 6 Kranken unmittelbar im Anschluß an eine erfolgreich durchgeführte pulmonale Embolektomie die totale und bei einer weiteren Patientin die partielle Unterbindung der unteren Hohlvene vorgenommen, nachdem wir vorher 4 Kranke in den ersten 3 Tagen nach einer gelungenen Embolektomie an einer durch Sektion nachgewiesenen Rezidivembolie verloren hatten. Von diesem Zeitpunkt ab haben wir eine Rezidivembolie nicht mehr erlebt.

Dreimal traten in den ersten postoperativen Tagen passagere Beinödeme auf, die bei 2 Kranken unter konservativer Behandlung rasch zurückgingen. Nur bei einem Kranken kam es zur Ausbildung stärkerer Beinödeme und einer Stauungsdermatitis, die einer längeren Behandlung bedurfte.

Zwei erfolgreich im Jahre 1960 bzw. 1962 embolektomierte Patienten sind inzwischen an ihrem Grundleiden verstorben. Die übrigen 5 Patienten gaben bei einer Nachuntersuchung keine Beschwerden an, die einen

Hinweis auf eine venöse Abflußstauung gegeben hätten. Bei keinem Kranken waren sicht- oder tastbare Beinschwellungen nachweisbar. Zum Zeitpunkt der Nachuntersuchung lag bei 2 Kranken der Eingriff inzwischen 6 Jahre, bei 2 weiteren 4 Jahre und bei einer Patientin

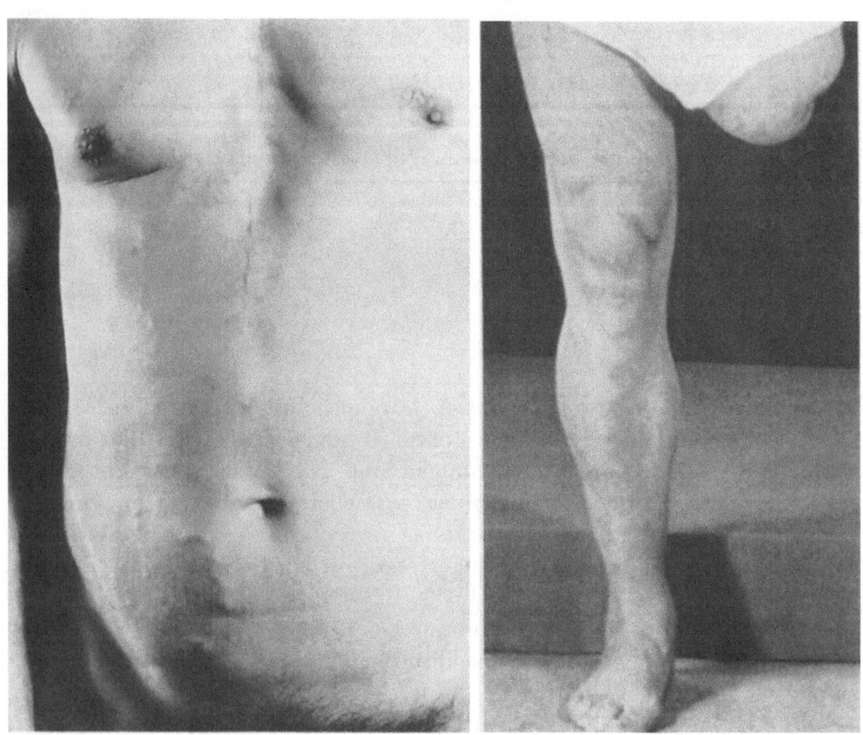

Abb. 7 Abb. 8

Abb. 7. Deutliche Ausbildung von Kollateralbahnen in der Bauch- und Thoraxwand

Abb. 8. Keine venösen Abflußstörungen bei einem linksseitig Oberschenkelamputierten 6 Jahre nach totaler Cavaligatur

7 Monate zurück. 3 Kranke ließen phlebographisch[1] einen gut ausgebildeten Kollateralkreislauf über den *prävertebralen* Plexus erkennen, der bei einem Patienten noch ergänzt wurde durch deutlich sichtbare oberflächliche venöse Verbindungsrouten in der Bauch- und Thoraxwand (Abb. 7).

[1] Die Injektion von je 40 ccm Kontrastmittel Conray (60%ig) erfolgte beiderseits in das Os ischii.

Das Vorliegen einer *Cavo-portalen* Umgehungsbahn konnten wir bei dem vierten nachuntersuchten Kranken nachweisen. Zeichen einer venösen Abflußbehinderung an den unteren Extremitäten liegen bei diesem, im 2. Weltkrieg linksseitig Oberschenkelamputierten nicht vor

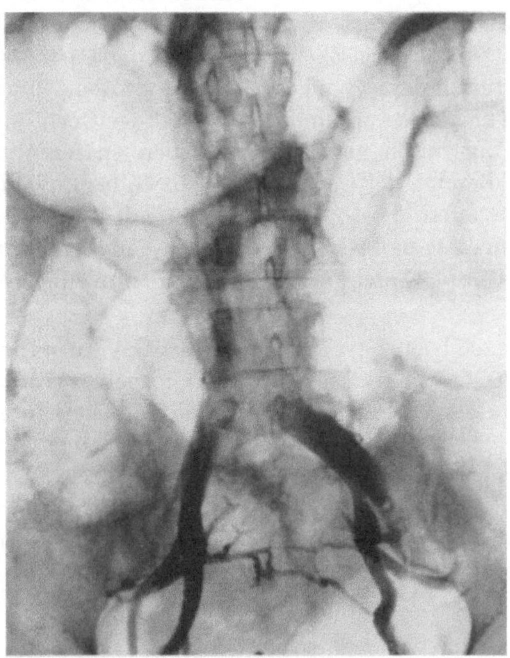

Abb. 9. Cavographie 7 Monate nach partieller Hohlvenenunterbindung mit einem Moretzclip. Oberhalb des Zusammenflusses der Iliacalvenen Plikationsstelle erkennbar. Ungestörter venöser Abfluß cranialwärts. Deutliche Erweiterung der V. iliaca comm. sin. Einmündungsstelle in die V. cava inf. durch Thrombus verschlossen

(Abb. 8). Die bei dem 5. Kranken, einer 56jährigen Patientin, 7 Monate nach *partieller* Occlusion der unteren Hohlvene mit einem Moretz-Clip durchgeführte Phlebographie (Abb. 9) läßt bei ungestörtem raschen Abfluß cranialwärts im Bereich der Plikationsstelle oberhalb des Zusammenflusses der Iliacalvenen eine Einengung der Hohlvene durch den Teflonclip erkennen. Während die V. iliaca communis dextra gut zur Darstellung kommt, erscheint die V. iliaca communis sin. deutlich erweitert. Ihre Einmündungsstelle in die V. cava kommt nicht zur Darstellung; offenbar liegt hier ein thrombotischer Verschluß vor. Außer Kollateralverbindungen zwischen beiden Vv. iliacae int. ist es nicht zur Ausbildung größerer Umgehungsbahnen gekommen. Dies spricht für eine noch ausreichende Durchgängigkeit der unteren Hohlvene.

Es bleibt abzuwaren, ob die partielle Cavaocclusion letztlich zu besseren Spätergebnissen führt als die totale Cavaunterbindung. Die Beobachtungszeiten sind noch zu kurz, um bindende Schlüsse ziehen zu können. Bei rezidivierenden Mikroembolien der Lunge, die bereits zu einer pulmonalen Hypertension geführt haben, und bei der septischen Beckenvenenthrombose ist die totale Venenocclusion der partiellen vorzuziehen. Dem chirurgischen Eingriff an der Cava muß eine gezielte Antikoagulantientherapie angeschlossen werden, um der Exazerbation einer Thrombose proximal und distal der Occlusion vorzubeugen. Inwieweit es hierdurch gelingt, auch einen späteren thrombotischen Verschluß im Bereich der Cavaplikation bzw. des Cavafilters zu verhindern, ist noch offen. Postoperativ auftretende Stauungserscheinungen an den unteren Extremitäten lassen sich in der Regel durch das Tragen von Gummistrümpfen und ein um 20 cm am Fußende erhöhtes Bett gut kompensieren.

Da der Eingriff an der Cava keinen großen Aufwand erfordert und technisch keine besonderen Schwierigkeiten bietet, läßt er sich auch an kleineren Krankenhäusern rasch durchführen. Die heute noch vielfach anzutreffende große Zurückhaltung gegenüber einer Ligatursperre an der V. Cava inferior, insbesondere wegen der gefürchteten Folgezustände an den unteren Extremitäten erscheint nicht gerechtfertigt und sollte sowohl von chirurgischer als auch insbesondere von internistischer Seite einer kritischen Prüfung unterzogen werden.

Literatur

1. Adams, J. T., and J. A. de Weese: Surg. Gynec. Obstet. **123**, 1087 (1966).
2. Bergan, J. J., D. W. Kinnaird, K. Koons, and O. H. Trippel: Arch. Surg. **92**, 605 (1965).
3. Cooley, D. A., and A. C. Beall: Surg. Gynec. Obstet. **126**, 905 (1968).
4. Dale, W. A.: Surgery **43**, 24 (1958).
5. De Meester, T. M., R. B. Rutherford, J. V. Blazek, and G. D. Zuidema: Surgery **62**, 56 (1967).
6. De Takats, G.: J. of Cardiovasc. Surg. VIII. Congr. of the Intern. Cardiovasc. Soc. Vienna 1967.
7. De Weese, M. S., and D. C. Hunter, Jr.: Bull. Soc. int. Chir. **17**, 17 (1958).
8. — — Arch. Surg. **86**, 852 (1963).
9. Dick, W., P. Matis u. W. Mayer: Chirurg **32**, 443 (1961).
10. Ferris, E. J., F. J. Vittimberga, J. J. Byrne, D. C. Nabsethad, and J. H. Shapiro: Radiology **89**, 1 (1967).
11. Flesch, R.: Thoraxchirurgie **16**, 30 (1968).
12. Fogarty, T. J.: Rev. Surg. **24**, 9 (1967).
13. Fontaine: zit. nach P. Thurn: 1. Jahrestagung der Dtsch. Ges. f. Angiologie, 7. Okt. 1967, Bad Nauheim.
14. Gazzaniga, A. B., J. L. Cahill, R. L. Replogle, and N. L. Tilney: Surgery **62**, 417 (1967).
15. Homans, J.: New Engl. J. Med. **231**, 51 (1944).

16. Knothe, W., u. K. Vossschulte: Thoraxchir. u. vascul. Chir. **16**, 331 (1968).
17. Kocher, Th.: Angeführt nach Sauerbruch-Schmieden.
18. Kothe, W.: Langenbecks Arch. klin. Chir. **280**, 261 (1955).
19. Lasch, H. G.: 1. Jahrestagung der Dtsch. Ges. f. Angiologie, 7. Okt. 1967, Bad Nauheim.
20. Ludbrock, J., and E. J. Westcott: Surg. Gynec. Obstet. 127, 1017 (1968).
21. Martens, M.: Langenbecks Arch. klin. Chir. **116**, 720 (1921).
22. Menendez, Ch. V.: Abdomin. Surg. **7**, 125 (1965).
23. Miles, R. M.: Annual Meeting of Southern Surgical Association, December 1964.
24. Moretz, W. H., C. M. Rhode, and M. H. Sheptherd: Amer. Surg. **25**, 617 (1959).
25. Mozes, M., H. Bogokowsky, E. Antebi, N. Tzur, and S. Penchas: Surgery **60**, 790 (1966).
26. Ochsner, A.: Discussion of Spencer and Quattlebaum. Ann. Surg. **155**, 827 (1962).
27. — Postgrad. Med. **25**, 193 (1960).
28. — Thromboembolic conditions of the venous system scientific foundations of surgery. London: William Heinemann Medical Books LTD 1967.
29. Ochsner, J. L., E. St. Crawford, and M. E. de Bakey: Surgery **49**, 397--405 (1961).
30. Olivier, Cl., et G. Sabatier: Presse méd. **45**, 45 (1951).
31. Oughthreed, M.: Surg. Gynec. Obstet. **111**, 63 (1960).
32. Ravitsch, M. M., E. Snodgrass, T. Mc. Enany, and A. Rivarola: Surg. Gynec. Obstet. **122**, 561 (1966).
33. Rotter, W.: 1. Jahrestagung der Dtsch. Ges. f. Angiologie, 7. Okt. 1967, Bad Nauheim.
34. Sappey, J., and H. Dumontpellier: Cat. méd. de Paris **17**, 52—54, 66—70, 82—83 (1962).
35. Spencer, F. C.: Surgery **62**, 388 (1967).
36. — J. Jude, W. F. Rienhoff III, and G. Stonesiefer: Ann. Surg. **161**, 788 (1965).
37. —, and J. Quattlebaum: Ann. Surg. **155**, 827 (1962).
38. Scharfetter, H.: Chir. Orthop. **50**, 106 (1967).
39. Schauble, J. F., D. L. Stickel, and W. G. Anlyan: Arch. Surg. **84**, 17 (1962).
40. Trendelenburg, F.: Münch. med. Wschr. **13**, 613 (1902).
41. Vossschulte, K.: Langenbecks Arch. klin. Chir. **298**, 331 (1961).
42. Wanke, R.: Die Chirurgie der großen Körpervenen. Stuttgart: G. Thieme 1956.
43. Wheeler, C. G., J. E. Thompson, D. J. Austin, R. D. Patman, and R. L. Stockton: Ann. Surg. **163**, 199 (1966).
44. Wollheim, E.: 1. Jahrestagung der Dtsch. Ges. f. Angiologie, 7. Okt. 1967, Bad Nauheim.
45. Yasargil, E. C.: Thoraxchirurgie **242**, 13 (1965).

Präsident: Schönen Dank, Herr Knothe, für die Stellungnahme zur Indikation. Sie wird vielleicht beim Rundgespräch noch diskutiert werden. Das scheint mir notwendig zu sein.

Operative Therapie und Verfahrenswahl bei der Lungenembolie

176. a) Lungenembolektomie mit kardio-pulmonaler Umleitung („By-pass“)

M. PANETH (a. E.)-London/G.B.

Summary. Pulmonary embolectomy with total cardio-pulmonary by-pass has been performed in 40 patients. The indications for the use of by-pass will be given and the results of operation will also be presented. It will be shown that, although the technique of embolectomy by inflow-stasis may be unavoidable in certain situations, the method of choice is with the use of total cardio-pulmonary by-pass.

Zusammenfassung. Eine pulmonale Embolektomie mit vollständigem kardiopulmonalem By-pass wurde an 40 Patienten ausgeführt. Die Indikationen für die Anlegung eines By-pass sowie die Ergebnisse der Operation werden dargelegt. Es wird gezeigt, daß, obwohl die Methode der Embolektomie durch Zufluß-Stase in bestimmten Situationen unvermeidlich sein kann, die Methode der Wahl doch die Verwendung des vollständigen kardiopulmonalen By-pass ist.

Die gegenwärtigen Ergebnisse experimenteller und klinischer Beobachtung weisen darauf hin, daß massive Lungenembolie beinahe ausschließlich ein mechanisches Problem ist (Knisely, 1957; Gorham, 1961; Sabiston, 1965). Der Widerstand in den Lungengefäßen, mit dem der rechte Ventrikel zu kämpfen hat, kann wenige Minuten nach Auftreten und Einkeilung alter und frischer Gerinnsel auf das 10—15fache ansteigen. Fälle von massiver Lungenembolie können, lediglich nach ihrer Schwere, in drei Gruppen eingeteilt werden.

Gruppe I umfaßt die schwersten Fälle, nämlich Patienten, bei denen irreversibler Stillstand der Zirkulation auftritt und durch keine Wiederbelebungsversuche behoben werden kann. Diese Patienten sterben gewöhnlich entweder schon nach wenigen Minuten oder innerhalb von etwa 2 Std nach Auftreten einer größeren Embolie. Es ist klar, daß diese Patienten aufgrund einer Wahrscheinlichkeitsdiagnose behandelt werden müssen; Zweck der Behandlung muß die sofortige Beseitigung einer sonst tödlichen Verstopfung der Lungenarterien sein.

Gruppe II umfaßt schwere Fälle, bei denen ebenfalls häufig Stillstand der Zirkulation auftritt, die jedoch durch äußere Herzmassage wiederbelebt werden können; in vielen dieser Fälle muß der Blutdruck durch wiederholte Anwendung blutdrucksteigernder Mittel aufrechterhalten werden.

Gruppe III umfaßt diejenigen Fälle, in denen eine Embolie zwar unzweifelhaft erfolgt ist, jedoch nur zu einer geringfügigen, vorübergehenden hämodynamischen Störung geführt hat. Bei diesen Patienten erfolgt gewöhnlich vollkommene klinische Genesung, auch wenn das Hindernis dauernd bestehen bleibt.

Unser Leitsatz ist, erstens, daß die korrekte Behandlung der Lungenembolie zur vollkommenen Behebung des Hindernisses führen muß. Ob dies durch Embolektomie oder durch pharmakologische Mittel erreicht wird, hängt von der Dringlichkeit des Zustandes ab. Zweitens, spontane Auflösung des Embolus erfolgt nicht immer, und falls sie stattfindet, ist ihr Ausmaß nicht vorauszusagen. Weniger energisch behandelte Patienten können demnach zwar am Leben bleiben, aber mit wechselnden Graden pulmonalen Hochdrucks, dem sie schließlich doch noch erliegen können.

Unsere Serie am Brompton Hospital besteht aus 46 Patienten der Gruppen II und III. Diese wurden uns von Hospitälern überwiesen, die bis zu 60—70 km entfernt lagen. Bestätigt wurde die Diagnose in jedem Falle entweder durch Herz-Katheterisierung oder durch Operation oder durch beides. Bei 40 von diesen Patienten wurde eine Embolektomie mit Hilfe des „By-pass" durchgeführt. Ohne Zweifel bietet diese Technik dem Chirurgen die besten Operations-Möglichkeiten; zugleich wird der überanstrengte und gelähmte rechte Ventrikel entlastet, so daß er seine Funktion zum Teil wieder aufnehmen kann. Ferner wird durch den „By-pass" der Körperkreislauf wieder normal, dies führt zu besserer Funktion des Gehirns, der Kranzgefäße und der Nieren; schließlich wird das beträchtliche Sauerstoff-Defizit rasch korrigiert, samt der dadurch bedingten Stoffwechsel-Acidose; Erscheinungen, die man häufig vor der Operation bei diesen Patienten findet.

Die Technik der Operation ist sehr einfach und kann ohne weiteres von jeder Gruppe geleistet werden, die regelmäßig offene Herz-Chirurgie betreibt. Freilegung durch vertikale mediane Sternotomie (Abb. 1) und Einführung von Kanülen in die aufsteigende Aorta und das rechte Herzohr (Abb. 2) können in 15—20 min ausgeführt werden; sobald die Zirkulation des Patienten umgeleitet ist, ist die kritische Periode vorüber. Hier muß entschieden betont werden, daß Einleitung und Aufrechterhaltung der Narkose einen sehr hohen Grad von Geschicklichkeit erfordern.

Jede Art von Narkose führt zu einem Nachlassen der lebensrettenden peripheren Gefäß-Verengerung; dem muß entgegengearbeitet werden durch Anwendung von stark wirkenden gefäßverengernden Mitteln, wie Metraminol, das i.v. gegeben werden soll, bevor der Blutdruck absinkt. Durch wiederholte Anwendung, im Notfall sogar durch Anwendung einer Mischung von Adrenalin und Bicarbonat, kann genügend Zeit gewonnen werden, um vollkommenen „By-pass" herzustellen. Die Technik der unterstützenden femoro-femoralen Perfusion, wie sie von Beall und anderen empfohlen wurde (1965), hat uns enttäuscht. Sie herzustellen, fanden wir, dauert genauso lange, außerdem hat die Methode zusätzliche Schwierigkeiten, wie das Operieren am heparinisierten

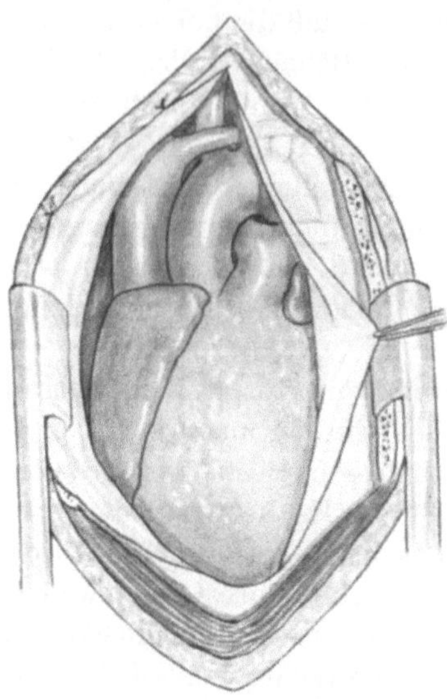

Abb. 1. Freilegung durch vertikale mediane Sternotomie. Die aufsteigende Aorta und das rechte Herzohr sind sofort zur Hand

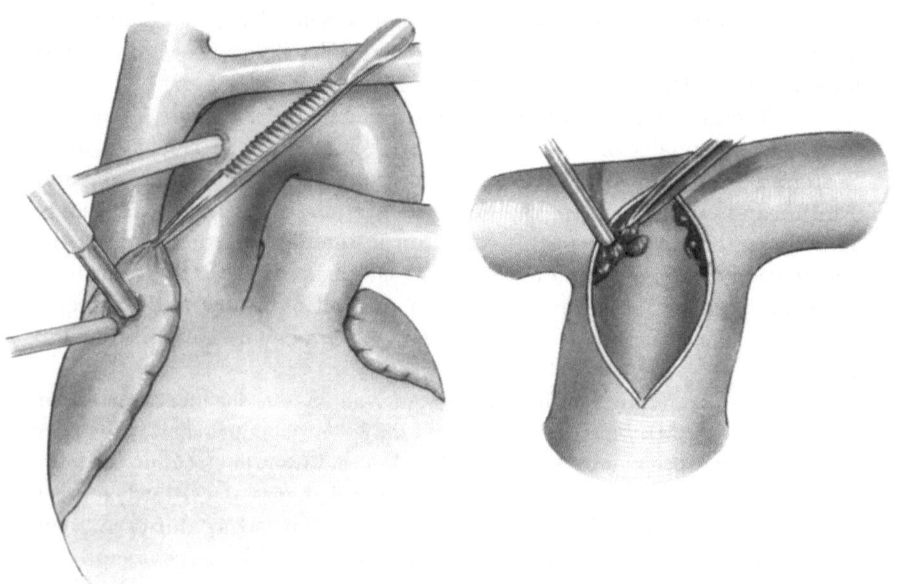

Abb. 2 Abb. 3

Abb. 2. Einführung von Kanülen in die aufsteigende Aorta und das rechte Herzohr

Abb. 3. Der Stamm der Lungenarterie ist mit einem longitudinalen Schnitt geöffnet. Große und kleine Gerinnsel werden sorgfältig und langsam herausgezogen

Patienten und einem komplizierteren Kreislauf. Man läßt genügend Zeit verstreichen, damit das Gewebe sich mit Sauerstoff sättigen und die Acidose behoben werden kann; dann wird das Herz in Fibrillation versetzt und der Stamm der Lungenarterie durch einen longitudinalen Schnitt geöffnet (Abb. 3). Alle Lungenarterien werden nacheinander bis zu ihren ersten Verzweigungen sorgfältig und genauestens ausgeräumt. Den endgültigen Beweis vollkommener Durchgängigkeit erbringt die Beobachtung retrograder Füllung der Lungenarterien mit rotem Blut,

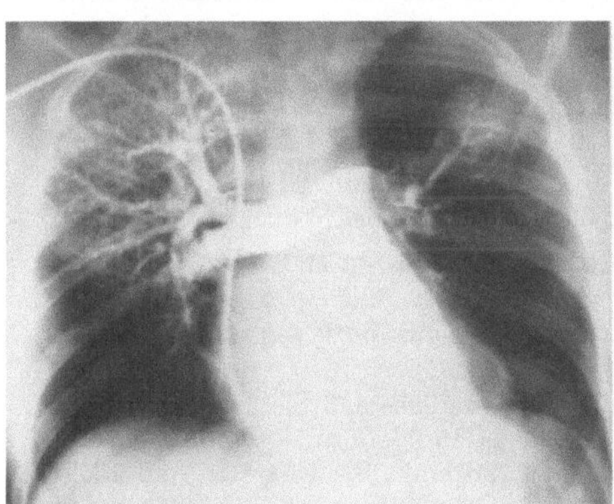

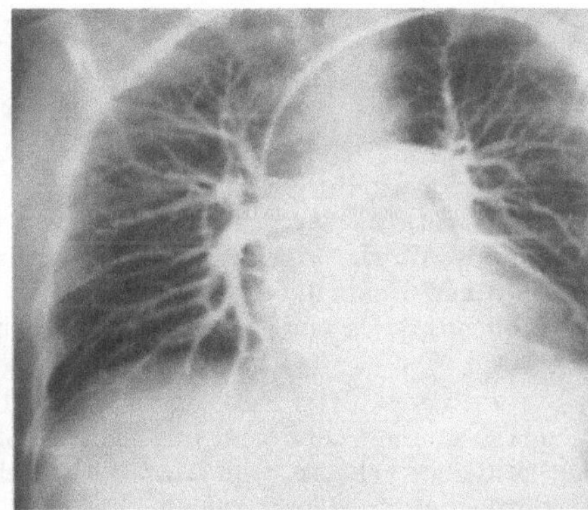

Abb. 4. Prä- und postoperative Angiographie. Normale hämodynamische Verhältnisse sind durch Embolektomie wiederhergestellt

wenn der Narkotiseur die Lunge aufbläst. Wir fanden, daß bei intakten Pleurasäcken diese Art Massage durch den Narkotiseur wirksamer und eher schonender ist als direkte Hilus-Massage durch den Chirurgen, wie das von einigen amerikanischen Autoren empfohlen wird. In den Fällen, bei denen manuelle Lungen-Massage versucht wurde, waren wir enttäuscht, weil keine weiteren Emboli zu Tage gefördert wurden; und in manchen Fällen war Lösung von Adhäsionen nötig, was zu lästigen, zum Teil sogar tödlichen Blutungen führte.

Infolge richtiger Beurteilung des prekären kardio-pulmonalen Zustandes dieser Patienten ist die Mortalität ständig abgesunken, und zwar von 50% in den ersten beiden Jahren auf 17% bei den 18 Fällen, die seit Juli 1967 operiert wurden.

Um zusammenzufassen: 40 Patienten mit schwerer, akuter Behinderung des Lungenkreislaufs infolge Verstopfung durch Emboli wurden operiert. 25 dieser Patienten blieben am Leben, und die operative Mortalität ist ständig abgesunken bis auf 3 in den letzten 18 Fällen. Vollkommen normale angiographische und hämodynamische Verhältnisse wurden wiederhergestellt (Abb. 4). Obwohl die Technik der „Inflow Stasis“, die

Ihr Präsident empfiehlt, sicher ihr Anwendungsgebiet hat, besonders bei Patienten, die durch Herzmassage, gefäßverengernde Mittel usw. nicht wiederbelebt werden können, raten wir zur Technik des „By-pass". Sie ist die Technik der Wahl in einer zunehmenden Anzahl von Fällen, seitdem äußere Herzmassage und andere Hilfsmaßnahmen jetzt zur Verfügung stehen, die die Patienten lange genug am Leben erhalten, um sie einer dringlichen, kurativen Operation zu unterziehen. Schließlich möchte ich betonen, daß nicht bloß Überleben des Patienten, sondern Wiederherstellung normaler Verhältnisse das Ziel der Behandlung sein soll, und darum ist bei diesem Problem ein aktives Vorgehen gerechtfertigt.

Literatur

Beall, A. C., Jr., A. S. Al-Attar, P. Mani, and L. L. L. Tuttle, Jr.: J. thorac. cardiovasc. Surg. **49**, 419 (1955).

Gorham, L. W.: Arch. intern. Med. **108**, 8 (1961).

Knisely, W. H., J. M. Wallace, M. S. Mahaley, Jr., and W. M. Satterwhite, Jr.: Amer. Heart J. **54**, 483 (1957).

Sabiston, D. C., and H. N. Wagner: J. thorac. cardiovasc. Surg. **50**, 339 (1965).

Präsident: Herr Paneth, ich danke Ihnen verbindlich, daß Sie aus London zu uns gekommen sind und uns helfen wollen, dieses Problem zu lösen. Wir haben Sie hierher gebeten, weil wir wissen, welchen Standpunkt Sie vertreten und auch Ihre guten Ergebnisse kennen. Vielen Dank!

177. b) Operative Therapie und Verfahrenswahl bei der Lungenembolie

F. Eisenreich-Gießen

Summary. In the past few years great advances in embolectomy have been achieved through the use of the heart-lung maschine. This method, however, can be applied only in patients who survive the embolism for one or two hours because accurate diagnosis and the connection of the heart-lung machine still require some time. For patients who become unconscious after a few minutes and show circulatory arrest this time is no longer available. They can, however, still be saved by immediate transsternal embolectomy with temporary clamping of the vena cava without further diagnostic measures and useless conservative attempts at reanimation if the clinic is suitably organised. This method can also be employed in hospitals and clinics which do not possess a heart-lung machine. At Giessen 15 out of 64 patients have so far survived for over 8 days, and 9 were discharged cured. The commonly held view that these patients would have survived even without successful emergency embolectomy is erroneous. The deleterious clinical course before the operation and the large thrombo-emboli removed by embolectomy prove the lifesaving importance of our operations.

Zusammenfassung. In den letzten Jahren wurden große Fortschritte mit der Embolektomie unter Anwendung der Herz-Lungen-Maschine erzielt. Diese Methode ist aber nur anwendbar bei Patienten, welche die Embolie 1—2 Std überleben, weil exakte Diagnostik und das Anschließen der Herz-Lungen-Maschine immer noch gewisse Zeit erfordern.

Für Kranke, die schon nach wenigen Minuten bewußtlos werden und einen Kreislaufstillstand aufweisen, steht diese Zeit nicht mehr zur Verfügung. Sie können aber bei einer darauf eingestellten Klinikorganisation ohne weitere diagnostische Maßnahmen und ohne frustrane konservative Reanimationsversuche noch durch die sofortige transsternale Embolektomie mit vorübergehender Cava-Abklemmung gerettet werden.

Dieses Verfahren ist auch in Krankenhäusern und Kliniken durchführbar, die nicht im Besitz einer Herz-Lungen-Maschine sind. In Gießen haben von insgesamt 64 Patienten bisher 15 länger als 8 Tage überlebt, 9 konnten gesund entlassen werden. Die weit verbreitete Ansicht, daß diese Kranken auch ohne erfolgreiche Notembolektomie am Leben geblieben wären, ist falsch. Der deletäre klinische Verlauf vor dem Eingriff und die bei der Embolektomie entfernten großen Thromboemboli beweisen den lebensrettenden Wert unserer Operationen.

Eine massive Lungenembolie verläuft stets dramatisch, ihr Ausgang kann nicht vorhergesehen werden (Tab. 1). Der Versuch einer Klassifizierung der Lungenembolie aus der Zusammenfassung katamnestischer Ergebnisse über die Zeit von ihrem Beginn bis zum Tode ermöglicht uns aber die Erkenntnis, daß nicht alle größeren Lungenembolien fulminant tödlich sind. Viele Kranken überleben, wie die Tabelle zeigt, mehr als 2 Std.

Die Panethsche Indikation zur Embolektomie mit Herz-Lungen-Maschine in der zweiten Gruppe seiner Einteilung, also erst nach 2 Std, ist eine Bestätigung meiner Ausführungen vor 4 Jahren hier an dieser Stelle, wo ich feststellen konnte[1], daß dieser Eingriff mit der Herz-Lungen Maschine vorwiegend dann Erfolg hatte, wenn die Zeit zu umfangreichen Vorbereitungen blieb. Die Vermeidung von Spättodesfällen und die Prophylaxe eines chronischen Cor pulmonale sind das Ziel.

Es ist klar zu erkennen, daß diese Konzeption ganz wesentlich von der Vorstellung abweicht, die Trendelenburg seinerzeit entwickelt hatte. Er plädierte für den lebensrettenden Eingriff bei Embolien, die nicht

Tabelle 1. *Überlebenszeit nach Embolie*

	Gorham %	Madsen %	Meierowitz %
tot aufgefunden		18	28
weniger als 15 min		47	
bis 30 min		10,5	
bis 60 min		11,5	
bis 2 Std	44	9	54
mehr als 2 Std	56	4	18

[1] Veröffentlicht in Langenbecks Arch. klin. Chir. **313**, 41—45 (1965).

augenblicklich tödlich waren, die aber doch innerhalb weniger Minuten zum Tode führen. Auf dieser Basis sind bis heute alle Embolektomieversuche bei einer akuten massiven Embolie zu verstehen.

Voraussetzung für den Erfolg ist hierbei eine darauf ausgerichtete Kliniksorganisation. Ein gutes Alarmierungssystem und die Bereitschaft

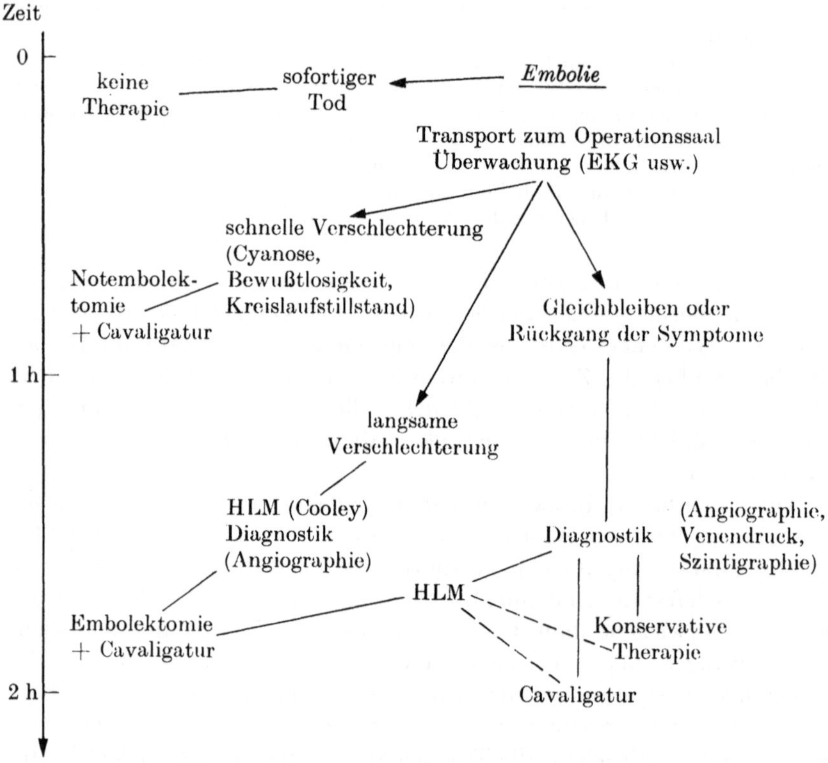

Abb. 1. Postembolischer Verlauf und Indikation

von Operationsteam, Anaesthesisten und Blutbank müssen gewährleistet sein, damit es möglich wird — wie bereits in unserem zweiten erfolgreichen Fall —, 15 min nach Beginn der Embolie und nach vollzogener Embolektomie den Kreislauf wieder freizugeben. Die schon von Trendelenburg und anderen geforderte Schulung des Pflegepersonals und das sofortige Verbringen des Patienten in den Operationssaal sind die Conditio sine qua non.

Die Entwicklungstendenz der Emboliekrankheit (Abb. 1) läßt sich durch Überwachung des Kranken während des Transportes und im Operationssaal erkennen und innerhalb weniger Minuten entscheidet es sich, welcher Weg einzuschlagen ist:

Ob unter Einbeziehung der Prognose der Grundkrankheit eine Therapie überhaupt sinnvoll erscheint, ob genügend Zeit und die Möglichkeit zu einer aufwendigen Diagnostik besteht und eine thrombolytische Therapie eingeleitet werden kann, ob assistierte Zirkulation mit einer Herz-Lungen-Maschine und femoro-femoralem By-pass nach dem Vorschlag von Cooley u. Beall mit *späterer* Diagnostik möglich ist oder ob

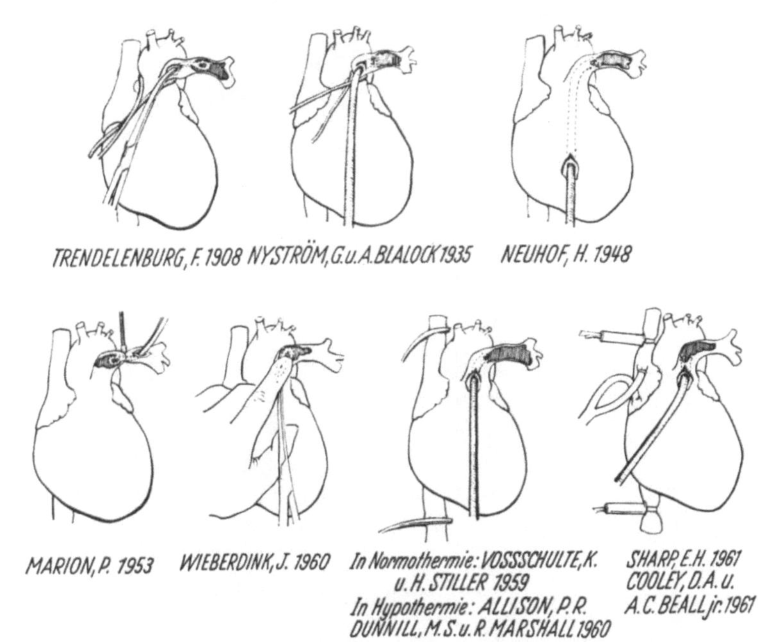

Abb. 2. Operativ-methodische Vorschläge zur pulmonalen Embolektomie. [Aus Stiller, H., u. F. Eisenreich: Langenbecks Arch. klin. Chir. **308**, 308—313 (1964)]

wegen sich überstürzender Entwicklung der Symptome die Notembolektomie in Frage kommt.

Hierfür sind verschiedene Modifikationen (Abb. 2) des ursprünglichen Operationsverfahrens von Trendelenburg empfohlen worden. Die transsternale Embolektomie mit vorübergehender Abklemmung der Hohlvenen hat sich uns aber besonders bewährt, weil mit dieser Methode bei größter Übersichtlichkeit die zusätzliche Überdehnung und Schädigung des rechten Herzens durch Drosselung von Aorta und A. pulmonalis vermieden wird.

Unser Vorgehen demonstrieren die entscheidenden Szenen aus dem Film von Vossschulte.

Nach Intubation ohne Anaesthetica wird unverzüglich mit dem operativen Eingriff begonnen (Abb. 3), wobei nach einem Herzstillstand nicht einmal Rücksicht auf exakte Asepsis genommen zu werden braucht. Blutstillung ist bei dem Kreislaufstillstand zunächst nicht erforderlich, so daß nach Längsspaltung des Sternums mit einem Lebschesche-Meißel (Abb. 4) und nach Einsetzen des Rippensperrers das Perikard etwa

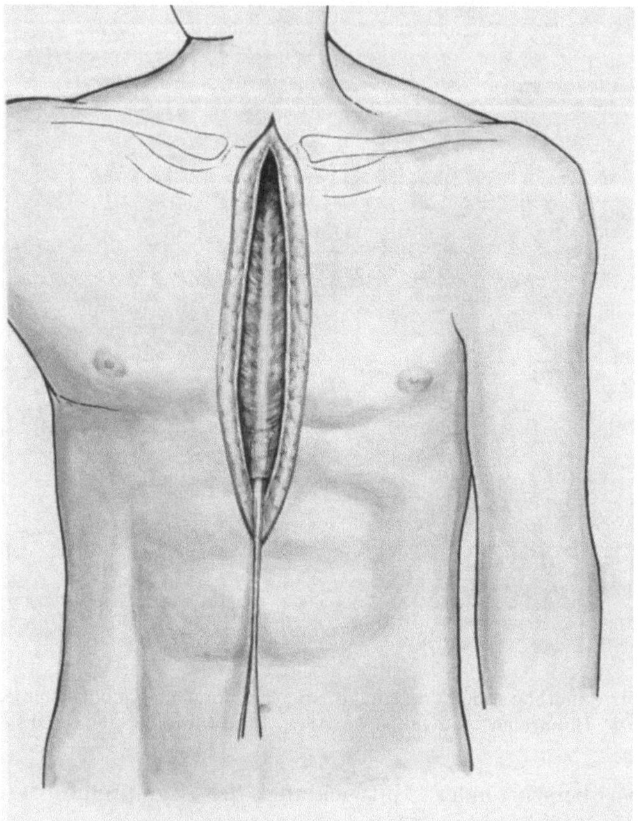

Abb. 3. Schnittführung zur Embolektomie

1 min nach Operationsbeginn eröffnet sein kann. Der anatomische Situs ist gut übersehbar. Ganz links cranial liegt die A. pulmonalis, zur Mitte hin die Aorta und rechts hinten verborgen die Venae cavae superior und inferior. Das Herz wird nach links hin weggehalten (Abb. 5), das Anlegen der beiden Venenklemmen bereitet dann keine Schwierigkeiten, weil eine Präparation der Gefäße nicht erforderlich ist. Jetzt wird die A. pulmonalis von knapp distal der Klappenebene in Richtung auf die Pulmonalisgabel incidiert. Das rechte Herz entleert sich schnell und gewinnt wieder Tonus.

Es erfolgt die Extraktion der Emboli aus beiden Pulmonalisstämmen mit Hilfe des Saugers (Abb. 6). Nach Auffüllung der Lungengefäße mit Kochsalzlösung wird die Incision in der A. pulmonalis dann ausgeklemmt und jetzt sofort der kleine Kreislauf durch Abnahme der Cava-Klemmen

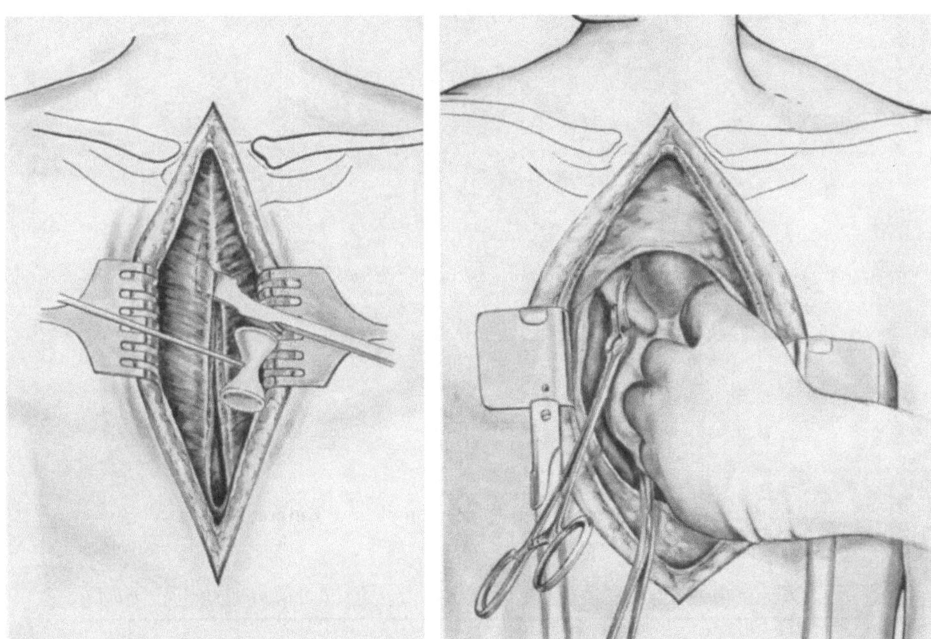

Abb. 4 Abb. 5

Abb. 4. Sternumspaltung mit Lebscheschem Meißel

Abb. 5. Abklemmung der Hohlvenen

freigegeben. Bevor die Naht der Gefäßincision der A. pulmonalis beginnt, muß das Herz durch Massage erst wieder zum Schlagen gebracht werden.

Die Herzmassage wird unterstützt durch intraarterielle Transfusion über die A. radialis. Nach der Wiederbelebung des Herzens und nach Gefäßnaht wird die erforderliche Blutstillung vorgenommen; jetzt erst werden Narkotica verabreicht und nach Perikarddrainage und Thoraxverschluß erfolgt dann als Embolieprophylaxe auf extraperitonealem Weg die Unterbindung der Vena cava inferior unterhalb der Nierenvenen. Die endgültige Reanimation hängt in jedem Fall vom Überleben des Gehirns ab.

Unter diesen Kautelen wurden an unserer Klinik bisher 64 Embolektomien versucht (Tab. 2). 9mal hatten wir dabei einen endgültigen

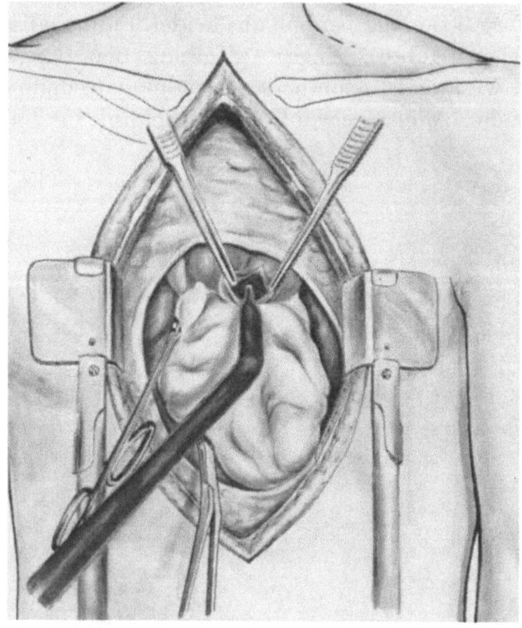

Abb. 6. Schnittführung in der A. pulmonalis zur Embolektomie

Tabelle 2. *Behandlungserfolge pulmonaler Embolektomien bei akuter Lungenembolie*

Geheilt entlassen	9		
Gestorben	55	länger als 8 Tage am Leben	6
		Fehldiagnosen	5
Gesamtzahl	64		

Erfolg, 6 mal einen vorübergehenden von mehr als 8 Tagen Überlebenszeit. Die Patienten sind dann an einem Hirnschaden bzw. in 4 Fällen an ihrer Grundkrankheit verstorben. 5 mal sind wir einer Fehldiagnose zum Opfer gefallen, darunter 3 Myocardinfarkten, 1 Ventrikelperforation mit Herzbeuteltamponade und 1 Fettembolie.

Das Risiko einer diagnostischen Täuschung muß in Kauf genommen werden, weil der Patient aus dem Zustand eines emboliebedingten Kreislaufstillstandes ausschließlich durch Entfernung der den Lungenkreislauf obliterierenden Thrombenmassen gerettet werden kann. Das heißt also, ein Embolektomieversuch ohne Herz-Lungen-Maschine hat als Noteingriff immer seine Berechtigung, wenn bei einem Patienten in schneller Folge Dyspnoe, Cyanose, Halsvenenstauung, Blutdruckabfall,

Bewußtlosigkeit, Kreislauf- und Herzstillstand eintreten und demzufolge alle aufwendigen diagnostischen Verfahren zu spät kommen und die Herzmassage einen suffizienten Restkreislauf nicht aufrechterhalten kann.

Bei der Bewertung der verschiedenen Operationsmethoden sollte man nicht außer acht lassen, daß die von uns geübte Notembolektomie auch an Krankenhäusern und Kliniken durchgeführt werden kann, die keine Herz-Lungen-Maschine besitzen. Ohne großen apparativen Aufwand könnte sie jeder Chirurg vornehmen, der die Grundzüge der Thoraxchirurgie und der Angiologie beherrscht. Diese Tatsache wird dadurch erhärtet, daß in den letzten Jahren über einige erfolgreiche Embolektomien auch aus Krankenhäusern ohne thoraxchirurgische Spezialabteilung berichtet worden ist, so u.a. von Rathcke, Ludwigsburg, und Stiller, Hanau.

Es besteht gar kein Zweifel, daß mit dieser Notembolektomie Leben gerettet wurde, auch wenn der von uns allen verehrte und wegen seiner technischen Geschicklichkeit so bewunderte Denton A. Cooley und sein Mitarbeiter Beall in ihrer jüngsten Veröffentlichung über die Embolektomie sich zu Vertretern einer offenbar weit verbreiteten Ansicht machten, wenn sie schreiben: ,,Patienten, die eine Embolektomie ohne cardiopulmonalen By-pass überlebt haben, hätten diesen operativen Eingriff zum Überleben wohl gar nicht benötigt". Diese falsche Konjektur, vermutlich entstanden durch schlechte Zugänglichkeit der europäischen Literatur, kann allein schon durch die Größe der bei unseren erfolgreichen Embolektomien entfernten Thrombenmassen widerlegt werden (Abb. 7). Während dieses Bild die Emboli von 4 erfolgreich operierten Fällen aus dem Jahre 1963 zeigt, beweist (Abb. 8) dieses Diapositiv eines 1967 aus dem Stamm der A. pulmonalis entfernten Ausgusses der Vena cava, Venae iliacae und femoralis wohl eindeutig, daß diese unsere 9. jetzt noch lebende Patientin ohne Embolektomie das Ereignis nicht überstanden hätte.

Abschließend darf ich unseren Standpunkt (s. Abb. 1) über die Verfahrensweise bei der massiven Lungenembolie noch einmal präzisieren:

Patienten, die nicht innerhalb der ersten Minuten nach einer Lungenembolie versterben, bei denen aber ein dringender Embolie-Verdacht vorliegt, sollen sofort in den Operationssaal gebracht und dort überwacht werden. Falls sich ihr Zustand schnell verschlechtert, muß ohne verzögernde diagnostische Maßnahmen und andersartige frustrane therapeutische Versuche embolektomiert werden.

Bei allen übrigen kann nach ausreichender Diagnostik, evtl. mit assistierender Zirkulation an einer Herz-Lungen-Maschine und unter frühzeitiger Einleitung einer thrombolytischen Behandlung das weitere

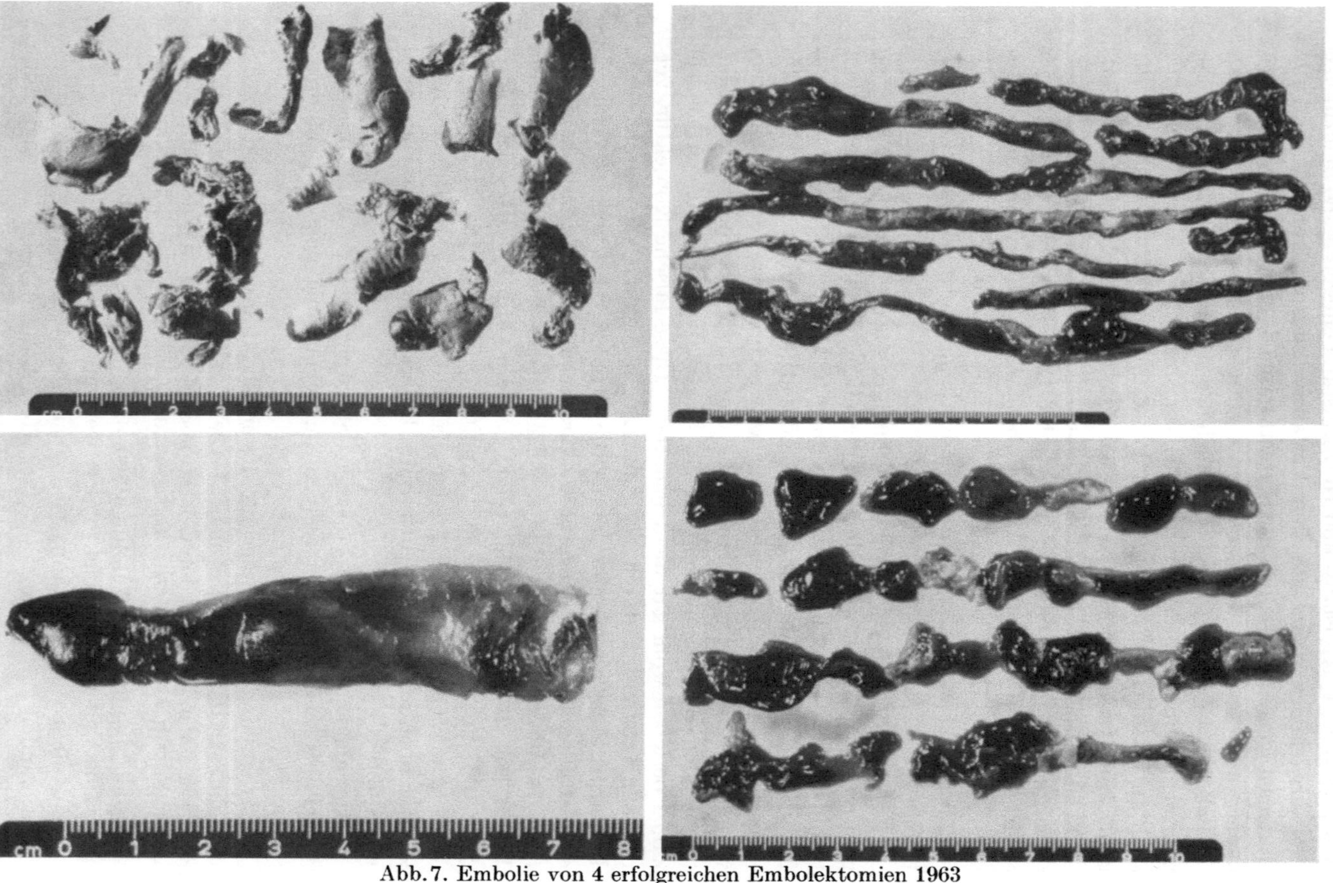

Abb. 7. Embolie von 4 erfolgreichen Embolektomien 1963

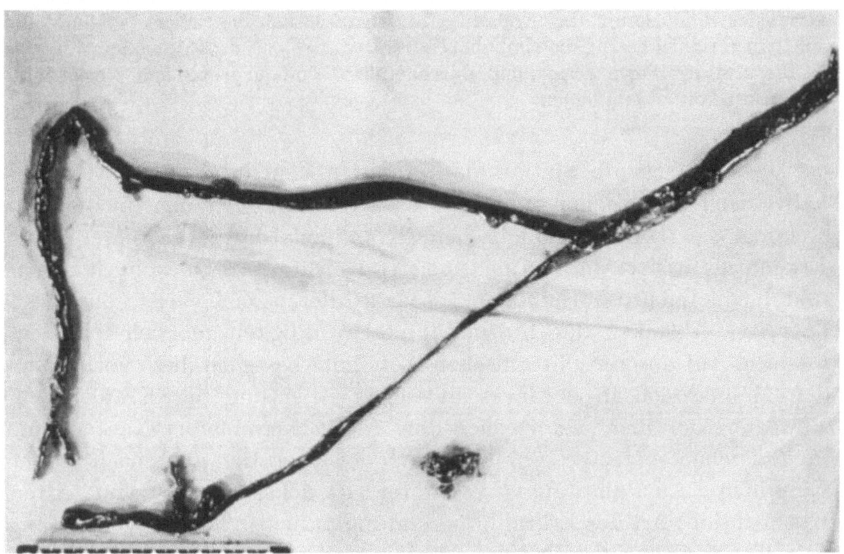

Abb. 8. Thromben-Material von einer erfolgreichen Embolektomie 1967

Vorgehen geplant werden. Die Unterbindung oder Einengung der Vena cava inferior unterhalb der Nierenvenen ist in jedem Fall nach gelungener Reanimation angezeigt und dient der Verhütung einer Rezidivembolie.

Präsident: Ich danke Herrn Eisenreich für die kritische Darstellung der Probleme, die mit der operativen Therapie der akuten massiven Lungenembolie zusammenhängen. Jetzt bitte ich Herrn Rühl.

178. Physikalische und medikamentöse Embolieprophylaxe im Rahmen der Allgemeinchirurgie

R. Rühl-Saarlouis

Summary. By movement exercises, massage, getting up soon even after major operations and prescribing the venotonic Venostasin, the postoperative lowering of the venous circulation in the lower half of the body can be prevented and thus the danger of embolism considerably reduced. In 4531 operations the embolism death rate was 0.15%. In general surgery this embolism prophylaxis, carried out consistently, is recommended for its safety.

Zusammenfassung. Durch Bewegungsübungen, Massage, Frühaufstehen auch nach großen Eingriffen und Verordnung des Venotonicums Venostasin kann das postoperative Absinken der venösen Blutzirkulation in der unteren Körperhälfte vermieden und damit die Emboliegefahr beträchtlich verringert werden. Bei 4531 Operationen betrug die Embolie-Todesrate 0,15%. Für die Allgemeinchirurgie ist die in dieser Form konsequent durchgeführte Embolieprophylaxe wegen ihrer Gefahrlosigkeit zu empfehlen.

Die verlangsamte Blutzirkulation in den Venen der unteren Körperhälfte nach Operationen stellt eine wichtige Voraussetzung für die Entstehung der thromboembolischen Krankheit dar. Auf dieser alten Erkenntnis basiert die von den meisten Chirurgen geübte physikalische und medikamentöse Embolieprophylaxe, deren Ziel es ist, das postoperative Absinken der Blutumlaufgeschwindigkeit möglichst zu verhindern. Auf unserer chirurgischen Abteilung bestehen diese vorbeugenden Maßnahmen in der systematischen Anleitung des Kranken zur Bewegung der Beine sofort nach dem Aufwachen aus der Narkose und im Aufstehen spätestens am Tage nach der Operation auch nach großen Eingriffen. Auswahlprophylaxe unter Berücksichtigung von Alter, Konstitution, Art der Erkrankung und individueller Emboliegefährdung betreiben wir physikalisch durch Massage und komprimierende Verbände, medikamentös durch prä- und postoperative, vorwiegend i.v. Verabreichung von Venostasin.

Über unsere in den letzten 8 Jahren hiermit erzielten Ergebnisse orientiert die tabellarische Übersicht. Wir haben bei 4521 allgemeinchirurgischen Eingriffen unter Ausschluß der Urologie 7 Patienten postoperativ an tödlicher Lungenembolie verloren. Mit einer Quote von 0,15% (= 5% der unmittelbaren Todesursachen) liegen wir im Vergleich zu den großen Statistiken an der unteren Grenze.

Die Analyse unserer Todesfälle berechtigt zu der Hoffnung, die Emboliehäufigkeit in Zukunft noch weiter senken zu können. Unter den 7 Fällen befinden sich 3 Spätembolien zwischen dem 19. und 27. postoperativen Tage. Bei diesen Patienten war die Prophylaxe über die ersten 3 Tage nach der Operation hinaus nicht konsequent genug fortgesetzt worden. Bei einem 42jährigen, wegen seines ausgesprochen sportlichen Types nicht gefährdet erscheinenden Mann mit Unterschenkelbruch, der 1 Woche nach der Verschraubung an Embolie verstarb, hatten wir auf jede Prophylaxe verzichtet. Seitdem legen wir auch bei jüngeren Kranken, die wegen ihrer Verletzungen oder aus anderen Gründen die Beine nicht genügend bewegen können, auf die protrahierte medikamentöse Embolievorbeugung besonderen Wert.

Unsere klinischen Erfahrungen gehen dahin, daß in der Allgemeinchirurgie die konsequente Embolieprophylaxe mit physikalischen Mitteln in Verbindung mit einem Venotonicum voll wirksam ist und daß diese Art der Vorbeugung durch keine andere Methode ersetzt werden kann.

Tabelle. *Unmittelbare Todesursachen bei 142 nach Operation Verstorbenen*

Operationsgebiet	Zahl d. Operat.	Herz-Krl.-Kompl.	Lungen-embolie	Pneu-monie	Carc. Kach.	Koma	Periton. Ileus	Sonstige Todes-ursachen	Gesamt
Abdomen (außer Appendektomie)	958	17	3	7	35	12	17	7	98
Appendektomien	1943	1		1		1	1	2	6
Hernien	819	10	1	1			6		18
Struma	219		1			1		1	3
Extremitäten	237	6	2	1	1				10
Sonstige Eingriffe	355	1			1			5	7
Gesamt	4531	34	7	10	37	14	24	15	142

Präsident: Haben Sie vielen Dank, Herr Rühl, für diesen Bericht aus der Praxis der Embolieprophylaxe im Rahmen einer allgemein-chirurgischen Krankenhausabteilung. Ich bitte jetzt noch Herrn Schrader.

179. Mechanische und biochemische Maßnahmen zur Thromboembolieprophylaxe nach Prostatektomien

C. P. Schrader-Tübingen

Summary. Because of the increased liberation into the circulation of thromboplastic material and plasminogen-activating kinases in prostate operations a combination of anticoagulants and antifibrinolytics was given in 100 cases of prostatectomy as prophylaxis against thrombo-embolism. Heparin was used as anticoagulant and epsilon-aminocaprylic acid as antifibrinolytic. An increase of secondary haemorrhage to be anticipated after prostatectomy could be prevented by insertion of a double balloon catheter into the prostate bed, acting by mechanical compression of vessels and considerable protection of the wound against urine containing urokinase.

Zusammenfassung. Wegen des bei Eingriffen an der Prostata vermehrt freigesetzten und in die Blutbahn gelangenden thromboplastischen Materials und plasminogen aktivierender Kinasen wurde bei 100 Prostatektomien zur Thromboembolieprophylaxe eine kombinierte Anwendung von Antikoagulantien und Antifibrinolytica durchgeführt. Als Antikoagulans wurde Heparin benutzt und als Antifibrinolyticum die Epsilon-Aminocapronsäure. Mit Einlegen eines Doppel-Ballonkatheters in die Prostataloge konnte durch mechanische Kompression der Gefäße und weitgehende Abdichtung des Wundbettes gegenüber urokinasehaltigem Urin eine Verstärkung der nach Prostatektomien gefürchteten Nachblutungen vermieden werden.

Die Chirurgie der Prostata ist im Vergleich zu Eingriffen an anderen Organen zu einem wesentlich höheren Prozentsatz durch eine gesteigerte Thromboemboliebereitschaft belastet. Dabei dürfte ursächlich neben dem hohen Alter des zur Prostatektomie gelangenden Patientenguts besonders der experimentell nachgewiesene hohe Gehalt des Prostatagewebes an thromboplastischem Material eine Rolle spielen. Bei der Enukleation des Prostataadenoms wird dieses thromboplastische Material in die Blutbahn eingeschwemmt und führt zu einer örtlichen Thrombose der paraprostatischen Venen. Bei massiver Freisetzung ist sogar eine disseminierte intravasale Gerinnung mit Ausbildung von Mikrothromben in verschiedenen Organen und einer sekundären Fibrinolyse möglich. Dieser Vorgang kann noch verstärkt werden durch die ebenfalls bei operativen Eingriffen an der Prostata bekanntermaßen aus dem Parenchym vermehrt freigesetzten plasminogenaktivierenden Kinasen. Sie wirken über eine vermehrte Fibrinolyse auf das Fibrin ein, welches in spezifischer Weise Thrombin zu adsorbieren und inaktivieren vermag.

In Kenntnis dieser Störungen des Gerinnungsmechanismus erschien es uns logisch, bei einer Serie von 100 suprapubisch, transvesical durchgeführten Prostatektomien neben den klassischen physikalischen Maßnahmen einer Frühmobilisierung und krankengymnastischen Behandlung eine kombinierte Antikoagulantien- und Antifibrinolytische Behandlung zur Thromboembolieprophylaxe anzuwenden.

Wir benutzten als Antikoagulans das *Heparin.* Unseres Erachtens liegen seine Vorteile gegenüber den Cumarinderivaten:

1. in seinem sofortigen Wirkungseintritt,
2. seiner unmittelbaren Einwirkung als Antithrombin und Antithromboplastin,
3. nötigenfalls in der schnellen Neutralisierung durch ein Antidot.

Besonders der erste Punkt war uns maßgebend, da wir in einer noch laufenden Untersuchungsreihe von 22 Patienten in 14 Fällen deutliche Zeichen einer Hyperkoagulabilität bis 4 Std nach der Operation im Serum feststellen konnten. Sie wurde gemessen an der partiellen Thromboplastinzeit und Faktor VIII-Aktivität. Das Heparin wurde in einer Dosierung von täglich 200 i.E. pro kg Körpergewicht als subcutane Injektion bis zur weitgehenden Mobilisierung des Patienten etwa am 7. Tage durchgeführt. Die erste Injektion wurde nach *Beendigung* der Operation zur Hälfte i.v. und zur Hälfte subcutan gegeben. Um eine ähnliche Wirkung mit Cumarinderivaten zu erreichen, wäre schon eine 2tägige präoperative Gerinnungshemmung notwendig mit den unkalkulierbaren Risiken der Einwirkung des Operationsstress, anderer Medikamente, des Blutverlustes und der Leberfunktion auf die Blutgerinnungshemmung.

Als Fibrinolyseinhibitor benutzten wir Epsilon-Aminocapronsäure (EACS). Die erste Injektion mit 6—8 g wurde zu *Beginn* der Operation verabreicht. Im Durchschnitt wurden in den ersten 24 Std insgesamt 14—20 g EACS gegeben und am 1. postoperativen Tag als Dauer-Tropfinfusion die gleiche Menge. Nur in 2 von 100 Fällen mußte die Applikation über den 2. postoperativen Tag hinaus fortgeführt werden.

Die Wirkung der in aktiver Form über die Nieren ausgeschiedenen EACS, die durch Inhibierung der Urokinase den wesentlichen Faktor der Nachblutung beseitigt, unterstützten wir durch eine mechanische Maßnahme. Durch intraoperatives Einführen des von Oddo erstmals beschriebenen Doppel-Ballonkatheters in die Prostataloge bzw. Harnblase läßt sich durch elastischen Druck gegen die chirurgische Kapsel eine Kompression der Gefäße und weitgehende Abdichtung des Wundbettes gegen Urin und die lokale Einwirkung der Urokinase erreichen.

Im Beobachtungszeitraum haben wir keine wesentliche Nachblutung erlebt. Eine Reoperation wurde in keinem Fall notwendig. Wir beobachteten 2mal eine Beinvenenthrombose, in 2 Fällen Lungeninfarkte und eine tödliche Lungenembolie, die allerdings nach dem Sektionsbefund von einer *alten* Beckenvenenthrombose ausging.

Aussprache

E. Lübbesmeyer-Bedburg: Wir überblicken jetzt 10000 Operationen der Standardchirurgie, Magen-, Gallen-, Schilddrüsenoperationen, gynäkologische Bauchoperationen, urologische Operationen, Hernien und Appendektomien. Bei diesen über 10000 Operationen hatten wir 29 Todesfälle, darunter 2 tödliche Lungenembolien. Ich bin mir bewußt, daß meine Ansichten, die ich Ihnen jetzt vortrage, revolutionär sind.

Ich führe die geringe Zahl der Todesfälle mit nur 2 tödlichen Lungenembolien auf folgende Maßnahmen zurück:

1. Schnelles und einfaches Operieren, so schnell und einfach wie möglich, so kompliziert wie nötig.
2. Keine Intubationsnarkosen, wir operieren in Evipannarkose plus Lokalanaesthesie.
3. Keine intravenösen Infusionen sowohl während der Operation als auch in der Nachbehandlung, keine Schockbehandlung.
4. Ausgiebige gymnastische Nachbehandlung sogleich nach der Operation, halbstündlich ganz kurze Massagen der Beine bzw. aktive Bewegungsübungen, auf die auch nachts nicht ganz verzichtet wird, in der Meinung, wo keine Stase, keine Thrombose, wo keine Thrombose, keine Embolie.

Präsident: Es kann nun das *Rundgespräch* beginnen. Herr Linder, ich wäre Ihnen dankbar, wenn Sie die Leitung übernähmen.

Rundgespräch

Kurzbericht

An dem Rundgespräch nahmen unter Leitung von Prof. F. Linder-Heidelberg teil: F. Eisenreich-Gießen, A. Encke-Heidelberg, W. Knothe-Gießen, H. G. Lasch (a. E.)-Gießen, B. J. Messmer-Houston/USA, M. Paneth (a. E.)-London/England, W. Sandritter (a. E.)-Freiburg i. Br.

A. Encke machte kurze Angaben zur Häufigkeit der tödlichen fulminanten Lungenembolie im Heidelberger Krankengut der Jahre 1964 bis 1968. 0,26% der stationär behandelten und 0,34% der operierten Patienten starben an dieser Komplikation. Bei knapp der Hälfte der Operierten handelte es sich um Krebskranke, von denen nur $^1/_3$ hatte radikal operiert werden können. 50% aller Fälle verstarben akut innerhalb von 15 min. Berücksichtigt man alle übrigen Gegenfaktoren, so hätten nur 20 von 117 Patienten durch eine pulmonale Embolektomie potentiell gerettet werden können, womit die Bedeutung der *Prophylaxe* unterstrichen wurde. Die physikalischen Hilfsmittel der Prophylaxe wurden vom Gesprächsleiter summarisch erwähnt. Zum Problem der Antikoagulantien-Anwendung ergab eine Befragung des Auditoriums, daß nach wie vor nur sehr wenige (Hamburg, Tübingen) eine generelle, die Mehrzahl jedoch eine gezielte Prophylaxe betreiben. Die vorbeugende Wirkung der Dextrane ist nach Ansicht von Lasch trotz experimentell nachgewiesenem Effekt noch nicht ausreichend gesichert, um sie generell empfehlen zu können. Das gleiche gilt für das Venotonicum Venostasin. — Zur *operativen Prophylaxe* wurde bezüglich der venösen Thrombektomie auf das Rundgespräch vom Vortage (Chirurgie der Venen) verwiesen. Knothe faßte entsprechend seinem Referat die Indikationen zur Cavaligatur noch einmal zusammen. M. Paneth wies daraufhin, daß er sie fast gar nicht benutze und trotzdem bei 40 Embolektomien niemals eine Rezidiv-Embolie erlebt habe. Messmer berichtete dagegen über eine sehr weite Indikationsstellung für diesen Eingriff in den USA. Die Befragung des Auditoriums ergab schließlich, daß diese Methode in Deutschland kaum Anwendung findet. — Vor der Therapie der manifesten Lungenembolie wurden die *diagnostischen Probleme* kurz diskutiert. M. Paneth kam aufgrund eigener Erfahrungen bei 46 Fällen zu der Auffassung, daß die Sicherheit der klinischen Diagnose in schweren Fällen 80% erreichen kann. Die exakte retrospektive Betrachtung des einfachen Röntgenbildes (Westermark-Zeichen) ergab eine Übereinstimmung mit der Angiographie in 90%. Linder u. Eisenreich betonten unter Zustimmung aller Gesprächsteilnehmer die Notwendigkeit der Serien-Angiographie zur Sicherung der Diagnose auf dem Operationstisch, um den Zeitfaktor möglichst klein zu halten. — Bei der *konservativen Behandlung* der eingetretenen Lungenembolie rückten Lasch u. Paneth aufgrund angiographisch belegter Ergebnisse die fibrinolytische Behandlung mit Streptokinase stark in den Vordergrund. Encke wies darauf hin, daß das Heparin jedoch wegen seiner einfacheren und schnelleren Applikation (10000—15000 i.E. sofort) sowie seiner sofortigen Wirkung gegen das Appositionswachstum eines pulmonalen Schwanzthrombus nicht aufgegeben werden sollte, vor allem dann nicht, wenn keine Erfahrungen mit der Fibrinolysebehandlung vorliegen. Als Kreislauftherapie wurden von internistischer Seite (Lasch-Gießen) primär β-Receptoren-stimulierende Substanzen (Isoproterenol) und erst bei Absinken des arteriellen Systemdruckes zusätzlich auch die α-Receptoren-stimulierenden Katecholamine vom Nor-Adrenalintyp empfohlen. — Zur Planung und Durchführung der *operativen Embolektomie* zeigte Eisenreich ein ausführliches Schema (s. Referat Abb. 3—6). In Gießen wird die Trendelenburg-Operation bevorzugt. Paneth, dessen Patienten teilweise aus größerer Entfernung verlegt wurden, benutzt den extracorporalen Kreislauf. Messmer berichtet aus Houston, daß man bei unklarer Diagnose oder sehr schlechtem Allgemeinzustand der Patienten zunächst einen temporären Femoralis-

By-pass, dann den normalen extracorporalen Kreislauf anwendet. Die mitgeteilten Ergebnisse (50%) Letalität) waren jedoch nicht besser als die der anderen Operationsmethoden. Eine Befragung des Auditoriums ergab auch hier nur ganz vereinzelte erfolgreiche Embolektomien in Deutschland, weshalb der Gesprächsleiter abschließend betonte, daß man in Zukunft in Zusammenarbeit von Internist und Chirurg wohl aktiver werden sollte.

Präsident: Haben Sie vielen herzlichen Dank, Herr Linder, für die Gesprächsführung und für das nette Fazit am Schluß. Herzlichen Dank auch allen Gesprächsteilnehmern.

Wir kommen nun zum letzten Programmpunkt, zu unserem

IX. Rundgespräch: Atemstillstand — Herzstillstand — Tod

An dem Rundgespräch nahmen unter Leitung des Präsidenten Prof. K. Vossschulte teil:

S. Feige S.J. (kath. Theologie), R. A. Frowein (Neurochirurgie), A. Gütgemann (Chirurgie), H. L'Allemand (Anaesthesiologie), F. Loew (Neurochirurgie), C. Roxin (Jurisprudenz), M. Schneider (Physiologie), H. Thielicke (ev. Theologie), J. Wawersik (Anaesthesiologie).

Anlaß zu dem Gespräch waren die in jüngster Zeit entstandenen lebhaften und ernsten Diskussionen zum Thema „Tod". Auch die von der Deutschen Gesellschaft für Chirurgie erarbeitete Stellungnahme zur Todeszeitbestimmung wurde zur Anregung.

Aber nicht nur die mit der Organgewinnung zusammenhängenden Fragen werden behandelt, sondern auch andere Gesichtspunkte finden Berücksichtigung. Das Gespräch erstreckt sich nur auf akute Zustände, die „das Sterben" einleiten. Primäre Hypothermie, exogene Vergiftungen und endogene Intoxikationen als Folge chronischer Organleiden werden von der Diskussion ausgeschlossen.

Zur Frage *Atemstillstand* und seiner Auswirkungen äußert sich zunächst Schneider: Experiment und Klinik lehren, daß sich unter normaler Körpertemperatur bei Herzstillstand die Wiederbelebungszeit des Gehirns auf 8—10 min bemißt. Bei Atemstillstand ist sie etwas länger, weil in den ersten Minuten noch ein Blutkreislauf mit Nähr- und Spülfunktion aufrecht erhalten bleibt.

Wawersik bemißt in Übereinstimmung mit Schneider die Toleranzzeit bei vorausgegangener Luftatmung auf etwa 30 sec; ging reine Sauerstoffatmung oder -beatmung voraus, so verlängert sich die Zeit auf das 3fache, ohne daß bleibende Schäden an Herz und Gehirn entstehen. Auch wesentlich längere Fristen sind klinisch beobachtet worden.

Zur Frage der Beziehungen Atemstillstand — Scheintod weist Gütgemann darauf hin, daß eine Atmung möglich ist, die der Beobachtung entgeht, auch wenn man dem Scheintoten einen kalten Spiegel oder eine Flaumfeder vor die Nase hält. Geringfügige Atembewegungen oder Herzaktionen können durch ein der Brust aufgesetztes wassergefülltes Glas sichtbar gemacht werden. Indessen sind solche Methoden schon 1804 von Heidmann, Wien, als problematisch bezeichnet worden.

Wawersik betont, daß eine über Stunden anhaltende und mit dem Leben vereinbare Minimalatmung doch mindestens über die Totraumventilation (etwa 150 ml) hinaus gehen müsse. Es sei daher schwer vorstellbar, daß die dazu erforderliche Atemexkursion einer scharfen Beobachtung entgehen könnte. Damit ist implicite ausgedrückt, daß der sog. Scheintote bei völlig entblößtem Rumpf untersucht werden muß, damit auch eine Minimalatmung festgestellt werden kann. Gütgemann weist noch besonders darauf hin, daß der Scheintod immer mit Unterkühlung verbunden ist.

Zu Beginn der Diskussion über das Thema *Herzstillstand* betont Gütgemann, daß man nicht nur aus formalen Gründen, sondern auch wegen der therapeutischen Konsequenzen streng zwischen absolutem und funktionellem Kreislaufstillstand zu unterscheiden hat. Beim Überschreiten von kritischen Schlagfrequenzen des Herzens (oberhalb von 220 Schlägen pro Minute und unterhalb von etwa 30 pro Minute), muß trotz elektrokardiographisch nachweisbarer, wenn auch möglicherweise dissoziierter Herzaktionen, von einem funktionellen Stillstand des Kreislaufes gesprochen werden. Unter diesen Bedingungen ist die Ausgangssituation, der Zustand des Herzmuskels selbst, die Körpertemperatur und die Dauer dieses Zustandes dafür entscheidend, ob die Wiederbelebungszeit des Gehirns überschritten wird oder nicht.

Schneider erklärt auf die Frage nach der Bedeutung der Spülfunktion des Blutes, daß durch einen minimalen Restkreislauf die Wiederbelebungszeit des Gehirns, die bei 37° auf etwa 8—10 min angesetzt werden darf, beträchtlich verlängert werden kann. So kann z.B. bei tonischem Kammerflimmern die Wiederbelebungszeit des Gehirns bis 20 min betragen. Die methodische Schwierigkeit liegt nur darin, die Größe des Restkreislaufs zu messen, so daß im konkreten Fall absolute Zahlen über Verlängerung der Wiederbelebungszeit durch den noch erhaltenen Minimalkreislauf nicht anzugeben sind.

Bei der medikamentösen bzw. elektrischen Therapie ist die Art des Herzstillstandes entscheidend. Sowohl Gütgemann wie auch Wawersik warnen jedoch — speziell unter extremen Situationen — davor, aufgrund des EKG allein die Diagnose Herzstillstand zu stellen (Mängel und Tücken der Registrierung, abgefallene Elektroden).

Wawersik unterscheidet Kammerflimmern (hochfrequente Sinusschwingungen), totale elektrische Stille und periodisch rhythmische Potentialschwankungen, die aber nur noch frustrane Kontraktionen des Herzmuskels repräsentieren.

Die physikalische initiale Therapie bei jeder dieser drei Formen ist die Herzmassage.

Daß die extrathorakale Herzmassage bei der Wiederbelebung des stillstehenden Herzens hervorragende Ergebnisse zeitigt, beweisen Sammelberichte aus Amerika.

Die Bedeutung der direkten Herzmassage ist jedoch unbestritten und der extrathorakalen überlegen, wenn Ergüsse oder Blutungen in das Perikard aus mechanischen Gründen die extrathorakale Herzmassage unwirksam machen. Das gilt in besonderem Maße für den Herzstillstand unmittelbar im Anschluß an einen intrakardialen Eingriff. Allgemein bekannt ist, daß der altersstarre Thorax die Effizienz der extrathorakalen Herzmassage beeinträchtigt.

Wir thorakotomieren in Gießen immer dann, wenn es innerhalb kurzer Zeit nicht gelingt, durch die äußere Herzmassage einen suffizienten Kreislauf in Gang zu bringen.

Diesen Ausführungen von L'Allemand schließt sich Gütgemann an und empfiehlt, bereits nach 2—3 min zu thorakotomieren, wenn durch die extrathorakale Herzmassage kein deutlich tastbarer Puls an der Arteria carotis erzielt werden kann.

Eine absolute Indikation zur direkten Herzmassage sieht er beim sog. diastolischen Herzstillstand, also bei länger bestehender Anoxie des Herzmuskels. Nach seiner Auffassung ist bei dieser Form des Herzstillstandes die Wiederbelebung des Herzens durch die extrathorakale Massage unmöglich.

Für die Praxis ist das nach Meinung von Vossschulte bedeutungslos, weil beim akuten Herzstillstand in jedem Fall zunächst mit der extrathorakalen Massage zu beginnen ist und bei nachgewiesener Unwirksamkeit ohnehin auf die direkte Massage übergegangen werden muß.

Einen breiten Raum nimmt die Diskussion über die Frage ein, wie lange die Herzmassage fortgesetzt werden soll bzw. wann die Massage als aussichtslos abgebrochen werden darf.

Es gibt prinzipiell 2 limitierende Faktoren:

1. irreversibler Hirntod,
2. endgültiges Versagen des Herzmuskels selbst.

Zu 1.: Vossschulte und Schneider waren sich darüber einig, daß nach 30 min die Herzmassage abgebrochen werden darf, wenn innerhalb dieser

Frist ein Ansatz zur Spontanatmung wieder schwindet und außerdem vorübergehend enger gewordene Pupillen sich irreversibel wieder erweitern. Um so mehr muß der endgültige Hirntod angenommen werden, wenn innerhalb von 30 min eine Mydriasis unverändert bestehen bleibt.

Zu 2: Einzelne Mitteilungen über erfolgreiche Herzmassage von mehr als 1 Std Dauer werden von Vossschulte (70 min), Gütgemann (in der 2. Std) und von einem Kollegen aus dem Auditorium (2 Std) mitgeteilt.

Wenn also das endgültige Versagen des Myokards zum limitierenden Faktor für die Dauer des Wiederbelebungsversuches durch Massage gemacht werden soll, dürfen die Bemühungen nicht zu früh abgebrochen werden, denn in Einzelfällen ist noch nach 1 Std und mehr ein bleibender Erfolg erzielt worden.

Das weitere Gespräch gilt dann der Frage: *Wann ist der Mensch tot?* Seit einigen Jahren ist das endgültige Erlöschen menschlichen Lebens vom Organtod des Gesamtgehirns abhängig gemacht worden (Jacob); Organtod heißt hier endgültige grob-anatomische oder fein-strukturelle Zerstörung des *Gesamtgehirns*. Es handelt sich also um eine anatomische Manifestation, die scharf zu trennen ist von einer Funktionsstörung oder einem Funktionsausfall.

Loew präzisiert scharf:

1. Es gibt Funktionsunterbrechungen des Gehirns, die reversibel sind und deshalb nicht Tod bedeuten. Simpelstes Beispiel ist die Narkose.

2. Unbrauchbar ist der Begriff *Decerebrationssyndrom*, weil er nicht einer völligen Decerebration entsprechen muß. Das *apallische Syndrom* z. B. ist gekennzeichnet durch erhaltene Spontanatmung und die Funktion gewisser Primitivreflexe; es fehlt das helle, wache Bewußtsein, das einer erheblichen Bewußtseinstrübung oder Bewußtlosigkeit gewichen ist. Daß ein solches Individuum menschliches Leben besitzt, ist unter den Gesprächsteilnehmern unbestritten.

Unter „Decerebrationssyndrom" wurde ursprünglich eine Zerstörung des Gehirns in der Ebene des Mittelhirns mit Streckkrämpfen und Bewußtlosigkeit, aber erhaltener Spontanatmung verstanden. Neuerdings ist der Terminus auch für die Zerstörung des Gesamtgehirns — also einschließlich des Atemzentrums — gebraucht worden. Der Ausdruck ist also begrifflich nicht eindeutig und sollte unbedingt vermieden werden.

Gütgemann weist auch auf die Unschärfe des Begriffes „Individualtod" hin; darunter ist sowohl der leibliche Tod als auch der „seelische Tod" des Individuums verstanden worden, aber auch das, was wir heute Hirntod nennen, wenn der übrige Organismus noch Lebensfunktionen besitzt.

Roxin erläutert und begründet, daß sich auch in der Jurisprudenz der von allen Zweifeln freie Begriff „Hirntod" als brauchbar erwiesen und durchgesetzt hat; das Rekurrieren auf den Hirntod ist auch unabhängig von der Transplantationsproblematik sachlich richtig, weil sowohl die Sonderheit des Menschen als Gattung, seine Fähigkeit planend in den Weltlauf einzugreifen, als auch seine Individualität, also das, was ihn von anderen Menschen unterscheidet, an die Funktion des Gehirns gebunden ist. Ein Mensch mit einem fremden Herzen ist immer noch derselbe Mensch; ein Mensch mit einem anderen Gehirn wäre zu einem anderen Menschen geworden.

Roxin führt aus: ,,Der Umstand, daß man früher in der Jurisprudenz den Todeszeitpunkt auf den Stillstand von Atmung und Kreislauf abstimmte, hat wohl auch gar keine prinzipiell andere Auffassung bezeichnen sollen. Es ist so, daß der Kreislaufstillstand normalerweise binnen kurzem den Hirntod nach sich zieht", so daß sich beide Kriterien hinsichtlich der Todeszeitbestimmung nicht wesentlich voneinander unterschieden haben. ,,Erst die neueren Reanimierungstechniken zwingen uns zu einer schärferen Differenzierung zwischen Hirn- und Herztod. Wenn wir uns dabei auf das Gehirn als den eigentlichen Sitz des Menschseins zurückbesinnen, ist das also nichts völlig Neues, sondern im Grunde nur eine Präzisierung." Der endgültige Tod des Gesamtgehirns ist identisch mit dem menschlichen Tod; das muß bei der Ausstellung des Totenscheines berücksichtigt werden. Der Jurist wünscht sich für die Rechtsprechung ,,Richtlinien" für die Bestimmung des Todeszeitpunktes und nicht nur eine ,,Stellungnahme", wie sie von der Kommission der Deutschen Gesellschaft für Chirurgie vorgelegt worden ist.

Thielicke fragt nach den Kriterien für das ,,Humanum" und hebt aus dem theologischen und philosophischen Bereich der Anthropologie als wesentlich hervor, daß der Mensch ein Individuum mit Selbstbewußtsein ist, ein ansprechbares Wesen, das sich selbst entwirft. Bei irreversiblem Verlust des Selbstbewußtseins — das wird hier ausschließlich auf den endgültigen Tod des Gesamtgehirns bezogen — kann der Restorganismus nicht mehr als menschliches Wesen charakterisiert werden. Durch künstliche Beatmung können diesem Residuum ,,gleichsam Spurenelemente des Humanum" noch erhalten werden, eine Absicht, die um ihrer selbst willen keinen Sinn mehr hat, sondern nur noch als zweckdienliche Maßnahme zur Transplantat-Gewinnung verstanden werden kann.

Zur Frage des endgültigen Verlustes der Vita humana präzisiert Feige die Auffassung der katholischen Theologie, nach der die Charakterisierung des Todes als ,,Trennung von Leib und Seele" eine klassische, auf früheste Traditionen zurückgehende Formulierung ist. Sie drückt nicht aus, daß Leib und Seele des Menschen als zwei Seiende vorgestellt werden dürfen, die erst nachträglich zu einer Einheit zusammentreten. Wirklich ist immer nur der Mensch in seiner konkreten Ganzheit. Die theologische Lehre betont zwar, daß die Seele oder das geistige Lebensprinzip im

Tode des Menschen ein anderes Verhältnis zu dem einnehmen, was wir „Leib" nennen, macht aber keine genaue Aussage über die Eigenart dieses Todes und kennzeichnet ihn als ganzmenschliches Ereignis, Ende der irdisch-leibhaftigen, individuell-geschichtlichen Existenz, Endgültigkeit der „freien, personalen Auszeugung" (Rahner).

Gerade weil der Mensch nicht nur als biologisch-physische Gesetzmäßigkeit verstanden werden kann, gerade weil er entscheidend geprägt ist durch seine geistig-personale Struktur, durch Selbstbewußtsein und Fähigkeit zu selbständigem Lebensentwurf, muß der Verlust der Vita humana konstatiert werden, wenn der gesamte Mensch nicht mehr so organisisert ist, daß er noch als Substrat dieses spezifischen Menschseins angesehen werden kann, d.h. wenn die Voraussetzungen für spezifisch-menschliche Lebensfunktionen vollständig und irreversibel verlorengegangen sind, eine Auffassung, die der des Mediziners voll entspricht. Die Vita humana ist mit dem irreversiblen Verlust aller Hirnfunktionen endgültig erloschen, auch wenn Atmung und Kreislauf durch künstliche Maßnahmen noch aufrechterhalten werden; der Theologe sieht dieses „Corpus respiratum" (L'Allemand) nicht mehr als Mensch an, weil der Tod der Person entscheidend ist und nicht das Sterben des Organismus.

Es wird die Frage angeschnitten, ob das nach endgültigem Hirntod zurückbleibende, durch künstliche Maßnahmen am Leben erhaltene Corpus humanum noch ein Ebenbild Gottes sei. Thielicke sieht darin ein „Ebenbild Gottes a. D.", weil die Signatur der Humanität nicht mehr vorhanden ist, und hat im Hinblick auf den Zweck der weiteren Erhaltung dieses Organismus für die Entnahme eines Organtransplantats von einer „Vitalkonserve" gesprochen. Feige drückt sich mit dem Terminus „intrakorporales Organkonservat" ähnlich aus.

Auf die noch einmal an die Theologen gerichtete Frage, wann im Ablauf des Sterbens die Trennung der Seele vom Leib angenommen werden muß, ist keine befriedigende Antwort gefunden worden.

Die Diskussion um die wissenschaftlichen Kriterien des Hirntodes wird mit der Frage eingeleitet, welche Bedeutung dabei dem EEG zugemessen werden muß. Loew betont, daß die Rolle des EEG bislang weit überschätzt worden ist. Mit seiner Hilfe *allein* wäre man nicht in der Lage, einen Hirntod nachzuweisen.

Frowein geht sogar noch einen Schritt weiter und unterstreicht, daß das EEG bei der Feststellung des Hirntodes nach direkter Schädigung sogar unnötig ist, vor allem dann, wenn durch die Carotis-Angiographie ein cerebraler Zirkulationsstop nachgewiesen worden ist. (Tingiertes Areal im Schema der Abb. 1.) Dagegen ist das EEG bei allen Formen von indirekter Hirnschädigung, wie z.B. bei Hypoxämie, Intoxikationen usw. unentbehrlich (vgl. Abb. 1).

Auf die Frage, ob dem Gleichspannungs-EEG Bedeutung zukomme, erklärt Schneider, daß das Gleichspannungs-EEG zur Bestimmung der Wiederbelebungszeit des Gehirns wenigstens z.Z. noch eine völlig ungeeignete Methode sei, da sich auch nach Überschreiten der Wiederbelebungszeit Gleichspannungspotentiale ableiten lassen. Sie stammen aber nicht nur ausschließlich von corticalen Zellen.

Das Einhalten einer 12 Std-Frist bei einem isoelektrischen EEG sei eine Frage des Ermessens, erklärt Wawersik. Es ergeben sich bis jetzt

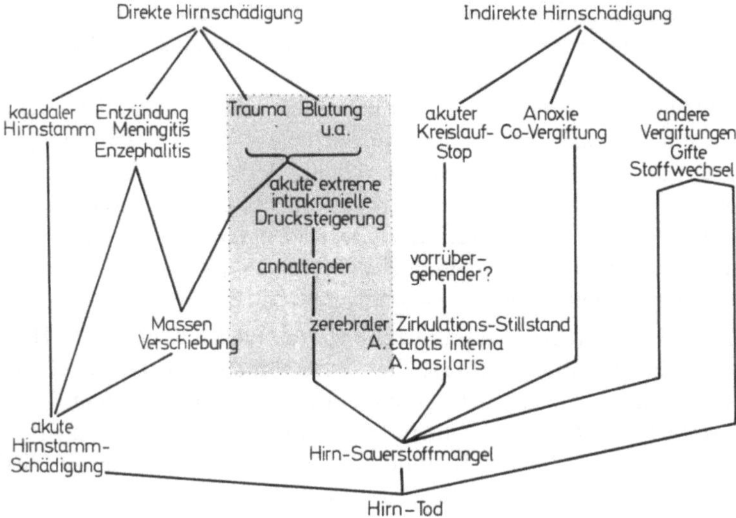

Abb. 1. Schematische Darstellung zum Mechanismus der direkten und indirekten Hirnschädigung

jedoch keine neuen Gesichtspunkte, die Empfehlung der Deutschen Gesellschaft für Chirurgie — die eine 12 Std-Frist eines 0-Linien EEGs bei der Feststellung des Hirntodes vorschlägt — zu korrigieren. Daraufhin erklärt Frowein mit allem Nachdruck, daß diese Wartezeiten nur für die in ihrem Mechanismus unbekannten Formen der indirekten Hirnschädigung Gültigkeit besitzen könnten.

Ist nach Verletzungen oder Blutungen der cerebrale Zirkulationsstillstand durch die Angiographie nachgewiesen, so ist der Hirntod nach 10 min eingetreten und es bedarf keiner weiteren Anwendung des EEGs zur Sicherung oder Feststellung der Todesdiagnose mehr.

Dieser Meinung schließt sich Loew an und stellt fest, daß der Hirntod auch absolut klar ist, wenn nach einem *schweren Schädeltrauma* bei sachgemäßer Beatmung *einige Stunden verstrichen* sind, ohne daß Ansätze zur Spontanatmung erkennbar werden und tiefe Bewußtlosigkeit und weite reaktionslose Pupillen fortbestehen. In diesen Fällen wäre nicht einmal mehr eine Angiographie notwendig. Die Forderung, daß dann noch mehr oder weniger lange Zeit ein 0-Linien-EEG registriert werden muß, ist absolut sinnlos.

Der Transport eines Schädelverletzten mit totalem Atemstillstand, weiten reaktionslosen Pupillen und tiefem Koma, also eines Hirntoten, mit dem Hinweis auf wirkungsvollere therapeutische Möglichkeiten in einer Spezialklinik sei sinnlos und erwecke bei den Angehörigen nur falsche Hoffnungen.

Die Möglichkeit einer direkten Hirnschädigung durch die Kontrastmittelinjektion bei der Angiographie verneint Frowein absolut. Sehr eingehende Untersuchungen an 66 Kranken hätten keinen Hinweis darauf ergeben, daß durch das Kontrastmittel eine zusätzliche Hirnschädigung eingetreten sei.

Loew betont hierauf, daß er keinen Grund sehe, in diesen Fällen von einer Angiographie Abstand zu nehmen, zumal in Zweifelsfällen diese diagnostische Maßnahme noch mögliche operativ-therapeutische Konsequenzen nach sich ziehen könne.

Die Frage, ob bei Volljährigen oder Minderjährigen die Zustimmung zur Organentnahme zwecks Organtransplantation von den Angehörigen eingeholt werden muß, wird lebhaft zwischen Vossschulte und Roxin diskutiert. Dabei betont der Jurist, daß es sich bei dem Organspender in jedem Fall juristisch um einen *Leichnam* handelt, auch wenn unter künstlicher Beatmung noch vegetative Restfunktionen bestünden. Roxin verneint, daß der § 168 des Strafgesetzbuches über „unbefugte Entnahme von Leichenteilen" bei der Organtransplantation in Anwendung gebracht werden könne und begründet dies sehr eingehend. Ein Arzt macht sich also nicht strafbar, wenn er ohne Einwilligung der Angehörigen Organteile zur Transplantation entnimmt. Gleichwohl empfiehlt Roxin, das Einverständnis der Angehörigen einzuholen, wenn auch eine juristische Notwendigkeit für dieses Vorgehen nicht vorliege.

Darauf erklärt Zenker: „Selbst wenn wir rechtlich nicht verfolgt werden, wird keiner — wenigstens in Deutschland nicht — ein Organ gegen den Willen der Angehörigen entnehmen".

Vossschulte stimmt dem bei, beendet hier die Diskussion und dankt allen Diskussionsteilnehmern. Wichtig sei, was Frowein so sehr in den Vordergrund gerückt hat: Bei den Kriterien für die Todeszeitbestimmung muß zwischen direkter und indirekter Hirnschädigung unterschieden werden. In diesem Rahmen behält die Stellungnahme der Deutschen Gesellschaft für Chirurgie zur Todeszeitbestimmung ihre volle Gültigkeit.

Schlußwort

Präsident: Damit, meine Damen und Herren, kommen wir zum Abschluß unseres Kongresses. Ich danke Ihnen allen vielmals, daß Sie so treu durchgehalten haben. Ich danke allen Referenten, Vortragenden, Diskussionsleitern und Diskussionsteilnehmern. Man hat das Gefühl gehabt, daß die Diskussionen jetzt etwas zügiger und feuriger vor sich gehen, als es in früheren Jahren der Fall war. Wir alle müssen ja auch lernen, und das geschieht jetzt.

Ich danke sehr herzlich unserem Generalsekretär, der mich das ganze Jahr durch die Amtspflichten geführt, mich mit großem Erfolg immer unterstützt und mir geholfen hat, der mir auch Anweisungen erteilte, soweit das notwendig war, für die ich immer sehr dankbar gewesen bin.

Ihm zur Seite stand Herr Maurer mit seinem Büro in München und allen seinen Herren. Herr Maurer ist mir ewig, man kann beinahe sagen jede Woche, mit Rat und Tat zur Seite gestanden. Er hat die Organisation — wie seit Jahren — so großartig aufgezogen, daß sie wie am Schnürchen funktioniert.

Meinem Vorgänger Rudolf Zenker darf ich ebenfalls danken für den Beistand, den er mir in strittigen Fragen geleistet hat. Er hat mir viele wichtige Ratschläge für das Protokoll gegeben, was auch sehr wichtig ist. Herzlichen Dank!

Dann habe ich besonders zu danken meinem engsten Mitarbeiter und persönlichen Referenten, Herrn Oberarzt Dr. Ecke, der das ganze Jahr mit mir in der Klinik durchgestanden hat und für das Programm verantwortlich war. Er hatte alles im Kopf, wußte alle Zeiten. Meinen Herren aus der Klinik, die viele Aufgaben übernehmen mußten, wenn ich nicht zur Stelle gewesen bin, danke ich ebenfalls sehr herzlich.

Ich habe ferner zu danken meinen Sekretärinnen, Fräulein Karlstetter, Frau Wile und Frau Diebl, die die ganze Schreibarbeit das Jahr hindurch bewältigt haben, die die ganze Korrespondenz führten. Dann ist nicht zu vergessen unsere getreue Frau Wiesebaum, unsere Sekretärin in Berlin, die die Aufgabe gehabt hat, immer zu koordinieren, auch zwischen dem Präsidenten und dem Generalsekretär. Ferner danke ich Herrn von Bramann, unserem Kassier, der für Ordnung in der Kasse sorgt. Ich habe dann Herrn Junker zu danken, der immer im Hintergrund steht, und den Herren von der Projektion und der Übertragungsanlage.

Damit danke ich Ihnen allen noch einmal sehr herzlich für Ihre Teilnahme und für Ihr Durchhalten heute morgen. Nun darf ich mein Amt dem Nachfolger übergeben und schließe damit unseren Kongreß.

O. Lindenschmidt-Hamburg: Herr Präsident! Rückblick und Ausblick sind konstruktive Elemente eines jeden Fachgebietes. Im Blick auf Ihren Kongreß möchte ich damit folgendes sagen: Sie haben uns durch Ihre Eröffnungsrede mit dem treffenden Hinweis auf die — von Ihnen so genannten — „historischen Initiativen" und durch das reichhaltige Vortragsprogramm erneut ermahnt, Bekanntes und Neues auf seine Realität immer wieder zu prüfen, Neues aber an Parallelerfahrungen aus verschiedenen Bereichen der Chirurgie zu messen und die Ergebnisse nicht von vornherein und voreilig zu unterbewerten oder zu überschätzen. Darüber hinaus haben Sie durch das letzte Gespräch den Blick über das Fachgebiet der Chirurgie hinaus an jene Grenzen geführt, an denen noch so reichhaltige Erfahrungen und noch so reichhaltige Erkenntnisse oft eine *klare* Entscheidung nicht ermöglichen, Grenzen, an denen allenfalls unser menschliches Gewissen der einzige Ratgeber sein kann.

Wir kehren mit neuen Anregungen und Einsichten in unseren Pflichtenkreis zurück. Wir kehren aber auch zurück mit der Frage, ob „der Mensch wirklich noch das Maß aller Dinge" ist. Kein Fachgebiet unserer medizinischen Disziplinen kann sich dieser Frage entziehen, erst recht nicht die Chirurgie. Daß Sie uns über die fachgebundenen Erfahrungen hinaus gerade mit dieser Frage konfrontiert haben und in unsere Arbeitsbereiche entlassen, dafür danken wir Ihnen aufrichtig und herzlich.

Sondersitzungen

Samstag, den 12. April 1969

Sondersitzung von 9.00 bis 12.30 Uhr

Experimentelle Chirurgie

Verhandlungsleiter: Prof. Dr. J. Schmier-Heidelberg

Leiter: Wir haben für das große Programm dieser Sitzung nicht viel Zeit. Ich bitte, diesem Umstand Rechnung zu tragen, aber doch die Aussprachemöglichkeit auszunutzen. Ich darf nun Herrn Zimmermann bitten.

a) Leber, Gallengangsapparat

180. Zur Organkonservierung der Niere und Langzeitperfusion der Leber

W. E. Zimmermann*, K. H. Rehfeld (a.G.), B. Fischer (a.G.), W. Braun (a.G.), C. Bannert (a.G.), R. Dierekmann (a.G.) und M. Mukasa (a.G.)-Freiburg i. Br.

Summary. To lengthen ischaemia tolerance of the kidney and other organs an excess pressure preservation chamber is recommended after clinical tests. The chamber consists of plexiglass, permits an excess pressure of 8 kg/cm² and ensures a constant temperature of 2—4° C. In the lid there is a pressure gauge, a filling socket and a reducing valve as well as a thermostat. A portable preservation chamber is recommended since, owing to hypothermia and simultaneous hyperbaric oxygenation, preservation periods of 8—11 hours are possible in kidney transplantation even in human surgery. In addition, an organ perfusion system is presented, consisting of a heart-lung machine with a pulsatory pump (hepatic artery) and two roller pumps (portal vein), a bubble oxygenator and heat exchanger as well as the organ perfusion chamber with the aid of which and with an excess pressure of $^1/_2$ to $1^1/_2$ kg/cm² perfusion periods of 30—40 hours are possible under hypothermia of 14° C. It is necessary that the liver still in the donor's body is cooled below 20° C during washing-out (15—20 min), to prevent primary hypoxia damage, and that it is only then switched over to perfusion with Hb-free solution. Alternating and rhythmic pressure changes of $^1/_2$ kg/cm² are considered especially important. Functional efficiency during long-term perfusion is confirmed by checking the passage of the characteristic liver enzymes (GLDH and GOT >4.0 mU/ml, LDH

>180 mU/ml) into the perfusion solution, the active excretion of bengal-rose, measuring the lactate level and oxygen consumption. The performance of an organ preserved hypothermally and hyperbarically and perfused in this manner is demonstrated in heterologius liver replacement in man in hepatic coma.

Zusammenfassung. Zur Verlängerung der Ischämietoleranz der Niere und anderer Organe wird eine Überdruck-Konservierungskammer nach klinischer Prüfung empfohlen. Die aus Plexiglas bestehende Kammer läßt einen Überdruck bis 8 atü zu und garantiert eine Temperaturkonstanz von 2—4° C. Im Deckel ist ein Druckmanometer, ein Einfüllstutzen und ein Reduzierventil sowie ein Thermofühler installiert. Sie wird als Transport-Konservierungskammer empfohlen, da dadurch die Hypothermie und gleichzeitige hyperbare Oxygenation Konservierungszeiten auch in der Humanmedizin bei der Transplantation der Niere von 8—11 Std möglich sind.

Außerdem wird ein Organperfusionssystem vorgestellt, bestehend aus einer Herz-Lungenmaschine mit einer pulsatorischen Pumpe (A. hepatica) und zwei Rollerpumpen (Pfortader), einem Bubble-Oxygenator und Heat-Exchanger sowie der Organperfusionskammer, mit deren Hilfe und einem Überdruck von $^1/_2$—$1^1/_2$ ata Perfusionszeiten von 30—34 Std unter Hypothermie von 14° C ermöglicht werden. Voraussetzung ist, daß die Leber schon im Spenderorganismus während des Auswaschens (15—20 min) zur Vermeidung primärer Hypoxieschäden unter 20° C abgekühlt und dann erst auf die Perfusion mit der nicht Hb-haltigen Lösung umgeschaltet wird. Eine wechselnde und rhythmische Druckänderung von $^1/_2$ ata wird als besonders wesentlich erachtet.

Durch die Kontrolle des Übertritts der Indizenzyme der Leber GLDH und GOT >4,0 mU/ml, LDH >180 mU/ml ins Perfusat und die aktive Ausscheidung von Bengal-Rosa, Messung des Lactatspiegels und des Sauerstoffverbrauches wird die Funktionstüchtigkeit bewiesen während der Langzeitperfusion. Die Leistungsfähigkeit eines derartig hypotherm und hyperbar konservierten und perfundierten Organs wird beim heterologen Lebererersatz des Menschen im Coma hepaticum demonstriert.

Organkammer zur hyperbaren Oxygenation der Niere. Mangels geeigneter Konservierungsgefäße konnte man bisher die Vorteile der hyperbaren Oxygenation für die Organtransplantation, insbesondere der Niere, nur in Ausnahmefällen ausnützen (Lillehei et al., Largiardèr et al.; Figueroa et al). Die Ischämietoleranz der Niere beträgt in Hypothermie von 4° C und nach zusätzlicher medikamentöser Stoffwechseldrosselung bei der arteriellen Schwerkraftperfusion im Tierexperiment 8—12 Std und in der Humanmedizin 4—6 Std und kann durch hyperbare Oxygenation experimentell auf 24 Std (Lillehei et al., Largiardèr et al.) und bei klinischer Anwendung auf 11 Std ausgedehnt werden (Lillehei et al., Figueroa et al., Manax et al.).

Die Konservierungszeit bei einfacher Hypothermie reicht für die Nierentransplantation aus, wenn sich Spender und Empfänger in derselben Klinik befinden. Sind sie jedoch örtlich getrennt und müssen größere Entfernungen überwunden werden, empfiehlt es sich, auch wegen der meist schlechten präfinalen Kreislaufverhältnisse des Spenders, unmittelbar nach der Entnahme die Vorteile der hyperbaren Oxygenation wahrzunehmen.

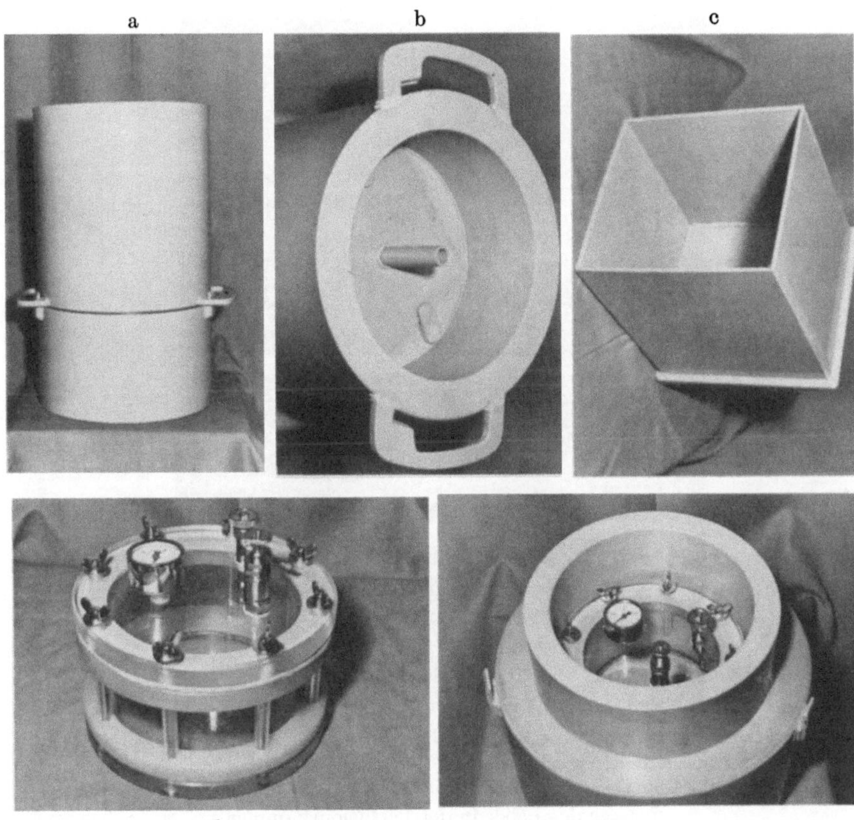

Abb. 1a—e. *Organtransportkammer*. a Zweiteiliges Kunststoffisolierungsgehäuse; b und c Box im Deckel des Gehäuses zur Aufnahme des Trockeneises; d Überdruckkonservierungskammer, Einfüllstutzen und Reduzierventil; e Organkonservierungsgefäß plaziert im Kunststoffisolierungsgehäuse

Nach klinischer Erprobung stellen wir Ihnen deshalb die an der Freiburger Chirurgischen Universitätsklinik entwickelte Organkonservierungskammer vor, die einen Überdruck bis 6 atü zuläßt und die Lagerung bei einer Temperaturkonstanz von 2—4°C über mindestens 4 Tage ermöglicht.

In einem zweiteiligen Kunststoffbehälter (Abb. 1a), der an den Griffen fest zu verschließen ist, befindet sich im oberen Teil eine Box (Abb. 1b und c) von 15 × 15 × 15 cm, in die das zur Kühlung verwendete Trockeneis ($^1/_2$ Dyn-Block) gegeben wird. Der Kühleffekt wird durch die zirkulierende gekühlte Luft erreicht, die über eine kurze Röhre zur eigentlichen Organkammer im unteren Teil des Isolationgehäuses gelangt (Abb. 1d und e). Das Kunststoffisoliergehäuse hat die Ausmaße eines kleinen

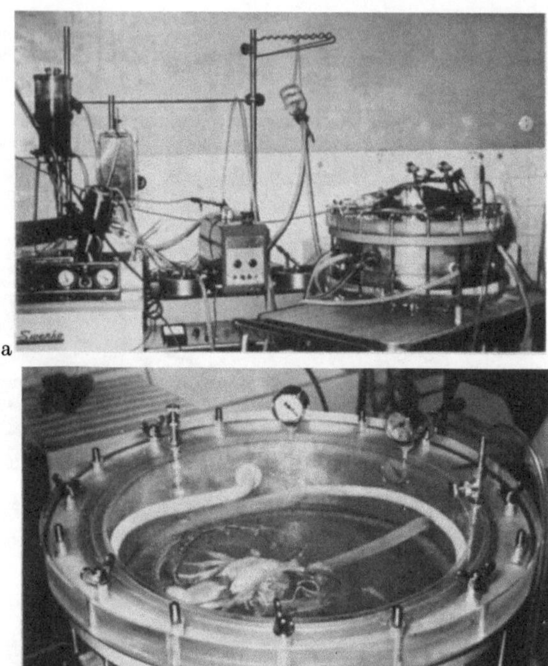

Abb. 2. a *Organperfusionssystem*, bestehend aus Herz-Lungen-Maschine mit 2 Rollerpumpen und zusätzlicher pulsatorischer Pumpe, Bubble-Oxygenator und Heat-Exchanger mit Kühlaggregat und Überdruckperfusionskammer für die Leber; b Lage der Leber in der Perfusionskammer

Papierkorbes. Die Organüberdruckkammer aus Plexiglas, die die bereits auf 4°C vorgekühlte Flüssigkeit enthält, hat einen Durchmesser von 14 cm und ist sterilisierbar. Im Deckel, der durch 7 Flügelschrauben fixiert wird, sind das Druckmanometer, der Einfüllstutzen und ein Reduzierventil installiert. Thermofühler ermöglichen das Ablesen der aktuellen Temperatur.

Ein etwas größeres, gleichartiges Transportgefäß benutzen wir auch für die Konservierung von Lebern und anderen Organen.

Organperfusionskammer und Langzeitperfusion der Leber. Bei Hypothermie und hyperbarer Oxygenation beträgt die Konservierungszeit der Leber maximal nur 2—$2^1/_2$ Std. Um auch bei diesem besonders gefährdeten Organ eine verlängerte Ischämietoleranz bei Transport und Transplantation zu erreichen, entwickelten wir mit Hilfe der Rollerpumpen einer Herz-Lungen-Maschine (von denen eine doppelarmig ist), einer pulsatorischen Pumpe und einer Organüberdruckkammer aus Plexiglas ein Organperfusionssystem (Abb. 2a), das außerdem noch einen Bubble-

Oxygenator und einen Heat-Exchanger besitzt. Das Kühlsystem besteht aus einem modifizierten Kühlaggregat (Swenko), wie es auch bei der therapeutischen Magenunterkühlung oder -einfrierung verwendet wird. Der Kühleffekt in der Perfusionskammer wird zusätzlich durch eine Kühlschlange intensiviert (Abb. 2b). Während die A. hepatica an die pulsatorische Pumpe angeschlossen wird, findet sich zwischen der Rollerpumpe und der Pfortader eine größere Blasenfalle, die auch als Reservoir für den hydrostatischen Druck dient (Zimmermann et al.).

Siliconschläuche verbinden das System; ihre Zu- und Ableitungen zur Perfusionskammer sind so lang gewählt, daß sie bereits in situ im Spenderorganismus eingebunden werden können. Damit ist die Organunterkühlung unter 20°C während der Auswaschung innerhalb der geforderten Zeit von 15—20 min möglich und der Sauerstoffdruck im Gewebe von 50—540 Torr bleibt garantiert (Zimmermann et al.).

Nach der Isolierung wird die Leber mit einer ihren Konturen angepaßten perforierten Plexiglasschale in die Perfusionskammer eingebracht, die Schläuche nach außen durchgezogen und die Kammer durch einen besonderen Mechanismus abgedichtet und fixiert (Abb. 2b). Der Galleabfluß während des Überdruckes wird durch eine Spezialvorrichtung garantiert.

Wurde *Blut als Perfusionsmedium* verwendet, erreichten wir lediglich Perfusionszeiten von 4 Std, die auch bei Hämodilution nur auf maximal 6 Std ausgedehnt werden konnten, da es zu erheblichen Perfusionsdrucksteigerungen und Ödembildungen im Organ kam.

Als *nicht Hb-haltiges Perfusionsmedium* bewährte sich die von uns im letzten Jahr vorgeschlagene Modifikation der seit einiger Zeit im Handel befindlichen Organperfusionslösung Fresenius.

Die Überprüfung der Clearancefunktion des RES der Leber während der Perfusion mit Blut oder der nicht Hb-haltigen Lösung erfolgte mit radioaktiv markiertem Au^{198}, das dem Perfusat zugesetzt wurde. Als Meßgröße diente die Abnahme der Radioaktivität während der Perfusion. Die Berechnung von $t\,{}^1/_2$ (Halbwertszeit) und des Phagocytoseindex $\bar{K}$ erfolgte nach einer Modifikation der Formel (s. Tabelle):

$$\text{Phagocytoseindex } \bar{K} = \frac{(\log C_1 - \log C_2)}{t_1 - t_2}.$$

Die Mittelwerte von jeweils 7 Versuchen sind pro Gruppe eingetragen.

Tabelle. *Ergebnisse der Phagocytosemessung bei Perfusion mit Blut und nicht Hb-haltiger Lösung*

Perfusionsmittel	$\bar{K} = \frac{\log 100 - \log(100 - p)}{T_2 - T_1}$	$t\,{}^1/_2$ min
Blut	0,0071 ± 0,00084	> 55,1 ± 3,4
Nicht-Hb-haltige Lösung	0,0147 ± 0,0027	10,0 ± 3,4

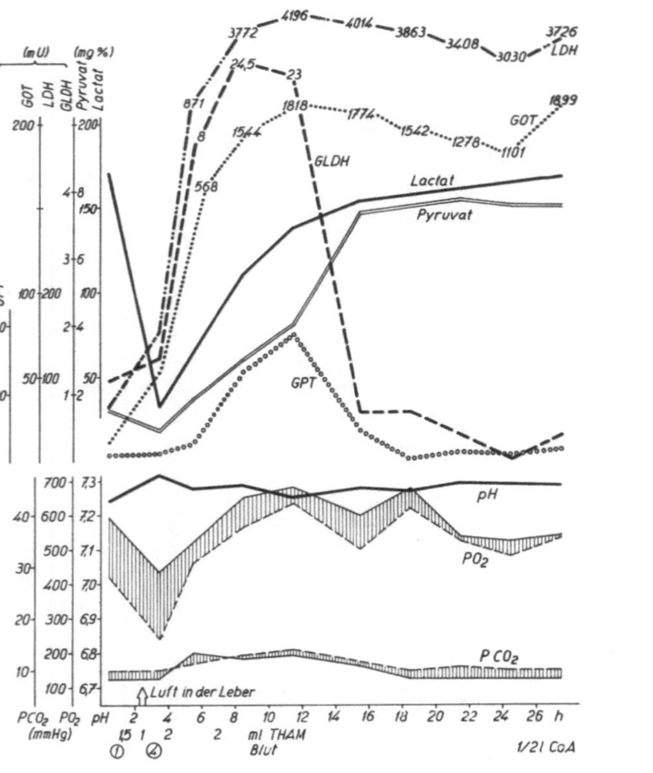

a

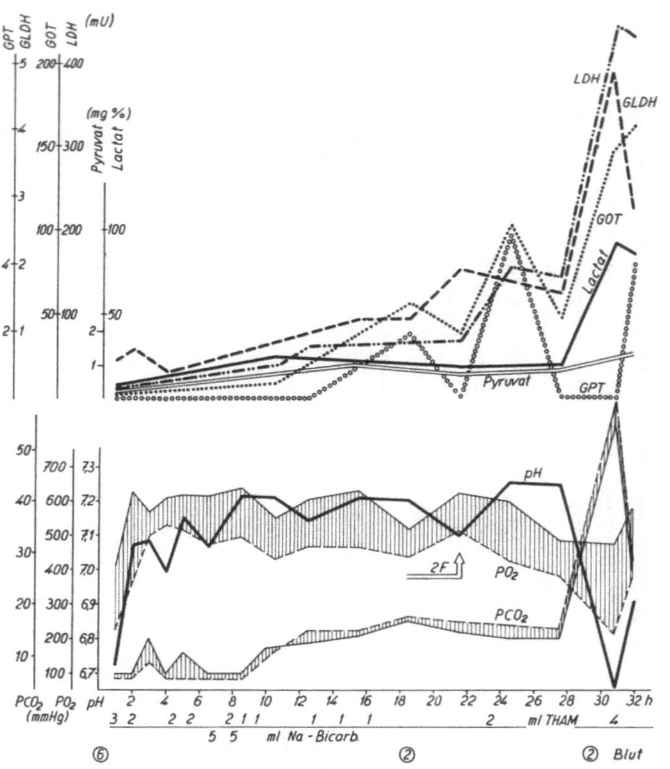

b

Abb. 3. a Veränderungen der Indizenzyme der Leber GLDH[1], LDH[1], GOT[1] und GPT[1] (mU/ml), von Lactat und Pyruvat (mg-%), Sauerstoffausnützung (mm Hg) und pH-Wert bei Einschwemmung von Luftblasen in das Versorgungsgebiet der A. hepatica und der Pfortader; b Verhalten derselben Parameter bei einer Langzeitperfusion von 30 Std.; c Aktivität der Leberindizenzyme im Perfusat im Vergleich zu pH, Lactat- und Pyruvatspiegel, Ecxess Lactat = XL (mM/l), Sauerstoffausnützung vor und nach Applikation von Bengal-Rosa und dessen aktive Ausscheidung in die Galle während der Langzeitperfusion von 40 Std; d Anschluß eines Patienten (26 J.) im Coma hepaticum an die Ersatzleber (Schwein). Verhalten von Ammoniak (γ-%), Lactat, Pyruvat, Excess Lactat XL (mval/l) und pH-Wert sowie der Leberindizenzyme GLDH, LDH, GOT, GPT im art. Blut des Patienten während der Funktion der Ersatzleber. Arterio-venöse Sauerstoffdifferenz beim Patienten

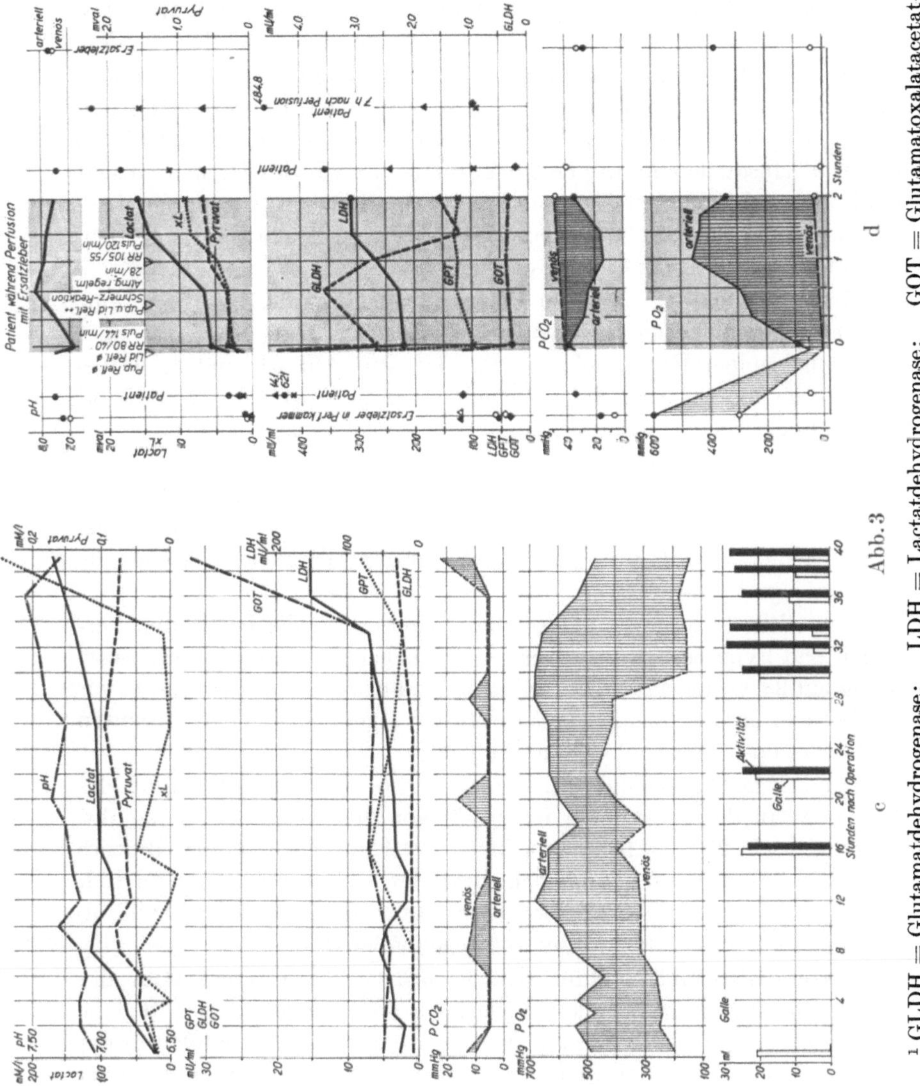

Abb. 3

[1] GLDH = Glutamatdehydrogenase; LDH = Lactatdehydrogenase; GOT = Glutamatoxalatacetat-Transaminase; GPT = Glutamatpyruvat-Transaminase.

Der mittlere Phagocytoseindex des rezirkulierenden Blutes ist um mehr als 50% geringer als der der nicht Hb-haltigen Perfusionslösung. Die Halbwertszeit des rezirkulierenden Blutes ist bei einem Flow von 250 ml/min > 55 min und unterscheidet sich deutlich von der der nicht Hb-haltigen Lösung, die bei einem Flow von fast 700 ml/min bei 14°C 10 min beträgt. Die Veränderungen der sinusoidalen Strombahn mit

Perfusionsdrucksteigerung und Strömungsverlangsamung könnten deshalb als Folge der massiv phagocytierten Zelltrümmer angesehen werden.

Die Einschwemmung auch kleinster Luftblasen während der Perfusion ist tunlichst zu vermeiden, da sonst der Übertritt der Indizenzyme der Leber GLDH[1] und GOT[1] $>$ 4,0 mU/ml sowie LDH[1] $>$ 180 mU/ml in das Perfusat den funktionellen Zusammenbruch des Organs anzeigt (Abb. 3a), wobei sich auch durch den kontinuierlichen Anstieg des Lactatspiegels im Perfusat und die verminderte Sauerstoffausnützung Hinweise für eine Leberschädigung ergeben.

Mit dem nicht Hb-haltigen Perfusionsmedium erreichten wir eine entscheidende Verlängerung der Perfusionszeit auf 30 und sogar über 34 Std bei einem Überdruck von $^1/_2$—$1^1/_2$ atü (Abb. 3b und c). Dabei wirkte sich die rhythmische Druckänderung in Abständen von 20 bis 30 min um jeweils $^1/_2$ atü als besonders vorteilhaft aus.

Die Funktionstüchtigkeit der Leber nach diesen Perfusionszeiten wird durch die Vergrößerung der arterio-venösen Sauerstoffdifferenz während der Ausscheidung von Bengal-Rosa in der Wiedererwärmungsphase nachgewiesen (Abb. 3c). Das Szintigramm der Leber bestätigt die gleichmäßige Perfusion.

Unter Beachtung der aufgezeigten Kriterien für die Isolierung, Perfusion und hyperbare Konservierung der Leber ist nach Wiederaufwärmung auf 38° C eine aktive Organleistung zu erwarten. Dies konnten wir am Beispiel der heterologen Leberperfusion eines moribunden Patienten im Coma hepaticum nachweisen (Abb. 3d).

Der auf 244% erhöhte Ammoniakspiegel wird nach Anschluß des Patienten an die Ersatzleber innerhalb von 20 min auf 86% gesenkt. Innerhalb von $2^1/_2$ Std nehmen GLDH, LDH und GOT im art. Blut ab und eine Besserung des Allgemeinzustandes wird erreicht, indem Lidreflexe und Schmerzreaktion wiederkehren und die Atmung unter Stabilisierung der Herz-Kreislauffunktion regelmäßig wird.

Zusammenfassend möchten wir hervorheben, daß es mit Hilfe der von uns entwickelten Organkonservierungskammern gelingen sollte, eine bessere Sauerstoffversorgung und Verlängerung der Ischämietoleranz der Organe, insbesondere der Nieren, zu erreichen, damit ein Tranport über größere Strecken gewährleistet ist.

Die Organperfusionskammer und das damit aufgebaute Perfusionssystem ermöglichen bei geeignetem Perfusionsmedium eine Langzeitperfusion und Verlängerung der Ischämietoleranz bei den experimentellen Untersuchungen auf 30—34 Std. Voraussetzung dafür die rhythmische und wechselnde Drucksteigerung um $^1/_2$ ata sowie die Unterkühlung des

---

[1] GLDH = Glutamatdehydrogenase; LDH = Lactatdehydrogenase; GOT = Glutamatoxalacetat-Transaminase; GPT = Glutamatpyruvat-Transaminase.

Organs unter 20°C (14°) in situ und während der Isolierung und Auswaschung.

Literatur

Figueroa, J. E., S. Nakamoto, R. A. Straffon, M. Shibagaki, and W. J. Kolff: Trans. Amer. Soc. artif. intern. Organs **11**, 213 (1965).

Largiarder, F.: Preservation of the lung for homotransplantation. Master's Thesis University of Minnesota, 1965.

— Langenbecks Arch. klin. Chir. **322**, 509 (1968).

Lillehei, R. C., W. G. Manax, J. H. Bloch, Z. Eyal, F. Hidalgo, and J. K. Longerbeam: Cryobiology **1**, 181 (1964).

Manax, W. G., J. H. Bloch, J. K. Longerbeam, and R. C. Lillehei: Surgery **56**, 275 (1964).

Zimmermann, W. E., W. Braun, B. Fischer, C. Bannert, D. Seitz u. R. Dierkesmann: In: Immunologische und klinische Fragen der Organtransplantation, S. **331**, Stuttgart: Schattauer **1969**.

— W. E. Kessler, D. W. Lübbers, D. Seitz u. R. Dierkesmann: Langenbecks. Arch. klin. Chir. **322**, 1145 (1968).

Leiter: In Abweichung vom Programm möchte ich vorschlagen, daß wir jeden Vortrag gleich diskutieren. Sonst besteht die Gefahr, daß der Betreffende, der etwas fragen möchte, den Zusammenhang vergessen hat. Wer hat also Fragen an Herrn Zimmermann?

Aussprache

K. Meßmer-München: Darf ich fragen, wie Sie sich den Effekt der pulsatorischen hyperbaren Druckänderung in der Perfusionskammer vorstellen?

W. E. Zimmermann-Freiburg: Wir sehen den positiven Effekt vorwiegend im Druck und nicht so sehr in der gleichzeitigen hyperbaren Oxygenation. Durch Imitation der pulsatorischen Druckänderung mit Intervallen von 10—20 min vermeiden wir das Entstehen eines stärkeren Ödems, das durch plötzliche Drucknormalisierung begünstigt würde. Rein summarisch kann ich sagen: Bei den Langzeitperfusionen von 30—36 Std hat sich diese pulsatorische Druckänderung als sehr vorteilhaft und wesentlich erwiesen. Die von uns gewählte Druckänderung zwischen $^1/_2$ und 1 atü entspricht weitgehend der intraabdominalen Druckänderung bei Betätigung der Bauchpresse.

E. Hell-Salzburg: Man kann heute die Nieren 72 Std perfundieren, ohne gleichzeitige Verwendung der hyperbaren Oxygenation. Im Tierexperiment wurden damit erfolgreiche Transplantationen durchgeführt. In der Humanmedizin gelang dies bisher nach einer Perfusion von 16 Std.

Der Effekt der hyperbaren Oxygenation soll aber dann verlorengehen, wenn ein sog. geschlossenes System Verwendung findet, wie dies bei Ihnen der Fall war. Ich meine geschlossen insofern, als der Sauerstoff nicht über die Gefäßbahn zum Gewebe gelangt. Der venöse Ausfluß müßte dabei verkürzt sein, damit sich der Überdruck positiv auswirken kann, zumal bei hyperbarer Oxygenation der Sauerstoff durch die Kapsel hindurch nur in einer Gewebstiefe von $^1/_2$ cm wirksam ist. Vielleicht stellen Sie sich vor, daß es sich dabei um einen rein mechanischen Effekt handelt?

W. E. Zimmermann-Freiburg: Ich glaube, daß hier ein Mißverständnis vorliegt. Wir haben keine Langzeitperfusion bei der Niere, sondern nur bei der Leber durchgeführt. Dabei kamen die bereits vorhin erwähnten rhythmischen hyperbaren

Druckänderungen von $^1/_2$—1 atü gleichzeitig mit der Langzeitperfusion zur Anwendung. Mit Hilfe eines Oxygenators erhielten wir im nicht Hb-haltigen Perfusionsmittel Sauerstoffdruckwerte von 500—600 mm Hg.

Hingegen können wir mit dem von uns angegebenen Transportbehälter die Nierenkonservierungszeiten nach Auswaschung der Niere mittels Schwerkraftperfusion bei 4°C durch die zusätzliche hyperbare Oxygenation mit einer Drucksteigerung von 4—6 atü von ursprünglich 4—6 Std bis auf 11 Std verlängern und damit die Untersuchungen anderer bestätigen. Dadurch wird auch ohne Perfusion genügend Zeit für den Transport und die Auswahl eines geeigneten Empfängers gewonnen.

181. Extrakorporale Leberassistenz

D. Schleifer*, H. L'Allemand, F. X. Sailer (a.G.), W. Volkmann (a.G.) und G. Skibbe (a.G.)-Gießen

Summary. Extracorporal liver assistance is a new method of treatment. Its principle consists of perfusion of the hepatic coma patient's blood through an isolated pig's liver to cleanse it of slag substances. Ca. 100 cases published throughout the world and 2 perfusions performed in our own clinic are reported. Indications, operative techniques and problems connected with the method are discussed. If the indications are carefully considered the method promises success.

Zusammenfassung. Die extrakorporale Leberassistenz ist ein neues Therapieverfahren, dessen Prinzip darin besteht, beim Coma hepaticum das Blut des Patienten durch eine isolierte Schweineleber zu perfundieren und auf diese Weise von Schlackenstoffen zu reinigen.

Es wird über ca. 100 in der Welt mitgeteilte Fälle sowie über 2 in der eigenen Klinik durchgeführte Perfusionen berichtet. Auf die Indikationsstellung, operative Technik und Problematik des Verfahrens wird eingegangen. Bei sorgfältig abgewogener Indikation verspricht die Methode gute Erfolge.

Die von Eiseman erkannte und 1965 inaugurierte Möglichkeit des Einsatzes einer Schweineleber zur Therapie des akuten Leberversagens beim Menschen ist inzwischen von verschiedenen Arbeitsgruppen aufgegriffen und mit unterschiedlichem Erfolg angewandt worden. Das Prinzip des Verfahrens besteht darin, das Blut des komatösen Patienten durch eine isolierte Schweineleber zu perfundieren und auf diese Weise zu entgiften.

Zur Durchführung des Verfahrens sind erforderlich:

1. Eine geeignete Apparatur zur Durchströmung der isolierten Schweineleber.

2. Zwei getrennt arbeitende Teams, von denen das eine die Entnahme der Schweineleber, das andere zum geeigneten Zeitpunkt die Präparation und Kanülierung der Blutgefäße des Patienten vornimmt. Es werden Arteria und Vena femoralis kanüliert.

Die Schweineleber wird nach folgender Technik entnommen:

Narkoseeinleitung durch ein Barbiturat, Tracheotomie und Fortsetzung der Narkose mit Halothan-Lachgas-Sauerstoff. Mediane Laparotomie, Präparation und Kanülierung von Ductus choledochus, Vena portae und Vena cava inferior in dieser Reihenfolge, die Arteria hepatica wird unterbunden. Leerspülen der Leber mit etwa 15 l heparinisierter Ringer-Lösung von etwa + 4° C über die Pfortader, bis die aus dem Cavakatheter herauslaufende Flüssigkeit frei von Blut erscheint. Durchtrennung aller Gefäße unterhalb der Katheter bzw. Ligaturen, Durchtrennung des Zwerchfelles, Unterbindung der thorakalen Cava und Herausnahme der Leber. Die Leber wird jetzt in eine auf 38° C temperierte Kammer gebracht und die Pfortader mit der Arteria femoralis des Patienten verbunden, die Cava in ein Reservoir abgeleitet und das venöse Blut über eine automatisch gesteuerte Pumpe in die Vena femoralis des Patienten zurückbefördert (Abb. 1).

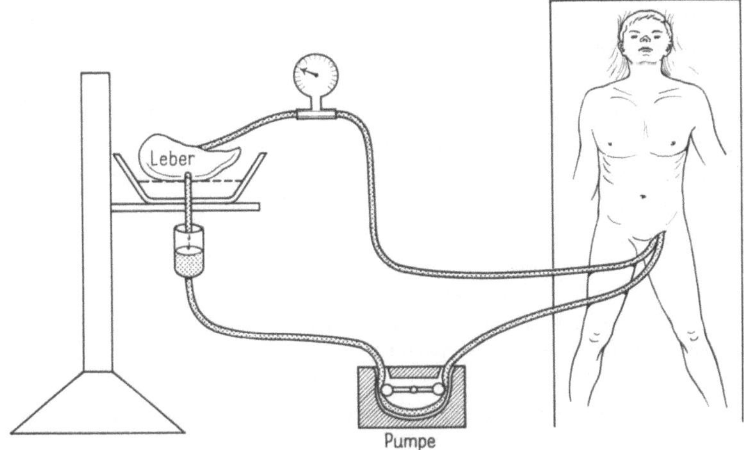

Abb. 1. Schema der Perfusionsanordnung bei einer extrakorporalen Leberassistenz

Wir haben in unserer Klinik dieses neue Therapieverfahren bei bisher 2 Patienten eingesetzt. Bei dem 1. Patienten handelte es sich um ein Terminalstadium des Cirrhosekomas, bei dem 2. um ein Koma bei fulminanter Hepatitis. Im 1. Falle wurde der Patient, der vorher nicht mehr auf gröbste Schmerzreize reagierte, wieder ansprechbar, im 2. Falle kam es zu keiner Aufklarung der Bewußtseinslage.

Wir verloren beide Patienten nach der Perfusion infolge einer massiven Blutung aus Oesophagusvaricen bzw. aus einem Ulcus ventriculi. Diese Blutungen sind nicht so sehr eine Folge der Heparinisierung als vielmehr einer schweren Störung im Gerinnungssystem, die mit dem Anschluß der extrakorporalen Leber eintritt. Es kommt zu einer Verminderung der Faktoren II, V und VII, sowie einem hochgradigen Thrombocytensturz. Dieses Phänomen konnten wir im Experiment an lebergesunden Tieren ebenfalls beobachten, können es bisher jedoch nicht erklären. Über ähnliche Gerinnungsstörungen wird auch nach Leber- und Nierentransplantationen berichtet, diese Reaktion scheint nicht organspezifisch zu sein. Es wäre daher zu fordern, daß bei Patienten, die mit der extrakorporalen Leber dialysiert werden sollen, möglichst keine potentiellen Blutungsquellen bestehen.

Die Indikation zur extrakorporalen Leberassistenz besteht bei allen Formen des Leberkomas mit Aussicht auf eine Regeneration der Leber, *sofern alle anderen Therapiemöglichkeiten vorher ausgeschöpft worden sind.* Beim Cirrhosekoma ist die Indikation zweifelhaft, da hier nur in seltenen Fällen die Regeneration einer ausreichenden Parenchymmenge zu erwarten ist.

Die Zahl der in der Welt durchgeführten klinischen extrakorporalen Leberdialysen beträgt bisher etwa 100, wovon über 27 näher berichtet ist. Unter diesen 27 waren 7 nicht cirrhosebedingte Comata, von denen 3 überlebten. Es handelt sich bei dem Verfahren um eine ultima ratio und seine Anwendung ist bisher bei nur wenigen Patienten mit gerechtfertigter Aussicht auf Heilung erfolgt. Wir sind jedoch von der Leistungsfähigkeit der Methode überzeugt und sind sicher, daß sie ihren festen Platz unter den Therapieverfahren einnehmen wird.

Aussprache

W. E. Zimmermann-Freiburg: Ich möchte Herrn Schleifer fragen: Haben Sie die regionale oder die allgemeine Heparinisierung angewendet?

D. Schleifer-Gießen: Die allgemeine.

W. E. Zimmermann-Freiburg: Gehen dem irgendwelche Leberfunktionsprüfungen beim Tier voraus?

D. Schleifer-Gießen: Ja, in beschränktem Umfang. Wir haben mit Kaninchen- und Rattenlebern gearbeitet. Da ist eine Leberfunktionsprüfung nur in beschränktem Umfang möglich. Ansonsten: Die Transaminasen gehen in die Höhe.

W. E. Zimmermann-Freiburg: Warum heparinisieren Sie bei Ihren Experimenten überhaupt? Bei dieser Art von Leberschädigung ist doch nicht zu befürchten, daß Sie eine Thrombose bekommen, da ohnehin verschiedene Gerinnungsfaktoren, die in der Leber gebildet werden, fehlen. Wir haben kein Heparin bei Anwendung der heterologen extrakorporalen Leberperfusion gegeben.

Eine zweite Frage sei noch erlaubt: Verfügen Sie über elektronenmikroskopische Untersuchungen, die vor allem eine Beurteilung des Reticulums ermöglichen? Damit läßt sich nämlich feststellen, ob nicht bereits toxische Schädigungen des Reticulums und damit der Leber vorliegen. Dies um so mehr, da Sie gerade die Faktoren II, V, VII, VIII und X nicht nachweisen konnten, die ja bekanntlich im granulierten Reticulum zusammen mit den Albuminen und der Cholinesterase gebildet werden.

Es liegen in der Literatur Berichte vor, die darauf hinweisen, daß bei einer voll funktionstüchtigen Leber u.a. diese Faktoren in ausreichender Weise produziert werden.

D. Schleifer-Gießen: Wir haben im Experiment auch bei lebergesunden Tieren Thromben beobachtet. Es hat mir allerdings bisher kein Pathologe sagen können, welche Thromben es sind, weil die Thrombocyten bis auf Werte um Null im Experiment heruntergingen. Zur zweiten Frage: Wir haben keine elektronenmikroskopischen Untersuchungen durchgeführt.

Leiter: Ich muß Sie leider aus Zeitmangel bitten, diese interessante Diskussion später fortzusetzen. Der nächste Vortrag ist der von Herrn Kühn.

182. Experimentelle Ergebnisse bei homologer (Schwein—Schwein) extrakorporaler Leberperfusion

H. G. Kühn *, R. Häring, H. Brehme (a. G.), S. Dressler (a. G.), H. Kindler, E. Vaubel (a. G.), H. J. Linkenbach (a. G.), G. Matzen (a. G.), R. de Pena Pérez (a. G.), L. C. Tung (a. G.), J. Waldschmidt (a. G.) und D. Xanthakos (a. G.)-Berlin

Summary. A report on experimental trials with homologous (pig to pig) and heterologous (human blood) liver perfusion. The chemical laboratory values in both groups are compared and subjected to a critical test. They are divided into liver function values, liver cell damage values and general values. Biliary flow, bromphthalein, potassium in serum and urine, transaminases, O_2 saturation and pH are discussed. The values in homologous liver perfusion are on the whole better than in heterologous liver perfusion.

Zusammenfassung. Es wird über experimentelle Versuche der homologen (Schwein-Schwein) und heterologen (Humanblut) Leberperfusion berichtet. Die laborchemischen Untersuchungswerte beider Gruppen werden gegenübergestellt und einer kritischen Prüfung unterzogen. Die laborchemischen Werte werden aufgeteilt in: Leberfunktionswerte, Leberzellschädigungswerte und Allgemeinwerte. Galleflluß, Bromthalein, Kalium im Serum und Urin, Transaminasen und O_2-Sättigung, mit pH werden besprochen. Die Werte bei der homologen Leberperfusion sind gegenüber der heterologen Leberperfusion insgesamt besser.

Die Behandlung des Leberkomas mit Hilfe der extrakorporalen Leberperfusion wurde im Experiment erstmals von Otto et al., 1958 durchgeführt. Wir haben uns gleichfalls mit der Problemstellung im Experiment wie in der klinischen Anwendung beschäftigt und berichten nachfolgend über die gewonnenen laborklinischen Untersuchungswerte. Die Methode und die technischen Voraussetzungen wurden bereits veröffentlicht (Häring et al.).

Die Versuche teilen sich in zwei Gruppen:

1. die homologe Leberperfusion (Schwein-Schwein),
2. die heterologe Leberperfusion (Humanblut).

Das Gewicht der Spendertiere betrug im Mittelwert 25 kg, das der perfundierten Tiere im Mittelwert 39 kg. Die Lebergewichte der Spendertiere lagen im Mittel bei 640 g, die Lebergewichte der perfundierten Tiere lagen im Durchschnitt bei 1050 g.

Beide Gruppen unterlagen den gleichen technischen Bedingungen. Der arterielle Zufluß erfolgte über die A. hepatica mit einem Druck von 80—120 mm Hg, und über die V. portae mit einem Druck von 30 cm H_2O, Minutenvolumen im Mittelwert 450 ml/min. Der Flow lag niemals unter 0,5 ml/kg Körpergewicht.

Der zentrale Venendruck betrug im Mittelwert +7, die Pulsfrequenz lag bei 130—150/min und die Lebertemperatur lag im Mittelwert bei 38,2°C. Die Leberwäsche erfolgte mit Ringer-Lösung. Die Gesamtischämiezeit der Leber beträgt bis 25 min. Die Gesamtdauer der Perfusion liegt bei 5 Std im Durchschnitt.

Folgende Untersuchungen wurden durchgeführt:

Die Elektrolyte im Harn, im Blut, die Gallesekretion, die Retention von Bromthalein in Blut und Galle, die Transaminasen SGOT, SGPT, LDH, alk. Phosphatase, das Hb, das freie Hb im Serum, der Hämatokrit, die Elektrophorese, die Blutgerinnung, pH im Blut, O_2-Sättigung, PCO_2, Bicarbonat, Lactat und Pyruvat arteriell und venös.

Die laborklinischen Untersuchungswerte teilen wir in drei Gruppen ein:

a) Leberfunktionswerte (Gallefluß und Bromthalein etc.),

b) Leberzellschädigungswerte (z.B. SGOT, SGPT, LDH, alk. Phosphatase),

c) Allgemeinwerte (Elektrolyte im Blut und Harn, Blutgasanalysewerte usw.).

Als wichtigste Werte sollen anhand von Diagrammen Gallefluß, Bromthalein, Kalium, Transaminasen und Blutgasanalyse besprochen werden.

Gallefluß: Abb. 1.

Die Mittelwerte pro Gruppe und Stunde zeigen deutliche Unterschiede und fallen mit der Zeitdauer ab. Wir sahen keine Abhängigkeit vom Minutenvolumen, dem Lebergewicht und der Temperatur. Nach Infusion von Elektrolytlösung steigt die Quantität der Galleflüssigkeit auf Kosten der Qualität an. Im Verhältnis zur Gallesekretion einer normalen Schweineleber, die 25,2 ml/kg Körpergewicht in 24 Std (1,04 ml Galle je g Leber) beträgt, liegt die Gallesekretion bei der extrakorporalen Leberperfusion bei ca. 20—25%.

Der Farbstofftest mit Bromthalein ist ein guter Nachweis der Leberfunktion (Abb. 2). Das Diagramm zeigt die Retention im Blut bei beiden Gruppen und die Ausscheidung in der Galle. Der 5 min-Wert wird als 100% Bezugswert angesehen, die Konzentration wird in der Summe zu den Prozentzahlen gemessen. Die zweite Gruppe liegt deutlich unter den Werten der Gruppe 1.

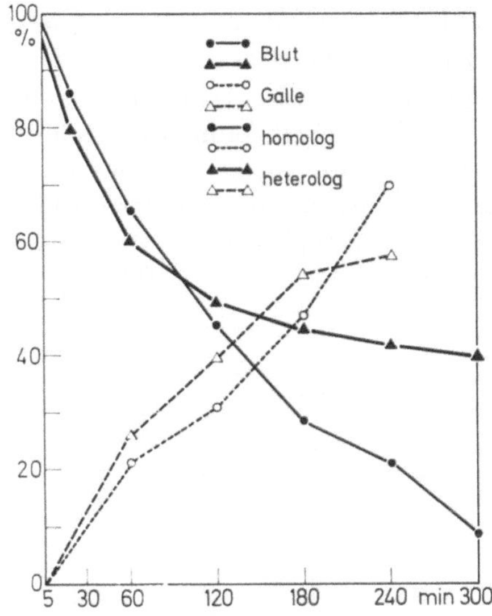

Abb. 1. Mittelwerte der Gallenproduktion mit Streuungsbereich pro Gruppe und Stunde

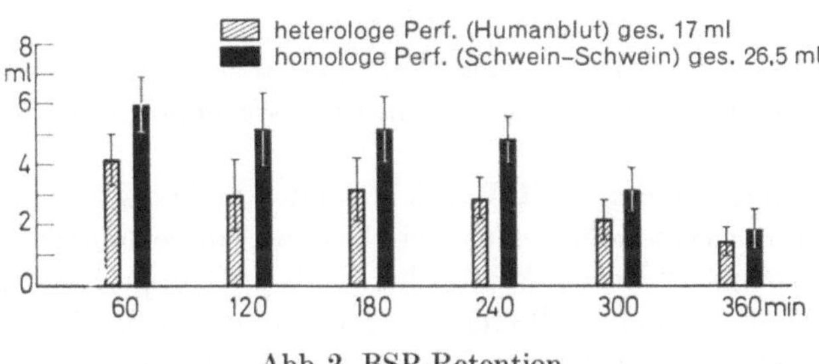

Abb. 2. BSP-Retention

Die Kaliumwerte im Blut und im Urin fallen während der Perfusion in den ersten 60 min steil ab. Abouna erklärt den Abfall der Kaliumwerte durch die Leberwäsche. Möglicherweise zeigt der Kaliumverlust eine Membranschädigung an und erklärt das Auftreten intra- und extracellulärer Ödeme. Weiteren Einblick hoffen wir über den sog. Rohrzuckerraum zu erhalten.

Anders liegen die Verhältnisse bei der Gruppe 2. Durch Hämolyse kommt es sehr rasch zu einem steilen Anstieg der Kaliumwerte, die abhängig vom Alter der Blutkonserven sind. Inwieweit durch Kaliumsubstitution bereits während der Leberwäsche ein Kaliumabfall zu vermeiden ist, sollen künftige Versuche zeigen. Kaliumsubstitution während der Perfusion gleicht den Abfall aus, und die Kaliumausscheidung im Harn steigt rasch auf normale Werte an.

Die Transaminasen sind typisch für die Leberzellschädigung. Die SGPT, weniger leberspezifisch, zeigt kaum Unterschiede innerhalb der Gruppen. Die alk. Phosphatase ist bei Gruppe 1, nicht jedoch bei Gruppe 2, normal. Dieses Verhalten ist nur schwer erklärlich. Wir hoffen jedoch, über den Weg der elektrophoretischen Fraktionierung der alkalischen Serumphosphatase in Isoenzyme Aufklärung zu erhalten. Am

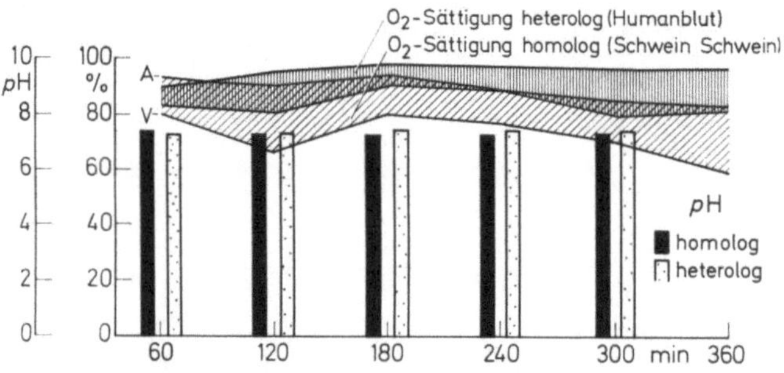

Abb. 3. Mittelwerte O_2-Sättigung und pH pro Gruppe und Stunde

ehesten ist hier an die aus den Gallenkanälchen stammende, cytochemische, membrangebunde Fraktion, Cholestasephosphate zu denken (Klein).

Die partikelgebundene SGOT spricht schnell auf Leberschädigung an und zeigt mit der Dauer der Perfusion in beiden Gruppen einen deutlichen Anstieg. In Gruppe 2 ist der Anstieg höher als in Gruppe 1. Wir glauben jedoch, hiermit die Leberzellschädigung nicht ausreichend nachweisen zu können. Mit der Sorbitdehydrogenase oder Alkoholdehydrogenase hoffen wir, weitere Antwort auf diese wichtigen Fragen zu erhalten.

Die Kontrolle der O_2-Sättigung (Abb. 3) im arteriellen und venösen Schenkel zeigt uns einen sehr hohen O_2-Verbrauch der extrakorporalen Leber. Die arterio-venöse Sauerstoffdifferenz beträgt durchschnittlich 20%. Ein wesentlicher Unterschied zwischen Gruppe 1 und Gruppe 2 wurde von uns nicht festgestellt. Die pH-Werte, halbstündlich gemessen in beiden Schenkeln, werden mit Bicarbonat, Chlor und CO_2 konstant gehalten. Extreme Fehlwerte von Sauerstoffsättigung und des Blut-pH beeinflussen die Leberfunktion.

Wir glauben, daß die mitgeteilten Werte einen guten Einblick in die Funktion und Schädigung des Leberparenchyms bei der extrakorporalen Perfusion gewähren. Über weitere spezifische Testmethoden und Versuche hoffen wir, eine Verfeinerung der Technik zu erreichen und zum anderen mehr Einblick in die komplizierten Vorgänge während der Leberperfusion zu erhalten und die klinische Anwendung verbessern zu können.

Literatur

1. Abouna, G. M.: Brit. J. Surg. **55**, 761 (1968).
2. Häring, R., H. Brehme, S. Dressler, H. Kindler, H. Kotlorz, H. G. Kühn, H. J. Linkenbach, R. de Pena Pérez, L. C. Tung, J. Waldschmidt u. D. Xanthakos: Med. Welt. **20**, 82 (1969).
3. Klein, U. E.: Dtsch med. Wschr. **1969**, 526–529.
4. Otto, J. J. J., C. Pender, J. H. Cleary, D. M. Sensemic, and C. Weich: Surg. **43**, 301 (1958).

Aussprache

Leiter: Ich möchte die Herren Diskussionsredner bitten, an die freundlichen Helfer zu denken, die das vom Tonband hinterher zu übertragen haben, und deutlich und klar artikuliert zu sprechen.

W. E. Zimmermann-Freiburg: Bezüglich der Indizenzyme der Leber möchte ich kurz noch einige Bemerkungen machen: Zunächst ist richtigzustellen, daß die Transaminasen SGOT und SGPT nicht als leberspezifisch bezeichnet werden können. Das wirkliche Indizenzym der Leber ist GLDH (Glutamatdehydrogenase), das zu 100% an den Mitochondrien der Leber lokalisiert ist. Hingegen ist GOT maximal nur zu 70% und MDH zu 40% an den Mitochondrien fixiert und GPT, LDH, ALD und SDH als Indicatorenzyme nur im cytoplasmatischen Raum nachzuweisen.

Der Anstieg von SGOT und SGPT, den Sie sich nicht erklären können, kommt deshalb mit großer Wahrscheinlichkeit dadurch zustande, daß eine stärkere Hämolyse vorliegt und die Transaminasen vorwiegend aus den Erythrocyten austreten, wo sie in üblicher Weise lokalisiert sind.

H. G. Kühn-Berlin: Das Nicht-Ansteigen der alkalischen Phosphatase bei Verwendung einer Schweineleber zur extrakorporalen Perfusion ist dadurch zu erklären, daß die alkalische Phosphatase des Schweines unspezifisch ist, d.h. sie können mit der Schweineleber verschiedene experimentelle Untersuchungen durchführen, ohne daß die alkalische Phosphatase ansteigt.

O. Boeckl-Salzburg: Ich möchte drei Punkte ansprechen. Die Versuche mit homologer — sowohl in situ als auch in vitro — Perfusion der Schweineleber sind zwar aus akademischen Gesichtspunkten recht schön. Aber ich glaube, daß das für die Praxis keine Bedeutung hat. Ich glaube auch nicht, daß uns das viel weiterhelfen wird. Wir haben zu den gleichen Fragen wie Sie Untersuchungen gemacht und die Ergebnisse schon vor einigen Jahren zum Teil publiziert. Wir sind in bezug auf die Proteine zu den gleichen Ergebnissen gekommen wie Sie, und zwar nicht nur in situ, sondern auch in vitro.

2. Die Lactatdehydrogenase ist bei Verwendung von Blut bzw. Erythrocyten als Perfusionsmedium keinesfalls leberspezifisch und kann deshalb nichts über die Leberfunktion aussagen.

H. G. Kühn-Berlin: Wir sind der Ansicht, daß die alkalische Phosphatase bei Verwendung der Schweineleber in situ nicht ansteigt, meinen aber, daß bei Verwendung von Humanblut als Perfusionsmedium ein solcher zu erzielen ist. In zwei der von uns durchgeführten heterologen Leberperfusionen haben wir nämlich dann einen Anstieg gefunden, wenn der Gallenfluß behindert wurde oder sistierte. Diese Fälle haben wir wegen der geringen Anzahl bisher nicht vorgestellt. Außerdem ist es auch schwierig, zu erklären, warum die alkalische Phosphatase einerseits aus den Leberzellen, andererseits aus der Galle stammt und dies auch bei der Schweineleber Gültigkeit hat. Inwieweit eine Abhängigkeit untereinander besteht, müßte weiter untersucht werden. Im übrigen ist uns auch klar, daß die Transaminase SGOT nicht leberspezifisch ist. Aber man muß annehmen, daß bei Zunahme der Transaminasen auch die Lactatdehydrogenase ansteigt.

183. Die Leistungsfähigkeit der Schweineleber in situ und bei heterologer Perfusion

H. M. Strebel*, H. Stirnemann, J. Tauber, R. Vogel, H. Bucher, U. Bucher und R. Preisig-Bern/Schweiz (a.G.)

Summary. Under physiological perfusion conditions pig's liver can be preserved as a functioning organ almost indefinitely. Its functional capacity, proved in clinical use but limited in comparison with the intact animal, can be confirmed by accurate measurements of partial functions. It can, however, be shown from the example of bile formation that reduced function does not necessarily mean liver damage. It seems that the isolated organ is set new limits of performance.

Zusammenfassung. Die Schweineleber kann unter physiologischen Perfusionsbedingungen fast unbeschränkt als funktionierendes Organ erhalten werden. Die in der klinischen Verwendung erwiesene, im Vergleich zum Ganztier aber eingeschränkte Leistungsfähigkeit kann mittels genauer Messungen von Partialfunktionen belegt werden. Am Beispiel der Gallenbildung kann aber gezeigt werden, daß eine reduzierte Funktion nicht Ausdruck einer Leberschädigung bedeuten muß. Vielmehr scheinen dem isolierten Organ neue Leistungsgrenzen gesetzt zu sein.

Die Untersuchungen verschiedener Autoren [2—4] haben gezeigt, daß die Leistungsfähigkeit der heterolog perfundierten Schweineleber von der Technik der Hepatektomie, der Art der Spülung und Unterkühlung [1] und einer möglichst physiologischen Perfusion abhängt. Darauf basierend haben wir bis heute bei 7 Patienten im Coma hepaticum die Leberperfusion als temporären Organersatz klinisch angewandt und uns dabei von der tatsächlichen Leistungsfähigkeit des isolierten Organs überzeugen können. So fiel beispielsweise bei einer Patientin im terminalen Stadium einer Virushepatitis, kurz nachdem sie an das Perfusionssystem angeschlossen worden war, der Wert für das gesamte Serumbilirubin zunächst von 18 auf 10 mg-$^0/_0$ ab, was teilweise einem Verdünnungseffekt entsprach. Das weitere Absinken des Bilirubins von 10 auf 6 mg-$^0/_0$, sowie der rasche Anstieg des konjugierten Anteils und das Absinken der alkalischen Phosphatase von 45 auf 24 IE, zeigten aber die gute Funktion der extrakorporellen Leber. Neben den Veränderungen der serumchemischen Werte demonstrierte die Besserung im Bewußtseinszustand des Patienten den sicheren Momentanerfolg des Unternehmens. Trotzdem kann der Wert dieser Behandlungsmethode zur Zeit noch nicht abschließend beurteilt werden. Auch sind die Partialfunktionen der isolierten Leber bei den heute angewandten klinischen Perfusionssytemen noch wenig studiert. Dabei dürfte eben diese Kenntnis die Voraussetzung einer sinnvollen Anwendung der ex vivo perfundierten Schweineleber zur Therapie der akuten Leberinsuffizienz darstellen. Es war deshalb das Ziel der vorliegenden Arbeit, die Leistungsfähigkeit der perfundierten Leber besser beurteilen zu können.

Methodik

In einer Serie von 19 isolierten Organperfusionen untersuchten wir die Leberfunktion zunächst anhand der gebräuchlichen Tests wie z.B. Gallenfluß, Sauerstoffextraktion, Bilirubinspiegel und Konzentration der Serumenzyme. Gleichzeitig wurden genauere Partialfunktionen anhand von Galaktoseelimination und Bromsulfaleinclearance bestimmt. Diese Werte wurden hierauf mit den am Ganztier gewonnenen Untersuchungsresultaten verglichen. Zum Studium der Gallenbildung wurden cholecystektomierte und mit Thomas-Duodenalkanüle [7] versehene Schweine verwendet.

Einzelheiten über die Methodik der Perfusionen sind in einer früheren Arbeit dargelegt worden [5, 6]. Immerhin sollen die wesentlichen Punkte kurz zusammengefaßt werden. Minnesota-Zwergschweine werden in Lachgas-Intubationsnarkose hepatektomiert. Die Spülung der Leber erfolgt mit einer auf 4°C gekühlten Ringerlactatlösung. Die Perfusion wird mit heparinisiertem Menschenblut durchgeführt. Das verwendete Minutenvolumen von 0,45—0,55 ml/min/g Lebergewicht entspricht den durchschnittlichen, am lebenden Tier gewonnenen Meßwerten. Ein Drittel hiervon fließt pulsatil unter einem Mitteldruck von 100 mm Hg durch die Leberarterie, die übrigen zwei Drittel in kontinuierlichem Fluß durch die Pfortader bei 7 mm Hg Mitteldruck. Sauerstoffsättigung und pH werden optimal gehalten und die Lebertemperatur zwischen 37,8 und 38°C einreguliert. Als Ersatz für den unterbrochenen enterohepatischen Kreislauf der Gallensalze wird laufend ungefähr 10 μEq/min Na-taurocholat in das System infundiert.

Resultate

Bei der Beurteilung der isoliert perfundierten Leber anhand der üblichen Meßgrößen konnte eine konstante, gute Organfunktion — selbst bei Langzeitperfusionen (24 Std) — bestätigt werden. Die Sauerstoffextraktion und der Lactat-Pyruvat-Quotient entsprachen den Größen, wie sie zuvor am lebenden Tier gemessen worden waren. Der konjugierte Anteil des Bilirubins nahm konstant zu. Die GOT stieg parallel der Hämolyserate, die alkalische Phosphatase und die LDH zeigten uncharakteristische Schwankungen. Einzig die Werte für die GPT, die bis zum 5fachen des Ausgangswertes anstiegen, ließen eine gewisse Leberzellschädigung vermuten.

Bei genaueren Untersuchungen von Partialfunktionen fanden sich jedoch deutliche Unterschiede zwischen der Leber in vivo und ex vivo

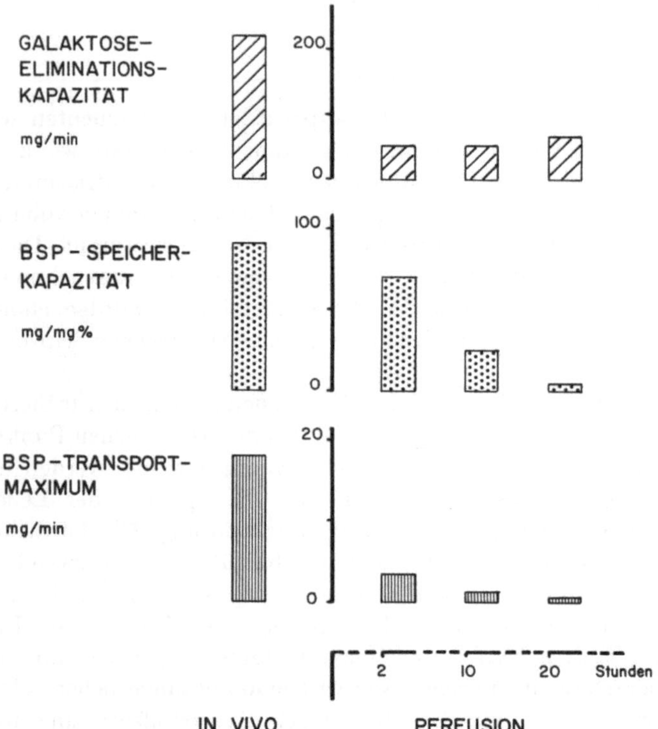

Abb. 1. Resultate vergleichender Untersuchungen von Galaktoseeliminationskapazität, Bromsulfalein-Speicherkapazität und Transportmaximum im intakten Schwein und bei der heterolog perfundierten Schweineleber

(Abb. 1). Die Galaktoseeliminationskapazität blieb zwar während 24stündiger Perfusion konstant, entsprach aber nur einem Viertel des in vivo gemessenen Normalwertes. Die Resultate der Messungen von BSP-Transportmaximum (Tm) und Speicherkapazität (S) bestätigten diesen Unterschied zum Ganztier. Selbst bei nur 6stündigen Perfusionen wurden für BSP-Tm Werte von 2 mg/min (Normalwert um 18 mg/min) und für BSP-S von 20 mg/mg-$^0/_0$ (Normalwert um 90 mg/mg-$^0/_0$) nie überschritten. Obwohl unter konstanter Infusion von Na-taurocholat der Gallenfluß zwischen 0,2 und 0,3 ml/min erhalten blieb, nahm die An-

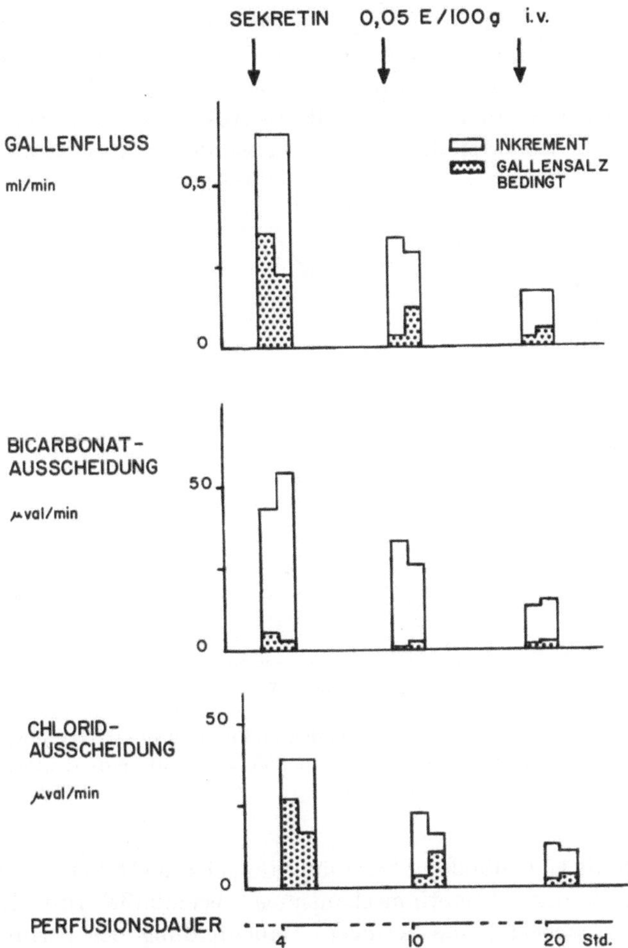

Abb. 2. Secretineffekt auf die Gallenbildung in Abhängigkeit von der Perfusionsdauer. In den abgebildeten, repräsentativen Gallenproben ist der durch Gallensalzausscheidung „bedingte" Anteil berechnet. Die Secretin-induzierte Cholerese ist als sog. „Inkrement" dargestellt

sprechbarkeit auf den choleretischen Effekt von Reinsecretin (Abb. 2) nach der 10. Perfusionsstunde bereits ab; damit muß auf eine Einschränkung in der Sekretionsleistung intrahepatischer Gallengänge geschlossen werden.

Die am Ganztier gezeigte Abhängigkeit der Gallenbildung von der Taurocholatausscheidung (Abb. 3) konnte für die isolierte Leber bestätigt werden, wenn auch der bis jetzt untersuchte Bereich der Gallensalzausscheidung im perfundierten Präparat viel kleiner ist. Immerhin ist ersichtlich, daß für eine bestimmte Gallensalzausscheidung — z.B. 20 μ Eq/min — der Gallenfluß beim intakten Tier etwa doppelt so groß ist. Dieser Befund könnte zunächst ebenfalls als Ausdruck funktioneller Minderwertigkeit der isolierten Leber gedeutet werden. Dabei ist aber

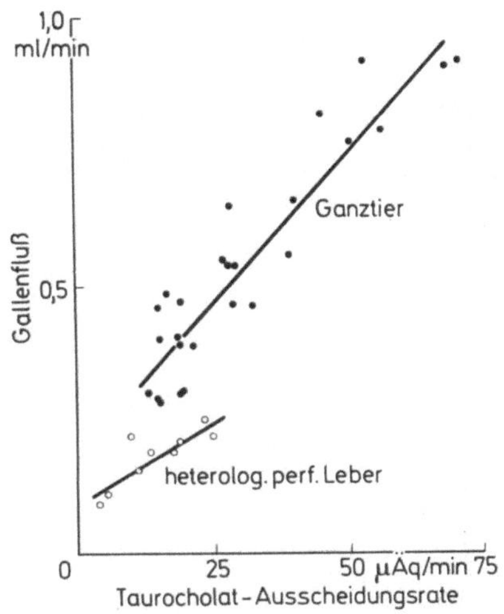

Abb. 3. Zwischen Taurocholatausscheidung und Gallenfluß besteht in vivo ($r = 0{,}922$, $p < 0{,}01$) und bei der perfundierten Leber ($r = 0{,}855$, $p < 0{,}01$) eine deutliche Abhängigkeit

zu bedenken, daß die Gallenbildung beim intakten Tier zusätzlich durch Faktoren, wie z. B. den „Secretinmechanismus" beeinflußt wird. Es scheint deshalb naheliegend, die geringere Gallenbildung der perfundierten Leber durch die Abwesenheit humoraler (und möglicherweise nervöser) Einflüsse zu erklären.

Literatur

1. Abouna, G. M.: Brit. J. Surg. **55**, 761 (1968).
2. Chapman, N. D., P. Goldworthy, L. M. Nyhus, W. Vollwiler, and H. N. Harkins: Surgery **48**, 111 (1960).
3. Eisemann, B., D. S. Liem, and F. Rafucci: Ann. Surg. **162**, 329 (1965).
4. Norman, J. C., W. G. Hardison, and W. V. McDermott: Bull. N. Y. Acad. Med. **43**, 967 (1967).
5. Tauber, J., H. Stirnemann, R. Vogel, H. Bucher, H. M. Strebel u. R. Preisig: In: Internationales Symposium über die Möglichkeiten des Leberersatzes. Salzburg 1968.
6. — — — — — — Schweiz. med. Wschr. **99**, 590 (1969).
7. Thomas, J. E.: Proc. Soc. exp. Biol. (N. Y.) **46**, 260 (1941).

Aussprache

O. Boeckl-Salzburg: Ich habe zwei kurze Fragen: Sie sagten, Sie spülen mit einer Spülflüssigkeit aus, die auf 4° C gekühlt ist. Wir haben das zunächst auch gemacht, haben dann aber später mit einer Flüssigkeit von 20° C gespült. Wir hatten den Eindruck, daß wir mit dieser Flüssigkeit von 20° C eine bessere Funktion erhielten. Eine zweite Frage: Haben Sie Beobachtungen über die Bilirubinkonzentration in der ausgeschiedenen Galle gemacht?

H. M. Strebel-Bern: Solche Beobachtungen haben wir nicht gemacht!

O. Boeckl-Salzburg: Das würde uns interessieren, denn wir haben diesbezüglich gesehen, daß bei Fortdauer der Perfusionszeit bis zu 4 Std eine gesteigerte Bilirubinkonzentration in der Galle auftritt, die im weiteren einen Funktionsverlust aufweist.

H. M. Strebel-Bern: Wir haben diese Untersuchungen nicht durchgeführt. Wir hatten eine Flüssigkeit mit einer Temperatur von 38° C während der extrakorporalen Perfusion.

C. Maurer-Heidelberg: Mit welcher Methode haben Sie die gallensauren Salze nachgewiesen? Nach meinen Beobachtungen kommt es bei der i. v. Applikation gallensaurer Salze nicht zu einer Urinkonzentration; sie sinkt signifikant ab. Das kann man nur dadurch erklären, daß durch die gallensauren Salze eine Stoffwechselkonkurrenz zwischen den gallensauren Salzen und anderen Stoffwechselprodukten auftritt. Haben Sie auch ohne Applikation Beobachtungen gemacht?

H. M. Strebel-Bern: Wir haben hierfür noch keine Beobachtungen gemacht. Wir wollten möglichst physiologisch perfundieren. Ich habe das Bild gezeigt. Wir konnten auch am Menschen analoge Untersuchungen machen: Je mehr gallensaure Salze wir infundieren, desto mehr steigt der Gallenfluß an.

184. Die Behandlung des Leberkomas mit Hilfe der heterologen Leberperfusion

R. Häring*, J. Waldschmidt (a.G.), H. Brehme (a.G.), S. Dressler (a.G.), J. Eckart (a.G.), H. Kindler, H. Kotlorz (a.G.), H. G. Kühn, R. de Pena Pérez (a.G.) und L. C. Tung (a.G.)-Berlin

Summary. The principal indication for the treatment of hepatic coma with heterologous liver perfusion is the liver disintegration coma (intoxication, hepatitis). In 3 patients the method was used in combination with exchange transfusion. One of these patients with hepatitis was treated successfully. The technique of perfusion and the criteria for the assessment of functional capacity of pig's liver are discussed.

Zusammenfassung. Die wichtigste Indikation für die Behandlung des Leberkomas mit Hilfe der heterologen Leberperfusion ist das Leberzerfallskoma (Intoxikation, Hepatitis). Bei 3 Patienten wurde das Verfahren in Kombination mit der Austauschstransfusion angewandt. Einer dieser Patienten mit einer Hepatitis wurde erfolgreich behandelt. Die technische Durchführung der Perfusion und die Kriterien für die Beurteilung der Funktionsfähigkeit der Schweineleber werden diskutiert.

Neben der konventionellen medikamentösen Therapie des Leberzerfallskomas wurden Verfahren zum temporären Ersatz der Leber, die bekanntlich ein sehr regenerationsfähiges Organ ist, entwickelt. Durch diese Behandlung soll eine Entlastung der Leber erreicht werden, um den Circulus vitiosus zu durchbrechen, der aus der Kumulation toxischer Stoffwechselprodukte resultiert, und um die Zeit zu überbrücken, in der ungeschädigte Parenchymreste der Leber sich erholen und ihre spezifischen Funktionen wieder aufnehmen können.

Dieser temporäre Ersatz der Leber ist bisher auf folgende Weise möglich:

1. durch die extrakorporal eingeschaltete Tierleber,
2. durch den Blutaustausch,
3. durch den parabiotischen Austauschkreislauf, die sog. Cross Circulation.

Jedes dieser Verfahren wurde — wie die Literatur zeigt — unter bestimmten Bedingungen in Einzelfällen bereits mit Erfolg angewandt. Keines aber ist bisher zur Routinemethode herangereift.

Die Grenzen sind klar aufgezeigt: Die ersatzweise Übernahme der Leberfunktion ist zeitlich begrenzt. Vor allem aber wird das Grundleiden nicht direkt beeinflußt.

Die Indikation für den temporären Leberersatz ist daher eingeschränkt. Sie gilt in erster Linie für das schwere Koma durch Leberzerfall, wie es z.B. bei toxischer Lebernekrose, der foudroyanten Virushepatitis und im Verlauf einer Gestose beobachtet wird. Bei schweren Hepatosen im Rahmen einer Sepsis oder eitrigen Infektion und beim akuten nekrotischen Schub einer bislang stabilen Lebercirrhose ist wohl kein wesentlicher Erfolg mehr zu erwarten.

Eigene Erfahrungen sammelten wir bei der extrakorporalen Perfusion einer Schweineleber in Verbindung mit der Austauschtransfusion. Wir haben die Leberdialyse bis jetzt bei 3 Patienten angewandt, bei einem mit Erfolg. Die technische Durchführung des Verfahrens lehnt sich an die von Eiseman an und sei nur kurz erläutert:

Wir verwenden ca. 25—30 kg schwere Schweine und kanülieren die hilären Gefäße der Leber bereits in situ. Es erfolgt dann die Spülung der Leber mit heparinisierter Ringer-Lösung, die wir aber künftig nach dem Vorschlag Abounos durch eine Glucose-Insulin-Dextran-haltige und kaliumreiche Elektrolytlösung ersetzen werden. Der Waschvorgang muß aus immunologischen Gründen sorgfältig, andererseits aber nicht zu lange ausgedehnt werden, um die Ischämiezeit der Leber — maximal 15—20 min — so kurz wie möglich zu halten. Für die optimale Funktion ist eine physiologische Durchströmung mit sauerstoffgesättigtem Blut Voraussetzung. Der Zustrom erfolgt über die A. hepatica mit einem pulsierenden Druck von 100—140 mm Hg und über die V. portae mit einem orthostatischen Druck von 30 cm Wasser (Abb. 1). Der Blutdurchfluß durch die Leber muß mindestens 400—500 ml/min betragen. Beim kollaptischen Patienten kann die Kanülierung der A. radialis mittels Scribner-Shunt hierfür nicht ausreichen, so daß eine Oberschenkelarterie angeschlossen werden muß.

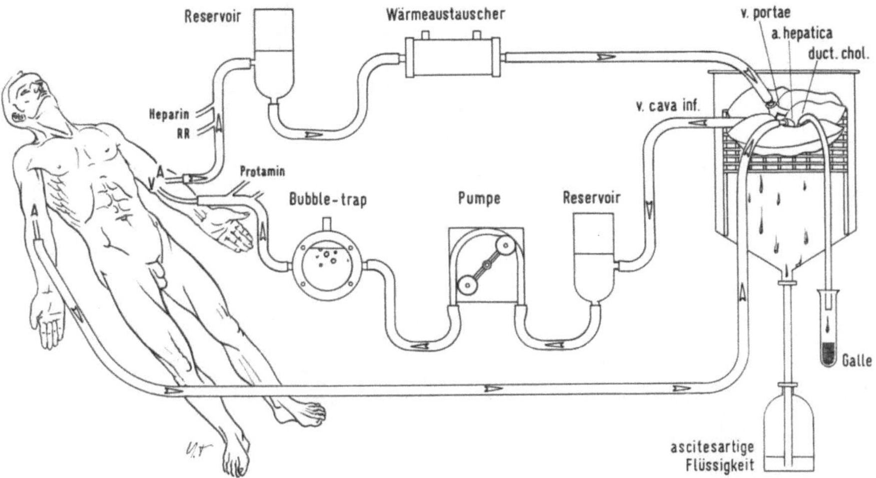

Abb. 1. Anordnung zur isolierten Perfusion einer Schweineleber

Bei dem ersten 57 jährigen Kranken entwickelte sich ein Leberausfallskoma im Rahmen einer Sepsis bei multiplen Schlingenabscessen nach Sigmaresektion. Bei Bilirubinwerten um 28,5 mg-% entschlossen wir uns zur Leberdialyse, die wegen eines unzureichenden Durchflusses durch die A. radialis aber bereits nach 80 min abgebrochen werden mußte. Am folgenden Tag wiederholten wir die Perfusion für eine Dauer von 185 min mit Anschluß an die A. iliaca. Trotz vorübergehender klinischer Besserung mit Abfall des Bilirubinspiegels und Aufhellung der Bewußtseinslage mußten wir 10 Tage später abermals, aus immunologischen Gründen diesmal mit einer Kalbsleber, eine erneute Dialyse durchführen. Danach besserte sich das Befinden des Patienten nur unwesentlich. Der Kranke verstarb am 8. Tag nach der letzten Perfusion.

Der zweite Patient kam im tiefen Leberkoma, wahrscheinlich auf dem Boden einer chronischen Intoxikation durch Tuberculostatica, zur Aufnahme. Die Perfusion konnte keine Besserung des Zustandbildes mehr erreichen. Der Kranke verstarb am nächsten Tag im irreversiblen Kreislaufkollaps.

Der dritte, 31 jährige Patient, dessen Krankheitsverlauf wir ausführlicher darstellen möchten, erkrankte an einer Inokulationshepatitis. Trotz intensiver konservativer Therapie kam es bei dem anfänglich gut ansprechbaren und voll orientierten Kranken innerhalb von 3 Tagen zur Entwicklung eines tiefen, mit den üblichen Maßnahmen nicht beeinflußbaren Komas. Bis zur Bereitstellung des Perfusionsbesteckes führten wir aus zeitlichen Gründen zunächst eine Austauschtransfusion mit 7 l Frischblut durch. Danach hellte sich die Bewußtseinslage etwas auf.

Die Serum-, Bilirubin- und Transaminasewerte fielen zunächst ab. Am nächsten Tag hatte sich der Zustand aber wieder so weit verschlechtert, daß eine Leberdialyse vorgenommen werden mußte. Die Perfusionsdauer betrug 5 Std, die Durchströmungsgröße der Leber 450 ml/min bei einer konstanten Organtemperatur von 38° C.

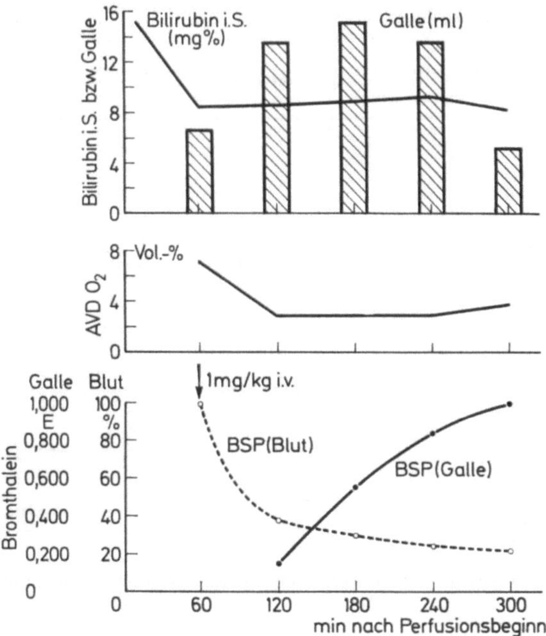

Abb. 2. Parameter für die Funktion der Schweineleber. Patient: D. G., 31 Jahre

Die Funktionstüchtigkeit der perfundierten Schweineleber ist aus den folgenden Faktoren zu ersehen (Abb. 2):

1. Die Galleproduktion betrug insgesamt 54,6 ml. Sie war in der 2.—4. Std am stärksten.

2. Das Serumbilirubin fiel von 15,2 mg-% auf 8,3 mg-% ab.

3. Die arterio-venöse Sauerstoffdifferenz lag während der gesamten Perfusionsdauer zwischen 3 und 4 Vol-%. Nur in den ersten 90 min war sie größer, wahrscheinlich aufgrund einer gewissen Sauerstoffschuld des Organs nach der 20minütigen normothermen Ischämie.

4. Das 60 min nach Perfusionsbeginn i. v. verabreichte Bromsulphthalein wurde in der Galle ausgeschieden. Entsprechend dem kontinuierlichen Abfall des Farbstoffes im Serum nimmt die Konzentration in der Galle zu.

Die nächsten Diapositive zeigen Ihnen den Krankheitsverlauf bis zum Tage der Entlassung des Patienten in häusliche Pflege. Sowohl beim

Serumbilirubin als auch bei der alkalischen Phosphatase ist die schnelle, zeitlich aber begrenzte Leistung der Austauschtransfusion zu erkennen. Erst nach der Leberperfusion kam es im weiteren Verlauf zu einer Normalisierung dieser Werte (Abb. 3).

Noch eindrucksvoller ist die Verlaufskurve der Gerinnungswerte. Schon am 5. Tag nach der Dialyse verhalten sich die Thromboplastinzeit und die Faktoren II, V und VII wieder regelrecht.

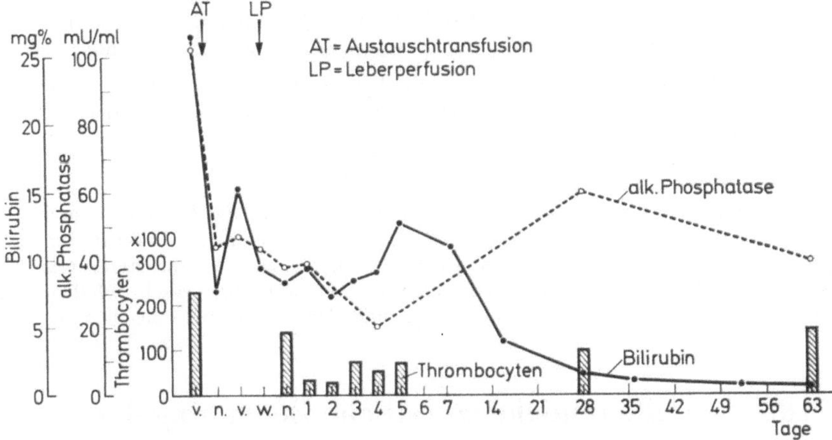

Abb. 3. Krankheitsverlauf: Patient D. G. 31 Jahre

Ein ähnliches Bild zeigen die Transaminasen. Bereits 4 Tage nach der Perfusion konnten Normalwerte für die GPT, GOT und LDH nachgewiesen werden.

Außerdem wurden die Serumelektrophorese, die Elektrolyte, die Eiweißlabilitätsteste und der Bromthaleintest wiederholt kontrolliert. Der abschließend entnommene Stanzzylinder aus der Leber des Patienten zeigt nur noch das Bild einer abgeklungenen Hepatitis.

Um eine Antikörperbildung gegen Schweineserum nachzuweisen, haben wir in Zusammenarbeit mit Herrn Müller-Ruchholz aus dem Hygieneinstitut der Universität Kiel den Geldiffusionstest und immunoelektrophoretische Analysen durchgeführt. Am 12. Tag nach der Perfusion waren Antikörper gegen Schweineserum im Patientenblut nachweisbar. Wie lange derartige Antikörper gebildet werden, bleibt weiteren Untersuchungen vorbehalten. Die Immunoelektrophorese zeigte Eiweißfraktionen vom Schwein im Serum des Patienten unmittelbar nach der Perfusion. 4 Tage später hatte sich die Menge des Fremdeiweißes bereits erheblich verringert.

Literatur

Abouna, G. M.: Brit. J. Surg. **55**, 761 (1968).
Eiseman, B., P. Knipe, H. A. McColl, and M. J. Orloff: Arch. Surg. **83**, 356 (1961).
Häring, R., H. Brehme, S. Dressler, H. Kindler, H. Kotlorz, H. G. Kühn, H. J. Linkenbach, R. de Pena Pérez, L. C. Tung, J. Waldschmidt u. D. Xanthakos: Med. Welt **20**, 82 (1969).
Zimmermann, W. E., M. Kessler, D. W. Lübbers, D. Seitz u. R. Dierkesmann: Langenbecks Arch. klin. Chir. **322**, 1145 (1968).

Aussprache

E. Hell-Salzburg: Es ist wichtig, daß die Schweineleber mit 40° C perfundiert werden soll. Sie erhalten dann bessere Funktionsergebnisse; 38° C ist zu wenig.

R. Häring-Berlin: Ich glaube schon, daß die Temperatur eine große Rolle spielt. Die Frage ist, wie die physiologische Temperatur der Schweineleber ist. Sie wird wohl zwischen 38 und 39° C liegen.

E. Hell-Salzburg: Nach unserer Erfahrung liegt sie bei 39,5° C.

C. Herfarth-Freiburg: Ein kurzer methodischer Hinweis; die Ergebnisse sind zwar sehr schön, aber man muß wissen, daß man die Enzyme nicht als Kriterium der Funktionstüchtigkeit werten kann. Beim Leberkoma ist z.B. ganz charakteristisch, daß die Indizenzyme und Transaminasen sehr stark und rasch abfallen. Ein Koma ist um so schwerer, je mehr der Abfall der Enzymwerte gegeben ist.

185. Die differentialdiagnostische Bedeutung des Leberenzymfunktionsmusters bei chirurgischen Patienten

O. Zelder (a.G.)-Marburg

Summary. Based on enzyme determinations in 424 surgical patients the diagnostic and differential-diagnostic possibilities are pointed out in diseases of the biliary passages and non-traumatic and traumatic liver affections. All the findings are confirmed by laparotomy, exploratory laparotomy or histological examination. Only in late control examinations of tumour patients and patients with blunt abdominal trauma were the clinical findings used, sometimes with liver scintigraphy. The significance of the pathological enzyme pattern, especially the LDH and AP activity rise, is pointed out and is supported by the literature. Repeated control examinations in clinically suspicious cases seem to be useful both before and after the operation. 24 cirrhosis patients with acute oesophageal varix haemorrhage also showed a distinctly pathological liver enzyme pattern, probably due to active parenchyma changes due to hypoxaemia. Seriously injured patients with blunt abdominal trauma show a distorted enzyme pattern. For the differentiation of liver involvement the additional determination of SDH is required. When the enzyme status is established in combination with the clinical findings or suspicions the diagnosis of liver rupture poses no diagnostic difficulties.

Zusammenfassung. Anhand von Enzymbestimmungen bei 424 chirurgischen Patienten wird auf die diagnostischen bzw. differential-diagnostischen Möglichkeiten bei Erkrankungen der Gallenwege und nicht traumatischen und traumatischen Leberaffektionen hingewiesen. Sämtliche Ergebnisse sind durch Laparotomie,

Probelaparotomie oder histologische Untersuchung gesichert. Lediglich bei den nachkontrollierten Tumorkranken und den Patienten mit stumpfem Bauchtrauma wurde der klinische Befund, teilweise mit Leber-Szintigraphie, herangezogen. Auf die Bedeutung des pathologischen Enzymmusters, insbesondere auf den LDH- und AP-Aktivitätsanstieg wird unter Berücksichtigung der Literatur hingewiesen. Verlaufskontrollen bei klinischem Verdacht erscheinen hier prä- wie postoperativ zweckmäßig. Bei 24 Cirrhotikern mit akuter Oesophagusvaricenblutung zeigt sich ebenfalls ein deutlich pathologisch verändertes Leberenzymmuster, das auf einen aktiven Parenchymumbau am ehesten durch Hypoxämie zurückzuführen ist.

Schwerverletzte mit stumpfem Bauchtrauma zeigen ein verzerrtes Enzymmuster, zur Differenzierung einer Leberbeteiligung wird die zusätzliche SDH-Bestimmung gefordert. Die Diagnose „Leberruptur" bietet in Verbindung mit dem klinischen Befund bzw. Verdacht nach der Enzymkonstellation keine diagnostischen Schwierigkeiten.

1. Einleitung

Serumenzymbestimmungen als Hilfsmittel zur klinischen Diagnose, Differentialdiagnose und Verlaufskontrolle am chirurgischen Patientengut haben in den letzten Jahren an Wert gewonnen. Einfache Testmethoden ermöglichen ohne größeren finanziellen Aufwand in jedem Routinelabor ihre praktische Nutzung.

Die intracelluläre, organspezifische Enzymlokalisation und deren Abklatsch im Patientenserum ist ein einfacher Parameter für die Höhe und das Ausmaß der Schädigung der Herkunftszellen. Als typisches Enzymmuster der Leber wurden nach Schmidt u. Schmidt die SGOT, die SGPT, die LDH und die GLDH angesehen; außerdem wurde die AP bestimmt.

2. Methode

Die Bestimmungen erfolgten im optischen Test nach Warburg. Als obere Grenze der Normalwerte gelten: SGOT 12 mμ/ml, SGPT 2 mμ/ml, LDH 180 mμ/ml, GLDH 1,0 mμ/ml, AP 48 mμ/ml. Die Werte liegen etwas höher als die anderer Untersuchungsgruppen. Die Relationen einzelner Enzyme zueinander bieten weitere diagnostische Möglichkeiten. Folgende Quotienten wurden gebildet:

1. GOT/GPT (sog. de Ritis-Quotient).
2. GOT + GPT/GLDH.
3. LDH/GOT.

Es werden die Mittelwerte und deren Standardabweichung angegeben; außerdem das Bilirubin. Signifikanzberechnungen wurden nicht vorgenommen, da die Kollektive nicht ohne weiteres miteinander vergleichbar sind. Die Diagnose wurde durch Probelaparotomie oder Laparotomie mit Probeexcision bzw. histologischer Untersuchung des Operationspräparates gesichert. Die Enzymbestimmungen erfolgten vor der Operation, so daß eine Beeinflussung der Ergebnisse durch ein Operationstrauma nicht in Frage kommt. Allein bei Patienten, die etwa 6 Monate nach operativer Behandlung eines malignen Tumors ambulant kontrolliert wurden, stützt sich der klinische Befund u. a. auf die Palpation der Leberoberfläche und in einigen wenigen Fällen auf die Leberszintigraphie.

3. Material

Es wurden die Seren von 424 Patienten der Chirurgischen Universitätsklinik Marburg zwischen 1965 und 1968 mit

1. Erkrankungen der Gallenwege,
2. Tumorerkrankungen der Leber,
3. Lebercirrhose,
4. multiplen Weichteilverletzungen des Stammes und der Extremitäten mit oder ohne Leberbeteiligung untersucht.

4. Ergebnisse

a) Bei den Erkrankungen der Gallenwege fällt je nach Akuität und Intensität des Krankheitsgeschehens ein typisches pathologisches Leberenzymmuster mit Aktivitätsanstiegen aller Enzyme auf. Nur bei der unkomplizierten Cholelithiasis ist die GLDH im Normbereich. Bei den Transaminasen war die GPT höher als die GOT und damit der de Ritis-Quotient unter 1,0. Der GOT- + GPT/GLDH-Quotient liegt zwischen 10 und 20 (Tab. 1).

b) In der Gruppe der Lebertumoren ist in allen Fällen ein LDH- und AP-Aktivitätsanstieg deutlich erkennbar. Lediglich beim primären Lebercarcinom, bei der operativ gesicherten Metastasenleber und dem Choledochuscarcinom sind die Transaminasen und die GLDH wesentlich erhöht. Dementsprechend zeigt der LDH-GOT-Quotient bei allen Untersuchungsgruppen stark erhöhte Werte. Der de Ritis-Quotient sinkt unter 1,0, ausgenommen beim Lebercarcinom, der GOT- + GPT/GLDH-Quotient zwischen 10 und 20 und damit nicht charakteristisch für diese Untersuchungsgruppen (Tab. 2).

c) Bei 24 Lebercirrhosekranken mit akuter Oesophagusvaricenblutung waren die Transaminasen etwa 6—7fach erhöht, die LDH und AP etwas über der Norm, die GLDH-Aktivität jedoch unverhältnismäßig hoch.

d) Bei Patienten mit multiplen Weichteil- und Knochenschäden mit und ohne Leberbeteiligung, die zur Beobachtung eines stumpfen Bauchtraumas stationär aufgenommen worden sind, fand sich kein entsprechendes Leberenzymmuster. Die GOT war höher als die GPT, die AP betrug etwa das Doppelte der Norm. Bei 4 Fällen mit Leberruptur sah man erwartungsgemäß das typische pathologische Leberenzymmuster mit exzessiv hoher GPT und GOT, wobei erstere um etwa $^1/_3$ höher lag, außerdem entsprechend hohe LDH- und GLDH-Aktivitätsanstiege (Tab. 3).

Tabelle 1. *Serumenzymveränderungen bei Erkrankungen der Gallenwege (mμ/ml, Quotienten, Bilirubin mg-%, Mittelwerte ± Standardabweichung)*

Erkrankung	N	GOT	GPT	LDH	GLDH	AP	GOT/GPT	$\frac{GOT + GPT}{GLDH}$	LDH/GOT	Bil.
Verschlußikterus kompl. Choledochusverschluß	77	60 ± 6	100 ± 10	247 ± 27	16 ± 7	234 ± 8	0.7 ± 0	19 ± 3	7 ± 1	6.2 ± 1
inkompl. Verschl. Choledocholithiasis	8	22 ± 5	72 ± 3	188 ± 17	5 ± 1	118 ± 4	0,5 ± 0	18 ± 3	13 ± 4	3,5 ± 1
Cholecystitis	47	13 ± 0	32 ± 0	195 ± 1	4 ± 0	78 ± 3	0,7 ± 0	11 ± 0	2 ± 0	1,3 ± 0
Gallenblasenempyem	8	15 ± 11	21 ± 5	244 ± 23	6 ± 2	89 ± 17	1 ± 0	10 ± 1	25 ± 6	2,2 ± 0
Cholelithiasis	43	12 ± 3	22 ± 5	164 ± 10	0,6 ± 0	46 ± 1	0,9 ± 0	8 ± 1	36 ± 10	0,9 ± 0
Pankreatitis	22	17 ± 5	23 ± 7	226 ± 16	3 ± 1	120 ± 32	0,9 ± 0	12 ± 9	20 ± 3	1,5 ± 0

Tabelle 2. *Serumenzymveränderungen bei Tumorerkrankungen der Leber (mμ/ml, Quotienten, Bilirubin mg-%. Mittelwerte ± Standardabweichung)*

Erkrankung	N	GOT	GPT	LDH	GLDH	AP	GOT/GPT	$\frac{GOT + GPT}{GLDH}$	LDH/GOT	Bil.
Primäres Leber-Ca	5	75 ± 30	33 ± 13	731 ± 196	12 ± 6	127 ± 33	5,0 ± 1	15 ± 6	12 ± 2	1,7 ± 1
Metastasenleber (Op.)	8	26 ± 12	61 ± 30	416 ± 194	4 ± 1	260 ± 101	0,9 ± 0	14 ± 4	52 ± 6	1,2 ± 0
Ca u. Lebermetast. (Klin.)[a]	8	9 ± 3	16 ± 4	245 ± 22	2 ± 1	131 ± 3	0,5 ± 0	13 ± 7	27 ± 9	
Verd. a. Lebermetast. (Klin.)[a]	8	9 ± 5	14 ± 7	221 ± 25	2 ± 0	59 ± 3	0,9 ± 0,9	23 ± 3	89 ± 5	
Ca ohne Lebermetastasen (Op.)	74	8 ± 1	11 ± 2	216 ± 18	2 ± 0	66 ± 7	0,8 ± 0,2	11 ± 1	54 ± 6	0,7 ± 0
Ca ohne Lebermetastasen (Klin.)[a]	50	4 ± 0	17 ± 7	165 ± 6	1 ± 0	41 ± 1	0,7 ± 0,1	10 ± 1	53 ± 9	
Choledochusverschluß-Ca	15	80 ± 20	105 ± 25	269 ± 58	20 ± 7	304 ± 66	0,9 ± 0	12 ± 3	12 ± 4	15 ± 7

[a] Nachuntersuchung

Tabelle 3. *Serumenzymveränderungen bei Unfallverletzten und Lebercirrhotikern (mμ/ml, Quotienten, Bilirubin mg-%, Mittelwerte ± Standardabweichung)*

Erkrankung	N	GOT	GPT	LDH	GLDH	AP
Unfallverletzte mit stumpfem Bauchtrauma	23	74 ± 14	41 ± 10	412 ± 39	5 ± 4	79 ± 24
Leberruptur	4	296 ± 56	431 ± 73	1039 ± 198	58 ± 12	—

	GOT/GPT	$\frac{GOT + GPT}{GLDH}$	LDH/GOT
Unfallverletzte mit stumpfem Bauchtrauma	0,5 ± 0	16 ± 8	0,9 ± 0
Leberruptur	0,6 ± 0	10 ± 3	3,0 ± 1

	N	GOT	GPT	LDH	GLDH	AP
Lebercirrhose und Oesophagusvaricenblutung	24	87 ± 3	80 ± 2	248 ± 4	38 ± 6	55 ± 2

	GOT/GPT	$\frac{GOT + GPT}{GLDH}$	LDH/GOT	Bil.
	1 ± 0	17 ± 3	11 ± 2	4 ± 1

5. Diskussion

Aus den Ergebnissen wird ersichtlich, daß bei den Erkrankungen der Gallenwege je nach Aktivität und Akuität des Krankheitsgeschehens ein typisches pathologisches Leberenzymmuster mit einem GOT/GPT-Quotienten unter 1 und einem GOT- + GPT/GLDH-Quotienten zwischen 10 und 20 vorliegt. Der GOT- + GPT/GLDH-Quotient bietet so einen einfachen Parameter zur Differenzierung verschiedener Ikterusformen mit Erhöhung der AP. Vergleichbare Ergebnisse werden von Schmidt u. Schmidt [4] angegeben. In der Gruppe der Lebertumoren fällt neben einer Transaminasenerhöhung (GPT höher als GOT) ein hoher Aktivitätsanstieg der LDH und AP, wie bereits von Merten u. Solbach [3] beobachtet, auf. Der LDH/GOT-Quotient ist stark erhöht. Je nach Ausmaß der mitochondrialen Schädigung steigt die GLDH-Aktivität an.

Bei vergleichbaren Studien fanden Delores u. Mitarb. [1] bei 80 Patienten mit primärem Lebercarcinom in etwa $^2/_3$ der Fälle eine GOT- und LDH-, in 70% eine GPT-, in 90% eine AP-Erhöhung vor.

Bei Tumorpatienten mit und ohne klinischen Verdacht auf Lebermetastasen ist ein LDH- und AP-Aktivitätsanstieg charakteristisch. Interessant erscheint in diesem Zusammenhang, daß Hill u. Levi [2] tierexperimentell eine Korrelation zwischen LDH-Erhöhung und Tumorgröße nachweisen konnten. Die LDH-Erhöhung wird jedoch auch als allgemeine Zellschädigung durch verschiedene Noxen aufgefaßt [3].

Demnach sind Enzymbestimmungen bei Tumorpatienten nach Ausschluß anderer Erkrankungen zur Tumordiagnostik, jedoch insbesondere als Verlaufskontrolle, geeignet [5]. Bei 24 Cirrhosekranken mit akuter Oesophagusvaricenblutung deutet die hohe GLDH-Aktivität und die geringgradig erhöhte AP auf aktive Umbauvorgänge des Leberparenchyms, am ehesten durch Hypoxie, hin. Bei Unfallverletzten mit schweren Muskel- und Knochentraumen bietet sich nach der Enzymkonstellation keine Differenzierungsmöglichkeit einer Leberbeteiligung. Das Enzymmuster erscheint hier durch die direkte und indirekte Schädigung (mechanisch oder hypoxisch bei Schock) verschiedener Organe, wie auch des Knochensystems mit Erhöhung der AP verzerrt. Hier müßte — wie auch Schramm [6] gefordert hat — zusätzliche SDH-Bestimmung erfolgen. In 4 Fällen mit stumpfem Bauchtrauma konnte aufgrund der präoperativ exzessiv erhöhten Enzymwerte und typischem Leberenzymmuster in Verbindung mit dem klinischen Befund eindeutig die Diagnose einer Leberruptur gestellt werden.

Literatur

1. Delores, S. J., A. Gady, M. West, B. Chomet, and H. J. Zimmermann: Amer. J. dig. Dis., N. S. **10**, 657—674 (1965).
2. Hill, B. R., and C. Levi: Cancer Res. **14**, 523—515 (1954).
3. Merten, R., u. H.-G. Solbach: Klin. Wschr. **39**, 222—232 (1961).
4. Schmidt, E., u. F. W. Schmidt: Enzymol. biol. clin. **3**, 1—52 (1963).
5. Schmidt, F. W.: Verh. dtsch. Ges. inn. Med. **1964**, 612—622.
6. Schramm, W.: H. Unfallheilk. **81**, 114—117 (1965).

186. Erste Erfahrungen mit der Arterialisation der Leber nach porto-cavaler Anastomose

U. Matzander-Homburg/Saar

Summary. Arterialization of the liver after porto-caval anastomosis with pressure adaptation is a newly developed method for the treatment of portal hypertension due to hepatic cirrhosis. In addition to pressure reduction in the extrahepatic portal system it permits improvement of hepatic function by superior oxygen supply to the damaged hepatic tissue. This creates conditions which now also favourably affect the basic disease, i. e., cirrhosis.

Zusammenfassung. Bei der Arterialisation der Leber nach porto-cavaler Anastomose unter Druckanpassung handelt es sich um eine neu entwickelte Methode zur Behandlung des Pfortaderhochdruckes bei Lebercirrhose. Sie ermöglicht neben der Druckentlastung im extrahepatischen Pfortadersystem eine Verbesserung der Leberfunktion durch eine bessere Sauerstoffversorgung des geschädigten Lebergewebes. Es werden somit Voraussetzungen geschaffen, die nunmehr auch die Grundkrankheit, die Cirrhose, günstig beeinflussen.

Die Arterialisation der intrahepatischen Pfortaderstrombahn im Anschluß an die porto-cavale Anastomose erbringt neue Gesichtspunkte in der Behandlung des Pfortaderhochdruckes bei Lebercirrhose. Sie bewirkt zweierlei:

1. Die Druckentlastung im extrahepatischen Pfortadersystem,
2. Die Verbesserung der Leberfunktion durch eine bessere Sauerstoffversorgung des geschädigten Lebergewebes.

Bekanntlich herrschen in der cirrhotischen Leber hypoxische Bedingungen. Der Sauerstoffverbrauch des Lebergewebes ist bei der Cirrhose reduziert. Nach porto-cavaler Anastomose, wie sie bisher noch ausgeführt wird, nimmt der Sauerstoffverbrauch des Lebergewebes weiter ab. Das hat zwangsläufig eine Verschlechterung der Leberfunktion zur Folge. Durch die Arterialisation der Leber wird jedoch die Oxydationsleistung der Leberzellen verbessert, und es werden Voraussetzungen geschaffen, die nunmehr auch die Grundkrankheit, die Cirrhose günstig beeinflussen.

Ausschlaggebend für den Erfolg dieser Operation ist, daß der Einstrom des arteriellen Blutes in die intrahepatische Pfortaderstrombahn unter gleichen Druckbedingungen erfolgt, wie sie präoperativ bestanden hatten. Um dies zu erreichen, interponieren wir nach porto-cavaler End-zu-Seit Anastomose zwischen der Art. ilica communis dextra oder der durchtrennten Art. ileocolica und dem zentralen Pfortaderstumpf ein etwa 25 cm langes Stück der V. saphena magna. Ich habe diese Methode am Donnerstag im Film gezeigt.

Die V. saphena magna als interponiertes Transplantat weist ein wesentlich geringeres Lumen auf als die Pfortader. Das hat dem Strömungsgesetz nach zur Folge, daß das arterielle Blut wohl dosiert unter einem niedrigen Druck und dem ursprüglichen Durchströmungsvolumen angepaßt, in die intrahepatische Pfortaderstrombahn einfließen kann. Wir überprüfen das unter der Operation, indem wir vor dem Anlegen der porto-cavalen Anastomose den Druck im hilusnahen Abschnitt der Pfortader messen und ihn nach der Arterialisierung an der gleichen Stelle kontrollieren. Um die Konstanz der Druckwerte zu wahren, können wir gegebenenfalls kleine Korrekturen vornehmen, beispielsweise durch Änderung der Anastomosenweite.

Die Druckmessung erlaubt nicht nur eine Überprüfung des Druckes vor und nach der Arterialisation, sie ermöglicht gleichzeitig sichere

Rückschlüsse auf das Durchströmungsvolumen, weil einem bestimmten Druck eine bestimmte Durchströmungsgröße entspricht. Es handelt sich um eine weitgehend lineare Beziehung.

Und hier sehen Sie das Ergebnis einer solchen Druckmessung bei einem unserer letzten Patienten anhand der Originalkurve (Abb. 1).

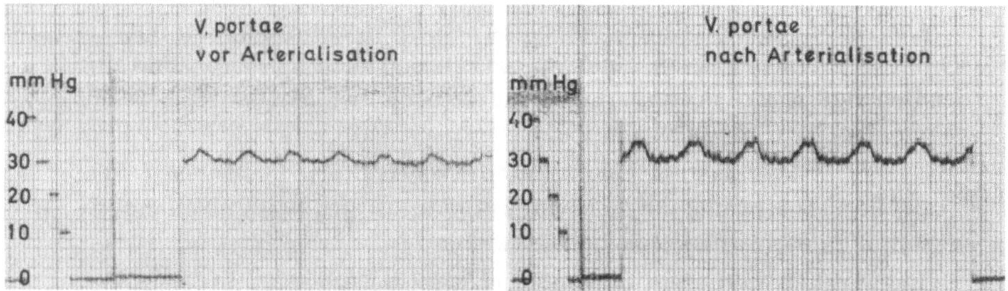

Abb. 1. Intraoperative Druckkurve der Pfortader am Leberhilus vor Anlegen der porto-cavalen Anastomose und der Arterialisation der Leber (linke Kurve) und danach (rechte Kurve)

Die Anpassung des Druckes, unter dem das arterielle Blut in die intrahepatische Pfortaderstrombahn einfließt, an den ursprünglichen Pfortaderdruck ermöglicht also eine Angleichung an das präoperative Durchströmungsvolumen mit dem einen Unterschied, daß es sich nunmehr um arterielles Blut handelt, das der vorgeschädigten Leber zugute kommt. Das aber wirkt sich günstig auf die Oxydationsleistung der Leberzellen und auf deren Funktion aus.

So fällt beispielsweise der Ammoniakspiegel im peripheren Blut trotz des porto-cavalen Shunts bei normaler Eiweißzufuhr und ohne Verabreichung von Neomycin regelmäßig zum Normbereich ab. Sie sehen das in der folgenden Abbildung (Abb. 2).

Es handelt sich um die Verlaufsbeobachtung von 6 Patienten während einer Beobachtungszeit von 6 Wochen bis zu 1 Jahr. Inzwischen haben wir 8 Patienten mit dieser Methode operiert. Sie erkennen den Mittelwert des Ammoniakgehaltes im venösen Blut zum jeweiligen Bestimmungszeitpunkt. Der Abfall des Ammoniakspiegels zum Normbereich ist unverkennbar, wogegen sonst nach einfachem porto-cavalen Shunt immer ein weiterer Anstieg zu verzeichnen ist. Bei der Entgiftung des Ammoniaks in der Leber handelt es sich um einen energiefordernden Prozeß. Er verläuft über die oxydative Desaminierung, Transaminierung und die Harnstoffsynthese. Bei unzureichender Sauerstoffzufuhr zum Lebergewebe ist dieser Ablauf gestört. Durch die Arterialisierung wird jedoch die energetische Versorgung des Lebergewebes verbessert, und

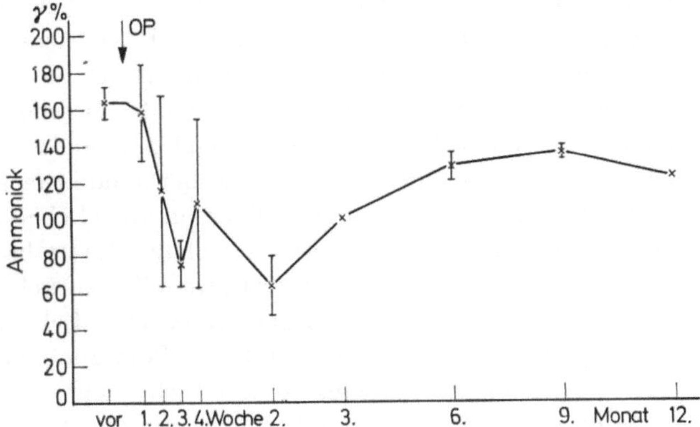

Abb. 2. Verlaufskurve des Ammoniakgehaltes im venösen Blut nach Arterialisation der Leber. $n = 6$

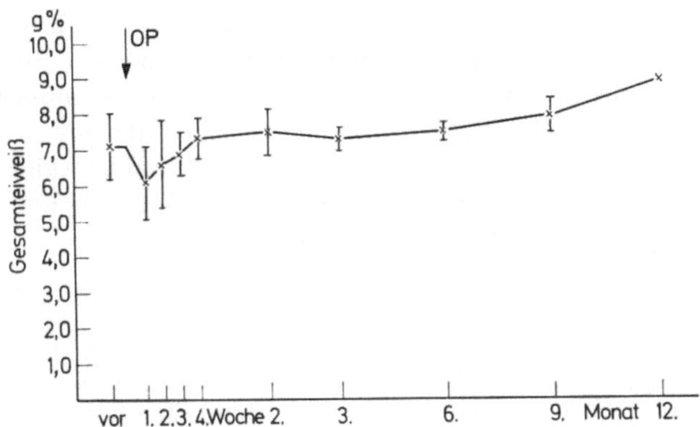

Abb. 3. Verlaufskurve des Eiweißgehaltes im Serum nach Arterialisation der Leber $n = 6$

es tritt außerdem in der Zeiteinheit mengenmäßig auch mehr Blut mit den Leberzellen in Kontakt als nach alleiniger porto-cavaler Anastomose, so daß das Ammoniak schneller aus der Blutbahn eliminiert werden kann. Die Patienten mit arterialisierter Leber sind geistig rege. Eine Encephalopathie haben wir hierbei nie beobachtet. Auch das EEG, selbst wenn es vorher schon pathologische Veränderungen aufwies, normalisiert sich.

In der nächsten Abbildung sehen Sie von den gleichen Patienten die Verlaufskurve für Gesamteiweiß (Abb. 3).

Es sind die Mittelwerte mit ihrem jeweiligen Streubereich aufgeführt. Nach vorübergehendem Abfall in der unmittelbar postoperativen Phase steigt in der Folgezeit der Eiweißgehalt im Serum an und liegt schließlich über dem Ausgangswert. Ich darf erwähnen, daß die Patienten einige Zeit nach der Operation an Gewicht zunehmen. Es handelt sich um eine echte Gewichtszunahme, die nicht etwa durch einen Ascites bedingt ist. Die Patienten sehen nicht nur wohler aus, sie fühlen sich auch so.

Schließlich noch die Prothrombinwerte. Hierbei handelt es sich, wie bekannt, um Glykoproteine, die ausschließlich in der Leber gebildet werden. Es ist eine Zunahme des Quickwertes nach der Arterialisation im weiteren Verlauf zu verzeichnen. Das alles ist zweifellos zurückzuführen auf die bessere Oxydationsleistung des vorher hypoxischen Lebergewebes.

Lassen Sie mich bitte noch abschließend ein Wort zur Operationsindikation sagen. Wir operieren selbstverständlich nicht im floriden Stadium der Cirrhose. Aus diesem Grunde führen wir vor der Operation immer eine Leberbiopsie aus. Ebensowenig ist bei bestehender Dekompensation eine Operation angezeigt. Das kann nur zu Mißerfolgen führen. Für die Indikation zu dieser Operation sind weiterhin die für die portocavale Anastomose geltenden Richtlinien einzuhalten, jedoch wird man nunmehr die prophylaktische Operation zur Verhütung der drohenden ersten Blutung unter einem neuen Gesichtspunkt sehen müssen, und zwar deshalb, weil durch die Arterialisation im Gegensatz zum bisherigen porto-cavalen Shunt, jetzt kausal auch die Grundkrankheit günstig beeinflußt werden kann. Somit ergeben sich neue Möglichkeiten in der Behandlung des Pfortaderhochdruckes bei Lebercirrhose.

Aussprache

Ein Redner aus Frankfurt: Ich verstehe nicht, wie der Druck in der Pfortader nach der Arterialisation 30 mm Hg sein kann. In der Iliaca ist er doch weit über 100. Diesen geringen Druck kann ich mir allein durch die Zwischenschaltung eines nicht veränderten Stücks nicht erklären.

U. Matzander-Homburg: Der Stromfluß in einem gegebenen Gebiet ist abhängig von dem Druck am Anfang und am Ende des Stromgebietes und proportional der vierten Potenz des Radius des Gefäßlumens und umgekehrt proportional der Länge der Strombahn und der Viscosität der Flüssigkeit. Wenn das Lumen des zuführenden Gefäßes entsprechend kleiner ist als das der Pfortader, bekomme ich einen entsprechenden Druckabfall. Durch die Anastomosen sind zudem gewisse Widerstände eingeschaltet, so daß eine genaue Anpassung erzielt werden kann. Sollten die Druckwerte noch nicht übereinstimmen, habe ich die Möglichkeit, die Anastomosen etwas zu verengern oder zu erweitern.

(*Zuruf:* Ergeben sich keine Probleme an der Anastomosenstelle durch die Lumendifferenz?)

U. Matzander-Homburg: Nein, das ist angiographisch nachgewiesen.

(*Zuruf:* Haben Sie Durchblutung vor und nach der Operation gemessen?)

U. Matzander-Homburg: Ja, das habe ich; den Ergebnissen am Menschen sind angjährige tierexperimentelle Untersuchungen vorangegangen. Das ist in einer

Monographie veröffentlicht, die ich Ihnen gern zusenden würde. Es sind genaue Durchblutungsmessungen durchgeführt worden mit verschiedenen Methoden, u.a. mit Radioisotopen. Es sind auch Druckmessungen mit dem Lebervenenkatheter und Bestimmungen des Sauerstoffgehaltes und des Sauerstoffverbrauchs ausgeführt worden. Ein Teil dieser Untersuchungen wird in Kürze in der Zeitschrift für Gastroenterologie veröffentlicht werden.

R. de Rosa-Karlsruhe: Ich möchte fragen, ob nicht vielleicht experimentell der Nachweis der Besserung im Ammoniakstatus, auch rein physikalisch, vorliegt, im Sinne einer Abnahme des Angebots in der Cava. Sie haben angedeutet, daß das durch eine Besserung der Leistung der Leberzellen hervorgerufen wird.

U. Matzander-Homburg: Ja, das war festzustellen.

R. de Rosa-Karlsruhe: Bei portocavaler Anastomose ist eine Cholektomie empfohlen, um dem zu begegnen. Die Frage ist, ob nur eine physikalisch bessere Strömung dafür verantwortlich ist, oder, wie Sie vermuten, eine bessere Leistung der Leber.

U. Matzander-Homburg: Zwei Dinge sind hier wichtig, einmal die bessere Durchblutung, so daß der Kontakt dieser Stoffe mit den Leberzellen intensiver ist, und zum anderen die bessere Sauerstoffversorgung, wodurch die Entgiftungsleistung sich steigert. Darüber wird demnächst ein experimenteller Beitrag erscheinen. Es ist außerdem so, daß sich beim Ammoniak das Dissoziationsgleichgewicht ändert, und zwar nimmt bei steigendem pH-Wert der physikalisch gelöste Anteil zu. Nach der Arterialisation der Leber steigt der pH-Wert im Gegensatz zum sonstigen portocavalen Shunt nicht an. Dadurch vermehrt sich nicht mehr der physikalisch gelöste Anteil. Das ist entscheidend auch für die portocavale Encephalopathie.

187. Registrierung der Muskelaktivität an der Vaterschen Papille und deren Bedeutung für die intraoperative Diagnostik

R. Stauber-Leoben/Österreich

Summary. Owing to optimal frequency characteristics, electromanometry of the common bile duct permits the recording of rapid sphincter contractions. A precondition for the reproducibility of results is the methodical application of the rules of flow. During manometric or radiological examinations there occurs a stretching of the sphincter owing to the administration of fluid, and so a myogenic stimulation in the smooth muscle. A spontaneous activity, characteristic of many smooth muscles even in vitro, occurs which expresses itself mechanically as spasm, peristalsis or reduction of tonus. Normal evacuation of bile into the intestine occurs without measurable pressure changes. Peristalsis or papillar activity during examination are produced by exceeding the physiological amount of flow or pressure. If they occur with normal flow and normal pressure in the common bile duct they are a symptom of mechanical or inflammatory sphincter irritation.

Zusammenfassung. Vermöge optimaler Frequenzcharakteristik erlaubt die Elektromanometrie des Choledochus die Registrierung rascher Sphincterkontraktionen. Voraussetzung für Reproduzierbarkeit der Ergebnisse ist die methodische

Anwendung der Strömungsgesetze. Bei manometrischen oder röntgenologischen Untersuchungen kommt es infolge Flüssigkeitszufuhr zur Sphincterdehnung und damit zur myogenen Erregungsbildung in der glatten Muskulatur. Es tritt eine für viele glatte Muskel auch in vitro charakteristische spontane Aktivität auf, die sich mechanisch als Spasmus, Peristaltik oder Tonusverminderung äußert. Die normale Galleentleerung in den Darm erfolgt ohne meßbare Druckschwankungen. Peristaltik bzw. Papillenspiel werden bei der Untersuchung durch Überschreiten der physiologischen Durchflußmenge oder des Druckes erzeugt. Wenn sie auch bei normaler Durchflußmenge und normalem Choledochusdruck gefunden werden, sind sie ein Symptom für mechanische oder entzündliche Sphincterirritation.

Die neuen Ergebnisse, wie sie mittels Elektromanometrie am Choledochus gewonnen werden, sind das Resultat einer verbesserten Meßgenauigkeit und treten in vergleichbarer Form bei Flüssigkeitsmanometrie bzw. Steigrohrmanometrie nicht zutage. Vom Technischen her liegt der Unterschied in der geänderten *Frequenzcharakteristik*, worunter man die Abhängigkeit von Größe und Phase eines Ausschlages von der Frequenz versteht (Schaeder u. Mitarb.). (Frequenzcharakteristik beinhaltet einen Amplitudenfaktor, das ist das Verhältnis vom Ist- zum Sollwert eines Ausschlages; ferner einen Verzögerungswinkel, womit die zeitliche Verschiebung zwischen erregendem und ausgelöstem Vorgang gekennzeichnet wird.) Somit ist die Elektromanometrie vor allem zur Beobachtung und Registrierung *rascher* Druckschwankungen in einem engen Hohlorgan geeignet.

Mit verfeinerter Untersuchungstechnik erlangen die hydrodynamischen Größen der Strömungslehre besondere Bedeutung. Sowohl manometrische als auch röntgenologische Untersuchungen am Choledochus sind mit Zufuhr von Flüssigkeiten verbunden, woraus sich eine funktionelle Beanspruchung der glatten Muskulatur an der Papille ergibt. Zum Zwecke dynamischer Messungen während der Durchströmung erwies sich die Anwendung des *Kontinuitätsgesetzes* als notwendige Voraussetzung für Reproduzierbarkeit bzw. Vergleichbarkeit der Befunde. Dieser Grundsatz wurde für die intraoperative Diagnostik erstmalig bei der Cholangiometrie von Brücke verwirklicht, der Gedanke ist sinngemäß auf andere, auch röntgenologische Methoden zu übertragen. Mit Rücksicht auf methodische Exaktheit ist es gleichgültig, ob das Prinzip der Durchflußmengenmessung bei konstantem Druck (Brücke) oder das der Druckmessung bei konstanter Durchflußmenge (Poilleux) Anwendung findet. Unsere eigene Methode besteht in Elektromanometrie bei konstanter Durchflußmenge.

Wir konnten zeigen, daß an Hunden durch stufenförmige Erhöhung der Durchflußmenge oder durch stufenförmige Erhöhung des Choledochusdruckes innerhalb bestimmter Grenzwerte rhythmische Druckschwankungen im Choledochus erzeugt werden (Abb. 1). Sie sind atemunabhängig und unabhängig vom Duodenalinnendruck, werden vielmehr durch rhythmische Sphincterbewegungen hervorgerufen. Aufgrund des pharmakologischen Verhaltens scheint diese Sphincteraktivität vom vegetativen Nervensystem unabhängig abzulaufen, es liegt also eine *myogene* Erregungsbildung infolge Sphincterdehnung vor. Bei geringen Durchflußmengen und Choledochusdrucken traten keine derartigen Aktivitäten auf.

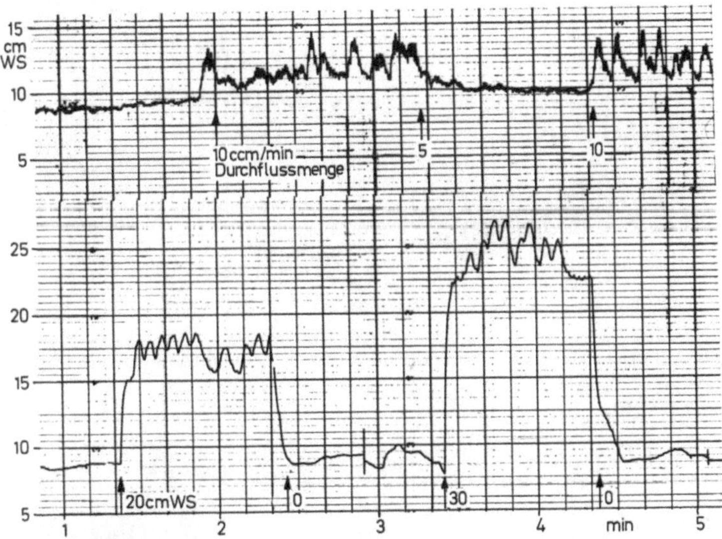

Abb. 1. Peristaltikkurven, hervorgerufen durch höhere Durchflußmengen bzw. höhere Choledochusdrucke (Mengenperistaltik, Druckperistaltik) beim Hund

Eine genaue Analyse der intraoperativen Ergebnisse an 52 Menschen zeigte in der Mehrzahl der Fälle bei Angebot eines physiologischen Durchflusses, d.h. bei Durchflußmengen zwischen 1 und 5 ml/min das Fehlen einer sog. Peristaltik. Nur bei hohen Durchflußmengen im Verein mit engem Choledochus traten wie im Tierversuch peristaltikähnliche Bewegungen auf, es war also auch hier eine entsprechende Sphincterdehnung für die Erregungsbildung notwendig. Die Reizschwelle lag auch beim Menschen jenseits der physiologischen Durchflußmengen. Wir fassen daher die *ruhige Entleerung* des Choledochus ohne rhythmische Druckschwankungen als normale Entleerungsform auf und betrachten rhythmische Sphincteraktivität als mechanische Äußerung eines Erregungsvorganges der glatten Muskulatur außerhalb eines Leistungsprozesses.

Als röntgenologische Parallele rhythmischer Druckschwankungen ergibt sich das sog. Papillenspiel. Eine leistungsmäßige Abgrenzung zweier Phasen der autonomen Sphinctertätigkeit, nämlich die der Leertätigkeit und die der aktiven Passageleistung (Hornykiewytsch) ist aufgrund

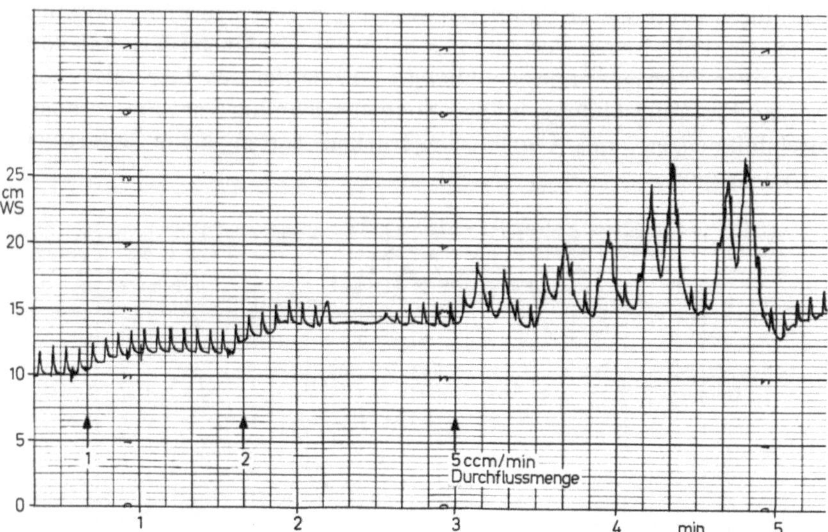

Abb. 2. Peristaltikkurve, hervorgerufen durch Mikrolithen an der Papille

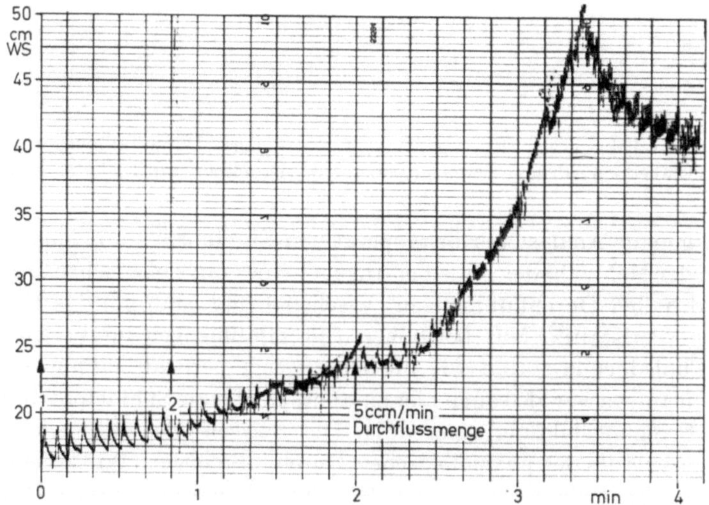

Abb. 3. Stenosekurve, hervorgerufen durch Papillenstein

unserer Ergebnisse fraglich, weil eine Durchströmung mit physiologischen Mengen beim Hund *monoton* verläuft und beim Menschen in der Mehrzahl der Fälle trotz relativ großer Durchflußmengen keine Druckschwankungen zustande kommen.

Gewisse Fälle zeigen trotz kontinuierlicher Flüssigkeitszufuhr einen Druckabfall während der Durchströmung, eine Beobachtung, die von Mallet-Guy und Hess als Hypotonie, von Brücke als Klaffen der Papille, von Marth im Sinne einer sekretorischen Regulation der Papillenschleimhaut verstanden wird. Wir rechnen den paradoxen Druckabfall ebenfalls zu den *passiven* Eigenschaften des Sphincters mit myogener Ursache. Die glatte Muskulatur verringert unter Umständen nach Dehnung den Tonus (Schatzmann).

In einer Reihe von Fällen ergab sich keine normale, monotone Entleerung, sondern es wurden auch mit geringen Durchflußmengen rhythmische Druckschwankungen im Choledochus hervorgerufen, nämlich dann, wenn kleine Konkremente oder entzündliche Veränderungen an der Papille vorhanden waren. Deshalb messen wir der Kurve mit sog. Peristaltik bei geringer Durchflußmenge (Abb. 2) einen *diagnostischen Wert* bei, wir fassen sie als Bild einer gestörten Funktion auf. Ähnliche Ursachen liegen auch der Entstehung des Sphincterspasmus zugrunde, beide Kontraktionsformen wurden von uns als Symptom der *Sphincterirritation* im Sinne von Bergh interpretiert.

Organische Stenosen an der Papille ergaben linearen Druckanstieg als Zeichen der Stauung, wobei die Steilheit des linearen Druckanstieges als Maß für die Elastizität des Systems dienen kann (Abb. 3).

Unsere Ergebnisse zeigen weitgehende Übereinstimmung mit bisher erforschten physiologischen Mechanismen der glatten Muskulatur. Deren *spontane Aktivität* — Pendelbewegungen, einzelne Kontraktionswellen, dauernder Tonus — ist nach Schatzmann charakteristisch für viele glatte Muskel auch im isolierten Zustand in vitro. Sie ist unabhängig von jeder Innervation und beruht auf der spontanen Erzeugung von Aktionspotentialen. Nichtsdestoweniger erscheint uns die *Erfassung* einer geänderten, meist gesteigerten Sphinctermotilität bei Anwesenheit pathologischer Veränderungen in theoretischer Hinsicht besonders wertvoll, denn wir müssen annehmen, daß es sich dabei um *fundamentale Reaktionsformen* des Sphincter Oddi — wahrscheinlich bei „irritable sphincter" handelt.

Zum Studium einer Theorie der Gallenentleerung eröffnet die Elektromanometrie somit neue Fragestellungen. In der chirurgischen Praxis ist sie eine zwar aufwendige, aber breit anwendbare, zuverlässige Methode von hohem diagnostischem Wert. Sie erlaubt funktionelle Diagnostik im Sinne einer angewandten Physiologie.

Literatur

Bergh, G. S.: Surgery **11**, 299 (1942).

Brücke, H.: Chirurg **32**, 9 (1961).

Hess, W.: Operative Cholangiographie. Stuttgart: G. Thieme 1955.

Hornykiewytsch, Th.: Fortschr. Röntgenstr. **90**, 323 (1959).
Mallet-Guy, P.: Surg. Gynec. Obstet. **94**, 385 (1952).
Marth, W.: Chirurg **39**, 464 (1968).
Poilleux, E.: Acta gastroent. belg. **25**, 22 (1962).
Schaeder, J. A., u. G. J. Ullrich: Kreislaufmessungen. S. 166 München-Gräfeling: Banaschewski 1959.
Schatzmann, H. J.: Ergebn. Physiol. **55** (1964).
Stauber, R.: Chirurg **35**, 536 (1964).
— Dtsch med. Wschr. **93**, 687 (1968).

Leiter: Ich möchte fragen, wie groß die Drucke waren, wie hoch der Druckanstieg war und in welcher Zeit sich die Veränderungen abspielten.

R. Stauber-Leoben: Ich vergaß, das zu erwähnen. Wir haben in der ersten Kurve eine Eichlinie, die einer 30 cm-Wassersäule entsprochen hat, und die letzte Kurve war maximal 50 cm-Wassersäule. Die Papierlaufgeschwindigkeit betrug 6 cm/min.

188. Objektivierung der Indikation zur Sphincterotomie durch Elektromanometrie

O. Boeckl-Salzburg/Österreich

Summary. By intraoperative electromanometry it is possible to test the pressure and flow conditions in the common bile duct and at the Papilla vateri and so to discover pathological conditions. The indication for sphincterotomy can thus be made objective. Apart from impacted papillary calculi, the operation seems indicated in the presence of raised pressure and reduced flow values in cases of papillar stenosis visible in cholangiography. The paper is a report on experiences with the method in 111 patients.

Zusammenfassung. Durch intraoperative Elektromanometrie ist es möglich Druck- und Durchflußverhältnisse im Choledochus und an der Papilla vateri zu erfassen und somit pathologische Befunde aufzudecken. Es kann somit die Indikation zur Sphincterotomie objektiviert werden. Die Indikation erscheint außer bei eingeklemmten Papillensteinen dann gegeben, wenn erhöhte Druck- und verminderte Durchflußwerte bei cholangiographisch erfaßbaren Papillenstenosen vorliegen.
Die vorgetragene Arbeit ist ein Erfahrungsbericht mit dieser Methode bei 111 Patienten.

Ziel der operativen Sanierung der Gallenwege ist es, Konkremente zu entfernen und besonders die freie Passage an der Papilla Vateri zu gewährleisten. Ist die freie Durchgängigkeit an der Papille durch eingeklemmte Steine oder Stenosen nicht gegeben, so wird man, um den Gallenabfluß sicherzustellen, eine Papillotomie ausführen müssen. Nicht immer ist einerseits die Indikation zur Sphincterotomie so eindeutig wie bei kompletter Stenose oder Steinverschluß. Darüber hinaus ist sie auch bei cholangiographisch normal erscheinenden Abflußverhältnissen gegeben, wenn ein durch eine stenosierte Papille bedingtes, vermindertes Durchflußvolumen manometrisch nachgewiesen werden kann. Andererseits muß selbst durch das Vorliegen papillennaher Steine der Durchfluß nicht vermindert sein. Es ist also wichtig, ein Verfahren zu besitzen, welches es gestattet, normale und pathologische Durchflußwerte an der Papille zu unterscheiden und somit die Indikation zur Sphincterotomie zu objektivieren.

Zu diesem Zweck haben wir bei Gallenoperationen eine intraoperative elektromanometrische Überprüfung der Gallenwege vorgenommen. Die Manometrie wurde jeweils mit einer Cholangiographie und Röntgenaufnahme durch Fernsehbildverstärker kombiniert. Drei Parameter stehen für die Beurteilung zur Verfügung:

1. Ruhedruck = nativer Druck im Choledochus (mm Hg),

2. Druckanstieg = Druckanstieg nach Injektion von 10 ml NaCl/10 sec (mm Hg),

3. Normalisierungszeit = Zeit innerhalb welcher der Ausgangsdruck nach Injektion erreicht wird (Sekunden).

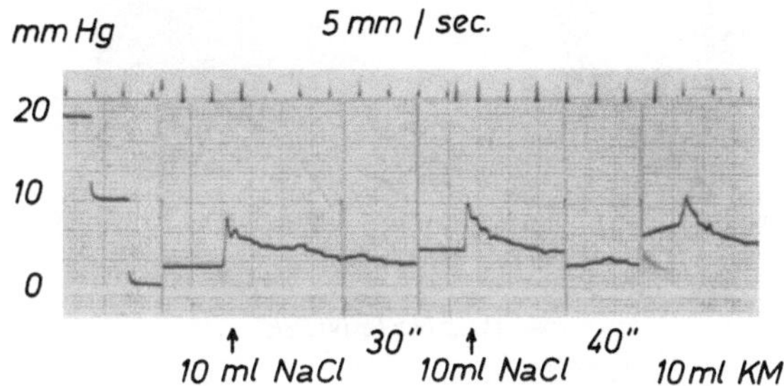

Abb. 1. Kurvenverlauf bei normalen Choledochus-Papillenverhältnissen

Abb. 1 gibt den Kurvenverlauf bei normalen Choledochus-Papillen-Verhältnissen wieder.

Bei 111 Patienten wurden durchschnittlich folgende Meßwerte gefunden:

1. *Bei cholangiographischen Normalbefunden:* Ruhedruck (RD) 5,20 ($n = 78$, $s = \pm 2{,}36$) mm Hg; Druckanstieg (DA) 15,63 ($\pm$ 6,97) mm Hg und Normalisierungszeit (NZ): 4,92 ($\pm$ 3,75) sec.

2. *Bei Choledochussteinen:* RD: $\bar{x} = 8{,}28$ ($n = 21$, $s = \pm 3{,}93$); DA: 27,14 ($\pm$ 11,56); NZ: 46,28 ($\pm$ 44,9).

3. *Bei Papillenstenosen:* RD: 7,00 ($n = 12$, $\pm$ 4,77); DA: 28,66 ($\pm$ 11,62); NZ: 50,33 ($\pm$ 42,5).

Statistische, z.T. hoch signifikante Unterschiede finden sich zwischen cholangiographisch normalen und pathologischen Situationen. Wesent-

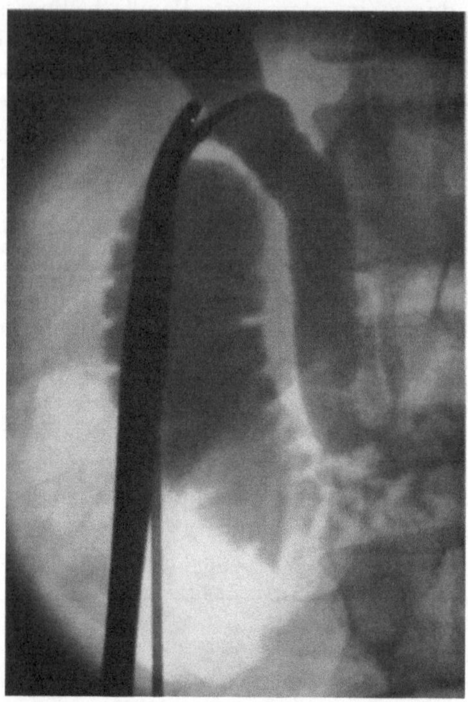

Abb. 2. Papillenstenose bei cholangiographisch normalem Kontrastmittelabfluß

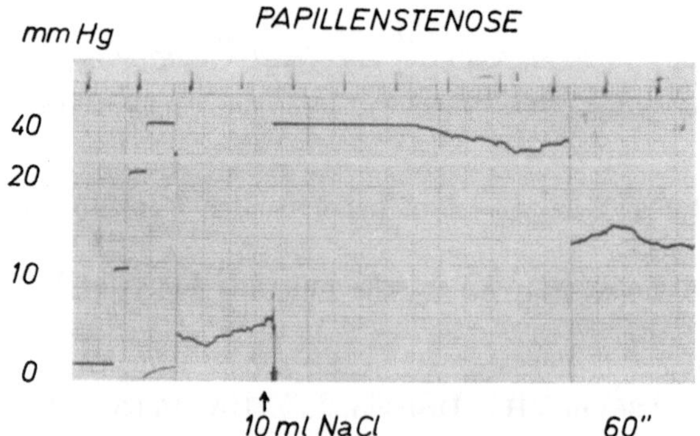

Abb. 3. Druckkurve des gleichen Falles mit manometrisch hoch pathologischen Werten. Nach 60 sec noch keine Normalisierung

lich bei den manometrischen Normalbefunden erscheint uns, daß sich Kurven beliebig, auch mit Kontrastmittel, reproduzieren lassen. Diese Tatsache spricht dafür, daß der normale Choledochus jede Volumenszunahme mit einer prompten Entleerung beantwortet, die innerhalb einer bestimmten Zeit erfolgt. Dadurch erscheint es also möglich, wesentliche Aussagen über die Papillenfunktion zu machen.

Als prinzipielle Indikationen zur Papillenspaltung gelten die Stenose und das Vorliegen multipler Choledochussteine. Vielfach wird die Indikation auf Grund des cholangiographischen Befundes gestellt, was aber meines Erachtens mit Täuschungsmöglichkeiten verbunden ist: Cholangiographisch festgestellte „normale“ Choledochus- und Abflußverhältnisse entsprechen nicht immer tatsächlich normalen Durchflußwerten an der Papille, wie folgender Fall einer Papillenstenose beweist (Abb. 2 und 3).

Andererseits ist es wichtig hervorzuheben, daß die Druck- und Durchflußwerte durch das Vorliegen von Choledochuskonkrementen nicht immer beeinflußt werden und somit auch nicht immer Abflußbehinderungen bedingen.

Zusammenfassend möchten wir feststellen: Durch Messung der Druck- und Durchflußwerte im Choledochus und an der Papille erscheint es möglich, in fraglichen Fällen die Indikation zur Papillotomie zu objektivieren. Werden normale Meßwerte gefunden, ist die Indikation zur Papillotomie sehr zweifelhaft. Liegen nicht eindeutige Indikationen, wie z. B. ein eingeklemmter Papillenstein vor, sollte die Sphincterotomie nur nach Manometrie ausgeführt werden.

Aussprache

R. de Rosa-Karlsruhe: Inwiefern unterscheidet sich diese moderne Elektromanometrie von der üblichen Manometrie, mit den anderen Übertragungssystemen der Registrierung?

R. Stauber-Leoben: Was ist üblich, die von Manegü oder rein optisch? Wir können die Druckwerte registrieren, dokumentieren und darüber hinaus haben wir eine exakte Meßgenauigkeit. Zur technischen Übertragung ist zu sagen: Es ist ein Direktschreiber.

Neuer Redner: Haben Sie auch einen Papillenspasmus gehabt?

R. Stauber-Leoben: Das Wesentliche unserer Versuchsanordnung ist, daß wir glauben, daß wir keinen Papillenspasmus haben. Jedenfall haben wir in dieser Serie von Patienten noch keinen Papillenspasmus zu verzeichnen gehabt. Das ist eine Frage der medikamentösen Vorbereitung.

Ich glaube, daß der Spasmus eine myogen ausgelöste Funktion des Sphincters ist, der dann auftritt, wenn es zu einer raschen Prallfüllung kommt. Man hat das röntgenologisch vor längerer Zeit festgestellt; ich bin darauf in meinem Vortrag eingegangen. Es gibt in der glatten Muskulatur 3 grundsätzliche Bewegungsformen. Die Bewegungsformen sind: 1. der Dauertonus, von dem man annimmt, daß er am besten pharmakologisch beeinflußbar ist; 2. die Pendelbewegungen; dazu gehört der Spasmus, der durch die plötzliche Dehnung des Sphincters zustandekommt; 3. die kurzwellige peristaltikähnliche Bewegung. Man nahm bisher an, daß sie leistungsbezogen sind, daß sie mit der Entleerung der Galle etwas zu tun hätten. Diese kurzwelligen Bewegungen kommen aber auch in vitro vor, sie kommen auch in der Gallenblasenmuskulatur und in der Darmmuskulatur vor.

189. Die Hydrodynamik des biliopankreatischen Refluxes

R. DE ROSA* und U. FAUST (a. G.)-Karlsruhe

Summary. Pressure differences between the pancreatic and the biliary system were investigated in pot-bellied pigs. During the phase of building-up pressure the pressure in the pancreatic system is slightly higher, allowing the passage of pancreatic juice into the biliary passages. Sudden changes in the pressure equilibrium are immediately compensated by the biliary system but considerably more slowly by the pancreatic one, causing under certain conditions a passage of bile into the Wirsungian duct. The pathological consequences of this passage cause an irreversible turning back of the direction of flow, making Opie's theory of the pathogenesis of acute pancreatitis more convincing.

Zusammenfassung. Die Druckverhältnisse zwischen pankreatischem und biliärem System wurden an Hängebauchschweinen untersucht. Während der Druckaufbauphase ist der Druck im pankreatischen System etwas höher, so daß ein Übertritt von Pankreassaft in die biliären Wege möglich ist. Sprunghafte Veränderungen des Druckgleichgewichtes werden aber vom biliären sofort, vom pankreatischen System dagegen mit wesentlich längerer Zeitkonstante ausgeglichen, so daß unter besonderen Umständen Übertritt von Galle in den D. wirsungianus stattfinden muß. Die pathologischen Folgen eines solchen Übertritts bedingen eine irreversible Umkehr der Flußrichtung, so daß die Opische Theorie zur Pathogenese der akuten Pankreatitis an Überzeugung gewinnt.

Die hydrodynamischen Probleme des biliopankreatischen Confluens haben an Bedeutung gewonnen, seitdem Opie die Theorie des fortlaufenden Kanalsystems zur pathogenetischen Erklärung der tryptischen Pankreatitis entwickelte und auf den Gallenreflux in den D. wirsungianus aufmerksam machte.

Gegen die Annahme, daß Galle in das pankreatische System eindringen kann, sprechen aber klinische und experimentelle Messungen, nach denen der Druck im pankreatischen stets höher als derjenige im biliären System zu sein scheint.

Um Kenntnisse über den Druckverlauf in beiden Systemen zu erhalten und Rückschlüsse auf die Flußrichtung in einem fortlaufenden, biliopankreatischen Kanalsystem ziehen zu können, wurde der biliäre und der pankreatische Druck an 12 Hängebauchschweinen unter verschiedenen Versuchsbedingungen gemessen.

Die Papilla biliaris findet sich hier 4 cm unterhalb des Pylorus, die Papilla pancreatica 10—12 cm weiter distal. Sowohl der D. choledochus als auch der D. pancreaticus werden durch ihre Papillen mit einem Polyvinylkatheter von 2,7 mm Durchmesser kanüliert. Die Katheter werden an zwei Steigrohre mit einer lichten Weite von 1 mm angeschlossen. Über ein Absperrventil sind beide Steigrohre am unteren Ende miteinander verbunden. Ebenfalls am unteren Ende befinden sich die Anschlüsse für zwei Druckmesser (Statham-Elemente P 23 AA).

Über die Steigrohre werden die gewünschten Änderungen in den Versuchsbedingungen vorgenommen.

Die Statham-Elemente werden an zwei Atlas-Spezialdruckmeßgeräte angeschlossen und mit einer Wechselspannung von 2 kHz gespeist. Die Brückenspannungen in der Anzeigediagonale werden nach Verstärkung

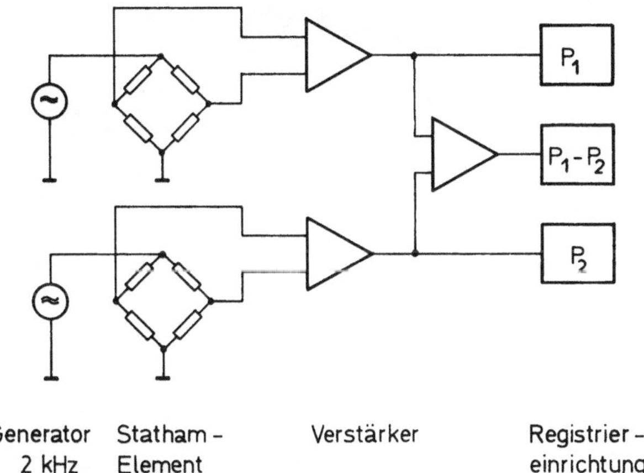

Abb. 1. Die elektrotechnische Meßanordnung

in mm Hg angezeigt. Sie werden außerdem zwei Registriergeräten zugeführt. Die Ausgänge beider Druckmeßgeräte werden einem Differenzverstärker zugeführt. Es besteht so die Möglichkeit, auch den Differenzdruck aufzunehmen. Mit einem weiteren Schreiber wird auch dieser registriert (Abb. 1).

Der Meßbereich beträgt 0—20 mm Hg, das entspricht 27,4 cm H_2O. Zu Beginn des Versuchs ist bereits ein gewisser Anfangsdruck vorhanden, der durch die Höhe des Anschlußstutzens der Steigrohre über den Papillen gegeben ist. Für diesen Anfangsdruck p_0 wird 10 cm H_2O eingesetzt.

Der Aufbau des Druckes in beiden Systemen erfolgt nach einer verschiedenen Zeitfunktion, jedoch erreichen beide Systeme nach 40—50 min einen gemeinsamen Endwert, der etwa 16 cm H_2O über p_0 liegt. Während dieser ersten Aufbauphase des Druckes überwiegt stets der Druck im pankreatischen System.

Ein häufig angewandtes Verfahren zur Untersuchung dynamischer Systeme besteht darin, daß man sie sprunghaften Änderungen unterwirft. Reduziert man im biliären und pankreatischen System den Druck sprunghaft, so beobachtet man zwei unterschiedliche Antworten, die auf verschiedene Wirkungsmechanismen hinweisen. Das biliäre System gleicht den Druck sofort aus, während das pankreatische fast keine

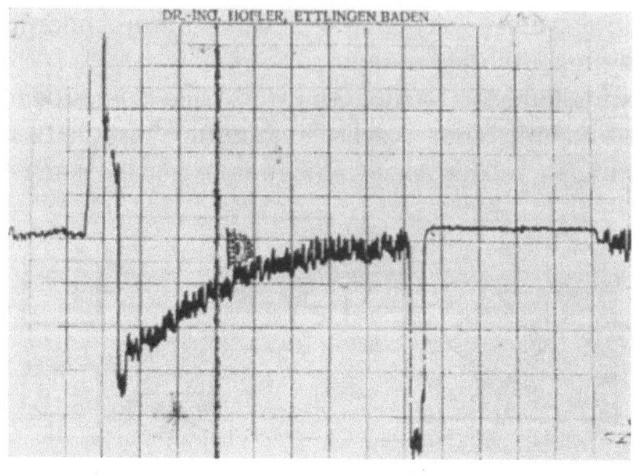

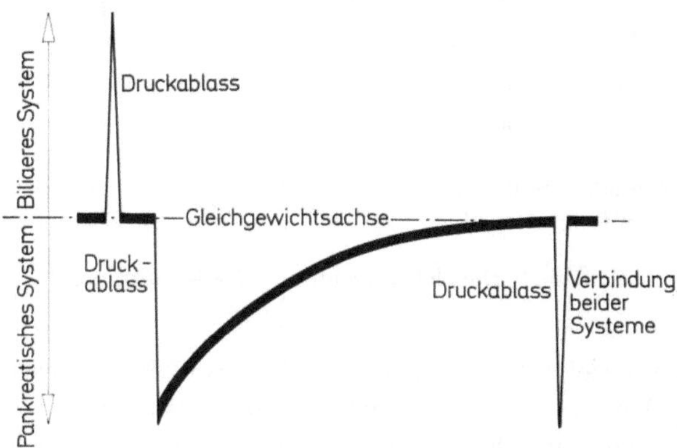

Abb. 2. Originalschrieb des Differenzdruckes und schematische Darstellung des Vorganges. — Zunächst wird der Druck im biliären System auf den Anfangswert p_0 abgesenkt. Die Zeitkonstante, mit welcher der alte Wert wieder erreicht wird, ist hier sehr klein. Sodann wird der Druck im pankreatischen System abgesenkt. Die Wiederherstellung des Gleichgewichtszustandes beansprucht einige Minuten. Zum Schluß wird nochmals der Druck im pankreatischen System abgelassen und das biliäre mit dem pankreatischen System verbunden. Dadurch wird augenblicklicher Druckausgleich bewirkt, d.h. der Differenzdruck = 0

Elastizität zu haben scheint und erst nach ca. 10 min den Druckverlust durch Produktion ausgleicht. Nach dieser Zeit wird jedoch der ursprüngliche Gleichgewichtszustand wieder erreicht (Abb. 2).

Verbindet man nach Ablassen des pankreatischen Druckes beide Systeme, so muß notwendigerweise der pankreatische Druck ebenfalls sofort wieder ansteigen. Die Konsequenz daraus ist, daß eine Strömung in Richtung des Druckgefälles stattgefunden haben muß. Damit ist aber die Möglichkeit aufgezeigt, daß unter besonderen Umständen Gallenflüssigkeit in das Pankreas eindringen kann.

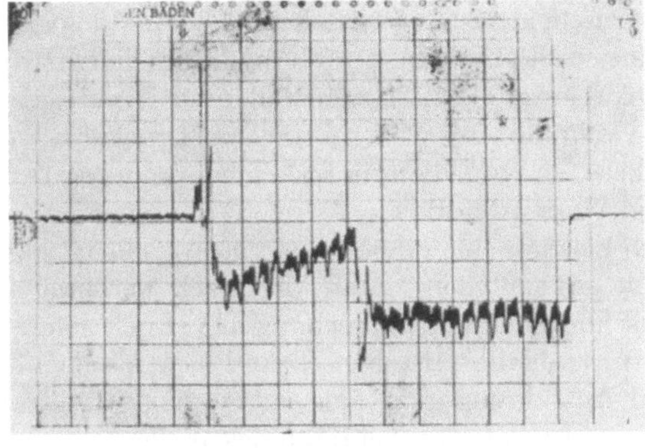

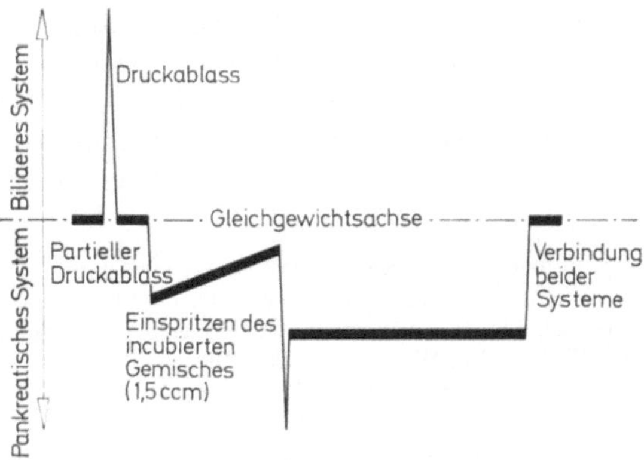

Abb. 3. Originalschrieb des Differenzdruckes und schematische Darstellung des Vorganges. — Zunächst Druckablaß im biliären System auf p_0 und Wiedereinstellung. Dann partieller Druckablaß im pankreatischen System und langsamer Wiederanstieg durch Produktion. Hier Injektion des inkubierten Gemisches (1,5 cm³) in den D. pankreaticus, wobei sich ein konstanter Druck einstellt, der unterhalb des Ausgangsniveaus liegt. Zum Schluß Verbindung beider Systeme mit Druckausgleich

Es ist durchaus denkbar, daß nach Herstellung eines fortlaufenden Kanalsystems durch Sphincterspasmus oder Steineinklemmung im Zug der Druckaufbauphase und bis zur Erreichung des Gleichgewichtes Pankreassaft in die Gallenwege eindringt. Wenn jetzt plötzlich eine Drucksenkung in beiden Systemen etwa durch Erschlaffung des Sphincter communis stattfindet und unmittelbar darauf wieder ein geschlossenes Kanalsystem entsteht, so muß wegen der unterschiedlichen Zeitkonstante im Druckwiederaufbau beider Systeme das im biliären System vorhandene Gemisch von Galle und Pankreassaft in den D. Wirsungianus gelangen.

Im pankreatischen System entstehen sicher pathologische Verhältnisse, wenn eine solche Umkehr der Flußrichtung eintritt. Injiziert man nämlich ein inkubiertes Gemisch von Galle und Pankreassaft in den D. Wirsungianus während der nach partiellem Druckablaß einsetzenden Produktionsphase, so wird diese unterbrochen und der Druck fällt auf einen niedrigen Wert (Abb. 3).

Daß es sich hier um eine erhöhte Durchlässigkeit im pankreatischen System handelt, erkennt man daran, daß nach Verbindung beider Systeme und anschließender Unterbrechung der Druck sofort auf den ursprünglichen Wert abfällt. Histologisch findet man neben eingedicktem Sekret in dem Ausführungsgang eine entzündliche Infiltration des gesamten Ganges und tryptische Nekrosen des Walles.

Es ist denkbar, daß die tryptische Nekrose die anatomische Ursache der erhöhten Durchlässigkeit und für das weitere Sinken des Druckes im D. Wirsungianus verantwortlich ist. Das bewirkt jedoch selbstverständlich einen erheblich stärkeren Einstrom von Galle in das pankreatische System, wodurch die Konzentration des inkubierten Gemisches steigt und eine Eskalation des tryptischen Vorganges vor sich geht.

Literatur

Archibald, E.: Surg. Gynec. Obstet. **28**, 529 (1919).
Bisgard, J. D., and C. P. Baker: Ann. Surg. **112**, 1006 (1940).
Doerr, W., P. B. Diezel, K. H. Grözinger, H. G. Lasch, W. Nagel, J. Rossner, D. Wanke u. F. Willig: Klin. Wschr. **43**, 125 (1965).
Elliot, D. W., R. D. Williams, and R. H. D. Zollinger: Ann. Surg. **146**, 669 (1957).
Harms, E.: Langenbecks Arch. klin. Chir. **147**, 637 (1927).
Leger, L., J. Caroli, C. Debray, M. Gaultier et J. Hamburger: Presse méd. **76**, 625 (1968).
Mann, F. C., and C. S. Williamson: Ann. Surg. **77**, 409 (1923).
McCutcheon, A. D., and D. Race: Ann. Surg. **155**, 523 (1962).
Opie, E. L.: Bull. Johns Hopk. Hosp. **12**, 182 (1901).

R. de Rosa-Karlsruhe: 40—50 min dauert der Aufbau des Drucks in beiden Systemen. Bei der Unterbrechung des Gleichgewichts im biliären System ist die Antwort also nicht sofort registrierbar. Bei der Unterbrechung beim permeatischen System beträgt der Wiederaufbau des Gleichgewichtsdrucks etwa 10 min.

b) Abdomen, Verschiedenes

190. Gallenbildung bei Patienten mit Gallengangsverschluß

Einfluß des „Secretinmechanismus“

H. Stirnemann*, H. Bucher und R. Preisig-Bern/Schweiz (a. G.)

Summary. The amount and composition of produced bile were tested in 10 nonicteric and 6 icteric patients following operations on the biliary passages by means of a blockable balloon-T-drain. Water excretion and electrolyte content in both groups are in a quantitative relationship to the excreted bile salts. The flow of bile in the icteric patients is increased by additional excretion of a fluid rich in bicarbonate, originating presumably from the epithelia of the biliary passages.

Zusammenfassung. An 10 nicht ikterischen und 6 ikterischen Patienten wurden im Anschluß an Gallenwegsoperationen mit Hilfe eines blockierbaren Ballon-T-Drains Menge und Zusammensetzung der produzierten Galle geprüft. Wasserausscheidung und Elektrolytgehalt stehen in beiden Gruppen in quantitativer Abhängigkeit von den ausgeschiedenen Gallensalzen. Der Gallenfluß der ikterischen Patienten wird durch zusätzliche Ausscheidung einer bicarbonatreichen Flüssigkeit vermehrt, die vermutlich aus den Gallengangsepithelien stammt.

Über die Gallenbildung beim Menschen bestehen recht wenig genaue Kenntnisse, hauptsächlich wegen der schlechten anatomischen Zugänglichkeit der Gallenwege. Das Auffangen von unvermischter Galle ist nur beim Operierten, mit einem Gallendrain versehenen Patienten möglich.

Immerhin kann mit Hilfe eines mit einem Ballon blockierbaren T-Drains am frischoperierten Menschen die Gallenproduktion quantitativ und qualitativ genau studiert werden. Durch das Aufblähen des Ballons während gewisser Zeitabschnitte wird sämtliche Galle nach außen geleitet, sie kann durch den kleinen inneren Ballonkatheter wieder in das Duodenum infundiert werden.

Jeder Abdominalchirurg kann immer wieder folgende Beobachtung machen: Wird ein Gallengangssystem, das über längere Zeit gestaut gewesen ist, nach außen abgeleitet, entleert sich während vielen Tagen eine wäßrige, helle Galle in großen Mengen. Wird dagegen ein nur über kurze Zeit verlegt gewesenes Gallensystem nach außen drainiert, entleert sich eine dunkle, zähflüssige Galle in viel kleineren Mengen.

Wir haben versucht, diese Beobachtung mit Hilfe des Ballon-T-Drains näher abzuklären. Bei zwei Gruppen von Patienten wurden Menge und Zusammensetzung der Galle (Elektrolyte: Na^+, K^+, Cl^-, HCO_3^- und pH) im Anschluß an Cholecystektomie mit Choledochotomie untersucht (Tabelle):

1. Bei 10 nicht ikterischen Patienten, 8 Frauen und 2 Männer im Alter von 25—76 Jahren, mit mäßig stark erweitertem Gallengang und weitgehend normalen Leberfunktionsproben;

2. und bei 6 Patienten mit Stauungsikterus, 3 Frauen und 3 Männer im Alter zwischen 37 und 71 Jahren. Sämtliche hatten stark erweiterte Gallengänge, erhöhte Bilirubinwerte im Blut und meistens gestörte Leberfunktionsproben.

Vergleichen wir den Gallenfluß dieser beiden Gruppen, finden wir eine Bestätigung der eingangs erwähnten klinischen Beobachtung: Bei den ikterischen Patienten ist der postoperative Gallenfluß durchschnittlich etwa doppelt so groß wie bei nicht ikterischen.

Tabelle. *Klinische, histologische und biochemische Befunde bei nicht-ikterischen und ikterischen Patienten*

Alter Geschlecht Körpergewicht	Operationsbefund	Leberbiopsie	präoperative biochemische Resultate						Gallenfluß ml/min
			Serum-bilirubin		Alkalische Phosphatase I. E.	SGOT I. E.	SGPT I. E.	Prothrombin (Quick) %	
			total mg-%	conj. mg-%					
Normalwerte			0,3–1,2	0–0,25	13–45	6–20	0–16	70–100	
1. Gruppe: nicht ikterisch									
W. G., m., 51 J. 110 kg	Cholecystekt. vor 12 Jahren Choledochussteine	Leichte Verfettung	0,65	0,32	46	12	17	—	0,369
E. K., w., 68 J., 61 kg	Choledochus leicht erweitert; Papillenstenose	Geringe Verfettung und Pigmentierung	0,65	0,45	34	10	10	—	0,196
E. F., w., 65 J., 63 kg	Schrumpfgallenblase Choledochus normal	Leichte Verfettung	0,55	0,3	50	28	13	—	0,338
M. R., w., 76 J., 66 kg	Cholecystoduodenalfistel; Choledochussteine Papillenstenose	—	0,4	neg	38	21	8	—	0,286
M. B., w., 74 J., 47 kg	Choledochus erweitert; Papillenstenose	Leichte Verfettung	0,4	0,15	27	8	12	90	0,154

R. B., w., 35 J., 84 kg	Steine in Gallenblase und Choledochus	Leichte Verfettung	0,4	neg	21	11	13	—	0,398
R. N., w., 60 J., 70 kg	Cholecystekt. vor 3 Jahren; Papillenstenose	Geringe Verfettung	0,3	neg	31	17	11	100	0,286
E. C., w., 49 J., 83 kg	Choledochus erweitert; Papillenstein	Bindegewebevermehrung; Keine entzündlichen Veränderungen	0,3	neg	13	31	15	—	0,285
G. R., w., 70 J., 53 kg	Choledochus mäßig erweitert; Papillenstenose	nicht verwertbar	0,8	0,4	104	104	80	98	0,193
F. A., m., 25 J., 78 kg	Choledochus mäßig erweitert	normales Lebergewebe	0,4	neg	30	34	46	100	0,313
						Gesamtdurchschnitt			0,282
2. Gruppe: Ikterische									
H. B., m., 41 J., 69 kg	Choledochus stark erweitert; Choledochussteine	Leichte Verfettung; deutliche Cholestase; Leukocytäre Infiltrate	16,9	16,8	325	80	49	—	0,387
C. H., w., 56 J., 68 kg	Choledochus stark erweitert; Choledochussteine	Geringe Verfettung; deutliche Cholestase; Leukocytäre Infiltrate	15,9	7,9	218	108	115	—	1,13

Tabelle (Fortsetzung)

Alter Geschlecht Körpergewicht	Operationsbefund	Leberbiopsie	präoperative biochemische Resultate						Gallenfluß ml/min
			Serumbilirubin		Alkalische Phosphatase I. E.	SGOT I. E.	SGPT I. E.	Prothrombin (Quick) %	
			total mg-%	conj. mg-%					
Normalwerte			0,3—1,2	0—0,25	13—45	6—20	0—16	70—100	
A. St., w., 69 J., 45 kg	Choledochus erweitert; Choledochussteine; Papillenstenose	Leichte Verfettung; deutliche Cholestase; Mononucleäre Infiltrate; Gallengangshyperplasie	9,2	8,9	118	25	7	42	0,843
W. M., m., 37 J., 54 kg	Choledochus erweitert; Choledochussteine	Geringe Verfettung; leichte Cholestase; einige mononucleäre Infiltrate	2,7	2,0	25	—	—	—	0,255
P. Sch., m., 61 J., 61 kg	Steine in Gallenblase und Choledochus; Choledochus erweitert; Papillenstenose	Geringe Verfettung; leichte Cholestase	2,3	1,8	69	11	19	82	0,334
Th. I., w., 71 J., 48 kg	Cholecystekt. vor 10 Jahren; Choledochus erweitert; Papillenstenose	Geringe Verfettung; leichte Cholestase; Mononucleäre Infiltrate	2.25	1,3	238	52	78	—	0,457
							Gesamtdurchschnitt		0,568

Woher rührt dieser auffallende Unterschied in der Gallenproduktion der beiden Gruppen? Es sei zunächst auf den Mechanismus der normalen Gallenbildung hingewiesen: Durch Untersuchungen am Hund und auch am Menschen wissen wir, daß für die Gallenproduktion wenigstens zwei Mechanismen verantwortlich sind:

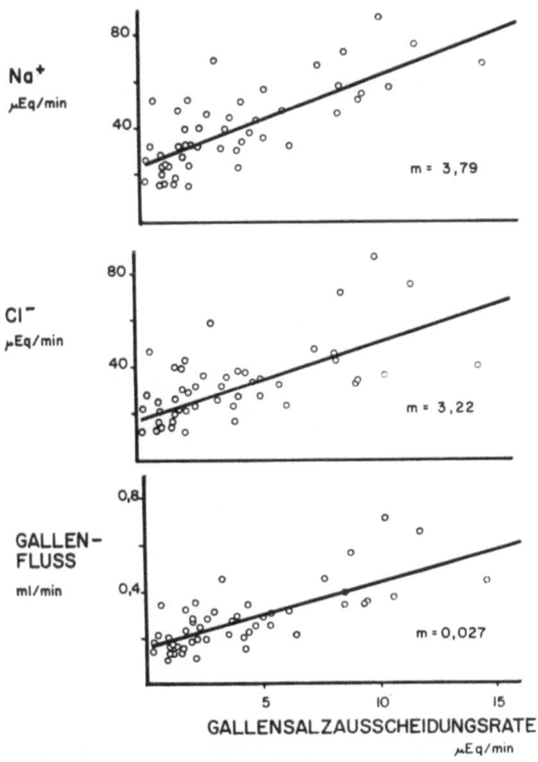

Abb. 1. Abhängigkeit des Gallenflusses und der Elektrolytausscheidung von der Gallensalzausscheidungsrate bei nicht-ikterischen Patienten

1. Aktive Gallensalzausscheidung aus der Leberzelle unter passiver Mitnahme einer bestimmten Menge von Wasser und Elektrolyten in die Gallengänge. Die Gallensalze müssen bei diesem Mechanismus als primum movens der Gallenproduktion betrachtet werden. Vermehrte Gallensalzausscheidung führt zu vermehrtem Gallenfluß und umgekehrt [4,5].

2. Daneben besteht ein von der Gallensalzausscheidung unabhängiger aktiver Sekretionsmechanismus für Wasser und Elektrolyte, besonders für Bicarbonat. Er kann durch Secretin [4,6], vasoaktive Polypeptide [3] und durch Druckerhöhung im Gallengangssystem stimuliert

werden [2]. Nach Secretingabe wird unabhängig von der Gallensalzausscheidung eine bicarbonatreiche Galle gebildet.

In der Gruppe der nicht ikterischen Patienten finden wir einen Gallenfluß, der sich proportional zu den pro Zeiteinheit ausgeschiedenen Gallensalzen verhält. Auch die Elektrolytausscheidung, es sind repräsentativ Na^+ und Cl^- dargestellt, steht in Zusammenhang mit den ausgeschiedenen Gallensalzen (Abb.1).

Der Gallenfluß der ikterischen Patienten ist im Gegensatz dazu durch ein zusätzliches Inkrement charakterisiert. Dieser Zuschuß in der Menge

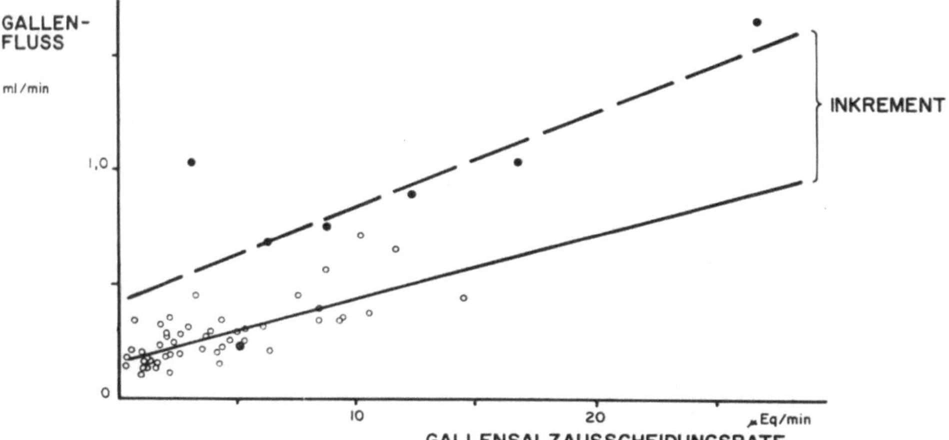

Abb.2. Abhängigkeit zwischen Gallenfluß und Gallensalzausscheidungsrate bei den nicht-ikterischen (○) und bei einem repräsentativen ikterischen (●) Patienten

der produzierten Galle, der mehr als die Hälfte der Gesamtgalle betragen kann, ist nicht an die Ausscheidung von Gallensalzen gebunden, wie anhand eines typischen Beispiels gezeigt werden kann (Abb.2).

Die Zusammensetzung der Galle von ikterischen Patienten ist der Galle nach Secretingabe ähnlich. Aus Tierversuchen wissen wir, daß Secretin die Gallengangsepithelien zur Produktion einer bicarbonatreichen Flüssigkeit stimuliert [7]. Der Schluß liegt deshalb nahe, daß das Inkrement im Gallenfluß bei ikterischen Patienten in den gestauten und erweiterten Gallengängen durch einen secretinähnlichen Mechanismus produziert wird [1].

Abschließend sei auf die Möglichkeit hingewiesen, daß die Produktion einer bicarbonatreichen Inkrementgalle in gestauten Gallengängen bedeutungsvoll sein kann für die Bildung von Rezidivsteinen und für die Unterhaltung von Infektionen. Für die Praxis muß daraus die Forderung gestellt werden, daß bei Cholecystektomien der hindernisfreie Abfluß der Galle in das Duodenum geprüft und, wenn nötig, hergestellt werden muß.

Literatur

1. Bucher, H., H. Stirnemann, J. Tauber u. R. Preisig: Schweiz. med. Wschr. **98** 1896 (1968).
2. Erlinger, S.: Rev. int. Hépat. **18**, 1 (1968).
3. Preisig, R.: Experientia (Basel) **24** (im Druck), (1968).
4. — H. L. Cooper, and H. O. Wheeler: J. clin. Invest. **41**, 1152 (1962).
5. Sperber, I.: Pharmacol. Rev. **11**, 109 (1959).
6. Waitman, A. M., and H. D. Janowitz: J. clin. Invest. **46**, 1127 (1967).
7. Wheeler, H. O., and P. L. Mancusi-Ungaro: Amer. J. Physiol. **210**, 1153 (1966).

Aussprache

O. Boeckl-Salzburg: Haben Sie alle Gallesäuren bestimmt oder nur eine bestimmte Fraktion?

H. Stirnemann-Bern: Nur eine bestimmte Fraktion!

O. Boeckl-Salzburg: Haben Sie eine Globalbestimmung der Gallensalze gemacht? Ich glaube, Sie haben mich falsch verstanden.

H. Stirnemann-Bern: Ja, eine Globalbestimmung!

191. Tierexperimentelle Untersuchungen zur Pathogenese von akuten Magenschleimhaut-Läsionen nach akuter Pankreatitis

G. Kolig *, M. Wanke (a.G.), M. Ben-Taher (a.G.) und K.-H. Grözinger-Heidelberg

Summary. Experimental acute pancreatitis in dogs often leads to haemorrhagic lesions of the gastrointestinal mucosa. In the gastric mucosa there are anaemic zones in the region of constricted vessels, vascular atony with perirubrostasis and small macular haemorrhages and sparse, disseminated intravasal clots. Near the zones of disturbed circulation there may be wedge-shaped areas of necrosis with collapse of the mucus barrier. The significance of these findings for the pathogenesis of acute ulcers after conditions of shock is discussed on the basis of investigations on 20 dogs with experimental acute pancreatitis. Simultaneous measurements of the secretory activity of the stomach indicate that the acid-pepsin factor plays a subordinate part in the initial development of the lesions.

Zusammenfassung. Die experimentelle akute Pankreatitis des Hundes führt häufig zu hämorrhagischen Läsionen der gastrointestinalen Schleimhaut. An der Magenschleimhaut finden sich dabei anämische Zonen im Bereiche enggestellter Gefäße, Gefäßatonien mit Perirubrostase und kleinflächigen Hämorrhagien sowie vereinzelt disseminierte intravasale Gerinnsel. Den Zonen der gestörten Zirkulation zugeordnet können keilförmige Nekrosen mit Zusammenbruch der Schleimbarriere auftreten. Die Bedeutung dieser Befunde für die Pathogenese akuter Ulcera nach

Schockzuständen wird anhand von Untersuchungen an 20 Hunden mit experimenteller akuter Pankreatitis diskutiert. Gleichzeitige Messungen der sekretorischen Aktivität des Magens weisen dem Säure-Pepsinfaktor bei der initialen Entstehung der Läsionen eine untergeordnete Rolle zu.

Akute hämorrhagische Läsionen der gastrointestinalen Schleimhaut haben in den letzten Jahren zunehmendes klinisches Interesse gefunden. Besonders im Bereiche der Magenschleimhaut können sie postoperativ und nach anderen sog. Stress-Situationen des Organismus zu massiven Blutungen führen. In vereinzelten klinischen und experimentellen Mitteilungen werden vor Einsetzen der Blutung auftretende Schockzustände als wesentlicher pathogenetischer Faktor angesehen (Jenny u. Mitarb., 1968; Harjola u. Sivula, 1966).

Im Rahmen experimenteller Untersuchungen zur Pathogenese und Verlaufsform der akuten Pankreatitis war uns dabei das relativ häufige Auftreten hämorrhagischer Magenschleimhaut-Läsionen aufgefallen. Die akute Pankreatitis führte in diesen Experimenten zu schweren Schockzuständen, wobei massiver Gewebsuntergang und Fermententgleisung die schockbedingten, feingeweblich faßbaren Veränderungen der peripheren Strombahn akzentuierten (Bleyl u. Wanke, 1969). Sie sind Ausdruck einer mit gerinnungsanalytischen Methoden bereits nach wenigen Stunden nachweisbaren plasmatischen Hyperkoagulabilität (Encke u. Mitarb., 1966). Dies veranlaßte uns, die Veränderungen der Magenschleimhaut nach akuter Pankreatitis näher zu untersuchen.

Verwendung fanden 25 Bastardhunde zwischen 18 und 32 kg Körpergewicht. Bei 20 Tieren (Gruppe I und II) wurde in flacher Barbituratnarkose durch Instillation von 1 ml Lipofundin/1,5 kg Körpergewicht in den Ductus santorini und anschließende Unterbindung des Ductus eine akute Pankreatitis erzeugt. 10 Tiere (Gruppe II) erhielten zudem 10000 E. Heparin, verteilt über 24 Std. 5 Tiere (Gruppe III) dienten als Kontrollen ohne Pankreatitis bei sonst identischen Versuchsbedingungen. Bei allen Tieren wurde der Pylorus ligiert und das Magensekret über eine transorale Sonde nach 1stündiger Prüfung der Basalsekretion auf freie und Gesamtsäure sowie auf seine peptische Aktivität nach der Methode von Anson und Mirsky untersucht. Der auftretende Schockzustand ließ sich durch Beobachtung der Atem- und Pulsfrequenz, des arteriellen Mitteldrucks, des zentralen Venendrucks und durch 2stündliche Messung des Hämatokrit und des zirkulierenden Blutvolumens mit radioaktiv markiertem Jod verfolgen. Nach 24 Std wurden die überlebenden Tiere getötet und wie die übrigen sofort seziert. Die feingeweblichen Untersuchungen mit vergleichender Alkohol- und Formalinfixierung erlaubten die Erfassung von monomerem Fibrin und von niederpolymeren Fibrinaggregaten. Hierfür fanden nach einem bestimmten topographischen Code entnommene Gewebsproben der Magenschleimhaut, der übrigen gastrointestinalen Schleimhaut und der parenchymatösen Organe Verwendung.

Die Instillation einer Fettemulsion in den Ductus santorini führt zu einer Pankreatitisform, die der autodigestiv-tryptischen Pankreatitis des Menschen weitgehend entspricht (Doerr u. Mitarb., 1965). Die mittlere Überlebenszeit der Tiere in Gruppe I betrug dabei in unserer Versuchsanordnung 17 Std, die der Gruppe II 18 Std. Dieser Unterschied

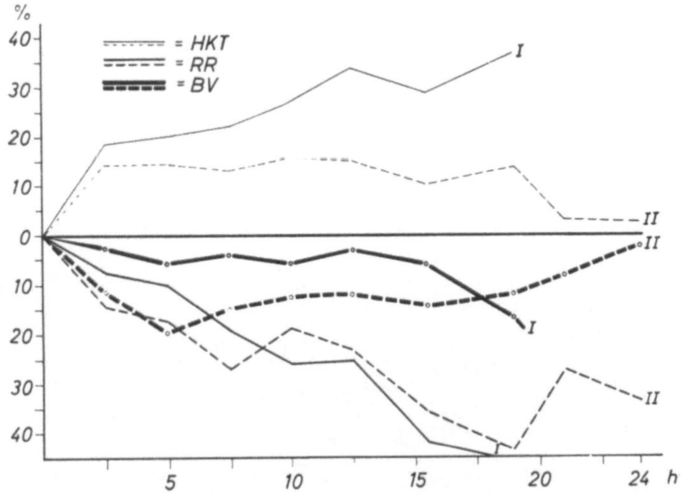

Abb. 1. Verhalten von Hämatokrit (*HKT*), arteriellem Mitteldruck (*RR*) und zirkulierendem Blutvolumen (*BV*) bei experimenteller akuter Pankreatitis. Mittelwerte aus je 10 Versuchen der Gruppen I und II (s. Text)

ist statistisch nicht signifikant. Eine weitere statistische Auswertung des Materials steht noch aus, da uns zunächst die qualitativen feingeweblichen Veränderungen der Magenschleimhaut interessierten. Die Tiere der Kontrollgruppe überlebten sämtlich die volle Versuchsdauer. Sie zeigten weder Schockzeichen noch hämorrhagische Magenschleimhaut-Läsionen. Die registrierten Kreislaufgrößen bei den Gruppen I und II ließen dagegen einen zunehmenden Schockzustand mit besonderer Ausprägung in Gruppe I erkennen (Abb. 1).

An der Magenschleimhaut der Tiere der Gruppe I fiel bereits makroskopisch eine diffuse Anämie auf. Lokalisierte Hämorrhagien waren stets, wenn auch in sehr verschiedener Häufigkeit vorhanden. An der Magenschleimhaut der heparinisierten Tiere fanden sich weniger fleckförmige als vielmehr diffuse Extravasate neben anämischen Schleimhautzonen. Diffuse hämorrhagische Veränderungen der übrigen gastrointestinalen Schleimhaut wurden regelmäßig beobachtet. Beide Gruppen zeigten der Schleimhautanämie entsprechende flächenhafte Nekrosen der oberflächlichen mucoiden Drüsenanteile (Abb. 2). Pathogenetisch sind hierfür im wesentlichen drei verschiedene Mechanismen zu diskutieren, die Gefäßatonie mit Perirubrostase und kleinflächigen Hämorrhagien, Gefäßspasmen mit lokalisierter Anämie und disseminierte intravasale Gerinnsel. Treten nun bei den nichtheparinisierten Tieren diese

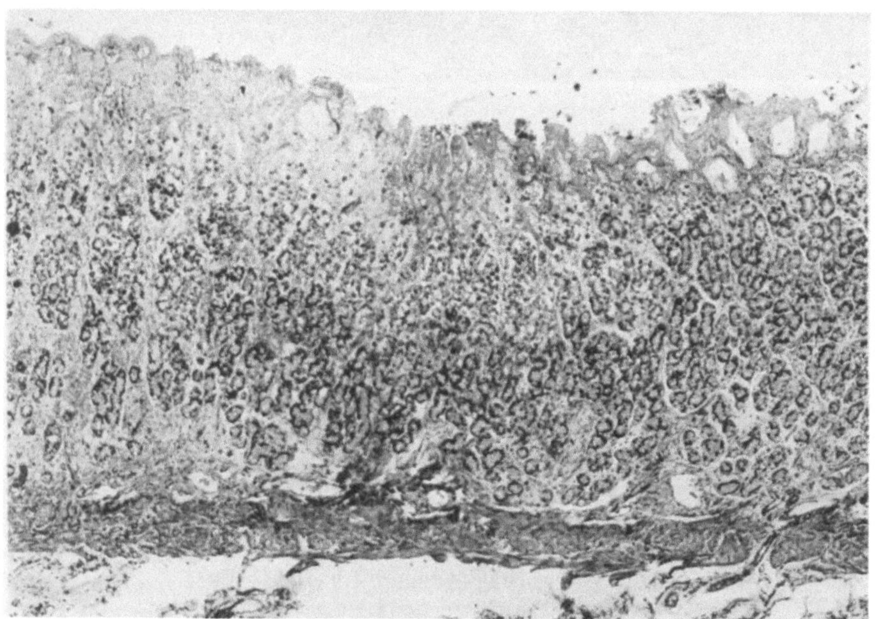

Abb. 2. Hundemagen 24 Std nach Auslösung einer akuten Pankreatitis. Flächenhafte Nekrosen der mucoiden Drüsenanteile; Anämie. Färbung HE, Vergrößerung 45fach

disseminierten intravasalen Gerinnsel auf, so kann aus der oberflächlichen Nekrose eine keilförmige bis an die Muscularis mucosae heranreichende Erosion entstehen (Abb. 3). Gleichzeitig wird ein Zusammenbruch der Schleimbarriere erkennbar. In einigen wenigen Fällen ist die Muscularis mucosae durchbrochen. Es resultiert ein frisches Ulcus. Damit könnte erklärt werden, warum an der diffus ischämischen Schleimhaut mit initialer flächenhafter Nekrose ein lokalisiertes Ulcus entsteht. Wieweit der artspezifische Angioarchitektonik der Magenschleimhaut, Veränderungen der Gefäßmotorik durch Schädigung der elastisch muskulären Begleitstrukturen der Magenwandgefäße (Wanke, 1962) und der unterschiedlichen Wandspannung zwischen Korpus- und Antrumschleimhaut eine zusätzliche lokalisatorische Bedeutung zukommt, muß einer weiteren Aufarbeitung des gewonnenen Materials vorbehalten bleiben.

Das akute Ulcus nach Schockzuständen wäre somit als organspezifische Antwort auf ein allgemein pathologisches Prinzip aufzufassen, das sich auch in unserer Versuchsanordnung vergleichsweise am Beispiel der Kollapsnekrose der Leber oder der Verstopfung eines Vas afferens der Niere mit konsekutiv möglicher Glomerulonekrose demonstrieren

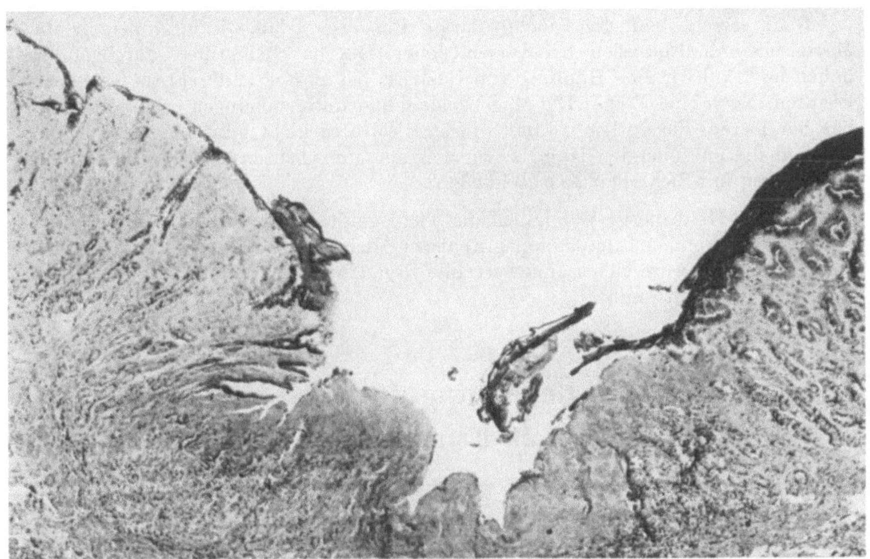

Abb. 3. Hundemagen 24 Std nach Auslösung einer akuten Pankreatitis. Frische, bis an die Muscularis mucosae reichende Erosion. Am rechten Bildrand breite PAS-positive Schleimschicht, über intakter Mucosa des linken Bildrandes fehlt die Schleimschicht. Färbung PAS, Vergrößerung 45fach

läßt. Der Säure-Pepsinfaktor spielt dabei in der initialen Phase der Entstehung hämorrhagischer Magenschleimhaut-Läsionen offenbar nur eine untergeordnete Rolle, nachdem wir in den ersten 24 Std einen kontinuierlichen Rückgang des Sekretionsvolumens und der Pepsinaktivität bis auf 30—40% der Ausgangswerte beobachten konnten. Auch ein Ansteigen der Säurekonzentration über Normalwerte hinaus war in keinem Falle zu bemerken.

Literatur

Bleyl, U., u. M. Wanke: Morphologische und gerinnungsanalytische Untersuchungen zum postpankreatischen Schock. 3, Neue Aspekte der Trasyloltherapie. Stuttgart-New York: Schattauer 1969.

Doerr, W., P. B. Diezel, K.-H. Grözinger, H. G. Lasch, W. Nagel, J. A. Rossner, M. Wanke u. F. Willig: Klin. Wschr. **43**, 125 (1965).
Encke, A., K. Schimpf, B. Kommerell, K.-H. Grözinger, H. Gilsdorf, M. Wanke u. H. G. Lasch: Klin. Wschr. **44**, 90 (1966).
Harjola, P.-T., and A. Sivula: Ann. Surg. **163**, 21 (1966).
Jenny, M., E. Träbert, J. Bircher u. A. Akovbiantz: Schweiz. med. Wschr. **98**, 1507 (1968).
Wanke, M.: Langenbecks Arch. klin. Chir. **300**, 166 (1962).

Aussprache

R. Stauber-Leoben: Ich möchte darauf hinweisen, daß wir interoperativ die Magenschleimhautbiopsien bei verschiedenen Oberbaucheingriffen durchgeführt haben und daß wir eine Häufung von Gastritis bei akuter Pankreatitis feststellen konnten. Noch eine Frage! Die Magenschleimhautuntersuchungen erfolgten offenbar bei Tieren, die vorher getötet wurden. Wäre es nicht günstiger, die Magenschleimhaut am lebenden Hund zu entnehmen, um postmortale Schleimhautveränderungen mit Sicherheit auszuschließen?

G. Kolig-Heidelberg: Wir haben die Tiere getötet, den Magen sofort eröffnet und herausgenommen, um das topographische Muster der Verteilung der Erosionen festzustellen. Es wäre sicher eine wertvolle Ergänzung, wenn man dazu noch Intra vitam-Biopsien entnimmt.

192. Die Bedeutung des Peritoneums für die außervasale Ernährung der Darmwand

E. Kessler-Mainz

Summary. Apart from the mesenteric vessels the peritoneal fluid plays a decisive part in the nutrition of the intestinal wall. Free contact with peritoneal fluid increases the ischaemia tolerance of the intestinal wall by 100%.

Zusammenfassung. Neben den mesenterialen Gefäßen kommt der Peritonealflüssigkeit eine entscheidende Rolle in der Ernährung der Darmwand zu. Der freie Kontakt mit der Peritonealflüssigkeit erhöht die Ischämietoleranz der Darmwand um 100%.

Mit der Überschrift haben wir vorweggenommen, daß es

1. eine außervasale Ernährung der Darmwand gibt und
2. die Peritonealflüssigkeit für diese Ernährungsform der Darmwand eine entscheidende Rolle spielt.

Bis heute gilt allgemein die Lehrmeinung, daß die Versorgung der Darmwand einzig und allein über die mesenterialen Darmgefäße erfolgt. Für das Peritoneum blieb dabei trotz seiner sonstigen großen, z.B. auch therapeutisch bei der Dialyse ausgenutzten Resorptionsleistungen in bezug auf die Darmwand selbst keine Funktion übrig. Allenfalls hatte es einige mehr oder weniger mechanische Aufgaben zu erfüllen wie die

Erhaltung der Gleitfähigkeit der Därme oder das Verhindern von Verwachsungen.

Von den Beziehungen: Darmwand → Peritoneum ⇄ Kreislauf waren die Resorption von Stoffen, besonders Toxinen aus dem Darm und Peritoneum in den Körperkreislauf und umgekehrt die Anreicherung von i. v. applizierten Antibiotica in der Peritonealhöhle ausreichend untersucht worden. Nie war jedoch die Frage aufgetaucht, welche Bedeutung das Peritoneum für die Ernährung der Darmwand selbst hat.

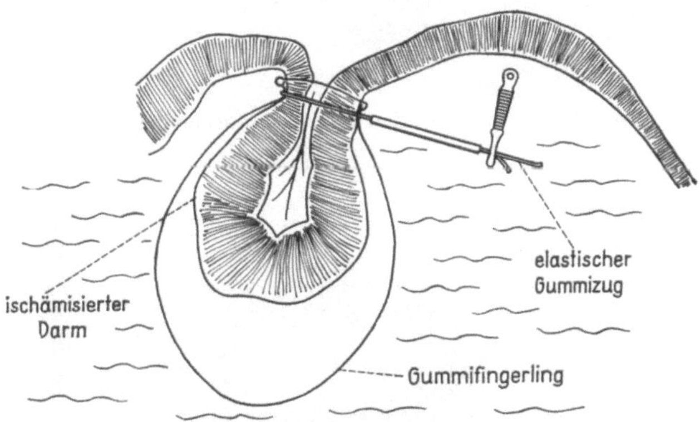

Abb. 1. Durch elastische Umschlingung am Fußpunkt ist die Darmschlinge blutleer gemacht. Aber auch der Kontakt mit dem Peritoneum wird durch den die Schlinge umhüllenden Gummifingerling verhindert

Wir konnten nun im Gegensatz zu diesen mechanischen Vorstellungen erstmals zeigen, daß das Peritoneum mit und neben den mesenterialen Gefäßen die wichtige Aufgabe der Ernährung der Darmwand wahrnimmt.

In einer ausgedehnten Untersuchungsreihe (56 Kaninchen, 2 Hunde, 4 Hundefeten) wurde zunächst die Toleranz des Darmes gegen Ischämie quantitativ und qualitativ bestimmt. Dabei ergab sich folgendes:

Ausgedehnte Darmwandnekrosen treten frühestens nach 5stündiger Ischämie auf. Nach einer 7stündigen Ischämie kommt es regelmäßig zur Totalnekrose der Darmwand. Bei der Versuchsanordnung wurde ein Vierkantgummi um die zu ischämisierende Darmschlinge gelegt und nach Durchzug durch ein enges Gummirohr an dessen Ende unter Zug gesetzt. Wie bei der elastischen Darmeinklemmung umfaßt die Umschlingung den zu- und abführenden Schenkel am Fußpunkt, so daß eine vollständige Ischämie vorlag und jede Versorgung durch Kollateralen unmöglich war. Die Blutzufuhr war also vollständig unterbrochen, nicht aber der freie Kontakt der ischämisierten Darmwand mit der Peritonealhöhle.

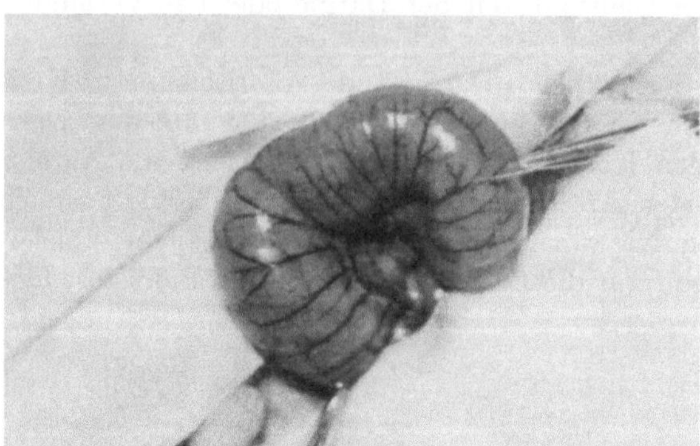

Abb. 2. Dieser Darm hat eine 5stündige Ischämie anscheinend ohne Ausfall überstanden (MZ: 21 Tage)

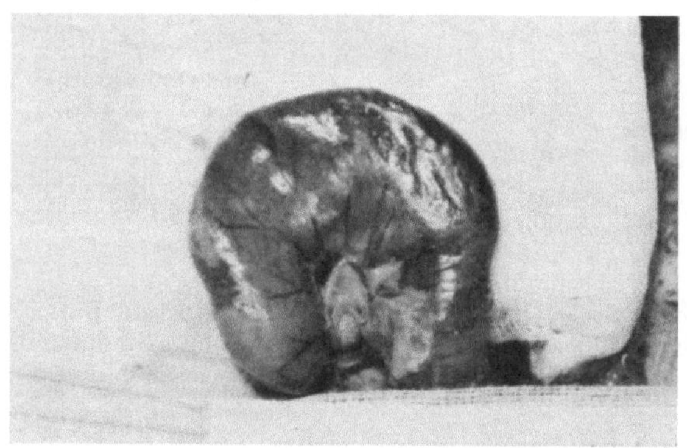

Abb. 3. Bei aufgehobener Kommunikation mit dem Peritoneum kann schon eine $3^1/_2$stündige Ischämie zur Totalnekrose führen (MZ: 16 Std)

In einer kleineren 2. Versuchsreihe wurde die Blutzufuhr der Darmschlinge in gleicher Weise wie oben unterbrochen, zusätzlich aber auch der freie Kontakt zwischen ischämisierter Darmwand und Peritoneum aufgehoben. Zu diesem Zweck stülpten wir einfach einen Gummifingerling über die ischämisierte Schlinge.

Im Gegensatz zu dem Ergebnis der 1. Versuchsreihe, die eine Totalnekrose der Darmwand nach spätestens 7stündiger Ischämie erbrachte, kam es hier bei aufgehobener Kommunikation zwischen ischämisierter Darmwand und Peritoneum schon viel früher, nämlich nach $3^1/_2$stündiger Ischämie zur Totalnekrose der Darmwand.

Auch die mechanische Reizbarkeit des Darmes, die sonst erst nach 17stündiger Ischämie primär verlorengeht, war hier schon nach $3^1/_2$stündiger Ischämie endgültig verschwunden.

Mit anderen Worten: Der freie Kontakt mit dem Peritoneum erhöht die Ischämitoleranz des Darmes unter Normothermie von $3^1/_2$ auf maximal 7 Std, d.h. um das Doppelte, und auch die mechanische Reizbarkeit des Darmes bleibt primär viel länger bestehen.

Durch einen sehr einfachen Versuch konnten wir zeigen, daß die Diffusion aus dem Peritoneum ebenso wie die tiefe Hypothermie oder die Sauerstoffüberdruckbehandlung (Lillehei) geeignet ist, die Ischämietoleranz des Darmes bedeutend zu erhöhen.

Unter den in der Peritonealflüssigkeit gelösten Stoffen ist dabei vor allem der physikalisch gelöste Sauerstoff von Bedeutung, der frei diffundieren kann. Aber auch der Glucoseaustausch scheint nicht unwichtig zu sein. Wir konnten einen Glucosetransport vom Peritoneum her durch die ischämisierte Darmwand hindurch beobachten, analog den Untersuchungen von G. Taubert u. H. Schröder, die 1963 eine Glucoseresorption aus dem mechanisch eingeklemmten Darm in umgekehrter Richtung nachweisen konnten. Ob schließlich spezielle Eiweißstoffe in der Peritonealflüssigkeit enthalten sind, die der ischämischen Schädigung entgegenwirken, müssen weitere Untersuchungen ergeben.

193. Vitalfärbung mit Disulphine-blue in der Darmchirurgie

H. R. Willmen (a. G.)-Krefeld

Summary. On the basis of animal experiments and first clinical use the abdominal surgeon has the possibility, particularly in doubtful cases in which the intestinal segments are apparently altered but nor definitely infarcted, by injection of the vital dye disulphine-blue, without laboratory effort, to decide on the necessity of a resection, and, in case of resection, to define the limits of the resection narrowly.

Zusammenfassung. Aufgrund tierexperimenteller Untersuchungen und ersten klinischen Anwendungen ist durch Injektion des Vitalfarbstoffes Disulphine-blue dem Darmchirurgen die Möglichkeit gegeben, speziell in Zweifelsfällen, in denen Darmabschnitte augenscheinlich alteriert, jedoch nicht eindeutig infarciert sind, ohne Laboraufwand über die Notwendigkeit einer Resektion zu entscheiden und im Falle einer Resektion die Resektionsgrenzen sparsam festzulegen.

Immer wieder sehen wir uns bei der Beurteilung von Darmabschnitten, die durch Incarceration, Invagination, Strangulation oder Volvulus nicht eindeutig infarziert, jedoch augenscheinlich stark alteriert sind und somit aufgrund des makroskopischen Bildes allein eine sichere Aussage über die Lebensfähigkeit nicht erlauben, mit der Kardinalfrage konfrontiert: *Resektion oder nicht?*

Da der Vitalfarbstoff Disulphine-blue in nahezu 15jähriger Erprobung in der Unfallchirurgie bei der Markierung von Haut- und Weichteilnekrosen eine bemerkenswerte Genauigkeit zeigte, lag es nahe, speziell in solchen Fällen, bei denen weder durch kurzfristige thermische und mechanische Reize, noch durch den von uns tierexperimentell und klinisch 1967 bereits erprobten Hämokinator eine sichere Entscheidung über die Lebensfähigkeit gefällt werden konnte, durch eine Vitalfärbung zuverlässigere Aussagen über die Lebensfähigkeit dieser Darmabschnitte zu erhalten.

Disulphine-blue wurde ebenso wie Kiton-fast-green durch Tempest 1955 in die Unfallchirurgie eingeführt und fand seitdem eine weite Verbreitung. Es ist in steriler, 10%iger Lösung im Handel und wird in einer Dosierung von 0,25—0,50 ml/kg KG langsam i. v. injiziert. Die Ausscheidung des Farbstoffes erfolgt hauptsächlich über die Nieren, aber auch mit dem Speichel, dem Bronchial- und Magensekret, der Galle und dem Stuhl; nicht über den Liquor.

Meist ist die Haut nach 24—48 Std wieder entfärbt. Gelegentliche, längere Retentionen des Farbstoffes beim älteren Menschen sind auf eine verminderte periphere Durchblutung zurückzuführen, wie überhaupt die Dauer der Verfärbung letztlich vom Zustand des Kreislaufes, der Nierenfunktion sowie der zugeführten Flüssigkeitsmenge abhängig ist. Bei klinischer Anwendung wurde bisher keinerlei Toxicität nachgewiesen. Trotz Blau-grün-Verfärbung auch des Plasmas ist die Genauigkeit der auf colorimetrischen Methoden beruhenden Routinelaboruntersuchungen nicht beeinträchtigt. Dem Anaesthesisten bereitet die Hautverfärbung nach kurzer Gewöhnung keine nennenswerte Behinderung in der Beurteilung des Patienten.

Bevor wir den Farbstoff klinisch auch in der Darmchirurgie einsetzten, prüften wir ihn im Tierversuch:

Bei 12 weiblichen Kaninchen mit einem Durchschnittsgewicht von 1850 g wurde in Allgemeinanaesthesie durch Ligatur arterieller und venöser Mesenterialgefäße ein Dünndarmabschnitt von ca. 15 cm Länge von der Durchblutung ausgeschaltet. Jeweils 2 Tiere wurden nach 15 min sowie 1, 2, 4, 6 und 8 Std relaparotomiert. Unmittelbar danach injizierten wir 0,25 ml/kg KG des Vitalfarbstoffes in eine Ohrvene. Nach ca. 15 sec setzte die Blau-grün-Verfärbung an den Akren ein und spätestens nach 5 min war der gesamte Organismus bis auf die scharfrandig abgesetzten, von der Durchblutung ausgeschalteten Darmabschnitte verfärbt. Nach Einsetzen der Diffusion des Farbstoffes in die nicht durchbluteten Darmabschnitte, die nach ca. 30 min beginnt, töteten wir die Tiere.

Es gelang mit dieser Methode einwandfrei, wie Abb. 1 und 2 15 min nach Ligatur zeigen, die von der Durchblutung ausgeschalteten Darm-

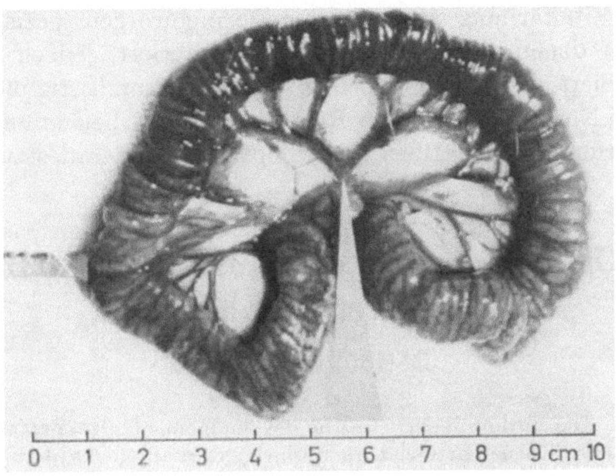

Abb. 1

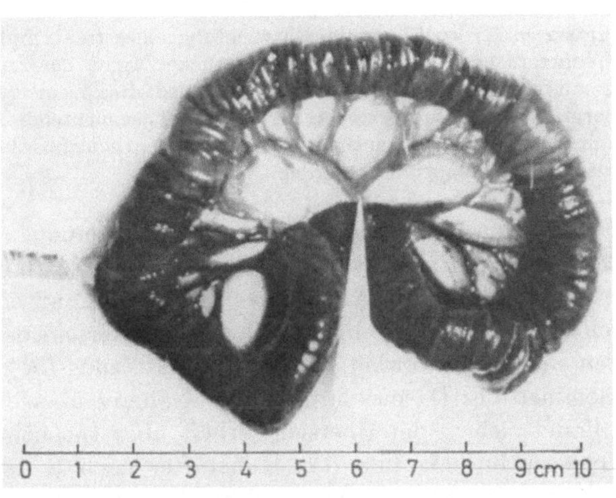

Abb. 2

abschnitte sowohl im Stadium beginnender, fortgeschrittener als auch vollständiger Infarzierung exakt gegen den normalen Darm abzugrenzen.

Auch bei ersten klinischen Anwendungen ließen sich die Versuchsergebnisse exakt reproduzieren. Dabei ist es von entscheidender Wichtigkeit, daß der Darm vor Injektion des Vitalfarbstoffes aus seiner Zwangslage präparativ befreit wird, um den Blutumlauf soweit als möglich wieder herzustellen. Abb. 3[1] zeigt Dünndarm einer incarcerierten Nabel- und Schenkelhernie.

[1] Bildvorlage für Abb. 3 wurde nicht eingereicht.

Mit der Vitalfärbung ist somit dem Darmchirurgen speziell in Zweifelsfällen, in denen Darmabschnitte zwar alteriert, jedoch nicht eindeutig infarziert sind, eine Möglichkeit gegeben, kurzfristig ohne Laboraufwand die Notwendigkeit einer Resektion zu entscheiden und im Falle einer Resektion die Resektionsgrenzen optimal sparsam festzulegen.

194. Die Entwicklung eines total implantierbaren elektronischen Sphincters

R. D. Grünert*-Hanau

Summary. The author reports on the development of a totally, implantable, artificial sphincter. The new artificial organ which externally looks like a pacemaker, is supplied with energy and controlled by an external transmitter. According to the experimental results in dogs the intestine can be compressed adequately by the sphincter without significant histological changes.

Zusammenfassung. Es wird über die Entwicklung eines total implantierbaren künstlichen Sphincters berichtet. Das neue künstliche Organ, das rein äußerlich Ähnlichkeiten mit einem Schrittmacher aufweist, wird durch einen Sender von außen mit Energie versorgt und gesteuert. Nach den experimentellen Ergebnissen an Hunden kann der Darm mit dem Sphincter ohne wesentliche histologische Veränderungen ausreichend komprimiert werden.

Es ist mit den verschiedensten Mitteln versucht worden, eine Stuhl- oder Urininkontinenz durch Abklemmen des Passageweges zu behandeln. Bei Männern mit Urininkontinenz läßt sich dies einfach mit einer Penisklemme durchführen, bei der Stuhlinkontinenz sind verschiedene Operationsverfahren entwickelt worden, um die Voraussetzung für ein mechanisches Abklemmen des Darmes zu schaffen. Näheres über diese schon alten Ideen findet sich in der Übersichtsarbeit über Incontinentia alvi von Dick. Ich erwähne hier nur den Kunstafter nach Riess, bei dem manchmal ein gut sitzendes Leistenbruchband genügt, um einen Verschluß zu bewerkstelligen oder den Anus peniformis, bei dem ein Stück Darm, durch einen Hautschlauch geschützt, penisförmig vor die Bauchwand verlagert wird und dort abgeklemmt werden kann.

Während meiner Tätigkeit in Hamburg und später von Hanau aus in Gießen habe ich Versuche begonnen, einen solchen mechanischen Verschluß des Darmes mit modernen technischen Mitteln zu erreichen, und zwar mit einem total implantierbaren künstlichen Organ, das rein äußerlich Ähnlichkeit mit einem Schrittmacher hat (Abb. 1).

Dieses Organ wird durch einen kleinen Sender von außen mit Energie versorgt und gesteuert. In einem Block von ca. 2 cm Höhe und 5 cm

* Jetzt Chir. Klinik 623 Frankfurt/M.-Höchst.

Durchmesser sind folgende Teile vergossen: Ein Schwingkreis zur Aufnahme der Energie, ein Mikromotor, eine Mikropumpe und ein Relais zur Betätigung der Pumpe in beiden Richtungen. Die Pumpe pumpt ein Füllmedium, physiologische Kochsalzlösung, aus einem kleinen Vorratsballon in einen um den Darm herumgelegten Ring aus Siliconkautschuk,

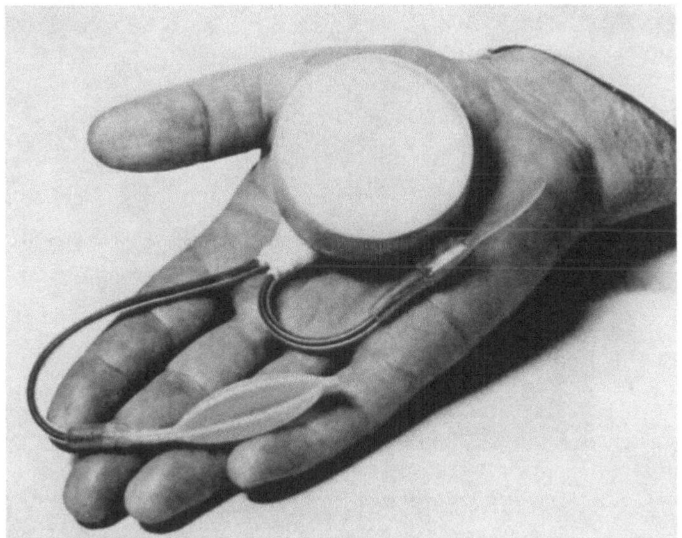

Abb. 1. Total implantierbarer künstlicher Sphincter, der von außerhalb des Körpers über einen Sender mit Energie versorgt und gesteuert wird

wodurch der Verschluß des Darmlumens bewirkt wird. Die Siliconkautschukteile sind durch eine inliegende Drahtspirale vor Abknickung geschützt. Durch Umkehr der Pumprichtung, die vom Sender her ausgelöst werden kann, wird der Verschlußmechanismus geöffnet.

Der künstliche Schließmuskel wurde bisher an 13 Hunden erprobt. Die Versuche dienten zunächst der Beantwortung der Frage, wie hoch der Druck in dem Verschlußteil sein muß, um einen Passagestop des Darminhalts zu erreichen und wie hoch er sein darf, ohne daß der Darm geschädigt wird. Der Sphincter wurde immer einheitlich von abdominal her um den Enddarm herumgelegt, etwa 10 cm vom Anus entfernt.

Wenn man so viel Flüssigkeit in das geschlossene hydraulische System einbringt, daß der Druck in dem Verschlußteil bei etwa 30 cm Wassersäule liegt, erreicht man einen röntgenologisch mit Kontrastmittel nachweisbaren Passagestop (Abb. 2a). Bei Öffnen des Verschlußteiles wird der Passageweg wieder freigegeben (Abb. 2b). Erst bei Drucken über

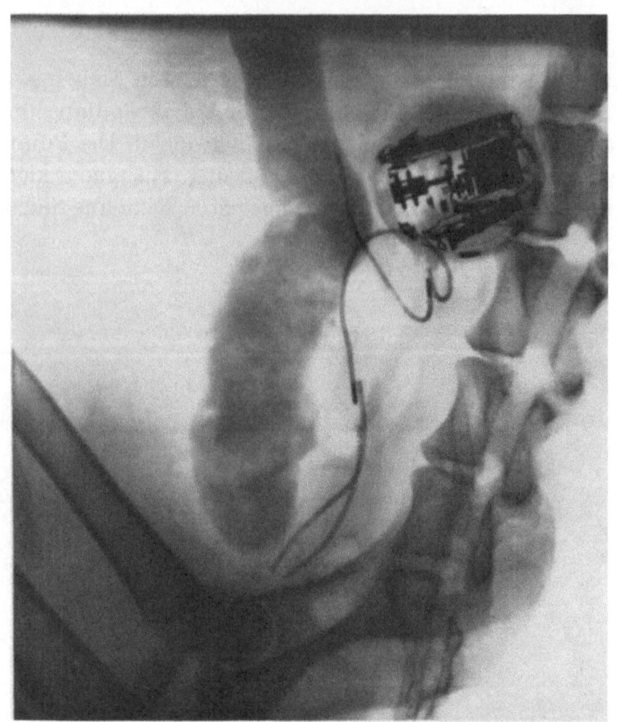

Abb. 2a

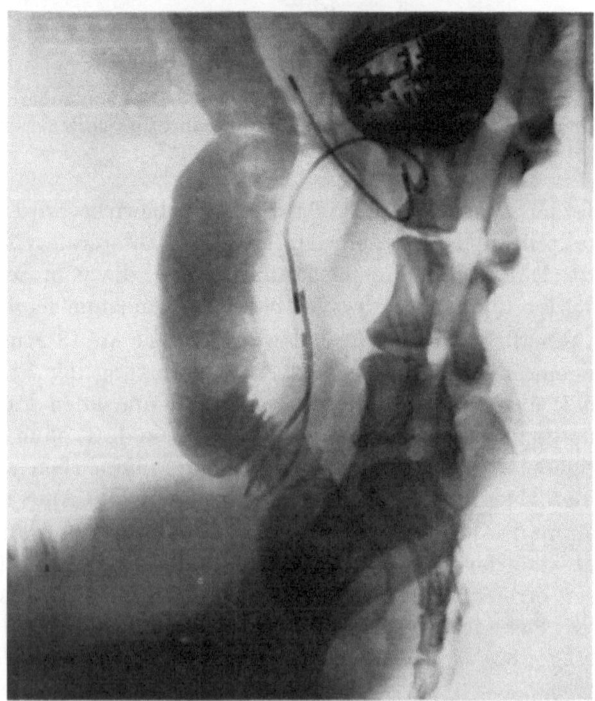

Abb. 2b

60 cm Wassersäule kommt es zu Nekrosen im Bereich des Darmstückes, an dem der Sphincter angelegt wurde.

Die Nachbeobachtungszeiten bei den operierten Hunden gehen bis zu 9 Monaten. In dieser Zeit wurde der Darm mehrfach bis zu 24 Std lang unter röntgenologischer Kontrolle verschlossen.

Die Abb. 3 zeigt im Sektionspräparat ein Verschlußteil in situ 9 Monate nach Implantation.

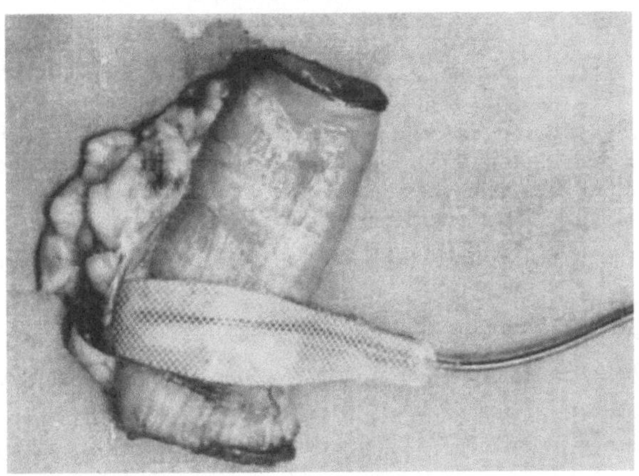

Abb. 3. Sektionspräparat des Enddarmes mit Sphincter in situ 9 Monate nach Implantation

Der beschriebene Sphincter ist nicht nur zur Behandlung der Stuhlinkontinenz verwendbar, sondern allgemein zum Sphinctерersatz. Er kann aber auch an anderer Stelle eingesetzt werden, z. B. zur Verzögerung der Darmpassage nach ausgedehnten Dünndarmresektionen und, zumindest experimentell, auch zum Verschluß von Gefäßen.

Herrn Dr.-Ing. Paul Thießen, 2 Hamburg-Langenhorn 1, Langenhorner Chaussee 304, danke ich für technische Hilfe. Herr Prof. Stelzner, Hamburg, Herr Prof. Vossschulte, Gießen, und Herr Prof. Stiller, Hanau, haben mir die Durchführung der Tierversuche ermöglicht.

Literatur

Dick, W.: Bruns' Beitr. klin. Chir. **190**, **394** (1955).

Abb. 2a und b. Röntgenbild eines Hundes mit implantiertem Sphincter. a Passageweg geschlossen; b Passageweg geöffnet. Verschluß und Öffnung des Sphincters werden von außen über den Sender ausgelöst

Aussprache

J. Waldschmidt-Berlin: Wie lange ist die Leistungsdauer Ihrer Energiequelle?

R. D. Grünert-Hanau: Unbegrenzt. Es handelt sich nicht um eine Batterie, sondern um einen Schwingkreis, der von außen her von einem kleinen Sender aus angeregt wird.

J. Waldschmidt-Berlin: Haben Sie die Hunde inkontinent gemacht?

R. D. Grünert-Hanau: Nein. Der Sphincter wurde von abdominal aus am Rectum angelegt. Die Versuche dienten nur der Klärung der Frage, wie hoch der Druck im Sphincter sein muß, um einen Passagestop zu erreichen und um zu sehen, wie hoch er maximal sein darf, ohne daß der Darm geschädigt wird.

R. de Rosa-Karlsruhe: Sehen Sie klinisch eine Anwendungsmöglichkeit, z.B. beim Anus praeter?

R. D. Grünert-Hanau: Da sehe ich die Hauptanwendungsmöglichkeit. Wenn ein funktionierender Sphincter vorhanden ist, also in diesem Falle der künstliche Sphincter, braucht der Anus nicht unbedingt am Abdomen angelegt zu werden, sondern kann wieder an die natürliche Stelle verlegt werden.

J. Waldschmidt-Berlin: Wo wird der Sender als Energiequelle getragen?

R. D. Grünert-Hanau: In der Hand. Wenn er transistorisiert wird, hat er etwa doppelte Brieftaschengröße.

J. Waldschmidt-Berlin: Wird er ständig von den Leuten bei sich getragen?

R. D. Grünert-Hanau: Warum nicht. Die Brieftasche hat man ja auch bei sich. Es handelt sich hier ja um ein ganz neues Gebiet, für das Praktiken noch entwickelt werden müssen.

195. Die Bedeutung der Hyperventilation bei der Beurteilung abdomineller chirurgischer Erkrankungen

R. Eisele*, W. Dissmann (a.G), M. Nasseri, W. Thimme (a.G.) und E. S. Bücherl-Berlin

Summary. 1. Considerable hyperventilation occurs with inflammatory abdominal diseases. Respiratory alkalosis is characteristic for bacterial inflammation whereas metabolic acidosis is characteristic for infarction of the mesenteric artery. Gastric perforation does not produce a definite change of the acid-base-balance.

2. A direct effect of the endotoxin on the respiratory centre must be regarded as the cause of this hyperventilation.

3. The increase of lactate and pyruvate which is frequently associated with bacterial abdominal inflammation is not a result of hyperventilation. Rather than that, it is a result of an abnormal carbohydrate metabolism produced by the action of the endotoxin.

Zusammenfassung. 1. Bei entzündlichen Baucherkrankungen kommt es zu einer erheblichen Hyperventilation. Für die bakterielle Entzündung ist eine respiratorische Alkalose charakteristisch, für den Mesenterialarterieninfarkt eine metabolische Acidose. Die Magenperforation bedingt keine gerichtete Veränderung im Säure-Basenstoffwechsel.

2. Die Ursache für die Hyperventilation muß in einer direkten Endotoxinwirkung auf das Atemzentrum gesehen werden.

3. Die häufig mit bakteriellen Bauchentzündungen einhergehende Erhöhung von Lactat und Pyruvat ist nicht Folge der Hyperventilation, sondern des durch Endotoxinwirkung gestörten Kohlenhydratstoffwechsels.

Auf die Hyperventilation bei bakteriellen Erkrankungen haben Simmons et al. bereits 1960 hingewiesen. Erstaunlicherweise wurde diesem Befund bisher wenig Bedeutung beigemessen. Gerade weil die Blutgasanalytik einerseits relativ einfach ist, andererseits bei bakteriellen Entzündungen aber auch großer Aufwand nicht immer zur Klärung des Krankheitsbildes führt, schien es sinnvoll zu prüfen, wie eine Hyperventilation bei entzündlichen Baucherkrankungen diagnostisch zu werten ist.

Bei 49 Patienten mit Peritonismus wurden die arteriellen Blutgase und das pH bestimmt. Bei einem Teil der Patienten liegen auch Untersuchungen über die Ventilation und Hämodynamik sowie Bestimmungen des Lactat- und Pyruvatgehaltes im arteriellen Blut vor.

Patienten mit entzündlichen Baucherkrankungen fallen durch ihre gesteigerte Atemtätigkeit auf. Sowohl die Atemfrequenz (30 /min) als auch das Atemzugvolumen (429 ml) sind im Vergleich zu Patienten mit klinisch unkompliziertem postoperativen Verlauf (23/min bzw. 340 ml) erhöht. Daraus resultiert mit 12,8 l/min eine erhebliche Steigerung des Atemminutenvolumens gegenüber 7,9 l/min bei Patienten mit unkompliziertem postoperativen Verlauf. Abb. 1 verdeutlicht, daß es sich hierbei um eine Hyperventilation handelt, also um eine Atemtätigkeit, die über die metabolischen Bedürfnisse hinausgeht. Sie sehen, daß der PCO_2 im Mittel bei 30,6 Torr liegt. Diese Werte liegen bei Patienten mit unkompliziertem postoperativen Verlauf deutlich höher.

Die pH- und PCO_2-Werte dieser 49 Patienten mit entzündlichen Baucherkrankungen sind in Abb. 2 in ein halblogarithmisches Koordinatensystem eingetragen. Die Abszisse enthält in numerischem Maßstab das pH, die Ordinate in logarithmischem Maßstab den PCO_2. Die Normalwerte sind durch dicke Striche gekennzeichnet. Sie unterteilen die Abbildung — im Uhrzeigersinn gelesen — in metabolische Alkalose, respiratorische Alkalose, metabolische Acidose und respiratorische Acidose. Die punktierten Diagonalen verbinden Punkte gleichen Bicarbonatgehaltes. Je weiter sich also ein Koordinatenpunkt von der 25 mval-Linie nach links unten entfernt, um so ausgeprägter ist die Basenverminderung. Es zeigt sich nun, daß Patienten mit einer *bakteriellen Entzündung* überwiegend eine respiratorische Alkalose mit einer meist geringen kompensatorischen Basenverminderung haben. Der PCO_2 liegt im Mittel bei 33 Torr, das pH im Mittel bei 7,46. Nach *Magenperforation* sind keine gerichteten Veränderungen zu erkennen. Patienten mit *Mesenterialarterieninfarkt* haben ausnahmslos eine metabolische Acidose. Das pH beträgt im Durchschnitt 7,34, der PCO_2 29 Torr. Es ist hervorzuheben, daß gerade diese 7 Patienten mit Mesenterialarterienverschluß

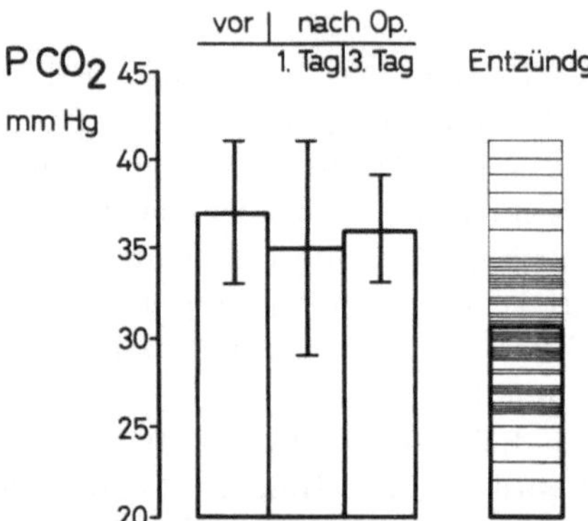

Abb. 1. PCO_2 bei 49 Patienten mit entzündlichen Baucherkrankungen (rechts). Zum Vergleich ist der PCO_2 bei 42 Patienten mit normalem postoperativen Verlauf vor und am 1. und 3. Tag nach Operation aufgezeichnet (links)

während der ersten klinischen Beobachtungszeit gute Kreislaufverhältnisse hatten und daß trotz Gabe von Puffersubstanzen, die nach üblichem Maßstab das Basendefizit hätten ausgleichen müssen, die metabolische Acidose weiter bestand bzw. sich noch verstärkte. Wir glauben, daß diesem Befund, besonders bei älteren Patienten mit geringer Symptomatik, bei der Differentialdiagnose des akuten Abdomen beträchtliche Bedeutung beigemessen werden sollte.

Gelegentlich kann die Hyperventilation postoperativ das erste Zeichen für eine bakterielle Entzündung, wie z. B. für einen intraabdominellen Absceß, eine Nahtinsuffizienz oder einen Bauchdeckenabsceß sein. Als Beispiel soll hier ein 70jähriger Patient mit Zustand nach Gastrektomie wegen Magencarcinom vorgestellt werden. Nachdem die Werte im Säure-Basenstoffwechsel an den ersten 2 postoperativen Tagen unauffällig gewesen waren, kam es am 3. postoperativen Tag zum typischen Bild einer respiratorischen Alkalose. Der PCO_2 war auf 28 Torr abgefallen, das pH auf 7,50 angestiegen. Klinisch ließ sich diese bakterielle Entzündung erst am folgenden Tag erkennen, der Verdacht auf eine Nahtinsuffizienz wurde später objektiviert.

Der gesteigerte Atemantrieb kann nicht hauptsächlich durch eine Temperaturerhöhung oder Hypoxämie bedingt sein. Zwar war die Körpertemperatur bei 7 Patienten höher als 37,5°C und der PO_2 bei 6 Patienten niedriger als 50 mm Hg, aber eine Korrelation zwischen diesen Parametern ließ sich nicht herstellen. Auch Schmerzen und der Einfluß von Medikamenten können nicht die Ursache sein. Eine wesentliche Anämie bestand bei keinem Patienten. Der durchschnittliche Hämatokrit betrug

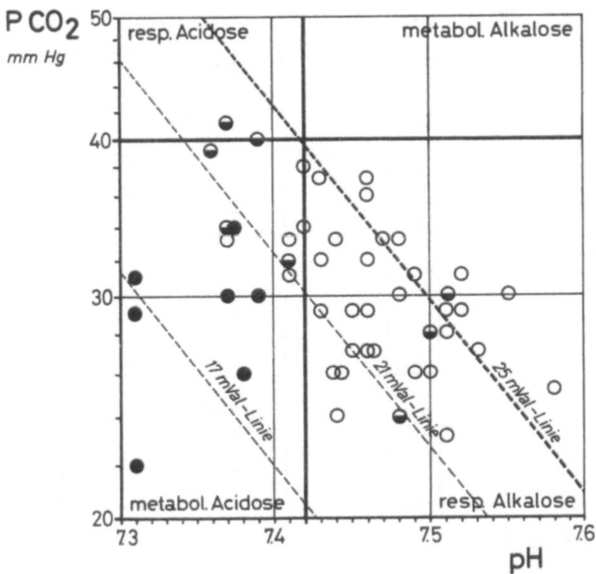

Abb. 2. Säure-Basenhaushalt bei 49 Patienten mit entzündlichen Baucherkrankungen: ○ bakterielle Entzündung; ◒ Magenperforation; ● Mesenterialarterieninfarkt

38%, der niedrigste 32%. Aufgrund tierexperimenteller Arbeiten muß eine direkte Endotoxinwirkung auf das Gehirn angenommen werden. Simmons et al. (1968) zeigten, daß kleinste Mengen von Endotoxin — in den Liquor cerebralis gebracht — eine Hyperventilation hervorriefen. Der Wirkungsmechanismus ist nicht klar. Sucht man weitere Krankheitsbilder mit Hyperventilation, so findet man bei der Lebercirrhose trotz metabolischer Alkalose eine Hypocapnie (Schwab et al.). Sie kann heute aufgrund von experimentellen Untersuchungen von Schenker et al. auf eine durch Ammonium verursachte Verarmung des Atemzentrums an energiereichen Phosphaten zurückgeführt werden. Ein analoger Angriffspunkt für Endotoxin am Zellstoffwechsel des Atemzentrums ist deshalb durchaus vorstellbar.

Bei einem Teil der Patienten mit bakteriellen Entzündungen liegen erhöhte Milchsäure- und Pyruvatspiegel im arteriellen Blut vor. Sie haben eine relativ schlechte Prognose. Wie Abb. 3 erkennen läßt, war das HZV normal oder sogar erhöht, auch der PO_2 lag mit einer Ausnahme über 50 mm Hg. Daraus läßt sich ein anaerober Stoffwechsel nicht erklären. Alle Patienten bis auf einen hyperventilieren. Trotz dieser aufgezeigten Konstellation werden Lactat- und Pyruvatspiegel erreicht,

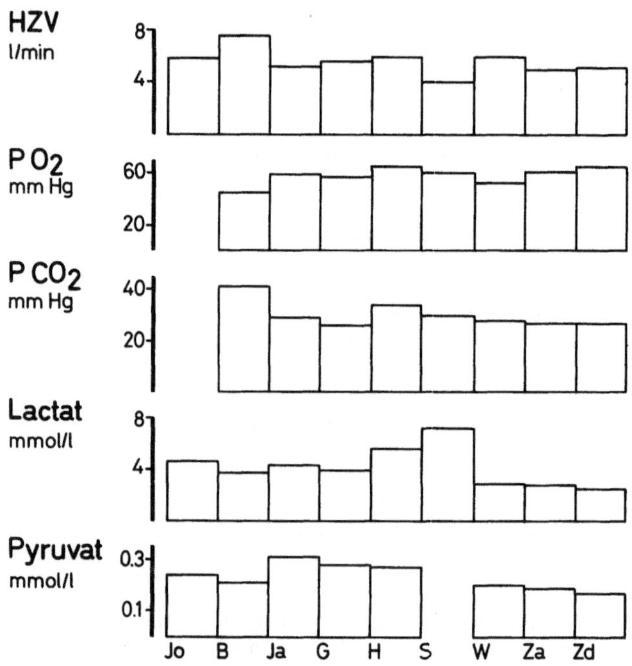

Abb. 3. HZV, PO_2, PCO_2, Lactat und Pyruvat im arteriellen Blut bei 9 Patienten mit bakterieller Bauchentzündung

die weder bei pulmonaler Insuffizienz (Eldrigde) noch bei der Hämorrhagie (Dissmann et al.) oder beim Herzinfarkt, ja selten beim kardiogenen Schock (Kenmure et al.) gefunden werden. Die Ursache kann nach Eldridge und Salzer nicht in der Hyperventilation gesehen werden. Vielmehr sprechen experimentelle Befunde von Kun dafür, daß es zu einer Fermentblockierung im Kohlenhydratstoffwechsel durch Endotoxin kommt. Es scheint somit wahrscheinlich, das Hypocapnie und Hyperlactatämie einander nicht bedingen, sondern daß beide als Folge der Bakteriämie anzusehen sind.

Literatur

1. Dissmann, W., W. Thimme, R. Eisele, M. Nasseri u. R. Schröder: Oxymetrie Symposium, München 1968.

2. Eldridge, F.: New Engl. J. Med. **274**, 878 (1966).
3. —, and J. Salzer: J. appl. Physiol. **22**, 461 (1967).
4. Kenmure, A. C. F., W. R. Murdoch, A. D. Beattie, J. C. B. Marshall, and A. J. V. Cameron: Brit. med. J. **1968 IV**, 360.
5. Kun, E.: Proc. Soc. exp. Biol. (N. Y.) **68**, 496 (1948).
6. —, and P. Miller: Proc. Soc. exp. Biol. (N. Y.) **67**, 221 (1948).
7. —, and L. G. Abood: Proc. Soc. exp. Biol. (N. Y.) **71** (1949).
8. Schenker, S., D. M. Mc Candless, E. Brophy, and M. S. Lewis: J. clin. Invest. **46**, 838 (1967).
9. Schwab, M., u. H. Dammaschke: Klin. Wschr. **40**, 184 (1962).
10. Simmons, D. H., J. Nicoloff, and L. Guze: J. Amer. med. Ass. **174**, 2196 (1960).
11. Simmons, R. L., R. W. Anderson, T. B. Ducker, H. K. Sleeman, J. A. Collins, and K. P. Boothman: Ann. Surg. **167**, 158 (1968).

Aussprache

Schmolke-Tübingen: Sie sagten, daß die metabolische Acidose bei der Mesenterialarterien-Thrombose unter Umständen für eine Differentialdiagnostik verwertbar sein könnte. Nun handelt es sich bei diesen Patienten im allgemeinen um sehr alte Leute, die meistens schon vor dieser Erkrankung eine manifeste Herzinsuffizienz hatten. Dabei liegt ohnehin meistens eine metabolische Herzacidose vor. Könnte man sich nicht durch die jetzt festgestellte Acidose fehlleiten lassen?

R. Eisele-Berlin: Ein kleiner Teil unserer Patienten war herzinsuffizient. Eine Basenverminderung ist jedoch bei der chronischen Herzinsuffizienz nicht charakteristisch.

Die hier vorgestellten 7 Patienten waren von der Hämodynamik her unauffällig. Sie hatten einen guten arteriellen Mitteldruck, eine normale Pulsfrequenz, die Haut war trocken und warm. Trotzdem bestand eine ausgeprägte metabolische Acidose, bzw. sie verstärkte sich noch, obwohl Puffersubstanzen in einer Höhe gegeben worden waren, die nach üblichem Maßstab das Basendefizit hätten ausgleichen müssen.

Dieser Befund scheint uns besondere Wertigkeit zu haben beim älteren Patienten, dessen abdominelle Symptomatik häufig nur mäßig ausgeprägt ist und der Entschluß zur Laparotomie recht schwer fällt.

c) Thoraxchirurgie, Verschiedenes

196. Das Verhalten der Reizschwelle und der Impedanz bei der endokardialen Schrittmacherelektrode

I. Babotai* (a.G.), M. Turina (a.G.) und Å. Senning-Zürich/Schweiz

Summary. Endocardiac pacemaker electrodes were implanted into dogs after creating an AV-block. During the following 47 days the reaction of the stimulus threshold and of the myocardial resistance was measured in stimulated and unstimulated hearts. The mean increase of the stimulus threshold was 4 to 5 times that of the starting value and it reached its maximum from the 7th to the 10th postoperative day. During the subsequent course a mild decrease of the stimulus threshold occurred.

Up to the third postoperative day the impedance showed a mean decrease of 35% of the intraoperative value and it remained unchanged during subsequent controls. This reaction could be observed in the stimulating electrodes as well as in the non-stimulating electrodes.

Zusammenfassung. Bei Hunden wurden nach Setzung eines AV-Blocks endokardiale Schrittmacherelektroden implantiert. Während der folgenden 47 Tage wurde das Verhalten der Reizschwelle und der myokardialen Impedanz an stimulierten und nicht stimulierten Herzen gemessen. Der durchschnittliche Reizschwellenanstieg betrug das 4—5fache des Ausgangswertes und erreichte sein Maximum zwischen dem 7. und 10. postoperativen Tag. Im weiteren Verlauf kam es zu einem kleinen Abfall der Reizschwelle.

Die Impedanz sank bis zum 3. postoperativen Tag im Mittel 35% des intraoperativen Wertes und blieb bei den weiteren Kontrollen unverändert. Dieses Verhalten konnte sowohl bei den stimulierenden als auch bei den nichtstimulierenden Elektroden beobachtet werden.

Es ist allgemein bekannt, daß die Reizschwelle bei der elektrischen Stimulation des Herzens nach Implantation der Reizelektrode ansteigt. Dieser Anstieg wird als eine Folge der Zunahme des Übergangswiderstandes aufgrund von Gewebsveränderungen in der Umgebung der Elektrode angesehen [1—3,7]. Mittels unipolarer, endokardialer Schrittmacherelektroden haben wir an Hunden das Verhalten der Reizschwelle und der Impedanz untersucht. Außerdem wurde versucht festzustellen, wie weit ein Zusammenhang zwischen Reizschwellenerhöhung und Übergangswiderstand besteht und ob ein Unterschied im Verhalten der stimulierenden und nicht stimulierenden Elektroden feststellbar ist.

Methodik

In zwei Gruppen von insgesamt 9 Bastardhunden verschiedenen Geschlechts, im Gewicht von 23—25 kg, wurde in Narkose nach einer von uns entwickelten Methode ohne Thorakotomie ein AV-Block gesetzt [9]. Unter Röntgenkontrolle wurde anschließend durch die rechte Vena jugularis eine Katheterelektrode (Typ Elema-Schönander, EMT 588) in den rechten Ventrikel eingeführt. Eine zweite, indifferente Elektrode (Typ Elema-Schönander, EMT 564) wurde subcutan eingesetzt.

Der ersten Gruppe von 5 Hunden wurde ein Pacemaker eigener Konstruktion implantiert und jeweils über einen durch die Haut geführten Stecker mit den beiden Elektroden verbunden. Mit Hilfe dieses Steckers war es jederzeit möglich, den implantierten Schrittmacher auszuschalten und zur Bestimmung der Reizschwelle einen externen Schrittmacher anzuschließen.

In einer zweiten Gruppe wurden bei 4 Hunden lediglich die peripheren Enden der Elektroden durch eine Art Stopfbüchse durch die Haut gezogen, ohne daß ein Schrittmacher implantiert worden wäre.

Bei beiden Gruppen wurde sowohl intraoperativ als auch an den darauffolgenden Tagen die Reizschwelle mit Hilfe eines externen Schrittmachers bestimmt, wobei die postoperativen Messungen in wachem Zustand vorgenommen wurden.

Die Reizschwelle wurde bei einer Impulsdauer von 2 ms und einer Reizfrequenz von 100 Impulse/min mit Hilfe eines rechteckigen Stromimpulses gemessen.

Die Impedanz dagegen wurde aus der initialen Stromspitze unter Anwendung eines rechteckförmigen Spannungsimpulses errechnet [5].

Resultate

Der postoperative Verlauf der Reizschwellenerhöhung wies keinen signifikanten Unterschied zwischen stimulierten und nichtstimulierten Herzen auf.

Bei beiden Gruppen war die Reizschwelle intraoperativ am niedrigsten, stieg in den darauffolgenden Tagen an und erreichte mit dem 4—5fachen des intraoperativen Wertes zwischen dem 7.—10. postoperativen Tage ihren Höhepunkt. Anschließend kam es zu einem langsamen Absinken auf das $3-3^1/_2$fache des intraoperativen Wertes, wobei dieser Wert bis zum 47. postoperativen Tag konstant blieb.

Der Mittelwert der Impedanz lag intraoperativ bei 260 Ω, sank am 1. postoperativen Tag um etwa 25% und bis zum 3. postoperativen Tag um etwa 25% und bis zum 3. postoperativen Tag um weitere 10%. Im weiteren Verlauf bis zum 47. postoperativen Tag blieb er praktisch unverändert. Im Verlauf der Impedanzänderung fand sich in beiden Gruppen auch kein signifikanter Unterschied (Abb. 1).

Die Veränderung der Reizschwelle und Impedanz gemessen an Hunden mittels endokardialer Schrittmacherelektroden ergaben einen voneinander unabhängigen Verlauf. In den ersten 3 postoperativen Tagen kommt es zum Abfall der Impedanz und zum Anstieg der Reizschwelle, wobei die letztere ihren Maximalwert erst nach 7—10 Tagen erreicht. Es scheint, daß die Reizschwellenerhöhung nicht die Folge der Änderung des Übergangswiderstandes an den Elektroden ist und daß die Gewebsveränderungen in der Elektrodenumgebung nicht zur Impedanzerhöhung führen.

Die Reizschwellenerhöhung tritt sowohl bei stimulierenden als auch bei nichtstimulierenden Elektroden auf. Der Reizstrom trägt nach unserer Beobachtung überhaupt nicht oder nur unwesentlich zur Reizschwellenerhöhung bei. Die histologischen Untersuchungen in der Umgebung der implantierten Elektroden haben auch keinen Unterschied zwischen den an Pacemaker angeschlossenen und den nicht angeschlossenen Elektroden gezeigt [4].

Aus Messungen bei Schrittmacherwechsel am Patienten dürfen wir auf ein ähnliches Verhalten beim Menschen schließen. Die Impedanz bei frisch implantierten intrakardialen Elektroden lag auch hier zwischen 250 und 350 Ω. Messungen an denselben Patienten, bei denen die Elektroden seit einigen Monaten bis zu 2 Jahre lagen, ergaben dagegen Impedanzwerte zwischen 100 und 200 Ω.

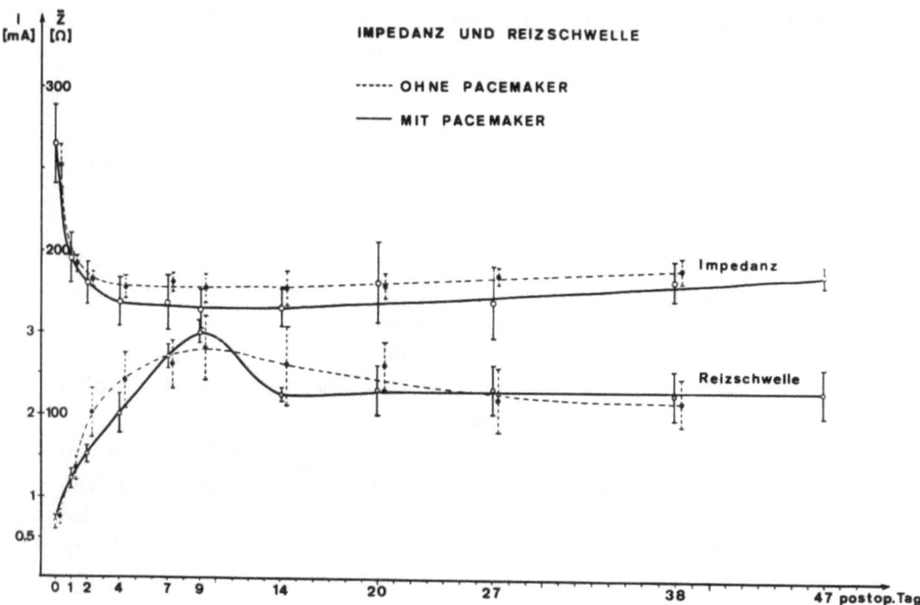

Abb. 1. Postoperativer Verlauf der Impedanz und der Reizschwelle mit und ohne Pacemaker

Diese Beobachtungen dürften bei der Funktionsprüfung implantierter Pacemaker durch Analyse der elektrokardiographisch abgeleiteten Schrittmacherimpulse nach der von Siddons empfohlenen Methode wichtig sein [6, 8]. Der postoperative Impedanzabfall sollte bei diesen Messungen berücksichtigt werden.

Auch bei der Berechnung der Lebensdauer implantierter Pacemaker muß der erhöhte Stromverbrauch infolge Impedanzabfall in Betracht gezogen werden.

Literatur

1. Chardach, W. M., A. A. Gage, and W. Greatbatch: Surgery **48**, 643 (1960).
2. Dittmar, H. A., G. Friese u. E. Holder: Z. Kreisl.-Forsch. **51**, 66 (1962).
3. Friese, G.: Verh. dtsch. Ges. Kreisl.-Forsch. **30**, 129 (1964).
4. Gross, U. M.: Wiederbelebung u. Organersatz **5**, 59 (1968).
5. Mansfield, P. B.: Amer. J. Physiol. **212**, 1475 (1967).

6. Paeprer, H., M. Schaldach, H. W. Liebenschütz u. I. Thormann: Wiederbelebung u. Organersatz **5**, 85 (1968).
7. Senning, A.: J. thorac. cardiovasc. Surg. **38**, 639 (1959).
8. Siddons, H., and E. Sowton: Cardiac Pacemakers. Springfield: Thomas 1967.
9. Turina, M., I. Babotai, and W. Wegmann: Cardiovasc. Res. **2**, 389 (1968).

Leiter: Der Vortrag **J. Sykosch-Düsseldorf: 197. Ein neues Prinzip in der Herstellung von Schrittmachern zur Verbesserung der Zuverlässigkeit und Lebensdauer**

fällt aus. Deshalb hören wir jetzt anschließend den Vortrag von Herrn Hehrlein.

198. Biochemische Veränderungen an heterologen Aortenklappentransplantaten nach Anwendung verschiedener Sterilisationsverfahren

F. W. Hehrlein* und H. Haas (a. G.)-Gießen

Summary. Hydroxyprolin determinations were carried out on heterologous calf aorta transplants in order to assess the collagen damage produced by sterilisation and storage. Particularly after the action of gamma rays and of beta-propiolactone considerable irritation was observed. Preservation with cialit appears to produce only minimal changes on the heart valve tissue.

Zusammenfassung. Zur Beurteilung sterilisations- und konservierungsbedingter Collagenschädigungen an heterologen Kälberaortentransplantaten wurden Hydroxyprolinbestimmungen durchgeführt. Dabei fand sich besonders nach Einwirkung von Gammastrahlen und Beta-propiolactone eine erhebliche Irritation. Cialitkonservierung scheint nur geringe Veränderungen am Herzklappengewebe hervorzurufen.

Gewebsschädigungen an homologen und heterologen Herzklappentransplantaten, die durch die Anwendung bestimmter Konservierungs- und Sterilisationsverfahren entstehen, können als Ursache für die in jüngster Zeit beobachteten Spätveränderungen an biologischen Herzklappentransplantaten angesehen werden.

Über feingewebliche Strukturveränderungen an Aortenklappengeweben nach Einwirkung von Gammastrahlen, Beta-propiolactone, Äthylenoxid, Gefriertrocknung und Quecksilbersalzlösungen haben wir an dieser Stelle vor 1 Jahr berichtet.

Durch weitere Untersuchungen sollte nun vor allem das Ausmaß von konservierungsbedingten Kollagenveränderungen an heterologen Kälberaortenklappen eingehender geprüft werden.

Methodik

Zweimal 10 Kälberaortenklappen wurden bis spätestens 6 Std nach der Schlachtung vom anhängenden Gewebe freipräpariert und zunächst für 12 Std in einer Antibiotica-Heparin-Kochsalzlösung bei Eisschranktemperatur aufbewahrt. Danach haben wir die 4 cm langen Aortenzylinder in 6 etwa gleich große Segmente unterteilt und getrennt weiterverarbeitet. Die einzelnen Segmente wurden unter Zurückbehalten eines unbehandelten Kontrollpräparates (N) entweder nur lyophilisiert (L) oder einerseits vor der Gefriertrocknung 12 Std lang mit Äthylenoxyd begast (Ä) oder 1 Std in eine 1%ige Beta-propiolactone-Lösung eingelegt (β) oder andererseits nach der Gefriertrocknung mit einer Gesamtdosis von 2,5 Mrad Gammastrahlen sterilisiert (γ)[1]. Ein weiteres Segment haben wir für 4 Wochen in eine äquilibrierte Cialitlösung nach der Methode Carpentier-Audhoui eingelegt (C).

Die so vorbehandelten Klappensegmente wurden sodann gewogen, zerkleinert und mit 10 mg Trypsin in 5 ml Puffer pro Klappensegment über Nacht bei 37° C auf einem Magnetrührer zur Verdauung angesetzt.

Nach Abpipettieren des Überstandes vom Rückstand und Auswaschen des Rückstandes haben wir das Hydroxyprolin quantitativ im Überstand und Rückstand getrennt bestimmt und die Menge auf 1 g Klappeneinwaage berechnet. Die Hydroxyprolinbestimmung erfolgte nach der Methode von Stegemann.

Zur quantitativen Erfassung der sterilisations- und konservierungsbedingten Herzklappenschädigung haben wir das Gewebe zunächst für 20 Std durch Trypsin verdauen lassen, da Trypsin unverändertes Protein nicht angreift. Es kann also im Vergleich zu dem auch in der N-Gruppe im Überstand gelösten Protein nur das zusätzlich durch die angewandten Verfahren geschädigte Protein in Lösung gehen. Wenn nun im Überstand und Rückstand quantitativ das Hydroxyprolin bestimmt wird, dann kann man das in Lösung gegangene Hydroxyprolin prozentual zum Gesamthydroxyprolin ausdrücken und hat damit ein Maß für die unterschiedliche Beeinflussung des Kollagens durch die verschiedene Vorbehandlung.

Ergebnisse

Die Ergebnisse sind in der Tabelle aufgeführt (Tabelle).

Es finden sich zwei von den unbehandelten Normalklappen (N) als Bezugswert deutlich abweichende Gruppen (γ, β, und C, Ä), eine dritte Gruppe (L) ist von der unbehandelten nicht signifikant unterschiedlich.

Unter den angewandten Verfahren hat die Lyophilisation allein offensichtlich keinen wesentlichen Schaden am Klappenkollagen gesetzt.

[1] Die Gammastrahlensterilisation wurde freundlicherweise von der Fa. B. Braun, Melsungen, übernommen.

Stark weichen die Mittelwerte der zusätzlich gammastrahlensterilisierten oder beta-propiolactone-behandelten Gruppen von den Bezugswerten ab. Der Hydroxyprolingehalt im Überstand beträgt bei beiden Gruppen über 60% des gesamten in den einzelnen Klappensegmenten nachweisbaren Hydroxyprolingehaltes.

Tabelle. *Hydroxyprolingehalt des Überstandes, ausgedrückt in Prozent vom Gesamthydroxyprolingehalt des Klappensegmentes. Signifikanz bezogen auf N. n. s. = nicht signifikant*

	N	L	γ	β	Ä	C
Anzahl	20	20	20	20	20	20
Mittelwert	38,73	42,54	65,62	63,27	17,20	13,56
Standardabweichung	6,45	10,02	10,54	13,95	7,45	3,98
Irrtumswahrscheinlichkeit	—	n. s.	0,001	0,001	0,001	0,001

Signifikant weniger Hydroxyprolin im Überstand, verglichen mit der Kontrollgruppe, findet sich nach Äthylenoxydbegasung und Cialitbehandlung. Man könnte diesen Befund bei der Äthylenoxydbegasung einerseits als Folge einer besonders schonenden Behandlung des Klappenkollagens interpretieren, andererseits sollte man jedoch auch an einen chemischen Prozeß, etwa den einer Aggregatbildung denken, der das Hydroxyprolin dem Nachweis entzieht und dadurch eine besonders schonende Behandlung vortäuscht.

Eine besondere Betrachtung verdient die Cialitbehandlung: Wie aus der Tabelle ersichtlich, konnte nur eine Gruppe von 10 Klappensegmenten bearbeitet werden. Die Versuchsanordnung war zwar ebenfalls in Serien zu 2×10 Klappen angesetzt, durch ein technisches Versagen wurde jedoch die gesamte zweite Serie zerstört und konnte nicht ausgewertet werden. Trotz der kleineren Gruppe fällt der geringe Hydroxyprolinanteil im Überstand auf, der gegenüber der Kontrollgruppe hochsignifikant ist. Wir haben zunächst auch hier an eine Aggregatbildung gedacht, die Struktur des Cialit läßt jedoch eine derartige Erklärung nicht zu.

Welche chemischen Effekte für den geringen Hydroxyprolingehalt des Überstandes in Frage kommen, muß noch untersucht werden. Wir dürfen aber annehmen, besonders im Hinblick auf unsere früheren histomorphologischen Befunde, daß Cialit von den angegebenen Konservierungs- und Sterilisationsverfahren die geringsten gewebsschädigenden Nebenwirkungen besitzt.

199. Embolie eines Papillarmuskelfragmentes in die Arteria cerebri media rechts nach Mitralklappenersatz durch Beal-Scheibenklappe

S. GEROULANOS (a.G.)-Zürich/Schweiz

Summary. The author reports on a 48-year-old male patient whose mitral valve was replaced by a Beal disk valve on account of a florid enterococcal endocarditis which was resistant to treatment. During or immediately after cardiotomy this patient developed embolic occlusion of the right middle cerebral artery by a fragment of the papillary muscle. The patient expired on the 11th postoperative day due to secondary hemorrhage into the area of cerebral infarction.

Zusammenfassung. Es wird über einen 48jährigen Mann berichtet, dessen Mitralklappe wegen einer floriden, therapieresistenten Enterokokken-Endokarditis durch eine Beal-Scheibenklappe ersetzt wurde. Während oder unmittelbar nach der Kardiotomie kommt es zu einer embolischen Verlegung der Arteria cerebri media rechts durch ein Papillarmuskelfragment. Der Patient stirbt am 11. postoperativen Tag an einer sekundären Wühlblutung im cerebralen Infarktgebiet.

Die Arbeit ist in extenso erschienen in: Thoraxchirurgie und Vaskuläre Chirurgie. Stuttgart: G. Thieme 1969.

200. Tierexperimentelle Untersuchungen zum Cavaersatz durch ein gestieltes Dünndarmsegment

W. HART*, I. KLEMPA (a.G.), D. BALSER (a.G), K. H. WELSCH (a.G.) und G. PARRISIUS (a.G.)-München

Summary. Stimulated by the animal experiments of Rotthoff and associates, who used transplanted unattached segments of small intestine for replacing the Vena cava in dogs, the authors used in their personal tests pedicled segments of small intestine, which had a blood supply, for plastic replacement of the inferior Vena cava. The advantages of a viable segment which consists of the serosa and the muscularis are mainly the absent tendency to contract, the smooth surface, the absence of rejection reaction and on account of this a good tendency of the anastomoses to heal as well as preservation of its elasticity, permitting adaptation to changes of the diameter of the vessel. These functional characteristics of the pedicled segment of small intestine could be partly confirmed by our examination results. Since replacement of the inferior Vena cava hitherto has been an unsolved problem it should last not least serve as a stimulus for further animal experiments which possibly may also provide an adequate experimental base for use in human beings.

Zusammenfassung. Angeregt durch die Tierexperimente von Rotthoff u. Mitarb., welche bei Hunden freitransplantierte Dünndarmsegmente zum Cavaersatz verwendeten, wurden in den eigenen Versuchen gestielte, an ihrer Gefäßversorgung belassene Dünndarmsegmente zum plastischen Ersatz der Vena cava inferior benutzt. Die Vorteile eines aus Sero-Muscularis bestehenden vitalen Segmentes sind in erster Linie die fehlende Schrumpfungsneigung, die glatte Oberfläche, fehlende Abwehrreaktionen und infolgedessen eine gute Heilungstendenz an den Anastomosen sowie die Erhaltung seiner Elastizität, so daß es sich den Kaliberschwankungen des Gefäßes anpassen kann. Diese funktionellen Eigenschaften des gestielten Dünndarmsegmentes konnten durch unsere Untersuchungsergebnisse teilweise belegt werden. Nachdem der Cavaersatz ein bislang ungelöstes Problem darstellt, sollen sie nicht zuletzt als Anregung zu weiteren Tierexperimenten dienen, welche möglicherweise eine ausreichende experimentelle Basis für die Anwendung auch beim Menschen liefern.

Das Prinzip der Rekonstruktion einer durch organisierte Thromben oder narbige Striktur völlig verschlossenen Gefäßstrecke der Vena cava und der Wiederherstellung ihrer Funktion kann nur im plastischen Ersatz bestehen. Nach den tierexperimentellen Ergebnissen zahlreicher Autoren ist aber der plastische Ersatz der Vena cava noch immer ein ungelöstes Problem. Alloplastische Prothesen aus Silicon, Polyvinyl, Polyäthylen, Dacron oder Teflon führten fast ausnahmslos zu narbiger Striktur und früher oder später zum thrombotischen Verschluß. Niederer venöser Druck, geringe Strömungsgeschwindigkeit des venösen Blutes, die Konsistenz der Prothesenwand und ihre rauhe Oberfläche werden übereinstimmend als Ursache betrachtet. Die früh auftretende Thrombosierung und die spätere narbige Striktur sind in einem hohen Prozentsatz auch das Schicksal der homoioplastischen Aortentransplantate. In tierexperimentellen Untersuchungen von Kremer hat sich gezeigt, daß homoioplastische Gefäßtransplantate durch Bindegewebe substituiert werden, dessen Schrumpfungsneigung für den erneuten Verschluß verantwortlich ist. Die experimentellen Untersuchungen von Rotthoff u. Mitarb., welche die Vena cava durch freitransplantierten Dünndarm, dessen Mucosa und Serosa entfernt wurde, ersetzt haben, stellen zweifellos eine bestechende Idee dar. Von diesen Autoren wurde ein Weg gewiesen, dessen Erfolgschancen durch die Tatsache belegt ist, daß bei 2 von 5 Tieren das Transplantat 2 Monate nach der Operation völlig durchgängig war. Das Risiko der Nekrose eines freitransplantierten Dünndarmsegmentes mit Sequestration nekrotischer Gewebsteile und der Verschleppung auf dem Blutwege oder der narbigen Umwandlung mit sekundärer Striktur scheint uns aber doch sehr hoch zu sein. Wir haben deshalb den Gedanken von Rotthoff u. Mitarb. weiter verfolgt und, was naheliegend war, gestielte, an ihrer Gefäßversorgung belassene Dünndarmsegmente zum Cavaersatz verwendet (Abb. 1).

Sie sehen hier, wie wir technisch vorgegangen sind. Nach Isolierung des Segmentes, das praktisch in beliebiger Größe ausgeschaltet werden kann, wurde die Darmwand gegenüber vom Mesenterialansatz durchtrennt. Dann wurde die Mucosa, die sich mit dem Messer sehr leicht ablösen läßt, entfernt. Der Hundedarm verfügt über eine zwischen Muscularis und Mucosa gelegene bindegewebige Membran, deren Konsistenz und Oberfläche etwa mit der Wand der Aorta vergleichbar ist. Damit besitzt das Präparat eine glatte Innenfläche, bei der das Risiko von Abscheidungsthromben gering ist.

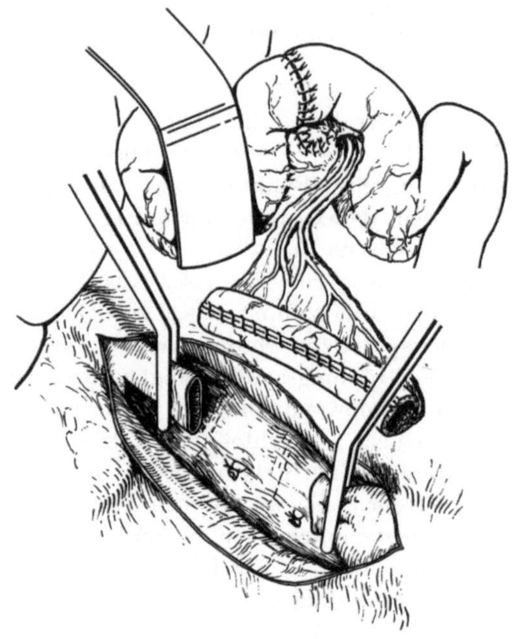

Abb. 1. Ausgeschaltetes, an seiner Gefäßversorgung belassenes Dünndarmsegment, nach Entfernung der Mucosa und Einengung auf das Lumen der Vena cava zum Gefäßersatz vorbereitet

Nachdem das Segment durch Nachresektion an den Rändern der Längsincision an das individuelle Lumen der Vena cava angepaßt war, wurde mittels fortlaufender überwendlicher Naht wiederum ein Rohr gebildet und in die Cava nach Resektion einer entsprechenden Strecke eingenäht (Abb. 1). Wir verwendeten 8—10 cm lange Segmente. Während des Einnähens war die Vena cava distal und proximal einfach abgeklemmt. In der zum Einnähen erforderlichen Zeit, etwa $^3/_4$ Std, trat vor der distal angelegten Klemme infolge der Stauung eine Druckerhöhung bis zu 120 cm Wassersäule auf. Eine Thrombenbildung war aber dennoch in keinem Fall eingetreten. Nach Abnahme der Klemmen und Freigabe des Transplantates fiel der erhöhte Druck sofort auf Normwerte ab.

Hier die entsprechenden Operationsfotos (Dia[1]). Zunächst das präparierte Segment nach Entfernung der Mucosa. Der Gefäßstiel wurde in dieser Zeit abgeklemmt. Nach Abnahme der Klemme traten zunächst punktförmige Blutungen aus den eröffneten submucösen Gefäßen auf, welche aber nach wenigen Minuten spontan zum Stillstand kamen (Dia[1]).

Hier ist das eingenähte und jetzt durchströmte Transplantat zu erkennen. Wie Rotthoff u. Mitarb. vorschlugen, haben wir ebenfalls das Lumen des Transplantates etwas größer gewählt, wodurch eine Bespülung der Transplantatwand durch eine leichte Düsenwirkung des strömenden Blutes und dadurch bedingte Randwirbelbildung ermöglicht werden soll. Eine aneurysmatische Erweiterung ist bei dem niedrigen venösen Druck in der Vena cava natürlich nicht zu befürchten.

Von 8 operierten Hunden ging 1 Tier am 3. postoperativen Tag an einer Lungenembolie zugrunde, ein weiteres Tier verblutete am 1. postoperativen Tag. Die restlichen 6 Tiere wurden 6 Wochen nach der Operation durch Angiographie nachuntersucht.

In einem Fall sahen wir einen kompletten Verschluß des Transplantates. Die Abflußbehinderung in der Vena cava inferior konnte auch durch Ausbildung eines beträchtlichen Kollateralkreislaufes, der hier deutlich zur Darstellung kommt, nicht voll kompensiert werden (Dia[1]). Das zeigt sich an der Zunahme der Umfangmaße der hinteren Extremitäten.

In einem weiteren Fall trat ein partieller Verschluß des Transplantates auf, der nicht, wie im vorher demonstrierten Fall, zu einem Stauungsödem an den hinteren Extremitäten geführt hatte (Dia[1]). Hier ist auch der kollaterale Umgehungskreislauf längst nicht so stark ausgebildet.

Bei den restlichen Tieren erwies sich das Transplantat als frei durchgängig ohne den Nachweis einer Thrombosierung (Abb. 2). Ich muß dabei noch betonen, daß wir postoperativ keine Antikoagulantien gegeben haben.

Von den durch Angiographie nachuntersuchten Tieren gingen uns drei weitere Hunde 2 und 3 Tage nach der Angiographie offensichtlich durch ein Nierenversagen zugrunde, wahrscheinlich wegen der Verwendung einer zu großen Kontrastmittelmenge. Bei der Obduktion erwiesen sich aber alle drei Transplantate als frei durchgängig ohne die Spur einer Thrombosierung.

In früheren Untersuchungen mit Gewebsclearance nach Pabst zur Bestimmung der nutritiven Durchströmung der hinteren Extremitäten nach Ligatur der Vena cava inferior, haben wir beobachtet, daß der distale Venendruck deutlich erhöht bleibt und sich ein Stauungsödem an den hinteren Extremitäten ausbildet, das eine Zunahme der Umfangsmaße

[1] Hier nicht wiedergegeben.

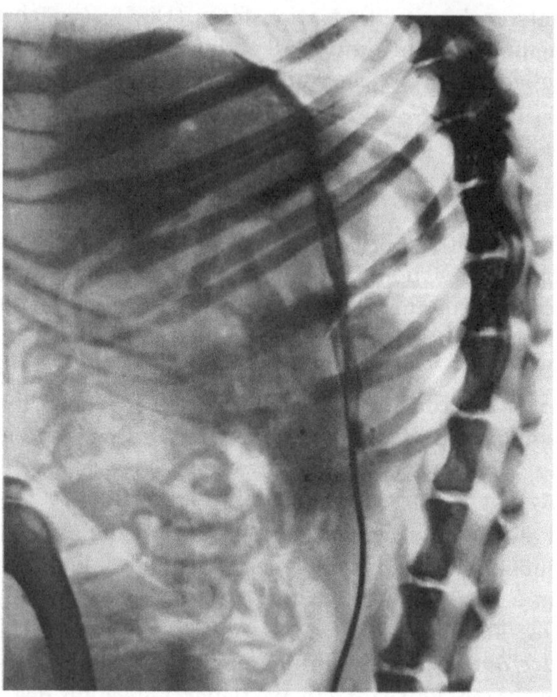

Abb. 2. Cavographie 6 Wochen nach Cavaersatz mittels gestieltem Dünndarmsegment. Kein Anhalt für Schrumpfung oder Thrombosierung des Segmentes

um 10% über die 6. Woche hinaus hervorruft (Abb. 3). Damit stimmen auch die tierexperimentellen Ergebnisse von Schauble sowie John u. Mitarb. nach Occlusion der Vena cava inferior überein. Bei 5 der 6 überlebenden Tiere trat zu keinem Zeitpunkt eine Zunahme der Umfangmaße auf. Dazu kam es, wie schon gesagt, nur bei einem Tier, bei dem auch röntgenologisch der völlige thrombotische Verschluß des Transplantates nachgewiesen wurde. Wir glauben annehmen zu können, daß nach einem Zeitraum von 6 Wochen bei voll erhaltener Vitalität der Transplantate eine spätere Thrombosierung nicht mehr zu befürchten ist. Für histologische Untersuchungen erscheint der postoperative Zeitraum von maximal 3 Monaten noch zu kurz. Die entsprechenden Befunde der Einheilung der Transplantate und der evtl. Entwicklung eines sog. Pseudoendothels wollen wir zu einem späteren Zeitpunkt mitteilen.

Wir hoffen, daß unsere Ergebnisse Anregung zu weiteren tierexperimentellen Untersuchungen sind, welche die Vorteile eines gestielten, vitalen Dünndarmsegmentes zum Gefäßersatz weiter unterbauen, zumal seine Anwendungsmöglichkeiten nicht nur auf den Cavaersatz beschränkt

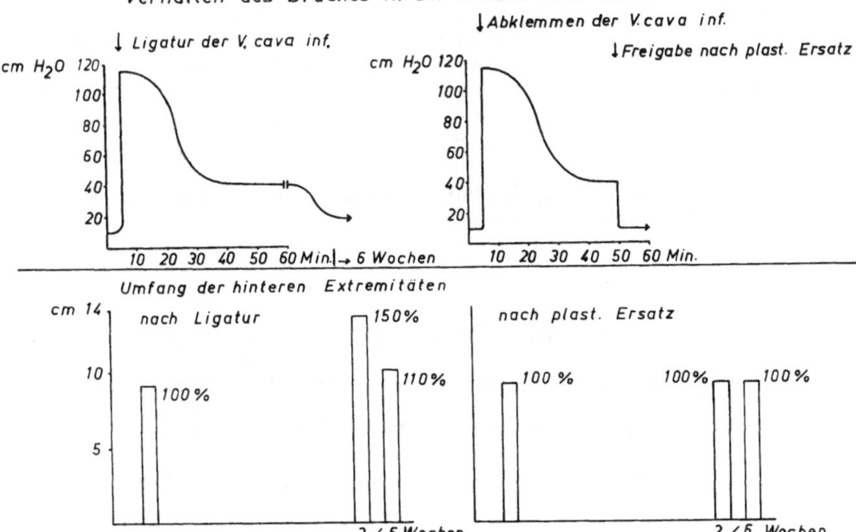

Abb. 3. Verhalten des Druckes in der V. cava inf. nach Ligatur der V. cava inf. und Abklemmen der V. cava inf.

sind, und die Methode auch beim Menschen durchaus nicht unmöglich erscheint.

Aussprache

Maier-Göttingen: Besteht ein Unterschied zwischen der Hundedarmschleimhaut und der menschlichen Darmschleimhaut? Das heißt, kann es uneingeschränkt auch beim Menschen anwendbar sein? Soweit mir bekannt ist, ist die Hundeschleimhaut dicker.

W. Hart-München: Sie ist dicker, das ist richtig. Aber das ist nicht ungünstig im Tierexperiment, weil das Gefäßrohr elastisch bleibt und sich kleinen Kaliberschwankungen sehr viel leichter anpaßt, je dünner die Gefäßwand, die Wand des Segments ist.

Unbekannt: Ich möchte als Pathologe sagen: Es spielt bei den Menschen keine Rolle, weil es auf die Muscularis entscheidend ankommt und nicht auf die Schleimhautzentren. Man macht es sowieso unter der Muscularis mucosa.

W. Hart-München: Anatomisch besteht natürlich schon ein wesentlicher Unterschied. Der Hundedarm ist rigider. Aber es gibt experimentelle Untersuchungen bei frei transplantiertem Dünndarm von Boxerhunden z. B. Es wurde nur die Muscularis verwandt. Es ist beim menschlichen Darm durchaus denkbar, daß er dann eben dieser Konsistenz entspricht. Entscheidend scheint mir zu sein, daß es ein vitales Dünndarmsegment ist, das nicht nekrotisch wird, infolgedessen nicht bindegewebig umgewandelt wird und dann auch nicht schrumpfen kann. Aber sicher ist noch eine Reihe von weiteren Experimenten notwendig. Die Mitteilungen hier sind wirklich als Anregung gedacht. Wir wollen jetzt auch versuchen, die

Aorta zu ersetzen. Wir haben allerdings wegen Aneurysmabildung Bedenken. Aber wir wollen um dieses Gefäßrohr, das gebildet wird, Manschetten herumlegen, daß es nicht zur Aneurysmabildung kommen kann. Aber ich stelle mir vor, daß die Einheilungsvoraussetzungen sehr viel günstiger sind. Es kommt nicht zur Blutung; es kann keine Extravasate geben, die dann organisiert werden und dann evtl. zur Schrumpfung und Kompression einer solchen Prothese führen.

Der Vortrag **E. Mester-Budapest: 201. Experimentelle und klinische Beiträge zur Laser-Strahlen-Wirkung** ist ausgefallen.

202. Angiographische Darstellung der Gefäßregulation im Lungenkreislauf nach Denervierung einer Lunge beim Hund (Autotransplantation)

N. Hahn*, N. Draznin, R. Felix und D. Oberwinder-Bonn (a.G.)

Summary. 7 dogs under combelen-nembutal anesthesia were examined angiographically a few hours after retransplantation of the left lung. 5 dogs showed primary vasoconstriction in the left lung and a deficit of the vaso motor mechanism of both lungs associated with unilateral obstructed ventilation. In 2 dogs the pulmonary veins remained intact. In these cases primary vasoconstriction could not be demonstrated and the control mechanism was preserved in the presence of unilateral obstructed respiration.

Zusammenfassung. 7 Hunde wurden in Combelen-Nembutal-Narkose einige Stunden nach Retransplantation der linken Lunge angiographisch untersucht. Bei 5 Hunden zeigte sich eine primäre Vasoconstriction in der linken Lunge und ein Ausfall der Vasomotorik beider Lungen bei einseitiger Stenoseatmung. Bei 2 Hunden blieben die Pulmonalvenen intakt. Hier war keine primäre Vasoconstriction nachweisbar, die Regulationsfähigkeit bei einseitiger Stenoseatmung war erhalten.

Zur Frage, inwieweit eine transplantierte Lunge imstande ist, ihre Funktion zu erfüllen, finden sich in der Literatur widersprüchliche Angaben. So berichten einige Autoren [1,3,5,6] über Beobachtungen eingeschränkter Durchblutung und verminderter O_2-Aufnahme bei erhöhtem hämodynamischen Widerstand, andere über Fälle ohne Veränderungen der Hämodynamik oder der Gasaustauschfunktion [2,5].

Als Beitrag zu diesem Thema führten wir einige Stunden nach Retransplantation angiographische Untersuchungen an bisher 7 Hunden aus.

In Combelen-Nembutalnarkose wurden nach Eröffnung des Thorax unter assistierter Beatmung nacheinander linker Hauptbronchus, linke Pulmonalarterie und die drei Pulmonalvenen durchtrennt und wieder vereinigt. Bronchus und Arterie wurden mit fortlaufender Naht anastomosiert, die Venen über dünnen Konnektoren aus Polyäthylen wieder verbunden. Der linke Hilus wurde freipräpariert und sämtliche Nerven- und Bindegewebsbrücken zur linken Lunge durchtrennt. Die durch die Nähte und Konnektoren verursachten Stenosen waren geringfügig. Bei 2 Hunden wurden die Pulmonalvenen wegen schwieriger anatomischer Verhältnisse nicht durchtrennt, sondern lediglich freipräpariert und anhängendes Bindegewebe entfernt.

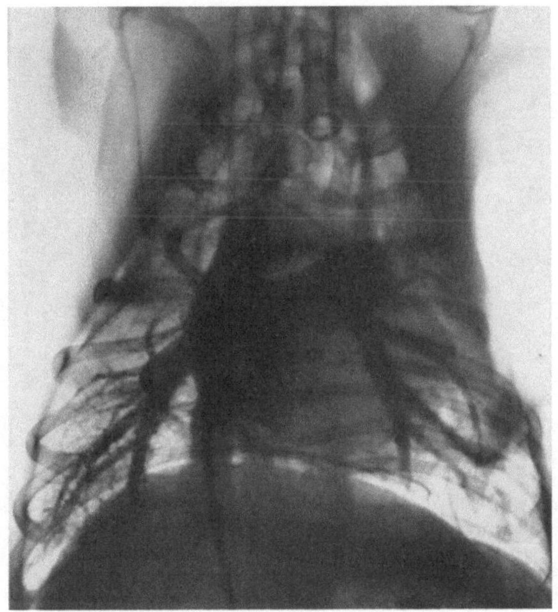

Abb. 1. Vasoconstriction der linken Lunge nach Retransplantation

Die angiographische Untersuchung zeigt bei den 5 Hunden mit Durchtrennung aller Gefäße und des Bronchus ausnahmslos eine Vasoconstriction in der retransplantierten Lunge, wie es auf Abb. 1 dargestellt ist. In der Phase maximaler arterieller Füllung sind die kleineren Gefäße im Gegensatz zur rechten Lunge nicht sichtbar.

Bei 3 dieser Hunde ließ sich anschließend eine Prüfung der Vasomotorik durchführen. Bei Stenoseatmung einer Lunge erfolgt normalerweise eine Vasoconstriction in der stenosierten Lunge, wodurch das Blut überwiegend durch die frei atmende Lunge geleitet wird. Durch Verwendung eines Carlens-Tubus kann wahlweise eine Lunge ventilatorisch stenosiert werden, während die andere Zimmerluft frei atmet. Wird auf diesem Wege die retransplantierte Lunge ventilatorisch stenosiert, so kann keine zusätzliche Vasoconstriction nachgewiesen werden, die über die primäre durch die Retransplantation hervorgerufene hinausgeht (Abb. 2).

Besonders hervorzuheben ist jedoch auch eine fehlende Vasoconstriction bei Stenoseatmung der Gegenseite. Das Blut wird in jedem Fall vorwiegend durch die nicht retransplantierte Lunge geleitet. Die normale Regulationsfähigkeit ist demnach bei Retransplantation einer Lunge aufgehoben.

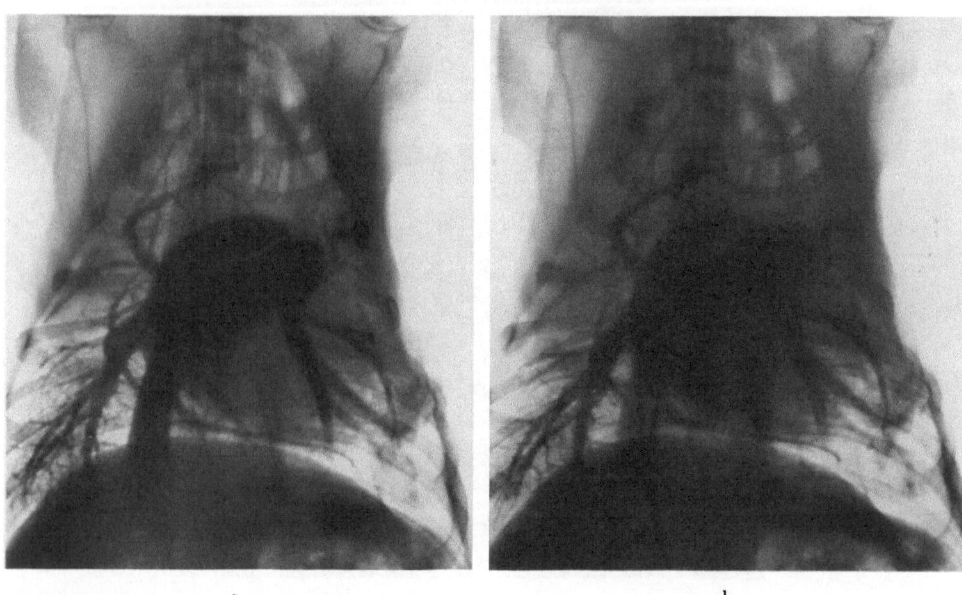

a b

Abb. 2. a Stenoseatmung der linken Lunge (Retransplantation links); b Stenoseatmung der rechten Lunge (Retransplantation links). In beiden Fällen Vasoconstriction der linken Lunge

Die angiographische Untersuchung der beiden Hunde, bei denen die Pulmonalvenen intakt blieben und nur die Pulmonalarterie und der Bronchus anastomosiert und alle Nerven und Bindegewebsbrücken durchtrennt wurden, zeigt keine primäre Vasoconstriction, auch die Vasomotorik beider Lungen bei einseitiger Stenoseatmung ist angiographisch voll erhalten (Abb. 3).

Sollte sich dieser Befund in weiteren Untersuchungen bestätigen, so läßt dies den Schluß zu, daß die primäre Vasoconstriction nach Retransplantation zumindest in nicht unerheblichem Maße auf die Durchtrennung der Pulmonalvenen zurückzuführen ist.

Die bei den Anastomosen meistens zwangsläufig entstehenden leichten Stenosen scheinen auf die hier geschilderten Ergebnisse keinen Einfluß zu haben, denn bei den 2 Hunden mit intakten Venen war die Reaktionsfähigkeit voll erhalten, es bestand keine primäre Vasokonstriktion, obwohl hier sowohl die Pulmonalarterie als auch der Bronchus etwas stenosiert waren. Bei einem dieser Hunde hatten wir die Venen zusätzlich durch Umschlingung mit einem Faden von außen her verengt, ohne daß dadurch das Ergebnis beeinflußt wurde.

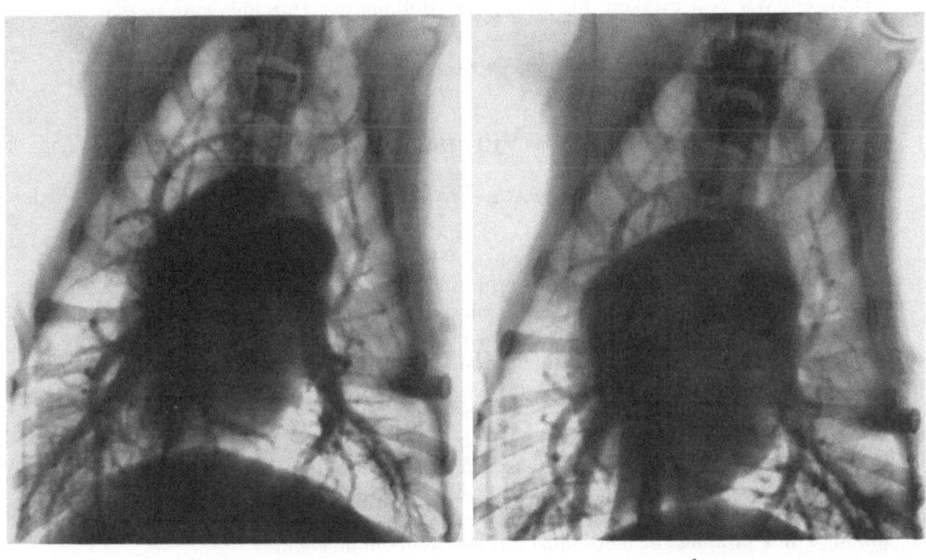

Abb. 3. a Stenoseatmung der linken Lunge (Venen intakt); b Stenoseatmung der rechten Lunge (Venen intakt). Regulationsfähigkeit ist erhalten

Bei Retransplantation einer Lunge muß aufgrund unserer Beobachtungen demnach zumindest in den ersten Stunden mit einer Funktionseinschränkung der retransplantierten Lunge gerechnet werden, was auch den Ergebnissen der Mehrzahl anderer Autoren bei Anwendung anderer Untersuchungstechniken entspricht. Ob und inwieweit sich diese Funktionseinschränkungen im Laufe der Zeit zurückbilden, bleibt offen.

Literatur

1. Allgood, R. J., P. A. Ebert, and D. C. Sabiston: Ann. Surg. **167**, 352 (1968).
2. Bücherl, E. S., M. Nasseri, and B. von Prondzynski: J. thorac. cardiovasc. Surg. **47**, 455 (1964).

3. Pain, M. C. F., A. H. de Bono, J. B. Glazier, J. E. Maloney, and J. B. West: J. thorac. cardiovasc. Surg. **53**, 707 (1967).
4. Portin, B. A., G. L. Rasmussen, J. D. Stewart, and M. N. Andersen: J. thorac. cardiovasc. Surg. **39**, 380 (1960).
5. Reemtsma, K., R. E. Rogers, J. F. Lucas, F. E. Schmidt, and F. H. Davis, Jr.: J. thorac. cardiovasc. Surg. **46**, 589 (1963).
6. Waldhausen, J. A., W. J. Daly, M. Baez, and S. T. Giammona: Ann. Surg. **165**, 580 (1967).

N. Hahn-Bonn (auf eine Frage des Leiters): Diese Analysen wurden schon von anderen Autoren mehrfach ausgeführt. Sie kamen zu sehr unterschiedlichen Ergebnissen. Wir beschränken uns auf die Darstellung der Durchblutung in der Angiographie.

203. Postischämische Veränderungen an der Lunge

J. Eisenbach-Frankfurt a. M.

Summary. A systematic study on the behaviour of pulmonary tissue after temporary ischemia of various duration produced the following results:

With normothermia damage to the pulmonary tissue only occurs after ischemia for 1 hour. Initially this manifests itself as pulmonary emphysema which is the more pronounced the longer the ischemia persists. A reversible disorder of pulmonary gas exchange was observed after ischemia for 1—3 hours. If the ischemia persists for more than $3^1/_2$ hours either massive edema or a hemorrhagic total necrosis develops. With ischemia of up to 6 hours the edema can be survived with difficult healing of pulmonary lesions. The reason for the relatively high ischemic tolerance is the comparatively low energy requirement of pulmonary tissue and the anerobic metabolism which persists up to 5 hours. It was possible to confirm this by determining a few products of metabolism in the tissue homogenate.

Zusammenfassung. Systematische Untersuchungen über das Verhalten des Lungengewebes nach einer temporären Ischämie von verschieden langer Dauer führten zu folgenden Ergebnissen:

Erst ab einer Ischämie von 1 Std Dauer treten bei Normothermie Schäden am Lungengewebe auf. Diese äußern sich zunächst in einem Lungenemphysem, das um so stärker ausgeprägt ist, je länger die Ischämie anhielt. Nach einer Ischämie von 1—3 Std wurde eine reversible Störung des Gasaustausches in der Lunge festgestellt. Bei Überschreiten einer Ischämie von $3^1/_2$ Std Dauer tritt entweder ein massives Ödem auf oder eine hämorrhagische Totalnekrose. Das Ödem kann bis zu einer Ischämie von 6 Std mit schwerer Defektheilung vom Lungengewebe überlebt werden. Ursache der relativ großen Ischämietoleranz ist der vergleichsweise geringe Energiebedarf des Lungengewebes und der bis zu 5 Std anhaltende anaerobe Stoffwechsel, was durch Bestimmung einiger Metabolite des Energiestoffwechsels im Gewebehomogenat nachgewiesen werden konnte.

Nicht zuletzt im Hinblick auf das Organspenderproblem hat die Frage, wie lange das Lungengewebe bei Normothermie eine temporäre Ischämie tolerieren kann, ohne irreversibel geschädigt zu werden, erneut

Aktualität gewonnen. Hierzu liegt zwar eine Reihe von Einzelmitteilungen vor, eine systematische Untersuchung ist unseres Wissens aber bisher nicht erfolgt.

Wir haben die postischämisch in der Lunge entstehenden Veränderungen nach temporärer Unterbrechung der Durchblutung in einer Tierversuchsreihe an 34 gesunden Bastardhunden verfolgt. Die Untersuchungen erstreckten sich dabei auf morphologische Veränderungen nach Ablauf der Manifestationszeit bis hin zu 10 Wochen nach der Ischämie, auf funktionelle Störungen bezüglich des Gasaustausches und auf Veränderungen der Adenosinphosphate und der Milchsäure im Gewebehomogenat.

Die Ischämie der Lunge wurde nach dem Tourniquetprinzip herbeigeführt, wobei aber Bronchus und restlicher Hilus getrennt erfaßt wurden. Dies erlaubte es, den Bronchus beim Auftreten eines Lungenödems nach Freigabe der Wiederdurchblutung noch für einige Zeit geschlossen zu halten, um eine Aspiration zu vermeiden.

Der Beweis für das Vorliegen einer totalen Ischämie wurde darin gesehen, daß die Excisionsstellen der Probeentnahmen nicht bluteten und die Lunge reproduzierbar der Autolyse anheim fiel, falls die Tourniquets nicht gelöst wurden.

Tabelle. *Postischämische Veränderungen an der Lunge*

Ischämiedauer	morphologische Veränderungen	Störungen des Gasaustausches
bis $^1/_2$ Std	keine	keine
1–3 Std	zunehmendes Emphysem	reversible Störung des Gasaustausches
$3^1/_2$–6 Std	Massives Lungenödem mit anschließender Defektheilung (Emphysem, Nekrosen, herdförmige Narbenbildung) *Vereinzelt:* härmorragische Totalnekrose	
7–11 Std	Massives Ödem, Totalnekrose	
mehr als 11 Std	*Kein* Ödem, Autolyse	

Die Ergebnisse unserer Untersuchungen sind in der Tabelle dargestellt. Eine Ischämie bis zu einer Dauer von 30 min verursacht keine Schäden am Lungengewebe. Lediglich eine gewisse Hyperämie ist postischämisch erkennbar. Erst nach einer Ischämiedauer von 1 Std werden Veränderungen am Lungengewebe nach Ablauf der Manifestationszeit sichtbar. Hierbei handelt es sich zunächst um das Auftreten eines Lungenemphysems, das um so stärker wird, je länger die Ischämie andauerte. Andere Veränderungen treten bis zu einer Ischämiedauer von 3 Std nicht in Erscheinung. Die Funktion der Lunge ist jedoch nach einer Ischämie von 1—3 Std Dauer im Hinblick auf den Gasaustausch gestört. Beatmet man unmittelbar postischämisch allein die ischämisch gewesene Lunge bei Abklemmung des Hilus der Gegenseite, so tritt eine schwere arterielle Hyperkapnie und Hypoxie auf, die spätestens nach 5 min dazu zwingt, die nichtbetroffene Lunge wieder zu beatmen. Selbstverständlich treten solche Erscheinungen bei einer gesunden Lunge bei gleicher Versuchsanordnung nicht auf. Die funktionelle Störung ist bis zu einer Ischämiedauer von 3 Std völlig reversibel, wovon wir uns durch Kontrolluntersuchungen 1—3 Wochen nach der Ischämie überzeugen konnten. Bei einigen Hunden, deren rechte Lunge Ischämiezeiten von 1—3 Std ausgesetzt war, haben wir außerdem die nichtbetroffene linke Lunge 6 Wochen nach Ischämieende durch Pneumonektomie entfernt. Die Tiere lebten danach völlig unbeeinträchtigt weiter und wiesen keine Veränderungen der Blutgaspartialdrucke im peripheren Blut auf.

Nach einer Ischämiedauer von $3^1/_2$ Std ist die Schädigung der Capillarwände in der Lunge so erheblich, daß regelmäßig 3—5 min nach Beginn der Wiederdurchblutung ein schweres Lungenödem auftritt. Das Ödem ist so hochgradig, daß die Tiere trotz Verhinderung einer Aspiration durch Verschluß des Bronchus nicht überleben, wenn man eine ganze Lungenhälfte der Ischämie aussetzt. Die Tiere geraten in ein unbeeinflußbares Kreislaufversagen. Nur die Beschränkung der Ischämie auf einen Lungenlappen erlaubte es uns, Untersuchungen über Spätveränderungen auch nach Erreichen der Ödemgrenze auszuführen.

Hierbei war zu erkennen, daß selbst nach einer Ischämie zwischen $3^1/_2$ und 6 Std Dauer noch eine Defektheilung der Schädigungen mit Überleben von Lungengewebe möglich ist. Neben dem Ödem treten herdförmige pneumonische Infiltrationen und Nekrosen auf, die in umschriebene Narben übergehen. Das Emphysem nimmt massive Ausmaße an. Bei einzelnen Tieren kam es im gleichen zeitlichen Bereich aber auch zur hämorrhagischen Totalnekrose des gesamten betroffenen Lungengewebes. Es können also bei einer Ischämiedauer von $3^1/_2$ bis 6 Std massives Ödem mit Defektheilung oder hämorrhagische Totalnekrose nebeneinander vorkommen. Untersuchungen der Lungenfunktion in diesem Bereich erübrigten sich.

Geht die Ischämie über 6 Std hinaus, ist die Totalnekrose des Lungengewebes die Regel. Allerdings tritt nach Überschreitung einer Grenze, die etwa bei 11 Std liegt, kein Ödem mehr auf, da offenbar eine Wiederdurchblutung der Lunge nun nicht mehr erfolgt. Die Lunge geht autolytisch zugrunde.

Wie unsere Untersuchungen gezeigt haben, ist die Wiederbelebungszeit der Lunge gemessen an der anderer Organe recht lang. Dies liegt

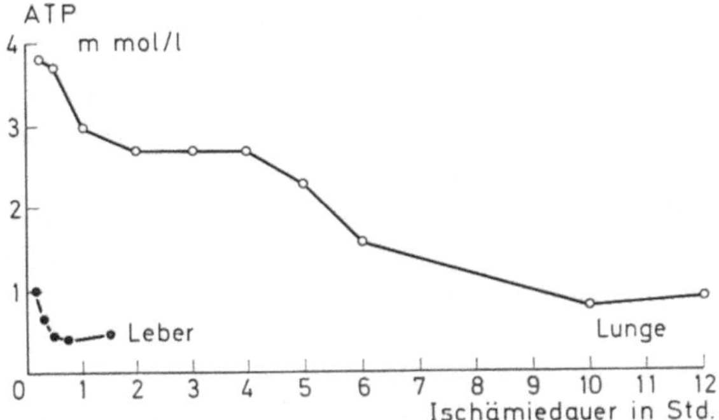

Abb. 1. Durchschnittswerte der Adenosintriphosphatspiegel im Gewebehomogenat von Lunge und Leber bei Ende einer temporären Ischämie von verschieden langer Dauer

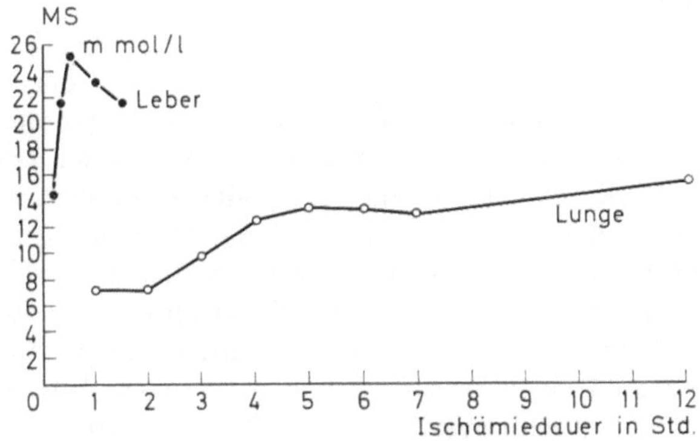

Abb. 2. Durchschnittswerte der Milchsäurespiegel im Gewebehomogenat von Lunge und Leber bei Ende einer temporären Ischämie von verschieden langer Dauer

vorwiegend an dem relativ niedrigen Energieverbrauch des Lungengewebes, wobei der anaerobe Stoffwechsel über längere Zeit hin in Gang bleibt. Die Adenosintriphosphate sinken nur langsam im Gewebe ab (Abb1.), während dies vergleichsweise in der Leber recht schnell und massiv erfolgt. (Die Werte für die Leber wurden von uns in einer ähnlichen Versuchsreihe gewonnen.) Der Energiebedarf ist infolgedessen in der Lunge wesentlich geringer als in der Leber. Die Milchsäure (Abb. 2) steigt unter der Ischämie bis zu einer Dauer von 5 Std kontinuierlich an, während in der Leber beispielsweise nach 20—25 min bereits das Maximum an Milchsäurebildung erreicht ist. Da die Milchsäure das Abfallprodukt des anaeroben Energiestoffwechsels darstellt, kann man aus diesen Werten darauf schließen, wie lange anaerobe Energiegewinnung unter Ischämiebedingungen möglich ist. Es erklärt sich hieraus, weshalb die Lunge eine so relativ große Widerstandskraft gegenüber der temporären Ischämie besitzt. Bezüglich ihrer Ischämietoleranz gilt für die Lunge offenbar ähnliches wie für alle Bindegewebsstrukturen des Organismus.

Natürlich kann die Ischämietoleranz eines Organs in ihren Absolutwerten nicht unmittelbar vom Tierversuch auf den Menschen übertragen werden. Einer allgemeinen Gesetzmäßigkeit zufolge können wir annehmen, daß die menschliche Lunge eine noch geringfügig größere Ischämietoleranz besitzt als die Hundelunge.

Es ergeben sich aus den gewonnenen Resultaten für die Chirurgie einige praktische Überlegungen: Operationen an der Lunge in einer passageren Blutleere sollten nicht über 30 min Dauer hinausgehen, da sonst die ischämisch gewesenen Lungenanteile funktionell gestört sind und erst nach längerer Zeit wieder den Gasaustausch übernehmen. Periphere Cyanose durch Überfließen nichtoxygenierten Blutes in den großen Kreislauf kann die Folge sein. Auch ist ab einer Ischämiedauer von 1 Std mit dem Auftreten eines postischämischen Lungenemphysems zu rechnen. In Notsituationen allerdings kann ein Teil der Lunge bis zu einer Dauer von maximal 3 Std der Ischämie ausgesetzt werden.

Die funktionellen Störungen des Gasaustausches in der Lunge nach temporärer Ischämie ergeben zwanglos Parallelen zu dem sog. Postperfusionssyndrom. Hier werden ähnliche reversible Störungen des Gasaustausches beobachtet, die bekanntermaßen z.B. bei der Fallotschen Tetralogie infolge des vermehrten Bronchialarterienzuflusses seltener gesehen werden. Wir neigen deshalb zu der Ansicht, im Postperfusionssyndrom vorwiegend einen Ischämieschaden zu sehen. Inwieweit hiernach auch ein Lungenemphysem auftreten kann, wäre unbedingt zu überprüfen.

Schließlich ist noch zur Frage der Transplantation darauf hinzuweisen, daß die Gewinnung eines funktionsfähigen Lungentransplantates aus der Leiche eines Frischverstorbenen wegen der recht großen Ischämietoleranz leichter und erfolgversprechender sein dürfte als etwa die Gewinnung eines gleichwertigen Lebertransplantates.

Aussprache

Leiter: Ich möchte noch Herrn Hahn fragen, wie lange bei ihm die ischämischen Zeiten waren.

N. Hahn-Bonn: Maximal 10 bis 20 min, dann wurde der Kreislauf wieder freigegeben. Wir haben gedacht, daß ein Teil unserer Ergebnisse darauf zurückzuführen sein könnte. Es ist aber unwahrscheinlich. Nach dem, was Sie sagen, glaube ich nicht, daß die Ischämie bei unseren Versuchsergebnissen eine Rolle gespielt hat.

Leiter: Ich danke Ihnen allen für Ihr Interesse, besonders aber den Vortragenden und Diskussionsrednern. Die Sitzung ist hiermit geschlossen.

Filmstunden

Donnerstag, den 10. April 1969; von 16.30 bis 17.30 Uhr

Leitung: Prof. Dr. G. Maurer-München

1. Bilaterale Splanchnektomie und Teilresektion des Ganglion coeliacum bei chronischer Pankreatitis

(Tonfarbfilm)

E. Wagner-Gießen

Bei der chronischen Pankreatitis mit und ohne Calcifikation steht an erster Stelle in der Skala der Beschwerden ein typischer Oberbauchschmerz, zu dessen Ausschaltung Mallet-Guy die linksseitige Splanchnektomie empfiehlt.

Das von uns geübte Verfahren der erweiterten Neurektomie erfordert ein transabdominales Vorgehen und die Freilegung des Plexus solaris am Ursprung der Arteria coeliaca. Es werden der große und kleine Eingeweidenerv beiderseits an ihrer Austrittsstelle am Zwerchfell durchtrennt und der cranial vom Abgang der Arteria coeliaca liegende Anteil des Nervengeflechtes mit dem linken und rechten Ganglion coeliacum reseziert.

Der Film zeigt anfangs kurz schematisch dargestellt die Topographie des Ganglion solare mit den Nn. splanchnici und anschließend den Ablauf der Operation.

Am Beispiel eines 35 jährigen Patienten, der nach dem Eingriff völlig schmerzfrei und als Techniker wieder voll leistungsfähig wurde sowie in 6 Monaten 5 kg an Gewicht zunahm, kann der Wert des Operationsverfahrens demonstriert werden.

2. Die Arterioskopie, eine neue Möglichkeit der intraoperativen Erfolgsbeurteilung bei rekonstruktiven Gefäßeingriffen

(Farbfilm)

J. Vollmar und K. Junghanns-Heidelberg

Die halbgeschlossene Ausschälplastik stellt heute eines der wichtigsten Rekonstruktionsprinzipien bei der Korrektur chronischer Arterienverschlüsse im aorto-iliacalen und femoro-poplitealen Arterienabschnitt dar. Der einzige wesentliche Nachteil dieser Methode bestand bislang in der fehlenden visuellen Kontrolle des ausgeschälten Gefäßabschnittes. Zurückgebliebene Intima- bzw. Medialefzen, die in das Lumen der ausgeschälten Arterie hineinragen, können zum Ausgangspunkt eines Rezidivverschlusses werden. Die endoskopische Überprüfung des Arterienlumens durch ein Arterioskop mit Hopkins-Optik erlaubt intraoperativ eine sichere Überprüfung des Operationserfolges. Ohne vorherigen Verschluß des Arterienlumens kann bei diesem Vorgehen eine notwendige Nachkorrektur vorgenommen werden. Gegenüber der intraoperativen Arteriographie besitzt die direkte Arterioskopie zwei entscheidende Vorteile: 1. Untersuchung am offenen Gefäß, 2. Zeitersparnis und geringer technischer Aufwand, 3. wesentlich sichere Erkennung operationstechnischer Fehler (z.B. inkomplette Desobliteration, nahtbedingte Strombahneinengungen).

3. Arterialisation der Leber nach porto-cavaler Anastomose

(Film)

U. Matzander-Homburg/Saar

Der Film zeigt eine neue Operationsmethode zur Behandlung des Pfortaderhochdruckes bei Lebercirrhose: Die Arterialisation der Leber nach porto-cavaler End-zu-Seit Anastomose. Sinn der Arterialisation ist die Verbesserung der Leberdurchblutung und die Verbesserung der Sauerstoffversorgung der Leberzellen. Hierdurch werden für das Leistungsvermögen der Leber bessere Voraussetzungen geschaffen, als sie nach alleiniger porto-cavaler Anastomose möglich sind. Das gilt besonders für die Entgiftungsfunktion dieses Organs.

Die Arterialisierung der intrahepatischen Pfortaderstrombahn erfolgt über ein autologes Transplantat aus der V. saphena magna, das mit der durchtrennten A. ileocolica oder mit der A. ilica communis dextra und dem zentralen Pfortaderstumpf am Leberhilus verbunden wird. Die Methode ermöglicht eine genaue Anpassung an das erforderliche Durchströmungsvolumen. Sie vermeidet einen unerwünschten Druckanstieg in den Lebercapillaren.

Die bisherigen Ergebnisse hinsichtlich der Leberfunktion, insbesondere der Entgiftungsleistung, sind sehr ermutigend. Eine porto-cavale Encephalopathie wurde bislang nicht beobachtet.

4. Die suprarenale Stenose der Bauchaorta mit Hypertonie und ihre chirurgische Behandlung

(Farbtonfilm)

G. Heberer und R. Rau (a. G.)-Köln

Neben den bekannten Stenosen der Aorta, der angeborenen Coarctation bzw. Isthmusstenose und der erworbenen, meistens arteriosklerotischen Obliteration der infrarenalen Bauchaorta, beobachtet man selten Stenosen der descendierenden thorakalen Aorta oder der suprarenalen Bauchaorta. Die Ätiologie dieser oft langstreckigen Stenosen scheint in der Regel eine segmental begrenzte Aortitis zu sein, die mit einer stenosierenden Gefäßwandverdickung einhergeht. Als Folge der Stenose entwickelt sich eine arterielle Hypertonie, die auch ohne Einbeziehung der Nierenarterienabgänge in den Gefäßwandprozeß als renovasculärer Hochdruck imponiert. Als Methode der Wahl hat sich für die chirurgische Behandlung der

Stenosen im Abgangsbereich der abdominalen Eingeweidearterien das Umleitungsverfahren erwiesen, bei dem man das Strömungshindernis mit einer Gefäßprothese umgeht. Besteht keine zusätzliche Nierenarterienstenose, so wird der Blutdruck allein durch diesen Eingriff normalisiert.

Am Beispiel zweier eigener Beobachtungen werden die entscheidenden diagnostischen Kriterien und Maßnahmen, der Operationsakt und der postoperative Verlauf mit Hilfe von Trick- und Realaufnahmen demonstriert.

5. Die einzeitige operative Behandlung obliterierender Prozesse aller größeren Arterien im Abdominalraum

(Operationsfilm)

H. M. Becker und W. Seidel-München

Der 42jährige Patient leidet seit fast 1 Jahr an erheblichen postprandialen Leibschmerzen. Durch Nahrungskarenz kommt es zu einer Hungerkachexie. Mehrfache gastroenterologische, endokrinologische und psychiatrische Untersuchungen erbringen keinen pathologischen Befund. Erst das Übersichtsaortogramm zeigt obliterierende Prozesse an allen aus der abdominalen Aorta entspringenden Ästen: Verschluß der A. coeliaca, der A. mesenterica sup. und inf., hochgradige Stenose der linken A. renalis und eine Stenosierung der Aortenbifurkation und der Anfangsstrecke beider Aa. ilicae comm.

Nach medianer Laparotomie mit Schnittführung von Xiphoid bis zur Symphyse unter Linksumschneidung des Nabels wird der gesamte Dünndarm nach rechts verlagert und das Retroperitoneum über der lumbalen Aorta eröffnet. Die Freilegung beginnt an der Aortenbifurkation, die mit beiden Aa. ilicae comm. angeschlungen wird. Nach kranial wird die Präparation fortgesetzt entlang der lumbalen Aorta mit Anschlingen der A. mesenterica inf., der Vena mesenterica inf. sowie der Vena renalis sin. Dann folgt die Freilegung des Ursprungs der linken und rechten Nierenarterie, wobei nur die linke A. renalis angeschlungen wird, da die rechte keine gröberen Veränderungen aufweist. Fortsetzung der Präparation nach kranial bis zum Ursprung der A. mesenterica sup., die bis in die Mesenterialwurzel verfolgt und dort angeschlungen wird. Dann Eröffnung der Bursa omentalis durch Durchtrennung des Lig. gastrocolicum, wobei die A. gastroepiploica dextra erhalten wird. Der Magen wird hochgeschlagen und der Tripus Halleri freigelegt nach Eröffnung des Peritoneums über dem Pancreas. A. coeliaca, A. hepatica comm., A. lienalis und A. gastrica sin. werden angeschlungen.

Die Gefäßrekonstruktion beginnt mit der offenen Thrombendarteriektomie der linken Nierenarterie nach schräger, die Blutzufuhr zur rechten Nierenarterie erhaltender Abklemmung der Aorta. Der stenosierende Prozeß wird ausgeschält und die bis in die Aorta hineinreichende Arteriotomie durch ein gewebtes Dacron-Streifentransplantat vernäht. Nach Freigabe des Blutstromes gute Pulsation der peripheren Nierenarterienabschnitte.

Danach infrarenale Abklemmung der lumbalen Aorta und Längsaortomie; Einpassen eines Gabeltransplantats aus Weavenit und Einnähen desselben. Nach Abdichtung wird der distale Schenkel mit der peripheren A. mesenterica sup. End-zu-Seit nach mäßiger Anschrägung anastomosiert. Der proximale Gabelschenkel wird durch das Mesocolon und über das Pankreas hinweg nach kranial geführt und termino-lateral mit der A. coeliaca anastomosiert. Nach Freigabe des Blutstroms gute Pulsation der jeweiligen rekanalisierten Arterien.

Nach erneuter Abklemmung der infrarenalen Aorta knapp oberhalb des Ursprungs der A. mesenterica inf. Längsaortotomie und teils offene Thrombendarteriektomie der distalen lumbalen Aorta, teils halbgeschlossene orthograde Thrombendarteriektomie der beiden Aa. ilicae comm. durch Ringstripping mit gutem Reflux aus der Peripherie. Die stenosierenden Plaques lassen sich nach distal stufenlos von der Gefäßwand abstreifen. Die Aortotomie wird dann durch ein streifenförmiges gewebtes Dacron-Transplantat vernäht. Nach Freigabe des Blutstroms freie Pulsation beider Beckenarterien.

Nach Revision sämtlicher Anastomosen und Entfernung der Arterienbändchen Verschluß des Retroperitoneums und schichtweiser Bauchdeckenverschluß.

Die 3 Wochen postoperativ angefertigten Kontrollangiogramme (translumbale subdiaphragmale Aortenpunktion) zeigen gute Durchgängigkeit sämtlicher Rekanalisierungsbereiche. Die Operation führte zu völliger Beschwerdefreiheit und erheblicher Gewichtszunahme von 13 kg in 6 Monaten.

6. Operation bei neugeborenen Thorakopagen

(Tonfilm)

A. Oberniedermayr-München

Der Film bringt eine Darstellung der Operation an einem weiblichen Thorakopagen, bei dem in einem zentral gelegenen Herzbeutel die beiden Herzen der Geschwister lagen. Die kardiologische Feststellung der Lebensunfähigkeit des einen Mädchens zwang zur Trennung, während der dieses verstarb. Die breite Leberbrücke wurde durchtrennt, der große Brustwanddefekt gedeckt. Komplikationslose Heilung, bisher normale Entwicklung des Kindes.

Freitag, den 11. April 1969; von 16.30 bis 17.30 Uhr

Leitung: Prof. Dr. G. Maurer-München

7. Brustwandstabilisierung bei Impressionsfraktur

(Film)

W. Knothe-Gießen

Bei der Behandlung der Impressionsfraktur hat die sog. „innere Stabilisierung“ des ausgebrochenen, paradox beweglichen Brustwandbezirkes mittels einphasischer Überdruckbeatmung sowohl die externen als auch die operativen Stabilisierungsverfahren weitgehend verdrängt.

Eine Respiratorbeatmung führte bei einem unserer Verletzten nicht zum Ziel. Die 2 Tage nach dem Unfall erhobenen spirometrischen und blutgasanalytischen Werte ließen erkennen, daß trotz künstlicher Beatmung eine respiratorische Insuffizienz nicht aufgehalten werden konnte. Es wurde deshalb durch einen kleinen Eingriff eine operative Stabilisierung durchgeführt.

Der Film zeigt das operative Vorgehen sowie die röntgenologischen, spirometrischen und blutgasanalytischen Befunde vor und nach der Brustwandstabilisierung.

8. Osteosynthese der pertrochanteren Femurfraktur mit der 95°-Winkelplatte

(Stummfilm)

M. Allgöwer, P. Matter (a.G.), C. Pusterla (a.G.) und Th. Rüedi (a.G.)-Basel/Schweiz

Der Film demonstriert den operativen Zugang zur Osteosynthese hüftnaher Frakturen am Beispiel einer pertrochanteren Femurfraktur. Zur Veranschaulichung einzelner Operationsabschnitte wird die entsprechende Technik jeweils vorangehend am skelettierten Knochen gezeigt. Die Osteosynthese wird mit der 95°-AO-Winkelplatte durchgeführt. Sie findet dort Verwendung, wo eine mediale Abstützung des proximalen Fragmentes möglich ist. Die Fraktur kann damit unterhalb der Klinge mit einer, sehr oft mit zwei im Kalkar verankerten Spongiosaschrauben zusätzlich unter Kompression gesetzt werden.

9. Zugänge für die Versorgung typischer Frakturen der Hand mit Hilfe des Kleinfragment-Instrumentariums der AO

(Farb-Stummfilm)

A. Pannike* und U. Schum-München (a.G.)

In dem Bestreben, auch für die Handchirurgie bei spezieller Indikation eine Möglichkeit der inneren Stabilisation zu schaffen, die eine gipsfreie frühfunktionelle Übungsbehandlung erlaubt, hat die Schweizerische Arbeitsgemeinschaft für Osteosynthesefragen das hier vorgestellte Kleinfragment-Instrumentarium entwickelt. Während nun mehr als $3^1/_2$ Jahren wurden Instrumentarium und Methode in der Handchirurgischen Abteilung der Chirurgischen Universitätsklinik München an einem großen Krankengut auf ihre Verwendbarkeit in der Traumatologie und Wiederherstellungschirurgie der Hand kritisch geprüft. Es hat sich gezeigt, daß bei ausgewählter Indikation (u.a. schwere offene Kombinationsverletzungen, Pseudarthrosen und Defekte, Daumenersatz) eine postoperative Übungsstabilität erreichbar ist, die bislang durch keines der gebräuchlichen Verfahren erreicht werden konnte.

Die während $3^1/_2$ Jahren in der Chirurgischen Universitätsklinik München klinisch erprobte operative Technik und typischen Zugangswege wurden im Experiment filmisch zusammengefaßt dargestellt.

---

* jetzt Chir. Univ.-Klinik Tübingen

10. Operative Technik bei der Korrektur der Fallotschen Tetralogie

(Film)

W. KLINNER und W. SEIDEL-München

Bei mehr als 400 Totalkorrekturen von Fällen mit Fallotscher Tetralogie hat sich im Laufe von 10 Jahren eine besondere chirurgische Technik herausgebildet und bewährt.

Im vorliegenden Film wird anhand von 2 Fällen von Fallotscher Tetralogie auf besondere technische Probleme bei der Korrektur dieses Herzfehlers hingewiesen.

Bei einer infundibulären Stenose wird die Ventrikelincision zweckmäßig unterhalb des fibrösen Ringes im Ausflußtrakt des rechten Ventrikels gelegt. Nach Eröffnung der rechten Herzkammer durch Querincision, wird die infundibuläre Stenose reseziert. Bei Beseitigung der oft dicken Muskeltrabekel leistet ein daruntergeschobener Overholt oft gute Dienste. Der Verschluß des Ventrikelseptumdefektes erfolgt mit Hilfe einer Scheibe aus gestricktem Teflon. Am unteren und aortalen Rand des Defektes werden U-Nähte verwendet. Im Bereich des Hisschen Bündels werden sie zur Vermeidung des Durchschneidens über Teflonfilz entfernt vom Defektrand gelegt. Im Bereich des oberen Septums und zur Crista supraventricularis hin empfiehlt sich eine fortlaufende Naht. Entlüften der linken Herzkammer durch Punktion der Herzspitze und der ascendierenden Aorta, zuletzt der Verschluß der Ventrikulotomie beenden die Korrekturoperation.

Liegt eine offene linksseitige Blalocksche Anastomose vor, wird sie zwischen Perikard und Lunge aufgesucht, umfahren und ligiert. Eine valvuläre Stenose bei meist zweizipflig angelegter Klappe wird vom Ventrikel aus durch Spalten in den Commissuren beseitigt. Bei atypisch verlaufendem Papillarmuskel muß dieser bei Verschluß des Defektes unterstochen werden. Ist der Herzmuskel durch lang bestehende Hypoxie, vor allem bei älteren Patienten, vorgeschädigt und erscheint eine erhebliche Drucksenkung im rechten Ventrikel nicht möglich, empfiehlt es sich, die Naht der Ventrikulotomie durch zwei parallel laufende Streifen aus Teflonfilz zu verstärken.

11. Verschluß des offenen Ductus arteriosus durch Ligaturtechnik unter extremer Drucksenkung in der Aorta

(Film)

W. KNOTHE und F. HEHRLEIN-Gießen

Das Ligaturverfahren ist mit Rezidiven stärker belastet als die Durchtrennung des Ganges. Beide Methoden konkurrieren noch immer miteinander, weil die Ligaturtechnik einfacher, ungefährlicher und weniger zeitraubend ist als die Durchtrennung und Naht der Gangstümpfe.

Es sind hauptsächlich technische Mängel, denen das Ligaturverfahren seine Rezidivhäufigkeit verdankt, und zwar

1. ungenügende Präparation des Ganges aus Angst vor einer Verletzung.
2. Plazierung der Ligatur an der dünnen und zerreißlichen Wand des Ductus.
3. Unterbindung bei vollem Aortendruck.

Darin sehen wir den Hauptgrund für die Rezidivgefahr.

Erfahrungen mit der Ligaturtechnik haben an der Gießener Klinik seit 1959 zu einer operativen Technik geführt, die eine schwierige Präparation der Hinterwand des Ductus erleichtert, eine einwandfreie Plazierung der Unterbindungsfäden gestattet und eine feste gefahrlose Ligatur bei niedrigem Gefäßdruck ohne Abklemmung der Aorta ermöglicht.

Die Technik des operativen Vorgehens wird im Film erläutert.

12. Herzverpflanzung beim Menschen

(Film)

D. A. Cooley, G. L. Hallman (a.G.) und R. D. Bloodwell (a.G.)-Houston/Texas

Die Herztransplantation beim Menschen eröffnete einen neuen Weg in der Behandlung schwerster, keiner konservativen Therapie mehr zugänglichen Herzkrankheiten. Häufigste irreversible Herzkrankheit ist die Myokardinsuffizienz aufgrund einer ausgedehnten Myokardsklerose. Dementsprechend bildet die fortgeschrittene Coronarsklerose die hauptsächlichste Indikation zur Transplantation. In Einzelfällen bilden schwere rheumatische Mehrklappenvitien und gewisse kongenitale Herzfehler sowie Myokardiopathien und Myokarditiden im Endstadium ebenfalls eine Indikation zur Transplantation. Dabei muß im speziellen Fall der autoimmun bedingten Myokardiopathie ein gewisser Vorbehalt gemacht werden, da die Möglichkeit besteht, daß sich dieselbe Reaktion auch am transplantierten Herzen wiederholen könnte.

Nach kurzer Darstellung der Indikationen zeigt der Film die technischen Aspekte einer Herztransplantation beim Menschen, wobei die einzelnen Phasen zuerst graphisch und anschließend anhand direkter Operationsaufnahmen erklärt werden. Vorerst werden beim heparinisierten Spender von einer medianen Sternotomie aus sämtliche Gefäße am Herzen angeschlungen. Das Spenderherz wird unter möglichst distaler Durchtrennung aller Gefäße herausgenommen, und die V. cava superior wird am Allograft ligiert. Unter sorgfältiger Schonung des Sinusknotens und der atrio-ventrikulären Überleitungsbahnen wird der rechte Vorhof durch eine Incision von der V. cava inferior zum rechten Herzohr eröffnet. Der linke Vorhof wird durch einen alle Lungenvenen verbindenden Kreuzschnitt eröffnet. In der Zwischenzeit wird der Empfänger an die Herz-Lungenmaschine angeschlossen. Die Kanülierung erfolgt venös nahe am atrio-cavalen Übergang, arteriell durch die A. femoralis. Der By-pass wird in Normothermie mit Hämodilution durchgeführt. Unter querer Durchtrennung von Aorta und A. pulmonalis wird das Herz so ausgelöst, daß die Hinterwand vom linken und rechten Vorhof sowie ein Teil des Vorhofseptums in situ verbleiben. Die Herausnahme von Spender- und Empfängerherzen erfolgt simultan. Mit fortlaufenden Tycronnähten wird der Allograft in der Reihenfolge: linker Vorhof, rechter Vorhof, A. pulmonalis und Aorta eingenäht. Das Spenderherz wird während der Operation weder gekühlt noch perfundiert. Nach sorgfältiger Entlüftung wird die Coronardurchblutung durch Lösen der Aortenklemme wieder hergestellt. Das transplantierte Herz übernimmt seine Funktion entweder spontan oder nach einmaliger Defibrillation.

Acathioprin, Corticosteroide und Antilymphocytenglobulin sind die Standardmedikamente, die zur Immunosuppression verwendet werden. Zum Schluß werden die Resultate, wie sie im Oktober 1968 waren, wiedergegeben. In der Zwischenzeit haben sich diese allerdings geändert, indem weitere Transplantationen dazukamen, und mehrere Patienten zufolge Abstoßung oder generalisierter Infekte gestorben sind.

13. Nierentransplantation

(Film)

L. Röhl, M. Ziegler, J. Potempa, K. Möhring (a.G.), P. Müller-Beissenhirtz (a.G.), H. W. Schüler (a.G.), H. E. Franz (a.G.) und E. Ritz (a.G.)-Heidelberg

Inhalt: Zur Behandlung der irreversiblen Niereninsuffizienz stehen 2 Verfahren zur Verfügung: 1. die Dialyse, 2. die Nierentransplantation.

Einfachstes Prinzip der Dialyse ist die Peritonealdialyse. Zur Durchführung der chronisch intermittierenden Hämodialyse ist ein funktionstüchtiger arterio-venöser Shunt nach Quinton und Scribner unbedingt erforderlich. Besser bewährt hat sich die direkte subcutane arterio-venöse Fistel nach Brescia und Cimino. Die Dialysekapazität ist bisher unzureichend, um alle in Frage kommenden Patienten mit intermittierender Hämodialyse behandeln zu können. Stellt man jedoch die gesamte Dialysekapazität in den Dienst eines Nieren-Transplantationsprogramms, so kann mehr Patienten geholfen werden.

Im Film wird die Übertragung einer Niere von einer Mutter auf die Tochter gezeigt. Nach bilateraler, retroperitonealer Nephrektomie von dorsal wird die Patientin durch intermittierende Hämodialyse bis zur Transplantation behandelt. Die Bestimmung der Leukocytenantigene (Dr. van Rood, Holland) hat eine gute Übereinstimmung der Gene zwischen Mutter und Tochter ergeben. Da die linke Niere der Mutter durch 3 Nierenarterien versorgt wird, wird die rechte Niere in die linke Fossa iliaca der Tochter implantiert. Gezeigt wird die Entnahme der rechten Spenderniere sowie deren Perfusion und Unterkühlung. Anschließend sind die Herstellung der Gefäßanastomosen zwischen den Iliacalgefäßen der Tochter und den Nierengefäßen sowie die Implantation des Ureters dargestellt. 10 Tage nach der Nierenübertragung sind Mutter und Tochter wohlauf. 4 Wochen nach der Nierentransplantation kann die Tochter rehabilitiert aus stationärer Behandlung entlassen werden.

Wissenschaftliche Ausstellung

1. Wiederherstellungschirurgie bei Stenosen und Verschlüssen der Nierenarterien

R. J. A. M. van Dongen, J. H. M. Pernot (a.G.) und F. G. L. Laudy (a.G.)

Chirurgische Klinik des Krankenhauses „De Goddelijke Voorzienigheid" Sittard, Niederlande

Bei Stenosen der Nierenarterien kommen verschiedene Rekonstruktionsmöglichkeiten in Betracht:

1. Resektion der Stenose und End-zu-End Anastomose. Diese Methode ist nur möglich, wenn der Anfang der Nierenarterie weitlumig ist. Die Technik ist nicht einfach. Um eine neue Stenose zu vermeiden, muß eine schräge Anastomose hergestellt werden, am besten mit Einzelknopfnähten.

2. Die Endarteriektomie muß unserer Meinung nach immer mit einer Streifenplastik kombiniert werden. Wenn die Stenose sich im mittleren oder distalen Drittel der Nierenarterie befindet, kann man einen Venenstreifen verwenden. Falls die Stenose im Anfang einer Nierenarterie lokalisiert ist, muß ein Kunststoffstreifen bevorzugt werden, weil die Incision bis in die Aortenwand fortgesetzt werden muß. Bei Behandlung einer englumigen Nierenarterie kommt ein autoplastischer arterieller Streifen, hergestellt aus der Milzarterie, in Betracht.

3. Die splenorenale Anastomose wird hauptsächlich bei linksseitigen Nierenarterienstenosen verwendet. Bei der End-zu-End Anastomose sind die hämodynamischen Verhältnisse am besten.

4. Die By-pass-Operation. Die Ergebnisse der Überbrückungsoperationen mit Kunststofftuben waren in unseren Händen nicht gut. Die Prothesen sind zu dickwandig, hart und rigide für die Wiederherstellung der zarten Nierenarterien. Die Resultate, die mit arteriellen Transplantaten (Segmente der Arteria lienalis) oder mit Venentransplantaten (Vena saphena magna) erreicht werden, sind viel besser.

5. Reimplantation der poststenotischen Nierenarterie in die Aorta mit Interposition eines arteriellen oder venösen Transplantates. Die Resultate dieses Verfahrens, das wir am meisten anwenden, sind sehr gut. Es ist wichtig, daß die Anastomose zwischen Aorta und interponiertem Transplantat möglichst weit gemacht wird.

6. Reimplantation der poststenotischen Nierenarterie in die Arteria iliaca communis mit Interposition eines Transplantates. Diese Methode wird angewandt, wenn die Aortenwand verdickt und calcifiziert ist, so daß es unmöglich ist, eine gute Anastomose zwischen Transplantat und Aorta zu machen.

86 Patienten mit einseitigen Nierenarterienstenosen wurden mit den obengenannten revascularisierenden Eingriffen behandelt.

Bei 9 Patienten war eine Nierenarterie total verschlossen. In allen Fällen wurde die Arterie im Hilus der Niere exploriert und in 5 Fällen konnte eine gute Durchgängigkeit der Hilusarterie festgestellt werden, so daß eine Rekonstruktion möglich war.

Bei doppelseitigen Nierenarterienstenosen können Kombinationen der genannten Methoden angewandt werden, z.B. eine splenorenale Anastomose links und eine Endarteriektomie mit Streifenplastik rechts. Wenn beide Nierenarterien in gleicher Höhe von der Aorta abgehen, kann man die stenotischen Segmente durch einen Schnitt quer über die Aorta öffnen und desobstruieren. Die Arteriotomie wird mit einem durchgehenden Streifen verschlossen. Gute Resultate werden erreicht mit venösen Brückentransplantaten, die Seit-zu-Seit mit der Aorta und End-zu-End mit den poststenotischen Nierenarterien anastomosiert werden.

Bei 118 Patienten mit ein- oder doppelseitigen Nierenarterienstenosen und Hypertension wurde ein revascularisierender Eingriff durchgeführt. In 54% der Fälle kam es postoperativ zu einer Normalisierung des Blutdrucks und bei 17% der Patienten ist der Blutdruck nach der Operation wesentlich niedriger geworden. 3 Patienten starben in der postoperativen Periode.

2. Kleinfragmentosteosynthese

A. Pannike* (a.G.)

Chirurgische Klinik der Universität München (Direktor: Prof. Dr. Dr. Zenker)
Handchirurgische Abteilung

In dem Bestreben, auch für die Traumatologie und Wiederherstellungschirurgie der Hand eine Möglichkeit der inneren Stabilisation zu schaffen, die eine gipsfreie frühfunktionelle Übungsbehandlung erlaubt, hat die Schweizerische Arbeitsgemeinschaft für Osteosynthesefragen ein Kleinfragment-Instrumentarium entwickelt.

Das Instrumentarium und der technische Ablauf einer Kleinfragmentosteosynthese werden in einigen Bildern demonstriert. Eine Tabelle faßt

* jetzt Chirurg. Univ.-Klinik Tübingen

die Hauptindikationen, die sich während der über mehr als $3^1/_2$ Jahre reichenden klinischen Prüfung des neuartigen Osteosyntheseverfahrens herausarbeiten ließen, zusammen.

Einige Fälle (offene Fraktur mit Sehnenverletzung, nicht retinierbare Grundgliedschrägfraktur, offene Defekttrümmerfraktur mit Sehnenverletzung und primärem autologen Knochenersatz, sekundäre Stabilisation bei Pseudarthrose bzw. Defekt, operativer Daumenersatz) sollen die wesentlichen Indikationen beispielhaft erläutern.

3a. Die Behandlung ausgedehnter Weichteildefekte des Daumens

E. Koob (a. G.)

Berufsgenossenschaftliches Unfallkrankenhaus Frankfurt a. M.

Bei der Versorgung einzelner Fingerverletzungen ist entscheidend die funktionelle Bedeutung des verletzten Fingers im Zusammenhang mit der ganzen Hand. Der Verlust des Daumens führt zu einer beträchtlichen Behinderung im täglichen Leben und am Arbeitsplatz. Der Daumen hat den größten Bewegungsbereich und wird aus diesem Grunde sehr häufig verletzt. Jede dritte Handverletzung betrifft den Daumen. Jede Kürzung des Daumens schränkt seine Funktion ein, so daß auch der kleinste Daumenrest erhalten werden muß.

Bei der Versorgung des durch Weichteilverluste geschädigten Daumens ist die Wiederherstellung des Hautgefühles von entscheidender Bedeutung. Ein gefühlloser, narbig veränderter Daumenstumpf ist untauglich zum Greifen, schlecht durchblutet und ständig Verletzungen ausgesetzt.

Bei Teilverlusten des Daumens mit gleichzeitigem Weichteildefekt ist der von Hilgenfeldt beschriebene dorso-laterale Zeigefingerhautlappen geeignet, der neben einer genügenden Stumpfdeckung gleichzeitig den Daumenrest mit Gefühl versorgt.

Bei Ablederung der gesamten Weichteile des Daumens ist die Deckung mit einem gestielten, gut durchbluteten Oberarm- oder Bauchhautstiellappen die Methode der Wahl. Der neuro-vasculäre Insellappen von der Ellenseite eines Langfingers (Moberg, Littler, Zrubecky) ist geeignet, die Sensibilität des weichteilgedeckten Daumens wieder herzustellen. Gleichzeitig kommt es zu einer erheblich besseren Durchblutung des mit Stiellappen versorgten Daumens.

Das operative Vorgehen wird am Beispiel einer Walzenverletzung des rechten Daumens, die zum Verlust der gesamten Daumenweichteile führte, demonstriert.

Bei der Erstversorgung wird der skelettierte Daumen mit einem Oberarmstiellappen versorgt, im weiteren Verlauf erfolgt die Resensibilisierung des gefühllosen, mit Oberarmweichteilen gedeckten Daumens durch einen neuro-vasculären Insellappen von der Ellenseite des Ringfingers.

$2^1/_2$ Jahre nach dem Unfall war im Bereich des Daumens zwar noch das Gefühl des Spenderfingers vorhanden, der gut durchblutete Daumen wurde jedoch benutzt und zeigte Arbeitsspuren.

3b. Zur Behandlung der Starkstromverbrennung der Hand

E. Koob (a.G.)

Berufsgenossenschaftliches Unfallkrankenhaus Frankfurt a.M.

Im Vergleich zu anderen Verbrennungsformen dehnt sich die penetrierende elektrische Verbrennung weit in die Tiefe aus. Neben der Zerstörung der Haut treten Schädigungen von Sehnen, Muskeln, Nerven und Knochen auf. Das Gewebe geht entlang dem Stromweg zugrunde, infolge Gefäßthrombosen kommt es durch eine Ischämie zum Fortschreiten der Nekrosen.

Die elektrischen Verbrennungen der Hand treffen auf ein Organ, das Gefäße, Nerven, Sehnen, Muskeln und Knochen zu einer funktionellen Einheit auf engstem Raum verbindet. Aus diesem Grunde führen elektrische Verbrennungen der Hand sehr oft zu einer nicht unbeträchtlichen Minderung des Gebrauchswertes.

Nach Müller sind $^1/_5$ aller Handverbrennungen tiefgreifende elektrische Verletzungen. Die häufigste Ursache sind Kontakte der Hände mit Hochspannungsleitungen.

Als Behandlung der Wahl wird eine aufgeschobene Erstversorgung bis zur Demarkierung des lebensunfähigen Gewebes durchgeführt.

Wiederherstellende handchirurgische Maßnahmen können im Anschluß nach Deckung der Weichteildefekte mit gestielten Lappenplastiken durchgeführt werden.

Als Beispiel wird das operative Vorgehen bei einer Starkstromverletzung der rechten Hand mit Weichteildefekt über der Speichenseite des Handrückens und Nekrose des 1. Mittelhandstrahles gezeigt.

Nach Entfernung des nekrotischen 1. Handstrahles erfolgt der Ersatz durch einen Beckenkammspan mit nachfolgender direkter Stiellappenplastik vom Bauch. Ein im weiteren Verlauf eingetretener Ermüdungsbruch des 1. Handstrahles wird durch AO-Verplattung und Spongiosaeinpflanzung zur Ausheilung gebracht.

Es wurde durch diese Behandlungsverfahren sowohl eine erhebliche funktionelle als auch kosmetische Verbesserung der rechten Hand erreicht.

Die einzelnen Behandlungsphasen werden durch Operationsphotos und Röntgenaufnahmen dargestellt.

4a. Prophylaxe der postoperativen Lungenembolie

H. A. Thies

Chirurgische Klinik der Städt. Krankenanstalten, Heilbronn

Die Durchsicht von 30493 Sektionsberichten des Pathologischen Instituts der Universität Hamburg aus den Jahren 1935—1955 ergab 1468 (= 4,9%) nicht tödliche und 1158 (= 3,8%) tödliche Lungenembolien. Die Emboliefrequenz stieg mit dem Alter an. Frauen waren mehr als Männer betroffen.

Verschiedene Maßnahmen können die Emboliehäufigkeit vermindern.

1. Diät

a) Arten. „Verhütung der Überernährung", „Reduzierung der Fettsucht", „Hungern", „Lebensmittelrationierung", „fett- und eiweißarme Kost", „salzarm-vegetarische und flüssigkeitsreiche Diät" (nach Berg, Nordmann, Schettler, Jensen, Novak, Malmgros, Koller, Merz, Stamm).

b) Begründung. Nach Fettmahlzeiten läßt sich biomikroskopisch (Harders) eine Erythrocytenaggregation (sluged blood) von unterschiedlicher Festigkeit mit Ansteigen der Plasmatrübung, Verlangsamung der Strömungsgeschwindigkeit und Strömungsblockade in Arteriolen nachweisen. Parallel hierzu kommt es zur Steigerung des Gerinnungspotentials (Thies) mit Abnahme der Thrombocyten infolge Aggregation (durch verstärkte Klebrigkeit und Strömungsverlangsamung), Agglutination, Alteration und Zerfall. Dadurch erfolgt Freisetzen des Plättchenfaktors 3, Aktivierung der Blutthrombokinase und Hyperkoagulabilität bei Ausbleiben von Gegenregulationen (z.B. Steigerung des fibrinolytischen Potentials).

c) Beweis. In Hungerzeiten sind tödliche Embolien selten, was erstmals Nordmann nach 17000 großen Operationen der Jahre 1912—1929 beobachtete.

d) Vorteile. Eine erfolgreiche diätetische Embolieprophylaxe ist von jedem Arzt, zu jeder Zeit und an jedem Ort ohne besondere finanzielle Belastung durchführbar.

e) Nachteile. Abneigung gegen Hungern und Diät, Willensschwäche bei reizvolleren Angeboten, Gefahr einseitiger Ernährung bei Fehlen ärztlicher Überwachung.

2. Strömungsbeschleunigung

a) Arten. Präoperatives Bandagieren der Beine, Hochstellen des Bettfußendes um 15—20 cm, Frühaufstehen, Gymnastik, Auffüllen des Kreislaufes, Normalisieren des Hämatokrits, Vermeidung hoher Viscosität (Diät), bei Bedarf Herz- und Kreislaufmittel (nach Unna, Fischer, Zurhelle, Rehn, Lennander, Schmid, Ling, Koller, Merz, Stamm).

b) Begründung. Durch die postoperative Strömungsverlangsamung verlassen Blutzellen den axialen Strom. Thrombocyten aggregieren, agglutinieren und alterieren. Der Plättchenfaktor 3 wird freigesetzt. Er aktiviert die Blutthrombokinase. Es folgt eine Hyperkoagulabilität (nach Gross, Witte, Thies).

c) Beweis. Die Strömungsgeschwindigkeit des Blutes verlangsamt sich ab Operationstag erheblich, was mittels der Fluorescinzeit nachgewiesen wurde (von 52 auf 91 sec) (Thies).

d) Vorteile. Die Strömungsverlangsamung kann jeder Arzt überall und jederzeit ohne übermäßige finanzielle Belastung beeinflussen. Dadurch sinkt die Emboliefrequenz um 50% (Merz).

e) Nachteile. Bei sehr schlechtem Allgemeinzustand sind Frühaufstehen und Gymnastik nicht im erforderlichen Umfang zumutbar. 50% der Embolien werden nicht verhütet.

3. Heparin

a) Arten. Liquemin (Roche), Thrombophob (Nordmark), Heparin (Vitrum), Heparin (Novo), Thrombo-Liquin (Organon), Thrombo-Vetren (Promonta), Heparin (Chodel).

b) Begründung. Heparin verhütet die Aktivierung der Blutthrombokinase durch Neutralisation des Plättchenfaktors 3. Es neutralisiert die Gewebsthrombokinase, inaktiviert Thrombin und unterstützt die Fibrinolyse.

c) Beweis. Im Tierexperiment (Kaninchen) konnten Prothrombotica in sicher tödlich wirkender Dosis (Thrombin, menschliche und tierische Cerebralthrombokinase, Muskelpress-Saft) ausnahmslos durch vorherige Heparingabe inaktiviert werden (Thies). Im postoperativen Verlauf traten bei über 800 Patienten, die ab 3. Tag täglich 2mal 12500 E Heparin erhielten, keine schweren oder tödlichen Embolien auf.

d) Vorteile. Heparin wirkt sofort, und zwar in allen Phasen der Blutgerinnung. Sein Effekt ist rasch durch Protamin zu unterbrechen. Es ist gut verträglich und verhütet in ausreichender Dosierung sicher die tödliche Lungenembolie.

e) Nachteile. Heparin zeigt oral keinen gerinnungshemmenden Effekt. 12500 E. wirken i. v. gegeben nur 4—6 Std. Der personelle Einsatz ist groß.

4. Cumarin-Derivate

a) Arten. Marcumar (Roche), Sintrom (Geigy), Tromexan (Geigy), Cumadin (Iptor), Pertrombon (Krebs).

b) Begründung. Cumarinderivate hemmen über die Leber die Synthese der Plasmafaktoren II, VII, IX und X. Dadurch wird die Bildung des Thrombins und Fibrins verzögert oder verhindert.

c)Beweis. Im Tierexperiment (Kaninchen) verhüten Cumarinderivate sicher tödliche Embolien bedingt durch menschliche und tierische Cerebralthrombokinasen und Muskelpreß-Saft (Thies). Die Ergebnisse der Chir. Univ.-Klinik Hamburg (Zuckschwerdt, Thies) an über 18000 Patienten und der Chir. Univ.-Klinik Tübingen (Dick, Matis) mittels der alternierenden Reihe zeigen eindeutig den antiembolischen Effekt.

d) Vorteile. Cumarinderivate sind oral und i. v. anwendbar. Es kommt durch Kumulation des Effektes zur gleichmäßigen Quick-Wertsenkung. Die Dosierung ist individuell möglich. Vitamin K_1 steht als echtes Antidot zur Verfügung. Der personelle Einsatz ist gering. Eine genügende Quick-Wertsenkung verhütet fast immer die Lungenembolie.

e) Nachteile. Eine ausreichende Wirkung tritt erst nach 1—3 Tagen ein. Es gibt gelegentlich resistente Patienten. Das Antidot wirkt erst nach 6 Std. Seltene Komplikationen sind Blutungen, sehr seltene die Antikoagulantiennekrosen.

5. Faktor XIII-Substitution

a) Arten. Frischblut, FaktorXIII-Konzentrat (Behring).

b) Begründung. Der Faktor XIII stabilisiert das Fibrin und regt die Einsprossung von Fibroblasten und Gefäßen in den Thrombus an. Dadurch verankert sich dieser am Endothel.

c) Beweis. Bei 72 Patienten mit tiefen Beinvenenthrombosen und genügendem Faktor-XIII-Gehalt trat keine schwere Lungenembolie ein. Alle Patienten (21) mit Lungenembolien hatten einen Faktor XIII-Mangel.

d) Vorteile. Ein Faktor XIII-Defizit ist ohne Nebenwirkungen und kontrollierbar durch Frischblut und Faktor XIII-Konzentrat rasch substituierbar.

e) Nachteile. Eine orale Substitution ist bisher nicht möglich. Die Substitution ist finanziell nicht unerheblich.

4b. Zirkulationsbeschleunigung durch Trasylol

E. Müller, H. A. Thies und P. Matis

Chirurgische Klinik der Städt. Krankenanstalten, Heilbronn
und Chirurgische Universitätsklinik Tübingen

1. Messung der Strömungsgeschwindigkeit

Nach Injektion von 4 ml Fluorescinlösung (10%ig) in die rechte Vena dorsalis pedis Laufenlassen der Stoppuhr. Sofort nach Injektion des Fluorescins alle 5 sec Auffangen von ca. 1 ml Blut aus der Vena cubitalis sinistra bei liegender Flügelkanüle in numerierte Uhlenhut-röhrchen (Inhalt: 0,5 ml einer 3,8%igen Natriumcitratlösung). Nach Sedimentieren der Blutkörperchen in den Uhlenhutröhrchen Nachweis der Fluorescenz mittels Quarzlampe. Nach 24 Std i. v. Verabfolgung von 200000 E. Trasylol, 5 min später Fluorescingabe und Messung der Strömungsgeschwindigkeit wie oben.

2. Resultate

Die Strömungsgeschwindigkeit des Blutes von der Vena dorsalis pedis dextra bis zur Vena cubitalis sinistra betrug bei 50 Patienten

vor der Trasylolinjektion = 2280 sec
nach der Trasylolinjektion = 1900 sec

Das ergab eine Beschleunigungsdifferenz von 380 sec.

Die Durchschnittswerte pro Patient waren

vor der Trasylolinjektion = 45,6 sec
nach der Trasylolinjektion = 38,0 sec.

Pro Patient nahm somit die Strömungsgeschwindigkeit um 7,6 sec zu.

5. Demonstration eines Cholangiometers

H. Brücke

Chirurgische Abteilung des Landeskrankenhauses Leoben/Österreich

Gezeigt wird das von mir konstruierte Cholangiometer, das in einfacher und klinisch brauchbarer Weise die Messung der Durchfluß-geschwindigkeit der Papille bei konstantem Druck und die Messung des Papillenkalibers sowie aller in der Literatur angegebenen Druckwerte im Gallengangssystem gestattet.

Das Gerät ist im Ganzen sterilisierbar und kann ohne nennenswerten Zeitaufwand zur Erkennung pathologischer Abflußhindernisse an der Papille verwendet werden.

6. Dokumentationsgerechte Einlageblätter für den Allgemeinstatus

G. Griesser, C. Th. Ehlers, D. Sachweh (a. G.), O. Scheibe, R. Schultze (a. G.) und R. Thurmayr (a. G.)

Arbeitskreis für Chirurgie der Deutschen Gesellschaft für med. Dokumentation und Statistik in der DGD e. V.

Der Krankenblattkopfentwurf des Arbeitskreises wurde durch einen 4seitigen Einlegebogen für die Dokumentation des Allgemeinstatus ergänzt. Der Einlegebogen ist formalisiert und dokumentationsgerecht aufgebaut. Für denjenigen, der die Belege zur Zeit noch nicht ablochen will, bedeuten diese formalisierten Blätter einen Anhalt für eine lückenlose Fixierung des Allgemeinstatus. Der Lokalbefund wird frei formuliert festgehalten. In der Ausstellung wurden der Krankenblattkopf und die Einlegeblätter gezeigt. Dabei wurden etwa 1200 Einlegebogen und 600 Probeexemplare des Krankenblattkopfes an die Interessenten verteilt. (Weitere Exemplare können bei Dr. R. Thurmayr, Dokumentationsabteilung der Chirurgischen Klinik der Universität, 8 München 15, Nußbaumstr. 20, angefordert werden.)

7. Operative Technik der arterio-venösen Fistel zur Hämodialyse

W. Weber, E. Krause (a. G.) und K. Kopp (a. G.)

Chirurgische Universitätsklinik Frankfurt a. M.
(Direktor: Prof. Dr. R. Geißendörfer)

II. Medizinische Universitätsklinik Frankfurt a. M. (Direktor: Prof. Dr. J. Frey)

Die Nachteile der transcutan verlaufenden, mit Siliconschläuchen End-zu-End hergestellten, arterio-venösen Fistel nach Scribner liegen, außer in der Bewegungsbehinderung der Patienten, in der Gefahr einer Thrombosierung und Aneurysmabildung der Gefäß-Kunststoffverbindung sowie der Infektion und Sepsis des Shunts.

Wir bevorzugen deshalb jetzt die Seit-zu-Seit-Vereinigung der A. radialis mit der V. cephalica nach Cimino, die am linken Unterarm angelegt wird.

Bei der Inspektion der Handgelenksgegend erfolgen Palpation der A. radialis und Sichtbarmachen der V. cephalica durch eine venöse Stauung des Armes.

In Lokalanaesthesie werden von einem nach radial und ulnar je 1 cm über die Gefäße hinausreichenden Querschnitt einen Qfg. oberhalb des Proc. styloides radii die Gefäße freigelegt und die Vene etwa um ein Drittel länger als die Arterie aus ihrer Umgebung isoliert. Die Unterbrechung des Blutstroms nach distal und proximal erfolgt durch je ein die Arterie und Vene gemeinsam verschließendes Tourniquet, welches zugleich die Gefäße gut parallel zueinander bringt.

Zwei Längsincisionen von 2—3 mm Länge werden zu einer Seit-zu-Seit-Anastomose fortlaufend mit 6/0 Mersilen vereinigt.

Nach Entfernung der Tourniquets kann die Funktion an der Pulsation der Vene geprüft werden.

Der Shunt ist nach 4—10 Tagen zur Hämodialyse geeignet. Die einfache Technik wird anhand von 8 großformatigen Zeichnungen sowie einem kurzen verbindenden Text erklärt.

8a. Die totale Augenlidrekonstruktion nach traumatischem Verlust

H. Bohmert

Plastisch-Chirurg. Abteilung der Chirurg. Univ.-Klinik München
(Direktor: Prof. Dr. Dr. R. Zenker)

Ausgehend von den grundlegenden Arbeiten von Dupuy-Dutemps und den neueren Publikationen von Hughes wurde eine Methode zur Verbesserung der funktionellen und kosmetischen Ergebnisse beim Totalverlust der Augenlider entwickelt. Es ist eine Methode, die uns erlaubt, die feinen Strukturen des zu Verlust gegangenen oberen oder unteren Augenlides durch die Verwendung der Tarso-Conjunctivalplatte aus dem erhaltenen Lid, einem retroauriculären Hauttransplantat und eines Augenbrauenstreifens für den Wimpernsaum am natürlichsten nachzubilden. Das neugebildete Augenlid liegt mit seinem Lidrand dem Bulbus gleichmäßig gut an, sein Stützgerüst entspricht der ursprünglichen Form des verlorengegangenen Augenlides, so daß ein Absinken des Lidrandes oder Ein- oder Auswärtsrollen im Gegensatz zu anderen Verfahren ausgeschlossen ist. Das retroauriculäre Transplantat gewährleistet Farbgleichheit mit der Umgebung und gute Beweglichkeit beim Lidschlag. Durch gestielte Lappenplastik aus der Augenbraue wird das Anheilen des rekonstruierten Wimpernsaumes gesichert.

Einzelheiten des technischen Vorgehens zur Rekonstruktion eines funktionstüchtigen Oberlides bei Totalverlust werden in schematischen Abbildungen gezeigt, die verschiedenen Operationsphasen durch Farbphotos demonstriert und das kosmetisch gute Ergebnis sowie die postoperative funktionelle Stellung mit völlig gesichertem Lidschluß und uneingeschränkter Lidöffnung in Fotos dargestellt, um den Wert des Verfahrens zu beweisen.

Die Methode erfordert 3 Operationssitzungen: Im 1. Stadium wird das Unterlid in zwei Blätter gespalten, die äußere Haut-Orbicularisschicht und die innere Tarsus-Conjunctivaplatte, wobei die Trennungslinie 2 mm unterhalb des inneren Lidrandes entlang geführt wird, um den so wichtigen Lidsaum mit einem schmalen Tarsusstreifen als Stützsubstanz zu erhalten und dadurch einem späteren Absinken des Unterlides entgegenzuarbeiten. Die lateral vom Punktum und Tränenkanal mobilisierte Tarsus-Conjunctivaplatte wird unter Ausnutzung der unteren Umschlagfalte hochgezogen und der freie Rand des inneren Blattes mit dem noch vorhandenen Rest der Conjunctiva des Oberlides durch fortlaufende U-Naht mit 3—0 Mersilen vereinigt. Das durchtrennte Ende des M. levator wird an den heraufgezogenen oberen Tarsusrand des Unterlides mit 5—0 Catgut befestigt. Die Wundfläche wird mit einem retroauriculären Transplantat gedeckt und ein Kompressionsverband mit 6—0 Seidenfäden angelegt, wobei eine 2 mm breite Öffnung in der Conjunctiva medialseitig zur Drainage belassen wird. Zur Rekonstruktion der Wimpern wird ein lateral gestielter schmaler Streifen aus dem Unterrand der Augenbrauen vorgeschnitten. — Der Kompressionsverband wird 1 Woche nach der Operation entfernt. — 3 Wochen später wird im 2. Stadium der gestielte Lappen zur Wimpernrekonstruktion unmittelbar oberhalb des Wimpernsaumes vom Unterlid eingesetzt. — 6 Wochen nach der ersten Operation erfolgt im 3. Stadium dieser Methode die Spaltung zwischen dem neugebildeten Oberlid und der Conjunctiva des Unterlides. — In entsprechender Weise kann die subtotale oder totale Unterlidrekonstruktion aus dem Oberlid durchgeführt werden.

8b. Operative Technik beim Lymphödem am Arm

H. Bohmert

Plastisch-Chirurg. Abteilung der Chirurg. Univ.-Klinik München
(Direktor: Prof. Dr. Dr. R. Zenker)

Die chirurgische Behandlung des chronisch obturierenden Lymphödems am Arm durch eine subcutane Lymphtransposition in den subfascialen Lymphraum mittels eines deepithelisierten Hautlappens wird in einer modifizierten Technik nach Thompson durch Farbphotoserien der einzelnen Operationsphasen demonstriert, das Prinzip der Operation durch schematische Darstellungen erläutert und der Wert des Verfahrens anhand von prä- und postoperativen Fotos gezeigt. Einzelheiten des technischen Vorgehens werden im Text ausführlich beschrieben.

Nach einigen Tagen Hochlagerung und mehrmals täglichem Auswickeln des betroffenen Armes beginnt die Operation mit der Entfernung eines Epidermisstreifens von 5—7 cm Breite am Unterarm und 8—10 cm Breite am Oberarm vom Rande der vorher markierten Incisionslinie eines lateral gestielten Hautlappens mit dem Elektrodermatom. Der Hautlappen wird in der ganzen Länge des Armes auf $^1/_2$—$^1/_3$ der Armzirkumferenz mit einer dünnen Schicht Subcutis, die zu seiner Ernährung erforderlich ist, abgehoben, die darunterliegenden fibrös umgewandelten, sklerosierten Subcutismassen und die verdickte Fascie werden in ihrer ganzen Ausdehnung excidiert. Der somit gewonnene Hautlappen wird auf die entblößte Muskulatur zurückverlagert und sein von Epidermis befreiter Randbezirk in eine geeignete intramuskuläre Spalte der darunterliegenden Muskeln eingerollt, im allgemeinen um den M. brachialis und brachio-radialis eingeschlagen. Nach Verschluß der Operationswunde ist der von Epidermis befreite Hautlappen in seiner ganzen Länge in die tiefe Muskulatur versenkt. Der Lymphstrom zieht zum freien Lappenrand hin, der sich entlang den Hauptgefäßen des Armes befindet. Durch Lymphgefäß-Anastomosierung in der ganzen Armlänge zwischen den oberflächlichen Lymphbahnen des versenkten Lappens und den tiefen Lymphgefäßen der intermuskulären Septen und der perivasculären Lymphscheide kommt es zu einer ausreichenden Entleerung der Lymphe. Der Lymphabfluß wird durch Muskelkontraktionen und Gefäßpulsationen noch gefördert. Durch diese Methode ist die als Lymphbarriere wirkende Fascie für dauernd beseitigt, der in die Tiefe versenkte Hautlappen verhindert seine Regeneration, eine ständige Verbindung zwischen oberflächlichem und tiefem Lymphgebiet ist gewährleistet. Wenn der Abfluß der Ödemflüssigkeit in die benachbarten normalen Gewebe nicht ausreicht, wird die Operation an der Medialseite des Armes $^1/_4$ Jahr später wiederholt, wodurch eine direkte Annäherung zwischen oberflächlichem und tiefem Lymphgebiet in der ganzen Ausdehnung des Armes erzielt und eine Verkleinerung des Armumfanges auf fast normale Ausmaße erreicht wird.